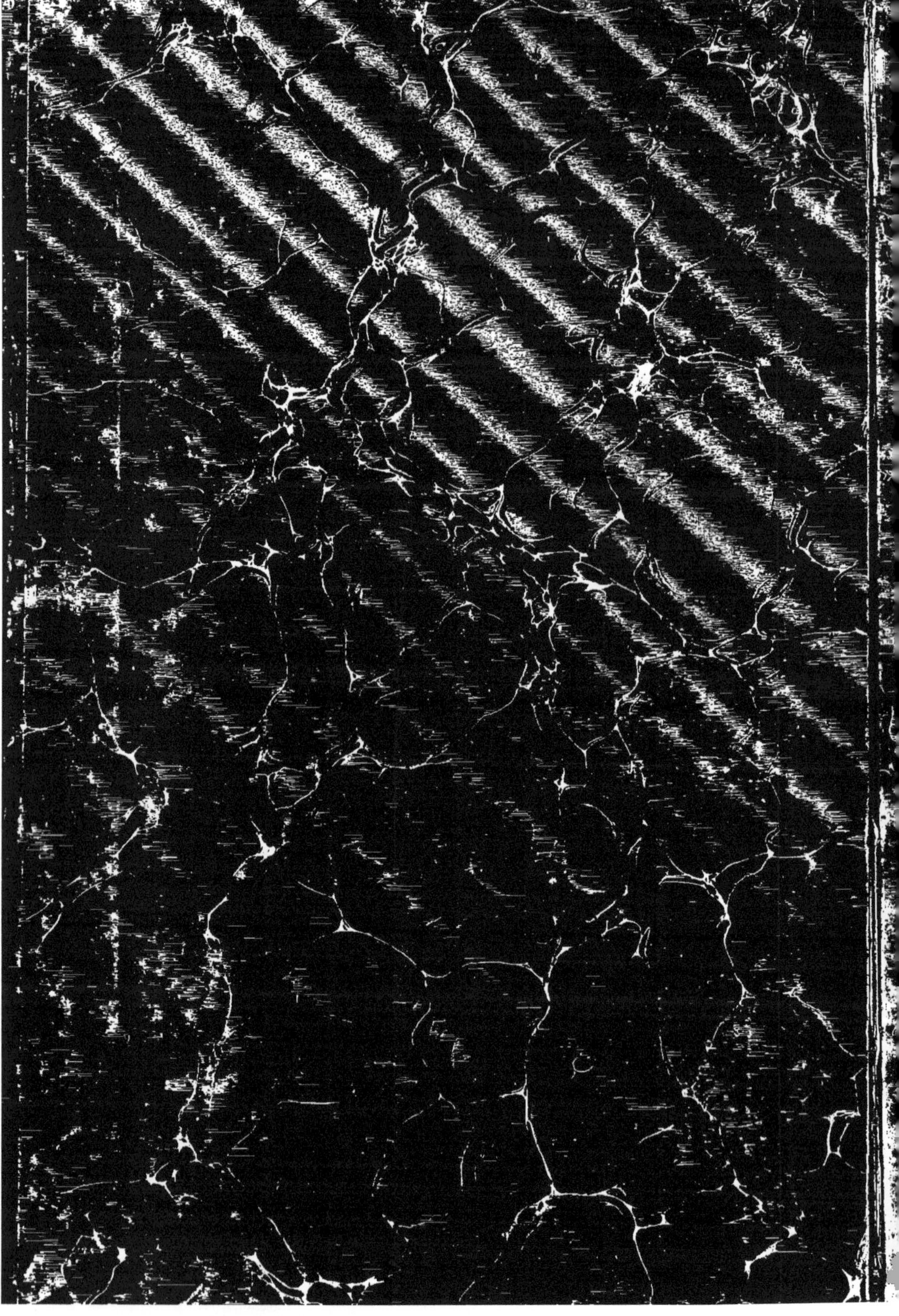

TRAITÉ

D'ANATOMIE

DESCRIPTIVE

IV

PARIS. — IMPRIMERIE E. MARTINET, RUE MIGNON, 2.

TRAITÉ
D'ANATOMIE
DESCRIPTIVE

AVEC FIGURES INTERCALÉES DANS LE TEXTE

PAR

PH. C. SAPPEY

PROFESSEUR D'ANATOMIE A LA FACULTÉ DE MÉDECINE DE PARIS
MEMBRE DE L'ACADÉMIE DE MÉDECINE

TROISIÈME ÉDITION REVUE ET AMÉLIORÉE

TOME QUATRIÈME

SPLANCHNOLOGIE — EMBRYOLOGIE

PARIS
V. ADRIEN DELAHAYE et Cⁱᵉ, LIBRAIRES-ÉDITEURS
PLACE DE L'ÉCOLE-DE-MÉDECINE

1879

ANATOMIE DESCRIPTIVE

SPLANCHNOLOGIE

CONSIDÉRATIONS GÉNÉRALES

La splanchnologie est cette partie de l'anatomie qui a pour objet l'étude des *viscères*.

On désigne sous ce nom l'ensemble des organes qui président plus spécialement à la vie de l'individu et à la vie de l'espèce.

Les viscères forment quatre principaux groupes qui constituent les appareils de la digestion, de la respiration, de la sécrétion urinaire et de la génération. — Bien qu'ils remplissent des fonctions essentiellement différentes, ces appareils présentent dans leur mode de conformation et de constitution une certaine analogie.

Tous affectent la forme d'un canal dont les parois sont recouvertes par une *membrane muqueuse* qui se continue avec le tégument externe, d'où le nom de *tégument interne* sous lequel ces membranes sont aussi désignées.

Tous sont recouverts sur leur périphérie par une *membrane séreuse* qui les sépare des parois du tronc, et qui offre la forme d'un sac sans ouverture. — La surface interne de cette membrane est unie ; un épithélium pavimenteux la recouvre. — Sa surface externe adhère, d'une part, à l'appareil dont elle dépend, c'est-à-dire aux viscères qui le composent, de l'autre aux parois de la cavité dans laquelle ceux-ci sont logés.

Les membranes séreuses comprennent par conséquent deux portions bien distinctes, ou plutôt deux feuillets, un *feuillet pariétal* et un *feuillet viscéral*. — Le feuillet pariétal est régulièrement étalé. — Le feuillet viscéral affecte une disposition beaucoup plus compliquée. Il s'insinue entre les différents viscères du même appareil, s'applique ensuite sur les vaisseaux et les nerfs qui en dépendent, puis se prolonge jusqu'à l'une des parois de la cavité correspondante, pour se continuer, sur les limites de cette paroi, avec le feuillet précédent. Il leur constitue de cette manière, non-seulement une enveloppe externe ou superficielle, mais un pédicule membraneux qui les rattache aux parois du tronc. C'est aux membranes séreuses, mais surtout à leur feuillet viscéral, que les organes thoraciques et abdominaux sont redevables de leur mobilité et de leur facile ampliation.

Indépendamment de la membrane muqueuse qui revêt leur surface interne et de la membrane séreuse qui recouvre leur surface externe, les appareils préposés à la conservation de la vie de l'individu et de la vie de l'espèce possèdent une tunique musculaire, intermédiaire aux précédentes et qu'on retrouve sur presque toute leur longueur. Lorsqu'on considère dans leur mode de constitution les divers organes dont ces appareils se composent, on voit donc : 1° qu'ils sont formés de tuniques superposées et ont pour attribut une sorte de stratification ; 2° qu'ils présentent des mouvements de deux ordres, les uns mécaniques ou communiqués par les viscères voisins, les autres propres à chacun d'eux.

Les appareils qui forment le domaine de la splanchnologie se rapprochent encore sous un dernier point de vue. Aux viscères entrant dans leur constitution se trouvent annexées un très-grand nombre de glandes, qu'on retrouve aussi du reste sur le tégument externe. Ces glandes, très-variées de forme, de structure et de destination, seront successivement décrites. Mais il convient de les considérer d'abord dans leur ensemble.

Des glandes en général.

Les *glandes* sont des organes doués de la propriété d'extraire de la masse sanguine un produit particulier, lequel est versé ensuite sur les membranes tégumentaires ou bien absorbé par les veines et reporté par celles-ci dans le torrent circulatoire.

On peut donc les partager en deux classes : celles qui s'ouvrent sur la peau et les muqueuses et celles qui n'ont aucune communication avec ces membranes. — Les premières représentent les *glandes* proprement dites ou les *vraies glandes*. — Les secondes, constituées par des vésicules closes, forment les *glandes vasculaires sanguines*, appelées aussi *fausses glandes*, mais qui seraient mieux nommées *glandes vésiculeuses*.

§ 1. — Des glandes proprement dites.

Les glandes de la première classe sont des organes creux qui puisent dans le courant circulatoire un produit particulier, pour le déverser ensuite d'une manière continue, ou intermittente, sur la surface libre des téguments.

L'acte élaborateur par lequel ce produit est séparé de la masse sanguine constitue le phénomène de la sécrétion ; celui, beaucoup plus simple, par lequel il est versé au dehors, constitue le phénomène de l'excrétion : d'où il suit que les vraies glandes pourraient être définies des organes à la fois sécréteurs et excréteurs.

Ramenés à leur plus grande simplicité, ces organes se présentent sous deux formes élémentaires qui se compliquent progressivement. Mais au milieu de leurs complications les plus variées, ils conservent toujours le caractère de leur configuration primitive. Ces deux formes, ou plutôt ces deux types générateurs sont le *tube* et l'*utricule*.

Pour arriver à construire sur ces deux types le vaste appareil des sécrétions, la nature n'a mis en usage qu'un seul procédé, l'agrandissement indéfini des surfaces sécrétoires ; seulement cette extension progressive a été réalisée différemment pour chacun d'eux.

Les glandes à forme tubuleuse sont d'abord de simples conduits perpendiculaires aux téguments, dont ils ne dépassent pas l'épaisseur. — Puis les conduits s'allongent et s'enroulent sur eux-mêmes, à l'une de leurs extrémités. — A un degré plus avancé de complication, on les voit non-seulement s'allonger, mais se partager en plusieurs tubes secondaires qui sont tous aussi enroulés à leur origine. — Enfin dans leur état le plus complexe, ces conduits s'allongent, se ramifient, se pelotonnent, et en outre celle de leurs parties, qui joue le rôle de canal excréteur, se renfle en réservoir sur un point de son trajet.

Les glandes qui affectent la forme utriculaire sont constituées dans leur état le plus élémentaire par un seul utricule s'ouvrant à la surface de la peau ou des muqueuses par un orifice microscopique. C'est à ces glandes, ainsi réduites à leur plus simple expression, que s'applique la belle définition de Malpighi : *Membranula cava cum emissario.* — Celles qui sont moins simples se présentent sous l'aspect d'utricules multiples s'abouchant dans une cavité centrale destinée à recevoir le produit commun et à le transmettre au dehors ; celles qui sont plus composées, sous l'aspect d'utricules multiples s'abouchant dans une cavité commune, allongée, laquelle se réunit à d'autres canalicules semblables, de plus en plus volumineux, pour constituer une sorte de grappe ; les plus compliquées enfin, revêtent le même aspect que les précédentes, dont elles diffèrent seulement par leur conduit principal qui se renfle en réservoir avant d'atteindre la surface sur laquelle il se termine.

En comparant les divers états par lesquels passe chacun des deux types générateurs, on voit : que le type tubuliforme se complique par l'allongement et la ramescence des tubes ; le type utriculiforme par la multiplication des utricules ; et qu'en se compliquant ainsi, les glandes de l'une et l'autre classe s'éloignent de plus en plus des membranes tégumentaires, de telle sorte que les produits déposés sur la surface de celles-ci y arrivent d'abord par un simple orifice, puis par un canal qui s'allonge et bientôt se divise, et enfin par un canal ramifié et renflé en réservoir sur un point de sa longueur. Ainsi conformées, les glandes, dans chaque classe, peuvent être partagées en quatre ordres :

Celles qui ont pour moyen d'excrétion un simple orifice;

Celles qui ont pour agent excréteur un conduit sans ramifications;

Celles qui s'ouvrent sur les téguments par un conduit ramifié;

Et enfin celles, beaucoup moins nombreuses, dont le conduit excréteur est à la fois ramifié et muni d'un réservoir.

A. — Glandes qui ont pour moyen d'excrétion un simple orifice.

Ces glandes diffèrent suivant qu'elles revêtent la forme tubuleuse ou la forme utriculaire.

Les *glandes tubuleuses simples* appartiennent exclusivement au système muqueux. On les rencontre en très-grand nombre sur les parois de l'intestin et de la cavité utérine. Perpendiculaires aux membranes muqueuses, et parallèles par conséquent, elles se juxtaposent presque partout à la manière de petits cylindres. Leur extrémité profonde, légèrement renflée,

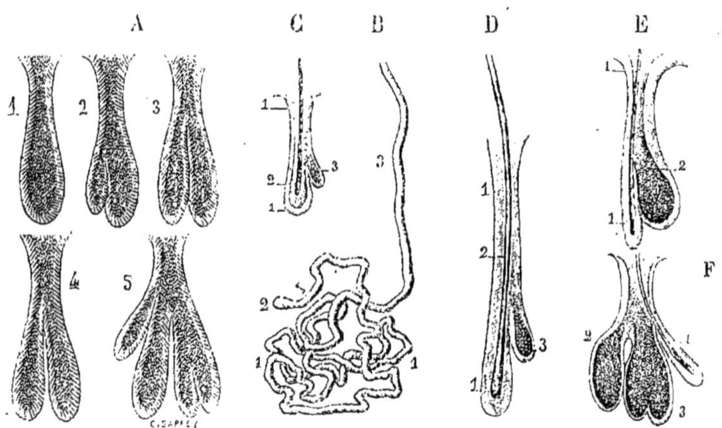

Fig. 775. — *Glandes tubuleuses et utriculaires sous leur forme la plus simple.*

A. *Glandes en tube de l'intestin.* — 1. Glande simple. — 2. Glande offrant un vestige de bifidité. — 3. Glande dont la bifidité est plus prononcée. — 4. Glande bifide. — 5. Glande trifide.

B. *Glande sudorifère.* — 1, 1. Son corps ou glomérule. — 2. Origine du tube qui le compose. — 3. Son conduit excréteur.

C. *Glande sébacée uniutriculaire de la joue s'ouvrant dans un follicule pileux.* — 1, 1. Follicule pileux. — 2. Poil. — 3. Glandule.

D. *Glande sébacée uniutriculaire des paupières s'ouvrant dans un follicule pileux plus développé.* — 1, 1. Follicule. — 2. Poil. — 3. Glandule.

E. *Glande sébacée uniutriculaire de la peau du front, plus volumineuse que les précédentes.* — 1,1 Follicule pileux. — 2. Glandule.

F. *Glande biutriculaire de la même région.* — 1. Follicule. — 2. Poil. — 3. Glande.

repose sur la couche musculaire de la muqueuse correspondante et lui adhère étroitement. Leur extrémité libre, béante sur la surface libre de cette membrane, lui communique l'aspect d'un crible.

Les *glandes utriculaires simples* sont incomparablement moins nombreuses que les précédentes. Le tégument externe en est le siége principal et presque exclusif. — Toutes celles qu'on observe sur ce tégument appartiennent à la classe des glandes sébacées. Elles vont s'ouvrir dans la cavité d'un follicule pileux ; c'est aux follicules les plus superficiels et les plus rudimentaires qu'elles se trouvent ordinairement annexées. Quelquefois il y en a une seulement pour un follicule ; souvent il y en a deux situées sur les points diamétralement opposés. En général, elles répondent au tiers inférieur du follicule, et offrent une configuration piriforme.

Les glandes utriculaires simples du tégument interne étaient considérées autrefois comme très-multipliées. Des recherches plus complètes ont démontré leur extrême rareté. J'ai pu constater très-nettement leur existence sur la muqueuse qui revêt les sinus des fosses nasales et les cellules ethmoïdales. Sur toutes les autres on n'en découvre aucune trace. Ces glandules sont très-petites et arrondies ; elles diffèrent par conséquent de celles de l'enveloppe cutanée, qui sont allongées et beaucoup plus volumineuses.

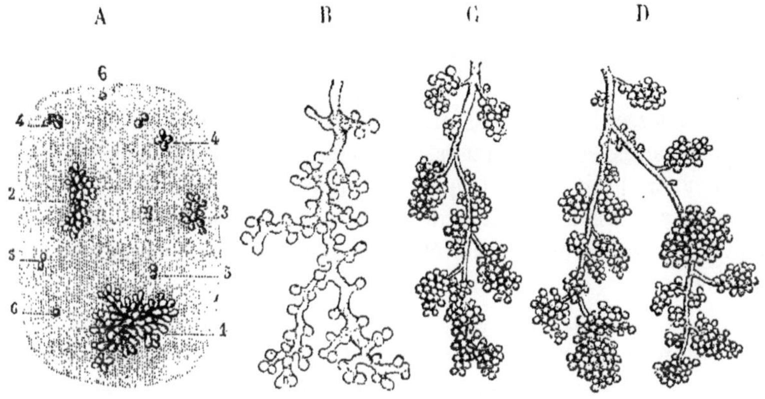

Fig. 776. — *Glandes en grappe.*

A. *Glandes en grappe de la muqueuse qui tapisse les cellules ethmoïdales. Toutes ces glandes sont vues par leur extrémié profonde.* — 1. Glande composée de plusieurs lobes et lobules. — 2. Glande plus simple. — 3. Glandule composée seulement de quelques acini. — 4, 4. Glandules formées de quatre utricules. — 5, 5. Glandes formées de deux utricules qui s'ouvrent sur la muqueuse, comme les précédentes, par un orifice commun. — 6, 6. Glandules uniutriculaires.

B. *Glande en grappe très-simple de la muqueuse du sinus sphénoïdal. Les divisions du conduit excréteur ne sont que très-partiellement recouvertes par les utricules qui en dépendent.*

C. *Glande en grappe multilobulée de la pituitaire.*

D. *Glande en grappe de la même membrane, plus composée que la précédente.*

B. — Glandes qui s'ouvrent à la surface des membranes tégumentaires par un conduit non divisé.

C'est dans les glandes de cet ordre qu'on voit apparaître la ligne de démarcation tracée par la nature en caractères de plus en plus accusés, entre la partie qui sécrète et celle qui excrète.

Dans les glandes tubuleuses, le tube s'allonge. Après avoir parcouru un certain trajet, très-variable, il devient flexueux, et toutes les flexuosités s'appliquent les unes aux autres, en sorte qu'il semble s'enrouler et former un peloton : d'où le nom de *glomérule* improprement donné à la petite masse résultant de l'entassement des flexuosités. Ce *glomérule* ou *lobule* préside à la sécrétion. Le canal qui en part pour aller s'ouvrir à la surface des téguments constitue le conduit excréteur : ainsi se comportent chez l'homme les glandes sudorifères et celles qui sécrètent le cérumen.

Dans les glandes utriculiformes, la séparation entre la partie qui sécrète et celle qui excrète s'effectue par un autre procédé. L'utricule primitif s'allonge, et en même temps il se déprime sur divers points de son contour; de là autant d'utricules secondaires ou périphériques préposés à la sécrétion, tandis que l'utricule central joue le rôle de conduit excréteur.

Souvent les utricules secondaires, au lieu de se disséminer sur une certaine longueur, se groupent sur un très-petit espace; de leur groupement résulte alors un lobule appendu au conduit excréteur, ou plusieurs lobules adossés les uns aux autres et s'ouvrant dans le même conduit. Cette seconde variété se trouve réalisée dans la plupart des glandes sébacées et aussi sur les prolongements que la pituitaire envoie dans les sinus, prolongements sur lesquels il est facile de suivre les glandes utriculiformes dans toutes les phases de leur développement et de leur complications successives.

C. — Glandes qui s'ouvrent à la surface des membranes tégumentaires par un conduit ramifié, ou glandes conglomérées.

Ces glandes diffèrent considérablement selon la classe à laquelle elles appartiennent, et dans chaque classe selon celle que l'on considère.

Les glandes en tube ramifiées ou composées peuvent être partagées en deux principaux groupes : celles qui ne dépassent pas la face profonde des téguments, et celles qui se prolongent au delà.

Les premières se distinguent par leur extrême petitesse et leur simplicité relative. Chez quelques mammifères, on voit très-souvent les glandes sudorifères se bifurquer à leur origine, et les deux branches résultant de cette division s'enrouler en partie sur elles-mêmes. Chez la plupart de ceux que j'ai examinés (chien, porc, bœuf, cheval), les glandes de l'intestin grêle se divisent également en deux branches qui se subdivisent aussitôt. Chez ces mammifères, de même que chez l'homme, toutes les glandes de l'estomac sont aussi ramifiées. Leur conduit excréteur se partage en deux grosses branches, lesquelles se subdivisent à leur tour, en sorte que le nombre des ramifications peut s'élever jusqu'à dix ou douze.

Les secondes diffèrent des précédentes par leur volume considérable, par leur forme arrondie et par leur structure très-complexe. Leur conduit

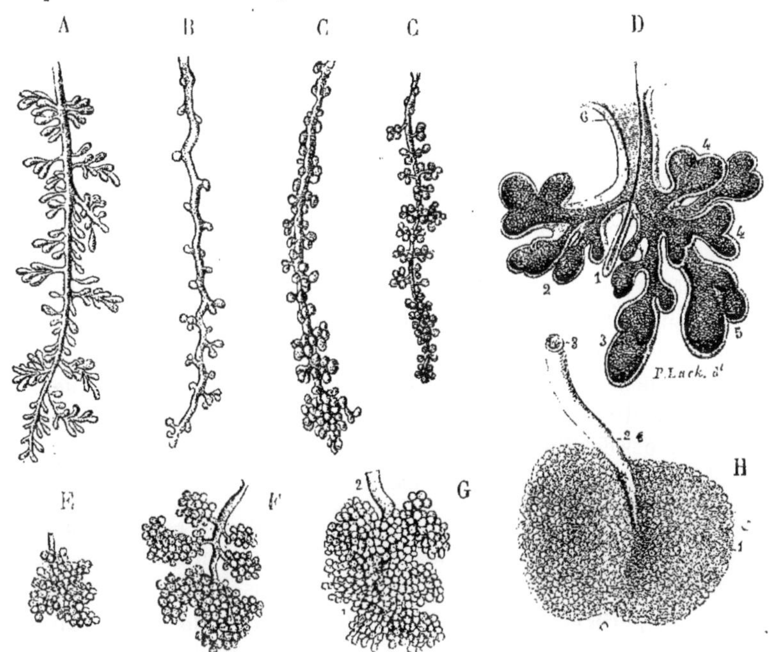

Fig. 777. — *Les principales variétés de glandes en grappe.*

A. *Glande en épi, prise sur la muqueuse du sinus sphénoïdal, mais qu'on rencontre aussi dans tous les autres diverticules des fosses nasales.*

B. *Glandes en chaîne d'oignons d'une extrême simplicité, dont l'existence est fréquente, surtout dans la muqueuse des cellules ethmoïdales.*

C, C. *Deux glandes appartenant à la même variété que la précédente, mais beaucoup plus riches en utricules.*

D. *Une glande en grappe très-simple de la peau du front, remarquable par l'ampleur de ses utricules. — 1. Follicule pileux. — 2, 3, 4. 5. Lobules de la glande.*

E. *Glande en grappe unilobulée, appartenant au groupe des glandes salivaires sous-muqueuses.*

F. *Glande en grappe multilobulée du pharynx, dont tous les lobules sont séparés et très-distincts.*

G. *Glande en grappe multilobulée de la muqueuse du canal nasal, dont les lobules se juxtaposent et se confondent presque entièrement.*

H. *Glande en grappe multilobulée de la conjonctive, dont les lobules sont groupés de manière à former deux lobes arrondis. — 1. L'un de ces lobes. — 2. Conduit excréteur. — 3. Son extrémité terminale.*

est constitué à son point de départ par un très-grand nombre de canalicules quelquefois rectilignes, le plus souvent flexueux et contournés, lesquels s'anastomosent entre eux d'où le nom de *glandes réticulées* qui leur a été donné. A cet ordre appartiennent les glandes qui sécrètent le sperme, et celle qui sécrète la bile. Elles sont munies d'un réservoir annexé à leur conduit excréteur, en sorte qu'elles font partie aussi de celles du quatrième ordre.

Les glandes utriculiformes composées, ou glandes en grappe, présentent dans leur constitution plus d'uniformité que les glandes tubuleuses du même ordre. Elles possèdent pour organes sécréteurs des lobules dont le nombre est en raison directe de celui des ramifications de leur conduit. Si celui-ci se partage en un petit nombre de branches, les lobules sont rares, séparés et arrondis. Mais que ses branches se subdivisent en rameaux, que ceux-ci deviennent à leur tour le point de départ de ramuscules, puis de ramifications, et les lobules se multiplieront en formant des groupes de plus en plus volumineux et de plus en plus rapprochés. Comme les divisions auxquelles ils se rattachent, ces groupes se distinguent en ceux du premier, du second, du troisième ordre, etc. Ceux du premier, c'est-à-dire l'ensemble des lobules qui dépendent d'une même branche, ont reçu le nom de *lobes;* ceux du second et du troisième, constituent les lobes secondaires, tertiaires, etc. Les lobules suspendus aux dernières ramifications des conduits excréteurs représentent les *lobules primitifs*; les utricules élémentaires forment les *acini*.

L'acinus est donc un simple cul-de-sac, ainsi que l'avait si bien dit Malpighi, *membranula cava cum emissario.* Telle n'est pas cependant l'opinion de M. Ch. Robin; pour cet auteur, l'acinus représente toujours une réunion de plusieurs culs-de-sac sécréteurs, s'ouvrant dans l'extrémité terminale d'un même conduit. Mais chacun de ces culs-de-sac est un acinus; le groupe résultant de leur réunion est un lobule primitif. Les acini peuvent en effet se présenter sous deux états : à l'état d'isolement et à l'état d'agglomération. Les acini isolés sont les plus rares; il en existe cependant sur la peau et sur certaines muqueuses. Les acini groupés autour de l'origine d'un canalicule excréteur sont beaucoup plus répandus dans l'économie; ils ne diffèrent nullement du reste des précédents : dans l'un et l'autre cas chacun d'eux représente une cavité munie d'un orifice par lequel elle s'ouvre, pour les premiers, directement sur les téguments, et pour les seconds sur un prolongement émané de ceux-ci.

La disposition qu'affectent les lobes et les lobules à l'égard du conduit principal offre des variétés presque infinies. — Souvent ils s'échelonnent sur toute sa longueur en l'entourant complétement; la glande, alors plus ou moins allongée, rappelle très-bien par son mode de conformation celui d'une grappe.

Quelquefois les divisions et les lobes s'échelonnent sur une certaine étendue aussi, mais restent très-courts, d'où le nom de *glandes en épi* sous lequel j'ai cru devoir les désigner : ces glandes en épi sont abondamment répandues dans la pituitaire, et particulièrement dans cette portion amincie de la muqueuse qui se prolonge dans le sinus maxillaire et les autres diverticules des fosses nasales.

Lorsque la portion ramifiée du canal répond seulement à son extrémité initiale, la glande est arrondie et suspendue à cette extrémité comme à un pédicule. Si les divisions du conduit excréteur présentent une étendue très-inégale, elle s'allonge dans un ou plusieurs sens et revêt une forme plus ou moins irrégulière.

Il n'est pas rare de voir plusieurs glandes en grappes se juxtaposer ; le corps glanduleux résultant de leur accolement est alors tantôt semi-ovoïde comme la portion orbitaire de la glande lacrymale ; tantôt discoïde, comme la glande mammaire, ou conoïde, comme la prostate, etc.

Rien de plus variable, en un mot, que la forme des glandes en grappe ; on pourrait même dire qu'elles n'en ont aucune, et qu'elles se moulent pour la plupart sur les parties qui les entourent. — Leur volume ne varie pas moins. Il en est de très-minimes, dont le microscope seul a pu révéler l'existence ; de petites, mais visibles à l'œil nu ; de moyennes, et de volumineuses : parmi ces dernières, se rangent la mamelle, le pancréas, la parotide.

D.—Glandes qui s'ouvrent à la surface des membranes tégumentaires par un conduit pourvu d'un réservoir.

Ces glandes sont peu nombreuses. Chez l'homme, on en compte quatre seulement, le foie, le rein, le testicule et l'ovaire. Elles se distinguent de toutes les autres glandes conglomérées, non-seulement par le réservoir annexé à leur conduit excréteur, mais aussi par la longueur relativement considérable de celui-ci, par leur structure beaucoup plus compliquée et par l'extrême importance de leur destination. Ajoutons que cette structure, ainsi que leur destination, diffère complétement pour chacune d'elles. Les trois premières, il est vrai, ont pour caractère commun la forme cylindres de leurs conduits, et les ramifications par lesquelles ils se terminent. Mais si elles se rapprochent sous ce point de vue, elles diffèrent à peu près sous tous les autres.

Quant à l'ovaire il se compose d'une innombrable quantité de vésicules dont quelques-unes seulement s'ouvrent sur sa périphérie, à des intervalles périodiques pour laisser échapper le produit qu'elles renferment. Le canal destiné à transporter ce produit ne se continue même pas avec les vésicules ; il s'applique à leur surface au moment où celui-ci s'en échappe. Ainsi constitués, les ovaires forment une troisième classe de glandes dont ils représentent, dans les vertébrés supérieurs, le seul spécimen : ce sont des *glandes vésiculeuses en communication intermittente avec la muqueuse de l'appareil génital.*

Le conduit excréteur des glandes du quatrième ordre est remarquable par le grand développement de sa tunique musculaire : au premier rang, sous ce rapport, il faut placer le conduit excréteur du testicule : vient ensuite le conduit excréteur du rein, puis celui de l'ovaire.

Le réservoir annexé à ce conduit est situé, pour la plupart des glandes, à leur partie terminale : c'est ce qui a lieu pour le testicule, pour l'ovaire et pour le rein. Sur le foie, il répond à la partie moyenne du conduit, dont il représente une sorte de diverticule. — Sa capacité est en raison, non du volume de la glande, mais de la quantité du liquide sécrété ; de là les dimensions considérables de la vessie et celles relativement très-petites de la vésicule biliaire. — L'épaisseur de ses parois est proportionnelle au développement qu'il est appelé à prendre, soit par suite de l'accumulation progressive du produit sécrété, soit sous l'influence de l'évolution de ce produit lui-même : ainsi le réservoir du conduit excréteur de l'ovaire, ou *l'utérus,* est celui qui offre les parois les plus épaisses. Le réservoir urinaire n'occupe à cet égard que le second rang, les vésicules séminales le troisième, et la vésicule biliaire le quatrième.

E. — Structure des glandes.

Considérées dans leur structure, les glandes, nous offrent à étudier trois parties principales : 1° une partie creuse qui préside à la sécrétion et dont les parois sont configurées en tubes, utricules ou vésicules ; 2° des parties accessoires qui viennent se terminer sur ces parois ou qui en partent, artères, veines, vaisseaux lymphatiques, nerfs ; 3° une partie qui verse au dehors le produit sécrété.

1° **Tubes, utricules et vésicules.** — Les parois des cavités spécialement affectées à la sécrétion comprennent généralement trois couches : une *moyenne* ou *propre,* de nature spéciale ; une *interne* ou *épithéliale ;* la troisième *externe* ou *celluleuse.*

La couche moyenne est extrêmement mince, hyaline, sans aucune trace de fibres, de stries ou de granulations, et remarquable surtout par la résistance qu'elle oppose à l'action des réactifs. Au point de vue histologique, elle paraît identique pour toutes les glandes, mais diffère très-probablement dans sa constitution moléculaire ou chimique pour chacune de celles-ci, puisque les produits de sécrétion sont loin d'offrir la même identité. Elle fait défaut dans quelques organes sécréteurs, particulièrement dans les glandes sébacées.

La couche épithéliale appartient en général à la classe des épithélium pavimenteux, et dans quelques glandes à celles des épithélium cylindriques. Elle se compose de cellules contenant un noyau, une petite quantité de liquide et des granulations moléculaires.

La couche externe ou celluleuse entoure la couche propre, et la protége. Elle a pour éléments des fibres lamineuses extrecroisées auxquelles se mêlent sur quelques glandes des fibres élastiques très-déliées. C'est dans cette troisième couche que viennent se répandre les dernières divisions des artères et les capillaires qui leur succèdent.

2° Vaisseaux, nerfs, tissu cellulaire. — Les artères des glandes sont remarquables surtout par leur volume et leur nombre. Leur volume cependant n'est pas proportionnel à celui de ces organes, mais à la quantité du liquide qu'ils sécrètent. Les artères du rein tiennent à cet égard le premier rang; viennent ensuite celles qui se distribuent aux glandes gastriques et intestinales, aux glandes de la peau et de la pituitaire; puis celles qui se perdent dans le pancréas, dans les glandes salivaires, dans les glandes mammaires, dans le testicule, etc. Leurs principales branches serpentent entre les lobes, leurs rameaux et ramuscules entre les lobes du second et du troisième ordre; elles se rapprochent ainsi de plus en plus des culs-de-sac glandulaires en s'atténuant progressivement, pour se perdre par leurs dernières ramifications sur les parois de ceux-ci.

Les *veines*, sur quelques points, accompagnent les artères. Très-souvent elles s'en écartent, et restent isolées sur une partie ou toute la longueur de leur trajet. L'indépendance des deux ordres de vaisseaux est due surtout à la différence de leur direction, les artères se coudant à chaque instant pour fournir un plus grand nombre de rameaux, les veines tendant au contraire à se porter de leur origine vers leur terminaison par le chemin le plus court. Les veines glandulaires sont dépourvues de valvules, en sorte que leur injection ne présente en général aucune difficulté.

Les *vaisseaux lymphatiques* des glandes naissent de la tunique propre des tubes et utricules sécréteurs. Leur mode d'origine avait été peu étudié, lorsque j'entrepris sur ce point une série de recherches dont j'ai communiqué les principaux résultats à l'Académie des sciences en 1852 (1).

Ils émanent des culs-de-sac glandulaires par des radicules déliées et anastomosées entre elles, formant sur toute l'étendue des voies sécrétoires un réseau délicat sous-jacent à la couche épithéliale. Ce *réseau interne, central* ou *intralobulaire*, devient le point de départ d'un très-grand nombre de ramuscules qui se dirigent du centre des lobules vers leur périphérie, en passant à travers les mailles des vaisseaux sanguins, et qui s'unissent à leur tour pour constituer un second réseau.

Ce second réseau que j'appelle, par opposition au précédent, *réseau externe, périphérique,* ou *circumlobulaire,* échange avec les réseaux des

(1) *Comptes rendus de l'Académie des sciences,* 1852, t. XXXIV, p. 987.

lobules voisins des branches extrêmement multipliées : d'où il suit que le système lymphatique propre à chaque glande n'est, en définitive, qu'un vaste plexus dans les mailles duquel les granulations glandulaires sont comme déposées.

Les branches qui unissent les réseaux périphériques, ou *branches inter-lobulaires*, donnent naissance aux troncs. Ceux-ci se portent vers la surface de la glande, puis vont se terminer dans les ganglions les plus voisins.

Telle est la disposition la plus générale des vaisseaux lymphatiques des glandes. Elle nous montre que dans ces organes l'élément absorbant se trouve partout en contact presque immédiat avec les produits de sécrétion. Toute cavité sécrétante est douée ainsi de deux propriétés diamétralement opposées, l'une en vertu de laquelle elle tend sans cesse à séparer du sang certains principes qui se déposent sur ses parois, l'autre qui tend à s'emparer de ces mêmes principes pour les restituer au sang. De ces deux propriétés, la seconde est d'autant plus développée que les liquides soumis à son action offrent plus d'importance : ainsi le lait, le sperme, qu'on peut considérer en quelque sorte comme un sacrifice de l'individu à l'espèce coulent dans des canaux extrêmement riches en vaisseaux lymphatiques. Ces vaisseaux se présentent presque aussi nombreux sur le foie, et ils attestent par leur multiplicité même que la bile ne peut être considérée, avec quelques auteurs, comme un liquide purement excrémentitiel ; car si ce liquide n'est utile que par son élimination, pourquoi la nature se serait-elle complu en quelque sorte à multiplier autour de lui les voies qui lui permettent de rentrer dans le torrent circulatoire ?

Les *nerfs* des glandes sont nombreux dans celles qui offrent un certain volume, mais peu connus encore dans les plus petites. Les uns viennent du système nerveux cérébro-spinal, les autres du système ganglionnaire. — Les premiers émanent assez souvent de plusieurs sources et pénètrent alors dans l'épaisseur de ces organes par divers points de leur périphérie. — Les seconds, ainsi que nous l'avons fait remarquer, s'appliquent aux artères, les entourent et les accompagnent jusqu'à la glande dans laquelle elles se rendent. De même que celles-ci, ils se terminent dans les parois des utricules et des tubes glandulaires.

Dans chaque glande on observe une trame celluleuse qui a pour destination d'unir les lobes et lobules, et qui constitue en outre, pour les vaisseaux et les nerfs, une sorte de charpente dans laquelle ils se ramifient. La part que prend le tissu cellulaire à la constitution des organes sécréteurs est du reste très-variable. Il est plus abondant et plus chargé de vésicules adipeuses dans les glandes en grappe que dans les glandes en tube.

Parmi ces organes, il en est quelques-uns qui possèdent une enveloppe fibreuse : tels sont le foie, le rein, les testicules. Cette enveloppe est remarquable par les prolongements qui se détachent de sa face profonde et qui pénètrent dans leur épaisseur. Les autres glandes sont entourées aussi par une membrane ; mais elle est simplement celluleuse.

3° **Conduits excréteurs des glandes.**—Considérés dans leur structure, ces conduits peuvent être groupés en deux ordres, dont l'un comprend tous ceux qui appartiennent à des glandes situées dans l'épaisseur de la peau et des muqueuses, ou immédiatement au-dessous, et l'autre ceux qui partent de glandes plus éloignées et plus volumineuses.

Les conduits excréteurs des glandes intra- ou sous-tégumentaires diffèrent à peine de leur partie sécrétante, dont ils semblent former un simple prolongement.

Les conduits qui appartiennent à des glandes plus volumineuses se composent de trois couches, l'une interne ou muqueuse, l'autre moyenne ou musculaire, la troisième externe ou celluleuse. — La *couche muqueuse* rappelle les principaux attributs du tégument sur lequel elle vient s'ouvrir. Elle est seulement beaucoup plus mince, plus transparente, et s'amincit encore à mesure qu'elle se rapproche des tubes et des utricules sécréteurs. Son épithélium, est en général pavimenteux, mais diffère cependant par plusieurs caractères de celui qui tapisse les culs-de-sac glandulaires. — La couche musculaire se compose de fibres lisses, le plus souvent circulaires. Sur les uretères, ces fibres s'entrecroisent cependant en sens divers. On les voit se superposer en grand nombre sur certains canaux excréteurs. Sur d'autres, elles sont très-clair-semées, en sorte qu'on ne constate que difficilement leur existence.—La couche celluleuse ne diffère de celle qui répond à la portion sécrétante que par son épaisseur et son importance plus grandes.

Ces conduits sont riches en ramuscules sanguins et lymphatiques. Ils reçoivent aussi des filets nerveux dont les ramifications se répandent en partie dans la muqueuse, en partie dans la tunique musculaire.

§ 2. — DES GLANDES VÉSICULEUSES.

Les *glandes vésiculeuses*, ou *folliculeuses*, *glandes sans conduit excréteur*, appelées aussi *fausses glandes* et *glandes vasculaires sanguines*, sont des organes sécréteurs essentiellement composés de vésicules closes, dans la cavité desquelles s'épanche un liquide qui est ensuite absorbé par les capillaires sanguins et reporté par ceux-ci dans l'appareil de la circulation.

Parmi ces glandes viennent se ranger le corps thyroïde, le thymus, la rate, les follicules clos isolés et agminés de l'intestin, les amygdales et les glandes folliculeuses de la base de la langue, le corps pituitaire, les capsules surrénales et les ganglions lymphatiques. A toutes ces glandes M. Ch. Robin pense qu'il faut ajouter aussi la glande pinéale.

Comparées dans leur nombre et leur volume, elles diffèrent beaucoup.— Les plus multipliées sont sans contredit les follicules clos du canal intestinal, qui constituent autant de glandules. Isolés, ils nous représentent ces glandes sous leur aspect le plus simple. Les follicules agminés sont des glandes encore très-simples, mais qui rentrent cependant dans l'ordre des glandes vésiculeuses composées ; leur nombre moyen s'élève à 40 ou 50. — A ce groupe on peut rattacher les glandes folliculeuses de la base de la langue. — Parmi les glandes de moyennes et de grandes dimensions viennent se ranger les amygdales, les capsules surrénales, le thymus, le corps thyroïde, et enfin la rate, qui domine tous les organes de la même classe par l'ampleur de ses proportions.

Comparées dans leur forme, ces glandes ne diffèrent pas moins les unes des autres. Les follicules isolés de l'intestin sont arrondis ; réunis en groupe, ils se juxtaposent et constituent des plaques appelées *plaques de Peyer*. Sur la base de la langue, les glandes vésiculeuses prennent l'aspect de cavités utriculiformes ; les amygdales rappellent le mode de configuration de l'amande ; les capsules surrénales ont été comparées à un casque, la rate à un segment d'ovoïde, etc.; chacune d'elles en un mot, possède une forme qui lui est propre.

Leur coloration, leur consistance, les connexions qu'elles présentent, ne sont pas moins variables que leur forme, leur nombre et leur volume.

Le mode de constitution des glandes vasculaires sanguines est donc le seul attribut qui leur soit commun. Comparées sous ce point de vue, elles nous offrent à considérer des vésicules qui en forment l'élément essentiel, une charpente celluleuse ou cellulo-fibreuse dans laquelle les vésicules sont logées, et enfin dés vaisseaux et des nerfs.

A. Vésicules closes. — Ces vésicules, ont pour premier attribut leur transparence ; cependant quelques-unes, chez certains mammifères, offrent une teinte opaline. Elles sont si petites, que leur volume ne devient appréciable en général qu'au microscope. Chez l'homme, toutefois on peut les distinguer à l'œil nu sur les parois de l'intestin, et chez plusieurs animaux sur les coupes du tissu splénique. Leur diamètre moyen est d'un demi-millimètre ; celui des plus volumineuses n'excède pas 2 millimètres ; pour un grand nombre, il s'abaisse à $0^{mm},2$, et peut même se réduire à une fraction plus minime encore.

Leur *forme* la plus ordinaire est sphérique. Elles revêtent surtout ce mode de configuration dans la rate. Les vésicules glandulaires du thymus sont polyédriqués, par pression réciproque. Les follicules clos isolés du canal intestinal, qui soulèvent la muqueuse, sont souvent un peu allongés et piriformes.

La *membrane* qui constitue l'enveloppe ou la paroi propre de ses vésicules est douée d'une épaisseur et surtout d'une densité remarquables

dans l'intestin, en sorte qu'elles résistent assez longtemps à la décomposition putride. Elle devient beaucoup plus mince dans la glande thyroïde,
le thymus, les amygdales, et d'une minceur extrême dans la rate, et surtout dans les ganglions lymphatiques, où les vésicules s'altèrent très-
promptement après la mort.

Considérées dans leur texture, elles peuvent être divisées, avec
M. Ch. Robin, en celles dans lesquelles pénètrent les capillaires sanguins,
et celles dans lesquelles ces capillaires ne pénètrent pas.—Les vésicules qui
renferment un réseau de capillaires sont celles du canal intestinal, de la
rate et du thymus. A ce réseau s'en joint un second, connu sous le nom de
réticulum, composé de filaments et de cellules étoilées et servant de soutien aux vaisseaux capillaires. Leur paroi propre est formée par la fusion
des éléments qui forment ce réticulum. Elle n'offre dans la plupart des
glandes vasculaires sanguines, ni stries, ni granulations, mais un aspect
homogène et hyalin. — Les vésicules dans lesquelles ne pénètrent pas les
capillaires sont privées aussi de réticulum. Leur paroi, constituée par un
tissu conjonctif homogène, est lisse et en général moins dense et moins
résistante que celle des précédentes.

Qu'elles soient traversées par une trame réticulée et des capillaires, ou
qu'elles n'en contiennent aucune trace, leur contenu reste le même. Il
comprend un liquide transparent, des noyaux et des cellules. La proportion de ces deux derniers éléments varie du reste beaucoup.

B. **Charpente celluleuse ou cellulo-fibreuse.**—Chaque glande a pour
soutien une trame aréolaire dont la constitution présente quelques différences, selon la classe ou l'ordre auquel elle appartient. Ainsi les glandes
de Peyer sont logées dans la couche cellulo-fibreuse de l'intestin. — La
glande thyroïde et le thymus sont entourés d'une couche analogue qui pénètre dans leur épaisseur et qui les divise l'une et l'autre en un grand
nombre de compartiments à dimensions décroissantes. — Dans les amygdales, l'enveloppe externe devient fibreuse, et donne aussi naissance à des
prolongements qui se dirigent de la périphérie au centre en s'entrecroisant.
— Dans la rate, les prolongements nés de l'enveloppe fibreuse affectent la
forme de canaux ramifiés dont les dernières divisions se réduisent à l'état
de filaments qui s'entrecroisent également et qui s'unissent dans toute
l'étendue de leur trajet. Aux fibres lamineuses condensées formant cette
enveloppe et ses dépendances se mêlent des fibres musculaires lisses.

La trame ou charpente aréolaire propre à chaque glande vésiculeuse
varie donc dans sa disposition, dans sa densité et même dans sa nature.—
Sa destination est de protéger l'élément sécréteur. Elle sert en outre de
point d'appui aux vaisseaux qui s'y rendent ou qui en partent.

C. **Vaisseaux et nerfs.** — Les artères des glandes folliculeuses se partagent en un très-grand nombre de divisions de plus en plus déliées qui

cheminent dans leur trame cellulo-fibreuse en suivant la direction des principales cloisons ou trabécules. Leurs dernières ramifications se répandent, les unes sur ces trabécules, les autres, beaucoup plus nombreuses, sur les parois des vésicules glandulaires qu'elles entourent de toutes parts, ou bien pénètrent dans leur cavité, où elles se terminent par un réseau capillaire. Ce qui caractérise surtout ces vaisseaux, c'est leur multiplicité et aussi leur volume. Toutes les glandes vésiculeuses sont éminemment vasculaires : voyez la glande thyroïde qui puise ses artères à quatre sources différentes, et le thymus, qui emprunte les siennes aux deux mammaires internes et aux deux thyroïdiennes inférieures. Le corps pituitaire reçoit ses artères des deux carotides internes. Celles des capsules surrénales viennent de trois troncs différents, les diaphragmatiques inférieures, l'aorte et les rénales. Une seule branche, il est vrai, se rend à la rate ; mais qui ne serait frappé de son volume plus considérable que celui de l'artère hépatique ? Cette extrême vascularité semble attester que les glandes vésiculeuses puisent dans la masse sanguine d'abondants matériaux, et que leur activité égale ou même surpasse celle des glandes dout les produits se répandent au dehors.

Les *veines* naissent de la charpente aréolaire et surtout des vésicules glandulaires. Leur volume est plus considérable que celui des artères dont elles restent souvent indépendantes. Leur direction est aussi plus rectiligne. Elles sont dépourvues de valvules.

Les *vaisseaux lymphatiques* naissent en grand nombre de certaines glandes vasculaires sanguines. Leur multiplicité peut être très-facilement constatée sur les amygdales et la rate, mais plus particulièrement sur les follicules clos isolés et agminés de l'intestin, dont ils tirent très-manifestement leur origine.

Les *nerfs* des glandes vésiculeuses proviennent surtout du grand sympathique. Ils suivent le trajet des artères. Ceux qui se rendent à la rate se distinguent par léur volume considérable, et ceux des capsules surrénales par leur multiplicité. Sur leur trajet, on remarque des ganglions en général peu nombreux et de petites dimeusions.

E. Les fonctions de ces glandes sont peu connues. Elles ont évidemment pour attribution de verser dans le sang certains principes ; mais la nature et les usages de ceux-ci restent à déterminer.

Elles prennent part en outre à la production des leucocytes ou globules blancs. M. Ch. Robin a démontré que ces globules peuvent naître dans tous les tissus (1) ; mais parmi les organes contribuant à leur formation, les glandes vasculaires sanguines tiennent une place importante. La plupart des auteurs les considèrent aujourd'hui comme l'un des principaux foyers dont ils émanent.

(1) Ch. Robin, *Dict. des sc. méd.* (2ᵉ série, t. II 1869), p. 254 et suiv.

CHAPITRE PREMIER

APPAREIL DE LA DIGESTION

SECTION PREMIÈRE

DE L'APPAREIL DIGESTIF EN GÉNÉRAL

Les aliments destinés à réparer les pertes de nos organes ne sont pas complétement assimilables. Ils se composent d'une partie nutritive et d'une partie impropre à la nutrition : séparer ces deux parties, absorber l'une et rejeter l'autre, tel est le rôle que remplit dans l'économie l'appareil de la digestion.

Considéré dans ses attributions, cet appareil se présente donc à nous comme une sorte de laboratoire, creusé au centre de l'organisme pour recevoir les aliments que la nature nous offre à l'état brut, et pour puiser dans ces aliments des sucs réparateurs qui arrivent ensuite par mille canaux divers dans le torrent circulatoire, chargé d'en faire la répartition à chaque appareil, à chaque organe à chaque molécule organique:

En comparant les animaux aux végétaux, on voit que l'appareil de la digestion est aux premiers ce que les racines sont aux seconds. Sous ce point de vue, on peut dire que l'animal est un végétal dont les racines sont pour ainsi dire rentrées en lui-même, et le végétal un animal dont les racines font saillie au dehors. — Ce rapprochement nous montre à la fois, et la ligne de démarcation qui sépare les deux règnes, et l'analogie qui leur sert de trait d'union. Un abîme semble les séparer lorsqu'en regard d'un végétal se trouve un animal d'une organisation un peu compliquée ; mais à côté de ce végétal plaçons un animal de l'ordre le plus inférieur, et l'abîme va se combler au point de disparaître.

Dans les polypes, l'appareil alimentaire ne traverse pas l'animal de part en part; il consiste dans une simple dépression de la surface du corps. Chez certains individus de la même classe, les hydres, par exemple, les parois de cette dépression adhèrent dans toute leur étendue aux parties périphériques, en sorte qu'on peut les retourner à la manière d'un doigt de gant ; ainsi retournés, ils continuent de vivre, et se rapprochent par conséquent des végétaux, puisque, à l'instar de ceux-ci, ils absorbent leur nourriture par leur périphérie. Néanmoins la différence, il faut le reconnaître, est encore très-accusée.

Mais descendons un degré de plus. Au-dessous de ces animaux, chez lesquels l'appareil digestif se présente comme une simple dépression de la surface extérieure, nous en trouverons d'autres qui n'offrent aucune trace d'une semblable dépression : tels sont les infusoires, telles sont les éponges, tels sont encore certains parasites, etc. Ici la différence s'efface et l'analogie se montre dans toute son évidence : de part et d'autre, l'appareil alimentaire se trouve rejeté vers la périphérie ; il occupe toute la surface du corps chez l'animal, une partie seulement chez le végétal, disposition favorable au dernier, et qui fait passer la suprématie de son côté. Ces faits nous enseignent :

Que l'appareil digestif, bien qu'il existe chez presque tous les animaux, ne peut être considéré cependant comme un attribut caractéristique de l'animalité ;

Qu'aucune différence fondamentale ne distingue par conséquent le règne animal du règne végétal ;

Et que ces deux règnes n'en constituent en réalité qu'un seul, le règne organique.

§ 1. — DES PARTIES QUI CONSTITUENT L'APPAREIL DIGESTIF.

L'appareil de la digestion se présente sous la forme d'un long canal s'étendant de la face à la partie inférieure du tronc et ouvert à ses deux extrémités : à son extrémité céphalique ou buccale, pour livrer passage aux aliments qui doivent le parcourir ; à son extrémité pelvienne ou anale, pour rejeter la partie de ces aliments qui n'a pu être utilisée.

Ce canal, assez étroit dans le trajet qu'il parcourt de la bouche au diaphragme, se renfle subitement à son entrée dans l'abdomen ; se rétrécit ensuite, et devient alors extrêmement flexueux ; puis se dilate de nouveau dans sa partie terminale. On peut donc lui distinguer quatre parties.

La première, *partie supérieure*, *partie sus-diaphragmatique* du tube digestif, s'étend de la bouche à l'estomac. Située sur la ligne médiane, verticale, rectiligne, elle se décompose elle-même en trois portions secondaires : la *bouche*, cavité de réception des aliments ; le *pharynx*, cavité commune aux voies digestives et respiratoires ; et l'*œsophage*, simple conduit de transmission.

La seconde partie, ou l'*estomac*, est un renflement conoïde situé à la partie supérieure de l'abdomen et obliquement dirigé de gauche à droite.

La troisième partie, ou l'*intestin grêle*, se présente sous l'aspect d'un long tube, régulièrement calibré, extrêmement sinueux, dont les circonvolutions suspendues et comme flottantes au centre de l'abdomen remplissent la plus grande partie de cette cavité.

La quatrième, connue sous le nom de *gros intestin*, revêt aussi la forme d'un canal, mais plus large et beaucoup moins long, inégal et bosselé, qui enlace dans son trajet circulaire toute la masse flottante de l'intestin grêle, et qui descend ensuite dans le bassin pour se rapprocher de la ligne médiane sur laquelle son extrémité terminale se trouve, placée.

Chacune de ces quatre parties a reçu une destination spéciale. — La partie sus-diaphragmatique remplit des usages essentiellement mécaniques ; elle divise les aliments, les imprègne de salive et de mucus, puis les transmet aux organes qui doivent agir chimiquement sur eux.—L'estomac leur fait subir une première élaboration qui a pour effet de les transformer en une pâte molle et homogène, le *chyme;* — l'intestin grêle en extrait la matière nutritive ou *assimilable,* qu'il a en outre pour attribution d'absorber. — Enfin le gros intestin reçoit les résidus de la digestion, pour lesquels il constitue une sorte de réservoir temporaire.

Chacun de ces quatre segments est plus large à son origine et plus étroit à sa terminaison ; tous, en d'autres termes, présentent une disposition infundibuliforme, qui a pour conséquence de retarder et d'accélérer tour à tour le cours des matières soumises à leur action.

La membrane qui tapisse leur cavité et qui en forme la partie la plus importante diffère beaucoup en passant de l'un à l'autre. Celle de la partie sus-diaphragmatique diffère très-notablement de celle de l'estomac. Même différence lorsqu'on passe de l'estomac à l'intestin grêle, et de celui-ci au gros intestin. Les limites qui correspondent à ces changements brusques de texture méritent d'autant plus d'être signalées et de fixer l'attention du médecin, qu'elles sont souvent respectées dans les maladies.

La division de l'appareil digestif en quatre parties principales repose donc sur une base à la fois anatomique, physiologique et pathologique.

§ 2. — Dimensions du tube digestif

La longueur du canal alimentaire diffère beaucoup suivant les espèces animales. En consultant les tables que G. Cuvier nous a laissées, on remarque que cette longueur, comparée à celle du corps prise pour unité, diminue successivement des mammifères aux poissons.

Dans les mammifères, l'étendue du tube digestif surpasse toujours très-notablement la longueur du corps ; chez les animaux où elle atteint sa plus grande brièveté, elle égale environ trois fois celle-ci, qui n'en est plus que la quatrième, la cinquième ou la sixième partie dans la très-grande majorité, la douzième ou la quinzième dans quelques-uns, le chameau, par exemple ; et qui peut même n'en représenter que la vingtième, comme dans le bœuf, et même la vingt-huitième, comme dans le mouton et le phoque.

Dans les oiseaux, la longueur du tube digestif, en général, est à celle du corps : : 4 : 2, et dans les reptiles : : 2 : 1.—Dans les poissons, l'étendue de ce tube se réduit plus encore, de telle sorte qu'elle ne dépasse pas en général celle du corps.

Ces différences ne tiennent pas seulement à l'organisation primordiale des animaux. Elles dépendent en grande partie de leur régime. Dans chaque classe, ceux qui se nourrissent de chair ont le tube digestif notablement plus court que ceux qui vivent d'herbes, de graines, de racines ou de toute autre substance végétale. — Dans les mammifères carnivores, la longueur du corps représente en moyenne la quatrième partie de celle du canal alimentaire, tandis que dans les solipèdes elle n'en représente que la douzième ou la quinzième partie seulement.

Dans les trois dernières classes de vertébrés, la longueur relative de ce canal étant beaucoup moindre, les différences dues à l'influence du régime sont aussi moins prononcées. Cependant on les retrouve encore : ainsi, dans le petit nombre de poissons qui vivent de végétaux, l'appareil de la digestion mesure deux, trois, quatre fois, la longueur du corps, et même jusqu'à six fois, comme dans quelques chétodons. Dans les poissons essentiellement carnivores, au contraire, les suceurs par exemple, il ne dépasse pas la longueur de la cavité abdominale.

Chez l'homme, qui est omnivore, l'appareil digestif égale six à sept fois la longueur du corps. Pour en déterminer l'étendue, je l'ai mesuré sur quatre individus bien conformés : 1° étant en place; 2° après l'avoir détaché, puis étalé sur un plan sans le tirailler; 3° après l'avoir détaché et incisé sur toute sa longueur. — Mesuré sur place, à l'aide d'un fil appliqué sur son bord libre et ensuite reporté sur une échelle métrique, j'ai obtenu pour sa longueur moyenne $11^m,08$. — Enlevé et redressé, mais non tiraillé, celle-ci s'est élevée à $11^m,76$. — Enlevé et incisé sur son trajet, elle a atteint $12^m,50$. — Légèrement allongé, elle est montée à $13^m,50$; et l'on conçoit facilement qu'elle aurait pu dépasser beaucoup cette limite. — En comparant ces résultats à la longueur moyenne du corps, que j'avais trouvée de $1^m,70$, on voit que l'étendue du tube digestif a égalé six fois et demie celle du corps dans le premier cas, près de sept fois dans le second, un peu plus de sept fois dans le troisième et près de huit fois dans le quatrième. De ces quatre résultats, le premier est évidemment le plus exact. Chez l'homme, la longueur du canal alimentaire est donc de 11 mètres environ. Elle se répartit ainsi sur chacune de ses parties :

Partie sus-diaphragmatique	$0^m,37$
Estomac	$0^m,18$
Intestin grêle	$8^m,80$
Gros intestin	$1^m,65$

On voit par conséquent que la première portion de ce canal n'en forme que la 30ᵉ partie; que la seconde n'en représente que la 60ᵉ; que la troisième en constitue les 4/5ᵉˢ, et la dernière le 6ᵉ environ.

Mais il ne suffit pas de connaître la longueur relative de chacune de ces parties. Il faut aussi prendre en considération leur diamètre ou leur circonférence ; car en multipliant celle-ci par l'axe de la partie correspondante, on déterminera la superficie de cette partie, qui seule peut donner de ses dimensions réelles une notion exacte et complète : on arrive ainsi à rattacher à la loi générale certains faits qui semblaient lui échapper.

L'observation nous apprend, en effet, que chez quelques carnivores le tube digestif est relativement long, et que chez certains herbivores il est au contraire assez court. Mais elle nous montre aussi qu'en s'allongeant chez les premiers il se rétrécit, et qu'en se raccourcissant chez les seconds il se dilate ; leurs dimensions relatives par conséquent se trouvent ramenées à leur type normal dans les deux cas, et ces faits, qui semblaient exceptionnels, rentrent dans la loi que nous avons fait connaître.

Cette loi n'a donc pas été formulée aussi rigoureusement qu'elle pouvait l'être. Au lieu d'avancer que l'appareil de la digestion est plus court chez les animaux qui vivent de chair, et plus long chez ceux qui vivent de végétaux, il eût été préférable d'admettre que son étendue superficielle est plus petite chez les carnivores et plus grande chez les herbivores. On pourrait même dire, d'une manière plus générale encore, que sa superficie est d'autant moindre dans chaque classe, que les aliments renferment sous un volume donné une plus grande quantité de matière nutritive. Lorsque les aliments, en effet, sont très-riches en matière assimilable, on conçoit qu'un appareil d'une faible puissance ou de petites dimensions pouvait suffire pour son extraction. Lorsqu'ils n'en contiennent au contraire qu'une faible proportion, un appareil plus perfectionné, c'est-à-dire d'une surface plus étendue, devenait utile afin de l'extraire en totalité.

§ 3. — RAPPORTS DE L'APPAREIL DIGESTIF.

La partie sus-diaphragmatique de l'appareil digestif répond : en haut, au sens de l'olfaction, qui domine la cavité buccale ; plus bas, à l'appareil de la respiration, avec lequel il communique par l'intermédiaire du pharynx ; plus bas encore, au cœur, en arrière duquel l'œsophage se trouve situé, et à l'aorte, que ce conduit croise obliquement pour lui devenir antérieur.

Les trois autres parties de cet appareil, collectivement désignées sous le nom de *portion sous-diaphragmatique*, occupent la cavité de l'abdomen, qui leur est spécialement destinée. Afin de déterminer leur situation et les rapports qu'elles affectent, soit entre elles, soit avec les parois de cette cavité, les anciens avaient imaginé de diviser l'enceinte abdominale en neuf parties, à l'aide de quatre plans, deux horizontaux et deux verticaux.—Les plans horizontaux s'étendent : le supérieur du bord cartilagineux de la base de la poitrine au même bord du côté opposé, en passant à égale distance de l'appendice xiphoïde et de l'ombilic ; l'inférieur, de l'épine iliaque antérieure et supérieure du côté droit à celle du côté gauche.—Les deux plans verticaux descendent verticalement du rebord cartilagineux du thorax vers la partie interne du pli de l'aine.

Par les plans parallèles à l'horizon, la cavité de l'abdomen se trouve divisée en trois grandes régions : une *supérieure* ou *épigastrique*, une *moyenne* ou *ombilicale*, une *inférieure* ou *hypogastrique*. — Les plans parallèles à l'axe du corps subdivisent chacune de ces régions en trois autres : deux latérales, qui ont reçu les noms, en procédant de haut en bas, d'*hypochondres*, de *flancs*, de *régions iliaques ;* et une moyenne, qui forme la région épigastrique proprement dite ou l'épigastre, la région ombilicale et la région hypogastrique ou l'hypogastre.

Cette division repose sur une base complétement arbitraire. Mais limitée à l'espace qu'occupent les viscères abdominaux, elle permet d'en mieux préciser la situation et les rapports. Sous ce point de vue, son utilité est incontestable ; elle mérite donc d'être conservée.

Parmi les organes de la digestion qui sont logés dans l'abdomen, il n'en est aucun qui occupe une seule région. L'estomac est situé à la fois dans la région épigastrique et l'hypochondre gauche. L'intestin grêle a pour siége principal la région ombilicale ; mais, de cette région comme d'un centre, il s'étend dans l'hypogastre, les deux flancs et jusque dans les régions iliaques. Le gros intestin parcourt successivement les six régions inférieures de l'abdomen. De là il suit que les rapports affectés par ces organes varient sur les différents points de leur étendue. — En outre, ils se modifient d'une manière presque continue sous l'influence des divers états de vacuité et de plénitude par lesquels passent tour à tour les viscères abdominaux, sous l'empire de nos différentes attitudes, pendant l'inspiration et l'expiration, pendant la durée d'un effort, etc.—A toutes ces causes normales de déplacement il faut ajouter une foule de causes pathologiques, telles que la production d'une hernie, d'un épanchement séreux, le développement d'une tumeur, etc. La possibilité de ces déplacements doit toujours être présente à l'esprit du médecin et du chirurgien, qui trouveront le plus souvent dans la percussion un moyen précieux d'en reconnaître l'existence et d'en préciser l'étendue.

§ 4. — STRUCTURE DE L'APPAREIL DIGESTIF.

Les parois du tube digestif sont formées de quatre couches ou tuniques superposées : d'une couche externe ou *séreuse*, d'une couche *musculaire*, d'une couche *cellulo-fibreuse* et d'une couche interne ou *muqueuse*. A chacune de ses extrémités la couche externe disparaît sur une étendue relativement très-limitée.

A. — **Tuniques séreuse, musculeuse et celluleuse.**

a. La **tunique séreuse** ne revêt que la portion sous-diaphragmatique du tube digestif. Elle constitue une dépendance du péritoine qui représente, comme toutes les membranes séreuses, un sac sans ouverture, adhérent par sa face externe, lisse et uni sur sa face interne. Situé au devant des viscères, ce sac répond, d'une part à la paroi antéro-latérale de l'abdomen, de l'autre aux organes sous-jacents.

La portion qui tapisse la paroi antéro-latérale, *feuillet pariétal*, s'étale très-régulièrement. — Celle qui recouvre les viscères, *feuillet viscéral*, pénètre dans leurs interstices et les entoure en s'appliquant à elle-même ; elle leur forme ainsi un pédicule membraneux qui les rattache à la paroi postérieure de l'abdomen, et qui prend alors le nom de *mésentère*, ou qui les unit les uns aux autres, et qui constitue dans ce cas un *épiploon*.

L'enveloppe séreuse des viscères leur adhère d'autant plus étroitement, qu'elle répond à un point plus éloigné de leur pédicule. A mesure qu'on se rapproche de celui-ci, l'adhérence devient de plus en plus faible, et presque nulle dans son voisinage. De là pour chacun d'eux des alternatives faciles d'ampliation et de retrait ; car, pour se dilater, il leur suffit d'écarter les deux lames du pédicule auquel ils sont suspendus. De là aussi pour eux une remarquable mobilité et même une sorte d'indépendance ; fuyant pour ainsi dire à la moindre pression, ils échappent à l'action de toutes les causes qui pourraient compromettre l'intégrité de leurs fonctions : c'est ainsi que nous les voyons conserver leur complète perméabilité pendant la grossesse et jusque dans la période la plus avancée de l'ascite, de l'hydropisie enkystée de l'ovaire, etc.

b. La **tunique musculeuse** se compose de deux plans de fibres : 1° d'un plan superficiel ou longitudinal qui entoure complétement le tube digestif sur les trois premières portions, mais qui ne se trouve représenté sur la dernière que par trois bandes longitudinales et parallèles ; 2° d'un plan profond ou circulaire, en général plus épais que le précédent et formant une couche continue sur toute sa longueur.

Les fibres qui constituent ces deux plans appartiennent au système musculaire de la vie organique. Cependant sur le pharynx et la moitié supérieure de l'œsophage on ne rencontre que des fibres striées.

Pâleur, minceur, tels sont les caractères de ces deux plans de fibres sur presque tous les points. Aux extrémités de l'appareil digestif, ils offrent plus d'épaisseur et une coloration plus rouge. — Leur destination est de faire progresser les matières alimentaires ; suivant que les mouvements communiqués à celles-ci ont lieu de haut en bas, ou en sens opposé, ils prennent les noms de *péristaltique* et *antipéristaltique*.

c. La **tunique celluleuse**, tunique nerveuse des anciens, diffère d'aspect selon les parties que l'on considère. Sur l'œsophage, l'estomac et le gros intestin, elle est en effet simplement celluleuse. Sur l'intestin grêle, elle devient plus dense ou cellulo-fibreuse. Sur le pharynx, elle revêt un caractère nettement fibreux.—Deux ordres de fibres contribuent à la former, des fibres lamineuses et des fibres élastiques; les premières sont les plus nombreuses.

C'est surtout dans cette tunique que se ramifient et s'anastomosent les vaisseaux de l'appareil digestif.

Lorsqu'on fait passer dans les artères un courant d'eau continu, elle s'infiltre et prend alors une épaisseur considérable. Sous l'influence des affections aiguës ou chroniques du canal intestinal, elle devient le siége d'un phénomène analogue : c'est par elle que commence la tuméfaction des parois de ce canal, et c'est presque exclusivement sur elle qu'on rencontre des indurations morbides.

B. — Tunique muqueuse:

La *tunique interne* ou *muqueuse* est sans contredit la plus importante. Sa disposition générale et sa texture sont aussi plus compliquées.

Elle présente une couleur d'un blanc cendré ou rosé, plus pâle sur certains points, plus foncée sur d'autres; relative du reste au nombre des vaisseaux qu'elle reçoit et au degré d'injection de ceux-ci; variable, par conséquent, pour chacun des organes qui composent le tube digestif, suivant qu'on les examine pendant leur période d'activité ou pendant leur état de repos, dans l'état de santé ou dans l'état de maladie.

La consistance de cette tunique offre aussi quelques variétés. La muqueuse de la portion sus-diaphragmatique est la plus résistante : vient ensuite celle du gros intestin, puis celle de l'intestin grêle, et enfin celle de l'estomac.

Par sa face profonde, la tunique muqueuse adhère à la tunique celluleuse, et se comporte comme celle-ci sous l'influence de toutes les causes qui font varier la capacité des organes digestifs. La texture délicate de l'une et de l'autre semble leur interdire tout allongement : lorsque ces organes se resserrent, les deux tuniques internes se plissent; lorsqu'ils se dilatent, celles-ci se déplissent. Les plis qu'elles forment peuvent être divisés du reste en temporaires et permanents.

Les plis temporaires ou plis d'ampliation, très-inégaux et irréguliers, ne se manifestent que dans l'état de vacuité ; dus au retrait des organes, ils disparaissent dans l'état de plénitude.

Les plis permanents sont de trois ordres : les uns jouent le rôle de valvule, telle est la *valvule iléo-cœcale;* les autres représentent de simples liens triangulaires comme les replis situés en arrière des lèvres, sous la pointe de la langue, au devant de l'épiglotte, etc.; d'autres, infiniment plus nombreux et demi-circulaires, ont pour usage de multiplier l'étendue des surfaces sécrétantes et absorbantes; on les observe sur les parois de l'intestin grêle, où ils prennent le nom de *valvules conniventes*.

La surface libre de la muqueuse digestive est remarquable aussi par ses saillies et par ses orifices. — Les saillies font défaut sur les parois de l'estomac et sur celles du gros intestin; mais elles se montrent en très-grand nombre sur la portion sus-diaphragmatique et sur toute la longueur de l'intestin grêle. Celles qui recouvrent la portion sus-diaphragmatique sont des organes de sensibilité ou papilles semblables aux papilles cutanées. Celles qui hérissent les parois de l'intestin grêle sont des organes d'absorption ou *villosités*. — Les orifices que présente cette surface libre ne deviennent visibles qu'au microscope; ils se montrent en si grand nombre sur la face interne de l'estomac et du canal intestinal, que la portion sous-diaphragmatique de la muqueuse digestive a pu être comparée à une sorte de crible, d'où le nom de *tunique cribriforme* que lui a donné Galeati. Ces orifices sont l'embouchure d'autant de glandules.

Structure de la muqueuse digestive. — Considérée dans son mode de constitution, la muqueuse du tube digestif diffère très-notablement pour les portions sus- et sous-diaphragmatiques de cet appareil.

1° *Portion sus-diaphragmatique.* — Dans tout le trajet qu'elle parcourt de l'orifice buccal à l'orifice supérieur de l'estomac, la tunique muqueuse, par l'ensemble de ses caractères, se rapproche beaucoup de l'enveloppe cutanée. — L'une et l'autre se distinguent par leur résistance plus grande et leur vive sensibilité. — L'une et l'autre se composent d'une couche profonde, *derme* ou *chorion*, et d'une couche superficielle ou épithéliale. — Dans l'une et l'autre, le derme est recouvert de papilles et comprend deux ordres de fibres, des fibres lamineuses groupées en faisceaux et des fibres élastiques. — Dans l'une et l'autre, la couche épithéliale est formée des mêmes éléments semblablement disposés; à l'un et l'autre enfin sont annexées des glandes en grappe.

Ce court parallèle suffit pour nous montrer que dans la première partie de son trajet la muqueuse digestive représente un simple prolongement de la peau; le nom de *tégument interne* sous lequel on la désigne quelquefois lui est particulièrement applicable.

2° *Portion sous-diaphragmatique.* — Cette seconde portion de la muqueuse, qui en constitue la presque totalité, est formée de trois couches: d'une couche superficielle ou épithéliale, d'une couche moyenne vasculo-glanduleuse, et d'une couche profonde de nature musculaire.

La couche épithéliale comprend un seul plan de cellules, cylindriques ou coniques, perpendiculaires à la couche sous-jacente, dont la base, tournée vers la cavité des voies digestives, est recouverte d'une lamelle transparente, homogène, partout continue et exclusivement propre à cette portion du canal alimentaire.

La couche moyenne, essentiellement composée de glandes et de vaisseaux, est celle qui offre le plus d'importance. Assez épaisse sur l'estomac, elle devient plus mince sur le gros intestin et plus encore sur l'intestin grêle; mais au niveau de ce dernier elle présente d'innombrables prolongements, les *villosités*, qui lui donnent un aspect velouté. — Ses glandes, multipliées à l'infini, appartiennent presque toutes à la même classe : ce sont des glandes en tube, perpendiculaires à la surface interne du tube digestif, les unes simples, les autres bifides. Au-dessous de celles-ci, on remarque à la partie supérieure du canal intestinal des glandes en grappe, et plus bas des glandes vésiculeuses ou vasculaires sanguines, qui sont logées en partie dans l'épaisseur de la muqueuse, en partie et plus spécialement dans la tunique celluleuse.

La couche musculaire a pour attributs distinctifs son extrême minceur, sa pâleur et sa remarquable résistance. Elle répond par une de ses faces à la tunique celluleuse, à laquelle elle n'adhère que faiblement, et par l'autre à la couche glanduleuse qui lui est unie au contraire de la manière la plus intime, mais dont on peut la séparer cependant à l'aide des 'réactifs. Les fibres lisses qui la forment se groupent en faisceaux d'inégales dimensions, et ceux-ci s'entre-croisent dans tous les sens, en restant parallèles pour la plupart à la face profonde de la muqueuse.

C. — Glandes, vaisseaux et nerfs de l'appareil digestif.

a. Les *glandes* annexées à l'appareil digestif peuvent être divisées, d'après leur siége, en trois groupes : celles qui sont situées dans l'épaisseur de la tunique muqueuse, celles qui occupent la tunique celluleuse, et celles qui se trouvent placées en dehors des voies digestives.

Nous avons vu que les premières, ou glandes intra-muqueuses, appartiennent toutes à la classe des glandes en tube : ce sont les plus nombreuses.

Les secondes, ou *sous-muqueuses*, se rangent, les unes dans la classe des glandes en grappe, les autres dans celle des glandes vésiculeuses.

Les troisièmes, beaucoup plus rares, mais aussi beaucoup plus volumineuses, ne se rattachent aux parois de l'appareil digestif que par leur conduit excréteur. Les unes sont annexées à la portion sus-diaphragmatique, et les autres à la portion sous-diaphragmatique; les premières ou supérieures s'ouvrent sur les parois de la bouche, et les secondes ou inférieures sur la partie la plus élevée du canal intestinal.

b. Les *artères* diffèrent très-notablement pour ces deux portions.—Celles de la portion sus-diaphragmatique se comportent à peu près comme les artères du tégument externe. Elles proviennent de sources très-variées, et présentent pour la plupart une assez grande ténuité ; leurs dernières divisions se perdent dans les papilles. — Celles de la portion sous-diaphragmatique se distinguent par des caractères opposés. Au nombre de trois seulement, le tronc cœliaque et les deux mésentériques, elles offrent un volume considérable, et servent de support à un riche plexus nerveux qui les accompagne jusqu'au voisinage des viscères. Les deux dernières, destinées à une partie extrêmement étendue du tube digestif, se divisent et s'anastomosent dans l'épaisseur des mésentères pour former des arcades superposées dont la plus élevée atteint une longueur presque égale à celle du canal intestinal. Leurs ramifications terminales se répandent surtout en grand nombre dans la muqueuse. En cheminant dans les interstices des glandes en tube, elles échangent de continuelles communications et forment ainsi des mailles circulaires et flexueuses qui les entourent. Cette disposition, comparée à celle du vermicelle, est surtout remarquable sur les muqueuses de l'estomac et du gros intestin. Sur la muqueuse de l'intestin grêle, indépendamment de ces ramifications glandulaires, on en voit d'autres qui pénètrent dans les villosités, pour se continuer par l'intermédiaire des capillaires avec les radicules de la veine centrale.

c. Les *veines*, sur la portion supérieure de l'appareil, affectent également une grande analogie avec celle de la peau. Mais il n'en est plus ainsi sur la portion sous-diaphragmatique. Nous avons vu que ces dernières donnent naissance à un système veineux particulier, le système veineux abdominal, ou système de la veine porte, dont le tronc commun vient se ramifier dans le foie. Leur volume considérable est en rapport, d'une part avec celui des troncs artériels, de l'autre avec le rôle absorbant qu'elles remplissent.

d. Les *vaisseaux lymphatiques* en s'anastomosant par leurs premières radicules forment deux réseaux dont l'un a son siége dans la muqueuse digestive et l'autre dans la tunique musculaire. Les troncs émanés de ces réseaux se rendent dans les ganglions les plus rapprochés. Ceux de la portion sus-diaphragmatique se jettent dans les ganglions cervicaux, et de ceux-ci dans la partie terminale du canal thoracique ; les troncs de la portion sous-diaphragmatique convergent vers les ganglions lombaires, qu'ils traversent pour aller se terminer dans l'origine de ce canal.

Les *nerfs*, de même que les vaisseaux, diffèrent pour les deux portions de l'appareil digestif. — Ceux de la portion sus-diaphragmatique, destinés les uns à des parties douées d'une sensibilité vive, les autres à des muscles dont la contraction est instantanée, émanent de l'axe cérébro-spinal ; indépendants dans leur trajet, ils se terminent comme les nerfs sensitifs et moteurs des appareils de la vie animale. — Ceux de la portion sous-diaphragmatique, qui ne possède qu'une sensibilité obtuse, naissent du grand sympathique ; accolés aux troncs artériels, ils ne s'en séparent qu'à leur entrée dans les viscères, et affectent alors une disposition très-compliquée. Nous avons vu qu'ils traversent d'innombrables ganglions microscopiques disséminés sur toute la longueur de l'estomac et des intestins, ganglions desquels partent une foule de tubes nouveaux qui échangent de continuelles anastomoses; de là deux plexus, le *plexus d'Auerbach*, dont les divisions terminales s'épuisent dans la tunique musculaire, et le *plexus de Meissner*, dont les dernières ramifications se perdent dans la tunique muqueuse.

De l'ensemble des considérations qui précèdent nous pouvons conclure que les deux portions de la muqueuse digestive sont essentiellement différentes : la portion supérieure, par les deux couches qui la composent, par son épithélium pavimenteux, par ses papilles inégalement développées, rappelle le mode de constitution de la peau ; la portion sous-diaphragmatique présente une structure qui lui est propre et qui la distingue de toutes les autres membranes du même ordre.

SECTION II

DES DIVERSES PARTIES DE L'APPAREIL DIGESTIF

ARTICLE PREMIER

DE LA BOUCHE ET DE SES DÉPENDANCES

La *bouche*, ou cavité buccale, est le vestibule des voies digestives. C'est dans ce vestibule que les aliments sont reçus, puis divisés, triturés et inondés des sucs salivaires. Tant qu'ils ne l'ont pas franchi, ils restent soumis à l'empire de la volonté, qui peut ordonner leur rejet ou leur admission définitive. Dès qu'ils le dépassent, ils échappent à notre influence, et tombent pour ainsi dire du domaine de la vie animale dans celui de la vie nutritive.

La cavité buccale occupe le tiers inférieur de la face. Limitée en bas par la langue et la partie la plus élevée du cou qui lui sert de plancher, en haut par la voûte palatine qui la sépare des fosses nasales, elle s'étend dans le sens transversal de la joue d'un côté à celle du côté opposé, et dans le sens antéro-postérieur depuis les lèvres jusqu'au pharynx, avec lequel elle communique par un large orifice.

Le grand axe de cette cavité est horizontal chez l'homme, oblique en bas et en avant chez les quadrupèdes. Mais cette direction ne saurait être invoquée comme une preuve de la destination de l'homme à l'attitude bipède, ainsi que l'avait pensé Bichat, et après lui quelques auteurs modernes; car la mastication, l'insalivation, l'articulation des sons, toutes les fonctions, en un mot, qui dépendent de la bouche, s'accomplissent à peu près également bien dans l'une et l'autre attitude. Remarquons, en effet, que la station verticale est un des avantages qui tendent à établir la supériorité de l'homme sur les autres vertébrés; or, il est surtout redevable de cette supériorité au perfectionnement des organes de la vie animale, et les faits qui démontrent son aptitude à ce mode de station sont empruntés aussi et empruntés exclusivement à ces organes.

La *capacité* de la bouche varie avec le degré d'écartement des mâchoires. Elle atteint ses plus grandes dimensions lorsque la mâchoire inférieure est portée à son maximum d'abaissement. Dans l'état opposé, elle devient nulle, toutes les parois de cette cavité se trouvant alors plus ou moins en contact. De ses trois diamètres, le vertical est donc celui qui offre le plus de variétés. Le transversal peut s'allonger par la projection des joues en dehors, et l'antéro-postérieur par la projection des lèvres en avant, mais dans une proportion beaucoup moins grande que le premier.

Le diamètre antéro-postérieur est en général le plus long; il atteint de 8 à 9 centimètres chez l'homme adulte, tandis que le transversal arrive à peine à 8, et le vertical à 7 ou 7 1/2.

Chez les quadrupèdes, le diamètre antéro-postérieur de la bouche est proportionnel à la hauteur des membres antérieurs. La nature a voulu en effet que chez ces animaux la longueur du cou, ajoutée à celle de la tête, fût toujours égale à la hauteur de leurs membres, afin qu'ils pussent facilement saisir à la surface du sol les substances dont ils se nourrissent. Dans ce but, après avoir allongé leur cou, elle n'a pas allongé toute la tête, mais seulement la face, et particulièrement cette partie de la face qui appartient à l'appareil de la digestion, c'est-à-dire la cavité buccale. Si la face chez eux est si développée, comparativement au crâne, ce n'est donc point parce qu'il existerait entre ces deux parties une sorte de loi de balancement ou d'antagonisme en vertu de laquelle l'une ne pourrait augmenter sans que l'autre ne diminue, et *vice versâ*, mais seulement parce que la bouche est pour eux un organe de préhension : d'où la nécessité de son allongement, d'autant plus considérable que le cou est plus court, allongement qui entraîne celui de toute la face, ainsi que la décroissance relative du crâne, et qui a pour résultat définitif l'énorme prédominance du diamètre antéro-postérieur de leur cavité buccale sur les deux autres : de là aussi l'obliquité de ce diamètre.

La *forme* de la bouche est peu régulière. Elle a été comparée cependant par la plupart des auteurs à un ovoïde, dont la petite extrémité serait tournée en arrière. Les arcades alvéolaires et dentaires la partagent en deux parties très-différemment configurées : l'une, antérieure, plus petite, c'est le vestibule de la bouche ; l'autre, postérieure, qui constitue la bouche proprement dite.

Le *vestibule de la bouche* a pour limites, en avant les lèvres et les joues, en arrière les arcades alvéolaires et dentaires, en haut et en bas la muqueuse buccale, qui se réfléchit en formant une double gouttière. Ce vestibule est surtout remarquable :

1° Par l'extrême mobilité de sa paroi antérieure, qui se laisse repousser en avant et sur les côtés par les aliments soumis à l'action des arcades dentaires, et qui repousse à son tour les débris de ces aliments sous les mêmes arcades jusqu'à ce qu'ils aient été suffisamment divisés.

2° Par l'embouchure des conduits de Sténon, qui s'ouvrent sur cette

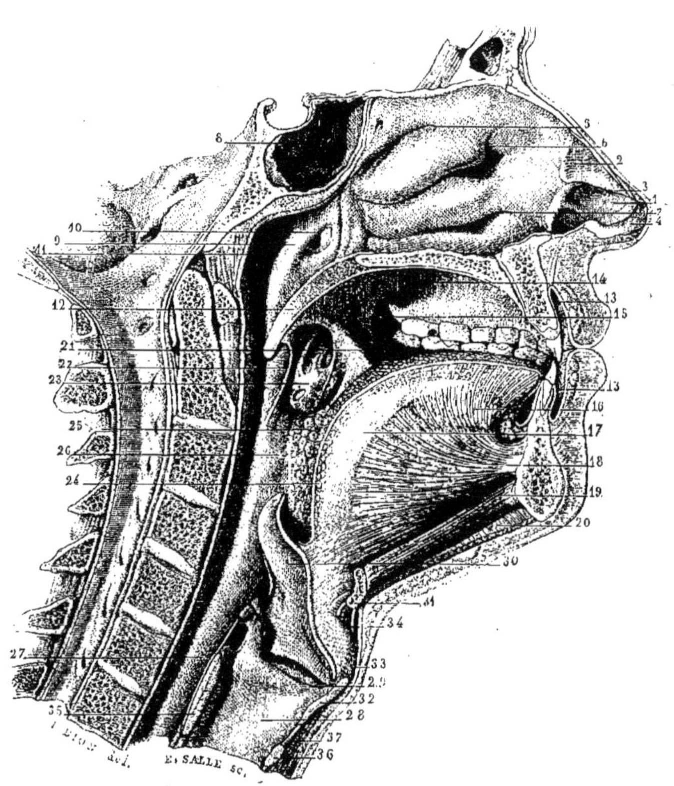

Fig. 778. — *Coupe médiane de la bouche et des fosses nasales.*

1. Narine gauche. —2. Cartilage latéral du nez. — 3. Son bord inférieur. —4. Branche interne du cartilage de l'aile du nez, formant le squelette de la sous-cloison. —5. Cornet et méat supérieurs. — 6. Cornet et méat moyens. — 7. Cornet et méat inférieurs. — 8. Sinus sphénoïdal. — 9. Arrière-cavité des fosses nasales. — 10. Orifice interne ou pavillon de la trompe d'Eustache. —11. Dépression profonde située à la partie supérieure, postérieure et latérale de l'arrière-cavité des fosses nasales. — 12. Voile du palais. — 13, 13. Vestibule de la bouche. —14. Voûte palatine. —15. Orifice qui fait communiquer le vestibule de la bouche avec la bouche proprement dite. — 16. Partie de la langue formant le plancher de la bouche.—17. Lame fibreuse médiane de la langue.—18. Génio-

paroi au niveau du collet des secondes grosses molaires de la mâchoire supérieure.

3° Par le cul-de-sac que forme la muqueuse buccale à chacune de ses extrémites, cul-de-sac limité en dehors par la saillie du bord antérieur de l'apophyse coronoïde, et en dedans par une autre saillie plus volumineuse, verticale aussi et arrondie, qui s'étend de la partie la plus reculée du bord alvéolaire de la mâchoire supérieure à la partie interne de la dernière grosse molaire de la mâchoire inférieure. Cette saillie, légèrement curviligne et concave en avant, sépare le vestibule, du voile du palais supérieurement, et de la gouttière située sur les parties latérales de la langue inférieurement ; elle est produite par une traînée de glandules qui se continue en haut avec la couche glanduleuse du voile du palais, et qui répond en bas aux côtés postérieur et interne de la dernière grosse molaire.

4° Le vestibule de la bouche est remarquable encore par l'existence d'un orifice qui le fait communiquer avec la bouche proprement dite. Cet orifice, situé entre la saillie précédente qui le limite en arrière, et la dernière grosse molaire qui le limite en avant, est assez large pour admettre une sonde du calibre de 4 à 6 millimètres, et pourrait être utilisé pour introduire dans la cavité buccale des boissons et même des médicaments liquides chez les malades affectés d'un resserrement spasmodique des mâchoires.

La *bouche proprement dite* est circonscrite : en haut, par la voûte palatine ; en haut et en arrière, par le voile du palais, repli musculo-membraneux destiné à prolonger cette voûte ; en bas, par la langue ; en avant et sur les côtés, par les arcades alvéolaires et dentaires.

Les conduits excréteurs des glandes sous-maxillaires et sublinguales versent dans cette seconde cavité le produit de leur sécrétion.

Considérée comme appareil de la mastication, la bouche se compose des deux mâchoires et des dents dont elles sont armées, des muscles qui les meuvent, des lèvres, des joues, de la langue, de la muqueuse buccale, et enfin des vaisseaux et des nerfs qui se distribuent à toutes ces parties.

Considérée comme appareil d'insalivation, elle comprend ces mêmes parties, auxquelles viennent se joindre six glandes principales : les paro-

glosse. — 19. Génio-hyoïdien. — 20. Coupe du mylohyoïdien. — 21. Pilier antérieur du voile du palais, offrant la figure d'un triangle, à base inférieure ; il recouvre en partie l'amygdale. — 22. Pilier postérieur de ce voile.—23. Amygdale.—24. Partie postérieure, verticale ou pharyngienne de la langue. — 25. Glandules superficielles ou folliculeuses de la base de la langue. — 26. Portion linguale de la cavité du pharynx. — 27. Portion laryngienne de cette cavité. — 28. Cavité du larynx. — 29. Ventricule du larynx. — 30. Épiglotte.—31. Coupe de l'os hyoïde.—32. Coupe du cartilage thyroïde.—33. Bord supérieur de ce cartilage. — 34. Membrane thyro-hyoïdienne. — 35. Coupe de la partie postérieure du cartilage cricoïde. — 36. Coupe de la partie antérieure de ce cartilage. — 37. Membrane crico-thyroïdienne.

tides, les glandes sous-maxillaires, les glandes sublinguales et une multitude de glandules disséminées sous la muqueuse de la bouche.

Considérée sous un point de vue purement anatomique, on peut lui distinguer six parois :

Une paroi antérieure formée par les *lèvres*, et percée d'une ouverture pour laquelle le langage usuel a plus spécialement réservé le nom de *bouche*;

Deux parois latérales formées par les joues ;

Une paroi supérieure formée par la voûte palatine et le voile du palais ;

Une paroi postérieure formée par ce même voile, et percée aussi d'une ouverture connue sous le nom d'*isthme du gosier*;

Une paroi inférieure ou plancher de la bouche, constituée en grande partie par la langue.

Après avoir pris connaissance de toutes ces parois et de la muqueuse qui leur est commune, nous aurons à étudier les glandes dont le conduit vient s'ouvrir sur cette muqueuse, et les dents, qui représentent aussi une dépendance de la cavité buccale.

§ 1. — DES LÈVRES

Les *lèvres* sont deux replis musculo-membraneux situés à l'entrée des voies digestives pour en fermer ou en dilater l'orifice. Elles nous offrent à considérer leur conformation extérieure et leur structure.

A. — **Conformation extérieure des lèvres.**

Appliquées sur les arcades alvéolaires et dentaires, les lèvres en suivent à la fois la courbure et la direction. Elles sont donc légèrement convexes en avant, concaves en arrière, verticalement dirigées chez l'homme de race blanche, un peu obliquement chez le nègre.

Leur hauteur correspond à celle des arcades qu'elles recouvrent. Lorsque celles-ci se touchent, les lèvres sont contiguës. Chez quelques individus cependant elles dépassent un peu le bord libre des arcades dentaires, et cet excès de hauteur a pour conséquence leur renversement en dehors. Chez d'autres, au contraire, elles n'atteignent pas ce bord libre; dans l'état habituel de la physionomie, la bouche reste alors légèrement entr'ouverte.

Les deux lèvres offrent des dimensions à peu près égales. Si la lèvre inférieure paraît assez souvent plus volumineuse que la supérieure, c'est parce qu'elle a une plus grande tendance au renversement, d'où il suit qu'elle se montre alors par une plus large surface.

Les lèvres sont proportionnellement plus volumineuses chez l'enfant naissant que chez l'adulte et le vieillard. — Appelées au début de la vie à jouer le rôle d'organes de préhension, elles avaient chez nous, comme chez tous les mammifères, des fonctions très-actives à remplir, d'où la précocité de leur développement et la prédominance de leur volume sur les autres parties de l'appareil masticateur, particulièrement sur les parties dures ou résistantes de cet appareil. Plus tard, leurs fonctions deviennent moins actives; et en même temps qu'elles perdent de leur importance, ces dernières en acquièrent davantage : c'est pourquoi nous les voyons peu à peu se réduire à des proportions qui nous semblent plus en harmonie avec celles des parties voisines.—Chez le vieillard, leurs dimensions absolues restent ce qu'elles étaient dans l'âge adulte; mais la chute des dents et le rapprochement des mâchoires leur donnent une hauteur relative trop longue qui a pour résultat leur renversement en arrière.

Dans la première enfance comme dans la vieillesse, les lèvres n'ont donc pour tout appui que les arcades alvéolaires : et cependant quelle différence dans le mode de conformation de l'orifice buccal aux deux termes extrêmes de la vie! Cette différence est due à trois causes : 1° à la disposition angulaire des mâchoires qui chez l'enfant s'écartent en avant à la manière des deux branches d'un compas, et qui se rapprochent au contraire chez le vieillard au point de s'incliner l'une sur l'autre ; 2° à la présence des germes deutaires, c'est-à-dire à l'existence réelle des alvéoles chez le premier et à l'atrophie de ceux-ci chez le second; 3° enfin aux parties molles, qui sont proportionnellement plus développées, plus vasculaires, plus vivantes au début de la vie qu'à son déclin.

Les deux lèvres ne présentent pas une conformation extérieure tout à fait identique. Afin de mieux exposer les caractères qui leur sont communs et ceux qui les distinguent, je considérerai à chacune d'elles : une face antérieure et une face postérieure ; deux bords, l'un adhérent, l'autre libre; et deux extrémités, l'une droite, l'autre gauche.

La *face antérieure* ou *cutanée* regarde directement en avant pour la lèvre supérieure, en avant et en bas pour l'inférieure. — Sur la première, elle est creusée, dans sa partie médiane, d'un sillon superficiel qui s'étend de la sous-cloison à un petit tubercule du bord libre, et qui offre beaucoup de variétés suivant les sujets. A droite et à gauche du sillon, on voit une surface plane, quadrilatère, recouverte de poils de duvet chez la femme et l'enfant, de poils longs et roides chez l'homme adulte. — Sur la seconde, on remarque : au lieu d'un sillon médian, une légère dépression; au lieu d'une surface plane de chaque côté de celle-ci, une surface concave plus petite; au lieu de poils longs et roides implantés sur cette surface, des poils en général déliés et peu apparents.

La *face* muqueuse, semblablement conformée sur les deux lèvres, est lisse, humide, surmontée de petites saillies arrondies dues à la présence de glandules sous-jacentes, et recouverte de papilles qui ne deviennent distinctes qu'après la chute de l'épithélium correspondant.

Le *bord adhérent* doit être étudié sur la lèvre supérieure et sur l'inférieure. Sur la supérieure, il se continue : 1° en avant, avec l'extrémité postérieure de la sous-cloison, à droite et à gauche de celle-ci avec l'extrémité postérieure des ailes du nez, et enfin avec les téguments de la joue au niveau du sillon naso-buccal, qui représente sa limite extrême; 2° en arrière, avec la muqueuse alvéolaire qui forme, en s'adossant à elle-même sur la ligne médiane, ainsi que la partie correspondante de la muqueuse labiale, un petit repli triangulaire connu sous le nom de *frein de la lèvre supérieure;* 3° dans l'intervalle qui sépare la peau de la muqueuse, avec les muscles qui viennent s'épanouir dans l'épaisseur de la lèvre, c'est-à-dire avec l'élévateur commun superficiel de cette lèvre et de l'aile du nez, l'élévateur commun profond, le canin et les deux zygomatiques.—Sur la lèvre, inférieure, le bord adhérent répond en avant à un sillon curviligne qui sépare cette lèvre des téguments du menton. En arrière, il se continue avec la muqueuse alvéolaire, à laquelle l'unit aussi un repli médian appelé *frein de la lèvre inférieure.* Ce repli est en général moins prononcé que celui de la lèvre supérieure; il n'existe souvent qu'à l'état de vestige.

Le *bord libre* des lèvres, si remarquable par sa coloration rouge ou rosée, est arrondi d'avant en arrière et légèrement ondulé dans le sens transversal. Une saillie médiane et de chaque côté de cette saillie une petite dépression à laquelle succède parfois une légère convexité, tel est le mode de conformation le plus ordinaire du bord libre de la lèvre supérieure. Une dépression médiane toujours peu accusée et souvent à peine apparente, à droite et à gauche de celle-ci une convexité peu sensible, puis une légère concavité, tel est le mode de conformation du bord libre de la lèvre inférieure. Ainsi conformés, les deux bords libres se correspondent exactement; cependant, comme ils sont arrondis d'avant en arrière, ils ne se recouvrent dans l'état d'occlusion de l'orifice buccal que dans leur moitié postérieure.

L'épaisseur du bord libre sur l'une et l'autre lèvre est de 8 à 10 millimètres, et leur longueur de 4 à 5 centimètres. La membrane délicate et rosée qui le recouvre se continue en avant avec la peau dont la sépare une ligne de démarcation nettement établie par les follicules pileux et les glandes sébacées.

Les *deux extrémités* de la lèvre supérieure se confondent avec les extrémités correspondantes de la lèvre inférieure. Ainsi confondues, elles prennent le nom de *commissures;* il y a donc une commissure droite et une commissure gauche. A chaque commissure répond un angle dont la base regarde la ligne médiane et dont le sommet est caractérisé en général par une dépression plus ou moins sensible.

Ouverture antérieure de la bouche.—En s'unissant par leurs extrémités, les bords libres des lèvres achèvent de circonscrire l'orifice d'entrée des voies digestives. Lorsque les mâchoires sont rapprochées, cet orifice se présente sous la figure d'une simple fente transversale. Lorsqu'elles s'écartent, son contour se modifie selon le degré d'abaissement de la mâchoire. Mais il se modifie surtout sous l'influence des muscles destinés à le resserrer et à le dilater, muscles qui peuvent combiner leur action de mille manières différentes, et qui impriment par conséquent à l'orifice buccal les nuances d'expression les plus diverses.

Les dimensions de cet orifice présentent du reste beaucoup de variétés que le langage usuel a rattachées à trois principales : les bouches grandes, moyennes et petites.

Largement ouvert, cet orifice permet d'introduire dans la cavité buccale des corps dont les dimensions surpassent beaucoup celles de l'orifice postérieur de la bouche et celles surtout de l'œsophage; en sorte que ces corps, lorsqu'ils sont trop précipitamment avalés, peuvent s'arrêter dans le conduit destiné à les transmettre à l'estomac, d'où une série d'accidents plus ou moins graves.

Par sa facile dilatation, cet orifice permet d'explorer les parois de la bouche dans leurs moindres détails, et de procéder sans trop de difficultés à toutes les opérations dont ces parois peuvent devenir le siége.

B. — **Structure des lèvres**.

Les lèvres se composent de quatre couches : d'une couche moyenne ou musculaire qui forme la plus grande partie de leur épaisseur, d'une couche antérieure ou cutanée, et d'une couche postérieure ou muqueuse doublée d'une couche glanduleuse. Elles comprennent en outre, dans leur structure, un grand nombre d'artères, de veines et de vaisseaux lymphatiques, des nerfs de deux ordres et du tissu cellulaire.

a. La **couche musculaire** est formée : 1° par l'orbiculaire, qui est commun aux deux lèvres; 2° par les élévateurs communs superficiels et les élévateurs communs profonds, qui s'épanouissent dans la lèvre supérieure; 3° par les carrés du menton, qui se terminent dans la lèvre inférieure; 4° par les canins, les grands et petits zygomatiques, les triangulaires des lèvres, les buccinateurs et les *risorii* de Santorini, qui se rendent aux commissures. Elle comprend donc dix-neuf muscles, dont le premier seulement est constricteur; tous les autres sont dilatateurs de l'orifice buccal. — Le constricteur occupe la face postérieure et tout le bord libre des lèvres; il s'insère sur la muqueuse. — Les dilatateurs répondent à leur partie antérieure, c'est-à-dire à la face profonde de la peau sur laquelle ils prennent leur point d'attache.

Ces derniers contrastent par leur extrême minceur, par la teinte pâle de leurs fibres et par les cellules adipeuses dont ils sont comme infiltrés, avec le sphincter, remarquable au contraire par son épaisseur, sa coloration foncée et l'absence totale de graisse dans son épaisseur.

b. La **couche cutanée** est épaisse et très-résistante. Par sa face profonde elle répond aux muscles superficiels ou dilatateurs de l'orifice buccal, dont les fibres très-pâles se confondent insensiblement avec le derme : de là son extrême adhérence à la couche sous-jacente ; de là en partie aussi son épaisseur et sa résistance. Car il est digne de remarque que sur tous les points où le système tégumentaire fournit des insertions à un grand nombre de muscles peauciers, il acquiert une plus grande épaisseur, ainsi qu'on peut le constater sur les sourcils, sur les ailes du nez, sur la face dorsale de la langue, etc.—La peau des lèvres est remarquable encore par ses follicules pileux très-développés chez l'homme adulte, et dans la cavité desquels viennent s'aboucher deux glandes sébacées.

Cette couche a pour limites précises une courbe elliptique sur laquelle sont linéairement disposés les follicules pileux et les glandes sébacées. Tout ce qui est du côté convexe de cette ligne fait partie de la peau ; tout ce qui est du côté concave appartient à la muqueuse.

c. La **couche muqueuse** revêt non-seulement la face postérieure des lèvres, mais tout leur bord libre. En arrière elle se continue avec la muqueuse alvéolaire. En avant elle a pour limite la courbe elliptique au niveau de laquelle s'arrête brusquement le tégument externe. On peut lui considérer par conséquent deux portions, l'une postérieure, verticale ; l'autre antérieure, horizontale, à peu près rectiligne dans le sens transversal, curviligne d'avant en arrière.

La portion verticale de la muqueuse labiale est séparée du muscle orbiculaire par une couche de glandules salivaires. Elle offre une couleur d'un blanc grisâtre, et un aspect bosselé dû à la présence des glandules sousjacentes. Ses papilles très-petites pour la plupart ne diffèrent pas de celles qu'on remarque sur la muqueuse des joues.

La portion horizontale est plus mince que la précédente, demi-transparente et intimement unie au muscle orbiculaire dont elle laisse entrevoir la couleur, d'où la teinte rosée plus ou moins vive qui forme l'un de ses attributs les plus caractéristiques, teinte dont elle est redevable en partie aussi à sa vascularité plus grande. Mais elle est remarquable en outre par le développement de ses papilles. Sur la partie moyenne du bord libre celles-ci atteignent une longueur de 2 millimètres. A mesure qu'on se rapproche de la peau elles diminuent graduellement de hauteur ; si on les suit d'avant en arrière en partant des plus longues, elles se réduisent aussi d'une manière progressive.

Toutes ces papilles de la muqueuse labiale sont recouvertes par un épithélium pavimenteux très-épais, dans l'épaisseur duquel elles se trouvent comme englouties. Pour les observer il faut donc détacher cet épithélium; en examinant ensuite le bord libre des lèvres sous l'eau, on verra toutes les papilles former une sorte de gazon touffu.

d. La **couche glanduleuse**, beaucoup plus épaisse que la précédente, se compose de petits corps arrondis, juxtaposés et unis entre eux par un tissu cellulaire lâche. Un conduit excréteur qui vient s'ouvrir sur la face libre de la muqueuse part de chacune de ces glandes. La structure de celles-ci est tout à fait identique avec celle des lobules des glandes salivaires dont elles paraissent aussi partager les usages.

e. Les **artères** qui se rendent aux lèvres sont à la fois nombreuses et volumineuses. Les principales émanent de la faciale : ce sont les *coronaires*, qui traversent la couche musculaire pour cheminer entre celle-ci et la couche glanduleuse, et qui se trouvent alors situées très-près du bord libre. Sur la partie médiane des lèvres les deux artères opposées s'anastomosent entre elles. Il résulte de leur situation que les plaies siégeant sur la moitié antérieure du bord libre n'intéresseront pas ces artères, mais que toutes celles portant sur la moitié postérieure de ce bord pourront les atteindre, alors même qu'elles seraient assez superficielles. Les branches artérielles accessoires proviennent : 1° de la maxillaire interne, qui fournit aux lèvres quelques divisions dépendantes de la sous-orbitaire, de l'alvéolaire, de la buccale et de la dentaire inférieure ; 2° de la temporale, qui leur envoie plusieurs rameaux par l'intermédiaire de la transversale de la face ; 3° enfin de la sous-mentale, qui se prolonge souvent jusque dans l'épaisseur de la lèvre inférieure.

f. Les **veines** des lèvres ne paraissent pas avoir fixé jusqu'à présent l'attention des anatomistes. Suivant l'opinion généralement admise, elles suivraient un trajet parallèle aux artères correspondantes, description qui a le mérite d'être claire et concise, mais qui est complétement inexacte. Nous avons déjà vu que sur les paupières et sur le nez ces vaisseaux ne suivent nullement le trajet des artères. Il en est de même pour les lèvres. Non-seulement les veines qui naissent de ces organes ne suivent pas les branches artérielles, mais elles diffèrent de celles-ci à la fois par leur situation, par leur nombre et l'ensemble de leur distribution. Les principales branches artérielles, en effet, sont sous-musculaires ; les principales branches veineuses, au contraire, rampent sous la peau. Les premières sont au nombre de deux ; les secondes sont multiples et en nombre indéterminé. Les artères marchent de dehors en dedans ; les veines rayonnent dans tous les sens. — Toutes sont munies de valvules que les injections ne dépassent que rarement.

Les veines de la lèvre inférieure, verticales pour la plupart, vont se terminer dans les veines sous-mentales. — Celles de la lèvre supérieure, après avoir communiqué avec les veines de la sous-cloison et des ailes du nez, vont se jeter dans les veines faciales.

g. Les **vaisseaux lymphatiques** forment, sur le bord libre des lèvres, un réseau d'une extrême ténuité, très-difficile à injecter. Lorsqu'on réussit à y faire pénétrer le mercure, celui-ci ne le remplit que sur une très-petite surface et par points isolés. Pour injecter au mercure la muqueuse labiale, il convient en général d'employer de hautes pressions et des pointes très-fines. Du réseau de la muqueuse naissent cinq troncs, deux pour la lèvre supérieure, l'un droit et l'autre gauche, et trois pour la lèvre inférieure. — Les deux troncs de la lèvre supérieure se dirigent en dehors, puis en bas, comme les lymphatiques de l'aile du nez ; ils suivent ensuite le trajet de l'artère faciale pour aller se terminer dans les ganglions sous-maxillaires. — Ceux de la lèvre inférieure vont se rendre : les latéraux, aux ganglions sous-maxillaires ; le médian, à un ou deux petits ganglions situés sur la partie moyenne du mylo-hyoïdien, à égale distance de l'os hyoïde et de la symphyse du menton.

h. Les **nerfs** des lèvres sont de deux ordres : moteurs et sensitifs. Les moteurs émanent exclusivement du facial. Les sensitifs proviennent de la cinquième paire. Ces derniers se distribuent spécialement à la peau, à la muqueuse et à la couche glanduleuse ; ils abandonnent en outre quelques ramifications très-déliées à la couche musculeuse, à laquelle ils communiquent une sensibilité obtuse, sans posséder du reste aucune action sur elle. Ceux qui pénètrent dans la lèvre supérieure émanent des nerfs sous-orbitaires. Ceux qui se rendent à la lèvre inférieure proviennent des nerfs dentaires inférieurs.

Le *tissu cellulaire* est peu abondant dans les lèvres. On en trouve cependant une petite quantité au voisinage des bords adhérents immédiatement au-dessous de la peau, où il est plus ou moins infiltré de cellules adipeuses. Il forme une couche plus régulière au-dessous de la muqueuse labiale ; c'est dans l'épaisseur de cette couche que sont logées les glandules salivaires et que rampent les artères coronaires.

Usage des lèvres. — Les lèvres remplissent des usages extrêmement variés qu'on peut rattacher à trois chefs principaux, en les considérant dans leurs rapports avec les solides, les liquides et les fluides aériformes.

Les solides introduits dans cette cavité sont les aliments soumis d'abord à l'action des dents. Lorsque après avoir été divisés, ils retombent en débris au-devant des arcades dentaires, les lèvres, combinant leur action avec celle des joues, les repoussent sous ces arcades jusqu'à ce qu'ils aient subi une trituration suffisante. Les lèvres jouent donc un rôle très-actif et fort important dans la mastication.

Les liquides que nous introduisons dans les voies digestives y pénètrent en général par voie d'aspiration ; en d'autres termes, nous appliquons nos lèvres à la surface de ces liquides, et raréfiant ensuite l'air contenu dans la bouche, ceux-ci s'y précipitent sous l'influence de la pression atmosphérique. Les lèvres, par conséquent, sont des organes de préhension pour les liquides venus du dehors. — Pour ceux qui sont versés directement dans la bouche, comme la salive et le mucus, elles constituent des organes de rétention, usage important, puisque la quantité de salive sécrétée à chaque repas est considérable. — Lorsque nous désirons rejeter des mucosités elles combinent leur action avec celle des muscles expirateurs et contribuent ainsi à l'expuition.

En imprimant des mouvements vibratoires à la colonne d'air qui traverse l'orifice buccal, les lèvres concourent à l'articulation des sons, à l'action de siffler, au chant, etc.

Les lèvres concourent, en outre, à l'expression de la physionomie. Considérées sous ce dernier point de vue, on peut rapporter tous les mouvements qu'elles nous offrent, d'une part à l'action isolée ou combinée de leurs muscles dilatateurs qui expriment le sourire, la gaieté, la surprise, l'admiration, en un mot toutes les émotions douces et expansives ; de l'autre, à l'action combinée de leur constricteur et de tel ou tel dilatateur qui expriment l'effroi, la haine, l'envie, la colère, et en général les passions concentrées ou répulsives. Les commissures, plus riches en fibres musculaires, sont aussi la partie la plus expressive des lèvres ; c'est sur elles surtout que viennent se peindre le dépit, la jalousie, le dédain, la fierté, l'ironie, etc.

§ 2. — Des joues.

Les *joues* constituent les parois latérales de la bouche. Elles comprennent toute cette partie de la face qui s'étend, en hauteur depuis la paupière inférieure et les téguments de la tempe jusqu'à la base de la mâchoire, et en largeur depuis le nez et les lèvres jusqu'au bord postérieur de cet os.

A. — Conformation extérieure des joues.

Leur forme est celle d'un quadrilatère très-nettement limité en bas et en dehors, assez bien limité aussi en dedans par les faces latérales du nez et le sillon naso-buccal. En haut, leur limite, tout arbitraire, est déterminée par une ligne horizontale qui passerait au-devant du plancher de l'orbite en rasant le bord correspondant de l'arcade zygomatique.

Appliquées d'une part sur le maxillaire supérieur et sur l'os de la pommette, de l'autre sur le corps et sur la branche du maxillaire inférieur, auxquels elles sont unies par des liens à la fois fibreux, musculaires et vasculaires, les joues restent libres et flottantes dans leur partie moyenne, qui répond aux arcades alvéolaires et dentaires.

Leur épaisseur, plus grande que celle des lèvres, est du reste très-variable, suivant les individus et suivant l'état de santé ou de maladie. Chez l'adulte d'un embonpoint modéré, elle varie de 12 à 15 millimètres à leur centre ; mais elle peut s'élever jusqu'à 3 centimètres et même au delà lorsque le système adipeux acquiert un grand développement. Chez les hommes d'une constitution sèche et sous l'influence d'un amaigrissement considérable, elle se réduit, sans descendre jamais cependant au-dessous de 6 ou 8 millimètres. Si de ce point central on se porte en arrière, on voit cette épaisseur augmenter progressivement ; si l'on se porte en bas ou en avant, elle diminue au contraire, mais dans une faible proportion, de telle sorte qu'au moment où les joues se continuent avec les lèvres, leurs deux surfaces deviennent parallèles.

La direction des joues étant oblique d'avant en arrière et de dedans en dehors, une de leurs faces est à la fois antérieure et externe, et l'autre postérieure et interne.

La *face antéro-externe* diffère, suivant qu'on la considère chez l'enfant, l'adulte ou le vieillard. — Chez l'enfant, elle est blanche à sa circonférence, rosée dans sa partie centrale, arrondie et presque hémisphérique, mode de conformation qui reconnaît pour cause, d'une part l'abondance du tissu adipeux, de l'autre le peu de développement des mâchoires à cet âge. — Chez l'adulte, le tissu adipeux n'offre plus la même prédominance ; les mâchoires se sont développées, ainsi que les muscles chargés de les mouvoir ; de là il suit que les joues s'amincissent, surtout vers leur centre, qu'elles s'allongent comme tout le squelette de la face, et qu'elles se soulèvent à leur circonférence par suite de la saillie des os molaires, des arcades zygomatiques, des angles de la mâchoire inférieure et des masséters attachés à toutes ces saillies, modifications qui ont pour résultat commun de substituer à la rondeur qu'on observe dans l'enfance une surface plus ou moins plane, quelquefois légèrement déprimée en avant et en bas. En même temps qu'elles s'allongent pour prendre une forme quadrilatère, les joues se couvrent de poils dans leur moitié postérieure et inférieure. — Chez le vieillard, où les dents ont disparu, où les alvéoles sont atrophiés, les mâchoires se rapprochent à leur partie antérieure ; les joues deviennent trop longues pour l'espace qu'elles étaient destinées à recouvrir ; on les voit alors se plisser et se déprimer vers le grand axe de la bouche en formant une sorte de sillon angulaire situé sur le prolongement de l'orifice buccal.

La *face postéro-interne* présente une partie adhérente ou périphérique et une partie libre ou centrale. — La partie périphérique est unie, en haut au maxillaire supérieur et à l'os de la pommette, en arrière à la branche de la mâchoire inférieure, en bas au corps de cet os. Elle entoure la partie libre à la manière d'un fer à cheval. — Celle-ci a pour limites : 1° en haut et en bas, le cul-de-sac que forme la muqueuse buccale, en se réfléchissant des joues sur les arcades alvéolaires ; 2° en arrière, un autre cul-de-sac qui répond au bord antérieur de l'apophyse coronoïde et qui communique avec la cavité buccale par l'orifice précédemment décrit. En avant, la partie centrale des joues se continue sans ligne de démarcation avec la partie correspondante des lèvres.

Cette paroi est remarquable par l'embouchure des conduits de Sténon, qui répondent à la partie antérieure du collet des secondes grosses molaires de la mâchoire supérieure.

B. — **Structure des joues.**

Les joues se composent de cinq couches : d'une couche cutanée, d'une couche musculo-graisseuse, d'une couche fibreuse, d'une couche musculaire et d'une couche muqueuse. Elles renferment en outre dans leur épaisseur quelques glandes salivaires et le conduit de Sténon, des artères, des veines, des vaisseaux lymphatiques et des nerfs.

La *couche cutanée*, d'une couleur uniforme chez l'homme adulte, où elle est en partie recouverte par la barbe, mais plus rosée à son centre chez l'enfant, chez la femme, et en général chez les individus d'un tempérament sanguin, est remarquable surtout par sa vascularité plus prononcée sur sa moitié antérieure, par la facilité avec laquelle elle s'injecte sous l'empire des émotions les plus légères, et enfin par les modifications si fréquentes qui se produisent dans son pigmentum, soit pendant le cours de la grossesse chez certaines femmes, soit sous l'influence de l'action solaire ou à la suite de l'ictère, etc.

La *couche musculo-graisseuse* est celle qui offre le plus de variétés individuelles. Sa plus grande épaisseur correspond toujours au centre des joues et à leur partie supérieure et interne. Elle s'amincit sur le corps de la mâchoire inférieure et devient plus mince encore sur toute l'étendue du masséter. Au-devant et sous le bord antérieur de ce muscle, on remarque une boule graisseuse qui se distingue, par l'aspect uni de sa surface, de la couche adipeuse au sein de laquelle elle se trouve comme engloutie. Cette boule graisseuse, déjà signalée par Bichat, existe constamment chez l'enfant. On l'observe aussi chez l'adulte ; mais elle n'offre plus à cet âge les mêmes proportions, la même rondeur, la même consistance ; elle est en général plus molle, moins bien limitée et en partie cachée sous le masséter, où elle se continue avec la graisse de la région temporale.

Dans la couche graisseuse se trouvent compris plusieurs muscles, particulièrement la partie inférieure de l'orbiculaire des paupières, le *risorius* de Santorini et les deux zygomatiques.

La *couche fibreuse* recouvre le masséter et le buccinateur, en sorte qu'on peut lui distinguer deux portions. — La portion postérieure, ou *aponévrose massétérine*, s'attache en haut à l'os molaire et à l'arcade zygo-matique, en bas à la base de la mâchoire, en arrière au bord parotidien de cet os, en avant au bord antérieur de l'apophyse coronoïde. — La por-tion antérieure, ou *aponévrose du buccinateur*, plus forte et plus résis-tante que la précédente, s'insère en haut et en bas au bord alvéolaire des mâchoires. En arrière, elle se continue avec l'aponévrose pharyngienne, au niveau de l'intersection fibreuse étendue du sommet de l'apophyse ptérygoïde à la partie la plus reculée de la ligne myloïdienne, intersection qui donne attache d'un côté au buccinateur, de l'autre au constricteur supérieur du pharynx. Au-devant de l'apophyse coronoïde, l'aponévrose du buccinateur s'unit à l'aponévrose du masséter, en formant avec celle-ci un angle dont l'ouverture regarde la commissure des lèvres. Au-dessus de l'apophyse coronoïde, les deux aponévroses restent indépendantes, et la couche graisseuse de la joue se prolonge par cette solution de conti-nuité dans la région ptérygo-maxillaire et la fosse temporale.

La *couche musculaire* est constituée : au centre de la joue, par le buc-cinateur ; en haut, par le canin et les deux élévateurs communs de l'aile du nez et de la lèvre supérieure ; en bas, par le triangulaire des lèvres ; en arrière, par le masséter.

La *couche muqueuse*, beaucoup plus limitée que la précédente, se con-tinue en avant avec la muqueuse labiale, dont elle se distingue par les caractères suivants : 1° La muqueuse des lèvres offre un aspect bosselé ; la muqueuse des joues est unie ; 2° celle-ci est séparée de l'orbiculaire par une couche de glandules ; celle-là se trouve immédiatement en contact avec le buccinateur ; 3° la première est peu adhérente ; la seconde adhère au contraire d'une manière intime au muscle sous-jacent.

Les *glandes* situées dans l'épaisseur des joues ont peu fixé jusqu'à pré-sent l'attention des anatomistes. Tous s'accordent en effet pour admettre sous la muqueuse des joues une couche de glandes semblables à celles des lèvres ; or l'existence de ces glandules est purement imaginaire. Tous aussi admettent, entre le buccinateur et la face profonde du masséter, une ou deux petites glandes connues sous le nom de *molaires ;* or ce n'est pas une ou deux glandes qu'on remarque à la face externe du bucci-nateur, mais toute une traînée, qui s'étend de son extrémité postérieure à son extrémité antérieure. Au niveau de la partie terminale du canal de Sténon, on voit ces glandes l'entourer en lui formant une sorte de collier. En arrière, elles traversent le buccinateur et s'étendent jusqu'aux glandules palatines. Elles sont recouvertes par l'aponévrose du muscle, qui leur adhère d'une manière intime, en sorte qu'on les enlève le plus souvent avec cette lame fibreuse, si l'on ne procède pas à leur préparation avec les ménagements suffisants. De chacune d'elles part un canalicule qui tra-verse le buccinateur et qui s'ouvre sur la muqueuse sous-jacente.

La glande parotide s'avance sur le masséter et recouvre sa moitié postérieure ; elle ne contribue cependant à la formation des joues que par une très-minime partie de son volume. Il n'en est pas ainsi de son conduit excréteur, ou *canal de Sténon*, qui lui appartient au contraire en totalité, mais dont la description se rattache à l'étude de cette glande.

Les *artères* de la joue émanent de trois sources : 1° de la faciale, qui traverse cette région suivant une ligne étendue de l'angle antérieur et inférieur du masséter à l'aile du nez, et qui fournit dans ce trajet, par son bord postérieur, un grand nombre de petites branches destinées à la joue ; 2° de la temporale, qui lui donne une branche importante, la transversale de la face ; 3° de la maxillaire interne, dont les branches massétérine, buccale, alvéolaire, sous-orbitaire et dentaire inférieure, se perdent dans ses différentes couches.

Les *veines* se rendent, les unes dans le plexus veineux de la fosse zygomatique, les autres dans la jugulaire externe et dans la faciale.

Cette dernière n'accompagne pas l'artère correspondante. Au moment où elle contourne la base de la mâchoire, elle est située sur le tronc artériel qu'elle recouvre. Plus haut, elle s'en sépare pour se placer à la partie postérieure de celui-ci, dont elle s'éloigne d'autant plus que les deux vaisseaux s'élèvent davantage. Au niveau de la commissure labiale, elle est déjà distante de l'artère de plus d'un centimètre, et de deux au niveau de la fosse canine. La veine faciale diffère donc de l'artère par sa direction : elle ne s'étend pas, comme celle-ci, de l'angle du masséter à l'aile du nez, mais du premier point vers le trou sous-orbitaire, où elle se coude, pour se porter vers le grand angle de l'œil. L'artère, en outre, est très-flexueuse, la veine au contraire est rectiligne.

Les *vaisseaux lymphatiques* naissent de la couche cutanée et de la couche muqueuse. Les uns et les autres ont pour point de départ un réseau très-délié. — Le réseau cutané donne naissance : 1° à des troncs postérieurs qui se rendent aux ganglions parotidiens ; 2° à des troncs inférieurs qui vont se terminer dans les ganglions sous-maxillaires.—Les vaisseaux lymphatiques de la couche muqueuse se jettent dans ces derniers.

Les *nerfs* de la joue proviennent, comme ceux des lèvres, du facial et de la cinquième paire. — Le facial tient sous son influence tous les muscles qui s'attachent aux téguments. — La cinquième paire fournit à cette région : 1° un rameau moteur, le nerf massétérin, qui part de sa branche motrice ; 2° un très-grand nombre de rameaux sensitifs, qui se distribuent à la peau et à la muqueuse mais dont quelques-uns, extrêmement grêles, pénètrent aussi dans les muscles ; ils naissent : en haut, du sous-orbitaire ; en bas, du dentaire inférieur ; en arrière, de l'auriculo-temporal. A ces rameaux sensitifs il faut ajouter quelques divisions de la branche antérieure et de la branche auriculaire du plexus cervical.

Les nerfs moteurs suivent une direction plus ou moins transversale. Les sensitifs sont pour la plupart ascendants ou descendants, c'est-à-dire verticaux, et par conséquent perpendiculaires aux précédents, avec lesquels ils forment des plexus à mailles rectangulaires.

Usages. — Les joues ne prennent qu'une faible part au jeu de la physionomie, phénomène qui ne saurait nous surprendre, puisque leurs muscles, pour la plupart, ne font que les traverser pour se rendre à l'aile du nez et aux lèvres auxquelles ils appartiennent. Cependant, par la soudaineté et la variété de leur coloris, elles deviennent souvent le fidèle interprète de nos émotions ; souvent même elles les révèlent avec plus d'énergie que les parties les plus contractiles et les plus mobiles de la face. C'est surtout dans l'enfance et pendant la durée de la première jeunesse, c'est-à-dire à une époque de la vie où les muscles, encore rudimentaires, sont comme engloutis dans le système adipeux, que les joues participent à l'expression de nos sentiments les plus intimes. Le privilége de traduire au dehors tout ce qui se passe dans le domaine de l'âme a été confié surtout au système capillaire dans le jeune âge, et au système musculaire dans l'âge mûr.

En outre les joues, ainsi que nous l'avons vu précédemment, concourent avec les lèvres à retenir les sucs salivaires et muqueux épanchés dans la bouche, et à reporter sous les arcades dentaires les débris d'aliments tombés entre elles et les alvéoles. Enfin elles concourent encore à la succion, à la préhension des boissons, à l'expuition, à l'articulation des sons, au jeu des instruments à vent, etc.

§ 3. — Voute palatine.

La *voûte palatine*, ou le *palais*, forme les deux tiers antérieurs de la paroi supérieure de la bouche. Limitée en avant par la courbe parabolique que décrit l'arcade dentaire supérieure, elle se continue en arrière avec le voile du palais, qui la prolonge vers le pharynx et qui peut en être considéré comme une dépendance. Sa concavité et ses dimensions présentent d'assez grandes variétés individuelles.

Un raphé fibreux, dirigé d'avant en arrière et situé sur la ligne médiane, partage la voûte palatine en deux moitiés parfaitement symétriques. Chez certains sujets, ce raphé est déprimé dans sa moitié antérieure et légèrement saillant en arrière. Chez d'autres, il se trouve dans toute son étendue exactement au niveau des parties voisines, dont il ne se distingue alors que par sa couleur d'un blanc plus vif.

Entre l'origine du raphé médian et l'interstice des deux incisives moyennes on observe une saillie semi-ovoïde, souvent limitée à droite et à gauche par un léger sillon. Par sa partie supérieure ou adhérente, cette saillie se prolonge dans la portion commune aux deux conduits palatins antérieurs ; les nerfs naso-palatins la traversent pour aller se terminer dans la partie correspondante de la muqueuse palatine.

De chaque côté du raphé médian, dans son tiers antérieur, la voûte palatine présente une série de crêtes rugueuses, transversales ou obliques, rectilignes ou infléchies en arc, au nombre de trois ou quatre, comme étagées de bas en haut et d'avant en arrière. Entre ces crêtes principales il en existe souvent d'autres moins accusées. Quelquefois aussi on trouve dans leur intervalle de petites saillies ou tubercules, de forme et de dimensions très-variables. Soumises à l'examen microscopique, toutes ces crêtes et saillies se hérissent d'éminences plus petites, surmontées elles-mêmes de papilles.

Dans ses deux tiers postérieurs, le palais est recouvert de papilles semblables à celles de la face inférieure de la langue, et comme celles-ci apparentes seulement après la chute de l'épiderme. Au milieu de ces papilles, on remarque çà et là des orifices qui représentent les embouchures des glandes sous-jacentes et qui deviennent d'autant plus nombreux qu'on se rapproche davantage du voile du palais. Plusieurs de ces orifices se trouvent quelquefois réunis sur un même point, à peine déprimé lorsqu'ils sont peu nombreux, offrant l'aspect d'une petite fossette lorsque leur nombre est plus considérable. Deux fossettes semblables existent souvent sur les côtés du raphé médian, au voisinage de son extrémité postérieure. Vues à la loupe, après la chute de l'épiderme, elles prennent l'aspect d'un petit crible. Morgagni, le premier, les a signalées. Albinus, plus tard, les a représentées.

Structure de la voûte palatine. —Le palais se compose de trois couches : une supérieure osseuse, une inférieure muqueuse, et une moyenne de nature glanduleuse. Des nerfs, des vaisseaux et du tissu cellulaire concourent aussi à sa formation.

La couche osseuse, constituée dans ses deux tiers antérieurs par l'apophyse palatine des maxillaires supérieurs et dans son tiers postérieur par la portion horizontale des palatins, est remarquable par la grande épaisseur qu'elle présente en avant et sur les côtés. En arrière, elle devient très-mince ; de là, pour le palais, une forme plus excavée, avantage contrebalancé par une moindre résistance de la partie médiane de la voûte palatine ; mais la portion osseuse de la cloison des fosses nasales, en soutenant cette partie médiane à la manière d'un arc-boutant, lui rend toute la solidité que pouvait réclamer la nature de ses fonctions. Le périoste adhère d'une manière intime aux sutures des os du palais et à l'arcade alvéolaire. Dans l'intervalle compris entre cette arcade et la ligne médiane, il est beaucoup moins adhérent, en sorte qu'on peut facilement le détacher des os correspondants.

La couche muqueuse a pour attributs principaux sa couleur, son épaisseur, sa densité et son adhérence au périoste du palais, adhérence qui doit la faire ranger au nombre des membranes fibro-muqueuses. — Sa couleur est blanche sur la plus grande partie de son étendue, légèrement rosée en avant et sur les côtés, où la muqueuse palatine revêt les caractères {propres aux gencives. — Son épaisseur, beaucoup plus grande au voisinage des dents, diminue en arrière. — Son adhérence au périoste n'a lieu qu'au niveau de l'arcade alvéolaire, sur la ligne médiane et sur le tiers antérieur de l'espace compris entre cette ligne et l'arcade

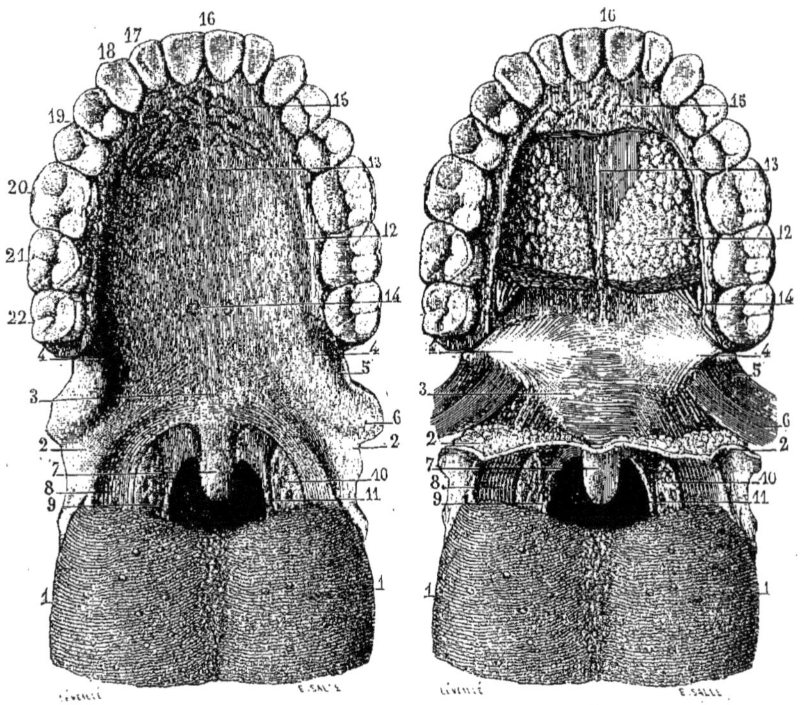

Fig. 779.—*Voûte palatine; voile du palais; isthme du gosier.*

Fig. 780.—*Glande de la voûte palatine; aponévrose et muscles du voile du palais.*

Fig. 779. — 1, 1 Partie postérieure de la portion horizontale ou buccale de la langue. —2, 2. Voile du palais. — 3. Raphé de sa face inférieure.—4, 4. Sa partie antérieure se continuant sans ligne de démarcation avec la voûte palatine. —5,6. Traînée glanduleuse qui limite en arrière l'orifice par lequel la cavité de la bouche communique avec son vestibule.—7. Luette.—8. Pilier antérieur du voile du palais et muscle glosso-staphylin formé par des fibres arciformes que la transparence de la muqueuse palatine laisse voir très-nettement dans toute leur étendue. — 9. Pilier postérieur. — 10. Amygdale dont la moitié antérieure est recouverte par le pilier correspondant.—11. Isthme du gosier.—12. Voûte palatine, sur laquelle on remarque l'embouchure des glandules sous-muqueuses. — 13. Raphé de cette voûte. — 14. Fossette criblée d'orifices glandulaires, située à droite et à gauche de ce raphé. — 15. Rugosités de la partie antérieure de la muqueuse palatine. — 16. Les deux incisives médianes. — 17. Incisive latérale, se distinguant des précédente. Sur les deux tiers postérieurs du même espace, la muqueuse reste séparée du périoste par une couche de glandules.

La couche moyenne est formée par ces glandules, dont la forme, la couleur et les dimensions rappellent celles de la langue, des lèvres, des joues, etc. De chacunes d'elles naît un conduit excréteur qui vient s'ouvrir sur la surface libre de la muqueuse par un orifice plus ou moins distinct. Elles sont très-nombreuses en arrière, où on les voit non-seulement se juxtaposer, mais aussi se superposer de manière à former plusieurs plans. En avant, elles deviennent de plus en plus rares, et disparaissent en général sur le tiers antérieur de la voûte, en se prolongeant cependant un peu de chaque côté, jusqu'au niveau des canines.

Les *nerfs* de la voûte palatine viennent du ganglion sphéno-palatin. Ils se distinguent en postérieurs ou principaux, et antérieurs ou accessoires.

Les principaux parcourent le conduit palatin postérieur, puis se réfléchissent à angle droit pour ramper dans l'épaisseur de la couche glanduleuse, en devenant de plus en plus superficiels, afin d'atteindre la muqueuse palatine, à laquelle ils sont essentiellement destinés. — Les nerfs accessoires viennent des naso-palatins, qui se perdent par leur extrémité terminale dans la partie antérieure de la muqueuse palatine.

Les *artères* émanent de la maxillaire interne : ce sont les palatines supérieures qui accompagnent les nerfs palatins et qui affectent un mode de distribution analogue.

Les *veines* s'anastomosent largement avec celles du voile du palais. Deux ou trois veinules suivent le conduit palatin postérieur. Deux autres, plus volumineuses, montent dans le conduit palatin antérieur et vont se réunir aux veines antérieures de la pituitaire.

Les *vaisseaux lymphatiques* sont extrêmement déliés et difficiles à injecter. Ils recouvrent de leurs radicules anastomosées toute la surface de la voûte palatine, en se continuant en avant et sur les côtés avec ceux

autres par le V ouvert en bas, qu'on voit sur sa couronne. — 18. Canine. — 19. Petites molaires. — 20. Première grosse molaire.—21. Seconde grosse molaire.—22. Troisième grosse molaire ou dent de sagesse.

FIG. 780. — 1, 1. Langue. — 2,2. Coupe de la couche glanduleuse du voile du palais. —3. Couche musculaire médiane de la face inférieure de ce voile, formée par la continuité des deux péristaphylins internes. De chaque côté de cette couche médiane on voit un plan de fibres obliques qui dépendent des pharyngo-staphylins. — 4,4. Aponévrose terminale des péristaphylins externes, se continuant avec l'aponévrose médiane du voile du palais. — 5. Faisceau par lequel le constricteur supérieur du pharynx s'attache au crochet de l'apophyse ptérygoïde. — 6. Faisceau que le même muscle donne au voile du palais, ou muscle occipito-staphylin.—7. Luette. — 8. Muscle glosso-staphylin, dont la moitié inférieure seule se voit à travers la muqueuse du pilier antérieur. — 9. Pilier postérieur.—10. Amygdale.—11. Isthme du gosier. — 12. Couche glanduleuse de la voûte palatine. — 13. Suture des os qui forment cette voûte.—14. Nerfs palatins sortant de leur conduit et se divisant.—15. Partie rugueuse de la muqueuse palatine.—16. Arcade dentaire.

de la muqueuse gingivale, et en arrière avec ceux de la face inférieure du voile du palais. Plus on se rapproche de ce voile, plus ils sont développés. Des réseaux qu'ils forment on voit naître :

1° Des troncs longitudinaux et médians, au nombre de deux ou trois, qui se portent vers la luette, mais qui se dévient au-dessus de sa base pour passer entre l'amygdale et le pilier postérieur, et se rendre ensuite aux ganglions situés sur les côtés de la membrane thyro-hyoïdienne.

2° Des troncs latéraux qui se dirigent vers la partie supérieure des amygdales, puis descendent sur leur face externe, pour se terminer dans les mêmes ganglions que les précédents ou dans les ganglions voisins.

Le tissu cellulaire de la voûte palatine, très-peu abondant, est situé sous la couche muqueuse, autour des glandules, des vaisseaux et des nerfs, pour lesquels il constitue un lien commun. Sur le tiers antérieur de cette voûte on en trouve à peine quelque trace.

La voûte palatine remplit plusieurs usages. Elle concourt : 1° à la mastication, en offrant à la langue une surface résistante qui lui permet d'écraser les substances molles ou demi-molles; 2° à la déglutition, en contribuant à diriger le bol alimentaire vers l'isthme du gosier, et en favorisant le glissement de celui-ci par le mucus que sécrètent ses glandes acineuses; 3° à l'articulation des sons, qui devient très-imparfaite lorsque le palais est perforé, et qu'on peut restituer aux individus atteints de cette perforation en leur appliquant un obturateur; 4° enfin à la succion, à l'expuition et au jeu des instruments à vent, en complétant l'enceinte de la cavité buccale.

§ 4. — VOILE DU PALAIS.

Le *voile du palais* est une cloison musculo-membraneuse située sur le prolongement de la voûte palatine et destinée à séparer l'arrière-cavité des fosses nasales des voies digestives.

Mobile et contractile, cette cloison peut s'élever et s'abaisser tour à tour. Sa partie antérieure s'élève un peu au moment de la déglutition, et les deux piliers qui l'unissent au pharynx se rapprochant alors à la manière des lèvres d'une boutonnière, toute communication entre le sens de l'odorat et l'appareil digestif se trouve supprimée. Elle s'abaisse lorsque le bol alimentaire a franchi l'isthme du gosier, et les deux piliers qui s'étaient juxtaposés s'écartant, une libre communication se rétablit entre le sens et l'olfaction d'une part, la bouche, le pharynx et les voies aériennes de l'autre.

Dans son état d'élévation, le voile du palais devient horizontal; dans son état d'abaissement, il est oblique, de telle sorte que l'une de ses faces regarde en bas et en avant et la face opposée en haut et en arrière.

Sa figure est celle d'un quadrilatère dont le bord inférieur, simple et prolongé en cônes sur la ligne médiane, se dédoublerait de chaque côté pour aller se terminer, d'une part sur les bords de la langue, de l'autre sur la paroi postérieure du pharynx, à la manière de colonnes ou de piliers. Entre ces piliers, on observe une dépression profonde dans laquelle se trouve logé un corps glanduleux. — Ainsi constitué, le voile du palais, considéré dans sa conformation extérieure, nous offre à étudier :

Deux faces, trois bords et un prolongement médian, ou la *luette* ;

Quatre *piliers*, deux antérieurs et deux postérieurs ;

L'excavation comprise entre les deux piliers du même côté et le corps glanduleux qui l'occupe, ou l'*amygdale* ;

Et enfin l'orifice de communication de la bouche avec le pharynx, ou l'*isthme du gosier*.

Nous nous occuperons d'abord de la conformation extérieure et de la structure du voile du palais ; les amygdales seront ensuite décrites.

A. — Conformation extérieure du voile du palais.

Mesuré d'avant en arrière, c'est-à-dire du bord postérieur de la portion osseuse de la voûte palatine à la base de la luette, le voile du palais présente une étendue de 3 à 4 centimètres. — Son diamètre transversal surpasse un peu l'antéro-postérieur lorsqu'on l'examine par la bouche. Vu par sa face supérieure, le premier au contraire est un peu inférieur au second. — Son épaisseur varie de 6 à 7 millimètres en avant et sur toute l'étendue de sa partie médiane ; en arrière et sur les côtés, il devient extrêmement mince.

Sa *face antéro-inférieure*, concave, se continue sans ligne de démarcation avec la voûte palatine, dont le voile du palais n'est qu'une sorte de prolongement, d'où le nom de *portion molle du palais, palatum molle, palatum mobile*, que les auteurs anciens lui avaient donné par opposition au palais proprement dit, qu'ils désignaient sous le nom de *portion dure, palatum durum, palatum stabile*. On remarque sur cette face : 1° un raphé médian qui fait suite au raphé de la voûte palatine, et qui doit être considéré comme l'indice de la séparation primitive des deux moitiés du voile du palais ; 2° sur les côtés de ce raphé, un très-grand nombre de pertuis arrondis et peu distincts représentant l'embouchure des glandules sous-jacentes.

La *face postéro-supérieure* est convexe d'avant en arrière, et concave transversalement. Sa partie médiane, légèrement saillante, répond en haut à l'épine nasale postérieure. Ses parties latérales se continuent en avant avec le plancher des fosses nasales. Cette face diffère de la précédente par sa couleur, qui est rosée comme celle de la pituitaire, et par son aspect granuleux dû à la présence de glandules qui soulèvent la muqueuse correspondante, tandis que la muqueuse de la face inférieure, bien qu'elle recouvre des glandes infiniment plus nombreuses, se montre partout blanche et unie.

Les bords latéraux répondent d'avant en arrière : à la saillie volumineuse et arrondie qui sépare le vestibule de la bouche du voile du palais, au sommet de l'apophyse ptérygoïde, à l'aponévrose du pharynx et au muscle constricteur supérieur. — Le bord antérieur s'unit et se confond avec le bord postérieur de la voûte palatine.

Le bord inférieur nous offre à considérer la *luette*, et les replis qui en partent ou les *piliers* du voile du palais.

Luette. — Prolongement conoïde appendu à la partie médiane du bord inférieur du voile du palais. — Sa couleur est tantôt blanche, comme celle de la muqueuse palatine, tantôt un peu rosée, comme celle de la muqueuse nasale. — Sa longueur, de 12 à 15 millimètres en général, offre de grandes variétés individuelles; souvent elle ne dépasse pas 1 centimètre; quelquefois elle atteint 2 et même 2 1/2 centimètres. Dans ce dernier cas, on voit ordinairement le sommet de la luette descendre au-devant de l'épiglotte jusqu'à la base de la langue, et déterminer par son contact réitéré un sentiment de titillation assez pénible pour porter les malades à en réclamer l'excision. Lorsque cet appendice offre une longueur moyenne, son extrémité libre se trouve située à peu près à égale distance du sommet de l'épiglotte et de la surface de la langue; plus le diamètre antéro-postérieur du voile du palais est étendu, plus la luette se rapproche du sommet de l'épiglotte, sans que ce rapprochement cependant arrive jamais jusqu'au contact.

La surface de la luette lisse, en avant, comme la face correspondante du voile du palais, est surmontée, en arrière et sur les côtés, de saillies mamelonnées dues aux glandules sous-jacentes, et de replis irréguliers et flottants formés par la muqueuse.

Deux petits muscles qui viennent se terminer dans son épaisseur, une couche glanduleuse qui entoure ces muscles, un tissu cellulaire assez lâche et qui devient fréquemment le siége d'infiltrations séreuses, une enveloppe muqueuse remarquable par le grand nombre de vaisseaux lymphatiques qui en émanent, quelques rares ramuscules artériels et veineux : tels sont les éléments qui entrent dans la composition de la luette.

Piliers du voile du palais. — Nés de la luette comme d'une clef de voûte, ces piliers descendent en divergeant, à la manière des angles d'un dôme quadrangulaire, pour aller se terminer, deux en avant, sur les côtés de la langue, deux en arrière sur les parois du pharynx. Chacun d'eux présente la forme d'une arcade étroite en haut et plus large en bas. Chacun d'eux aussi est constitué par un muscle entouré d'un repli de la muqueuse. Tous, par conséquent, sont à la fois contractiles et mobiles.

Disposés par paires et opposés par leur concavité, ils forment avec la face dorsale de la langue d'une part, et la paroi postérieure du pharynx de l'autre, deux orifices ou anneaux constricteurs : un orifice antérieur qui fait communiquer la bouche avec le pharynx, et un orifice postérieur qui fait communiquer le pharynx avec les fosses nasales.

Les piliers antérieurs partent de la base de la luette, se dirigent en dehors, puis en bas et en avant, et viennent s'épanouir sur les bords de la langue, immédiatement en arrière des papilles caliciformes les plus externes. L'arcade qu'ils décrivent est peu saillante, en sorte qu'elle laisse voir les amygdales et les piliers postérieurs. Le muscle logé dans leur épaisseur est le *palato-glosse* ou *glosso-staphylin*.

Les piliers postérieurs naissent du sommet et des parties latérales de la luette. Ils sont d'abord ascendants. Arrivés au point le plus élevé de la courbe qu'ils décrivent, ils se réfléchissent presque aussitôt pour se porter en bas, en arrière et en dehors, vers les parties latérales de la paroi postérieure du pharynx sur laquelle ils se terminent. L'arcade que forme chacun de ces piliers ne représente pas un segment d'anneau, comme celle des piliers antérieurs, mais un segment d'ellipse pris sur le grand axe et dont la concavité regarderait en dedans. Extrêmement minces à leur point de départ, ils deviennent plus épais à leur terminaison. — Leur bord libre se trouve beaucoup plus rapproché du plan médian que le bord correspondant des piliers antérieurs, d'où il suit que l'orifice compris dans leur intervalle est plus étroit que celui circonscrit par ces derniers. Le muscle situé dans leur épaisseur est le *palato-pharyngien* ou *pharyngo-staphylin*.

Entre les piliers antérieurs et postérieurs on observe de chaque côté la dépression dans laquelle sont logées les amygdales. Pour reconnaître sa forme, il faut enlever l'une de ces glandes. On aperçoit alors une fosse profonde, semi-conoïde, dont la base répond aux bords de la langue et aux parois latérales du pharynx, et dont la surface est formée en haut par l'aponévrose du pharynx, en bas par le muscle amygdalo-glosse, et sur un plan plus extérieur par le constricteur supérieur du pharynx. Les dimensions de cette fosse sont en raison du volume des amygdales.

Isthme du gosier. — Nous avons vu précédemment que les piliers du voile du palais forment deux anneaux contractiles, un anneau antérieur et un anneau postérieur : c'est à l'anneau antérieur que s'applique la dénomination d'*isthme du gosier*.

L'isthme du gosier est circonscrit, en haut par la partie médiane du bord postérieur du voile du palais, en bas par la base de la langue, sur les côtés par les piliers antérieurs. Tout ce qui se trouve au-devant de cet orifice appartient à la cavité buccale ; tout ce qui est en arrière appartient à la cavité pharyngienne. Tant que les aliments ne l'ont pas franchi, ils restent soumis à l'empire de la volonté ; dès qu'ils s'y engagent, alors même qu'ils n'auraient pas encore dépassé les amygdales, ils ne sont déjà plus en notre pouvoir, mais deviennent en quelque sorte la proie du pharynx, qui s'en saisit convulsivement en dépit de tous les efforts que nous pourrions faire pour tenter de les ramener dans la bouche.

B. — Structure du voile du palais.

Le voile du palais comprend dans sa structure une lame aponévrotique, des muscles qui le constituent essentiellement, des glandes, des nerfs, des vaisseaux, une petite quantité de tissu cellulaire et une enveloppe muqueuse.

a. *Aponévrose du voile du palais.*

Cette aponévrose, située immédiatement au-dessous de la muqueuse nasale, n'occupe que le tiers supérieur ou antérieur du voile du palais. Mince, étroite, quadrilatère, elle s'attache, en avant, au bord postérieur de la voûte palatine. En arrière, elle se perd, par sa partie médiane, au milieu des muscles. Par ses parties latérales, elle se continue avec l'expansion tendineuse des muscles péristaphylins externes. Sa face supérieure adhère d'une manière assez intime à la membrane muqueuse qui la recouvre. Sa face inférieure est recouverte par la couche glanduleuse du voile du palais. (Fig. 780.)

b. *Muscles du voile du palais.*

Préparation. — 1° Faites la coupe du pharynx, après avoir brisé le crâne et enlevé le cerveau ; 2° incisez la paroi postérieure du pharynx sur la ligne médiane et dans toute sa longueur, détachez ensuite cette paroi de la base du crâne par deux petites incisions transversales, puis tendez-la en fixant ses bords sur deux plaques de liége à l'aide d'épingles ; 3° détachez avec beaucoup de ménagement la muqueuse qui recouvre les muscles ; ceux-ci se présenteront dans l'ordre suivant lequel ils vont être décrits. (Fig. 781.)

Les muscles du voile du palais sont au nombre de douze, six de chaque côté. Parmi ces six paires, il en est une qui occupe sa partie médiane et qui ne dépasse pas ses limites, les *palato-staphylins*. Les cinq autres ne lui appartiennent que par une de leurs extrémités, ce sont :

Les *pharyngo-staphylins*, ou constricteurs de l'orifice qui fait communiquer le pharynx avec l'arrière-cavité des fosses nasales ;

Les *occipito-staphylins*, ou constricteurs de cette arrière-cavité ;

Les *péristaphylins internes*, ou élévateurs du voile du palais ;

Les *péristaphylins externes*, ou tenseurs de ce voile ;

Et les *glosso-staphylins*, ou constricteurs de l'isthme du gosier.

1° Muscles palato-staphylins.

Allongés, grêles, cylindriques, ordinairement au nombre de deux, ces petits muscles naissent de la partie médiane de l'aponévrose du voile du palais, un peu au-dessous de l'épine nasale postérieure, et se portent obliquement en arrière et en bas vers la luette, dans l'épaisseur de laquelle ils se terminent. Leur longueur est de 3 centimètres, et leur diamètre est de 2 à 3 millimètres. Ils sont contigus dans toute leur étendue, en sorte qu'on ne les distingue l'un de l'autre qu'à leur contour arrondi. Quelquefois ils se réunissent et constituent très-manifestement un seul muscle, d'où le nom d'*azygos* de la luette, sous lequel les palato-staphylins ont été collectivement décrits par les anciens, qui considéraient cette réunion comme un phénomène constant. Situés entre la muqueuse nasale et les péristaphylins internes, ces muscles forment, le plus habituellement, sur la face supérieure du voile du palais, une légère saillie médiane. (Fig. 781, 1.)

Action. — Les palato-staphylins ont pour usage de raccourcir le voile du palais en relevant la luette, qui, ainsi relevée, vient se placer entre les deux piliers postérieurs pour compléter l'occlusion de l'arrière-cavité des fosses nasales au moment de la déglutition.

2° Muscles pharyngo-staphylins.

Ces muscles sont situés dans l'épaisseur des piliers postérieurs. Leur direction, par conséquent, est oblique de haut en bas et d'avant en arrière.

Ils naissent par trois faisceaux : 1° par un faisceau accessoire et externe qui provient de l'angle postérieur du cartilage de la trompe ; 2° par un faisceau accessoire et interne qui part de la partie moyenne de l'aponévrose du voile du palais ; 3° par un faisceau principal, seul décrit par les auteurs, qui émane de cette même aponévrose, de l'expansion tendineuse des péristaphylins externes et de la partie médiane de la muqueuse nasale dans toute l'étendue qui correspond aux muscles palato-staphylins. (Fig. 781.)

Le *faisceau accessoire externe*, très-petit, aplati, mince et pâle, se porte obliquement en bas en dedans et en arrière, entre la muqueuse et le péristaphylin interne ; il se réunit en arrière de ce muscle au faisceau accessoire interne et au faisceau principal.

Le *faisceau accessoire interne*, semblable au précédent, placé aussi entre la muqueuse et le péristaphylin interne, se dirige en bas et un peu obliquement en dehors pour se joindre au faisceau externe et se confondre presque aussitôt avec le faisceau principal. Ses dimensions sont très-variables : quelquefois il représente une bandelette extrêmement étroite ; d'autres fois sa largeur atteint près d'un centimètre.

Le *faisceau principal*, ou *muscle pharyngo-staphylin* des auteurs, l'emporte beaucoup sur ceux qui précèdent par ses dimensions et son importance. Situé à son point de départ, au-dessous de la partie terminale du péristaphylin interne, il reçoit en arrière de ce muscle les deux faisceaux accessoires, auxquels se joignent des fibres très-pâles nées de la partie médiane de la muqueuse, puis se dirige en bas et en arrière, et se termine par trois ordres de fibres :

1° Par des fibres internes, qui s'entre-croisent sur la partie postéro-

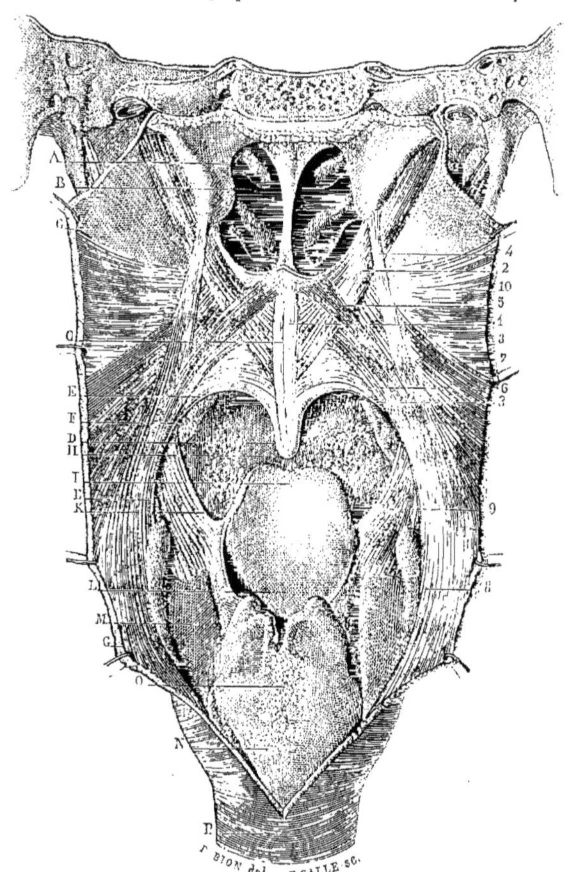

Fig. 781. — *Muscles du voile du palais.*

A. Portion cartilagineuse de la trompe d'Eustache. — B. Ouverture postérieure des fosses nasales. — C. Voile du palais. — D. Luette. — E. Pilier postérieur du voile du palais.—F. Amygdale.—G,G. Paroi postérieure du pharynx incisée sur la ligne médiane et déjetée à droite et à gauche. — H. Base de la langue. —J. Épiglotte. — K. Prolongement latéral gauche de l'épiglotte. —L. Ouverture supérieure du larynx.—M. Cartilage thyroïde. — N. Face postérieure du larynx. — O. Groupe de glandes en grappe qu'on observe constamment sur la partie médiane de cette face. — P. Extrémité supérieure de l'œsophage. —1. Palato-staphylin. —2. Péristaphylin interne.—3,3. Pharyngo-staphylin.

médiane du pharynx avec les mêmes fibres du côté opposé, et qui, entre-croisées déjà sur la partie médiane du voile du palais, forment une sorte de boutonnière musculaire, obliquement descendante, dans laquelle se trouve inscrite la luette ;

2° Par des fibres moyennes, plus longues et presque verticales, qui descendent jusqu'au niveau du cartilage cricoïde et qui s'attachent à la couche fibreuse du pharynx ;

3° Enfin par des fibres externes, peu nombreuses, qui se fixent au bord postérieur du cartilage thyroïde, au-devant des fibres correspondantes du stylo-pharyngien avec lesquelles elles se confondent.

Les pharyngo-staphylins répondent par leur face antéro-interne à la muqueuse et aux glandules pharyngiennes. Leur face postéro-externe est recouverte par les stylo-pharyngiens et les trois constricteurs.

Action. — Ces muscles ont pour usage de resserrer l'orifice qui fait communiquer le pharynx avec le sens de l'odorat : telle est leur destination principale. — Ils concourent en outre à élever cet organe, ainsi que le larynx. — Par leur faisceau accessoire et externe, ils attirent en bas et en arrière la portion cartilagineuse de la trompe d'Eustache, l'éloignent par conséquent de la portion membraneuse située en bas et en avant de la précédente, et semblent ainsi devoir participer avec le péristaphylin externe à la dilatation de ce conduit.

3° Muscles occipito-staphylins.

Les occipito-staphylins, que je ne trouve mentionnés dans aucun auteur, sont formés par la partie la plus élevée des constricteurs supérieurs du pharynx. Les fibres qui constituent cette partie du constricteur supérieur se fixent, en arrière, à l'apophyse basilaire de l'occipital, par l'intermédiaire de la couche fibreuse ou aponévrotique du pharynx. En avant, elles se partagent en deux faisceaux. (Fig. 780, 6.)

L'un de ces faisceaux va s'attacher à l'aile interne de l'apophyse ptérygoïde et au crochet qui termine cette aile.

L'autre, qui forme le muscle occipito-staphylin et qui n'est pas moins considérable que le précédent, s'insère sur l'aponévrose terminale du péristaphylin externe, en dehors et un peu en avant du faisceau principal du pharyngo-staphylin, avec lequel il se confond en partie.

—4. Faisceau accessoire externe de ce muscle. — 5. Son faisceau accessoire interne. — 6. Fibres provenant de la partie médiane du voile du palais et se terminant aussi dans le pharyngo-staphylin. —7. Fibres internes du pharyngo-staphylin, allant s'entre-croiser avec celles du côté opposé.— 8. Fibres moyennes et externes de ce muscle, prenant leur insertion, les unes sur la couche fibreuse du pharynx, les autres sur le bord postérieur du cartilage thyroïde. — 9. Fibres antérieures du muscle stylo-pharyngien, s'attachant, d'une part au prolongement latéral de l'épiglotte, de l'autre au bord supérieur du cartilage thyroïde. —10. Constricteur supérieur du pharynx.

Action. — Ces muscles, répondant par une de leurs extrémités à la partie médiane du pharynx, et s'avançant par l'autre jusqu'au voisinage de la partie médiane du voile du palais, forment, par leur opposition, un anneau complet qui a évidemment pour effet de resserrer l'arrière-cavité des fosses nasales au moment où l'orifice circonscrit par les piliers postérieurs se trouve lui-même rétréci et fermé. Ils doivent être considérés comme un sphincter accessoire de l'orifice qui fait communiquer le pharynx avec l'arrière-cavité des fosses nasales, et destiné à compléter, à mieux assurer en quelque sorte l'occlusion de cet orifice.

En outre, l'insertion fixe des occipito-staphylins se trouvant située au-dessus de leur insertion mobile, cette dernière a pour effet, au moment où ils se contractent, d'élever un peu la partie centrale du voile du palais. Sous ce point de vue ils sont congénères des péristaphylins internes.

4° Muscles péristaphylins internes.

Les péristaphylins internes, situés en arrière et au-dessous de la portion fibro-cartilagineuse de la trompe d'Eustache, se portent, comme le conduit guttural, obliquement en bas et en dedans. Mais leur direction est plus oblique que celle de ce conduit, de telle sorte qu'ils croisent l'axe de celui-ci sous un angle très-aigu.

Ils s'attachent en haut, par un petit tendon nacré, à l'union de la portion osseuse avec la portion cartilagineuse de la trompe, principalement à la première, accessoirement à la seconde, et en bas à l'aponévrose du voile du palais, en entre-croisant leurs fibres sur la ligne médiane. (Fig. 781.)

Étroits et arrondis à leur origine, larges et aplatis à leur extrémité terminale par laquelle ils semblent se continuer, les péristaphylins internes constituent une sorte de sangle ou d'arcade suspendue par ses extrémités à la base du crâne, et répondant par sa partie moyenne au voile du palais. Cette partie moyenne, bien qu'elle s'étale largement, n'en mesure pas toute l'étendue antéro-postérieure; elle n'occupe ni son quart antérieur, ni son quart postérieur.

Rapports. — Ces muscles sont en rapport par leur face interne avec la muqueuse nasale, dont ils se trouvent séparés seulement par les faisceaux accessoires du pharyngo-staphylin et par les palato-staphylins. Leur face externe repose sur une lame aponévrotique très-mince qui les sépare du péristaphylin externe, plus bas sur le faisceau du constricteur supérieur qui s'attache à l'aile interne de l'apophyse ptérygoïde, puis sur l'occipito-staphylin et le pharyngo-staphylin dont ils croisent les fibres à angle droit. Leur bord antérieur s'applique à la portion fibreuse de la trompe d'Eustache sans lui adhérer. Le postérieur est libre.

Action. — Les péristaphylins internes élèvent le centre du voile du palais. Leur direction étant oblique en bas, en dedans et en arrière, en

même temps qu'ils élèvent ce voile ils l'attirent un peu en avant et concourent ainsi à lui donner une forme voûtée qui favorise le passage du bol
alimentaire au début du second temps de la déglutition.

5° Muscles péristaphylins externes.

Les péristaphylins externes appartiennent à l'ordre des muscles réfléchis. Placés au-dessous des précédents, entre le ptérygoïdien interne
et l'aile interne de l'apophyse ptérygoïde, ils se portent verticalement en
bas, dégénèrent bientôt en une large aponévrose qui se réfléchit sur le
crochet de cette aile, et s'épanouit ensuite dans le voile du palais. Ces
muscles présentent donc deux portions : l'une descendante ou verticale,
qui est musculaire, l'autre horizontale et aponévrotique.

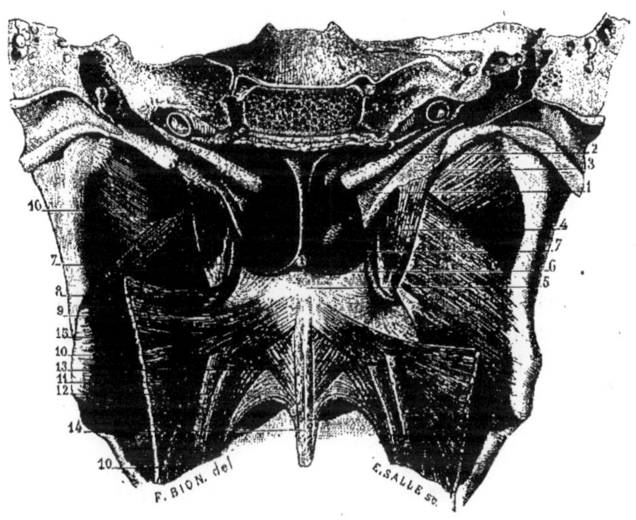

Fig. 782. — *Muscles péristaphylins externes et occipito-staphylins.*

1. Portion cartilagineuse de la trompe d'Eustache.—2. Bord inférieur de cette portion
cartilagineuse, qui a été relevée afin de laisser voir la portion membraneuse. — 3. Cette
portion membraneuse à laquelle s'attache le péristaphylin externe. — 4. Péristaphylin
externe. — 5. Portion fibreuse du voile du palais formée par l'aponévrose de ce voile,
unie au tendon des deux péristaphylins externes. — 6. Bord postérieur de la voûte palatine, donnant attache à cette portion fibreuse. — 7,7. Aile interne des apophyses ptérygoïdes. — 8. Faisceau du constricteur supérieur du pharynx, qui s'attache à cette aile et
au crochet par lequel elle se termine.—9. Faisceau de ce muscle, qui constitue l'occipito-
staphylin. Ce faisceau a été enlevé du côté opposé pour laisser voir l'épanouissement du
tendon du péristaphylin externe correspondant.—10,10. Faisceau principal du pharyngo-
staphylin, naissant de la portion fibreuse du voile du palais. — 11. Faisceau accessoire
externe du pharyngo-staphylin, divisé un peu au-dessus de sa jonction avec le faisceau
principal. — 12. Faisceau accessoire interne du même muscle, divisé à la même hauteur
que le précédent. — 13. Extrémité inférieure du péristaphylin interne. — 14. Palato-
staphylins. — 15. Ptérygoïdien interne. — 16. Ptérygoïdien externe.

La *portion musculaire* s'attache : 1° sur une petite fossette allongée, située à la partie interne de la base de l'apophyse ptérygoïde ; 2° sur le tiers supérieur de la portion fibreuse de la trompe d'Eustache. Les fibres émanées de cette double origine forment un faisceau aplati, très-mince, contigu en dehors au ptérygoïdien interne, et en dedans à l'aile interne de l'apophyse ptérygoïde. (Fig. 782, 4, 5.)

La *portion aponévrotique* est large dès son origine, qui a lieu un peu au-dessus du crochet de l'aile interne de l'apophyse ptérygoïde ; mais en se réfléchissant sur ce crochet, elle se plisse à la manière d'une étoffe qu'on ferait passer dans un anneau. Dès qu'elle est parvenue au-dessous de celui-ci, elle s'étale en rayonnant pour s'unir : 1° par sa partie anté-rieure, au bord postérieur de la voûte palatine ; 2° par sa partie interne, à l'aponévrose du voile du palais qu'elle contribue à former ; 3° par sa partie postérieure, en général très-mince, mal déterminée et plutôt cel-lulo-fibreuse que fibreuse, à l'aponévrose du buccinateur. — Cette por-tion aponévrotique glisse sur la poulie que lui forme le crochet de l'apo-physe ptérygoïde, à l'aide d'une petite synoviale. — En bas, elle est recouverte par une épaisse couche de glandules. En haut, elle donne atta-che au muscle occipito-staphylin. (Fig. 780, 4, et 782, 5.)

Action. — Les péristaphylins externes ont pour usage principal de tendre la moitié supérieure du voile du palais, et de lui donner la résis-tance nécessaire pour supporter la pression que lui fait subir le bol ali-mentaire au moment de la déglutition. — Par les insertions qu'ils pren-nent sur la portion fibreuse de la trompe d'Eustache, ils dilatent ce con-duit. Valsalva, qui le premier a très-bien décrit ces insertions, a signalé le premier aussi le phénomène de dilatation qui en est la conséquence : il fait remarquer que, pour dilater la trompe, il suffit d'exercer sur le muscle une légère traction (1).

6° Muscles glosso-staphylins.

Aplatis, très-minces, de couleur pâle, situés dans l'épaisseur des piliers antérieurs, ces muscles prennent naissance sur les bords de la base de la langue, immédiatement en arrière du V des papilles caliciformes, entre les fibres les plus élevées du pharyngo-glosse et du stylo-glosse d'une part, et les fibres les plus externes du lingual supérieur de l'autre. Ils se por-tent d'abord obliquement en haut et en arrière, puis en haut et en de-dans, et s'épanouissent sur la moitié postérieure de la face inférieure du voile du palais. Leurs fibres s'attachent exclusivement à la face profonde ou adhérente de la muqueuse. La demi-transparence de celle-ci permet de les distinguer et de les suivre dans tout leur trajet. (Fig. 739, 8.)

(1) Nam si musculus iste leviter digitis trahatur, tunc nasi interna foramina, tubaque Eustachiana dilatantur. (*Valsalvæ opera.* Venetiis, 1740, t. 1, p. 32.)

Action. — Constricteurs de l'isthme du gosier, ces muscles se contractent au début du second temps de la déglutition ; ils contribuent ainsi à élever la base de la langue et à précipiter le bol alimentaire dans le pharynx.

c. *Glandes et muqueuse du voile du palais.*

Les glandes du voile du palais présentent une conformation extérieure et une structure identiques avec celles de toutes les autres glandes de la cavité buccale. Elles forment deux couches.

La *couche inférieure* est remarquable par sa grande épaisseur, qui diminue de haut en bas, d'où l'épaisseur décroissante aussi du voile du palais. Cette épaisseur mesure en avant un demi-centimètre ; elle se réduit en arrière à un millimètre à peine. Cependant autour de la luette les glandules se montrent en assez grand nombre, bien que ce nombre toutefois varie suivant les individus. — De chaque côté du voile, nous avons déjà vu qu'une épaisse couche de glandes se prolonge dans l'épaisseur de la saillie qui limite en arrière l'orifice de communication du vestibule de la bouche avec la bouche proprement dite, et qu'elle descend jusque sur la partie interne du collet de la dernière grosse molaire de la mâchoire inférieure, et souvent même un peu plus bas. (Fig. 739, 2.)

La *couche supérieure*, très-mince, se compose de glandes isolées et irrégulièrement disséminées, qui font saillie sous la muqueuse.

La muqueuse du voile du palais ne présente pas des caractères tout à fait identiques sur la face supérieure et sur la face inférieure : d'où sa division en muqueuse nasale et muqueuse palatine.

La *muqueuse supérieure* ou *nasale* est rouge, mince, hérissée de saillies glanduleuses principalement sur la ligne médiane, et recouverte d'un épithélium vibratile qui s'arrête au niveau des piliers postérieurs.

La *muqueuse inférieure* ou *palatine* est d'un blanc légèrement rosé, beaucoup plus épaisse, criblée d'orifices glanduleux, très-unie et revêtue d'un épithélium pavimenteux.

Ces deux muqueuses diffèrent donc assez notablement. De là sans doute l'espèce d'indépendance qu'elles conservent le plus habituellement pendant la durée de leurs maladies respectives.

d. *Nerfs et vaisseaux du voile du palais.*

Parmi les nerfs que reçoit le voile du palais, les uns sont affectés à la sensibilité, les autres au mouvement.

Les nerfs sensitifs tirent leur origine du ganglion sphéno-palatin, c'est-à-dire du maxillaire supérieur dont ce ganglion est une dépendance. Ils suivent un trajet descendant comme ceux qui vont se ramifier dans les parties molles de la voûte palatine. Parvenus sur cette voûte, ils abandonnent les canalicules osseux particuliers dans lesquels ils sont reçus, se coudent alors pour se porter en arrière et en bas, et se répandent par un grand nombre de divisions terminales dans toutes les parties du voile, particulièrement dans sa couche glanduleuse inférieure et dans ses deux couches muqueuses.

Les nerfs moteurs restent encore, pour les anatomistes et les physiologistes, un objet de dissidence. Quelques-uns cependant sont connus : tels sont ceux qui se portent de la branche motrice de la cinquième paire aux péristaphylins externes, et ceux aussi qui se distribuent aux glosso-staphylins : nous avons vu que ces derniers naissent du rameau que le facial envoie à la base de la langue. Les autres proviennent, selon Longet, du même tronc nerveux, par l'intermédiaire du grand nerf pétreux superficiel, qui, parti du facial, ne ferait que traverser le ganglion sphéno-palatin pour se rendre dans les muscles du voile du palais, particulièrement dans les péristaphylins internes et les palato-staphylins. — Quelques filets moteurs, selon plusieurs anatomistes, émaneraient aussi du spinal et du glosso-pharyngien. Ces filets seraient surtout destinés aux pharyngo-staphylins et au faisceau palatin des constricteurs supérieurs.

Les *artères* viennent de deux sources principales : de la palatine supérieure ou descendante, branche de la maxillaire interne ; et de la palatine inférieure ou ascendante, branche de la faciale. Le voile du palais reçoit en outre quelques ramuscules de la pharyngienne inférieure.

Les *veines* forment deux plans : 1° un plan supérieur moins important, qui se réunit aux veines postérieures de la pituitaire pour se rendre avec elles dans le plexus de la fosse zygomatique ; 2° un plan inférieur composé de veines plus nombreuses, qui se mêlent aux veines des amygdales, puis à celles de la base de la langue, pour aller ensuite se terminer dans la jugulaire interne ou dans l'un de ses affluents.

Les *vaisseaux lymphatiques*, extrêmement nombreux, forment comme les veines deux plans qui diffèrent par leur siége et leur aspect.

Le plan supérieur, bien que très-développé, l'est cependant moins que l'inférieur. Il reçoit en avant quelques radicules extrêmement grêles émanées de la muqueuse qui tapisse la partie postérieure du plancher des fosses nasales. Du plexus que forment les vaisseaux de ce plan naissent de chaque côté cinq ou six troncs, dont les uns se portent obliquement ou transversalement vers les parties latérales du voile du palais, où ils s'unissent à ceux de la face inférieure, tandis que les autres descendent entre les piliers postérieurs et les amygdales, pour se rendre dans les ganglions situés au niveau de la bifurcation de la carotide primitive.

Le plan inférieur, beaucoup plus riche que le précédent, peut être comparé, pour la multiplicité et le volume des vaisseaux qui le composent, à celui de la face dorsale de la langue. Au niveau du bord adhérent du voile du palais, il se continue sans ligne de démarcation avec le réseau qu'on observe sur la voûte palatine. En arrière, il reçoit les radicules lymphatiques extrêmement nombreuses qui viennent de toute la périphérie de la luette. Les troncs auxquels ils donnent naissance forment deux groupes bien distincts :

1° Un groupe antérieur, qui suit le pilier antérieur et qui s'anastomose à la partie inférieure de ce pilier avec les troncs lymphatiques latéraux de la face dorsale de la langue ; comme ceux-ci, il se rend dans les ganglions situés autour et dans le voisinage des muscles qui partent de l'apophyse styloïde ;

2° Un groupe latéral plus considérable, qui descend en dehors des amygdales ; il se perd comme les vaisseaux médians de la face dorsale de la langue dans les ganglions situés un peu au-dessous des précédents, c'est-à-dire sur les parties latérales de l'os hyoïde et du larynx.

Le *tissu cellulaire* n'existe qu'en petite quantité dans le voile du palais. On le trouve autour des muscles ; dans les interstices des glandes de la face inférieure, où il offre une assez grande densité ; au-dessous de la muqueuse nasale où il est beaucoup plus lâche ; et dans l'épaisseur de la luette où il présente une plus grande laxité encore, en sorte que cet appendice, par sa structure non moins que par sa position déclive, est prédisposé aux infiltrations séreuses.

C. — Amygdales.

Les amygdales (ἀμυγδάλη, amande), ou *tonsilles*, sont deux glandes vésiculeuses ou vasculaires sanguines, situées immédiatement en arrière des parties latérales de l'isthme du gosier, dans l'excavation qui sépare de chaque côté le pilier antérieur du pilier postérieur.

La *forme* de ces glandes est celle d'un ovoïde un peu aplati de dedans en dehors. — Leur grand axe se dirige obliquement de haut en bas et d'avant en arrière ; elles sont parallèles, par conséquent, aux piliers postérieurs. Chez quelques individus cependant ce grand axe est perpendiculaire aux bords de la langue. Mais on ne voit jamais l'extrémité inférieure s'incliner en avant.

Le *volume* des amygdales diffère peu de celui du fruit de l'amandier auquel elles ont été comparées. Leur diamètre vertical est de 20 à 25 millimètres, l'antéro-postérieur de 12 à 15, et le transversal de 10 à 12. Mais ces dimensions présentent beaucoup de variétés. Chez certains individus, ces glandes deviennent très-volumineuses, débordent l'excavation dans laquelle elles sont reçues et rétrécissent notablement l'entrée du pharynx. Chez d'autres, elles sont rudimentaires ou atrophiées et n'occupent qu'une partie plus ou moins limitée de l'excavation comprise entre les deux piliers. Parmi les glandes de cet ordre il n'en est aucune peut-être qui soit plus fréquemment le siége d'inflammations aiguës ou chroniques, et qui ait une aussi grande tendance à s'hypertrophier sous l'influence de ces inflammations répétées.

Rapports.—Les amygdales répondent par leur bord antérieur au pilier correspondant qui non-seulement le recouvre, mais se prolonge sur le tiers antérieur de leur face interne, et qui leur adhère assez étroitement dans sa moitié inférieure.

Leur bord postérieur s'applique aux piliers postérieurs dont elles longent le bord libre, sans cependant s'avancer jusqu'à la limite de celui-ci.

Leur extrémité inférieure est séparée des bords de la langue par un intervalle variable de 5 à 6 millimètres, dans lequel on observe des glandules à contour circulaire et creusées d'une cavité qui s'ouvre largement à la surface de la muqueuse.

Leur extrémité supérieure ne remplit pas le sommet de la fosse amygdalienne. Entre cette extrémité et ce sommet d'une part, et le pilier antérieur de l'autre, il existe ordinairement une dépression profonde, de 6 à 8 millimètres de diamètre, qu'on pourrait appeler *excavation sus-amygdalienne.* En soulevant le pilier qui cache en partie cette excavation, on remarque sur la partie correspondante de l'amygdale un groupe d'orifices béants auxquels succèdent autant de cavités à parois irrégulières.

La face interne, plane lorsque les amygdales sont peu développées, arrondie et saillante lorsqu'elles sont volumineuses, présente six à huit orifices également variables dans leur figure, leurs dimensions et leur situation respective. La plupart affectent la figure d'un ovale ou d'une fente, d'autres celle d'un triangle, d'autres celle d'un cercle. Les plus petits n'offrent pas moins d'un millimètre de diamètre. Les plus grands ne dépassent pas en général un demi-centimètre. Ils peuvent être régulièrement répartis ; mais le plus souvent on les trouve rapprochés sur certains points, espacés sur les autres. Dans quelques cas plus rares, ils se réunissent tous en un seul groupe, et forment alors une sorte de pomme d'arrosoir à contour circulaire ou elliptique et à surface plus ou moins déprimée. — La cavité qui répond à chacun de ces trous présente des parois inégales et des dimensions très-variables : tantôt elle est limitée à la surface de l'organe, tantôt elle se prolonge jusqu'à son centre et même jusqu'à sa face externe.

Par cette face externe, les amygdales se trouvent en rapport, en haut avec l'aponévrose du pharynx, en bas avec le muscle amygdalo-glosse.

Structure. — Les glandes qui recouvrent la portion verticale de la face dorsale de la langue et celles qui remplissent de chaque côté l'excavation amygdalienne présentent une structure identique. Les unes et les autres appartiennent à la classe des glandes vésiculeuses ; seulement les premières sont isolées et beaucoup plus simples ; les secondes sont des glandes vésiculeuses agglomérées ou composées.

Les glandes simples de la base de la langue sont aplaties et creusées d'une cavité s'ouvrant sur la muqueuse par un large orifice. Chacune d'elles est formée de trois couches : 1° d'une couche profonde, fibreuse, très-mince ; 2° d'une couche superficielle ou muqueuse qui tapisse les parois de sa cavité et qui se continue sur leur périphérie avec la précédente ; 3° d'une couche intermédiaire beaucoup plus épaisse que les deux autres, fibrillaire et vasculaire, dans l'épaisseur de laquelle on remarque des follicules clos.

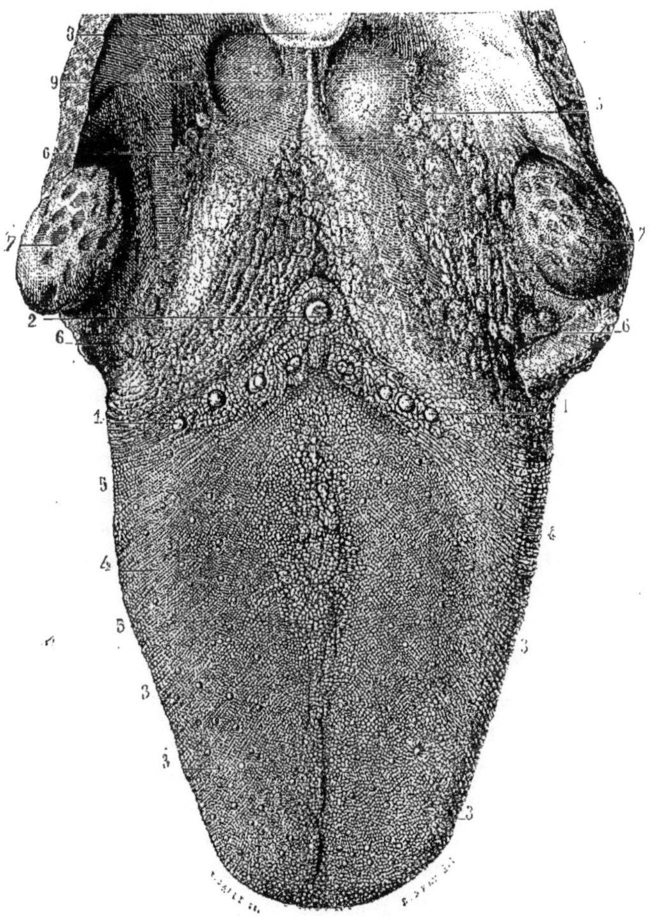

Fig. 783. — *Amygdales et glandes vésiculeuses de la base de la langue.*

1,1. Papilles caliciformes. — 2. Papille caliciforme médiane, occupant le trou borgne qu'elle remplit ici en totalité. — 3,3,3,3. Papilles fongiformes. — 4,4. Papilles corolliformes. — 5,5. Plis et sillons verticaux des bords de la langue. — 6,6,6,6. Glandules vésiculeuses de la base de la langue, formant une couche continue qui s'étend de l'une à l'autre amygdale, et des papilles caliciformes à l'épiglotte. — 7,7. Amygdales vues par leur face interne. — 8. Épiglotte. — 9. Repli glosso-épiglottique médian.

Ces follicules clos des glandules sous-muqueuses de la base de la langue sont disposés sur un seul plan et juxtaposés, mais quelquefois aussi séparés par un certain intervalle. Ils se composent d'une enveloppe mince, assez résistante, de nature conjonctive, contenant : une minime quantité de liquide, des cellules en très-grand nombre et un réseau de filaments extrêmement déliés, implantés sur leurs parois, et entre-croisés dans tous les sens ; c'est dans les mailles de ce réticulum que sont logées les cellules. — Les artérioles destinées aux glandes folliculeuses simples traversent leur couche fibreuse, puis se partagent dans la couche moyenne en deux ordres de ramifications. Les unes, beaucoup plus nombreuses, entourent de leurs anastomoses les follicules clos, puis pénètrent dans leur cavité où elles forment un réseau. Les autres, destinées à la muqueuse, se perdent surtout dans les papilles qui en dépendent.

Les amygdales, constituées par une réunion de glandes vésiculeuses, offrent dans leur structure la plus grande analogie avec les précédentes. Leurs follicules clos sont logés dans l'épaisseur des parois qui limitent les cavités dont elles sont creusées. La muqueuse tapissant ces cavités sécrète aussi un liquide ; mais il diffère très-notablement de celui que contiennent les glandes folliculeuses, utriculiformes ou isolées. Ce dernier paraît être un simple mucus ; celui des amygdales se trouve presque toujours mêlé à des grumeaux d'apparence et de consistance caséeuse. C'est dans la portion profonde des cavités les plus irrégulières que séjournent ordinairement ces noyaux caséiformes, pris quelquefois pour des débris de matière tuberculeuse. Ils sont constants et toujours multiples, même dans les amygdales en apparence les plus saines. Ne pourrait-on pas les considérer comme autant de corps étrangers ? et ces corps étrangers, en se multipliant, en s'accroissant, ne seraient-ils pas la cause la plus habituelle de ces amygdalites répétées qu'on observe chez certains malades ?

Les *artères* des amygdales proviennent de la pharyngienne inférieure, des palatines supérieure et inférieure et de la linguale. Le plus grand nombre de leurs divisions se terminent aussi dans les follicules clos sur la périphérie et dans la cavité desquels on les voit s'anastomoser.

Les veines sont nombreuses, mais d'un petit calibre ; elles se dirigent en dehors pour former un petit plexus, le *plexus tonsillaire*, qui constitue une dépendance du plexus pharyngien.

Des vaisseaux lymphatiques extrêmement abondants et remarquables aussi par leur volume prennent naissance dans les amygdales. Ils partent des follicules clos et tapissent les parois des cavités de ces glandes. Leurs troncs se dirigent les uns en dehors, les autres en dedans vers les lymphatiques de la face dorsale de la langue, auxquels ils s'unissent.

Les nerfs émanent du glosso-pharyngien. Quelques filets nerveux paraissent venir aussi du pneumogastrique.

Le tissu cellulaire ne prend qu'une faible part à la constitution des amygdales. Il devient très-évident lorsqu'on immerge ces glandes dans l'acide acétique qui le distend en s'infiltrant dans les mailles.

§ 5. — Paroi inférieure de la bouche.

Cette paroi est formée par la langue, et sur un plan plus profond par la muqueuse qui recouvre les parties molles les plus élevées du cou.

Presque toutes les parties constituantes de la langue nous sont déjà connues. Sa charpente osseuse et fibreuse, ainsi que ses muscles, ont été décrits dans la myologie (1). Ses vaisseaux (2), ses nerfs (3), son enveloppe muqueuse (4), siége spécial du goût, ont tour à tour aussi fixé notre attention.

Pour compléter son étude, il nous reste à considérer cet organe dans son ensemble et surtout dans ses rapports ou connexions avec les autres parties de l'appareil digestif. Nous passerons ensuite en revue les glandes très-nombreuses qui sont situées dans son épaisseur.

A. — Conformation extérieure de la langue.

La langue remplit tout l'espace parabolique que limite en avant et sur les côtés la mâchoire inférieure ; elle se prolonge en arrière vers l'épiglotte jusqu'à l'os hyoïde, sur lequel ses muscles prennent de nombreux points d'insertion.

Envisagée dans sa direction et ses connexions, on peut lui distinguer par conséquent deux parties bien différentes : 1° une partie antérieure et horizontale, qui en comprend les 3/5 et qui constitue le plancher de la bouche ; 2° une partie postérieure et verticale, plus courte, plus large, plus épaisse, qui contribue à former la paroi antérieure du pharynx. (Fig. 778.)

L'isthme du gosier sépare la portion buccale de la portion pharyngienne. Sur la limite de ces deux portions reposent les papilles caliciformes.

La langue, arrondie, étroite et mince en avant, augmente progressivement de largeur et d'épaisseur à mesure qu'elle se rapproche du pharynx. Son extrémité antérieure, libre sur presque toute sa périphérie, jouit d'une grande mobilité. Son extrémité postérieure n'est point mobile par elle-même ; mais elle participe à la mobilité de l'os hyoïde, et peut ainsi exécuter des mouvements d'élévation et d'abaissement considérables.

Inscrite dans la courbe que décrit la mâchoire et dont elle reproduit le contour, aplatie de haut en bas, la langue nous offre à considérer : deux

(1) T. II, p. 157 et suiv.
(2) T. II, p. 579, 724 et 889.
(3) T. III, p. 327, 377 et 413.
(4) T. III, p. 614.

faces, l'une supérieure, l'autre inférieure ; deux bords, l'un droit, l'autre gauche ; et deux extrémités, l'une antérieure, l'autre postérieure.

La *face supérieure* ou *dorsale* répond : par sa portion horizontale, à la voûte palatine et au voile du palais ; par sa portion verticale, au sommet de la luette, qui en reste ordinairement séparé par un intervalle de 8 à 10 millimètres, et plus bas à l'épiglotte qui lui est unie par trois replis, un médian et deux latéraux. Le repli médian est triangulaire. Les replis latéraux affectent la figure d'un croissant ; ils séparent la face dorsale de la langue des parois du pharynx, et sont séparés du précédent par une dépression hémisphérique, au fond de laquelle on peut sentir le bord supérieur du corps de l'os hyoïde. Chacun de ces replis comprend : 1° un prolongement du tissu fibreux élastique formant l'épiglotte ; 2° un petit faisceau de fibres musculeuses, striées, qui s'attache à l'extrémité antérieure de celui-ci ; 3° une enveloppe dépendante de la muqueuse linguale. Au moment de la déglutition, l'épiglotte s'abaissant sur l'ouverture supérieure du larynx, ces trois replis s'effacent ; lorsque le bol alimentaire a franchi l'isthme du gosier, l'épiglotte se relève et ils concourent à son redressement.

La *face inférieure*, beaucoup moins étendue que la supérieure, repose sur la muqueuse du plancher de la bouche qui la sépare des glandes sublinguales en avant, des glandes sous-maxillaires en arrière, et plus profondément du muscle mylo-hyoïdien. Elle forme avec ce plancher une gouttière parabolique à concavité postérieure, qui circonscrit la racine de la langue. La paroi supérieure ou linguale de cette gouttière est unie à la paroi inférieure ou cervicale par un repli muqueux situé sur la ligne médiane et appelé *frein de la langue*.

Le frein ou filet de langue est vertical, semi-lunaire, plus ou moins long suivant les sujets, mais assez étendu en général pour permettre à la pointe de la langue de s'appliquer à la voûte palatine par sa face inférieure, d'être projetée en avant, à travers l'orifice buccal à une certaine distance, de s'infléchir latéralement au point de parcourir tout l'espace compris entre les lèvres et les joues d'une part, les arcades alvéolaires et dentaires de l'autre. S'il est moins long, chacun de ces mouvements est encore possible, mais plus limité ; et s'il devient trop court, l'organe du goût, scellé en quelque sorte au plancher de la bouche, ne prend plus qu'une part insuffisante, soit à l'acte de la mastication, soit à l'articulation des sons. Chez l'enfant naissant, ce vice de conformation a en outre pour inconvénient de rendre la succion impossible ou fort difficile : d'où la nécessité d'une incision connue sous le nom d'*opération du filet*.

De l'extrémité antérieure du frein de la langue part un sillon extrêmement superficiel qui s'étend jusqu'à la pointe de cet organe. Sur la partie moyenne de son bord libre on voit deux saillies mamelonnées, juxtaposées et perforées à leur centre ; elles représentent l'embouchure du conduit excréteur des glandes sous-maxillaires. Au moment où la mâchoire inférieure s'abaisse, sous l'influence spasmodique du bâillement, ces glandes et ce conduit se trouvant comprimés, la salive s'en échappe souvent en double jet qui se pulvérise à quelques centimètres au devant de l'orifice buccal.

Sur la face inférieure de la langue on remarque en outre : 1° une ligne bleuâtre, légèrement saillante, qui correspond aux veines ranines ; 2° en dehors de ces saillies, de très-minimes replis semi-lunaires, assez irréguliers, qui semblent formés par un éraillement de la muqueuse.

Sur la paroi inférieure ou cervicale de la gouttière qui entoure la racine de la langue, il existe à droite et à gauche une petite crête mousse parallèle au corps de la mâchoire et très-rapprochée de celui-ci ; cette crête répond au bord supérieur de la glande sublinguale qui soulève la muqueuse du plancher de la bouche ; c'est sur cette crête que viennent s'ouvrir tous les conduits excréteurs de la glande. — Entre la crête qui précède et le frein de la langue, immédiatement au-dessous de la muqueuse du plancher de la bouche, Fleichmann a signalé, en 1841, une synoviale rudimentaire qui serait le siége le plus habituel de la grenouillette, mais dont je n'ai pu découvrir aucune trace.

Les *bords de langue* sont libres et arrondis dans toute l'étendue de la portion buccale. En arrière ils se continuent avec les piliers antérieurs, la muqueuse amygdalienne et la muqueuse du pharynx. Leur portion libre s'applique aux gencives et à l'arcade dentaire.

La *pointe* ou le *sommet* de la langue répond à cette partie de la muqueuse gingivale qui entoure le collet des incisives inférieures. Elle est aplatie de haut en bas, assez mince et horizontale. Sur sa partie médiane, on voit le sillon de la face supérieure se continuer avec celui de la face inférieure. Ce sillon peut être considéré comme le vestige de la bifidité que nous présente la langue de certains vertébrés et particulièrement des ophidiens.

Sa *base* ou sa *racine*, épaisse et large, s'attache à l'os hyoïde dont elle partage tous les mouvements.

B. — Glandes de la langue.

Il existe dans l'*épaisseur* de la langue un très-grand nombre de glandes en grappe qu'on peut distinguer, d'après leur siége, en sous-muqueuses ou médianes, et intra-musculaires ou latérales.

Les *glandes sous-muqueuses* forment une couche quadrilatère de 4 à 5 millimètres d'épaisseur, s'étendant des papilles caliciformes à l'épiglotte et dans le sens transversal de l'amygdale d'un côté à celle du côté opposé. Elles sont sous-jacentes aux glandes folliculeuses simples et reposent immédiatement sur le muscle lingual supérieur ; les plus profondes s'engagent en partie dans l'épaisseur de ce muscle. De chacune d'elles part un conduit excréteur qui vient s'ouvrir sur la portion verticale de la face dorsale, tantôt immédiatement sur la muqueuse, tantôt dans la cavité des glandes folliculeuses.

Les *glandes intra-musculaires*, en s'ajoutant les unes aux autres, donnent naissance de chaque côté à une sorte de chaîne ou de traînée qui s'étend en arrière jusqu'au voisinage de la pointe de la langue. L'appareil sécréteur annexé à cet organe peut être comparé par conséquent à un fer à cheval dont la concavité regarderait en avant. Parmi ces glandules, il en est qui restent isolées; d'autres se réunissent et forment des groupes dont les dimensions varient du volume d'un pois au volume d'une noisette. Constamment on trouve dans le corps charnu de la langue deux de ces glandes conglomérées, l'une postérieure, l'autre antérieure.

La glande postérieure répond de chaque côté aux papilles caliciformes les plus rapprochées des bords de la langue, et plus profondément aux muscles stylo-glosse et lingual inférieur. C'est la première et la plus volumineuse des glandes intra-musculaires ; elle unit de chaque côté la série antéro-postérieure de celles-ci à la couche sous-muqueuse. Son conduit s'ouvre sur la face inférieure par un orifice très-étroit.

La glande antérieure est située à un centimètre en arrière de la pointe de la langue, à un demi-centimètre du sillon médian de sa face inférieure. Elle a été mentionnée d'abord par Blandin. Mais Nuhn, le premier, a découvert ses conduits excréteurs, qui sont au nombre de quatre ou cinq et qui viennent s'ouvrir perpendiculairement sur la face inférieure de la langue, à 1 ou 2 millimètres les uns des autres : de là les noms de *glande de Blandin*, *glande de Nuhn*, sous lesquels elle est quelquefois désignée.

Des glandules, beaucoup plus petites, comprises entre la glande postérieure et la glande de Blandin, naissent autant de conduits qui viennent s'ouvrir sur la face inférieure de la langue.

Les glandes sous-muqueuses et intra-musculaires présentent la même structure et la même destination que les glandes labiales et les glandes palatines ; comme ces dernières elles font partie du groupe des glandes salivaires.

§ 6. — MUQUEUSE BUCCALE.

A chacune des principales sections du tube digestif appartient une membrane muqueuse différant de toutes les autres par un certain nombre de caractères. Celle qui revêt les parois de la bouche a pour attributs distinctifs :

1° Son *adhérence* étroite aux parties sous-jacentes, adhérence qui est surtout très-intime dans les points où cette membrane répond à des muscles et à des surfaces osseuses. La muqueuse buccale diffère beaucoup sous ce rapport des muqueuses pharyngienne, œsophagienne, stomacale, etc., qui adhèrent à peine à la couche musculaire sous-jacente. Mais remarquons que la première avait à supporter les frottements réitérés auxquels elle se trouve exposée pendant la durée de la mastication, et que les secondes devaient se prêter surtout à des alternatives assez considérables de dilatation et de resserrement : la fixité qui convenait à l'une ne pouvait donc convenir aux autres.

2° *Sa résistance.* — Elle est très-grande, même sur les points où la muqueuse buccale offre le moins d'épaisseur. Par cette seconde propriété en harmonie, comme la précédente, avec la nature des attributions qui lui sont confiées, la membrane muqueuse de la bouche l'emporte aussi très-notablement sur toutes les autres membranes du même ordre.

3° *Son défaut d'homogénéité.* — Nous verrons sur le pharynx et l'œsophage, sur l'estomac et l'intestin grêle, etc., la muqueuse de ces organes conserver dans chacun d'eux des caractères identiques sur tous les points. Mais il n'en est pas ainsi pour la muqueuse buccale, qui diffère pour les diverses parois de la bouche, en sorte qu'elle semble formée de plusieurs départements réunis par leurs bords. Quel contraste, par exemple, entre la muqueuse des lèvres si mince, et celle de la voûte palatine, si épaisse et si dense ! entre cette dernière, lisse et unie sur presque toute son étendue, et la muqueuse linguale, hérissée de plis et de saillies ! Cette opposition, du reste, n'est pas seulement anatomique et physiologique ; elle est aussi pathologique : chaque paroi a ses maladies qui s'étendent rarement aux parois voisines.

4° *Ses papilles.* — Celles-ci arrivent sur la face dorsale de la langue à leur maximum de développement, et sont encore très-manifestes sur toutes les autres parties de la bouche, lorsqu'on les examine après la chute de l'épithélium. Sur plusieurs points elles sont rangées en séries linéaires. Leur structure est analogue à celle des papilles de la peau, dont la muqueuse buccale reflète les principaux caractères.

5° Enfin son *épithélium.* — Il est pavimenteux et se distingue surtout par sa grande épaisseur. Lorsqu'il se détache, sous l'influence de certaines stomatites, les papilles sous-jacentes n'étant plus protégées, la muqueuse buccale devient le siége d'une sensibilité extrême et parfois d'une douleur plus ou moins vive.

Les modifications que présente cette muqueuse sur les différentes parois de la bouche permettent de la diviser en quatre parties principales :

Une partie antérieure ou faciale qui répond aux lèvres et aux joues, et qui a pour caractères distinctifs un derme très-mince et cependant résistant, des papilles uniformément réparties et une coloration rosée.

Une partie inférieure ou linguale, caractérisée surtout par le développement de ses papilles et sa vascularité.

Une partie supérieure ou palatine, remarquable par sa pâleur, son épaisseur, sa densité et le grand nombre d'orifices glanduleux dont elle est en quelque sorte criblée.

Et enfin une partie alvéolaire, plus connue encore sous le nom de gencives. Cette dernière est la seule qui nous reste à étudier.

Gencives. — En s'appliquant sur la portion alvéolaire des mâchoires, la muqueuse buccale, qui d'abord était assez mince, devient plus épaisse, plus dense, plus résistante, plus adhérente, à mesure qu'elle se rapproche de la base des alvéoles.

Parvenue au niveau de cette base, la muqueuse gingivale fournit à chaque alvéole un prolongement mince et qui adhère par une de ses faces aux parois de la cavité, par l'autre à la surface de la dent correspondante, et qui se subdivise en deux, trois ou quatre prolongements plus petits, pour les alvéoles destinés à recevoir des dents à deux, trois ou quatre racines.

Après avoir donné tous ces prolongements alvéolaires, elle s'applique sur les dents elles-mêmes, embrasse leur collet, et remonte ainsi jusqu'à la partie inférieure de leur couronne, en formant autour de chacune d'elles un anneau ou mieux un cylindre de 3 millimètres de hauteur, remarquable par son épaisseur et par sa consistance analogue à celle d'un fibro-cartilage. Elle adhère étroitement au collet des dents, mais d'une manière moins intime cependant qu'aux arcades alvéolaires.

Les gencives de la mâchoire supérieure ne diffèrent pas de celles de la mâchoire inférieure, et sur chaque mâchoire la muqueuse gingivale antérieure ne diffère pas de la postérieure avec laquelle elle se continue au niveau des espaces interdentaires.

Par leur face adhérente, les gencives se confondent avec le périoste correspondant ; elles appartiennent par conséquent à la classe des fibro-muqueuses. Leur face libre est recouverte de papilles semblables à celles qu'on observe sur la face postérieure des lèvres et sur la face interne des joues.

Elles reçoivent un grand nombre de ramuscules artériels qui viennent : pour les gencives de la mâchoire supérieure, de la sous-orbitaire et de l'alvéolaire en avant, de la palatine supérieure et de la sphéno-palatine en arrière ; pour les gencives de la mâchoire inférieure, de la dentaire inférieure, de la sous-mentale et de la linguale. — Leurs veines ne sont pas moins multipliées. Dans les injections heureuses, la muqueuse gingivale, ordinairement si pâle, devient livide et presque noire.

Quelques radicules lymphatiques naissent de la surface libre des gencives. Ces vaisseaux étant très-déliés ne se laissent que difficilement injecter, surtout chez l'adulte. Ceux des gencives supérieures et postérieures se mêlent aux lymphatiques de la muqueuse palatine, pour se rendre avec ces derniers dans les ganglions situés au niveau de la bifurcation de la carotide primitive.

Les nerfs émanent des rameaux dentaires fournis par le maxillaire supérieur et le maxillaire inférieur.

Chez le fœtus, les gencives recouvrent tout le bord libre des arcades alvéolaires, et présentent une consistance presque cartilagineuse qui leur permet de résister à toutes les pressions auxquelles elles restent exposées jusqu'au moment de l'apparition des dents. — Après la chute de celles-ci et l'atrophie des alvéoles, elles se reconstituent en quelque sorte à leur état primitif, et acquièrent assez de densité pour supporter les efforts immédiats d'une mastication plus ou moins imparfaite. — Chez l'adulte, elles sont remarquables, soit par la rapidité avec laquelle elles se ramollissent sous l'influence du scorbut et d'une médication mercurielle, soit par la production d'une substance crétacée et comme pierreuse, le *tartre*, qu'elles déposent sur la surface des dents. C'est surtout pendant la durée des diverses inflammations dont les gencives sont le siége que le tartre est sécrété en grande abondance. Chez les individus qui négligent de l'enlever, il forme quelquefois au devant et en arrière de chaque arcade dentaire une couche de plusieurs millimètres d'épaisseur. Sur une vieille femme de la Salpêtrière, qui s'était fait de tout temps une sorte de scrupule de rien retrancher de cette partie d'elle-même, le tartre, accumulé au devant de ces incisives en grande abondance, formait une véritable tumeur calculeuse, repoussant les deux lèvres en avant, surtout l'inférieure, les écartant l'une de l'autre et occasionnant ainsi une étrange difformité.

§ 7. — Vices de conformation et développement de la bouche.

A. **Vices de conformation.** — Les vices de conformation de la bouche sont essentiellement caractérisés par une solution de continuité.

Cette solution de continuité, dirigée d'avant en arrière, a pour siége presque constant la paroi supérieure de la cavité buccale. Mais elle peut n'intéresser qu'une partie plus ou moins limitée de celle-ci, ou bien se prolonger sur toute son étendue ; elle peut en occuper l'extrémité antérieure ou l'extrémité postérieure ; ses deux bords peuvent être rapprochés ou très-écartés, etc. De là autant de vices de conformation qui diffèrent les uns des autres, non-seulement par leur aspect, mais par les inconvénients qu'ils entraînent et par les moyens chirurgicaux qu'ils réclament.

Considérés sous ce triple point de vue, on peut les rattacher à cinq chefs principaux, suivant que la division portera : sur la lèvre supérieure seule ; sur la lèvre et la partie antérieure de la voûte palatine : sur la lèvre, la voûte et le voile du palais ; sur ces deux dernières parties seulement ; ou enfin sur toute l'étendue de la paroi supérieure de la bouche, en se compliquant d'un écartement considérable.

1° *La lèvre supérieure seule est divisée.* — Ce vice de conformation, connu sous le nom de *bec-de-lièvre*, est celui qu'on observe le plus souvent. La solution de continuité, dans ce cas, ne répond pas à la souscloison, mais à l'une ou l'autre narine, à la narine gauche dans l'immense majorité des cas, et se trouve par conséquent séparée de la ligne médiane

par un intervalle de 4 à 5 millimètres. Ses deux bords s'écartent à angle
aigu lorsque les muscles sont en repos, et à angle obtus lorsqu'ils se contractent, en sorte que la difformité s'exagère sous l'influence de toutes
les causes qui sollicitent leur action.

Le bec-de-lièvre, ordinairement unique, est quelquefois double; la
lèvre supérieure se compose alors de trois parties : une médiane et deux
latérales. La partie médiane offre la forme d'un tubercule arrondi, dont
la face antérieure tend à s'incliner en haut par suite de la projection en
avant des alvéoles et des dents correspondantes.

*2° La division comprend la lèvre supérieure et la partie antérieure de
la voûte palatine.* — Dans ce vice de conformation, comme dans le précédent, la solution de continuité est latérale. Pour s'en rendre compte,
il importe de rappeler ici que les portions osseuses sur lesquelles s'im-
plantent les incisives, indépendantes des maxillaires supérieurs pendant
toute la durée de la vie chez les quadrupèdes, se soudent à ces os dès le
second mois de la vie intra-utérine chez l'homme : ce sont ces pièces
osseuses, signalées et décrites pour la première fois par l'illustre Gœthe,
qui ont reçu le nom d'*os incisifs* ou *intermaxillaires.* Or, lorsque la solution de continuité s'étend à l'arcade alvéolaire, elle suit l'interstice qui,
au début de la vie, sépare chacun des os incisifs du maxillaire correspondant; sa direction, par conséquent, est oblique d'avant en arrière et
de dehors en dedans. — Si la division est double, les deux os intermaxillaires se trouvent isolés de toutes parts, excepté en haut, où ils restent
unis et comme suspendus à la cloison des fosses nasales. Ainsi suspendus,
ils offrent peu de résistance et se laissent projeter en avant par la langue,
qui leur imprime un mouvement de bascule, en vertu duquel leur partie
antérieure s'incline en haut. De là il suit : que les incisives se dirigent
aussi en haut et en avant, et que la partie médiane de la lèvre, non-seulement se dirige dans le même sens, mais se rapproche de la sous-cloison
au point de lui adhérer en se prolongeant jusqu'au lobe du nez.

3° La division s'étend à toute la paroi supérieure de la bouche. —
Lorsque la solution de continuité se propage entre les os maxillaires
d'une part et les os incisifs de l'autre, elle s'arrête bien rarement en
arrière de ceux-ci. Le plus souvent alors on voit les deux fissures se réunir
au niveau du conduit palatin antérieur à la manière des deux branches
d'un Y, pour se prolonger ensuite sur la ligne médiane jusqu'à l'extrémité de la luette. Quelquefois cependant la solution de continuité n'intéresse que la voûte palatine, ou bien cette voûte et la partie correspondante du voile du palais.

Lorsque la division porte sur un seul côté en avant, elle n'est pas médiane en arrière, mais latérale. Dans ce cas en effet, ainsi que nous le
verrons plus loin, le maxillaire supérieur du côté opposé ayant atteint

tout son développement s'est avancé jusqu'à la ligne médiane, tandis que l'autre, s'arrêtant dans son évolution, en reste d'autant plus éloigné qu'il est plus imparfait.

4° *La division ne porte que sur la partie postérieure de cette paroi.* — La luette peut être seule divisée. Mais la solution de continuité s'étend ordinairement à la partie postérieure et le plus souvent même à toute la longueur du voile du palais. Dans quelques cas, elle intéresse à la fois ce même voile et toute la voûte palatine ; parvenue au niveau du conduit palatin antérieur, d'unique et médiane qu'elle était, la division se bifurque pour se prolonger à droite et à gauche des os incisifs.

En déprimant la base de la langue chez les individus affectés de ce vice de conformation, on voit les deux bords de la division se rapprocher à chaque contraction du voile du palais. Ce rapprochement, qui a beaucoup préoccupé et embarrassé les physiologistes, est dû à l'action des pharyngo-staphylins qui s'attachent, en avant à l'épine nasale postérieure, et en arrière à la partie médiane de la paroi postérieure du pharynx. Ces muscles représentent par conséquent les deux moitiés d'une ellipse. Il est donc tout naturel que leur contraction simultanée ait pour effet de les rapprocher et de fermer, en partie au moins, le vaste orifice qui fait communiquer la cavité pharyngienne avec l'arrière-cavité des fosses nasales. Leur action, chez les individus affectés d'une division congénitale du voile du palais, est exactement la même que chez l'homme bien constitué ; seulement, chez ce dernier, l'orifice qu'ils sont destinés à fermer étant beaucoup plus petit, leurs bords opposés arrivent sans difficulté au contact, tandis que chez les premiers ce même orifice étant très-grand, ils en opèrent plus difficilement l'occlusion.

5° *La division s'étend à toute la paroi supérieure de la bouche et ses deux bords sont très-écartés.* — Dans ce vice de conformation, il y a absence de la partie médiane de la lèvre et des deux os incisifs. Le nez est large et aplati. La cloison des fosses nasales existe à peine. Ces fosses communiquent si largement entre elles et avec la bouche que les trois cavités n'en forment plus qu'une seule. La face, chez les enfants qui naissent avec une telle infirmité, offre un aspect vraiment étrange et presque hideux, d'où sans doute l'expression de *gueule de loup* qui lui a été appliquée.

En embrassant d'un coup d'œil général tous ces vices de conformation, on reconnaît qu'il y a entre eux communauté de nature, communauté de siége, communauté de direction. Tant de liens de parenté disent assez clairement qu'ils dérivent d'une même cause, et nous laissent pressentir que cette cause est un arrêt de développement. Celle-ci a été entrevue en 1818 par Gœthe, puis proclamée presque aussitôt par Blumenbach et F. Meckel, et, plus tard, par Isidore Geoffroy-Saint-Hilaire. Placée sous le patronage de noms illustres et justement respectés, cette doctrine rallia bientôt autour d'elle la plupart des anatomistes. Elle ne reposait cependant sur aucun fait qui pût entraîner la conviction. Elle n'invoquait en sa faveur aucune observation relative à l'évolution de la face. Coste, le premier, s'est attaché à l'établir sur cette base inattaquable.

Passons donc en revue les diverses périodes que traverse la bouche pendant son développement ; puis supposons un temps d'arrêt se produisant à chacune de ces périodes, et nous assisterons pour ainsi dire à la naissance de tous les vices de conformation qu'elle présente.

B. Développement de la bouche. — Sur un embryon de quinze à dix-huit jours, le plus jeune et le plus complet qui ait été observé jusqu'à présent, les trois feuillets qui le composent affectent la disposition suivante. — Le *feuillet externe* ou *séreux*, en se relevant de chaque côté, forme une gouttière dont l'extrémité inférieure ou caudale, très-effilée, s'infléchit sur la face ventrale de l'embryon, tandis que l'extrémité opposée, infléchie dans le même sens, et même plus fortement que la précédente, se renfle rapidement ; de ce renflement naîtront la tête, le cou et la poitrine. — Le feuillet muqueux, roulé en tube à ses extrémités, revêt dans sa partie moyenne, c'est-à-dire dans la plus grande partie de son étendue, l'aspect d'une vaste ampoule qui porte le nom de *vésicule ombilicale*. Le prolongement tubuleux postérieur, extrêmement court, donnera naissance au canal intestinal ; l'antérieur, plus long et terminé en cul-de-sac, représente, sous leur état le plus rudimentaire, l'estomac, l'œsophage et le pharynx. — Le feuillet vasculaire est constitué surtout par le cœur, qui offre à cette époque la forme d'un canal légèrement flexueux et longitudinalement dirigé, situé au-dessus des organes précédents, au-dessous de la moitié antéro-inférieure du renflement céphalique.

Toute cette moitié inférieure du renflement céphalique est du reste mince, transparente, sans aucune trace d'organisation. Mais sa moitié supérieure, ou la tête proprement dite, devient opaque sur certains points, conserve sa transparence sur les autres et présente dès lors trois parties distinctes ou plutôt trois lames, une médiane et deux latérales. Ces lames correspondent aux trois cellules cérébrales.

La lame médiane superposée à la cellule cérébrale antérieure revêt la forme d'un prolongement triangulaire tronqué à son sommet qui se dirige en bas ; elle renferme les premiers vestiges du front, du nez et de la lèvre supérieure, en sorte qu'il faudrait l'appeler *bourgeon fronto-naso-buccal ;* pour abréger, je l'appellerai simplement *bourgeon médian* ou *frontal.*

Les lames latérales, situées au-dessous et en dehors du bourgeon médian, contiennent les rudiments des deux mâchoires, dont l'inférieure est déjà très-apparente, tandis que la supérieure, à peine visible, est constituée de chaque côté par une très-petite éminence triangulaire, déprimée,

qui se montre au-dessus et très en arrière du bourgeon maxillaire inférieur. Ces parties latérales convergent l'une vers l'autre et vers la pointe
du bourgeon médian. Ainsi se trouve dessinée une sorte de bouche. Cette
bouche primitive n'est pas encore ouverte : elle est comme voilée par une
lamelle qui devient de plus en plus transparente.

Vers la fin de la quatrième semaine, c'est-à-dire du vingt-cinquième au
vingt-huitième jour, la matière blastématique située en arrière de ce
point transparent se creuse d'une cavité qui s'agrandit dans tous les sens ;
et alors on voit successivement disparaître, d'une part le feuillet aminci
qui fermait l'orifice buccal, de l'autre le cul-de-sac qui fermait en haut le
pharynx. A partir de ce moment, la bouche existe, ainsi que les fosses
nasales. Mais les trois cavités se trouvent confondues en une seule, limitée en haut par le bourgeon médian, à droite et à gauche par les bourgeons
maxillaires inférieur et supérieur. (Fig. 784.)

Le bourgeon médian, en s'élargissant, se creuse dans sa partie médiane d'une échancrure qui le partage en deux bourgeons plus petits,
aux dépens desquels se développeront les os incisifs et la partie moyenne
de la lèvre supérieure, d'où le nom de *bourgeons incisifs* qui leur a été
donné. De chaque côté, sur ce même bourgeon, apparaît une échancrure
plus étroite et plus profonde qui représente le vestige des narines.

Le bourgeon maxillaire inférieur, qui avait paru le premier, et qui a
continué à se développer rapidement, s'est déjà réuni sur la ligne médiane à celui du côté opposé. La mâchoire inférieure ainsi que les parties
molles qui en dépendent se trouvent dès lors constituées. — Le bourgeon
maxillaire supérieur, devenu beaucoup plus saillant et plus antérieur,
marche à la rencontre du bourgeon incisif de son côté.

Au-dessous du bourgeon maxillaire inférieur on distingue de chaque
côté trois prolongements dirigés d'arrière en avant, disposés par étages et
séparés par des fentes transversales qui s'ouvrent dans la cavité du pharynx : ce sont les arcs *branchiaux* ou *viscéraux*, distingués par les noms
numériques de premier, deuxième, troisième, en comptant de haut en bas.

Le premier arc branchial donnera naissance à l'apophyse styloïde, au
ligament stylo-hyoïdien et aux petites cornes de l'os hyoïde ; le deuxième,
aux grandes cornes et au corps de cet os ; le troisième, au larynx et aux
parties molles du cou. — Selon quelques auteurs, Reichert par exemple,
les deux bourgeons maxillaires du même côté constitueraient aussi un arc
branchial qui serait le premier ; et c'est aux dépens de cet arc que se
développerait la cavité buccale.

Au trente-cinquième jour, les bourgeons de la mâchoire supérieure arrivent au contact des bourgeons incisifs. Sur leurs limites respectives, il
existe alors un sillon oblique à la partie supérieure et postérieure duquel
l'œil se trouve situé : ce sillon est le vestige du sac lacrymal et du canal
nasal. De la partie profonde des mêmes bourgeons on voit naître un pro-

longement transversal qui s'avance vers un prolongement semblable part du côté opposé pour s'unir bientôt à ce dernier, afin de constituer la voûte palatine. En même temps s'élève de la paroi inférieure de la bouche une saillie médiane et arrondie qui formera la langue.

Au quarantième jour, les deux bourgeons incisifs, dont le volume diminue à mesure que celui des bourgeons maxillaires supérieurs augmente, s'inclinent l'un vers l'autre, puis s'unissent de haut en bas sur la ligne médiane et forment ainsi la partie moyenne de la lèvre supérieure. — En arrière et dans leur épaisseur se sont développés les os incisifs, qui se juxtaposent par leur face interne, mais qui restent séparés de chaque côté des maxillaires supérieurs, de même qu'en avant les parties latérales de

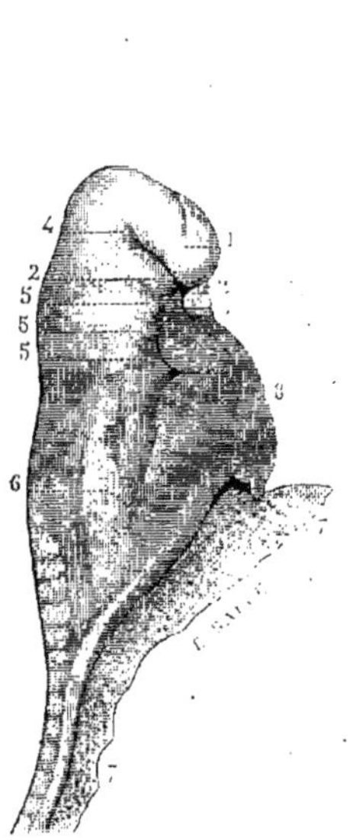

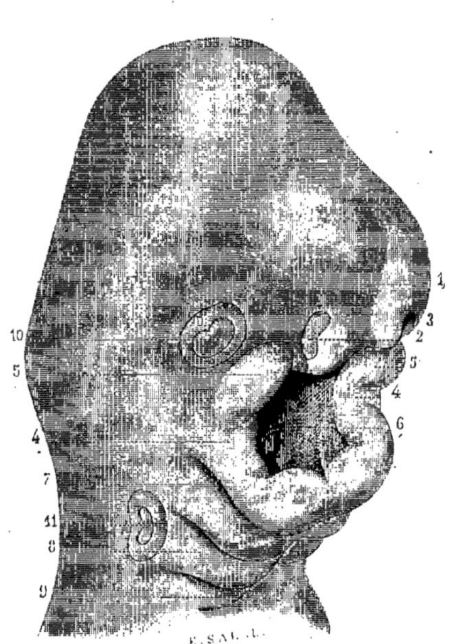

Fig. 784.—*Bouche d'un embryon de 15 à 18 jours. (Gross. de 15 diamèt.)*

Fig. 785. — *Bouche d'un embryon de 25 à 28 jours. (Même grossissement.)*

Fig. 784. — 1. Bourgeon frontal ou médian. — 2, 2. Bourgeons maxillaires inférieurs. — 3. Bouche future. — 4. Bourgeon maxillaire supérieur du côté droit, situé au-dessus et très en arrière de l'inférieur, à peine visible à cet âge. — 5, 5, 5. Vestige des trois arcs viscéraux ou branchiaux. — 6. Conduit qui formera plus tard l'estomac, l'œsophage et le pharynx. — 7, 7. Partie supérieure de la vésicule ombilicale, donnant naissance au conduit précédent. — 8. État primitif du cœur, affectant à cet âge la forme d'un vaisseau contourné.

Fig. 785. — 1. Bourgeon médian dont la partie inférieure s'est considérablement élargie. — 2. Narine droite. — 3. Narine gauche. — 4, 4. Bourgeons maxillaires inférieurs déjà réunis sur la ligne médiane. — 5, 5. Bourgeons maxillaires supérieurs, devenus très-manifestes et descendus au niveau de l'échancrure du bourgeon médian. — 6. Bouche. — 7. Premier arc viscéral. — 8. Second arc viscéral. — 9. Troisième arc viscéral. — 10. OEil. — 11. Oreille. (Ces deux figures et les deux suivantes sont tirées de l'ouvrage de Coste.)

la lèvre restent séparées de la partie médiane. — Avec le développement
des os incisifs coïncident : 1° celui de la cloison des fosses nasales, qui
procède de haut en bas et qui vient se souder à leur partie supérieure;
2° celui des apophyses palatines qui continuent à se rapprocher, de telle
sorte que la cloison verticale et les deux moitiés de la cloison horizontale,
convergeant de plus en plus, finissent par se rencontrer : ainsi se développe
a double cloison qui sépare les fosses nasales l'une de l'autre, et ces
fosses de la cavité buccale. Elle n'est complète que vers la fin de la sixième
semaine ou au commencement de la séptième.

En résumé, la bouche se développe aux dépens du bourgeon médian et
des bourgeons maxillaires.

Le bourgeon médian donne naissance au nez, à la cloison des fosses

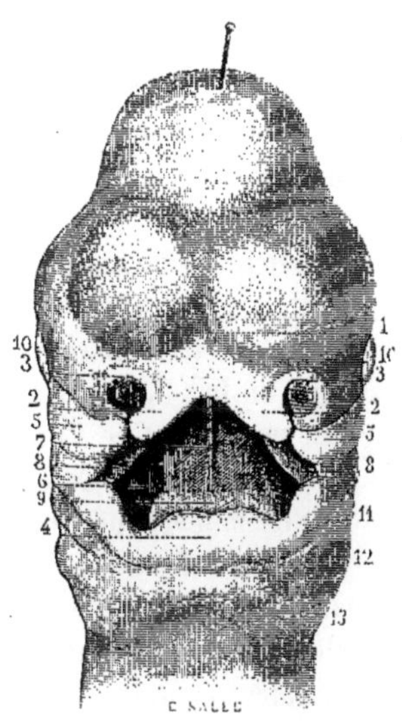
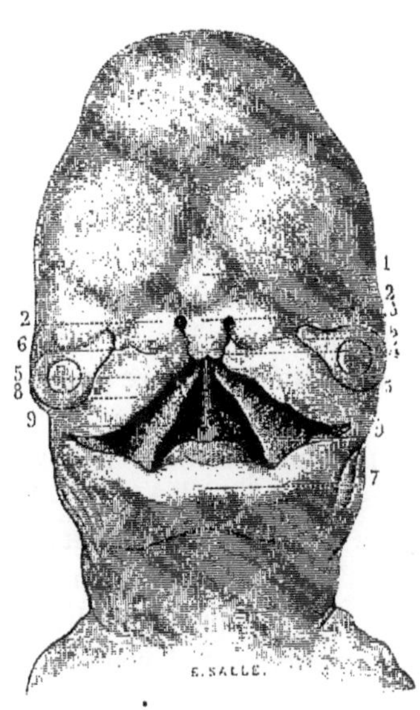

FIG. 786. — *Bouche d'un embryon*   FIG. 787. — *Bouche d'un embryon*
       de 35 jours.   *de 40 jours.*

FIG. 786. — 1. Bourgeon médian fortement échancré à sa partie inférieure. —
2, 2. Bourgeons incisifs produits par cette échancrure. — 3, 3. Narines. — 4. Lèvre et
mâchoire inférieures, formées par la réunion des bourgeons maxillaires inférieurs. —
5, 5. Bourgeons maxillaires supérieurs, contigus aux bourgeons incisifs. — 6. Bouche,
confondue encore avec les fosses nasales. — 7. Vestige de la cloison des fosses nasales.
— 8, 8. Vestige des deux moitiés de la voûte palatine. — 9. Langue. — 10, 10. Yeux.
— 11, 12, 13. Arcs viscéraux.

FIG. 787. — 1. Premier vestige du nez. — 2, 2. Premier vestige des ailes du nez. —
3. Vestige de la sous-cloison. — 4. Partie moyenne ou médiane de la lèvre supérieure,
constituée par le rapprochement et la fusion des deux bourgeons incisifs; une petite
échancrure médiane indique encore la séparation primitive de ces deux bourgeons. —
5, 5. Bourgeons maxillaires supérieurs, formant les parties latérales de la lèvre supérieure. — 6, 6. Sillon aux dépens duquel se développeront le sac lacrymal et le canal
nasal. — 7. Lèvre inférieure. — 8. Bouche. — 9, 9. Les deux moitiés latérales de la
voûte palatine, déjà très-rapprochées en avant, mais encore très-écartées en arrière.

nasales, aux os intermaxillaires et à la partie médiane de la lèvre supérieure.

Les bourgeons maxillaires inférieurs, en s'avançant rapidement l'un vers l'autre, ne tardent pas à produire la lèvre inférieure, la mâchoire inférieure et tout le plancher de la bouche.

Les bourgeons maxillaires supérieurs, beaucoup moins précoces que les précédents, se rapprochent de plus en plus et finissent par se souder l'un à l'autre en arrière, et aux bourgeons incisifs en avant. Alors la paroi supérieure de la bouche est constituée à son tour, et la lèvre correspondante, jusque là composée de trois parties, se trouve ramenée à l'unité.

Appliquons maintenant ces données à l'étude étiologique des vices de conformation de la bouche.

Nous avons vu que la lèvre inférieure se compose primitivement de deux moitiés latérales, qui se réunissent l'une à l'autre dès le vingtième jour : que ces deux moitiés restent isolées, et nous aurons un bec-de-lièvre congénital de cette lèvre, situé sur la ligne médiane. Ce vice de conformation est, du reste, extrêmement rare.

La lèvre supérieure est formée d'abord d'une partie médiane et de deux parties latérales : que l'une de celles-ci ne se réunisse pas à la première, et nous aurons un bec-de-lièvre unilatéral ; que ces trois parties conservent leur indépendance primitive, nous aurons un bec-de-lièvre bilatéral ; que les deux bourgeons incisifs ne se rapprochent pas et ne s'unissent pas l'un à l'autre, et le bec-de-lièvre occupera la ligne médiane. Ce dernier n'est pas moins rare que le bec-de-lièvre médian de la lèvre inférieure.

Les os maxillaires supérieurs sont séparés l'un de l'autre et des os incisifs jusqu'au quarantième jour ; si cette séparation persiste, le bec-de-lièvre sera compliqué d'une division congénitale de la voûte palatine, qui fera communiquer la bouche avec les fosses nasales, et qui pourra être aussi unilatérale ou bilatérale en avant.

Si enfin les deux mâchoires supérieures sont frappées d'un arrêt de développement à l'époque où elles sont encore très-éloignées l'une de l'autre et où la bouche forme avec les fosses nasales une sorte de cloaque, la face présentera cet horrible vice de conformation qui a été appelé *gueule-de-loup*.

Chacune des difformités de la bouche répond donc à l'une des périodes de son développement ; chacune d'elles est superposable en quelque sorte à un état transitoire ; elles n'existent que parce que cet état, de transitoire qu'il devait être, est devenu définitif. L'embryologie et la tératologie, en un mot, sont deux sciences essentiellement corrélatives. Rapprochées, elles s'éclairent mutuellement et nous enseignent :

1° Que tous les vices de conformation de la bouche ont pour commune origine un arrêt de développement ;

2° Que ces arrêts de développement frappent surtout les parties dont la réunion est tardive ;

3° Que lorsqu'ils frappent des parties dont la réunion est précoce, la difformité est portée à son plus haut degré ;

4° Qu'ils frappent à la fois les parties molles et les parties dures, bien cependant que les premières ne soient pas subordonnées aux secondes dans leur évolution, et réciproquement ;

5° Enfin qu'ils ne sont eux-mêmes que les manifestations d'une cause plus élevée, encore inconnue dans sa nature, qui seule pourrait nous expliquer pourquoi ils n'atteignent, dans l'immense majorité des cas, que la lèvre supérieure : pourquoi ils ont une prédilection si marquée pour le côté gauche de cette lèvre ; pourquoi ils en occupent tantôt une partie seulement et tantôt la totalité ; pourquoi chez certains individus ils sont limités à la luette ou au voile du palais, etc.

II. — DES DÉPENDANCES DE LA BOUCHE.

§ 1. — Glandes salivaires.

Les glandes préposées à la sécrétion de la salive sont extrêmement nombreuses. Les unes, remarquables par leur multiplicité et leurs petites dimensions, occupent l'épaisseur même des parois de la bouche. Les autres, moins nombreuses, mais d'un volume beaucoup plus considérable, se trouvent situées en dehors de ces parois, auxquelles elles n'appartiennent que par l'extrémité terminale de leurs conduits excréteurs.

Les *glandes salivaires intra-pariétales* nous sont déjà connues. Nous avons vu qu'elles se distinguent par leur siége : en antérieures ou *labiales*, latérales ou *géniennes*, supérieures ou *palatines* et inférieures ou *linguales*.

Les *glandes salivaires extra-pariétales*, au nombre de six, trois de chaque côté, forment autour de la mâchoire inférieure une chaîne non interrompue, dont les extrémités répondent aux condyles de cet os, et la partie moyenne au frein de la langue. Très-éloignée en haut et en dehors de la cavité de la bouche, cette chaîne glanduleuse s'en rapproche donc de plus en plus inférieurement, au point de s'appliquer immédiatement à la muqueuse buccale. Les glandes qui la composent ne sont pas continues entre elles, mais seulement en contact par leurs extrémités. Leur situation respective permet de les diviser en supérieures, inférieures et internes.

Les supérieures occupent l'excavation qui sépare l'oreille du bord postérieur de la mâchoire, d'où le nom de *parotides* (παρὰ, auprès ; οὖς, ὠτὸς, oreille), sous lequel elles sont connues.

Les inférieures répondent à la face interne du même os et à sa base, d'où aussi la dénomination de *sous-maxillaires* qui leur a été appliquée.

Les internes ou *sublinguales* se voient sur les côtés du frein de la langue, immédiatement au-dessous de la muqueuse du plancher de la bouche.

Ces glandes présentent des caractères qui sont propres à chacune d'elles et des caractères qui leur sont communs.

I. — **Parotide.**

La parotide est la plus volumineuse des glandes salivaires. Située dans l'excavation anguleuse comprise entre la branche de la mâchoire et la partie inférieure du temporal, elle se moule sur les saillies et les dépressions de celle-ci à la manière d'une cire molle qu'on y aurait coulée pour en prendre l'empreinte. Cette excavation, qu'elle remplit, qu'elle déborde même en avant et en bas, et à laquelle elle a attaché son nom, ne présente pas une capacité invariable : elle diminue un peu lorsque la mâchoire inférieure s'abaisse, et augmente au contraire lorsque cet os, glisse horizontalement d'arrière en avant.

Le *poids* et le *volume* de cette glande offrent beaucoup de variétés individuelles. Sur quinze parotides d'adultes dont j'ai déterminé le poids, l'une, extrêmement petite et véritablement rudimentaire, ne dépassait pas 9 grammes ; une autre était de 12 grammes ; la plus lourde s'élevait au poids de 46 grammes ; toutes les autres ont pesé de 16 à 38 grammes. Le poids moyen de la parotide est donc de 25 à 28 grammes.

Lorsqu'elle ne dépasse pas ce poids moyen, on la voit se prolonger au-dessous de l'angle de la mâchoire de 10 ou 12 millimètres seulement. Si elle le dépasse, elle peut descendre au-dessous de cet angle de 2 et même 3 centimètres. Si au contraire elle ne l'atteint pas, elle se termine à peu près au niveau de celui-ci. — De ses trois diamètres, le vertical, beaucoup plus long que les deux autres, est donc aussi celui qui varie le plus. Le transverse, qui mesure la profondeur de l'excavation parotidienne, varie beaucoup moins que le précédent. En comparant entre elles leurs dimensions extrêmes, on remarque que les parotides les plus petites sont aux plus volumineuses dans le rapport de 1 : 5. En admettant que la sécrétion est en raison directe du volume, les individus chez lesquels ces glandes se trouvent réduites à leurs plus minimes proportions sécréteront donc huit fois moins de salive parotidienne que ceux chez lesquels elles ont acquis leur plus grand développement, différence importante qui mérite de fixer l'attention des physiologistes.

A. — *Forme et rapports de la parotide.*

La parotide, exactement moulée sur les parois de l'excavation dans laquelle elle est reçue, présente une forme assez irrégulière. Elle peut être comparée cependant à une pyramide triangulaire dont le sommet serait dirigé en haut. Cette glande nous offre à considérer par conséquent trois faces, trois bords et deux extrémités. — Des trois faces, l'une est externe, l'autre antérieure, la troisième postérieure.

La *face externe* ou *cutanée*, beaucoup plus étendue que les deux autres, se prolonge dans le sens vertical depuis le tubercule de l'apophyse zygomatique jusqu'à 1 ou 2 centimètres au-dessous de l'angle de la mâchoire, et dans le sens antéro-postérieur, depuis la partie moyenne du masséter jusqu'à l'apophyse mastoïde. Plane ou légèrement convexe, cette face est recouverte : 1° par une lame fibreuse qui envoie dans l'épaisseur de la glande des prolongements, et qui se continue en avant avec l'aponévrose massétérine, en bas et en arrière avec l'aponévrose cervicale superficielle ; 2° par une couche celluleuse ou cellulo-graisseuse, assez épaisse chez l'enfant, mais plus mince et plus dense chez l'adulte ; 3° par le risorius de Santorini, dans son tiers inférieur ; 4° enfin par la peau.

La *face antérieure*, concave, répond, par sa partie moyenne, au bord parotidien de la mâchoire, qu'elle embrasse dans toute son étendue à la manière d'une gouttière, et plus bas à la glande sous-maxillaire dont la sépare une lame fibreuse dépendante de l'aponévrose cervicale. — En avant et superficiellement, elle s'étale en s'amincissant de plus en plus sur la face externe du masséter, pour en recouvrir tantôt le tiers, tantôt la moitié, quelquefois les trois quarts postérieurs ; une lame aponévrotique très-mince et les principales divisions du facial la séparent de ce muscle. — En avant et profondément, elle se prolonge sous la branche de la mâchoire, en formant une sorte de languette qui remplit l'espace angulaire compris entre les deux ptérygoïdiens ; un peloton cellulo-adipeux plus ou moins épais sépare cette languette des parois latérales du pharynx.

La *face postérieure* de la parotide, remarquable surtout par son extrême irrégularité, se trouve en rapport :

1° Superficiellement, avec la portion cartilagineuse et la portion osseuse du conduit auditif externe, auxquelles elle adhère à peine ; plus bas, avec l'apophyse mastoïde et le bord antérieur du sterno-mastoïdien.

2° Sur un plan plus profond, avec une excavation arrondie, circonscrite supérieurement par l'apophyse mastoïde, inférieurement par le sterno-mastoïdien et le ventre postérieur du digastrique, antérieurement par l'apophyse styloïde, et profondément par la masse latérale de l'atlas. Les parois de cette excavation sont tapissées par une lame aponévrotique très-forte, sous laquelle rampe l'artère occipitale.

3° En dedans et en avant, avec les muscles styliens que recouvre aussi une lame aponévrotique très-dense et qui occupent des plans différents. En procédant de bas en haut, on rencontre d'abord le stylo-hyoïdien, puis le stylo-glosse, et enfin le stylo-pharyngien. Immédiatement au dessous de l'attache de ces muscles on trouve : la carotide interne ; en dehors de celle-ci la jugulaire interne ; puis les nerfs hypoglosse, glosso-pharyngien et spinal ; et plus profondément encore le pneumogastrique et le ganglion cervical supérieur du grand sympathique.

Le *bord antérieur* de la parotide, appliqué sur la face externe du masséter, est mince, inégal, obliquement dirigé de haut en bas et d'avant en arrière. — Le *postérieur*, épais et vertical, répond en haut au tragus, auquel il n'est uni que par un tissu cellulaire très-lâche ; il repose en bas sur la face externe de l'apophyse mastoïde et sur le bord antérieur du sterno-mastoïdien, qu'il déborde souvent. — Le bord interne, formé par la rencontre des faces antérieure et postérieure, s'enfonce profondément sous la branche de la mâchoire. La languette qui remplit l'espace compris entre les deux ptérygoïdiens, et qui se dirige vers le pharynx sans arriver jusqu'à cet organe, en est une dépendance.

L'*extrémité supérieure*, ou *sommet* de la glande, étroite et mince, répond à l'articulation temporo-maxillaire qu'elle recouvre.

L'*extrémité inférieure*, ou *base*, volumineuse, s'adosse au-dessous de l'angle de la mâchoire, à l'extrémité postérieure de la glande sous-maxillaire, dont la sépare une cloison fibreuse dépendante de l'aponévrose cervicale ; cette cloison se continue en haut avec le ligament stylo-maxillaire, qui peut en être considéré comme un prolongement.

B. — *Connexions de la parotide avec les vaisseaux et nerfs qui la traversent.*

Indépendamment de ses rapports périphériques ou de voisinage, la parotide en affecte d'autres plus intimes encore et non moins importants avec les vaisseaux et les nerfs qui la traversent. Or, ces vaisseaux sont de trois ordres : artériels, veineux et lymphatiques. Parmi les nerfs, l'un est moteur, c'est le facial ; les deux autres sensitifs, ce sont l'auriculo-temporal et la branche auriculaire du plexus cervical.

La carotide externe, après avoir passé sous le digastrique et le stylo-hyoïdien, s'engage dans l'interstice qui sépare ce dernier muscle du stylo-glosse, traverse alors la loge fibreuse de la glande et s'applique à sa face postérieure, puis s'enfonce dans son épaisseur en restant cependant toujours très-rapprochée de cette face. Suivant quelques auteurs, le tronc carotidien ne serait pas entouré d'une manière complète ; assez fréquemment il serait libre en dedans et occuperait une sorte de gouttière analogue à celle que l'artère splénique se creuse sur le bord supérieur du pancréas. Mais cette disposition doit être considérée comme très-exceptionnelle ; sur huit individus dont j'ai examiné les parotides, elle n'existait ni de l'un ni de l'autre côté.

Dans son trajet à travers la glande, cette artère fournit l'auriculaire postérieure qui traverse obliquement son extrémité inférieure, puis les auriculaires antérieures, en nombre indéterminé, qui la traversent aussi de dedans en dehors. — Plus haut, elle se bifurque pour donner naissance à la maxillaire interne et à la temporale superficielle. La maxillaire interne s'engage presque aussitôt sous le col du condyle de la mâchoire, contre lequel elle est fixée par une bandelette fibreuse très-résistante. La temporale superficielle continue le trajet primitif du tronc artériel et n'abandonne la glande qu'au niveau du tubercule de l'apophyse zygomatique : avant d'en sortir, elle fournit la transversale de la face.

A ces artères correspondent des veines qui leur sont accolées sur toute leur étendue. La plus importante est la jugulaire externe, située en dehors et un peu en avant du tronc carotidien. Dans son trajet elle fournirait, suivant la plupart des auteurs, une branche qui irait s'anastomoser avec la jugulaire interne. Sur les huit sujets dont j'ai parlé précédemment, je n'ai rencontré cette branche qu'une seule fois.

Les vaisseaux lymphatiques intraparotidiens sont extrêmement nombreux et volumineux pour la plupart. Ils viennent de plusieurs sources : 1° de la moitié antérieure du cuir chevelu ; 2° du sourcil et de la partie externe des paupières ; 3° des téguments de la pommette et de la région parotidienne ; 4° du pavillon de l'oreille.

Ceux du cuir chevelu se rendent presque verticalement dans un où deux ganglions qui ont pour siége le tiers supérieur dé la glande. — Ceux du sourcil, des paupières, de la peau de la pommette et de la région parotidienne aboutissent à des ganglions situés dans l'épaisseur de la parotide, au-dessous des précédents, et si petits en général, qu'on ne peut les découvrir qu'en injectant et en suivant les vaisseaux qui s'y terminent. — Ceux qui émanent de la face externe du pavillon convergent vers un ganglion constant et volumineux situé au devant du tragus. — Enfin ceux qui proviennent de l'hélix et de toute la face interne ou postérieure du pavillon contournent le conduit auditif, pour atteindre deux ou trois ganglions de dimensions variables occupant la partie inférieure du bord postérieur de la parotide.

Tous ces ganglions sont sous-aponévrotiques, et la plupart sont même recouverts en partie ou complétement par les lobules voisins.—Mais, indépendamment de ces ganglions superficiels, il en est de profonds, au nombre de deux ou trois, qui suivent le trajet de la carotide externe et qui s'en trouvent très-rapprochés. Ces ganglions profonds existent constamment. Ils offrent en général une extrême petitesse. Lorsqu'ils s'hypertrophient ou deviennent le siége de quelque affection chronique, ils peuvent acquérir un volume assez considérable pour soulever la glande en masse et la chasser en partie de l'excavation parotidienne.

Le nerf facial, à sa sortie du trou stylo-mastoïdien, s'engage dans l'épaisseur de la parotide, se dirige obliquement en bas, en dedans et en avant ; puis se partage, après un trajet de 12 à 15 millimètres, en deux branches, dont l'inférieure ou cervico-faciale suit le trajet primitif du tronc, tandis que la supérieure ou temporo-faciale se porte en haut et en avant vers la partie moyenne du bord parotidien de la mâchoire. Parvenue sur ce bord, elle reçoit l'anastomose importante que lui donne l'auriculo-temporal ; elle chemine ensuite en se divisant et subdivisant entre le masséter et la parotide.

L'auriculo-temporal, branche du maxillaire inférieur, pénètre dans la glande par sa face antérieure, un peu au-dessous de l'origine de l'artère maxillaire interne, donne un rameau considérable au facial, se réfléchit ensuite de bas en haut, et ne s'isole qu'au niveau du tubercule de l'apophyse zygomatique. — La branche auriculaire du plexus cervical n'entre en connexion avec la parotide que par ses divisions les plus antérieures, destinées aux téguments de la partie inférieure de la face.

De l'ensemble des rapports qu'affecte la glande parotide avec les parties qui l'entourent et celles qui la traversent il résulte : ·

Que cette glande ne saurait être extirpée en totalité sans exciser une partie du tronc de l'artère carotide externe, de la veine jugulaire externe et du nerf facial ; d'où un écoulement sanguin à la fois artériel et veineux, abondant et instantané, que le chirurgien doit prévoir afin de le prévenir, et une hémiplégie faciale que le malade conservera jusqu'à la fin de ses jours.

C. — *Structure de la parotide.*

Cette glande se compose : d'une enveloppe fibreuse ; d'une substance propre divisée en lobes, lobules et acini, desquels partent les radicules de son conduit excréteur ; d'artères, de veines, de nerfs et d'une petite quantité de tissu cellulaire.

L'*enveloppe fibreuse* de la parotide ne l'entoure pas d'une manière complète ; on n'en trouve aucun vestige au niveau des portions cartilagineuse et osseuse du conduit auditif, auquel la glande n'adhère que par un tissu cellulaire très-lâche. Le prolongement qui pénètre entre les deux ptérygoïdiens en est également dépourvu, en sorte qu'un abcès intraparotidien pourrait facilement fuser vers le pharynx. Cette enveloppe est épaisse et résistante dans sa moitié inférieure. En haut et en avant, elle devient beaucoup plus mince et plutôt celluleuse que fibreuse.—De sa face interne naissent des prolongements lamelliformes très-nombreux, qui pénètrent entre les principaux lobes de la glande et dégénèrent graduellement dans son épaisseur en simples cloisons celluleuses.

Les lobes et les lobules représentant la substance propre de la glande sont serrés les uns contre les autres. Leur couleur est d'un blanc terne ; leur consistance assez ferme. Chaque lobe se compose d'un nombre variable de lobules, et chaque lobule d'un nombre très-variable aussi de granulations.

De celles-ci partent autant de canalicules qui se réunissent pour constituer des rameaux, lesquels, se réunissant à leur tour, forment des branches, puis un tronc unique qui constitue le *canal excréteur de la glande parotide* ou *conduit de Sténon*.

Le *conduit de Sténon* peut être étudié en l'absence de toute injection, ou après avoir été injecté. — Dans le premier cas, il semble naître de la partie moyenne de la glande et se diriger horizontalement en avant, ou un peu obliquement en avant et en bas. — Dans le second, on reconnaît :

1° Qu'il tire son origine de la partie inférieure de la glande, remarquable par son volume beaucoup plus considérable ;

2° Qu'il contourne le bord parotidien de la mâchoire, à l'union de son tiers inférieur avec ses deux tiers supérieurs ;

3° Qu'il monte obliquement sur le masséter, en croisant l'axe de ce muscle sous un angle de 45 degrés ;

4° Qu'arrivé à un centimètre au-dessous de la partie antérieure de l'arcade zygomatique, il devient horizontal, rampe alors sur la portion tendineuse du muscle, puis déborde celui-ci de 8 à 10 millimètres en décrivant une courbe parallèle à son bord antérieur et s'applique ensuite au buccinateur, qu'il ne tarde pas à traverser. Le conduit s'ouvre sur la muqueuse buccale, au niveau du collet de la deuxième grosse molaire de la mâchoire supérieure, par un orifice étroit et en général peu apparent, dont le diamètre mesure à peine un millimètre.

Tous les auteurs se sont mépris sur la direction de ce conduit, pour n'avoir tenu compte que de sa partie terminale, horizontale en effet ou légèrement descendante. Ils ont complétement méconnu sa partie intraglandulaire. Or, celle-ci longe la moitié inférieure du bord antérieur de la glande ; elle se trouve donc très-superficiellement placée et n'est pas moins vulnérable, par conséquent, que la partie terminale.

Le canal excréteur de la glande parotide se présente sous un aspect très-différent, suivant que l'on considère sa portion terminale ou sa portion intraglandulaire. — La première est remarquable par l'épaisseur de ses parois et l'étroitesse relative de son calibre. Elle se compose de deux couches : l'une interne, cellulo-fibreuse, mince, recouverte d'un épithélium pavimenteux et entourée de quelques fibres musculaires lisses ; l'autre externe ou fibreuse, formée par l'aponévrose du buccinateur, qui se prolonge sur toute la partie libre du conduit. — La seconde, mince et plus dilatable, est constituée seulement par la couche profonde.

Quelquefois on observe sur le conduit de Sténon, au niveau ou au devant du bord antérieur du masséter, un lobe isolé, ou bien un lobule tantôt unique et tantôt double, qui semble former une glande à part et qui a reçu le nom de *parotide accessoire*. Mais cette dénomination ne saurait lui convenir ; car le conduit excréteur qui en part ne va jamais s'ouvrir isolément dans la bouche : il se jette dans le conduit de Sténon, en sorte qu'on peut l'injecter en même temps que celui-ci et ses divers affluents. Ce lobe ou lobule n'offre donc pas une existence indépendante ; il fait partie intégrante de la parotide au même titre que tous les autres lobes de la glande.

Les *artères* de la parotide émanent de plusieurs sources : 1° du tronc de la carotide externe ; 2° de l'auriculaire postérieure ; 3° des auriculaires antérieures et de la transversale de la face.

Les *veines* qui en proviennent se jettent dans la portion intraparotidienne de la jugulaire externe.

Ses *vaisseaux lymphatiques* sont encore inconnus. Aucun fait ne démontre leur existence, qui cependant est probable.

Les nerfs émanent pour la plupart de l'auriculo-temporal, c'est-à-dire du maxillaire inférieur ou de la cinquième paire. Quelques ramuscules de la branche auriculaire du plexus cervical se terminent également dans l'épaisseur de la glande.

Un tissu cellulaire, peu abondant, occupe l'interstice des lobes et lobules ; le meilleur procédé pour en prendre connaissance consiste à l'insuffler. Dans les aréoles de ses mailles on observe quelquefois de petits groupes ou amas de cellules adipeuses.

II. — Glande sous-maxillaire.

La *glande sous-maxillaire* est située dans la région sus-hyoïdienne, au-dessous et en dedans du corps de la mâchoire, au-dessus du tendon du muscle digastrique qu'elle recouvre, immédiatement en arrière du mylo-hyoïdien, dont elle embrasse le bord libre à peu près comme la parotide embrasse le bord parotidien de la mâchoire.

Son *volume* est beaucoup moins considérable que celui de la parotide. Il est aussi moins variable. —Son poids moyen ne dépasse pas 7 à 8 grammes.

Sa *forme*, très-irrégulièrement prismatique et triangulaire, permet de lui considérer trois faces : une supérieure, une inférieure ou externe, la troisième interne ; et deux extrémités, dont l'une se dirige en avant et l'autre en arrière.

La *face supérieure*, inclinée en dehors, répond à la face interne du corps de la mâchoire, légèrement excavée à son niveau. C'est sur cette face que reposent tous les ganglions sous-maxillaires, au nombre de huit à dix, disposés pour la plupart en série linéaire, très-inégaux en volume et perceptibles au toucher lorsqu'ils deviennent le siége d'une inflammation aiguë ou chronique. — L'artère et la veine sous-mentales la longent d'arrière en avant dans toute son étendue.

La *face inférieure* ou externe, convexe et plus étendue que la précédente, est recouverte : 1° par la peau ; 2° par une couche graisseuse ordinairement mince, mais plus ou moins épaisse chez les individus dont le menton descend à double ou triple étage ; 3° par le peaucier, sous lequel rampent les divisions entrecroisées de la branche inférieure du facial et de la branche antérieure du plexus cervical ; 4° par le feuillet superficiel de l'aponévrose cervicale, qui vient s'attacher à la base de la mâchoire, et qui sépare par conséquent les ganglions sous-maxillaires les plus infé-rieurs du peaucier et de la peau ; 5° par la veine faciale, qui croise obli-quement cette face dans son tiers postérieur pour aller se jeter tantôt dans la jugulaire externe, et tantôt dans la jugulaire interne. Au moment où elle abandonne le bord inférieur de la mâchoire, cette veine, qui à la face était située très en arrière de l'artère correspondante, se place en dehors, puis en avant de celle-ci, de telle sorte que les deux vaisseaux s'entre-croisent, la veine suivant sa direction primitive, pour se porter presque verticalement en bas, l'artère au contraire se dirigeant très-obliquement en avant et se creusant sur l'extrémité postérieure de la glande un sillon plus ou moins profond.

La *face interne* se trouve en rapport : 1° en bas, avec le tendon du digastrique et le muscle stylo-hyoïdien ; 2° en haut et en arrière, avec le muscle hyo-glosse, dont la séparent le nerf hypoglosse et les veines lin-guales, qui longent sur ce point le bord inférieur du tronc nerveux ; 3° en haut et en avant, avec la face inférieure du mylo-hyoïdien. — De cette face interne partent le conduit excréteur de la glande et deux prolonge-ments dont l'un se porte en avant et l'autre en arrière.

Le *conduit excréteur*, ou *conduit de Wharton*, né de la partie moyenne de la face interne, se dirige obliquement en haut, en avant et en dedans, vers la partie inférieure du frein de la langue, où il forme un coude pour se porter directement en avant et s'ouvrir au sommet d'un petit tubercule en s'adossant à celui du côté opposé. — Sa longueur est de 4 à 5 centimètres. Son diamètre, plus considérable que celui du canal de Sténon, varie de 2 à 3 millimètres.

Il est surtout remarquable par les grandes dimensions de son calibre et par la minceur de ses parois, mode de conformation qui semble accuser une facile dilatation : d'où cette opinion, si longtemps accréditée et si erro-née cependant, que la grenouillette a pour siége primitif ou pour point de départ le conduit de Wharton.

Dans son trajet, ce conduit se trouve situé d'abord entre le mylo-hyoï-dien et le lingual inférieur. Plus haut, il est placé entre ce dernier muscle et le génio-glosse d'une part, et la glande sublinguale de l'autre, dont il croise la face interne à la manière d'une diagonale qui correspondrait en arrière à la partie la plus inférieure de celle-ci, et en avant à sa partie la plus élevée. Arrivé sur les côtes du frein, il devient sous-muqueux dans l'étendue de 3 ou 4 millimètres, et s'adosse alors sur la ligne médiane à celui du côté opposé. — Depuis son origine jusqu'à sa terminaison, il affecte aussi des rapports très-intimes avec le nerf lingual, qui longe son côté externe et inférieur.

Le *prolongement antérieur* de la glande sous-maxillaire est quelquefois assez considérable. Il se présente en général sous la forme d'une languette conoïde de 15 à 20 millimètres de longueur, aplatie de dehors en dedans, contiguë en bas au mylo-hyoïdien, en haut au muscle lingual inférieur et au conduit excréteur de la glande, dont il suit exactement la direction. Son extrémité terminale s'avance jusqu'à l'extrémité postérieure de la glande sublinguale.

Le *prolongement postérieur*, que je ne trouve mentionné dans aucun auteur, est plus variable dans ses dimensions. Lorsqu'il atteint son plus grand développement, il se porte d'abord en haut, puis horizontalement en arrière, jusqu'au niveau de la dernière grosse molaire inférieure. Lorsqu'il est rudimentaire, il se compose seulement de quelques lobules sous-jacents à la muqueuse du plancher de la bouche.

L'*extrémité antérieure* de la glande sous-maxillaire est arrondie. Elle s'applique au ventre antérieur du digastrique.

Son *extrémité postérieure*, moins régulière, répond au ptérygoïdien nterne et à la partie inférieure de la parotide, dont la sépare une cloison fibreuse dépendante de l'aponévrose cervicale. Elle est creusée d'un sillon plus ou moins profond et sinueux qui loge l'artère faciale.

Structure de la glande sous-maxillaire. — La structure de cette glande ne diffère pas de celle de la parotide : une gaîne fibreuse, une substance propre, des artères, des veines, des nerfs et une petite quantité de tissu cellulaire, tels sont les éléments qui la composent.

L'enveloppe fibreuse est formée : en bas, par le feuillet superficiel de l'aponévrose cervicale qui sépare la glande du peaucier ; en arrière, par le feuillet profond de la même aponévrose qui la sépare des muscles digastrique, hyo-glosse et mylo-hyoïdien. Cette loge fibreuse se trouve complétée en haut par la face interne du corps de la mâchoire. Elle n'adhère aux lobes et lobules sous-jacents que par un tissu cellulaire lâche. — Ces lobes, lobules et granulations sont identiques du reste avec ceux de la parotide.

Les principales branches d'origine du conduit de Wharton convergent vers la partie moyenne de la face interne pour donner naissance à ce canal, qui reçoit, un peu au delà de son point d'émergence, la branche émanée du prolongement postérieur, et, quelques millimètres plus haut, celle qui provient du prolongement antérieur. — Le procédé le plus simple et le plus expéditif pour étudier les principaux affluents du conduit de Wharton consiste à injecter celui-ci au mercure. Pour éviter une rupture, on fera usage d'une faible pression : une colonne de 25 à 30 centimètres de hauteur sera suffisante. En séparant ensuite les lobes avec quelque ménagement, on verra très-bien tous ces canaux et canalicules, leur direction relative, leurs dimensions, leur abouchement successif dans le tronc commun, etc. ; c'est alors seulement qu'on prendra une notion exacte et complète des deux prolongements de la glande.

L'injection mercurielle permettra aussi de constater que le conduit de Wharton ne reçoit jamais aucun des canaux excréteurs de la glande sublinguale.

Les parois de ce conduit sont recouvertes d'un épithélium pavimenteux ; elles se composent de fibres lamineuses auxquelles se joignent des fibres élastiques très-déliées, et des fibres musculaires lisses entrecroisées. Ces parois, très-minces et très-dilatables, ont pour attribut essentiel une grande élasticité, qui leur permet de revenir sur elles-mêmes et d'effacer si complétement le calibre du canal, dans son état de vacuité, qu'on ne parvient à y introduire un stylet de petite dimension qu'avec une certaine difficulté ; et cependant ce calibre est assez considérable pour recevoir l'extrémité d'une sonde cannelée ordinaire.

Les *artères* de la glande sous-maxillaire proviennent du tronc de la faciale, qui lui donne deux ou trois branches volumineuses, et de la sous-mentale, qui lui fournit plusieurs divisions.

Les *veines* se rendent dans la veine sous-mentale et dans la veine faciale. Quelques-unes se jettent dans les veines linguales.

Les *vaisseaux lymphatiques* sont inconnus. Ceux qui se rendent aux ganglions sous-maxillaires, et qui cheminent ensuite à la surface ou dans l'épaisseur de la glande, tirent leur origine : 1° des téguments de la partie inférieure et médiane du front, des faces latérales du nez, des lèvres et des joues ; 2° de la muqueuse qui tapisse les parois du vestibule de la bouche ; 3° des gencives inférieures.

Les *nerfs*, très-nombreux, naissent pour la plupart de la branche linguale du nerf maxillaire inférieur. Quelques ramifications viennent de la corde du tympan ; d'autres, plus déliées, se détachent des ramuscules accolés à l'artère faciale, ramuscules qui tirent eux-mêmes leur origine du grand sympathique.

Le *tissu cellulaire* qui unit entre eux les lobes et lobules est moins serré que celui de la parotide, il ne renferme pas de vésicules adipeuses.

III. — Glande sublinguale.

Cette glande est située en dedans de la partie moyenne du corps de la mâchoire, sous la muqueuse du plancher de la bouche, qu'elle soulève, à droite et à gauche du frein de la langue.

Elle n'atteint pas tout à fait le volume d'une amande. Son poids moyen est de 2 à 3 grammes seulement. Les deux glandes sublinguales, réunies aux deux glandes sous-maxillaires, restent donc inférieures, sous ce rapport, à une seule des parotides : or, le volume étant ici proportionnel au poids, et l'activité de la fonction elle-même pouvant être considérée comme proportionnelle au volume, on voit que si la quantité de salive sécrétée par les glandes groupées autour de la mâchoire inférieure est représentée par le chiffre 6, les deux tiers, et quelquefois même les trois quarts de cette salive, seront sécrétés par les parotides, et le reste par toutes les autres glandes réunies.

La forme de la glande sublinguale est celle d'un ellipsoïde aplati et parallèle au corps de la mâchoire. Son grand axe, dirigé de dedans en dehors et d'avant en arrière, est de 2 à 3 centimètres, son diamètre verti-cal d'un centimètre environ, et le transversal de 6 à 7 millimètres. On peut lui considérer deux faces, deux bords et deux extrémités.

La *face antéro-externe* répond, dans ses deux tiers antérieurs, à la dépression qu'on observe sur le corps de la mâchoire, à droite et à gauche des apophyses géni, et dans son tiers postérieur au muscle mylo-hyoï-dien.

La *face postéro-interne* est en rapport avec le muscle lingual inférieur, le génio-glosse, le canal de Wharton, qui la croise à la manière d'une diagonale ascendante, le nerf lingual et les veines du même nom.

Le *bord inférieur* occupe l'espace anguleux, à sinus supérieur, qui sépare le mylo-hyoïdien du génio-glosse. — Le *supérieur*, horizontal comme le précédent, forme sur le plancher de la bouche une légère saillie parallèle à la courbe parabolique de la mâchoire ; il est un peu inégal, revêtu par la muqueuse buccale qu'il soulève, et sous-jacent à l'extrémité antérieure de la langue. C'est sur ce bord que viennent s'ouvrir les conduits excréteurs de la glande. L'embouchure de ceux-ci est ordinairement peu apparente ; cependant, chez quelques sujets, on peut distinguer, soit à l'œil nu, soit à l'aide d'une loupe, les orifices par lesquels ils s'ouvrent à la surface de la muqueuse. Ces orifices sont disposés en série linéaire, mais peu régulière. On en compte en général de 15 à 20 et quelquefois, selon M. Tillaux (1), jusqu'à 25 ou 30. Aucun d'eux ne s'ouvre dans le conduit de Wharton ; sur dix glandes sous-maxillaires dont j'ai injecté le canal excréteur, je n'ai vu aucun ramuscule se rendre de ce canal à la glande sublinguale.

L'*extrémité antérieure* de la glande s'appuie en bas sur le tendon du génio-glosse. Au-dessus de ce tendon, la glande d'un côté se trouve en contact immédiat avec celle du côté opposé.

L'*extrémité postérieure* correspond en bas au prolongement antérieur de la glande sous-maxillaire, et en haut à une série de lobes et lobules glandulaires qui se prolonge jusqu'au niveau de la dernière grosse molaire, et qui constitue le prolongement postérieur de la même glande.

(1) Tillaux, *Compte rendu de la Société de biologie*, 1859, t. V, p. 95.

La glande sublinguale n'est pas entourée d'une enveloppe fibreuse. Un tissu cellulaire très-lâche l'unit aux parties voisines.—Ses artères viennent de la sous-mentale et de la linguale. — Ses veines se jettent dans la veine ranine. — Ses nerfs émanent du lingual.

Par sa couleur, sa consistance et sa structure, elle rappelle les glandes salivaires déjà décrites. Elle ne diffère de celles-ci que par ses conduits excréteurs, toujours multiples, tandis que celui des glandes plus éloignées de la cavité buccale est constamment unique.

Historique des conduits excréteurs de la glande sublinguale. — Rivinus, le premier, dans une dissertation sur la *dyspepsie*, qui parut en 1679, a signalé chez le veau l'existence d'un conduit excréteur provenant de la glande sublinguale. Il s'exprime ainsi : « Ces conduits naissent de la partie antérieure des » glandes, marchent au-dessus des conduits de Wharton et les accompagnent » jusqu'à leur embouchure ; cependant ils s'ouvrent par un orifice distinct et ne » communiquent nullement avec ceux-ci, dont ils sont complétement indé- » pendants (1). »

Cinq ans plus tard, dans un opuscule intitulé *De ductu salivali novo*, Bartholin le fils a mentionné ce même canal, qu'il avait aussi observé sur le veau, qu'il observa ensuite sur la brebis, l'ours et la lionne, et dont il crut pouvoir s'attri- buer la découverte : « Aux deux conduits salivaires de Sténon et de Wharton, il » faut, dit-il, en ajouter un troisième qui part de la glande sublinguale et qui » accompagne le conduit de Wharton, pour s'ouvrir sous la langue, dans le » même point que ce dernier et par un orifice également manifeste (2). »

Jusqu'à cette époque on n'avait donc observé qu'un seul canal excréteur dans la glande sublinguale, et ce canal unique n'avait été aperçu que sur quelques mammifères.

Les anatomistes pensèrent qu'il devait exister aussi chez l'homme. Mais on ne réussit pas d'abord à le découvrir ; et en l'absence d'observations concluantes, les uns émirent l'opinion qu'il se terminait dans le canal de Wharton, d'autres dans la saillie terminale de ce conduit. Quelques auteurs, parmi lesquels je dois citer Sténon et Morgagni, admirent que la glande avait plusieurs conduits et que ceux-ci venaient s'ouvrir sur son bord supérieur.

Tel était l'état d'incertitude de la science lorsque parut, en 1724, un remar- quable travail de Frédéric Walther, dans lequel cet observateur annonce que la glande sublinguale est le point de départ de quatre conduits indépendants ; que ces conduits s'ouvrent sur son bord supérieur, qu'ils sont disposés sur la même ligne, et que celui d'entre eux qui se trouve le plus rapproché de l'embouchure du conduit de Wharton, en reste séparé cependant par un intervalle de trois lignes environ, etc. (3).

Ce travail était net, précis, et très-supérieur à tous ceux qui l'avaient précédé ; mais il resta ignoré. Les anatomistes, divisés d'opinion, se rangèrent en deux camps, les uns continuant d'admettre avec Rivinus que la glande sublinguale ne possède qu'un conduit, la plupart admettant avec Sténon et Morgagni qu'elle en possède plusieurs. Et comme les recherches de Rivinus ne furent pas mieux consultées que celles de Walther, on décrivit bientôt tous ces conduits sous le nom de *conduits de Rivinus*. Puis chacun désirant ajouter quelque chose à ce

______

(1) « *Adeoque nullo modo hi ductus cum illis communicant, sed omnino singulares sunt.* »
(2) « *Et sub lingua, eodem quo Whartonianus loco aperitur, ostio æque manifesto.* »
(3) Aug. Fréd. Walther, *De novis inventis sublinguæ salivæ rivis.* Lipsiæ, 1724.—Dans Haller, *Disput. anat. select.*, vol. I, p. 45 et suiv.

qu'avaient fait ses prédécesseurs, le nombre de ces prétendus conduits fut peu à peu augmenté, et en se multipliant ils prirent toutes les directions et tous les modes de terminaison possibles.

Frappé du désordre qui régnait sur ce point de la science, je l'étudiai à mon tour en 1857, dans l'espoir d'y ramener quelque clarté. Il résulta de mes observations que la glande sublinguale se compose toujours de plusieurs glandules, dont le conduit excréteur pour chacune d'elles monte vers son bord supérieur, où il s'ouvre. J'évaluai leur nombre à quatre ou cinq ; mes recherches, en un mot, vinrent confirmer celles de Walther, que je me fis un devoir de rappeler. Je reconnus, en outre, que jamais aucun conduit émané de cette glande ne se rendait dans le canal de Wharton.

Il était donc établi, en 1857, que la glande sublinguale se composait de plusieurs glandules indépendantes, simplement adossées et adhérentes les unes aux autres. Cette conclusion, tirée des recherches de Walther et des miennes, était vraie. Mais elle ne contenait pas toute la vérité. En 1858, M. Tillaux a complété nos connaissances sur cette glande en démontrant que le nombre des glandules était plus considérable que nous ne l'avions pensé ; qu'il s'élève en moyenne à 15 ou 20 et peut atteindre jusqu'à 25 ou 30. L'immersion suffisamment prolongée dans l'acide tartrique est le procédé que cet auteur avait mis en usage (1).

IV. — Caractères communs à toutes les glandes salivaires ; usage de ces glandes.

A côté des caractères qui distinguent les glandes salivaires extra-pariétales il n'est pas sans intérêt de mettre ceux qui les rapprochent. Parmi ces caractères, je mentionnerai surtout les suivants :

1° Toutes ces glandes sont situées sur le pourtour de la mâchoire inférieure ; toutes aussi se trouvent en contact avec les muscles chargés de la mouvoir ; et comme cet os et ces muscles sont agités d'un mouvement continu pendant la durée de la mastication, il en résulte qu'elles subissent dans le même temps un ébranlement semblable qui paraît n'être pas sans influence sur l'exercice de leurs fonctions.

2° Elles n'affectent aucune forme déterminée. Toutes se moulent sur les saillies et les dépressions des organes voisins, en sorte que l'irrégularité est sous ce rapport le seul lien qui les rapproche.

3° Elles ont des connexions intimes avec le système artériel : ainsi la parotide est en rapport avec la carotide externe, et la glande sous-maxillaire avec la faciale. La glande sublinguale, beaucoup plus petite que les précédentes, répond à l'artère du filet.

4° Leurs rapports avec le système veineux n'offrent pas moins d'importance : la parotide est traversée par la veine qui rapporte le sang des parties molles péricrâniennes ; la glande sous-maxillaire est croisée par celle qui rapporte le sang de la face ; la glande sublinguale repose sur les veines qui émanent des muscles de la langue.

(1) Tillaux, *Note sur la structure de la glande sublinguale* (*Compte rendu de la Soc. de biologie*, 2ᵉ série, 1858, t. V, p. 93).

5° Les branches artérielles qu'elles reçoivent sont remarquables à la fois par leur nombre et leur volume.

6° Les nerfs qui se perdent dans leur épaisseur sont nombreux également, mais assez grêles, et proviennent de la même source, du maxillaire inférieur, c'est-à-dire de la cinquième paire. Quelques filets très-déliés du grand sympathique s'y rendent aussi avec les branches artérielles sur lesquelles ils sont appliqués.

7° Enfin elles offrent une structure identique : même coloration du tissu qui les compose, même consistance de leur parenchyme, même irrégularité dans le mode de convergence des rameaux et des branches qui forment leur conduit excréteur, même épithélium sur les parois de ces conduits et sur les culs-de-sac qui en constituent le point de départ.

De cette identité apparente, tous les auteurs avaient conclu à l'identité du produit sécrété ; et, opposant ce produit à celui qui provient des glandes labiales, palatines, linguales, etc., ils avaient fait du liquide versé dans la cavité de la bouche deux parts très-distinctes : l'une, plus consistante, de nature muqueuse, sécrétée par les glandes intrapariétales; l'autre offrant la fluidité de l'eau et tirant sa source des glandes salivaires proprement dites.

Cette distinction des sucs versés à l'intérieur de la bouche, en muqueux et salivaires, admise sans contestation, a été combattue par M. Cl. Bernard dans un mémoire lu en 1853 à la Société de biologie. Pour la justifier, il eût fallu établir, en effet, que la salive sécrétée par les glandes sous-maxillaires et sublinguales présente la même fluidité que la salive parotidienne. Or, il n'en est pas ainsi : M. Cl. Bernard a constaté au contraire que les salives sous-maxillaire et sublinguale sont très-visqueuses. En présence de ce fait, établi sur une série de recherches habilement instituées, l'ancienne division n'étant plus admissible, l'illustre physiologiste lui en a substitué une autre, basée sur des faits mieux observés. Pour cet auteur, toutes les glandes qui s'ouvrent sur les parois de la bouche sécrètent de la salive qu'on peut distinguer : 1° en mixte ou buccale; 2° parotidienne; 3° sous-maxillaire et sublinguale.

Propriétés physiques des différentes espèces de salives.— La salive mixte ou buccale, considérée chez l'homme et préalablement filtrée, afin de la débarrasser des particules étrangères auxquelles elle se trouve mêlée, est un liquide limpide, un peu visqueux, moussant légèrement lorsqu'on l'agite, d'une densité de 1,002 à 1,008.

La salive parotidienne est fluide et limpide comme de l'eau, soit au moment où elle est sécrétée, soit après le refroidissement (1). Celle qui provient des glandes molaires et des glandes labiales présente la même flui-

____

(1) Cl. Bernard, *Salive parotidienne* (*Mém. de la Soc. de biologie*, 1re série, 1852, t. IV, p. 375).

dité. Ce caractère est commun, en un mot, à toutes les glandes qui versent leur produit dans le vestibule de la bouche.

La salive sous-maxillaire est fluide et limpide aussi à sa sortie du conduit de Wharton ; mais en se refroidissant, elle devient extrêmement visqueuse.

La salive sublinguale, de même que la salive sécrétée par toutes les glandes intrapariétales de la bouche proprement dite, est visqueuse non-seulement à sa sortie des canaux excréteurs de la glande, mais dès les premiers moments de sa formation.

Pour constater les différences que le liquide salivaire présente dans sa fluidité suivant la source dont il provient, il suffit, à l'exemple de M. Cl. Bernard, de faire macérer pendant quelques jours, dans une eau ordinaire et dans autant de vases distincts, des lambeaux de glande parotide, de glande sous-maxillaire et de glande sublinguale. En comparant l'eau des trois vases, il devient facile de reconnaître que celle de la parotide est restée fluide, et que celle des deux autres glandes est très-visqueuse.

Composition chimique. — Le salive est alcaline à l'état normal. Elle se compose, pour 10 000 parties, de 9900 parties d'eau et de 100 parties de matières solides.

Sur ces 100 parties de matières solides, il y en a un peu plus de 40 formées par les sels. Le reste se compose de matières animales.

Les sels qu'on trouve à l'état de dissolution dans le liquide salivaire sont : le carbonate ou bicarbonate de soude, le bicarbonate de potasse, des phosphates de soude et de chaux, des sels ammoniacaux, du chlorure de sodium, du chlorure de potassium, du lactate de potasse indiqué par Mitscherlich, du lactate de soude signalé par Berzélius ; et enfin du sulfo-cyanure de potassium, que quelques chimistes ont nié, que d'autres ont considéré comme le résultat d'une altération de la salive ou d'un état particulier du système nerveux, et qui constituerait au contraire, d'après les recherches de Longet, un des principes normaux, constants et caractéristiques de ce liquide.

Les matières animales contenues dans la salive comprennent : 1° du mucus, auquel elle est redevable de sa viscosité ; 2° une matière extractive composée, nommée *osmazôme* ; 3° une matière organique azotée qui en représente le principe actif : c'est la *ptyaline* de Berzélius, la *diastase salivaire* de M. Mialhe.

Action physiologique. — La salive remplit deux usages, l'un mécanique, l'autre chimique.

Envisagée sous le premier point de vue, elle se comporte différemment, suivant qu'elle est fluide ou visqueuse. — La salive des glandes parotidiennes, des glandes molaires et des glandes labiales, d'une fluidité aqueuse, a pour attribution d'imbiber les aliments et de dissoudre les parties solubles qu'ils renferment. — La salive des glandes sous-maxillaires, sublinguales et palatines, relie par sa viscosité les aliments triturés pour en faire une seule masse, le *bol alimentaire*; elle permet aussi à ce bol de glisser plus facilement sur les parois du conduit destiné à le transmettre dans l'estomac.

Considérée au point de vue chimique, la salive concentre toute son action sur les substances féculentes. Or, la fécule, ou amidon, est la substance alimentaire la plus répandue dans le règne végétal; réunie au gluten, elle forme la partie nutritive du pain. Mais les substances féculentes telles qu'elles sont constituées, ne peuvent pénétrer dans les voies circulatoires. Pour les mettre en état d'être absorbées, la salive les transforme en dextrine d'abord, puis en glycose. La transformation est d'autant plus rapide, que l'enveloppe propre à chaque grain de fécule a été plus complétement détruite par la coction ou la mastication.

§ 2. — DES DENTS.

Les *dents* sont des productions de la muqueuse buccale situées à l'entrée des voies digestives, sur le bord libre des arcades alvéolaires, pour diviser les aliments, et permettre aux liquides ou réactifs qui doivent agir sur eux d'en opérer plus facilement la dissolution.

Par leur couleur blanche et leur extrême dureté, les dents se rapprochent des os, dont on les a considérées d'abord comme les analogues, d'où le nom d'*ostéides* sous lequel ces organes ont été collectivement désignés jusqu'à la fin du xviiie siècle. Mais, si elles peuvent leur être comparées sous ce point de vue, elles en diffèrent sous presque tous les autres, ainsi que nous le verrons bientôt.

Par leur origine, par leur mode d'évolution, par leurs connexions, elles se rapprochent des ongles, des poils, des plumes, des cornes, en un mot de toutes productions épidermoïdes, avec lesquelles elles affectent en effet la plus remarquable analogie. — Comme ces dernières, elles reposent sur la face libre du système tégumentaire, c'est-à-dire sur les papilles qu'elles recouvrent et entourent jusqu'à leur base. — Comme les follicules pileux, elles se composent d'une partie enveloppante jouant le rôle d'organe producteur, c'est le *follicule dentaire*, et d'une partie enveloppée naissant de la précédente, c'est la *dent* proprement dite. — Comme les poils et les ongles, elles s'accroissent par addition de couches nouvelles et superposées. — Comme ces substances, elles présentent, pendant toute la durée de leur existence, le double mouvement moléculaire qui caractérise la nutrition, mouvement en vertu duquel elles acquièrent une densité croissante. — Comme elles, enfin, elles meurent et abandonnent alors le bord libre des mâchoires, qui s'atrophie.

Les dents ne peuvent pas être considérées cependant comme identiques avec les autres produits du même ordre ; elles diffèrent de ceux-ci par leur structure, leurs propriétés et leur destination.

Ces organes nous offrent à étudier leur nombre et leur situation ; leur conformation extérieure, leur structure, leur développement.

A. — Nombre, situation des dents; arcades dentaires.

a. Nombre des dents.—Dans la première enfance, le nombre des dents est de 20 seulement, 10 à chaque mâchoire. Chez l'adulte, il s'élève à 32, 16 pour la mâchoire supérieure, 16 pour la mâchoire inférieure. L'homme, dans le cours de sa vie, possède donc 52 dents, 20 temporaires et 32 permanentes.

Le nombre de ces dernières n'est pas invariable. Chez quelques individus, on n'en rencontre que 28 ; dans ce cas, ce sont celles qui occupent sur les arcades alvéolaires la situation la plus reculée qui font défaut ou qui n'ont point encore paru. Chez d'autres, il en existe plus de 32, ce qui a lieu le plus souvent lorsqu'une ou plusieurs dents temporaires sont restées en place. Celles-ci se trouvant alors situées au devant des dents permanentes, on observe sur le point qu'elles occupent une double rangée ; c'est sur la partie antérieure ou moyenne des arcades alvéolaires que se montrent le plus habituellement les *dents surnuméraires* ou *surdents*.

b. Situation. — Implantées sur le bord libre des mâchoires, disposées sur chacune d'elles en série linéaire, opposées les unes aux autres, les dents constituent, au point de vue anatomique, une double arcade parabolique à concavité postérieure, et au point de vue physiologique, une sorte de pince dont les branches articulées en arrière s'écartent et se rapprochent tour à tour en avant pour saisir et diviser les aliments.

c. Arcades dentaires. — Ces arcades n'offrent pas une courbure identique. Ajoutées l'une à l'autre par leur base, elles circonscrivent une courbe ovalaire dont la mâchoire supérieure représente la grosse extrémité, et la mâchoire inférieure l'extrémité opposée. Superposées, elles se rencontrent assez exactement dans le fond de la bouche, tandis que sur les côtés et en avant, la supérieure déborde l'inférieure.

Chacune des arcades dentaires présente trois parties : une partie libre, une partie recouverte par la muqueuse gingivale, et une partie profonde implantée dans les alvéoles.

La partie libre est formée par la couronne des dents : c'est la plus volumineuse et la plus dure. — Par sa face antérieure, convexe, elle répond aux lèvres et aux joues ; par sa face postérieure ou concave, elle s'applique à la pointe et aux bords de la langue. L'une et l'autre, en un mot, se trouvent en rapport avec des parties molles et contractiles, douées d'une extrême mobilité, se laissant refouler en sens opposé par les débris qui tombent des arcades dentaires et les reportant sous ces arcades jusqu'au moment de leur complète trituration. — La face horizontale ou triturante est mince et tranchante en avant, plus large sur les côtés, très-large en arrière. A mesure qu'elle s'élargit, on la voit se hérisser de tubercules d'abord uniques, puis doubles, ensuite multiples, et se disposant alors sur deux rangées, l'une externe, l'autre interne. Les tubercules externes de l'arcade dentaire supérieure débordent, en dehors, les tubercules correspondants de l'arcade dentaire inférieure : les internes de la première sont reçus dans le sillon qui sépare les deux rangées de la seconde. De là, pour ces arcades, une sorte d'engrènement favorable à la mastication ; de là aussi, dans leur mode d'action, une différence très-sensible pour leur partie postérieure et leur partie moyenne ou antérieure : superposées et engrenées en arrière, elles broient les aliments à la manière de meules qui glissent l'une sur l'autre ; minces et tranchantes en avant, elles les divisent à la manière de lames qui s'entrecroisent.

La partie moyenne ou gingivale des arcades dentaires se distingue des deux autres par sa brièveté et par un léger rétrécissement au niveau de chaque dent. Deux lignes festonnées, l'une antérieure, l'autre postérieure, moins prononcée, limitent ce rétrécissement du côté de la couronne. Par son extrémité opposée, elle se continue sans ligne de démarcation avec la partie intra-alvéolaire. Toute cette partie moyenne est entourée par la muqueuse, qui l'embrasse et lui adhère étroitement.

La partie profonde de ces arcades comprend l'ensemble de leurs racines. Elle s'implante profondément dans l'arcade alvéolaire correspondante. Comme la partie libre ou coronaire, surmontée d'un, de deux, puis de plusieurs tubercules, elle est d'abord uniradiculaire, puis bi- et multi-radiculaire en arrière ; de même encore que les tubercules du bord libre se disposent sur deux rangées, de même aussi les racines multiples se rangent en série interne et série externe.

Le mode d'implantation des dents sur les arcades alvéolaires est remarquable. Les anciens, qui voyaient dans ces organes de simples productions ossiformes, avaient fait de ce mode d'implantation un genre particulier d'articulation, auquel ils donnaient le nom de *gomphose*.

Mais il n'y a ici ni os, ni cartilages articulaires, ni ligaments, ni synoviale, ni engrènement réciproque ; chaque dent est reçue dans l'alvéole qui l'embrasse, comme les poils, les plumes, les ongles, les cornes, etc., dans l'étui cylindrique ou demi-cylindrique qui les entoure. La partie contenante se moule sur la partie contenue. En s'insinuant entre l'une et l'autre, le prolongement émané de la muqueuse gingivale contribue à leur union. La part que prennent à cette union les alvéoles et le périoste qui les tapisse est, du reste, très-différente.

Les arcades ou procès alvéolaires sont une dépendance des dents. Elles se développent avec celles-ci, prennent la forme de leur contour, conservent tous les attributs qui les distinguent aussi longtemps qu'elles persistent ; puis s'amincissent, se détruisent et disparaissent après leur chute, d'où la hauteur si considérable du corps de la mâchoire inférieure chez l'adulte, et son exiguïté au terme extrême de la vie. Comme les arcades dentaires, les procès alvéolaires augmentent d'épaisseur d'avant en arrière. Les alvéoles qui les composent sont simples en avant, cloisonnés en arrière, et perforés à leur sommet pour donner passage aux vaisseaux et nerfs dentaires. Il résulte de leur forme conoïde, en rapport avec celle des dents, que les pressions supportées par ces dernières se répartissent sur leurs parois, sans se propager jusqu'aux parties vasculaires et nerveuses qui en traversent le sommet.

La muqueuse gingivale, au niveau de la base des alvéoles, abandonne à ceux-ci un mince prolongement membraneux qui revêt leurs parois. Ce prolongement, ou *périoste alvéolo-dentaire*, adhérant en dehors aux cavités osseuses, et en dedans aux racines des dents, complète l'union des unes aux autres. Il a en outre pour usage d'amortir les chocs, de fournir aux parois alvéolaires les éléments de leur nutrition, et de présider à l'accroissement du cément.

Volume.—Les dents de la mâchoire supérieure sont plus volumineuses que celles de la mâchoire inférieure, à l'exception cependant des trois dernières, qui acquièrent sur cette mâchoire leurs plus grandes dimensions. Les incisives médianes inférieures sont les plus petites, et les premières grosses molaires inférieures les plus considérables et les plus solidement implantées. Les canines sont constamment les plus longues.

Direction.—Leur direction est verticale. Mais quelques-unes s'inclinent en sens divers : ainsi les grosses molaires de la mâchoire inférieure s'inclinent un peu en dedans ; celles de la mâchoire supérieure tendent plutôt à s'incliner en dehors. Les incisives supérieures s'inclinent en avant, au moins chez un assez grand nombre d'individus. On voit plus rarement les incisives inférieures s'incliner dans le même sens. Cette double inclinaison est normale et toujours plus prononcée dans la race nègre.

B. — Conformation extérieure des dents.

Toutes les dents sont conformées sur le même type. Mais ce type se modifie graduellement en passant des antérieures aux postérieures, de telle sorte qu'on en chercherait vainement deux qui fussent parfaitement semblables. En les comparant sous ce point de vue, on pourra remarquer au contraire sur les contours de chacune d'elles certains traits à l'aide desquels il devient facile de les reconnaître. Les dents nous offrent donc à

étudier des caractères communs qui les différencient de toutes les autres
parties du corps, et des caractères propres qui permettent de les distinguer les unes des autres.

a. *Caractères communs à toutes les dents.*

La forme générale des dents est celle d'un cône allongé, vertical, un peu
aplati, présentant dans le voisinage de sa base un très-minime étranglement. Ce mode de conformation a permis de leur considérer trois parties :
une partie libre, la *couronne;* une partie intra-alvéolaire, la *racine;* et
une partie étranglée intermédiaire aux deux autres, le *collet.*

Les couronnes, pour toutes les dents de la même mâchoire, sont disposées sur un plan horizontal. Quelquefois cependant elles s'élèvent à des
hauteurs un peu inégales : la mastication devient alors plus difficile et plus
lente. — En général, elles se rapprochent assez, sur l'une et l'autre
arcade alvéolaire, pour se toucher au niveau de leur facette triturante et
pour former ainsi une surface à peu près continue. Au-dessous de cette
ligne de contact, les couronnes s'écartent de plus en plus, laissant entre
elles autant d'espaces angulaires que la muqueuse gingivale vient combler
en partie. — Les dents opposées ne se rencontrent du reste que rarement ; celles de la mâchoire supérieure tombent en partie sur la dent qui
leur correspond et en partie sur la dent voisine ; il en est de même pour
celles de la mâchoire inférieure : disposition qui a pour avantage de favoriser l'engrènement des deux arcades dentaires.

La couronne représente la partie la plus blanche, la plus résistante, la
plus dure des dents. Elle fait feu sous le briquet. Les meilleures limes ne
l'attaquent que difficilement.

Les racines diffèrent des couronnes par leur teinte jaunâtre et par leur
longueur beaucoup plus considérable. Sur la partie moyenne ou antérieure
des arcades dentaires elles sont uniques. Sur les côtés et surtout en arrière,
il en existe deux et même trois pour la même dent, plus rarement quatre.

Les racines simples et doubles se rangent en série linéaire et curviligne
très-régulière. Sur les dents qui possèdent une troisième et une quatrième
racine, celles-ci se placent en dedans des précédentes, dont elles s'écartent
plus ou moins et se succèdent aussi en série linéaire. Si l'écart est considérable, les racines multiples affectent une disposition rayonnante qui
rend leur implantation plus solide et leur avulsion très-difficile.

Les racines sont coniques et aplaties sur les faces par lesquelles elles se
regardent, en sorte qu'à chacune d'elles on peut distinguer deux faces et
deux bords. — Les faces, séparées les unes des autres par les cloisons
alvéolaires, présentent un sillon longitudinal à peine sensible sur quelques-
unes, assez prononcé sur d'autres pour les partager en deux moitiés semi-
conoïdes. Ce sillon doit être considéré comme le vestige du dédouble-

ment des racines simples. — Des deux bords, l'un répond à la convexité des arcades dentaires, l'autre à leur concavité ; ils sont arrondis.

Sur le sommet des racines, on voit un orifice par lequel pénètrent les vaisseaux et nerfs destinés au bulbe de la dent. Ce sommet s'incline un peu en arrière ; il semble se porter à la rencontre des vaisseaux.

Le collet des dents est cette partie très-légèrement rétrécie qui s'étend de leur couronne à la base des alvéoles et que recouvre la muqueuse. Sa hauteur varie de 2 à 3 millimètres. Il est limité du côté de la couronne par deux sillons curvilignes, l'un antérieur, l'autre postérieur, dont la convexité regarde l'arcade alvéolaire, et dont les extrémités se continuent à angle obtus ; du côté de la racine, aucune ligne de démarcation ne le sépare de celle-ci.

b. *Caractères propres aux trois principaux groupes de dents et à chacune d'elles en particulier.*

Comparées entre elles dans l'ensemble de leur conformation, toutes les dents diffèrent les unes des autres. Mais si l'on considère seulement leur couronne, on remarque qu'elles se partagent en trois principaux groupes : les *incisives*, les *canines* et les *molaires*.

Les incisives, au nombre de huit, quatre supérieures et quatre inférieures, forment la partie antérieure ou moyenne des arcades dentaires. Leur couronne est coupée très-obliquement en biseau aux dépens de sa partie postérieure, qui se réunit à la partie antérieure pour former un bord tranchant, horizontal et transversal.

Les canines, au nombre de quatre, deux supérieures et deux inférieures, sont situées entre les incisives et les molaires. Leur couronne est irrégulièrement conoïde.

Les molaires, au nombre de vingt, dix pour la mâchoire supérieure et dix pour l'inférieure, occupent la partie la plus reculée et la plus large des arcades alvéolaires. Leur couronne est cuboïde et surmontée de deux ou plusieurs tubercules.

Les molaires antérieures, au nombre de quatre pour chaque mâchoire, deux droites et deux gauches, sont plus petites que les postérieures et ne présentent que deux tubercules, d'où les noms de *petites molaires* et *molaires bicuspidées* sous lesquels elles sont généralement connues.

I. — *Dents incisives.*

Les *incisives*, divisant les aliments à la manière de lames de ciseaux, n'exercent leur action que sur des corps peu résistants. — Elles arrivent à leur maximum de développement chez les rongeurs.

1° *Caractères généraux.* — Leur couronne, coupée en bec de flûte, présente quatre facettes, qui convergent vers leur bord tranchant : deux latérales, triangulaires et verticales; une antérieure, semi-ovalaire, convexe et verticale aussi ; une postérieure, triangulaire, légèrement concave, très-obliquement descendante pour les incisives supérieures, obliquement ascendante pour les inférieures, s'unissant à la précédente pour former un bord mince, horizontal et transversal. Ce bord est surmonté, dans les premières années de la vie,·de trois mamelons, un moyen et deux latéraux. — La coupe oblique de la couronne des incisives, chez les rongeurs, est le résultat des frottements continuels et de l'usure réciproque des deux dents correspondantes. Mais chez l'homme, elle existe primordialement ; l'usure ne porte en général que sur le bord tranchant, qui prend ainsi peu à peu l'aspect d'une facette rectangulaire. Les faces antérieure et postérieure sont limitées chacune par une ligne courbe dont les extrémités s'unissent à angle obtus sur les côtés.

La racine est rectiligne. Ses faces regardent, l'une en dedans, et l'autre en dehors. Son bord antérieur est plus large que le postérieur.

2° *Caractères différentiels.* — Les incisives supérieures se distinguent des inférieures : par leur couronne, qui est plus large; par leur racine, qui est plus volumineuse, plus arrondie et en général tout à fait dépourvue de sillon longitudinal, tandis que celui-ci existe constamment sur les incisives de la mâchoire inférieure. A ces caractères il sera toujours facile de reconnaître les unes et les autres.

Les incisives internes supérieures, appelées aussi *grandes incisives*, offrent une couronne très-large; ce sont constamment les plus volumineuses de toutes. Les incisives internes inférieures sont au contraire les plus petites.—Pour distinguer les externes supérieures des externes inférieures, on remarquera que la couronne des premières porte sur sa face postérieure une fossette angulaire limitée de chaque côté par une sorte de bourrelet; or, cette fossette et ces deux bourrelets font défaut sur les incisives latérales inférieures.

Caractères qui distinguent les incisives supérieures les unes des autres. — Les incisives internes se reconnaissent à l'ampleur de leur couronne, presque aussi large que haute en avant, et régulièrement excavée en arrière. La couronne des incisives latérales, beaucoup plus étroite et plus arrondie, est creusée en arrière d'une fossette anguleuse. Ce caractère seul suffit, lorsqu'il est bien accusé, pour les signaler au premier coup d'œil.

Mais comment distinguer les deux incisives internes l'une de l'autre, et l'incisive externe droite de l'incisive externe gauche? Pour cette distinction, on comparera les deux angles de leur bord tranchant. L'observation démontre, en effet, que ce bord ne s'use pas d'une manière uniforme; l'usure porte particulièrement sur son angle externe, lequel est presque toujours plus arrondi et un peu moins élevé que l'interne. Celui-ci, mieux conservé, fait avec la face latérale correspondante un angle droit, tandis que l'externe représente un angle obtus plus ou moins émoussé. Ce fait établi, pour déterminer le côté auquel appartient l'incisive interne ou l'incisive externe, il suffira d'examiner les deux angles de leur bord tranchant; celui qui sera droit dénotera la face interne de la dent; celui qui sera émoussé accusera sa face externe. L'un et l'autre permettront, par conséquent, de la mettre en position, et le problème précédemment posé sera résolu.

Caractères qui distinguent les incisives inférieures entre elles. — Celui

Fig. 788.

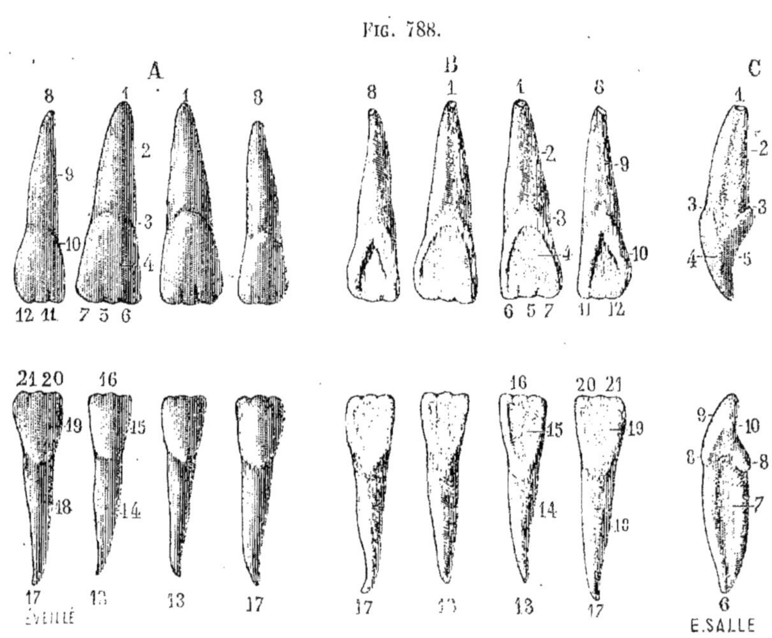

Les quatre incisives
vues par leur face antérieure.   *Ces mêmes dents*
vues par leur face postérieure.   *Les mêmes, vues par*
leur face latérale.

A. — 1, 1. Les deux incisives internes ou médianes de la mâchoire supérieure. — 2. Leur racine, courte, volumineuse et arrondie. — 3. Leur collet. — 4. Leur couronne. — 5. Leur bord tranchant encore pourvu de ses trois mamelons qui commencent cependant à s'émousser. — 6. Angle droit que forme ce bord avec la face latérale interne. — 7. Angle mousse ou arrondi que forme le même bord avec la face latérale externe. — 8, 8. Les deux incisives externes ou latérales. — 9. Leur racine, moins volumineuse que celle des dents précédentes, mais arrondie aussi. — 10. Leur couronne. — 11. Angle droit ou interne de leur bord tranchant. — 12. Angle obtus ou externe de ce même bord. — 13, 13. Incisives internes de la mâchoire inférieure. — 14. Leur racine, aplatie dans le sens transversal. — 15. Leur couronne. — 16. Leur bord tranchant offrant encore une trace de ses trois mamelons. — 17, 17. Incisives externes plus volumineuses que les internes. — 18. Leur racine, aplatie aussi transversalement. — 19. Leur couronne. — 20. Angle droit ou interne de leur bord tranchant. — 21. Angle obtus ou externe de ce bord.

qui vient d'être décrit peut être appliqué aussi à la détermination de ces dents; il conserve toute sa valeur, surtout pour les incisives latérales. Mais les incisives médianes sont beaucoup plus difficiles à reconnaître. On n'arrive à ce résultat que par la comparaison très-attentive des principaux traits de leur conformation extérieure.

II. — *Dents canines.*

Les *canines, laniaires* ou *unicuspidées*, sont surtout remarquables par leur longueur, supérieure à celle de toutes les autres dents, qu'elles débordent à la fois par leur racine et par leur couronne. Plus solidement implantées que les incisives et plus rapprochées aussi du point d'appui de la mâchoire, elles peuvent supporter des efforts beaucoup plus considérables que celles-ci.

Ces dents atteignent un grand développement chez les carnassiers, pour lesquels elles représentent non-seulement l'un des principaux organes de la mastication, mais une arme offensive et défensive. Elles sont plus développées encore chez les pachydermes, et surtout chez l'éléphant, dont les défenses sont des canines monumentales.

1° *Caractères généraux.* — Les canines ont pour attribut essentiel la forme conoïde de leur couronne. Cependant celle-ci, attentivement étudiée, rappelle encore le type de la couronne des incisives. Elle offre aussi quatre facettes bien distinctes : deux latérales, triangulaires; une antérieure, convexe, limitée par une courbe semi-ovalaire; et une postérieure, oblique comme celle des incisives. — Sur cette dernière, on remarque une crête mousse, demi-cylindrique, plus ou moins accusée, s'étendant d'une part vers le collet, de l'autre vers le sommet de la couronne, sommet qu'elle constitue. De ce sommet partent en divergeant deux petits bords arrondis, dont l'externe est un peu plus long que l'interne.

B. — 1, 1. Les deux incisives internes supérieures. — 2. Leur racine. — 3. Leur collet. — 4. La face postérieure, triangulaire et légèrement concave de leur couronne. — 5. Leur bord tranchant. — 6. Son angle droit ou interne. — 7. Son angle obtus ou externe. — 8, 8. Les deux incisives externes supérieures. — 9. Leur racine arrondie. — 10. Fossette angulaire de la face postérieure de leur couronne. — 11. Angle droit de leur bord tranchant. — 12. Angle obtus de ce bord. — 13, 13. Les deux incisives internes inférieures. — 14. Leur racine. — 15. La face postérieure oblique et concave de leur couronne. — 16. Leur bord tranchant. — 17, 17. Les deux incisives externes inférieures. — 18. Leur racine. — 19. La face postérieure, concave et obliquement descendante de leur couronne. — 20. Angle droit de leur bord tranchant. — 21. Angle obtus de ce bord.

C. — 1. Une incisive supérieure vue par sa face latérale externe. — 2. Sa racine arrondie. — 3, 3. Les deux courbes qui limitent sa couronne. — 4. Face antérieure ou convexe de cette couronne. — 5. Sa face postérieure ou concave. — 6. Une incisive inférieure vue par sa face latérale externe. — 7. Sillon très-accusé de sa racine. — 8, 8. Les deux courbes limitant sa couronne. — 9. Face antérieure de celle-ci. — 10. Sa face postérieure ou concave.

La racine des canines est unique, volumineuse, très-longue et plus régulièrement conoïde que celle des autres dents.

2° *Caractères différentiels.* — Les canines supérieures se distinguent
des inférieures : par leur volume plus considérable ; par la crête mousse de
leur couronne, qui est plus accusée ; par leur racine, qui est plus longue,
plus arrondie et dépourvue de sillon, tandis que celui-ci est en général
très-évident sur les inférieures.

Les canines droites supérieures et inférieures diffèrent des canines
gauches par leur tubercule, qui est plus rapproché de la face latérale interne de leur couronne que de la face latérale externe, d'où il suit que des

FIG. 789.

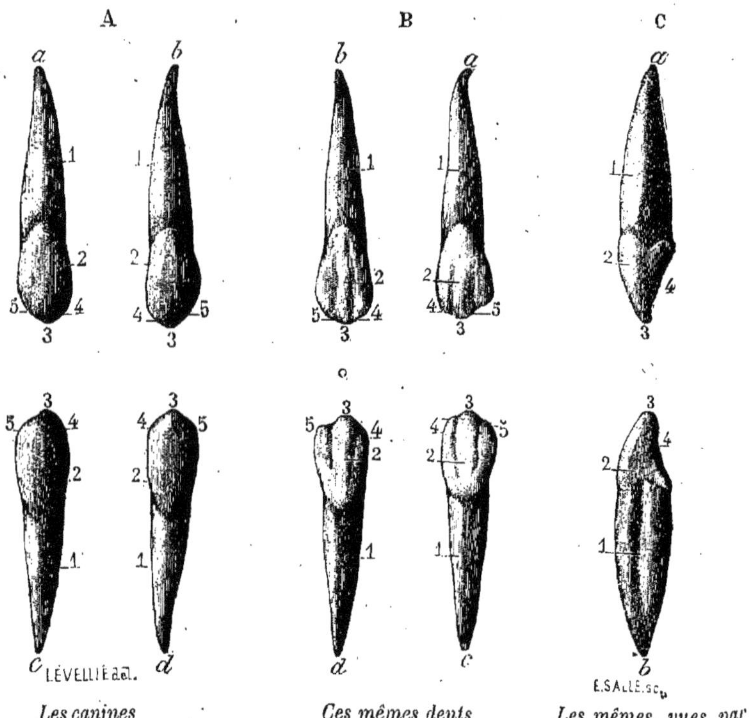

*Les canines
vues par leur face antérieure.*
   *Ces mêmes dents
vues par leur face postérieure.*
   *Les mêmes, vues par
leur face latérale.*

A. — a. *Canine supérieure droite.* — b. *Canine supérieure gauche.* — 1, 1. Leur
racine grosse et longue. — 2, 2. Leur couronne conoïde. — 3, 3. Tubercule formant le
sommet de cette couronne. — 4, 4. Côté interne de ce tubercule. — 5, 5. Son côté
externe plus long et plus oblique que le précédent.

c, d. *Canines inférieures droite et gauche.* — 1, 1. Leur racine, moins volumineuse
et moins longue que celle des supérieures. — 2, 2. Leur couronne. — 3, 3. Tubercule
qui en forme le sommet. — 4, 4. Côté interne de ce tubercule. — 5, 5. Son côté
externe, plus long et plus obliquement descendant.

B. — a, b. *Les deux canines supérieures vues par leur face postérieure.* — 1, 1. Leur
racine. — 2, 2. Saillie médiane de la face postérieure de leur couronne, plus rapprochée

deux petits bords situés en dedans et en dehors de ce tubercule, l'interne est toujours plus court, l'externe plus long et plus obliquement descendant.

III. — *Petites molaires.*

Les *petites molaires* ou *bicuspidées*, au nombre de huit, quatre à chaque mâchoire, deux à droite et deux à gauche, sont situées entre les canines et les grosses molaires. On les distingue par les noms de *première* et *seconde*, en procédant d'avant en arrière.

1° *Caractères généraux.* — Leur couronne est irrégulièrement cylindrique. Les faces antérieure et postérieure, tournées vers les dents voisines, sont à peu près planes. Les faces qui regardent en dehors et en dedans sont arrondies. La face libre ou triturante présente deux tubercules, l'un interne et l'autre externe. Ce dernier est le plus gros et le plus saillant ; un sillon antéro-postérieur le sépare du tubercule opposé.

La racine des petites molaires est ordinairement unique, quelquefois bifide. Dans le premier cas, on observe sur les faces antérieure et postérieure un sillon vertical. Dans le second, l'une des racines est interne, l'autre externe; mais elles n'atteignent jamais la longueur de celles des grosses molaires ; en général, la bifidité reste limitée à leur sommet.

2° *Caractères différentiels.* — Sur les bicuspidées supérieures, la couronne est aplatie d'avant en arrière ; sur les inférieures, elle est à peu près cylindrique. Sur les premières, les tubercules sont plus volumineux, plus saillants et séparés par une rainure plus profonde ; sur les secondes, les deux tubercules sont non-seulement plus petits, mais souvent réunis par une saillie transversale, de chaque côté de laquelle on remarque une fossette punctiforme. — A ces caractères distinctifs tirés de la couronne vient s'en joindre un troisième, emprunté à la racine : celle des petites molaires supérieures est creusée sur chacune de ses faces d'un sillon profond qui dénote une grande tendance à la division ; la racine des petites molaires inférieures n'offre qu'un sillon très-superficiel, souvent peu manifeste, en sorte qu'on la voit bien plus rarement se dédoubler.

du côté interne que du côté externe de celle-ci. — 3, 3. Tubercule terminal de cette saillie formant le sommet de la couronne. — 4, 4. Côté interne de ce tubercule. — 5, 5. Son côté externe plus long.

c, d. *Les deux canines inférieures vues par leur face postérieure.* — 1, 1. Leur racine. — 2, 2. Saillie médiane de leur couronne, plus rapprochée du bord interne. — 3, 3. Tubercule terminal de cette saillie. — 4, 4. Son bord interne. — 5, 5. Son bord externe plus long.

C. — a. *Canine supérieure vue de côté.* — 1. Sa racine, arrondie et dépourvue de sillon. — 2. Facette latérale triangulaire de sa couronne. — 3. Tubercule terminal de celle-ci. — 4. Saillie médiane de sa face postérieure.

b. *Canine inférieure vue de côté.* — 1. Sa racine aplatie et sillonnée. — 2. Sa couronne. — 3. Tubercule qui en forme le sommet. — 4. Saillie de sa facette postérieure.

Les premières petites molaires supérieures se distinguent des secondes :
1° à leurs cuspides, qui sont plus saillantes et qui occupent des plans
différents ; l'externe descend plus bas que l'interne, tandis que sur la
molaire suivante elles sont situées presque au même niveau ; 2° à leur racine
plus souvent divisée, et portant des sillons profonds lorsqu'elle reste simple.

Les petites molaires supérieures droites se distinguent des petites molaires supérieures gauches à l'inégale longueur des deux bords qui partent

FIG. 790.

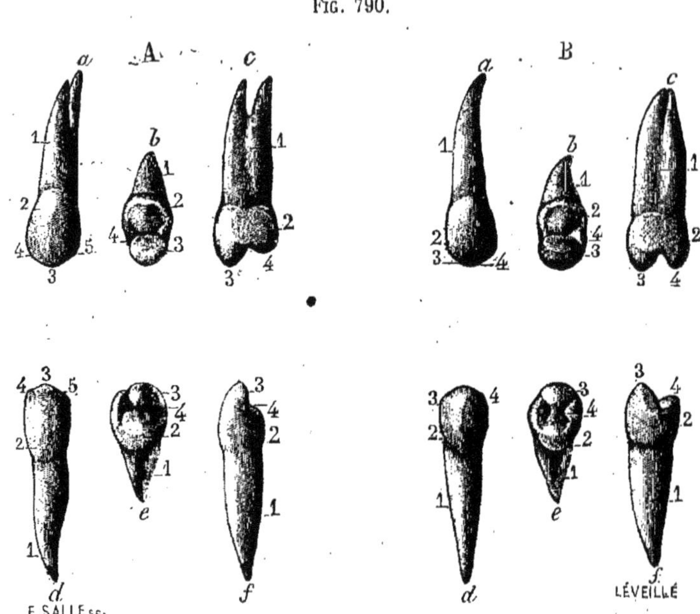

A — *Premières petites molaires
droites.*

B. — *Secondes petites molaires
droites.*

A. — a. *Première petite molaire supérieure du côté droit, vue par sa face antéro-
externe.* — 1. Sa racine dont le sommet est bifurqué. — 2. Sa couronne. — 3. Sommet
du tubercule externe de celle-ci. — 4. Côté antérieur de ce tubercule. — 5. Son côté
postérieur plus long que le précédent.

b. *Même molaire supérieure vue par sa facette triturante allongée de dehors en dedans.*
— 1. Sa racine. — 2. Tubercule externe de sa couronne. — 3. Tubercule interne plus
petit que l'externe. — 4. Sillon qui les sépare l'un de l'autre.

c. *Même molaire vue par sa face postérieure.* — 1. Sa racine creusée d'un sillon profond, et bifurquée à son extrémité libre. — 2. Sa couronne.—3. Tubercule externe de
celle-ci. — 4. Son tubercule interne, plus petit et moins allongé que le précédent,
dont le sépare un sillon profond.

d. *Première molaire inférieure du côté droit, vue par sa face externe.* — 1. Racine.
— 2. Couronne. — 3. Sommet de son tubercule externe. — 4. Côté antérieur de ce
tubercule. — 5. Son côté postérieur plus long.

e. *Même molaire inférieure vue par sa facette triturante arrondie.* — 1. Racine vue
en raccourci. — 2. Tubercule externe de la couronne. — 3. Son tubercule interne plus
petit. — 4. Saillie transversale qui l'unit au précédent.

f. *Même molaire vue par sa face postérieure.*—1. Racine aplatie, mais non sillonnée.

du sommet de leur tubercule externe ; le postérieur est un peu plus long et plus oblique que l'antérieur. A l'aide de ce caractère, on peut toujours les mettre en position.

Les premières molaires inférieures diffèrent des secondes par la forme de leur couronne, qui rappelle celle des canines, tandis que la couronne des secondes rappelle plutôt celle des grosses molaires. Sur les premières, le tubercule externe est plus volumineux que l'interne et notablement plus allongé, en sorte que la facette triturante semble coupée obliquement comme celle des canines, et souvent aussi les deux tubercules sont réunis par une saillie analogue à celle qu'on observe sur la face oblique de ces dernières. Sur les secondes, les deux tubercules diffèrent beaucoup moins de volume et de longueur ; ils tendent à se placer au même niveau, bien que l'externe cependant reste toujours un peu plus saillant. — Les petites molaires inférieures droites et gauches se reconnaissent, comme les supérieures à la longueur plus grande du bord postérieur de leur tubercule externe, qui dénote très-clairement le côté auquel elles appartiennent.

IV. — *Grosses molaires ou multicuspidées.*

Les *grosses molaires,* au nombre de douze, six à chaque mâchoire, trois à droite et trois à gauche, occupent la partie la plus reculée et la plus large des bords alvéolaires. On les désigne par les termes numériques de *première, seconde, troisième,* en procédant d'avant en arrière. La dernière, qui apparaît plus tardivement, porte aussi le nom de *dent de sagesse.*

Les multicuspidées arrivent à leurs plus grandes dimensions chez les ruminants et les pachydermes.

1° *Caractères généraux.*—Leur couronne, assez régulièrement cuboïde, est armée de trois à cinq tubercules pyramidaux et triangulaires.

Les racines sont au nombre de deux ou trois ; on en compte quelquefois

— 2. Couronne. — 3. Son tubercule externe volumineux et très-allongé. — 4. Son tubercule interne petit et court.

B. — a. *Seconde petite molaire supérieure vue par sa face externe.* — 1. Racine. — 2. Couronne. — 3. Côté antérieur de son tubercule externe. — 4. Côté postérieur de celui-ci.

b. *Même molaire supérieure vue par sa facette triturante allongée de dehors en dedans.* — 1. Racine. — 2. Tubercule externe de la couronne. — 3. Son tubercule interne. — 4. Sillon qui les sépare.

c. *Même molaire vue par sa face postérieure.* — 1. Sa racine aplatie et profondément sillonnée. — 2. Sa couronne. — 3. Son tubercule externe. — 4. Son tubercule interne, situé à peu près sur le même niveau que le précédent.

d. *Seconde petite molaire inférieure vue par sa face externe.* — 1. Racine. — 2. Couronne. — 3. Côté antérieur de son tubercule externe. — 4. Côté postérieur de celui-ci.

e. *Même molaire inférieure vue par sa facette triturante arrondie.* — 1. Racine. — 2. Tubercule externe de la couronne.— 3. Son tubercule interne.— 4. Saillie qui les unit.

f. *Même molaire vue par sa face postérieure.* — 1. Racine non sillonnée. — 2. Couronne. — 3. Son tubercule externe. — 4. Son tubercule interne.

quatre, très-rarement cinq. Lorsqu'il en existe deux seulement, l'une est antérieure, l'autre postérieure, et toutes deux sont volumineuses, aplaties d'avant en arrière, allóngées de dehors en dedans. Lorsque leur nombre s'élève à trois ou quatre, deux sont externes, et la troisième ou les deux autres internes s'inclinant plus ou moins en dedans.

2° *Caractères différentiels.* — Les multicuspidées supérieures diffèrent des inférieures : 1° par leur volume, qui est moins considérable ; 2° par le bord externe de leur facette triturante, qui est plus tranchant ; 3° par leurs racines, qui sont toujours au nombre de trois au moins, le plus souvent isolées, quelquefois soudées entre elles. De ces trois racines deux sont externes, la troisième est interne, très-grosse, arrondie, et in-

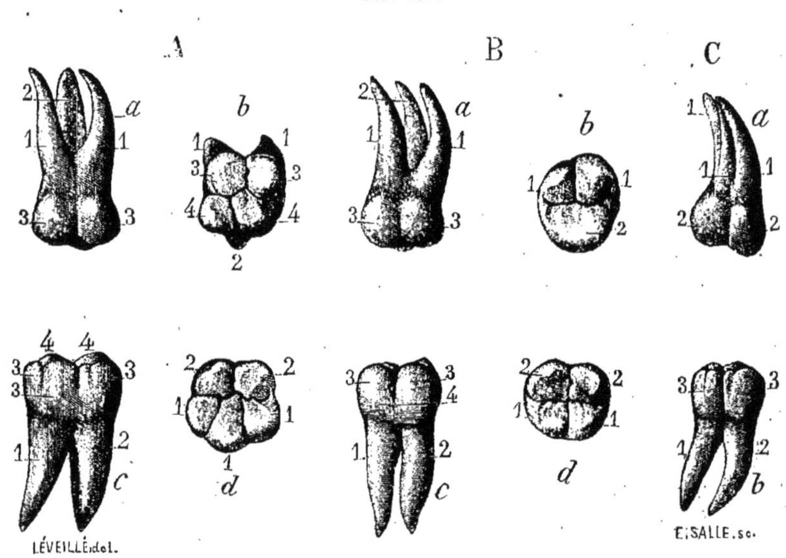

FIG. 791.

A. *Premières grosses molaires.*   B. *Deuxièmes grosses molaires.*   C. *Troisièmes grosses molaires.*

A. — a. *Première grosse molaire droite de la mâchoire supérieure, vue par sa face externe.* — 1, 1. Ses racines externes. — 2. Sa racine interne, plus volumineuse que les précédentes. — 3, 3. Les deux tubercules externes de sa couronne.

b. *Même molaire vue par sa facette triturante.* — 1, 1. Ses racines externes vues en raccourci. — 2. Sa racine interne, dont on n'aperçoit aussi que le sommet. — 3, 3. Ses deux tubercules externes. — 4, 4. Ses deux tubercules internes.

c. *Première grosse molaire droite de la mâchoire inférieure, vue par sa face externe.* — 1. Sa racine antérieure. — 2. Sa racine postérieure, aplatie d'avant en arrière et allongée de dehors en dedans, comme l'antérieure. — 3, 3, 3. Les trois tubercules externes de sa couronne, séparés en dehors par deux sillons verticaux. — 4, 4. Ces deux sillons.

d. *Même molaire vue par sa face triturante.* — 1, 1, 1. Les trois tubercules externes de sa couronne. — 2, 2. Ses deux tubercules internes.

B. — a. *Seconde grosse molaire droite de la mâchoire supérieure, vue par sa face* clinée en dedans. Les grosses molaires inférieures, sauf de rares exceptions, ne possèdent que deux racines, l'une antérieure, l'autre postérieure, toutes deux aplaties d'avant en arrière.

Caractères distinctifs des trois grosses molaires supérieures. — La *première* ou *antérieure*, se distingue des deux autres : 1° par son volume beaucoup plus considérable ; 2° par sa facette triturante, toujours recouverte de quatre et quelquefois de cinq tubercules : dans ce dernier cas, trois sont externes et deux internes ; 3° par ses racines, plus longues, plus grosses et plus divergentes que celles de toutes les autres molaires ; 4° par un sillon vertical, situé sur sa racine interne, commençant entre les deux cuspides qui la surmontent et se prolongeant sur toute sa longueur. — La *seconde* ou *moyenne*, est moins volumineuse que la précédente. Elle ne présente que trois cuspides, l'une interne, plus considérable, les deux autres externes. Sur la racine interne, on n'observe jamais le sillon qui vient d'être mentionné. — La *troisième* ou *postérieure, dent de sagesse*, n'offre pas en général une conformation aussi régulière que les deux autres. Sa facette triturante est souvent plutôt triangulaire que quadrilatère ; elle n'offre aussi que trois cuspides, l'une interne et deux externes ; mais quelquefois à celle-ci s'en ajoutent une ou deux autres petites, ou même un plus grand nombre, qui lui donnent alors un aspect mamelonné. Ses trois racines sont généralement réunies, comme soudées ; elles conservent néanmoins le caractère propre aux racines des multicuspidées supérieures : deux sont toujours externes et la dernière interne. Leur soudure est soumise du reste à de très-nombreuses variétés.

Caractères distinctifs des trois grosses molaires inférieures. — La *première* porte sur sa couronne cinq cuspides, trois externes et deux internes. Les externes sont séparées en dehors par deux sillons verticaux très-courts ; les internes sont séparées par un sillon plus court encore et moins prononcé que les précédents. De ces deux racines, l'antérieure est la plus

externe. — 1, 1. Ses deux racines externes. — 2. Sa racine interne. — 3, 3. Les deux tubercules externes de sa couronne.

b. Même molaire vue par sa facette triturante. — 1, 1. Les deux tubercules externes de sa couronne. — 2. Son tubercule interne, très-volumineux, séparé des précédents par un sillon transversal sur lequel tombe perpendiculairement celui qui distingue les deux tubercules externes.

c. Seconde grosse molaire droite de la mâchoire inférieure, vue par sa face externe. — 1. Sa racine antérieure. — 2. Sa racine postérieure. — 3, 3. Les deux tubercules externes de sa couronne. — 4 Sillon qui les sépare,

d. Même molaire vue par sa face triturante. — 1, 1. Les deux tubercules externes de sa couronne. — 2, 2. Ses deux tubercules internes, séparés l'un de l'autre et des deux précédents par un sillon crucial.

C. — a. *Dent de sagesse de la mâchoire supérieure, vue par sa face externe.* — 1, 1, 1. Ses trois racines soudées entre elles. — 2, 2. Ses deux tubercules externes.

b. *Dent de sagesse de la mâchoire inférieure.* — 1. L'une de ses racines. — 2. Ses deux autres racines soudées sur toute leur longueur, mais dont l'externe seule est visible. — 3, 3. Deux de ses tubercules.

longue, la plus aplatie, la plus profondément sillonnée dans le sens de sa longueur. — La *seconde grosse molaire inférieure* ne possède que quatre cuspides séparées par un sillon crucial. Ses deux racines sont moins écartées et moins larges que celles de la première. — La *troisième*, ou *dent de sagesse*, n'est pas moins variable que la supérieure ; elle présente souvent cinq tubercules petits et mal conformés, et parfois quelques autres plus petits encore, qui lui donnent aussi un aspect très-inégalement mamelonné. Ses racines, peu volumineuses et au nombre de trois, sont soudées en partie ou sur toute leur longueur. Toutes s'inclinent en arrière.

Caractères qui distinguent les grosses molaires supérieures droites des grosses molaires supérieures gauches. — Des trois racines isolées ou soudées que possèdent ces dents, la plus longue, la plus grosse, la plus arrondie, est située en dedans, les deux autres en dehors. Parmi ces dernières, l'antérieure est la plus large.

Caractères qui distinguent les grosses molaires inférieures droites des grosses molaires inférieures gauches.—Leurs deux racines diffèrent aussi l'une de l'autre : l'antérieure est la plus forte, la plus large et la plus profondément sillonnée.

Étant donnée une grosse molaire quelconque, il sera donc toujours facile de la mettre en position et de reconnaître à quel côté elle appartient.

C. — Conformation intérieure des dents.

Les dents sont creusées d'une cavité qui se prolonge jusqu'au sommet de leur racine et qui renferme une substance molle et pulpeuse analogue au bulbe des follicules pileux, d'où le nom de *bulbe dentaire*, sous lequel elle est connue.

Chaque cavité dentaire comprend deux portions : l'une qui répond à la couronne ou au corps de la dent, l'autre qui répond à la racine.

La portion coronaire reproduit, sous des proportions plus ou moins réduites, la forme de la couronne correspondante. Elle est très-minime et allongée de haut en bas dans les incisives et les canines, ovoïde dans les petites molaires, cuboïde dans les grosses molaires. Sa capacité est en raison directe du volume de cette couronne, et en raison inverse de l'âge. Dans les premiers temps de son développement, elle contraste par son ampleur avec la minceur de la couronne ; mais à mesure que celle-ci augmente d'épaisseur, elle diminue de la périphérie vers le centre.

La portion radiculaire diffère de la précédente par sa longueur et sa ténuité. Elle représente un canal conoïde qui s'ouvre par une de ses extrémités dans la cavité de la dent proprement dite, et par son extrémité opposée, plus étroite, sur le sommet de la racine. Les parois de ce canal sont unies et arrondies ou un peu aplaties. Son calibre est d'autant plus grand que la dent est plus jeune, d'autant plus grêle qu'elle appartient à un individu plus âgé. Au terme extrême de la vie, il se réduit, comme la cavité dont il dépend, à l'état de simple vestige, et quelquefois même l'un et l'autre finissent par s'effacer complétement.

Dans les dents pourvues de deux ou plusieurs racines, il existe autant de canaux qui vont s'ouvrir dans la cavité principale, tantôt directement, tantôt après s'être en partie réunis, de telle sorte qu'au sommet des racines leur nombre est toujours égal au nombre de celles-ci, tandis qu'au voisinage de la couronne il est quelquefois moindre.

Le *bulbe dentaire* se compose aussi de deux parties dont l'une occupe la cavité de la dent, et l'autre le canal de la racine. Toutes deux sont molles, rougeâtres et flexibles, mais d'une consistance qui varie, du reste, suivant l'âge. Réunies, elles se présentent sous l'aspect d'une saillie pédiculée. — La partie renflée, ou le bulbe proprement dit, adhère aux parois de la cavité dentaire qu'il remplit ; elle en prend la forme, par conséquent. Dans les incisives, elle se termine par un bord onduleux ; dans les petites molaires, elle est surmontée de deux saillies conoïdes, et dans les grosses molaires de trois, quatre ou cinq saillies semblables. — La partie pédiculée simple, double ou multiple, suivant le nombre de racines, se continue par une de ses extrémités avec le bulbe, et par l'autre avec les vaisseaux et nerfs contenus dans les canaux dentaires des deux mâchoires.

Le bulbe et son pédicule, renfermés dans la cavité de la dent, diminuent de volume à mesure que celle-ci se rétrécit. Ils disparaissent aussi presque totalement dans l'extrême vieillesse.

D. — Structure des dents.

Comme les poils, les ongles, les plumes, etc., les dents comprennent dans leur structure deux parties essentiellement différentes : une partie produite, représentée ici par la dent proprement dite, et un organe producteur, constitué par le bulbe et le périoste alvéolo-dentaire chez l'adulte, par le follicule dentaire chez le fœtus.

De ces deux parties, la première, destinée à des usages purement mécaniques, est surtout caractérisée par sa couleur, par sa dureté et par la résistance énergique qu'elle oppose à l'action de tous les agents physiques. Elle ne possède ni vaisseaux, ni nerfs. — La seconde, qui en est au contraire abondamment pourvue, a pour attributs la mollesse et la flexibilité ; c'est à elle que doivent être rapportés tous les phénomènes de sensibilité dont la dent est le siége.

Les dents proprement dites sont formées de trois substances : *l'ivoire*, *l'émail* et le *cément*. — L'ivoire est celle qui prend à leur constitution la part la plus importante ; il circonscrit toute la cavité dentaire, et contribue par conséquent à la formation de la couronne, du collet et de la racine. — L'émail recouvre la partie de l'ivoire qui répond à la couronne; il se prolonge en s'amincissant de plus en plus jusqu'à la partie inférieure du collet. — Le cément recouvre la racine; c'est vers le sommet de celle-ci qu'il offre sa plus grande épaisseur. A mesure qu'on se rapproche du collet, il devient progressivement plus mince pour se terminer au niveau de celui-ci en empiétant un peu sur l'émail. — L'ivoire ne se trouve donc nulle part à découvert, et la dent pourrait être considérée comme composée de deux couches étroitement unies : l'une, profonde et plus épaisse, constituée par cette substance; l'autre, superficielle, formée par l'émail et le cément. — Chacune de ces trois substances présente une texture et des propriétés qui lui sont propres.

a. **De l'ivoire.** — L'*ivoire*, ou *dentine*, est une substance d'un blanc jaunâtre, plus dure que les os et le cément, mais moins dure que l'émail. Deux éléments concourent à le former : 1° une substance fondamentale; 2° des canalicules extrêmement nombreux, qui traversent celle-ci pour se porter de la cavité de la dent vers l'émail et le cément.

La substance fondamentale prise sur une dent fraîche et réduite en tranche mince, est transparente, complétement homogène; elle ne présente, même plus aux forts grossissements, ni granulations, ni aspect fibreux ou fibroïde. Si elle revêt cet aspect sous l'influence suffisamment prolongée des acides, elle en est redevable au parallélisme des canalicules de l'ivoire, qui, très-nombreux, très-rapprochés et alors isolés, semblent transformer la substance interposée en autant de filaments.

Les canalicules de l'ivoire, ou *canalicules dentaires*, sont des tubes microscopiques dont le diamètre varie de $0^{mm},001$ à $0^{mm},003$, et dont la direction générale est perpendiculaire aux deux surfaces de la dentine. Ils naissent sur la surface interne de celle-ci, c'est-à-dire sur les parois de la cavité qu'elle circonscrit par un orifice circulaire, puis cheminent de dedans en dehors, en se divisant et diminuant de calibre, pour se terminer sur sa périphérie, en sorte que leur longueur mesure son épaisseur. — Ces canalicules cependant ne sont pas rectilignes et parfaitement parallèles. A leur point de départ, on les voit s'infléchir très-irrégulièrement, se rapprochant et se réunissant en faisceaux sur certains points, restant isolés et très-éloignés sur d'autres. Après un court trajet ils se bifurquent; leur direction alors semble devenir transversale, rectiligne et parallèle; mais en les examinant avec plus d'attention, on remarque qu'ils décrivent de légères flexuosités; et si l'on fait usage d'un fort grossissement, on reconnaît qu'ils se contournent en spirale.

Dans le trajet qu'ils parcourent après s'être bifurqués, les canalicules dentaires se divisent assez fréquemment une seconde et même une troisième fois à des intervalles inégaux. Ils sont surtout remarquables par les ramifications déliées et innombrables qui partent de tous les points de leur contour et de toute leur étendue. Ces ramifications, obliques ou transversales pour la plupart, constituent par leurs anastomoses un réseau serré à mailles irrégulières. Sur certains points, elles s'abouchent pour former des anses dont la concavité regarde l'axe de la dent. Arrivées à la superficie de l'ivoire, les divisions terminales des canalicules, réduites à leur plus extrême ténuité, s'ouvrent dans des cavités anguleuses, très-imparfaitement étoilées, qui communiquent également entre elles et qui forment aussi un réseau, mais un réseau périphérique très-différent de celui qui vient d'être signalé. Quelques-unes, en très-petit nombre, dépassent ce réseau terminal pour s'avancer jusque dans l'épaisseur de l'émail ou du cément.

Les canalicules dentaires possèdent une paroi propre, facile à distinguer sur les coupes transversales préalablement soumises à l'action de l'acide chlorhydrique. L'acide dissout d'abord la substance fondamentale en respectant les canalicules qui, plus tard, sont dissous à leur tour, si l'immersion est suffisamment prolongée. — Chacun d'eux renferme une substance molle et transparente, de consistance visqueuse, qui se continue avec le bulbe de la dent et qui en forme une dépendance. Après dessiccation, cette substance disparaissant presque entièrement, les canalicules dentaires se remplissent d'air ; ils réfractent alors très-vivement la lumière, d'où les lignes noires sous l'aspect desquelles ils se présentent.

Sur les coupes longitudinales de l'ivoire on observe des lignes courbes, parallèles à sa direction, plus ou moins nombreuses et inégalement rapprochées, qui lui donnent une apparence stratifiée ; elles trouvent leur explication dans le mode de développement de cette substance, qui s'accroît par addition successive de couches concentriques d'autant plus profondes qu'elles sont plus récentes.

La constitution chimique de l'ivoire rappelle du reste celle des os. Il comprend aussi une partie organique et une partie inorganique. On obtient la première en le soumettant à l'action de l'acide chlorhydrique ; elle se présente alors sous l'aspect d'un cartilage, que l'ébullition suffisamment prolongée transforme en gélatine. Soumis à la calcination, l'ivoire se réduit à ses principes inorganiques, représentés surtout par des phosphates et des carbonates de chaux.

b. **De l'émail.** — L'émail est une substance d'un blanc bleuâtre, plus dure que l'ivoire et le cément, translucide en couche mince, d'une cassure fibreuse. Une membrane mince, la *cuticule de l'émail*, le recouvre et lui adhère d'une manière si intime, qu'on ne peut l'en détacher qu'à l'aide de l'acide chlorhydrique. Cette membrane est surtout caractérisée par la résistance qu'elle oppose à l'action des agents chimiques ; on peut donc la considérer comme un moyen de protection pour les parties sous-jacentes.

L'émail se compose de fibres ou prismes à cinq ou six pans, d'une longueur égale à son épaisseur, et de 0^{mm},003 à 0^{mm},005 de largeur, perpendiculairement implantés sur l'ivoire, auquel ils s'unissent étroitement. Ces prismes, comme les canalicules dentaires, sont flexueux, mais beaucoup moins que ces derniers. Ils adhèrent les uns aux autres par leurs différentes faces, sans substance intermédiaire. Sur leur trajet on remarque des parties alternativement sombres et claires, qui leur donnent un aspect assez analogue à celui des fibres musculaires striées. Après leur immersion dans l'acide chlorhydrique on réussit sans peine à les isoler.

L'émail, comme l'ivoire, s'accroît par apposition de couches profondes aux couches superficielles ; de là aussi les lignes concentriques qu'il présente sur les coupes longitudinales.

Il se compose du reste des mêmes principes que la dentine, mais contient moins de matière organique et une proportion beaucoup plus forte au contraire de sels calcaires, d'où son extrême dureté et sa résistance plus grande à l'action des agents physiques.

c. Du cément. — Le cément est une substance de nature osseuse qui recouvre la racine des dents. Il se montre, en couche extrêmement mince, à la partie inférieure du collet, sur la limite de l'émail, reste très-mince encore sur toute la moitié supérieure de la racine, et augmente ensuite progressivement d'épaisseur à mesure qu'on se rapproche du sommet de celle-ci. Cette épaisseur s'accroît en raison directe de l'âge. Cependant elle ne devient jamais très-considérable.

Le cément, chez l'homme, ne prend donc qu'une part très-minime à la constitution des dents. — Mais dans certains mammifères, et particulièrement chez les ruminants, il acquiert une grande importance. C'est cette substance qui, sur leurs arcades dentaires, comble l'espace compris entre les racines des grosses molaires : en outre, elle pénètre dans les intervalles de ces dents, entoure leur couronne et les soude les unes aux autres, d'où le volume énorme qu'elles présentent, d'où aussi le nom de *dents composées* qui leur a été donné.

Par sa face interne, le cément s'unit d'une manière intime à l'ivoire. Sa face externe adhère au périoste alvéolo-dentaire, dont on peut le détacher cependant avec facilité ; elle est un peu inégale.

Des trois substances qui forment les dents, le cément est la moins dure. Considéré dans sa texture et sa composition chimique, il offre la plus grande analogie avec le tissu osseux. Comme celui-ci, il se compose d'une substance fondamentale et de cavités étoilées.—La substance fondamentale, privée de ses sels calcaires par l'acide chlorhydrique, prend l'aspect d'un cartilage que la coction convertit en gélatine. — Les ostéoplastes sont plus irréguliers et plus inégaux que dans les os. Leur grand axe est parallèle à celui de la racine. Leurs prolongements affectent pour la plupart une direction transversale. Ils font défaut sur le tiers supérieur de la racine ; souvent même ils n'apparaissent que vers sa partie moyenne et deviennent de plus en plus abondants à mesure qu'on s'en rapproche.

Le cément, dans l'espèce humaine, est en général dépourvu de canalicules de Havers. Ce n'est que sur les dents des vieillards qu'on en rencontre assez fréquemment au niveau du sommet des racines.

d. **Composition chimique des dents.**—Les dents, chez l'homme adulte, se composent, d'après les analyses de Bibra, des principes suivants :

	HOMME.		FEMME.	
	Ivoire.	Émail.	Ivoire.	Émail.
Substance organique......	27,61	3,39	20,42	5,97
Graisse................	0,40	0,60	0,58	traces.
Phosphate de chaux......	66,72	89,82	67,54	81,63
Carbonate de chaux......	3,36	4,37	7,97	8,88
Phosphate de magnésie. ..	1,08	1,34	2,49	2,55
Sels solubles............	0,83	0,88	1,00	0,96
Totaux............	100,00	100,00	100,00	100,00
Substance organique......	28,01	3,59	21,00	5,97
Substance inorganique....	71,99	96,41	79,00	94,03

e. **Parties molles.**—Sous ce nom, on comprend le germe ou bulbe des dents, et le périoste alvéolaire dentaire.

Le bulbe dentaire, très-mou chez le fœtus, acquiert chez l'adulte une certaine consistance, d'autant plus grande que la dent appartient à un individu plus âgé. Il se compose de fibres de tissu lamineux, diversement dirigées, mais longitudinales pour la plupart, de quelques cellules arrondies ou ovoïdes, et de noyaux plus nombreux qu'unit une substance amorphe. — A sa surface, on remarque une couche de cellules cylindriques, perpendiculairement dirigées. Ces cellules se terminent, du côté de l'ivoire, par des prolongements d'une grande ténuité qui pénètrent dans les canalicules dentaires.

Le bulbe reçoit des vaisseaux et des nerfs. — Les artères, dont le nombre varie, parcourent son pédicule, puis se divisent et s'anastomosent dans son épaisseur ; elles s'avancent jusqu'au voisinage des cellules périphériques au-dessous desquelles elles se terminent par des anses en se continuant avec les premières radicules des veines. — Les nerfs accompagnent les artérioles. Ils forment aussi dans la trame du bulbe un plexus dont les mailles se mêlent à celles des ramuscules sanguins. Leur mode de terminaison n'a pas encore été déterminé.

Le *périoste alvéolaire dentaire* n'est que le prolongement de la couche fibreuse qui double la muqueuse gingivale. Sa structure cependant n'est pas tout à fait identique avec celle du périoste des autres parties du corps ; il en diffère surtout en ce qu'il est privé de fibres élastiques ; il est aussi plus mou. Cette lame périostique a pour charpente une trame de fibres lamineuses que parcourent des capillaires sanguins et un grand nombre de filets nerveux disposés en plexus.

E. — Développement des dents.

Les dents naissent de la muqueuse qui recouvre le bord alvéolaire des mâchoires, comme les poils et tous les autres produits épidermiques naissent de la peau.

Nous avons vu en effet que les poils, au début de leur évolution, sont représentés par un simple prolongement de la couche profonde de l'épiderme ; qu'un peu plus tard ce prolongement épithélial se renfle pour se mouler inférieurement sur le bulbe ; et qu'à l'apparition du bulbe succèdent très-promptement les parois du follicule : ainsi, bourgeonnemen du réseau de Malpighi, naissance du bulbe qui se creuse une loge dans la base épanouie de ce bourgeon, formation des parois du follicule ; telles sont les trois périodes que présente le développement des poils. — Ces trois périodes sont celles aussi qui président à l'évolution des dents.

Dans la première, de l'épithélium recouvrant la muqueuse du bord libre des mâchoires part un bourgeon aplati, qui descend dans la gouttière alvéolaire et qui offre d'abord une épaisseur égale sur toute sa hauteur, mais qui bientôt s'élargit à son extrémité profonde. — Dans la seconde apparaît la papille ou bulbe dentaire qui s'accroît peu à peu ; et à mesure que le bulbe s'allonge et s'élargit, le bourgeon épithélial s'étale et se creuse de plus en plus pour l'entourer jusqu'à sa base. — Dans la troisième, de cette base du bulbe on voit naître les parois du follicule qui, convergeant de toutes parts vers le pédicule du bourgeon épithélial, s'unissent à celui-ci, lequel s'atrophie, puis se confond avec les parois de la cavité folliculaire, alors complétement close.

Parvenu à cette phase de son développement, le follicule dentaire comprend donc trois parties : le bulbe, la portion renflée du bourgeon épithélial et les parois circonscrivant sa cavité. — Chacune de ces parties a reçu une attribution qui lui est propre : le bulbe produit l'ivoire qui se dépose à sa périphérie et qui peu à peu recouvre toute sa surface ; la portion renflée du bourgeon épithélial donne naissance à l'émail qui s'ajoute à l'ivoire pour compléter la couronne ; les parois folliculaires sécrètent le cément qui s'étale en lames minces sur la racine.

Représentée à sa naissance par une simple pellicule, chacune de ces trois substances s'accroît ensuite par apposition de couches nouvelles aux couches anciennes. De cette superposition il suit que les dents augmentent progressivement d'épaisseur et de longueur ; en s'allongeant elles finissent par traverser la muqueuse des bords alvéolaires sur laquelle leurs couronnes se montrent successivement, dans un ordre déterminé.—Envisagées dans leur développement, elles nous offrent donc à étudier :

1° Le mode d'évolution des follicules ou sacs dentaires ;

2° Le mode de formation de l'ivoire, de l'émail et du cément ;

3° Le mode et l'ordre d'éruption des dents de la première dentition ;

4° Le mode et l'ordre d'éruption des dents de la seconde dentition, ou dents permanentes.

Dans cette étude, je prendrai surtout pour guide le remarquable travail qu'ont publié sur ce sujet MM. Ch. Robin et Magitot, en 1860-1861 (1). Je mettrai aussi à profit les importantes et nouvelles recherches de MM. Magitot et Legros, recherches dont ils ont bien voulu me communiquer les principaux résultats.

a. *Évolution des follicules dentaires.*

Les follicules ou sacs dentaires se composant de trois parties, qui se montrent successivement, nous étudierons d'abord le bourgeon épithélial et l'organe de l'émail qui en forme une dépendance, puis le bulbe, et enfin les parois qui les entourent l'un et l'autre.

1° Bourgeon épithélial et organe de l'émail. — Né de l'épithélium qui revêt le bord libre des gencives, ce bourgeon, étendu de l'une à l'autre apophyse coronoïde, est d'abord parabolique, lamelliforme et d'une épaisseur égale sur toute sa longueur et sur toute sa hauteur. Il se compose de deux plans de cellules cylindriques, qui se continuent avec le plan profond de l'épithélium alvéolaire, et qui ne sont séparés l'un de l'autre que par une mince couche de petites cellules arrondies.

L'existence du bourgeon épithélial, signalée par Kölliker en 1863, a été confirmée par les recherches de Thiersch, de Waldeyer, de Herz et par les récentes observations de MM. Ch. Robin, Magitot et Legros. Le premier de ces anatomistes avait constaté qu'il ne tarde pas à se dédoubler, et que, par ce dédoublement, il devient le point de départ des dents temporaires, puis des dents permanentes.

Selon Kollmann, ce ne serait pas un simple dédoublement qu'il présenterait, mais un grand nombre de branches naissant de toute sa hauteur, en sorte qu'il serait à la fois l'origine des dents temporaires, des dents permanentes et de toutes les dents surnuméraires.

Aussi longtemps que le bourgeon épithélial reste mince et aplati, on n'observe aucune trace du bulbe dentaire. Mais son extrémité libre ou profonde ne tarde pas à s'épaissir, puis bientôt se creuse d'une légère

____

(1) Ch. Robin et Magitot, *Mém. sur la genèse et le développement des follicules dentaires jusqu'à l'époque de l'éruption des dents.* (*Journal de la physiologie de l'homme et des animaux*, 1860-1861, avec planches.)

dépression. Alors se montrent les premiers rudiments du bulbe qui vient occuper cette dépression; plus il augmente de volume et plus aussi la cavité destinée à le recevoir augmente d'ampleur. Le bourgeon émané de l'épithélium buccal se modifie donc graduellement; sa partie la plus mince commence à s'atrophier; sa portion épaissie continue de s'accroître et prend la forme d'un couvercle qui coiffe le bulbe et qui descend en s'amincissant jusqu'à sa base.

A cette première modification en succède très-rapidement une seconde, non moins importante. Les parois du follicule naissent de la base du bulbe, l'entourent ainsi que son couvercle épithélial, convergent autour de la partie la plus mince, la plus atrophiée du bourgeon, puis se soudent à celle-ci. Ainsi se complètent les parois du follicule; ainsi se trouvent enfermés dans sa cavité le bulbe et la portion hypertrophiée et métamorphosée du bourgeon épithélial.

On peut distinguer, par conséquent, dans l'évolution de ce bourgeon, trois périodes : dans la première, il conserve une épaisseur uniforme ; dans la seconde, il s'atrophie sur la plus grande partie de son étendue, tandis que son extrémité terminale ou profonde se développe au contraire et s'épanouit pour embrasser le bulbe; dans la troisième, les parois du follicule, en se complétant, séparent sa partie atrophiée de sa partie hypertrophiée, laquelle se trouve alors renfermée dans la cavité du sac dentaire : sous cette forme elle constitue l'*organe de l'émail*. Étudions la conformation, les connexions et la texture de cet organe.

L'*organe de l'émail, organe adamantin*, si longtemps méconnu dans son origine, est donc cette partie du follicule qui provient du bourgeon épithélial et qui se trouve située dans la cavité du sac dentaire, entre les parois de celui-ci auxquelles il adhère et le bulbe dont il embrasse toute la surface. Il offre la forme d'un hémisphère dont l'épaisseur diminue du centre vers la circonférence. — Sa face convexe, ou folliculaire, au niveau du bourgeon épithélial, s'unit étroitement à la face profonde de la gencive. Cette union, bien décrite par MM. Robin et Magitot, a lieu à l'aide de prolongements villiformes qui proviennent de la muqueuse, et qui dépriment la substance de l'émail sans cependant la pénétrer. Dans les intervalles compris entre ces prolongements, on remarque des amas irréguliers de cellules, derniers débris de la portion atrophiée du bourgeon. Sur le reste de son étendue, la face convexe est unie par simple contiguïté aux parois du follicule. — La face concave ou bulbaire est unie de même par contiguïté à la surface de la papille. — La circonférence, très-mince, répond à la base de celle-ci et au sillon circulaire du sac qu'elle remplit.

Considéré dans sa structure, l'organe de l'émail comprend une partie périphérique ou épithéliale et une partie centrale d'aspect gélatineux.

La partie périphérique se compose de cellules qui diffèrent pour la face

bulbaire et pour la face folliculaire. — Sur la face bulbaire les cellules
sont allongées, de forme prismatique, à 5 ou 6 pans. Elles renferment
une substance granuleuse et un noyau ovoïde qui en occupe le centre. De
leur juxtaposition résulte une couche épithéliale unique, facile à observer
sur les coupes verticales. Elles ont été découvertes par Purkinje et
Raschkow, mais mieux étudiées, en 1838, par Schwann, qui leur a donné
le nom de *cellules de l'émail*. — Sur la face folliculaire de l'organe adamantin, on remarque une autre couche épithéliale dont l'existence a été
signalée par MM. Ch. Robin et Magitot. Elle est formée comme la précédente de cellules juxtaposées, mais plus petites et plus molles, contenant
un noyau sphérique assez gros. Cette seconde couche disparaît au
niveau de la gencive. Cependant les amas épithéliaux cylindriques qui
accompagnent les prolongements villiformes émanés de la muqueuse
doivent en être considérés comme une dépendance.

La partie centrale de l'organe de l'émail, bien qu'elle procède comme la
partie périphérique du bourgeon épithélial, semble ne plus participer de la
nature de celui-ci. Les cellules qui la composaient primitivement ont subi,
en se multipliant, une véritable métamorphose. Dans leur intervalle se
dépose un liquide de consistance et d'apparence gélatineuses auquel s'ajoute
une certaine quantité de substance amorphe. D'arrondies qu'elles étaient
elles deviennent étoilées. Par leurs prolongements irradiés dans tous les
sens, elles s'unissent les unes aux autres et se présentent alors sous
l'aspect d'un élégant réseau. On n'observe du reste, dans cette trame réticulée, ni nerfs, ni vaisseaux. — Les cellules étoilées sont-elles une simple
transformation des cellules primitives du bourgeon épithélial? ou bien
faut-il les considérer, avec MM. Ch. Robin et Magitot, comme des éléments
de nouvelle formation, qui auraient pris la place des éléments anciens?
Cette dernière opinion paraît la mieux fondée ; cependant il y a là un
point obscur qui réclame des recherches plus complètes.

2° **Bulbe dentaire.** — Le bulbe est une papille de la muqueuse buccale
dont la portion renflée du bourgeon épithélial représente l'épithélium. Il
ne se montre que lorsque cette partie renflée a déjà pris un certain développement. C'est lui qui, en la refoulant vers le bord libre de la mâchoire,
détermine sa forme hémisphérique.

Cette papille, ou *germe dentaire*, se présente d'abord sous l'aspect d'un
très-petit mamelon. En augmentant de volume elle devient conoïde et
conserve assez longtemps cette configuration. Sa structure est alors très-
simple : elle se compose seulement de noyaux embryo-plastiques et de
cellules arrondies ou ovoïdes, les uns et les autres unis par une substance
amorphe ou finement granuleuse.

Dans une période plus avancée de son développement, le bulbe se rétrécit à sa base, qui se transforme peu à peu en pédicule et qui se partage

en deux, trois ou quatre parties pour les dents à racines doubles ou multiples. En même temps, son extrémité opposée prend la forme de la couronne qui doit la recouvrir ; elle devient cunéiforme et légèrement ondulée pour les incisives, conique pour les canines, cuboïde pour les molaires ; elle offre en outre autant de saillies anguleuses que cette couronne présentera de tubercules. Ceux-ci précèdent constamment les pédicules, qui ne commencent à se dessiner que lorsqu'ils sont déjà très-accusés et presque entièrement formés.

Arrivée à ce degré d'accroissement, la papille dentaire est en pleine possession de tous les éléments qui entrent dans sa structure. Aux noyaux, aux cellules et à la substance amorphe qui la composaient primitivement s'ajoutent des cellules étoilées et des fibres de tissu conjonctif très-nombreuses. Parmi ces dernières, les unes sont parvenues à leur complète évolution, les autres sont encore à l'état de corps fibro-plastiques fusiformes ; en se multipliant, elles donnent à la papille, jusque-là très-molle et presque diffluente, une consistance plus ferme.

Sur la périphérie du bulbe on remarque d'autres cellules, perpendiculairement dirigées, cylindriques et juxtaposées, appelées *cellules de l'ivoire*. De leur extrémité superficielle naît un prolongement délié, d'abord simple, puis bifide ou trifide, et offrant manifestement une tendance à se ramifier. Au delà de la couche formée par ces cellules et leurs prolongements, il existe une pellicule sans caractères propres, d'une extrême minceur et d'une parfaite transparence : c'est la *membrane préformatire* qui s'arrête sur les limites du germe dentaire.

Le bulbe possède en outre des vaisseaux et des nerfs. — Les vaisseaux apparaissent sous la forme d'une anse, rappelant celle des petites papilles de la peau. Cette anse s'allonge rapidement : ses deux moitiés, d'abord simples capillaires, se transforment en artériole et veinule qui, s'allongeant à leur tour et se ramifiant, donnent naissance à des anses de plus en plus nombreuses. À mesure que celles-ci se multiplient, elles se rapprochent beaucoup des cellules de l'ivoire, sans cependant les atteindre. Les rameaux et ramuscules dont elles dépendent s'unissent en même temps par des anastomoses transversales. Le système vasculaire de la papille prend ainsi l'aspect d'un réseau à mailles polygonales.

Les nerfs sont en général au nombre de deux pour chaque portion radiculaire du bulbe. En entrant dans la portion coronaire, ils se divisent et s'anastomosent comme les vaisseaux pour former aussi un petit plexus. Les tubes qui les forment se dépouillent de leur myéline à leur extrémité, dont la terminaison n'est pas encore bien connue.

3° **Parois du follicule.**—Les parois du follicule ne se développent que lorsque les organes de l'émail et de l'ivoire ont déjà acquis la plus grande partie de leur volume. Elles se forment aux dépens du tissu conjonctif environnant, qui se condense et qui devient plus opaque. Nées de la base du bulbe, ces parois se prolongent peu à peu vers la gencive et la portion atrophiée du bourgeon épithélial, au niveau de laquelle s'opère l'occlusion du sac dentaire. Sous leur forme primitive, elles sont très-épaisses et comprennent deux portions très-distinctes. — La portion externe est mince, assez dense et opaque ; elle a pour élément principal des fibres lamineuses disposées en nappe. — La portion interne est épaisse, très-molle et transparente ; elle se compose de tissu conjonctif à l'état naissant, c'est-à-dire de noyaux embryo-plastiques, de corps fibro-plastiques fusiformes et d'un petit nombre de fibres lamineuses ; mais elle est surtout caractérisée par sa vascularité. De l'artère destinée au bulbe émanent trois ou quatre branches qui viennent se ramifier dans son épaisseur, en s'étendant du sillon circulaire du follicule jusqu'à la gencive. Ces branches et toutes leurs divisions, unies entre elles, constituent un réseau dont les anses terminales se dirigent vers l'organe de l'émail.

Sur les parois des sacs dentaires, MM. Ch. Robin et Magitot ont constaté la présence d'une couche épithéliale formée d'un seul plan de très-petites cellules à noyaux sphériques.

A mesure que ces parois se développent, leur épaisseur diminue. Les deux portions qui les forment deviennent d'abord de moins en moins distinctes. Plus tard, elles se réduisent à une seule lame constituée par des fibres lamineuses, des vaisseaux et des nerfs. C'est sous cette dernière forme qu'elles se présentent après l'éruption des dents : elles prennent alors le nom de périoste alvéolo-dentaire.

4° **Ordre d'apparition des follicules dentaires.**—Les follicules n'apparaissent pas en même temps dans les deux mâchoires. Mais l'ordre suivant lequel ils naissent sur l'une se reproduit pour l'autre.

Sur la mâchoire inférieure, le follicule de l'incisive interne et celui de la molaire antérieure se développent du 60e au 65e jour. Vient ensuite celui de l'incisive externe, puis celui de la molaire postérieure et celui de la canine, qui est toujours le dernier ; il se forme vers le milieu du troisième mois. Le nombre des follicules dentaires de la première dentition se complète donc vers le 75e jour sur la mâchoire inférieure, et vers le 80e sur la mâchoire supérieure.

Le follicule de la première grosse molaire, dont la dent ne sort qu'à cinq ans, est déjà visible vers le 85e jour sur la mâchoire inférieure. Il paraît sur la mâchoire supérieure du 90e au 95e.

Les follicules des dents de remplacement naissent à des époques différentes, les uns un peu avant ou un peu après la naissance, les autres plus ou moins longtemps après.

Le premier follicule apparu est aussi celui qui se clôt le premier ; c'est également celui dans lequel se montre la première lame d'ivoire et la première couche d'émail. Les mêmes phénomènes se reproduisent dans le même ordre pour le second, le troisième, le quatrième, etc.; cependant nous verrons que l'éruption des dents n'est pas rigoureusement subordonnée à l'ordre de naissance des follicules.

b. *Développement de l'ivoire, de l'émail et du cément.*

1° Développement de l'ivoire.—Le mode d'évolution de l'ivoire a été très-discuté; il est même encore controversé. Cependant la science, sur ce point, a fait récemment d'importantes acquisitions. Trois théories ont été émises. Selon Huxley, l'ivoire serait le résultat d'une transformation du bulbe dont le volume se réduirait à mesure que la dentine augmente d'épaisseur. Selon d'autres anatomistes plus nombreux, ce ne serait pas tout le bulbe qui se transformerait, mais seulement les cellules situées sur sa périphérie. Ni l'une ni l'autre de ces opinions n'est fondée; elles tombent devant ce fait d'observation attestant que les cellules de l'ivoire persistent avec l'ensemble de leurs caractères pendant toute la durée de la vie. — La troisième théorie, récemment proposée par Lent, admet que les cellules de l'ivoire exhalent un suc particulier qui se répand entre leurs prolongements, au-dessous de la membrane préformative, et qui se pénètre presque aussitôt de sels calcaires.

Cette dernière doctrine est assurément la plus satisfaisante. Elle vient nous expliquer en effet presque tous les faits connus : le suc exhalé, en se calcifiant, produit la substance fondamentale; les prolongements des cellules nous expliquent le mode de production des canalicules dentaires, qu'ils remplissent; leurs divisions deviennent l'origine des anastomoses qui unissent ces canalicules. — Ainsi naît la première lamelle; ainsi naissent toutes celles qui lui succèdent. L'exhalation du suc dentaire continuant, les prolongements des cellules, de même que les espaces compris entre ces prolongements, s'allongent, et de nouvelles lames s'ajoutent une à une aux anciennes. Quant aux cellules, leur rôle semble se borner à emprunter aux capillaires sous-jacents les éléments du produit qu'elles sécrètent.

Ce mode de développement de l'ivoire peut être démontré directement, du reste, par l'examen microscopique. Lorsqu'on soumet à l'observation une coupe perpendiculaire de l'ivoire et des cellules qu'il recouvre, si l'on comprime légèrement la préparation, on voit, au moment où l'ivoire se sépare des cellules, les prolongements de celles-ci sortir de leurs canalicules sur quelques points. MM. Ch. Robin, Magitot et Legros possèdent des préparations de ce genre qui sont parfaitement concluantes.

La première lamelle de dentine paraît du 80° au 85° jour sur le bulbe de l'incisive interne de la mâchoire inférieure; la seconde huit jours après sur le tubercule le plus élevé de la molaire antérieure; la troisième après le même laps de temps, sur le bulbe de l'incisive externe; la quatrième sur le tubercule le plus élevé de la molaire postérieure ; et la cinquième sur le bulbe de la canine. Les premières traces d'ivoire se montrent dans le même ordre sur la mâchoire supérieure, mais quelques jours plus tard que les rudiments correspondants de la mâchoire inférieure.

La première lamelle de dentine est toujours unique pour chaque follicule. Sur les incisives, elle occupe le milieu du bord tranchant et s'étend de ce point en suivant une direction onduleuse. Sur les canines, elle est circulaire. Sur les molaires de la première dentition, qui sont multicuspidées, elle occupe le tubercule le plus saillant. Celles qui naissent ensuite recouvrent les autres tubercules ; de leur élargissement progressif et de leur soudure résulte une lame unique, une sorte de chapeau qui coiffe toute la portion coronaire du bulbe.—Les couches nouvelles qui viennent s'ajouter aux couches anciennes ou superficielles débordant celles-ci descendent peu à peu sur sa portion radiculaire, unique ou multiple, qu'elles finissent par entourer sur toute sa longueur.

Le travail qui préside au développement de l'ivoire est très-actif aussi longtemps que la cavité dentaire reste incomplète. Celle-ci formée, il se ralentit, mais ne cesse que lorsqu'après avoir progressivement diminué cette cavité a tout à fait disparu. A mesure qu'elle se rétrécit, les cellules de l'ivoire et le bulbe qui les supporte s'atrophient.

2° Développement de l'émail.—On a cru longtemps que les cellules de l'émail, comme celles de l'ivoire, pouvaient se pénétrer de phosphate de chaux; et de cette transformation calcaire on faisait provenir la substance de l'émail. Telle était l'opinion de Schwann à laquelle se sont rattachés Tomes, et plus récemment Waldeyer et Hertz. Mais l'observation est venue démontrer aussi que ces cellules survivent à la formation de l'émail. Elles ne se transforment donc pas. De même que celles de l'ivoire, elles sécrètent un produit qui traverse la membrane préformative pour s'étaler à la surface de l'ivoire, et qui se calcifie ensuite. De sa calcification résultent les premiers prismes de l'émail ou du moins les premiers vestiges de ceux-ci. Une fois commencée, l'exhalation continue, et les prismes s'allongent jusqu'à ce qu'ils aient atteint toute leur étendue.

Quant au rôle de la membrane préformative, il reste douteux. Graduellement soulevée, elle formerait, selon Huxley, la cuticule de l'émail. Il semble plus probable qu'elle finit par être résorbée et que la cuticule est constituée par la dernière couche exhalée ou peut-être par les derniers restes de l'organe adamantin transformé.

L'émail acquiert rapidement toute la dureté qui lui est propre. Sous ce point de vue, il diffère beaucoup de l'ivoire dont la densité augmente en raison directe de l'âge.

Pendant le développement de l'émail, l'organe adamantin subit de notables modifications. Sa partie centrale ou gélatineuse, très-développée avant l'apparition des parties solides de la dent, s'atrophie, s'amincit, puis disparaît peu à peu, ainsi que l'épithélium externe. En même temps, on le voit se réduire de la circonférence vers le centre en remontant jusqu'au niveau du collet de la dent, et en laissant à découvert toute sa racine, laquelle par conséquent entre alors en contact immédiat avec les parois du follicule.

3° **Développement du cément.**—Le cément commence à se déposer sur la racine dès que celle-ci entre en contact avec les parois du follicule. Son évolution est d'autant plus active que le périoste répond à une partie plus rapprochée du sommet de la dent. Elle offre du reste une grande analogie avec le mode de développement de l'ivoire et de l'émail. Ici également la substance qui se forme a pour origine un produit semi-liquide dans lequel se déposent presque aussitôt des granules phosphatiques. Seulement le suc exhalé provient pour l'ivoire et l'émail de cellules spéciales ; pour le cément, il procède directement des capillaires du périoste. La première couche osseuse formée s'applique à l'ivoire et lui adhère étroitement ; celles qui lui succèdent s'unissent les unes aux autres.

Ainsi le cément naît comme l'ivoire et l'émail ; il s'accroît aussi par addition de couches nouvelles qui se superposent. Le mode d'accroissement de l'ivoire a pour effet de diminuer la cavité de la racine ; celui du cément a pour résultat d'en augmenter le diamètre, très-peu, il est vrai, par suite de sa minceur, mais sensiblement toutefois au niveau du sommet. L'un et l'autre sont le siége d'un travail moléculaire intime de composition qui se continue jusqu'à la fin de la vie.

c. Accroissement, éruption, conformation des dents temporaires.

Les dents s'accroissent, comme les corps inorganiques, par la formation de couches nouvelles s'ajoutant les unes aux autres. Elles diffèrent de ceux-ci cependant par les canaux dont l'ivoire et le cément sont creusés, par les prolongements organiques et le liquide que ces canaux renferment, et enfin par le travail moléculaire intime dont elles sont le siége.

Ces couches se superposent de dehors en dedans pour la plupart, et de la couronne vers la racine, c'est-à-dire de la base du bulbe vers son pédicule. Elles ne peuvent donc se multiplier qu'aux dépens de l'organe producteur, d'où il suit que l'accroissement des dents est nécessairement limité. Sous ce point de vue, les dents diffèrent beaucoup des poils et des ongles dont l'accroissement est au contraire indéfini.

Cependant les incisives des rongeurs et les canines de l'éléphant peuvent s'accroître aussi indéfiniment ; mais elles sont implantées, comme les poils, sur des bulbes coniques, en sorte que l'enveloppe calcaire de ces bulbes ne peut en modifier ni la forme ni le volume.

En s'allongeant, les dents deviennent trop considérables pour l'espace qu'elles occupent. Ne pouvant plus trouver du côté des racines un emplacement suffisant, elles se portent du côté de la gencive. A l'époque où l'on croyait, avec Goodsir, que les follicules dentaires s'ouvraient par un étroit canal sur cette muqueuse, on admettait que ce canal, *iter dentis*, se dilatait progressivement pour lui livrer passage. Mais nous avons vu que les follicules, parvenus à leur entier développement, sont complétement clos et qu'ils adhèrent à la muqueuse gingivale. Ce n'est donc qu'en se créant une voie aux dépens de celle-ci que les dents peuvent arriver sur le bord alvéolaire. A l'époque qui précède leur éruption, elle se soulève d'abord un peu, devient plus rouge, plus sensible, souvent même le siége d'une douleur réelle ; ensuite elle pâlit, s'amincit et finit par s'ouvrir sur un point au niveau duquel se montre la couronne. Celle-ci agrandit l'ouverture qui d'abord la recouvre, puis la traverse et s'élève peu à peu sur le bord alvéolaire. La gencive, après sa sortie, reprend ses caractères primitifs en contractant avec le collet de la dent une étroite union.

L'éruption des dents est successive. Elle s'opère suivant un ordre déterminé et à peu près constant.

Celles de la mâchoire inférieure précèdent celles de la mâchoire supérieure, qui les suivent de très-près. Sur chaque mâchoire, elles naissent par paires, l'une à droite, l'autre à gauche.

Les incisives internes se montrent les premières, et bientôt après les incisives externes; viennent ensuite les molaires antérieures, puis les canines et les molaires postérieures. Elles n'apparaissent qu'après la naissance et aux époques qui suivent :

De 6 à 8 mois............	les 4 incisives internes;
De 7 à 12 mois..........	les 4 incisives externes;
De 12 à 18 mois..........	les 4 molaires antérieures;
De 16 à 24 mois...........	les 4 canines;
De 24 à 36 mois..........	les 4 molaires postérieures.

A deux ans et demi ou trois ans, l'enfant est donc pourvu de ses vingt dents temporaires, appelées aussi *dents primitives, dents de lait, dents de la première dentition*.

L'ordre qui préside à leur éruption présente du reste quelques variétés, consistant, les unes dans une anticipation de date, les autres dans le retard apporté à leur apparition. On a vu assez souvent les deux incisives internes de la mâchoire inférieure naître quelques mois plus tôt. Sur un enfant que j'ai pu examiner et dont l'extrait de naissance m'a été montré, les quatre incisives de la mâchoire inférieure avaient paru dans le cours de la troisième semaine. Quelques faits dont l'authencité n'est pas douteuse attestent qu'elles peuvent même exister au moment de la naissance. Mais si l'éruption des dents temporaires est parfois précoce, des observations plus nombreuses nous apprennent qu'elle peut être tardive aussi. Chez certains enfants, ces dents n'apparaissent sur les arcades alvéolaires qu'à 4 ou 5 ans, ou à un âge plus avancé encore.

Caractères propres aux dents temporaires. — Elles sont plus petites, plus lisses, plus blanches que les dents permanentes et d'un blanc bleuâtre. Leur couronne est plus courte et plus renflée que celle des précédentes.

Les incisives et les canines présentent du reste à peu près les mêmes caractères généraux et différentiels que celles de l'adulte. Mais il n'en est pas ainsi pour les molaires.

Ces dernières sont multicuspidées. Les petites molaires, moins utiles, ne figurent donc pas dans la première dentition, elles se trouvent remplacées avec avantage par deux grosses molaires.

Les molaires supérieures possèdent trois racines disposées comme celles des dents permanentes. Les molaires inférieures n'en possèdent que deux dont l'une est antérieure et l'autre postérieure.

Les molaires supérieures sont armées de quatre tubercules. Sur les premières, trois de ces tubercules occupent le bord interne de la couronne ; le quatrième, très-volumineux, occupe le bord externe. Sur les secondes, deux tubercules répondent au bord externe et deux au bord interne.

Les molaires inférieures sont quinticuspidées. Les premières se distinguent des secondes par leur volume plus considérable, par leur racine antérieure, plus large que la postérieure, et par le sillon plus profond qu'on remarque sur cette racine antérieure.

d. *Accroissement, éruption des dents permanentes.*

Nous avons vu que le bourgeon épithélial constitue le premier rudiment des dents temporaires ; que ce bourgeon se renfle à son extrémité profonde pour former l'organe de l'émail ; qu'ensuite paraît le bulbe, organe de l'ivoire ; puis les parois du follicule, organe du cément.

Les dents permanentes ont la même origine. Du bourgeon épithélial part un prolongement qui se porte en arrière pour les incisives et les canines, en dedans pour les molaires ; à celui-ci succèdent également les trois organes destinés à produire l'émail, l'ivoire et le cément. Les phénomènes qui caractérisent l'évolution des dents de lait se reproduisent donc dans le même ordre pendant l'évolution des dents de remplacement, ou plutôt les deux séries de phénomènes suivent une marche à peu près parallèle, les follicules de la première dentition précédant ceux de la seconde et arrivant rapidement au terme de leur accroissement, tandis que ceux-ci ne se développent d'abord qu'avec une lenteur extrême.

Les follicules des dents nouvelles, ou des trois grosses molaires, sont situés sur la même courbe que les follicules des dents temporaires, courbe qu'ils prolongent et terminent.

Les follicules des dents de remplacement sont placés en arrière et en dedans des dents à remplacer. Ils occupent, au début de leur évolution, les mêmes alvéoles que ces dernières. Dans une période plus avancée, ils s'en trouvent séparés par une cloison verticale incomplète ; en d'autres termes, ils s'entourent d'un alvéole de forme ovoïde, qui présente un orifice à chacune de ses extrémités.

L'orifice profond de cet alvéole le met en communication avec celui de la dent de lait ; il répond à un cordon vasculo-nerveux qui se partage en deux branches, l'une pour le follicule externe ou temporaire, l'autre pour le follicule interne ou permanent. — La branche du follicule externe est d'abord beaucoup plus volumineuse que celle du follicule interne. Ensuite

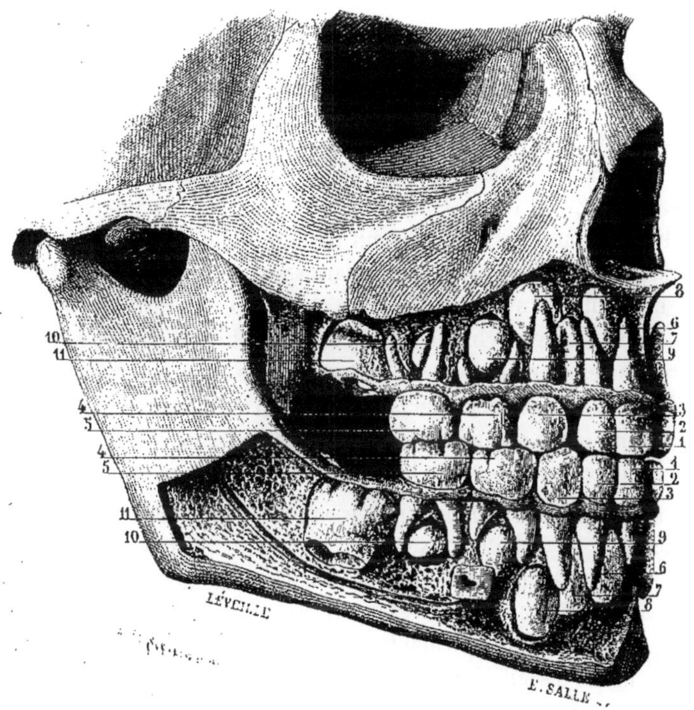

FIG. 792. — *Dents de la première et de la seconde dentition.*

1, 1. Incisives temporaires internes. — 2, 2. Incisives temporaires externes. — 3, 3. Canines temporaires. — 4, 4. Molaires temporaires antérieures. — 5, 5. Molaires temporaires postérieures. — 6, 6. Incisives internes permanentes. — 7, 7. Incisives externes permanentes. — 8, 8. Canines permanentes. — 9, 9. Petites molaires antérieures permanentes. — 10, 10. Petites molaires postérieures permanentes, beaucoup moins développées que les précédentes. — 11, 11. Premières grosses molaires permanentes.

une disposition inverse s'établit, les bulbes de la première dentition s'atrophiant peu à peu, et ceux de la seconde au contraire se développant de plus en plus.

L'orifice superficiel est situé sur le bord alvéolaire, en arrière et en dedans des dents temporaires. Autant d'alvéoles, autant d'orifices, se disposant aussi sur une ligne courbe. Ceux qui répondent aux incisives sont les plus grands. Les suivants deviennent microscopiques. Chacun de ces orifices a été considéré comme un petit canal destiné à livrer passage à la dent permanente, d'où le nom d'*iter dentis*. Chacun d'eux renferme un cordon qui unit la muqueuse au follicule sous-jacent, et qui a été improprement décrit sous la dénomination de *gubernaculum dentis*. Ce cordon, volumineux pour les incisives, mais très-grêle pour les canines et les petites molaires, renferme les derniers restes du bourgeon épithélial ; il est constitué par des prolongements villiformes et des vaisseaux provenant aussi de la gencive.

Lorsque les dents de remplacement ne peuvent plus se développer du côté de leur racine, elles se portent, comme les dents de lait, vers la muqueuse. On voit alors l'alvéole qui les contient s'agrandir, soit aux dépens de l'alvéole de la dent de lait, soit aux dépens de celle-ci. A dater en effet de ce moment, toutes les dents temporaires deviennent le siége d'un remarquable travail de résorption. D'abord la cloison intermédiaire aux deux alvéoles s'amincit et se détruit de leur sommet vers leur base ; puis les racines des dents provisoires disparaissent de la même manière, molécule à molécule, et aussi de la racine vers la base. En même temps le pédicule du bulbe et le bulbe lui-même s'atrophie de plus en plus. Bientôt la couronne reste seule, fixée seulement par ses adhérences à la muqueuse, dont elle finit par se détacher, abandonnant sa cavité à la dent permanente, qui ne tarde pas à l'occuper. Les dents temporaires tombent dans l'ordre de leur apparition, de la sixième à la huitième année.

Ordre d'éruption des dents permanentes. — Les premières dents permanentes qui se montrent sont les premières grosses molaires, dont l'éruption a lieu à cinq ans. Elles font suite aux dents temporaires, parmi lesquelles quelques anatomistes les ont rangées bien à tort.

L'éruption des dents de remplacement se fait dans le même ordre que celle des dents de lait. On voit successivement naître :

De 6 à 8 ans....... les 2 incisives internes inférieures ;
De 7 à 8 ans....... les 2 incisives internes supérieures ;
De 8 à 9 ans....... les 4 incisives externes ;
De 9 à 10 ans....... les 4 premières petites molaires ;
De 10 à 11 ans....... les 4 canines ;
De 12 à 13 ans....... les 4 secondes petites molaires.

Les secondes grosses molaires paraissent de 12 à 14 ans. Quant aux troisièmes, ou dents de sagesse, elles prennent place sur la partie terminale des arcades alvéolaires, de 20 à 30 ans, le plus habituellement, et quelquefois plus tard. Souvent elles restent comme ensevelies dans l'épaisseur de ces arcades pendant toute la durée de la vie.

La seconde dentition ne s'opère pas toujours aussi régulièrement que je viens de l'indiquer. Quelquefois une ou plusieurs dents de lait persistent, et les dents permanentes qui devaient les remplacer ne se développent pas ; ou bien l'une d'elles se développe et se place à sa partie postérieure et interne. Dans ce dernier cas, il existe une sur-dent ou deux, très-rarement un plus grand nombre.

Assez fréquemment, c'est l'ordre suivant lequel les dents doivent sortir qui se modifie ; ainsi la seconde petite molaire permanente sort parfois avant la canine, dont l'éruption peut être très-tardive. Dans certaines conditions plus rares, celle-ci précéde la première petite molaire.

Les vingt dents de la seconde dentition occupent-elles sur les arcades alvéolaires un emplacement d'une longueur égale à celui qu'occupaient les vingt dents qu'elles remplacent ? Hunter, le premier, a posé cette question. Pour l'illustre physiologiste, la portion du bord alvéolaire comprise entre la ligne médiane et la première grosse molaire reste invariable. Delabarre, qui l'a mesurée avec un fil, avant et après la chute des dents de lait, conclut dans le même sens. Bien que Blake et Leveillé aient émis une opinion opposée, l'invariabilité de longueur de l'arc, limité en arrière par les premières grosses molaires, est aujourd'hui généralement reconnue. Elle nous explique pourquoi les canines ne sortent qu'après les premières petites molaires ; les incisives permanentes, étant en effet plus grosses que les incisives provisoires, s'emparent d'une partie de la place nécessaire aux canines ; mais comme les molaires temporaires sont plus volumineuses que les petites molaires de l'adulte, elles laissent un vide en tombant, et la place que les canines perdent en avant, elles la retrouvent en arrière ; de là pour elles la nécessité d'attendre la chute des molaires temporaires, ou, ce qui revient au même, la sortie des premières petites molaires permanentes.

Après leur complète éruption, les dents permanentes continuent de s'accroître, soit de dehors en dedans, aux dépens de leur cavité qui diminue progressivement, soit de dedans en dehors par l'addition de nouvelles couches de cément sur leur racine. En même temps, les canalicules de l'ivoire se rétrécissent aussi, de même que les ostéoplastes du cément. Il arrive donc un moment où le bulbe et toutes ses dépendances disparaissent, et où les dents ne sont plus représentées que par leur partie calcaire ou inorganique.

Elles deviennent alors autant de corps étrangers qui ne tardent pas à s'ébranler et qui abandonnent leur alvéole une à une, à des époques indéterminées, extrêmement variables pour chacune d'elles, et selon les indi-

3ᵉ ÉDIT.   IV. — 9

vidus. En général, à 75 ou 80 ans, elles ne se montrent plus qu'en petit nombre sur les bords alvéolaires. Cependant il est d'heureuses exceptions. J'ai connu deux vieillards, l'un de 70 ans et l'autre de 84 ans, qui étaient encore en possession de toutes leurs dents.

Il existe pour chaque dentition un canal dentaire particulier. Sur la mâchoire inférieure, celui qui correspond aux dents de lait commence en arrière de l'orifice d'entrée du conduit dentaire inférieur; il passe au-dessous de ce conduit et un peu en dehors, sous les alvéoles des dents provisoires, et se termine par un orifice distinct au-dessous du trou mentonnier. Son calibre est très-développé chez le fœtus; il diminue chez l'enfant, puis se rétrécit de plus en plus à mesure que les dents permanentes se forment. Serres dit avoir observé un conduit analogue sur le maxillaire supérieur.

Mais ce ne sont pas seulement les canaux dentaires des maxillaires qui se modifient sous l'influence des deux dentitions. Ces os eux-mêmes diffèrent très-notablement, suivant qu'on les considère dans le cours moyen ou aux deux termes extrêmes de la vie.

Avant l'apparition des dents, le corps de la mâchoire inférieure présente peu de hauteur, peu de longueur et une remarquable épaisseur. Sa base forme avec le bord parotidien un angle très-obtus; le condyle, l'échancrure sygmoïde et l'apophyse coronoïde regardent en haut et en arrière; l'apophyse du menton se dirige en haut et en avant; les conduits dentaires occupent la partie moyenne du corps de l'os. Le trou mentonnier s'ouvre au-dessous de l'alvéole de la canine. — La face, allongée dans le sens transversal et raccourcie dans le sens vertical, offre une figure demi-circulaire. Les joues, trop grandes pour l'espace qu'elles recouvrent, sont saillantes et comme projetées en dehors par le tissu adipeux accumulé en grande abondance sous la peau.

Après l'éruption des dents, le corps du maxillaire inférieur augmente de hauteur et diminue d'épaisseur. Son angle est moins obtus, presque droit. Le condyle et l'apophyse coronoïde se dirigent en haut. L'apophyse du menton est tournée directement en avant. Le conduit dentaire se rapproche de la base de la mâchoire. Le trou mentonnier, de plus en plus postérieur, répond successivement à la première petite molaire, puis à la cloison qui la sépare de la seconde, et enfin à la racine de celle-ci. La face s'allonge progressivement de trois centimètres, en sorte que son diamètre vertical acquiert la prédominance sur le transversal; les joues sont moins saillantes, et la physionomie revêt peu à peu les caractères qui la distinguent chez l'adulte.

Dans la vieillesse, après la chute complète des dents, les maxillaires reprennent l'aspect qu'ils offraient avant la sortie de celles-ci. Leur portion dentaire ou alvéolaire disparaissant par voie de résorption, le corps de la mâchoire perd la moitié de sa hauteur et semble relativement très-long. Son angle redevient obtus; son condyle et son apophyse coronoïde s'inclinent de nouveau un peu en arrière, et son apophyse mentonnière un peu en haut. Le canal dentaire se trouve comme chez le fœtus très-rapproché du bord alvéolaire; son calibre se réduit beaucoup, mais ne s'efface jamais entièrement.

Du côté du maxillaire supérieur, le sinus s'élargit dans tous les sens et descend jusqu'au voisinage du bord alvéolaire. Sa tubérosité s'affaisse; elle se dirige obliquement, en bas et en avant.

Le diamètre vertical de la face se raccourcit de 3 à 4 centimètres, d'où la longueur relative trop grande des joues qui, alors amaigries et flottantes, tombent pour ainsi dire dans le vide laissé par la chute des dents et la résorption des arcades alvéolaires.

Troisième dentition. — Les deux dentitions ont été calculées de manière à assurer à chaque individu des moyens de mastication pendant toute la durée de son existence. — La première, incomplète et peu résistante, est en rapport avec l'état naissant de nos organes ; elle participe de leur faiblesse, mais suffit à l'enfant. — La seconde apparaît lorsque les os, les muscles, les viscères, etc., commencent à marcher d'un pas rapide vers leur entier développement. A des aliments pris en quantité plus grande et plus difficiles à diviser, elle vient opposer un appareil masticateur plus énergique. Fortement constituée, elle résiste longtemps, puis tombe à son tour ; et sa chute nous ramène à l'état fœtal, bientôt suivi de l'atrophie progressive et de la décrépitude. Telle est la loi qui règle notre destinée. Comporte-t-elle des exceptions? A la seconde génération des dents, voit-on, dans certains cas exceptionnels, en succéder une troisième, sinon complète, du moins partielle et comme rudimentaire?

Quelques faits semblent témoigner en faveur de ces dents de troisième dentition. Gehler mentionne une canine qui s'est renouvelée deux fois. Blandin, chez un adulte pourvu de ses deux petites molaires, a trouvé, au-dessus de la première, une dent nouvelle, située dans l'épaisseur de l'os. Diemerbroeck nous apprend qu'ayant perdu l'une de ses canines à 50 ans, il lui en survint une autre quelques années plus tard. Hunter cite également des exemples de dents permanentes qui se sont renouvelées à un âge très-avancé. Joubert signale un fait plus extraordinaire; il s'agit d'une femme qui avait perdu toutes ses dents, et chez laquelle 20 dents nouvelles se montrèrent sur le bord libre des mâchoires à 70 ans. Sennert rapporte une observation analogue.

En laissant de côté ces deux derniers faits dont l'authenticité n'est pas suffisamment établie, restent les précédents, auxquels il serait facile d'en joindre un plus grand nombre. De ceux-ci nous est-il permis de conclure qu'une, deux ou plusieurs dents permanentes peuvent se reproduire dans la vieillesse? Beaucoup d'auteurs l'ont pensé. Leur opinion cependant ne doit être acceptée qu'avec réserve ; car la plupart des faits qu'ils rapportent s'expliquent par la sortie tardive d'une dent permanente, la dent de lait qu'elle devait remplacer étant restée en place. Mais admettons qu'en effet dans quelques cas exceptionnels certaines dents permanentes se sont renouvelées. Réduite à ces proportions, la troisième dentition n'est plus qu'une anomalie, une variété, un simple jeu de la nature ; et loin alors de constituer un avantage, elle n'entraîne que des inconvénients. Ces dents, égarées sur les arcades alvéolaires, ne rencontrant pas des dents qui leur soient opposées, portent leur action directement sur la muqueuse qu'elles irritent, d'où la nécessité pour les personnes qui les possèdent d'en réclamer l'avulsion le plus habituellement.

Peut-être aussi ne faudrait-il pas rejeter d'une manière trop absolue les faits mentionnés par Joubert et Sennert, si extraordinaires qu'ils soient. Les divisions multiples des bourgeons épithéliaux récemment décrits et représentés par Kollmann tendent à en démontrer, sinon la réalité, du moins la possibilité.

ARTICLE II

PHARYNX

Le pharynx est l'organe principal de la déglutition. Situé entre la bouche et les fosses nasales d'une part, l'œsophage et le larynx de l'autre, livrant passage tour à tour aux aliments et à l'air atmosphérique, il constitue une cavité commune à l'appareil de la digestion et à celui de la respiration.

Cette cavité diffère, suivant qu'on la considère au point de vue physiologique ou sous un point de vue purement anatomique.

Considéré comme organe de la déglutition, le pharynx revêt la forme d'un entonnoir dont la base, dirigée en haut et en avant, répond à l'isthme du gosier, et dont le sommet tronqué se continue avec l'œsophage.

En haut et en arrière, cet entonnoir est percé d'une ouverture elliptique qui le fait communiquer avec l'arrière-cavité des fosses nasales. En bas et en avant, il offre un autre orifice, de figure ovalaire, qui le met en communication avec le larynx. Inférieurement, il communique ou plutôt se continue avec l'œsophage.

Des quatre orifices qu'il présente, deux appartiennent donc à l'appareil digestif et deux à l'appareil respiratoire ; l'axe qui passe par le centre des deux premiers se dirige de haut en bas et d'avant en arrière; l'axe passant par les deux derniers se dirige au contraire de haut en bas et d'arrière en avant. — Lorsque les orifices destinés au passage des matières alimentaires entrent en action, les orifices qui livrent passage à l'air atmosphérique se ferment, le supérieur à l'aide d'un sphincter, l'inférieur par le mécanisme d'une soupape, c'est-à-dire par suite de l'abaissement de l'épiglotte; le pharynx représente alors un entonnoir parfait, ouvert seulement à sa base et à son sommet.

Ainsi envisagée, on voit que la cavité du pharynx est limitée : en haut et en avant, par l'orifice qui la met en communication avec la bouche; en haut et en arrière, par le voile du palais; en bas, par un léger rétrécissement qui la sépare de l'œsophage; en avant et de haut en bas, par la partie glanduleuse ou verticale de la face dorsale de la langue, l'épiglotte, l'ouverture supérieure du larynx, et la face postérieure de cet organe, sur laquelle s'applique immédiatement la muqueuse pharyngienne.

Considéré sous un point de vue purement anatomique, le pharynx s'étend de la base du crâne à la partie supérieure de l'œsophage, qui correspond elle-même à l'extrémité inférieure du larynx en avant, et au corps de la sixième vertèbre cervicale en arrière. Il présente, dans son tiers inférieur, la forme d'un infundibulum; et dans ses deux tiers supérieurs celle d'une gouttière à concavité antérieure dont les bords s'attachent : en haut, à la portion cartilagineuse des trompes d'Eustache, plus bas aux parties latérales du voile du palais, et plus bas encore aux deux bords de la portion verticale de la langue. — En l'envisageant sous ce second point de vue, on peut distinguer dans cet organe trois portions très-différentes :

1° *Une portion supérieure* ou *nasale*, étendue de l'apophyse basilaire au voile du palais : c'est celle que nous avons décrite précédemment sous le nom d'*arrière-cavité des fosses nasales;*

2° *Une portion moyenne* ou *buccale*, étendue des piliers postérieurs du voile du palais à l'os hyoïde et désignée par quelques auteurs sous le nom d'*arrière-cavité de la bouche;*

3° Enfin *une portion inférieure* ou *laryngienne*, limitée en haut par l'os hyoïde, en bas par le bord inférieur du cartilage cricoïde.

Chacune de ces portions offre des dimensions qui lui sont propres et qui diffèrent dans l'état de repos et l'état d'activité.

Le *diamètre vertical* de la portion nasale est de 2 1/2 à 3 centimètres en avant, et de 5 en arrière; celui de la portion buccale de 4 à 5; et celui de la portion laryngienne de 5 à 6. — La longueur du pharynx mesure, par conséquent, de 14 à 15 centimètres dans l'état de repos de l'organe. Mais au moment de la déglutition, pendant l'articulation des sons, sous l'influence des modulations si variées de la voix, il se raccourcit, et ses trois parties ne prennent pas une part égale au raccourcissement. La supérieure, par le fait de l'élévation du voile du palais, ne diminue que d'un centimètre, l'inférieure d'un demi-centimètre seulement par suite du rapprochement de l'os hyoïde et du cartilage thyroïde, et la moyenne de deux et demi, ce qui donne, pour la diminution totale du diamètre vertical, quatre centimètres ou le quart environ de la longueur de l'organe.

Le *diamètre transverse* de la portion nasale, mesuré en arrière des trompes d'Eustache où il offre sa plus grande étendue, est de 4 1/2 à 5 centimètres; plus bas, il se réduit à 4 centimètres. — Celui de la portion buccale est de 3 1/2 centimètres au niveau des amygdales, de 5 au-dessous et en arrière de ces glandes, de 4 au niveau des grandes cornes de l'os hyoïde. — Celui de la portion laryngienne est de 4 aussi dans sa moitié supérieure, et de 2 1/2 inférieurement.

Le *diamètre antéro-postérieur* ne dépasse pas 2 centimètres dans la portion nasale. Il est de 5 centimètres dans la portion buccale, immédia-

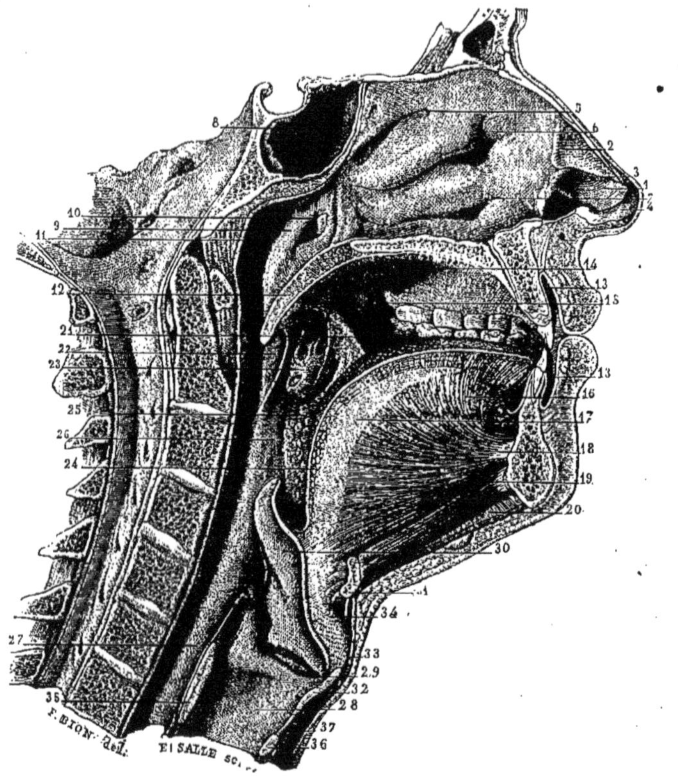

FIG. 793. — *Coupe médiane de la bouche et du pharynx.*

1. Narine gauche. — 2. Cartilage latéral du nez. — 3. Son bord inférieur. — 4. Branche interne du cartilage de l'aile du nez, formant le squelette de la sous-cloison. — 5. Cornet et méat supérieurs. — 6. Cornet et méat moyens. — 7. Cornet et méat inférieurs. — 8. Sinus sphénoïdal. — 9. Arrière-cavité des fosses nasales. — 10. Orifice interne ou pavillon de la trompe d'Eustache. — 11. Dépression profonde située à la partie supérieure, postérieure et latérale de l'arrière-cavité des fosses nasales. — 12. Voile du palais. — 13, 13. Vestibule de la bouche. — 14. Voûte palatine. — 15. Orifice qui fait communiquer le vestibule de la bouche avec la bouche proprement dite. — 16. Partie de la langue formant le plancher de la bouche. — 17. Lame fibreuse

tement au-dessous du voile du palais, de 4 au niveau de l'os hyoïde, de 3 au niveau du bord supérieur du cartilage cricoïde, et de 2 1/2 au niveau de son bord inférieur.

En comparant entre elles les trois portions du pharynx, on voit : 1° que la moyenne l'emporte très-notablement sur les deux autres par l'ensemble de ses dimensions ; 2° que si elle diffère peu de l'inférieure par son diamètre vertical, elle en diffère beaucoup par ses diamètres transverse et antéro-postéro-postérieur ; 3° que ces deux dernières portions, réunies à la partie verticale de la base de la langue, constituent un infundibulum, et qu'un bol alimentaire, après avoir traversé sans difficulté la base de cette cavité, pourrait se trouver arrêté vers sa partie inférieure, beaucoup plus étroite. Cet accident, dont les annales de la science nous offrent en effet beaucoup d'exemples, aurait pu se produire fréquemment si la nature, pour prévenir les conséquences d'une semblable conformation, n'eût rétréci très-notablement les dimensions de l'isthme du gosier.

§ 1. — CONFORMATION DU PHARYNX.

Le pharynx nous offre à considérer deux surfaces, l'une externe ou musculaire, l'autre interne ou muqueuse.

A. Surface externe du pharynx. — En arrière, où elle est plane et verticale, cette surface répond au corps des six premières vertèbres cervicales dont la séparent les muscles prévertébraux et l'aponévrose prévertébrale. Elle n'adhère à cette aponévrose que par un tissu cellulaire extrêmement lâche, disposition qui permet au pharynx de se déplacer par voie de glissement, et de se prêter ainsi à toutes les variétés de raccourcissement et d'allongement réclamées par la part si importante qu'il prend à la déglutition, à la parole, au chant, etc. ; toute cette face est recouverte par un lacis veineux à larges mailles, et par une lamelle celluleuse assez résistante, bien que très-mince.

Sur les côtés, la surface externe du pharynx présente des connexions beaucoup plus nombreuses et plus variées.

Dans son tiers inférieur, elle est en rapport avec les carotides primitives et plus en dehors avec les veines jugulaires internes.

médiane de la langue. — 18. Génio-glosse. — 19. Génio-hyoïdien. — 20. Coupe du mylo-hyoïdien. — 21. Pilier antérieur du voile du palais, de figure triangulaire, à base inférieure, recouvrant le tiers antérieur de l'amygdale. — 22. Pilier postérieur de ce voile.— 23. Amygdale. — 24. Partie postérieure, verticale ou pharyngienne de la langue. — 25. Glandes superficielles ou folliculeuses de la base de la langue. — 26. Portion linguale de la cavité du pharynx. — 27. Portion laryngienne de cette cavité. — 28. Cavité du larynx. — 29. Ventricule du larynx. — 30. Epiglotte. — 31. Coupe de l'os hyoïde. — 32. Coupe du cartilage thyroïde. — 33. Bord supérieur de ce cartilage. — 34. Membrane thyro-hyoïdienne. — 35. Coupe de la partie postérieure du cartilage cricoïde. — 36. Coupe de sa partie antérieure. — 37. Membrane crico-thyroïdienne.

Dans son tiers moyen : 1° avec les carotides interne et externe ; 2° avec l'origine des artères linguale, thyroïdienne supérieure et pharyngienne inférieure ; 3° avec la jugulaire interne ; 4° avec un grand nombre de ganglions lymphatiques situés au-devant et en dehors de cette veine.

Dans son tiers supérieur, c'est-à-dire dans l'intervalle qui s'étend de l'angle de la mâchoire à la base du crâne, cette même surface répond : 1° à un ganglion lymphatique assez volumineux et constant qui lui est immédiatement accolé, et auquel se rendent les vaisseaux lymphatiques émanés de la partie la plus élevée du pharynx ; 2° à l'artère carotide interne, qui en est distante de 8 à 10 millimètres ; 3° à cinq troncs nerveux, dont trois passent entre l'artère et la veine jugulaire internes, savoir, le glosso-pharyngien, l'hypoglosse et le spinal, tandis que les deux derniers restent situés à la partie postérieure de ces vaisseaux ; 4° sur un plan plus antérieur, à la partie profonde de la parotide, qu'un intervalle de 10 à 12 millimètres sépare des parois latérales du pharynx ; cet intervalle est rempli par du tissu cellulo-adipeux ; 5° enfin, sur un plan plus éloigné encore, au muscle ptérygoïdien interne qui forme avec ces mêmes parois un angle aigu à sinus postérieur.

En avant et en bas, la surface externe du pharynx adhère à la partie postérieure du larynx par un tissu cellulaire extrêmement lâche.

B. Surface interne du pharynx. — Cette surface offre une couleur rosée. Elle n'est pas unie, mais hérissée de petites saillies arrondies, très-rapprochées, qui correspondent à autant de glandules semblables à celles qu'on observe sous la muqueuse buccale.

La paroi postérieure de cette surface, visible en partie par l'isthme du gosier, est plane, et recouverte assez souvent d'un mucus visqueux.

Les parois latérales présentent de haut en bas : 1° l'embouchure ou le pavillon de la trompe d'Eustache, dont la forme, le siége et les dimensions nous sont déjà connus ; 2° en arrière de cette embouchure, une excavation anguleuse et profonde, qui a été décrite avec l'arrière-cavité des fosses nasales, à laquelle elle appartient plus spécialement ; 3° plus bas, les amygdales et les piliers postérieurs du voile du palais ; 4° plus bas encore, les prolongements latéraux de l'épiglotte, qui séparent la base de la langue de la portion laryngienne du pharynx ; 5° immédiatement au-dessous de ces prolongements, une première et légère saillie, formée à droite et à gauche par les grandes cornes de l'os hyoïde ; puis une seconde, produite par les grandes cornes du cartilage thyroïde.

Le pharynx, considéré dans ses portions nasale et buccale, formant une gouttière dont la concavité regarde en avant, n'offre pas de paroi antérieure qui lui soit propre, mais une série d'orifices et d'organes qu'on voit très-bien lorsqu'on a incisé sa paroi postérieure sur la ligne médiane, et qui sont, en procédant de haut en bas (fig. 794) :

1° Les orifices postérieurs des fosses nasales, quadrilatères chez quelques individus, ovalaires chez d'autres, séparés par le bord postérieur du vomer et laissant entrevoir l'extrémité correspondante des cornets moyens et inférieurs;

2° Immédiatement au-dessous de ces orifices, la face supérieure du voile du palais inclinée en arrière, la luette formant la partie médiane de

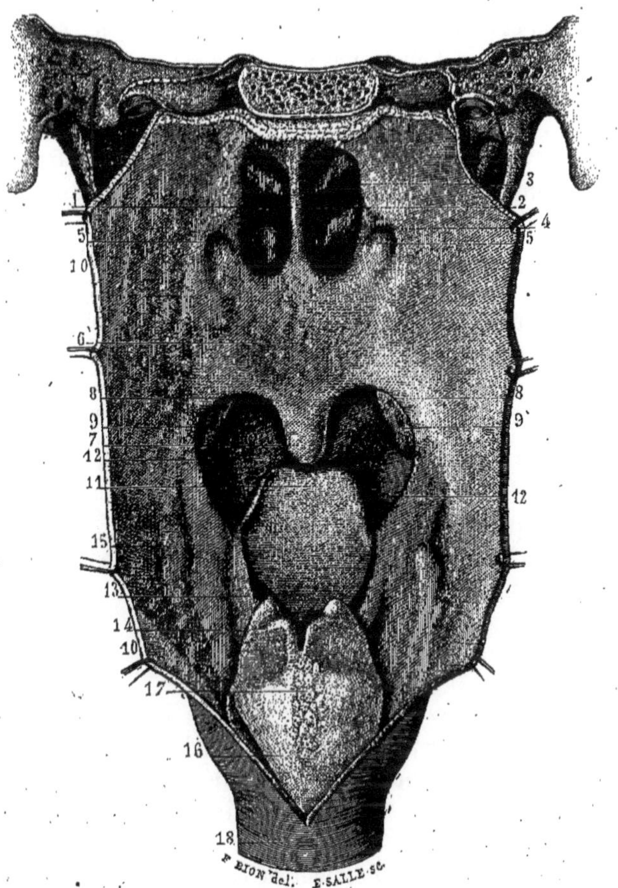

Fig. 794. — *Cavité du pharynx dont la paroi postérieure a été incisée sur la ligne médiane et ensuite déjetée à droite et à gauche.*

1. Orifice postérieur des fosses nasales. — 2. Bord postérieur de la cloison qui sépare ces cavités. — 3. Extrémité postérieure du cornet moyen. — 4. Extrémité postérieure du cornet inférieur. — 5, 5. Embouchure de la trompe d'Eustache. — 6. Face supérieure du voile du palais. — 7. Luette. — 8, 8. Piliers postérieurs du voile du palais. — 9, 9. Amygdales. — 10, 10. Coupe de la paroi postérieure du pharynx. — 11. Épiglotte. — 12. Portion verticale de la langue. — 13. Orifice supérieur du larynx. — 14. Gouttières situées sur les côtés de cet orifice. — 15. Bord postérieur du cartilage thyroïde. — 16. Portion laryngienne du pharynx. — 17. Glandes s'ouvrant sur la paroi antérieure de cette portion. — 18. OEsophage.

son bord libre, et ses piliers postérieurs très-longs et très-obliquement descendants ;

3° L'isthme du gosier, circonscrit en haut par le voile du palais, en bas par la langue, de chaque côté par les piliers antérieurs ;

4° La portion verticale ou glanduleuse de la face dorsale de la langue, limitée en bas par l'épiglotte et ses prolongements latéraux ;

5° L'orifice supérieur du larynx, de figure ovalaire, obliquement dirigé de haut en bas et d'avant en arrière, formé en avant par l'épiglotte qui le recouvre à la manière d'une soupape au moment de la déglutition, en arrière par les cartilages aryténoïdes, et latéralement par les replis aryténo-épiglottiques ;

6° A droite et à gauche de cet orifice, une gouttière anguleuse, plus large en haut qu'en bas, et sur chacune desquelles couleraient plus spécialement les boissons, suivant quelques physiologistes ;

7° Enfin sur la ligne médiane et en arrière du cartilage cricoïde, un petit groupe de glandes acineuses, constantes, semblables à celles qu'on observe sur les parois postérieure et latérales du pharynx.

§ 2. — STRUCTURE DU PHARYNX.

Le pharynx se compose de trois couches superposées, de glandes, d'artères, de veines, de vaisseaux lymphatiques, de nerfs sensitifs et moteurs et d'une petite quantité de tissu cellulaire.

Des trois couches qui constituent ses parois, l'externe est musculaire, la moyenne fibreuse, l'interne de nature muqueuse.

A. — Couche musculaire.

La couche musculaire du pharynx, étendue de l'apophyse basilaire de l'occipital au bord inférieur du cartilage cricoïde, se présente sous l'aspect d'une gouttière demi-cylindrique à concavité antérieure. Cette gouttière est formée de deux moitiés symétriques qui s'unissent sur la ligne médiane par voie d'entre-croisement réciproque, et qui donnent ainsi naissance à une sorte de raphé comparable, pour ses caractères peu accusés et pour sa direction, à une ligne tremblée. Chacune de ces moitiés comprend cinq muscles, dont trois, minces et aplatis, sont destinés surtout à rétrécir le calibre de l'organe, tandis que les deux autres, étroits et allongés, ont pour effet principal de le raccourcir en l'élevant.

Les premiers, ou constricteurs, ont été distingués entre eux sous les noms d'inférieur, moyen et supérieur. Ils se recouvrent de bas en haut et représentent chacun un plan curviligne. — Les seconds, ou élévateurs, sont le *stylo-pharyngien* et le *pharyngo-staphylin*. Ce dernier nous est déjà connu.

Pour étudier ces muscles, il importe de les laisser macérer deux ou trois jours dans une solution d'acide azotique au 50°. Cette solution aura pour avantage de rendre beaucoup plus net l'entre-croisement des fibres sur la ligne médiane.

I. — *Muscle constricteur inférieur*.

Superficiel, large, épais, de figure trapézoïde, le constricteur inférieur, *crico-thyro-pharyngien de Meckel*, s'attache en dehors aux cartilages cricoïde et thyroïde, et en dedans au raphé médian du pharynx.

Ses *insertions cricoïdiennes* se font à une petite surface triangulaire, située sur les parties latérales du cartilage cricoïde.

Ses *insertions thyroïdiennes* ont lieu : 1° à la ligne oblique du cartilage thyroïde ; 2° à toute la petite surface quadrilatère comprise entre cette ligne et le bord postérieur du cartilage ; 3° au bord supérieur de celui-ci dans une étendue de 6 à 8 millimètres.

Nées de ces diverses insertions, toutes les fibres se portent de dehors en dedans, les inférieures horizontalement, et les autres en suivant une direction d'autant plus ascendante qu'elles sont plus supérieures. Elles se groupent ordinairement en trois faisceaux principaux : 1° un faisceau inférieur, composé des fibres qui naissent du cartilage cricoïde : c'est le *crico-pharyngien* de Valsalva, Morgagni, Santorini, etc. ; 2° un faisceau moyen, constitué par les fibres qui proviennent de la surface du cartilage thyroïde ; 3° un faisceau supérieur qui comprend l'ensemble des fibres nées du bord supérieur de ce cartilage. Ces deux derniers, très-distincts chez quelques sujets, se confondent presque entièrement chez d'autres. Ils ont été collectivement décrits sous le nom de *thyro-pharyngien*.

Le bord inférieur du muscle, horizontal et très-court, établit la ligne de démarcation entre le pharynx et l'œsophage ; c'est sous ce bord que s'engagent les nerfs récurrents pour se rendre au larynx.

Le bord supérieur, beaucoup plus étendu, très-obliquement dirigé de bas en haut et d'avant en arrière, se distingue du constricteur moyen sur lequel il repose par un léger relief et par la direction de ses fibres. Il est sous-jacent et parallèle au nerf laryngé supérieur.

Le bord interne, qui est le plus long, mesure les deux tiers inférieurs de la longueur du pharynx. Lorsqu'on l'examine attentivement sur une pièce qui a macéré quelque temps dans l'eau acidulée, on remarque : 1° que les deux muscles s'entre-croisent non-seulement d'un côté à l'autre, mais d'arrière en avant ; 2° que la plupart des fibres du constricteur inférieur droit semblent se continuer avec les fibres inférieures des constricteurs moyen et supérieur du côté gauche, et réciproquement ; 3° que toutes les autres fibres s'attachent sur la couche fibreuse du pharynx.

Rapports. — La face externe ou postérieure de ce muscle répond : en arrière à l'aponévrose et aux muscles prévertébraux; sur les côtés, au corps thyroïde et à la carotide primitive. — Sa face interne ou antérieure recouvre : la partie postérieure du cartilage thyroïde, l'extrémité inférieure du constricteur moyen, celle du pharyngo-staphylin et les deux nerfs récurrents.

Action. — Les constricteurs inférieurs ne sont pas destinés seulement à resserrer le calibre de la portion laryngienne du pharynx. La plupart de leurs fibres suivant une direction ascendante, et leur insertion fixe ou

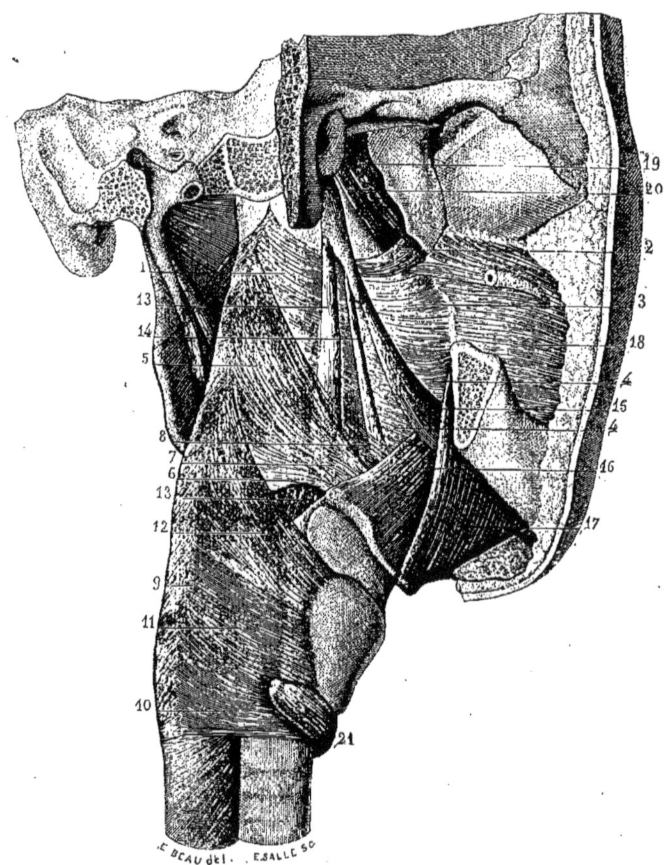

Fig. 795. — *Les muscles du pharynx.*

1. Constricteur supérieur. — 2. Faisceau de ce muscle, qui s'insère au bord postérieur de l'aile interne de l'apophyse ptérygoïde. — 3. Faisceau plus important du même muscle, qui s'attache à l'intersection fibreuse étendue du sommet de l'apophyse ptérygoïde à la partie la plus reculée de la ligne mylo-hyoïdienne. — 4, 4. Faisceau lingual du constricteur supérieur ou muscle glosso-pharyngien. — 5. Constricteur moyen. — 6. Faisceau inférieur de ce muscle, constitué par des fibres qui viennent du sommet de la grande corne de l'os hyoïde. — 7. Faisceau supérieur du même muscle, formé par les fibres qui naissent du bord supérieur de la grande corne et de toute l'étendue de la

pharyngienne étant plus élevée que leur insertion mobile, ils ne peuvent se contracter sans attirer le larynx en haut; ils prennent part, en un mot, dans une certaine limite, au raccourcissement du pharynx.

II. — *Muscle constricteur moyen.*

Le constricteur moyen, situé au-dessus et au devant du précédent, est un muscle aplati, très-mince, triangulaire. Il s'étend de l'os hyoïde au raphé médian du pharynx, d'où le nom de muscle *hyo-pharyngien*, sous lequel il a été décrit par Valsalva, Morgagni et Winslow.

Ses insertions à l'os hyoïde correspondent : 1° à l'extrémité libre de la grande corne de cet os ; 2° au bord supérieur de celle-ci ; 3° à toute la petite corne.

Les fibres qui proviennent de l'extrémité libre de la grande corne forment un faisceau ordinairement très-distinct à son origine. —Celles qui partent de la petite corne forment un autre faisceau. —Celles qui naissent du bord supérieur de la grande corne varient beaucoup quant à leur nombre, leur disposition, et même leur existence. Il n'est pas très-rare, en effet, de n'en rencontrer aucun vestige ; lorsqu'elles existent, elles ne s'attachent pas ordinairement à toute l'étendue de la grande corne, mais à une partie seulement ; et alors on les voit tantôt se réunir en un seul faisceau, et tantôt se grouper par petits fascicules.

Nées de ces diverses insertions, les fibres du constricteur moyen ne tardent pas à former un plan unique qui se dirige d'avant en arrière, puis de dehors en dedans en s'épanouissant et s'élargissant de plus en plus, de telle sorte que lorsqu'il arrive au raphé médian il mesure les deux tiers environ de la longueur du pharynx. — Les fibres qui viennent de l'extrémité de la grande corne sont descendantes pour la plupart, quelques-unes horizontales. Celles qui émanent de la petite corne et du bord supérieur de la grande sont ascendantes.

Des trois bords de ce muscle, l'inférieur, curviligne et descendant, croise à angle droit le bord correspondant du constricteur inférieur, sous lequel il s'engage. — Le supérieur, très-oblique en haut et en arrière, croise à angle aigu le stylo-pharyngien, qui s'engage sous lui. Ce bord reçoit presque constamment quelques fibres du génio-glosse ; ces fibres, passant

petite. — 8. Fibres linguales du constricteur moyen. — 9. Constricteur inférieur. — 10, 10. Son faisceau inférieur, ou muscle crico-pharyngien. — 11. Son faisceau moyen dont les fibres proviennent de la ligne oblique du cartilage thyroïde et de la petite surface située en arrière de cette ligne. — 12. Son faisceau supérieur en partie confondu avec le précédent, dont les fibres naissent de la partie la plus reculée du bord supérieur du cartilage thyroïde. — 13, 13. Muscle stylo-pharyngien. — 14. Muscle stylo-hyoïdien profond. — 15. Muscle stylo-glosse. — 16. Muscle hyo-glosse. — 17. Muscle mylo-hyoïdien. — 18. Muscle buccinateur traversé par le conduit de Sténon. — 19. Muscle péristaphylin externe. — 20. Muscle péristaphylin interne.

par-dessus le muscle stylo-hyoïdien profond, se joignent successivement à celles du constricteur moyen. — Le bord interne, qui est le plus long, s'entre-croise avec celui du côté opposé. Après s'être ainsi entre-croisées, les fibres des deux constricteurs moyens ne se terminent pas toutes de la même manière ; un certain nombre d'entre elles s'attachent très-manifestement à la couche fibreuse qui adhère d'une manière intime, dans sa partie médiane, à la couche musculaire ; les autres, plus nombreuses, semblent se continuer : celles de droite avec les fibres du constricteur inférieur et du constricteur moyen du côté gauche, et réciproquement.

Rapports. — Par sa face externe, le constricteur moyen répond : en arrière et en haut à la région prévertébrale, en bas au constricteur inférieur qui le recouvre, latéralement aux vaisseaux carotidiens et au nerf laryngé supérieur, en avant à l'hyoglosse dont le sépare l'artère linguale. — Sa face interne recouvre le constricteur supérieur, le stylo-pharyngien et le pharyngo-staphylin.

Action. — Constricteur de la portion buccale du pharynx, ce muscle agit aussi sur la portion laryngienne qu'il élève un peu par ses fibres inférieures. Lorsqu'il prend son point fixe sur la couche fibreuse du pharynx, il devient élévateur de l'os hyoïde par ses fibres supérieures, et en élevant cet os il élève aussi toute la base de la langue.

III. — Muscle constricteur supérieur.

Ce muscle, situé sur la partie la plus élevée du pharynx, est extrêmement mince, pâle, de figure quadrilatère.

Il prend ses insertions fixes : 1° sur le quart inférieur du bord postérieur de l'aile interne de l'apophyse ptérygoïde, et sur toute la longueur du crochet qui termine cette aile ; 2° sur l'aponévrose du muscle péristaphylin externe ; 3° sur une intersection fibreuse qui le sépare du buccinateur ; 4° sur la partie la plus reculée de la ligne mylo-hyoïdienne ; 5° sur les parties latérales de la base de la langue. (Fig. 795.)

De ces divers points d'attache, les fibres du constricteur supérieur se portent en dedans et en arrière, en décrivant autant de courbes à concavité supérieure, et en formant un seul plan, qui, parvenu sur la ligne médiane, s'entre-croise avec celui du côté opposé.

Les fibres qui partent de l'aile interne de l'apophyse ptérygoïde séparent le péristaphylin interne de l'externe ; elles constituent un faisceau très-grêle. — Celles qui naissent de l'aponévrose du péristaphylin externe forment un second faisceau situé au-dessous du précédent, et recouvert lui-même par les fibres émanées de l'intersection fibreuse commune au buccinateur et au constricteur. Ce faisceau palatin s'unit au faisceau ptérygoïdien. Ainsi unis et confondus, les deux faisceaux vont s'attacher à la la partie la plus élevée et la plus dense de la couche fibreuse du pharynx, et, par l'intermédiaire de celle-ci, à l'apophyse basilaire de l'occipital, d'où le nom d'*occipito-staphylin* que j'ai cru devoir donner au second, et celui de *ptérygo-pharyngien* que Santorini et Winslow ont donné au premier.

Les fibres qui viennent de l'intersection fibreuse étendue du sommet de l'apophyse ptérygoïde à la ligne mylo-hyoïdienne forment en quelque sorte le corps du muscle. Sur quelques points, elles semblent se continuer directement avec celles du buccinateur, dont elles restent cependant tout à fait indépendantes.

Celles qui s'attachent à la ligne mylo-hyoïdienne sont si pâles et si peu nombreuses, qu'elles méritent à peine le nom de *mylo-pharyngien* sous lequel elles ont été décrites par Santorini.

Celles qui tirent leur origine de la langue se confondent en haut avec les précédentes; elles constituent un faisceau important que nous avons étudié avec les muscles de cet organe : c'est le *glosso-pharyngien* de Valsalva et de Winslow.

Rapports. — La face externe du constricteur supérieur affecte en arrière les mêmes rapports que le pharynx. Sur les côtés, elle répond au stylo-pharyngien, aux stylo-hyoïdiens profond et superficiel, au stylo-glosse, à l'artère carotide interne qui en est distante d'un centimètre, à la veine jugulaire interne, qui en est plus éloignée encore, aux quatre paires cérébrales qui accompagnent ces vaisseaux, et au grand sympathique. — Sa face interne recouvre le pharyngo-staphylin et la couche fibreuse du pharynx. — Son bord supérieur, curviligne, est séparé de l'apophyse basilaire et de la face inférieure du rocher par un intervalle d'un centimètre, au niveau duquel la couche fibreuse se trouve à nu.

Action. — Le muscle constricteur supérieur, par ses contractions, resserre à la fois et la portion nasale et la portion buccale du pharynx, mais surtout la première.

Son faisceau occipito-staphylin contribue en outre à la tension du voile du palais au moment de la déglutition; il devient alors congénère du péri-staphylin externe, dont il attire le tendon en dehors.

IV. — *Muscle stylo-pharyngien.*

Allongé, vertical, étroit et arrondi supérieurement, large et mince inférieurement, ce muscle s'attache d'une part à l'apophyse styloïde, de l'autre au cartilage thyroïde et au prolongement latéral de l'épiglotte.

Ses insertions à l'apophyse styloïde ont lieu à la partie supérieure et interne de celle-ci par de courtes fibres aponévrotiques. Parti de cette apophyse, le stylo-pharyngien se rapproche du constricteur supérieur puis s'applique à sa face externe, s'engage plus bas sous le bord supérieur du constricteur moyen, et se prolonge jusqu'à la partie inférieure du cartilage thyroïde, en s'élargissant et s'amincissant de plus en plus.—Au moment où ce muscle s'applique au constricteur supérieur, il se divise en plusieurs faisceaux, dans l'intervalle desquels passent, groupés aussi en fascicules, la plupart des fibres du glosso-pharyngien. On voit quelquefois à ce niveau un petit nombre de fibres s'en détacher pour se diriger vers la base de la langue en se mêlant aux précédentes. — Sous le constricteur moyen, il fournit par sa partie antérieure d'autres fibres beaucoup plus nombreuses qui vont se fixer, les unes au prolongement latéral de l'épiglotte, les autres au bord supérieur du cartilage thyroïde. Ses fibres les plus inférieures s'attachent au bord postérieur de ce cartilage.

Rapports. — Sa partie supérieure ou libre répond : en avant au stylo-glosse et au stylo-hyoïdien ; en arrière à la carotide interne, à la veine jugulaire interne et au nerf glosso-pharyngien ; en dedans au constricteur supérieur. Sa partie inférieure, recouverte par les constricteurs moyen et inférieur, recouvre le pharyngo-staphylin.

Action. — Élévateur du larynx et de l'épiglotte. En élevant le premier de ces organes le stylo-pharyngien raccourcit le pharynx.

Muscles surnuméraires.— Indépendamment des muscles qui viennent d'être décrits, il en existe quelquefois d'autres beaucoup moins importants et comme rudimentaires qui viennent se surajouter aux précédents.

Ainsi on observe chez certains individus un faisceau qui, né de la face inférieure du rocher, au voisinage de l'apophyse styloïde, se dirige d'abord en bas pour se jeter ensuite dans le constricteur supérieur ou le constricteur moyen : c'est le *pétro-pharyngien* de Winslow.

On rencontre aussi quelquefois un faisceau qui part du bord postérieur de l'aile interne de l'apophyse ptérygoïde, et qui se porte en bas et en dedans, en passant sur le constricteur supérieur pour aller s'attacher à la partie médiane de l'aponévrose du pharynx. Le constricteur supérieur présente alors deux faisceaux ptérygo-pharyngiens.

Plusieurs autres faisceaux surnuméraires ont été encore signalés par divers auteurs. Mais leur existence n'est pas assez bien établie pour qu'il soit utile de les mentionner.

Vue générale des muscles du pharynx.

Considérés dans leur ensemble, ces muscles forment deux couches principales : une couche superficielle, dont toutes les fibres sont ou tendent à devenir perpendiculaires à l'axe de l'organe, et une couche profonde dont les fibres sont, au contraire, plus ou moins parallèles à cet axe.

La couche superficielle, composée des trois constricteurs, peut être considérée comme l'origine de la couche annulaire que nous retrouverons bientôt sur les autres parties du tube digestif.

La couche profonde est le premier vestige de la couche longitudinale, qui se superpose à la précédente sur toute l'étendue de ce même tube. Seulement les deux couches sont ici renversées dans leur situation relative; celle qui occupe la superficie deviendra profonde plus loin, et la profonde deviendra superficielle.

Si les fibres de la couche annulaire ne suivent pas une direction régulièrement transversale, c'est parce que le pharynx, étant un tube incomplet, elles n'ont pu s'attacher qu'à des parties étrangères à ce tube et très-différentes les unes des autres, d'où leur convergence vers certains points, et par suite leur défaut de parallélisme. Nous les avons vues se fixer sur le cartilage cricoïde, puis sur le thyroïde, plus haut sur l'os hyoïde, plus haut encore sur les parties latérales de la langue, sur la mâchoire inférieure, sur la bandelette fibreuse étendue de cet os à l'apophyse ptérygoïde, et enfin sur cette apophyse et jusque sur l'aponévrose du voile du palais. Or, il suffit de jeter un coup d'œil sur cette série d'insertions pour constater combien la ligne sur laquelle elles se trouvent échelonnées est inégalement brisée, et combien aussi des origines si différentes ont dû modifier la direction des fibres de la couche superficielle, lesquelles néanmoins tendent à se rapprocher de l'horizontale et deviennent, au voisinage de l'œsophage, très-régulièrement circulaires.

Il en est de même des fibres longitudinales qui suivent une direction d'autant plus parallèle à l'axe du pharynx qu'elles sont plus inférieures.

Ces deux couches musculaires ne diffèrent pas seulement de celles de l'œsophage, de l'estomac et des intestins par leur disposition beaucoup moins régulière. Elles en diffèrent aussi par leur couleur qui est rouge, et surtout par la nature de leurs fibres qui sont striées, tandis qu'elles sont lisses au contraire dans les organes sous-jacents. Cette striation, très-accusée sur tous les muscles du pharynx, ne cesse pas brusquement, du reste, au niveau du bord horizontal du constricteur inférieur ; les fibres striées se prolongent sur la partie supérieure de l'œsophage.

B. — Couche fibreuse du pharynx.

La couche fibreuse s'étend de la base du crâne à la partie inférieure du larynx. Elle est mince et cependant résistante. Pour en prendre une notion exacte, il faut la mettre à nu sur toute sa face postérieure en enlevant les muscles qui la recouvrent. Cette préparation permettra d'étudier sa densité, ses divers degrés d'adhérence et ses nombreux points d'attache.

En haut, cette couche se fixe à l'apophyse basilaire par sa partie médiane, et au rocher par ses parties latérales.

En avant, elle s'insère en procédant de haut en bas : 1° au bord postérieur de l'aile interne des apophyses ptérygoïdes ; 2° à l'intersection fibreuse qui sépare le buccinateur du constricteur supérieur, intersection

3e ÉDIT.   IV — 10 formée par la continuité de la lame aponévrotique du pharynx avec l'aponévrose du premier de ces muscles; 3° à la partie postérieure de la ligne mylo-hyoïdienne; 4° au ligament stylo-hyoïdien; 5° aux grandes et aux petites cornes de l'os hyoïde; 6° à l'aponévrose thyro-hyoïdienne; 7° à tout le bord postérieur du cartilage thyroïde; 8° enfin à la partie médiane de la face postérieure du cartilage cricoïde.

En haut et en arrière, immédiatement au-dessous de l'apophyse basilaire et sur une étendue d'un centimètre environ, la couche fibreuse n'est pas recouverte par les muscles constricteurs et se voit sans préparation; c'est cette portion sous-occipitale qui a été décrite sous le nom d'aponévrose *céphalo-pharyngienne*. — En haut et sur les côtés, elle se trouve également à nu sur une petite surface; cette seconde portion, qui se continue à angle droit avec la précédente, a pris le nom de *pétro-pharyngienne*. Mais ces dénominations ne sauraient être conservées; car elles ont le grand inconvénient de nous présenter comme distinctes deux lames qui se continuent sans lignes de démarcation, et qui ne sont elles-mêmes qu'une très-minime partie d'une lame bien autrement importante, et jusqu'à présent méconnue dans son ensemble et ses limites.

En arrière et sur toute l'étendue de sa partie médiane, cette couche donne attache aux trois constricteurs. Sur les côtés, elle ne leur adhère que par un tissu cellulaire lâche, en sorte qu'on peut facilement l'en détacher.—Les amygdales placées dans la concavité de la gouttière qu'elle forme lui adhèrent d'une manière intime. — Il suit de ces rapports de la tunique fibreuse :

1° Que les abcès intra-amygdaliens auront beaucoup plus de tendance à s'ouvrir au dedans du pharynx qu'en dehors de cet organe;

2° Que ceux provenant des parties environnantes pourront bien soulever ses parois, surtout s'ils se forment en arrière, mais s'ouvriront rarement dans sa cavité.

Cette lame a pour usage : de fournir aux muscles de nombreux points d'attache, et à tout le pharynx une somme de résistance suffisante. Par elle, cet organe se trouve comme suspendu et solidement attaché à la base du crâne. — Elle constitue l'origine de la tunique celluleuse du tube digestif, de même que les constricteurs commencent la couche de ses fibres circulaires, et les élévateurs celle de ses fibres longitudinales.

C. — Couche muqueuse du pharynx.

La muqueuse pharyngienne se continue supérieurement avec les muqueuse nasale et buccale, inférieurement avec la muqueuse de l'œsophage et celle du larynx. Elle n'offre pas des caractères tout à fait identiques sur tous les points de son étendue.

Dans sa portion supérieure, elle est épaisse, d'une couleur rouge ou rosée, d'un aspect granuleux. Elle adhère étroitement à la couche fibreuse sous-jacente, et renferme dans son épaisseur un très-grand nombre de glandes. Un mucus visqueux et abondant la recouvre. — En haut et en avant, elle entoure le pavillon de la trompe d'Eustache, puis se prolonge dans l'intérieur de ce conduit en s'amincissant de plus en plus pour aller se continuer avec la muqueuse de la caisse du tympan : d'où la surdité partielle et momentanée qu'on observe à la suite de toute inflammation de la portion nasale de la muqueuse pharyngienne, cette inflammation se propageant de proche en proche jusque dans le conduit guttural et occasionnant une hypersécrétion de mucus qui en interdit l'entrée à l'air extérieur.

Dans sa portion buccale, elle est mince, d'un blanc rosé, et surmontée de petites saillies mamelonnées, si nombreuses qu'elles se touchent par leur circonférence sur quelques points. Ces saillies sont dues aussi à la présence de glandes qui soulèvent la muqueuse pharyngienne et qui la séparent de la couche fibreuse à laquelle elle est unie d'une manière beaucoup moins intime que la précédente.

Dans sa portion inférieure ou laryngienne, elle offre les mêmes caractères en arrière. Mais en avant et sur toute l'étendue de la face postérieure du larynx, elle se plisse dans divers sens, à la manière d'une membrane qui serait beaucoup plus large que le plan sur lequel elle repose, et qui n'adhérerait à ce plan que par un tissu cellulaire extrêmement lâche. — Cette portion inférieure, ainsi que la précédente, est recouverte de papilles plus petites que celles des parois de la bouche.

Un épithélium pavimenteux revêt la muqueuse pharyngienne dans la plus grande partie de son étendue. En haut, c'est-à-dire dans sa portion nasale, elle serait recouverte, suivant quelques anatomistes, par un épithélium vibratile semblable à celui de la pituitaire.

D. — Glandes, vaisseaux, nerfs, tissu cellulaire du pharynx.

Les *glandes* du pharynx sont si nombreuses, qu'elles forment une couche presque continue dans sa moitié supérieure. En bas, elles sont plus espacées ; et sur quelques points même elles font complétement défaut. En arrière du cartilage cricoïde, elles se rassemblent en groupe.

Toutes sont arrondies. — Leur volume varie de celui d'un grain de millet à celui d'une lentille.

Par leur structure, les glandes du pharynx ne diffèrent pas de celles qu'on observe sous la muqueuse buccale, en sorte qu'elles doivent être rangées aussi parmi les glandes en grappe. Leur conduit excréteur est d'autant plus court que la muqueuse pharyngienne est plus adhérente. Celles qui reposent sur la face postérieure du cartilage cricoïde, au niveau duquel cette membrane est comme flottante, sont munies d'un canal excré-

teur qui atteint jusqu'à 6, 8 et 10 millimètres de longueur. Après la chute
de l'épithélium, on voit très-bien l'embouchure de ces conduits ; il est
alors facile d'y faire pénétrer la pointe d'un tube à injection lymphatique
et d'injecter au mercure, non-seulement le canal proprement dit, mais
toutes ses divisions et jusqu'aux plus petites granulations de la glande.

Les *artères* qui se distribuent dans les parois du pharynx émanent de
plusieurs sources : 1° de la pharyngienne inférieure, branche de la carotide externe ; 2° de la palatine inférieure, qui leur fournit quelques divisions ; 3° de la ptérygo-palatine ou pharyngienne supérieure, branche de
la maxillaire interne qui se perd dans la muqueuse de la voûte du pharynx ; 4° enfin des thyroïdiennes supérieures et inférieures, qui fournissent
plusieurs ramuscules à la portion laryngienne de cet organe.

Les *veines*, très-multipliées, naissent principalement de la muqueuse
pharyngienne. Après avoir traversé les couches fibreuse et musculaire,
elles s'anastomosent sur la face externe de celles-ci et forment un plexus
à mailles très-inégales, dont les branches principales vont se jeter dans la
jugulaire interne ou dans les veines afférentes.

Les *vaisseaux lymphatiques*, non moins nombreux que les veines,
forment sur la muqueuse un réseau d'une extrême richesse. Ce réseau,
qui n'avait pas été observé encore, donne naissance de chaque côté à deux
groupes de troncs, dont l'un est supérieur et très-obliquement ascendant,
l'autre inférieur et horizontal.

Le groupe supérieur se compose de trois ou quatre troncs qui se
portent en haut et en dehors vers l'angle que forme la paroi postérieure avec la paroi latérale du pharynx, immédiatement au-dessous du
rocher. Parvenus à cet angle, vers lequel convergent aussi plusieurs troncs
lymphatiques émanés de la face supérieure du voile du palais, ils traversent la couche fibreuse de l'organe et se jettent aussitôt dans le ganglion
situé sur la partie la plus élevée du constricteur supérieur.

Le groupe inférieur comprend un plus grand nombre de troncs qui tous
convergent vers la membrane thyro-hyoïdienne. Arrivés sur la face interne
de cette membrane, ils la traversent de dedans en dehors, en marchant
alors horizontalement et vont se terminer dans les ganglions qu'on remarque au-devant de la bifurcation de la carotide primitive.

Les *nerfs* proviennent : 1° du glosso-pharyngien ; 2° du rameau pharyngien du pneumogastrique, rameau que concourt à former la branche interne ou anastomotique du spinal ; 3° du ganglion cervical supérieur du
grand sympathique. Nous avons vu précédemment que les nombreuses
divisions émanées de ce ganglion et des trois paires cérébrales correspondantes forment, sur les côtés de la portion buccale du pharynx, un plexus
compliqué dont les ramifications se répandent, les unes dans sa couche
muqueuse, les autres dans sa couche musculaire. Quelques ramuscules,

nés des nerfs laryngés externes et des nerfs récurrents, vont se perdre dans la moitié inférieure du pharynx.

Le tissu cellulaire n'existe qu'en très-petite quantité dans l'épaisseur des parois de cet organe. Mais il forme autour des trois constricteurs une lame continue qu'on pourrait considérer comme une quatrième tunique.

ARTICLE III

ŒSOPHAGE

L'œsophage (de οἴσω, *je porte*, φαγεῖν, *manger*) est un conduit musculo-membraneux destiné à transmettre les aliments du pharynx dans l'esto-mac. Beaucoup plus étroit que le premier de ces organes, qui lui-même était déjà plus étroit que la bouche, il représente la partie rétrécie d'un infundibulum très-allongé dont les cavités buccale et pharyngienne forme-raient la partie évasée ou la base.

Ce conduit a pour limites : en haut, le bord horizontal du constricteur inférieur, et en bas, une ligne très-inégalement festonnée qui sépare la muqueuse œsophagienne de la muqueuse gastrique. Son extrémité supé-rieure repose non sur le corps de la cinquième vertèbre cervicale, ainsi que l'ont admis tous les auteurs, d'après Meckel, mais sur le disque liga-menteux qui unit la sixième à la septième, et quelquefois sur le corps de cette dernière. Son extrémité inférieure est située au-devant des piliers du diaphragme et de la onzième vertèbre dorsale.

Dans ce long trajet, l'œsophage répond successivement à la partie la plus inférieure du cou, à la cavité thoracique dont il mesure toute la hau-teur, au diaphragme qu'il traverse et à la partie la plus élevée de l'abdo-men. On peut lui distinguer, par conséquent, trois portions : une portion supérieure ou cervicale, une portion moyenne ou thoracique, et une por-tion inférieure ou abdominale ; leur longueur est très-inégale.

La portion cervicale, anatomiquement parlant, est de 1 à 2 centimètres seulement. Mais au point de vue chirurgical sa limite inférieure est éta-blie par un plan horizontal qui raserait la fourchette du sternum : or, ce plan répond en arrière à la partie moyenne du corps de la deuxième ver-tèbre dorsale. Ainsi considérée, elle offre une longueur de 4 à 4 centi-mètres 1/2. — La portion thoracique, étendue du corps de la deuxième vertèbre dorsale au diaphragme, est de 16 à 18 centimètres, et la portion abdominale, de 2 à 3 : ce qui donne, pour la totalité du conduit œsopha-gien, une longueur moyenne de 22 à 25 centimètres.

Le **calibre** de l'œsophage diffère, suivant qu'on le considère dans l'état de dilatation ou dans l'état de vacuité. — Distendu à l'aide de l'insuffla-tion, il est très-régulièrement arrondi, sans être cependant parfaitement cylindrique. Son diamètre, en effet, diminue insensiblement depuis son extrémité supérieure jusqu'à la quatrième vertèbre dorsale, et augmente, à partir de ce point, d'une manière aussi presque insensible jusqu'à sa terminaison. Il se compose par conséquent de deux cônes tronqués unis par leur sommet. Lorsqu'un corps étranger sera trop volumineux pour traverser l'œsophage, ce sera donc surtout à son entrée dans la portion thoracique du conduit qu'il sera arrêté, dans la très-grande majorité des cas. Ce détroit une fois traversé, il arrivera d'autant plus facilement dans l'estomac qu'il sera plus rapproché de celui-ci. — Le diamètre de cette partie rétrécie est de 20 millimètres; celui de la partie supérieure, de 22 à 24, et celui de la partie terminale, de 26 à 28.

Considéré dans l'état de vacuité, ce conduit se rétracte vers son axe, et sa cavité s'efface par suite de la juxtaposition de ses parois. Ses deux moitiés ne sont cependant pas semblables : tandis que l'inférieure conserve sa forme cylindrique, la supérieure s'aplatit d'avant en arrière.

La **direction** de l'œsophage est verticale, mais non rectiligne. Situé sur la ligne médiane à son point de départ, il se dévie presque aussitôt pour se porter à gauche. A son entrée dans le thorax, il s'incline à droite et un peu en arrière pour atteindre la partie médiane de la quatrième vertèbre dorsale; au-dessous de celle-ci, nouvelle et très-légère déviation vers le côté gauche. Des deux cônes qui constituent le conduit œsophagien, le supérieur, étendu de la dernière vertèbre cervicale à la quatrième vertèbre dorsale, décrit donc une courbure peu accusée dont la convexité regarde à gauche et en avant; l'inférieur, obliquement dirigé en bas et à gauche, forme avec le précédent une seconde courbure moins prononcée encore dont la convexité est tournée à droite. De la première inflexion de l'œsophage il résulte que la portion cervicale de ce conduit est plus accessible du côté gauche, et que ce côté, par conséquent, est celui qui mérite la préférence dans l'œsophagotomie.

§ 1. — RAPPORTS DE L'ŒSOPHAGE.

Les rapports de l'œsophage diffèrent selon la région qu'il occupe; nous avons donc à considérer chacune de ses trois portions.

A. Portion cervicale. — Cette portion répond : en avant, à la trachée-artère dont elle se laisse facilement détacher; en arrière, à la septième vertèbre cervicale et à la première dorsale, auxquelles elle n'est unie aussi que par un tissu cellulaire lâche; de chaque côté, au corps thyroïde, à l'artère thyroïdienne inférieure, à la carotide primitive et au nerf récurrent.

La déviation à gauche de cette portion a pour effet de la mettre en rapport plus intime, d'une part avec la carotide primitive gauche, de l'autre avec le récurrent gauche qui se place à sa partie antérieure, tandis que le récurrent droit, appliqué d'abord contre la colonne vertébrale, longe sa partie latérale droite. Par suite de cette même déviation, l'œsophage est en partie recouvert par les muscles sterno-thyroïdien et sterno-mastoïdien du côté gauche.

B. Portion thoracique. — Située dans le médiastin postérieur, elle se trouve en rapports : 1° en avant, avec la trachée-artère, puis avec la bifurcation de ce conduit et l'origine de la bronche gauche, plus bas avec le péricarde qui la sépare du cœur ; 2° en arrière, avec le canal thoracique et la grande veine azygos ; plus profondément avec les artères intercostales, du côté droit, et avec la colonne dorsale sur laquelle elle repose supérieurement, mais dont elle s'écarte ensuite pour se placer au devant de l'aorte ; 3° à droite, avec le feuillet correspondant du médiastin postérieur ; 4° à gauche, avec l'origine de la carotide primitive et de l'artère sous-clavière gauches ; avec l'angle que forment la portion horizontale et la portion descendante de la crosse de l'aorte, avec l'aorte thoracique, et, en bas, avec le feuillet gauche du médiastin.

De la déviation en sens inverse de l'œsophage et de l'aorte, il résulte qu'en haut les deux conduits sont situés sur le même plan transversal, qu'en bas ils se trouvent compris dans le même plan antéro-postérieur, et qu'à leur partie moyenne ils se croisent obliquement.

C. Portion diaphragmatique ou abdominale. — Le diaphragme ne présente pas à l'œsophage un simple orifice, mais un véritable canal. Les connexions de ce canal avec le conduit œsophagien sont établies : 1° par des liens cellulo-fibreux assez résistants ; 2° par un ou deux faisceaux musculaires extrêmement minces et en général très-pâles, qui s'étendent des parties latérales du canal diaphragmatique sur l'extrémité terminale de l'œsophage, et qui se prolongent souvent jusqu'à l'orifice supérieur ou cardiaque de l'estomac. Ces faisceaux, qu'on voit quelquefois s'entre-croiser antérieurement, ont été signalés par Santorini.

Parvenu dans l'abdomen, l'œsophage répond : en avant, au bord postérieur et à la face inférieure du foie ; en arrière, aux piliers du diaphragme ; à droite, à l'épiploon gastro-hépatique.

La surface externe de l'œsophage se trouve encore en rapport dans ses deux tiers inférieurs avec les nerfs pneumogastriques qui la recouvrent sans lui adhérer, et qui l'enlacent de leurs nombreuses branches anastomotiques. Le pneumogastrique gauche se place à sa partie antérieure, et le droit à sa partie postérieure. Lorsqu'on insuffle l'œsophage, on voit que ces nerfs et toutes les branches par lesquelles ils s'anastomosent sont dans un état de tension et que l'ampliation du conduit ne pourrait être portée plus loin sans compromettre leur intégrité. Cette dilatation du plexus péri-œsophagien nous explique la sensation douloureuse qui accompagne la déglutition d'un bol alimentaire trop volumineux.

La *surface interne* de l'œsophage présente une coloration blanche qui contraste avec la coloration rosée du pharynx et la couleur cendrée de l'estomac. Elle est recouverte de plis longitudinaux, disparaissant dans l'état de distension ; ces plis sont formés par les tuniques muqueuse et celluleuse, unies étroitement l'une à l'autre. — Sur cette surface comme sur celle du pharynx on observe de petites saillies dues aussi à la présence de glandes sous-jacentes, mais beaucoup plus rares, plus inégalement réparties et disposées sur certains points en séries linéaires. — Inférieurement,

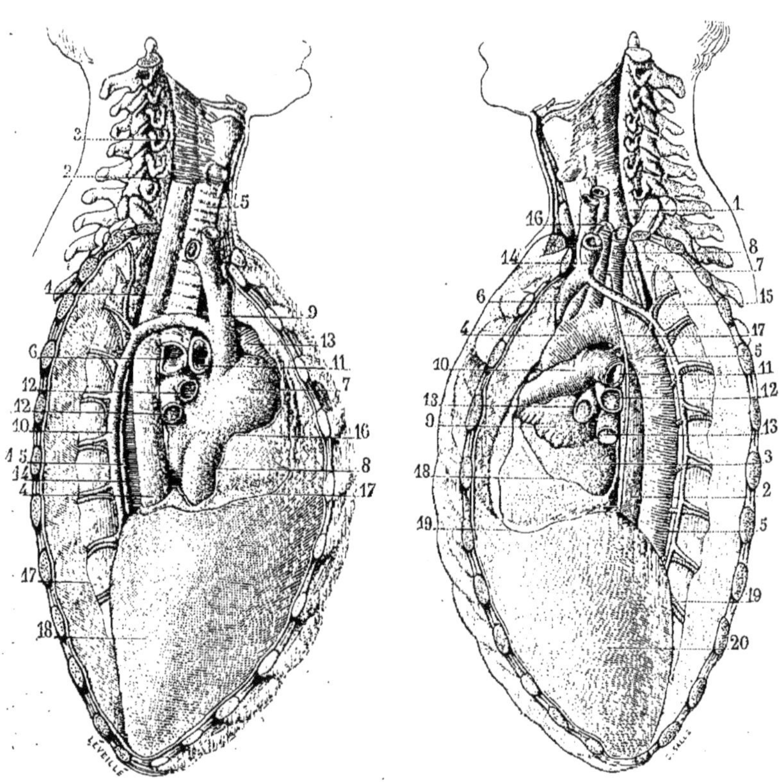

Fig. 796. — *Œsophage vu par sa
partie latérale droite.*

Fig. 797. — *Œsophage vu par sa
partie latérale gauche.*

Fig. 796. — 1. Œsophage. — 2. Sa limite supérieure représentée par le bord horizontal du constricteur inférieur du pharynx. — 3. Muscle constricteur inférieur. — 4. Extrémité inférieure de l'œsophage s'engageant dans l'orifice diaphragmatique. — 5. Trachée artère. — 6. Coupe de la bronche droite. — 7. Oreillette droite. — 8. Veine cave inférieure se jetant dans cette oreillette après avoir traversé le diaphragme. — 9. Veine cave supérieure. — 10. Grande veine azygos, croisant l'œsophage et la bronche droite pour s'ouvrir dans la veine précédente. — 11. Coupe de la branche droite de l'artère pulmonaire. — 12, 12. Les deux veines pulmonaires droites. — 13. Origine de l'aorte. — 14. Aorte thoracique sous-jacente à l'œsophage, et en grande partie voilée

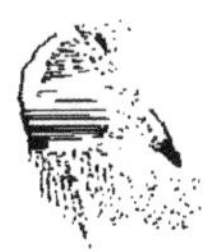

elle est limitée par un cercle très-irrégulièrement festonné, qui établit entre l'œsophage et l'estomac une ligne de démarcation quelquefois peu accusée chez l'homme, mais bien tranchée dans la plupart des mammifères, surtout dans les grandes espèces comme le bœuf, le cheval, etc.

§ 2. — Structure de l'œsophage.

L'œsophage se compose, comme le pharynx, de trois couches superposées, l'une externe ou musculaire, l'autre moyenne celluleuse ou cellulo-fibreuse, la troisième interne ou muqueuse. Des glandes, des vaisseaux de trois ordres et des nerfs complètent son organisation.

A. **Couche musculaire.** — Elle est formée d'un plan superficiel à fibres longitudinales et d'un plan profond à fibres circulaires.

Le plan longitudinal a pour attributs distinctifs sa grande épaisseur et sa coloration d'un rouge foncé. Les fibres qui le constituent sont rassemblées en faisceaux qui se juxtaposent et qui dans leur trajet s'envoient réciproquement des fascicules par lesquels ils s'unissent pour constituer une gaîne cylindrique. Elles ont plusieurs origines : la plupart naissent de la partie médiane de la face postérieure du cartilage cricoïde et s'épanouissent presque aussitôt en éventail pour former au conduit œsophagique une tunique complète. De cette divergence, il résulte que les antérieures, sous-jacentes à la trachée, sont verticales dès leur point de départ, que les latérales sont d'abord obliques en bas et en arrière, et que les postérieures plus obliques encore, embrassent l'extrémité supérieure de l'œsophage à la manière d'une ellipse.

Indépendamment de ces fibres à direction rayonnante, il en est d'autres peu nombreuses et très-pâles qui se détachent des parties latérales du cartilage cricoïde et qui se portent obliquement aussi en bas et en arrière, les plus élevées s'entre-croisant sur la ligne médiane avec celles du côté opposé. Ces faisceaux latéraux sont en général peu développés et si transparents, qu'ils laissent voir les fibres circulaires sous-jacentes, et que la couche longitudinale semble ne pas exister immédiatement au-dessous du

par ce conduit. — 15. Canal thoracique. — 16. Coupe du péricarde. — 17. Coupe de la plèvre. — 18. Le diaphragme recouvert par la plèvre diaphragmatique.

Fig. 797. — 1. Portion cervicale de l'œsophage. — 2. Sa portion thoracique. — 3. Ventricule gauche du cœur. — 4. Crosse de l'aorte. — 5, 5. Aorte thoracique. — 6. Tronc brachio-céphalique artériel. — 7. Artère carotide primitive gauche. — 8. Artère sous-clavière gauche. — 9. Oreillette gauche. — 10. Artère pulmonaire. — 11. Coupe de la branche gauche de cette artère. — 12. Coupe de la bronche gauche. — 13, 13. Coupe des veines pulmonaires gauches. — 14. Tronc veineux brachio-céphalique gauche. — 15. Petite veine azygos qui, par suite d'une disposition exceptionnelle, vient s'ouvrir dans le tronc précédent. — 16. Veine jugulaire interne. — 17. Tronc du pneumogastrique. — 18. Coupe du péricarde — 19, 19. Coupe de la plèvre. — 20. Diaphragme recouvert par la plèvre diaphragmatique.

constricteur inférieur du pharynx. — A ces faisceaux émanés du cartilage cricoïde s'ajoutent une languette provenant de la partie postérieure de la bronche gauche, et plus bas deux ou trois autres fort grêles, nées de la plèvre médiastine.

Le plan circulaire est beaucoup plus mince que le précédent. Il diffère en outre de celui-ci par sa pâleur. Les fibres qui le composent ne sont pas groupées en faisceaux. Santorini avait cru remarquer qu'elles s'enroulent autour de l'œsophage à la manière d'une spirale; mais cette opinion, qui a été reproduite à différentes époques par plusieurs auteurs, ne repose sur aucun fait; l'observation démontre au contraire qu'elles représentent des anneaux parallèles ou entre-croisés sous un angle très-aigu.

Les deux plans de la tunique musculaire du conduit œsophagien sont formés de fibres striées supérieurement, et de fibres lisses dans leur moitié inférieure. La limite sur laquelle cessent les premières et commencent les secondes présente du reste quelques variétés, suivant les individus.

B. **Couche cellulo-fibreuse.**—Elle est plus mince que celle du pharynx mais cependant très-distincte. Sa face externe n'adhère que faiblement à la tunique musculaire. Sa face interne est unie au contraire d'une manière assez intime à la tunique muqueuse. Il suit de cette disposition : 1° que la couche celluleuse concourt à former les plis longitudinaux qui se produisent sur les parois de l'œsophage au moment du retrait de l'organe, c'est-à-dire dans l'état de vacuité; 2° qu'elle fait également partie des plis circulaires qui se produisent dans la partie inférieure de ce conduit, sous l'influence des contractions de la tunique charnue, replis qu'on voit très-bien chez les mammifères, à l'embouchure de l'œsophage, au moment où le bol alimentaire pénètre dans l'estomac, et qu'on a pu observer aussi sur plusieurs malades affectés de fistule stomacale.

Cette couche est formée de fibres du tissu cellulaire groupées en faisceaux qui s'entre-croisent dans tous les sens, et de fibres élastiques moins nombreuses.—Dans son épaisseur on observe en outre des fibres musculaires lisses, peu apparentes chez l'homme, mais plus développées dans quelques espèces animales, et surtout chez le cheval, où elles constituent une couche réticulée complète. C'est dans la couche cellulo-fibreuse que sont situées toutes les glandes œsophagiennes.

C. **Couche muqueuse.**—La muqueuse œsophagienne est mince, résistante et d'un blanc mat dans la plus grande partie de son étendue. Son extrémité inférieure seule offre quelquefois une couleur rouge due à l'injection de veines sous-jacentes, très-multipliées et très-développées sur ce point, où elles forment un véritable plexus. — Unie en dehors à la couche celluleuse qui fait corps avec elle, elle présente sur sa face libre : 1° des saillies arrondies du volume d'un grain de millet ou d'une lentille, plus nombreuses inférieurement, disposées sur quelques points en séries

linéaires et produites par le relief de glandes sous-jacentes; 2° d'autres
saillies d'une extrême petitesse, visibles seulement au microscope et uniformément réparties : ces saillies sont des papilles semblables à celles
qu'on observe sur les muqueuses buccale et pharyngienne, un peu moins
développées cependant que ces dernières; elles disparaissent brusquement au niveau de l'orifice supérieur de l'estomac.

La tunique muqueuse est revêtue d'un épithélium pavimenteux, continuation de celui qui tapisse les parois du pharynx et de la bouche.

Les *glandes* de l'œsophage, situées dans l'épaisseur de la couche celluleuse ou cellulo-fibreuse, sont moins nombreuses sur les deux tiers
supérieurs du conduit que sur son tiers inférieur. — Elles appartiennent à
la classe des glandes en grappe. Sur un œsophage dépouillé de son épithélium on peut distinguer leur embouchure, y adapter la pointe d'un tube à
injection lymphatique et les injecter au mercure. Il devient facile alors
d'étudier leur conduit excréteur, long de 3 à 4 millimètres, ainsi que les
ramifications de celui-ci. On arrive du reste au même résultat en soumettant l'une de ces glandes à l'examen microscopique (1).

Les *artères* de l'œsophage émanent de plusieurs sources. — Celles de
la portion cervicale viennent des thyroïdiennes inférieures. — Celles de la
portion thoracique naissent des bronchiques qui lui abandonnent quelques
divisions, et surtout de l'aorte pectorale qui lui fournit cinq ou six branches.
— Celles de la portion diaphragmatique tirent leur origine de la coronaire
stomachique.

Les *veines*, beaucoup plus nombreuses et plus volumineuses que les
artères, forment dans l'épaisseur de la couche celluleuse, par leurs anastomoses multipliées, un plexus à mailles allongées dans le sens longitudinal. Ce réseau occupe toute la longueur de l'œsophage; mais il est ordinairement plus développé et plus apparent sur la partie inférieure du
conduit. Les branches qui en partent traversent la couche musculaire,
reçoivent dans leur trajet les rameaux provenant de cette couche et vont
ensuite se jeter dans les veines thyroïdiennes inférieures, péricardiques,
grande azygos et coronaire stomachique.

Les *vaisseaux lymphatiques* émanent exclusivement de la couche muqueuse. Comme les veines, ils existent en grand nombre. Au niveau de la
portion diaphragmatique ces vaisseaux naissent de la surface libre de la

---

(1) Il n'est pas rare de voir les glandes de l'œsophage se transformer en kystes. J'ai
constaté cette transformation sur plusieurs sujets. Chez l'un d'eux j'ai pu compter une vingtaine de ces petits kystes; ils étaient cylindroïdes, longs de 10 à 12 millimètres et
larges de 3 à 4. Plusieurs se trouvaient réunis sur un seul point, en sorte qu'ils formaient quatre groupes principaux. Chacun de ces kystes était constitué surtout par le
conduit excréteur de la glande non oblitéré, à l'extrémité duquel on reconnaissait le
corps de celle-ci, aplati et appliqué aux parois du kyste. Le liquide contenu dans le
conduit excréteur, dilaté en ampoule, était remarquable par sa viscosité.

muqueuse œsophagienne par un réseau d'une extrême finesse, qui se continue avec celui de la muqueuse gastrique. Plus haut, on retrouve encore ce même réseau ; mais ses radicules sont plus grosses et moins nombreuses. Les troncs auxquels il donne naissance rampent sous la muqueuse, dans une direction ascendante et plus ou moins parallèle, en échangeant des communications ; de leurs anastomoses résulte un plexus à mailles longitudinales très-allongées. Ils sont remarquables en général par le long trajet qu'ils parcourent avant de traverser la couche musculaire. On voit assez fréquemment des troncs lymphatiques, nés du tiers inférieur de l'œsophage, remonter jusqu'à sa portion cervicale pour aller se terminer dans les ganglions qui entourent l'origine du tronc brachio-céphalique veineux du côté gauche. Les moins longs parcourent sous la muqueuse un trajet de 5 à 6 centimètres.

Les *nerfs* de l'œsophage proviennent des pneumogastriques. Quelques divisions très-grêles, émanées de la portion thoracique du grand sympathique, viennent aussi se terminer dans les parois de ce conduit.

Mécanisme de la déglutition.

Les aliments, après avoir été soumis à la mastication et à l'insalivation, sont transmis de la bouche dans l'estomac : c'est à l'ensemble des phénomènes qui se produisent pendant leur passage de la première dans la seconde de ces cavités qu'on donne le nom de *déglutition*.

Ces phénomènes sont nombreux et complexes. Pour en faciliter l'étude, on les a partagés en trois groupes, ou plutôt on les rattache à trois temps, ainsi définis par Gerdy. — Dans le premier temps, les aliments arrivent jusqu'à l'isthme du gosier. — Dans le second, ils franchissent le pharynx et parviennent jusqu'à l'extrémité supérieure de l'œsophage. — Dans le troisième, ils parcourent ce conduit et pénètrent dans l'estomac.

1er **temps.** — Il est assez simple et met en jeu cependant un grand nombre de muscles dont l'intervention a pour but : la formation du bol alimentaire, le rapprochement des mâchoires et des lèvres, l'application de la langue à la voûte palatine, et la tension du voile du palais.

Pour la formation du bol alimentaire, les lèvres, les joues et la langue elle-même rassemblent toutes les portions triturées et insalivées en une seule petite masse qui vient se placer sur la partie moyenne de la face horizontale de celle-ci. — La mâchoire inférieure, sollicitée alors par l'action de ses élévateurs, se rapproche de la supérieure ; puis l'orifice labial se ferme par la contraction de son sphincter. — En même temps, la face dorsale de la langue, s'appliquant à la voûte palatine d'avant en arrière, conduit le bol alimentaire jusqu'à l'entrée du pharynx. — Arrivé au-dessous du voile du palais, le bol tend à le soulever. Mais celui-ci résiste par le concours de six muscles ; les péristaphylins externes, les occipito-staphylins, et les glosso-staphylins, lui communiquent une rigidité presque égale à celle de la voûte palatine.

Dans ce premier temps, tout est volontaire. Le bol arrive au-devant de l'isthme du gosier. Tant qu'il ne s'y est pas engagé, il reste soumis à l'influence de la volonté ; dès qu'il s'y engage, il tombe sous l'empire du pouvoir réflexe qui seul va présider à sa progression dans les parties sous-jacentes du tube digestif.

2e **temps.** — Dans le second temps de la déglutition, le pharynx se raccourcit, par voie d'ascension de sa partie inférieure. Le muscle mylo-hyoïdien communiquant alors au bol une soudaine impulsion, celui-ci se précipite dans la cavité qui vient à sa rencontre et passe instantanément de sa partie la plus élevée dans sa partie inférieure, sans pouvoir s'engager, ni dans les voies aériennes qui lui sont fermées, ni dans l'arrière-cavité des fosses nasales dont l'entrée lui est également interdite.

Ce second temps comprend aussi quatre principaux actes, mais beaucoup plus compliqués, simultanés d'ailleurs, se présentant chacun sous la forme d'un problème à résoudre. Comment, en effet, s'opère le raccourcissement du pharynx? Comment se produisent la chute et le passage instantané du bol dans sa cavité? Comment se ferment les voies aériennes? Comment se ferme l'arrière-cavité des fosses nasales ?

a. *Par quel mécanisme se raccourcit le pharynx ?* — Deux ordres de muscles concourent à ce raccourcissement, des muscles extrinsèques et des muscles intrinsèques. — Les premiers, très-nombreux, ont pour destination, d'une part, d'élever la mâchoire inférieure, de l'autre, d'élever l'os hyoïde et le larynx, en les portant tous les deux un peu en avant. Dans ce groupe de muscles viennent se ranger : 1° les deux temporaux, les deux masséters et les deux ptérygoïdiens internes; 2° tous les muscles de la région sus-hyoïdienne, les deux stylo-hyoïdiens, les deux digastriques, au moins leur ventre antérieur, le mylo-hyoïdien, les deux génio-hyoïdiens et la portion inférieure des deux génio-glosses ; 3° les deux thyro-hyoïdiens. En résumé dix-sept muscles extrinsèques, situés au devant du pharynx et indépendants de cet organe, entrent en action pour élever sa moitié inférieure et pour participer à son raccourcissement. Les six muscles élévateurs de la mâchoire fixent cet os sur lequel les muscles de la région sus-hyoïdienne viennent prendre leur point d'appui. Ceux-ci, en élevant l'os hyoïde, le fixent également et permettent à la langue qu'ils élèvent aussi de s'appliquer à la paroi supérieure de la bouche pour faire pénétrer le bol alimentaire dans l'isthme du gosier. Les muscles thyro-hyoïdiens, trouvant un point fixe sur l'hyoïde, élèvent à leur tour le larynx, qui entraîne le pharynx, lequel par conséquent se raccourcit de toute la hauteur à laquelle il s'élève.

Parmi les muscles intrinsèques du pharynx, ceux qui prennent la part la plus importante à son raccourcissement sont les stylo-pharyngiens et les pharyngo-staphylins. Les constricteurs supérieurs, attachés en arrière sur l'apophyse basilaire, concourent au même résultat, mais dans une très-faible proportion. Les constricteurs moyens et inférieurs, qui sont élévateurs de l'os hyoïde et du larynx lorsque ceux-ci occupent leur situation ordinaire, cessent de l'être dans le second temps de la déglutition, leur point mobile se trouvant alors au niveau de leur point fixe.

Les deux groupes de muscles qui président au raccourcissement du pharynx concourent du reste d'un manière très-différente à ce résultat. Les extrinsèques élèvent sa moitié inférieure sans la raccourcir, les intrinsèques élèvent sa moitié supérieure et la raccourcissent au contraire beaucoup. La première se rapproche ainsi très-notablement de l'isthme du gosier, et se présente béante en quelque sorte au bol alimentaire.

b. Par quel mécanisme le bol alimentaire passe-t-il instantanément de l'isthme du gosier dans la partie inférieure de la cavité du pharynx? — Cette partie inférieure ou laryngienne s'étant élevée et se présentant au bol, deux forces simultanées, l'une impulsive, l'autre attractive, précipitent celui-ci dans sa cavité. — La force impulsive est représentée par le mylo-hyoïdien, véritable sangle musculaire dont les contractions soulèvent brusquement la base de la langue; ainsi soulevée, celle-ci s'applique à la face inférieure du voile du palais, ce qu'elle ne peut faire qu'en poussant le bol vers l'isthme du gosier et jusque dans la cavité du pharynx. — La force attractive réside dans la partie la plus élevée de cette cavité, alors hermétiquement close, qui se dilate par suite de la projection en avant de l'hyoïde et du larynx et qui devient le siége d'un phénomène de raréfaction, d'une sorte de tendance au vide, en vertu de laquelle le bol alimentaire est attiré de haut en bas. Ajoutons qu'au même moment le constricteur supérieur se contracte avec énergie et s'empare convulsivement du bol. Sous l'influence combinée de ces deux forces impulsive et attractive, celui-ci se précipite dans la cavité béante qu'il rencontre, c'est-à-dire dans la partie inférieure du pharynx. A peine s'y est-il engagé, que tous les muscles mis en jeu pour élever cette cavité se relâchent. Alors retombent simultanément l'os hyoïde, le larynx et le pharynx. En s'allongeant, ce dernier emporte le bol qui, par le seul fait de cette détente, arrive jusqu'à l'extrémité supérieure de l'œsophage.

c. Par quel mécanisme se ferme l'entrée des voies aériennes? — Trois causes s'opposent à la pénétration des matières alimentaires et des liquides dans les voies respiratoires : le soulèvement de la base de la langue, le renversement de l'épiglotte sur l'orifice supérieur du larynx, et l'occlusion de la glotte. — Au moment où le mylo-hyoïdien se contracte, nous avons vu que la base de la langue se porte en haut et en arrière. Or, l'orifice du larynx se porte au contraire en haut et en avant; il résulte de ce déplacement en sens inverse que l'entrée des voies aériennes vient s'abriter en quelque sorte sous la langue qui la déborde en arrière, et que le bol alimentaire n'éprouve aucune tendance à s'y engager. — Le renversement de l'épiglotte sur l'orifice supérieur du larynx est dû en partie à cette saillie de la face dorsale de la langue qui déborde en arrière l'os hyoïde, et en partie au bord supérieur du cartilage thyroïde qui, en s'engageant sous le bord inférieur de cet os, communique au fibro-cartilage un mouvement de bascule. — L'occlusion de la glotte, signalée par Magendie, mais déjà connue de Haller, est pour l'entrée des voies aeriennes un troisième moyen de protection en rapport avec la suspension de la respiration.

d. *Par quel mécanisme se ferme l'orifice qui fait communiquer le pharynx avec l'arrière-cavité des fosses nasales?*—Le constricteur supérieur, en se contractant pour saisir le bol alimentaire, saisit aussi le voile du palais et rétrécit sensiblement l'arrière-cavité des fosses nasales, ainsi que l'orifice par lequel elle communique avec le pharynx. Mais celui-ci reste encore entr'ouvert; pour le fermer d'une manière complète, les deux piliers postérieurs entraînés par les pharyngo-staphylins se rapprochent alors à la manière des deux lèvres d'une boutonnière. L'orifice conduisant dans les fosses nasales se ferme donc par voie de juxtaposition de ses deux bords, comme l'orifice glottique; et pour consolider son occlusion, le constricteur supérieur du pharynx s'applique sur lui, de même que l'épiglotte s'applique sur le vestibule de la glotte. Dans le mécanisme par lequel se ferment les deux orifices, il y a seulement cette différence que d'un côté c'est l'opercule épiglottique qui joue le rôle principal, tandis que de l'autre c'est l'orifice lui-même.

Au moment où cet orifice se ferme, le voile du palais s'élève un peu à son centre, qui prend la forme d'une voûte et qui se rapproche alors beaucoup de la direction horizontale. M. Debrou démontre par une expérience très-simple ce mouvement d'élévation : un stylet est conduit sur le plancher des fosses nasales jusque dans les arrière-narines; or, le bout extérieur du stylet s'abaisse pendant la déglutition, et il ne s'abaisse évidemment que parce que l'extrémité opposée est soulevée par le voile du palais. Deux causes contribuent à ce résultat : d'une part, la base de la langue, soulevée elle-même par le mylo-hyoïdien; de l'autre, les péristaphylins internes, qui forment aussi une sangle musculaire, et qui attirent en haut la partie médiane du voile du palais. Du reste, dès que le bol alimentaire s'est précipité de l'isthme du gosier dans la cavité du pharynx, le voile reprend sa forme, et sa direction habituelles.

3e **temps**. — Le mécanisme qui préside à la progression du bol alimentaire dans l'œsophage est des plus simples. Au niveau du contact de la membrane muqueuse avec le bol, les fibres musculaires correspondantes entrent en contraction. Les longitudinales raccourcissent le conduit et amènent au-devant du bol la partie sous-jacente; puis les fibres circulaires s'en emparent et le transmettent à des parties de plus en plus déclives. Il parcourt ainsi successivement et rapidement toute la longueur du tube en refoulant au devant de lui la muqueuse œsophagienne.

ARTICLE IV

ESTOMAC

L'estomac (*ventriculus*, γαστήρ) est ce vaste renflement qui s'étend de l'œsophage à l'intestin grêle, et dans lequel les aliments, après avoir été soumis à la mastication et à l'insalivation, viennent peu à peu s'accumuler pour y subir une élaboration plus importante qui les convertit en chyme.

Ce renflement forme donc l'organe de la chymification. Intermédiaire à la portion mécanique et à la portion chylifère du tube digestif, il joue, relativement à la première, le rôle d'un réservoir, et à l'égard de la seconde celui d'un collaborateur.

§ 1. — Situation, dimensions, direction, forme de l'estomac.

a. Situation. — Cet organe est situé dans la partie supérieure de la cavité abdominale, au-dessous du diaphragme et du foie, au-dessus de l'intestin grêle et de l'arc transverse du côlon, au devant du pancréas, en arrière des fausses côtes gauches et de la paroi antérieure de l'abdomen, entre la rate qui répond à son extrémité gauche, et la vésicule biliaire qui répond à son extrémité droite.

Dans cette situation, l'estomac occupe la plus grande partie de l'hypochondre gauche et de l'épigastre. Il se prolonge : dans le sens transversal jusqu'aux limites de l'hypochondre droit qu'il dépasse à peine même dans son état de plus grande distension ; et dans le sens vertical jusque dans la région ombilicale, qu'il envahit plus ou moins, suivant qu'il est plus ou moins dilaté.

Plusieurs moyens contribuent à le maintenir en position : 1° sa continuité avec l'œsophage, qui a lui-même des connexions intimes avec le diaphragme, ainsi que nous l'avons vu précédemment; 2° un repli séreux qui l'unit à la face inférieure du foie, lequel adhère aussi d'une manière étroite à la face inférieure du même muscle; 3° enfin la masse intestinale, qui lui constitue une sorte d'oreiller dont le niveau, il est vrai, s'élève et s'abaisse tour à tour, suivant que les intestins sont dilatés ou affaissés, mais sans modifier cependant d'une manière bien notable sa situation.

b. **Dimensions.** — Le volume de l'estomac, considéré dans son état de moyenne dilatation, surpasse beaucoup celui de toutes les autres parties du canal alimentaire. Son diamètre transverse s'élève alors à 24 ou 26 centimètres, celui qui s'étend de la petite à la grande courbure à 10 ou 12, et celui qui se porte de l'une à l'autre face à 8 ou 9. — Dans l'état de vacuité, le premier se réduit à 18 ou 20, le second à 7 ou 8, et le dernier s'efface presque complétement, par suite de l'adossement des deux parois de l'organe. (Fig. 798, 799.)

Mais ces dimensions moyennes subissent de très-grandes variétés suivant les individus, en sorte qu'on voit chez quelques-uns l'estomac se réduire à un volume qui excède à peine celui de l'intestin grêle, et acquérir chez d'autres une ampliation telle, qu'il occupe la plus grande partie de l'enceinte abdominale. — Il est plus petit chez la femme que chez l'homme ; chez les individus dont l'alimentation a été insuffisante ; et surtout chez les malades affectés d'un rétrécissement organique de l'œsophage. — Il est plus grand, au contraire, chez les hommes qui se livrent habituellement à la bonne chère ; et chez ceux qui ne font, dans l'espace de vingt-quatre heures, qu'un seul repas très-copieux. Il acquiert un développement excessif à la suite de toutes les affections qui tendent à entraver le passage des aliments dans l'intestin grêle (1).

c. **Direction.** — L'axe ou le grand diamètre de l'estomac est oblique de haut en bas, de gauche à droite et d'avant en arrière. Mais cette double obliquité est peu prononcée chez la plupart des individus, et l'on peut dire d'une manière générale que la direction prédominante de cet organe est à la fois horizontale et transversale.

Chez la femme, l'estomac est quelquefois un peu plus oblique que chez l'homme : différence due chez elle au resserrement de la base du thorax. Chez celles qui ont fait du corset un usage abusif, on le trouve plus oblique encore et presque vertical dans certains cas exceptionnels. Il est plus oblique aussi chez les individus affectés de hernies volumineuses ou d'une hernie épiploïque compliquée d'adhérence, etc.

d. **Forme.** — L'estomac présente la forme d'un cône dont la base serait arrondie et dont l'axe décrirait une courbure à concavité supérieure. Ainsi

(1) Chez une femme d'une quarantaine d'années que j'ai observée aux débuts de mes études à l'hôpital Cochin, dans le service de M. Briquet, il existait, dans la première portion du duodénum, un obstacle de cette nature, constitué par une simple bride, en forme de valvule, qui fermait l'entrée de l'intestin au point de rendre impossible même le passage des liquides. Cette bride, résultat d'un travail inflammatoire déjà ancien, donnait lieu à des vomissements qui se répétaient tous les sept à huit jours, et à la suite desquels les aliments pris dans ce laps de temps étaient rejetés sous l'aspect d'un liquide noirâtre. La santé de la malade dépérissant de plus en plus, elle finit par succomber, et nous pûmes constater que, sous l'influence de cet obstacle purement mécanique, l'estomac s'était dilaté au point de descendre jusqu'au pubis et d'envahir la presque totalité de l'abdomen.

configuré, il a pu être comparé à une cornemuse. Son contour dans l'état
de moyenne dilatation n'est cependant pas exactement circulaire, mais un
peu aplati de haut en bas et d'avant en arrière.

Chez quelques individus on remarque, sur la partie moyenne de cet organe, un léger étranglement qui semble le diviser en deux loges, et qu'on
devrait considérer, suivant Ev. Home, comme le vestige de l'estomac mul-

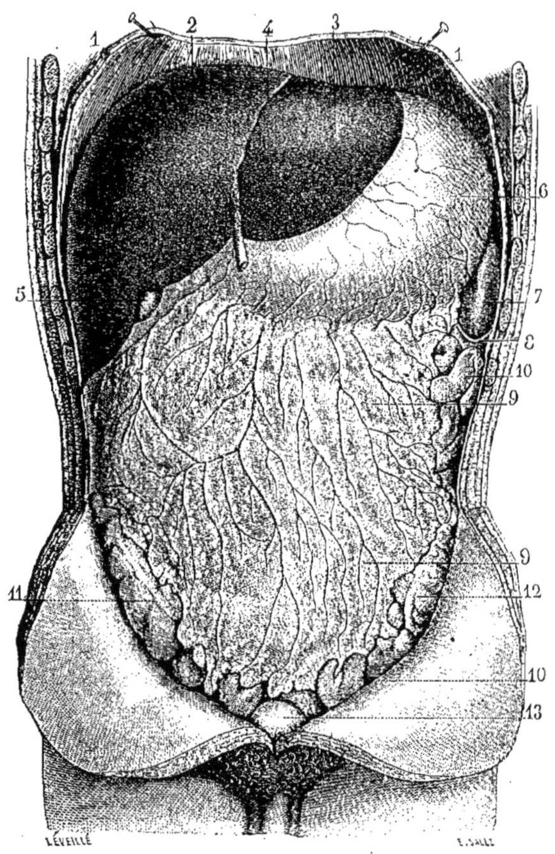

Fig. 798. — *L'estomac en rapports avec le foie, la rate, le grand épiploon
et les autres viscères de l'abdomen.*

1, 1. Le diaphragme divisé et un peu soulevé. — 2. Face supérieure ou convexe du
lobe droit du foie. — 3. Face supérieure de son lobe gauche. — 4. Ligne d'attache de
son ligament suspenseur. — 5. Fond de la vésicule biliaire. — 6. Face antérieure de
l'estomac, en partie recouverte par le foie. — 7. Bord antérieur de la rate. — 8. Repli
séreux sur lequel repose son extrémité inférieure. — 9, 9. Grand épiploon naissant de
la grande courbure de l'estomac et recouvrant presque toute la masse intestinale. —
10. Quelques circonvolutions de l'intestin grêle. — 11. Cæcum recouvert en grande
partie aussi par l'épiploon. — 12. S iliaque du côlon, dont une faible partie seulement
est très-apparente. — 13. Sommet de la vessie.

tiple des ruminants. Mais rien ne justifie une semblable analogie. La dépression circulaire qui se montre assez fréquemment sur le corps de l'estomac ne reconnaît nullement pour cause une disposition primordiale; elle est due à la contraction plus énergique et toute fortuite des fibres circulaires correspondantes. Plusieurs observateurs l'ont vue se produire chez les animaux dans le cours de leurs vivisections. Le même phénomène

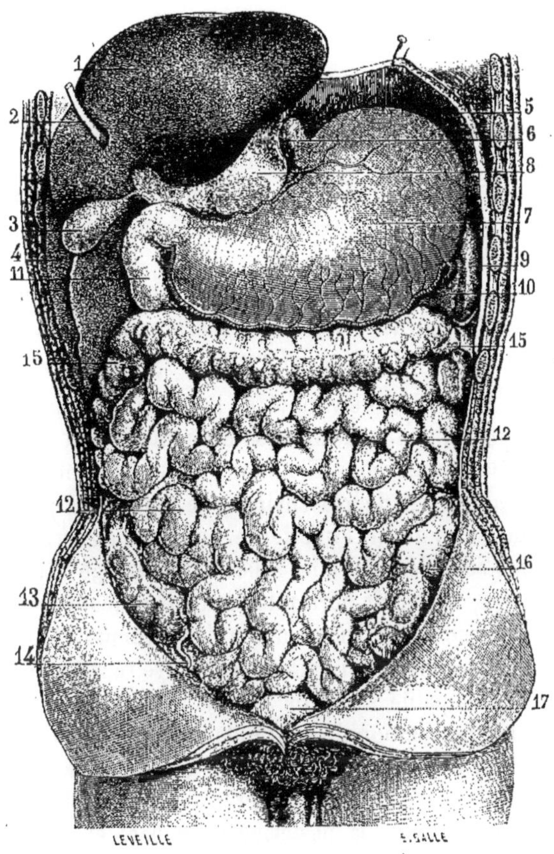

Fig. 799. — *Face antérieure de l'estomac. Pour la mettre en évidence, le foie a été soulevé et le grand épiploon complétement détaché.*

1. Face inférieure du foie. — 2. Cordon résultant de l'oblitération de la veine ombilicale. — 3. Vésicule biliaire. — 4. Une partie de la face supérieure du grand lobe du foie. — 5. Face inférieure du diaphragme dont la partie antérieure a été excisée. — 6. Troisième portion ou portion abdominale de l'œsophage.—7, Face antérieure, grande et petite courbures, grosse et petite tubérosités de l'estomac.—8. Épiploon gastro-hépatique. — 9. Rate. — 10. Épiploon gastro-splénique, dont la portion inférieure est seule apparente. — 11. Duodénum.—12, 12. Circonvolutions de l'intestin grêle.—13. Cæcum. — 14. Appendice cæcal. — 15, 15. Arc transverse du côlon. — 16. S iliaque du côlon. — 17. Sommet de la vessie.

a lieu exceptionnellement chez l'homme. Lorsqu'on insuffle ces estomacs biloculaires, on voit les deux poches, dont la formation était récente, s'effacer graduellement, puis d'une manière complète, et ne pas se reproduire après la déplétion de l'organe.

§ 2. — SURFACE EXTERNE DE L'ESTOMAC

Considéré dans sa conformation extérieure, l'organe de la chymification nous offre à étudier :

Deux faces semblablement configurées, dont l'une regarde en haut et en avant, l'autre en bas et en arrière ;

Deux bords : l'un supérieur et concave ou *petite courbure*, l'autre inférieur et convexe, appelé aussi grand bord ou *grande courbure;*

Deux extrémités, distinguées en grosse extrémité ou *grand cul-de-sac,* et petite extrémité ou petit cul-de-sac ;

Et deux orifices : un orifice gauche qui le met en communication avec l'œsophage, c'est le *cardia ;* et un orifice droit qui le fait communiquer avec le duodénum, c'est l'*orifice pylorique.* (Fig. 799.)

1° Faces. — Dans l'état de vacuité de l'estomac, les deux faces de cet organe s'appliquent l'une à l'autre et se dirigent presque verticalement en bas. — Dans l'état de moyenne dilatation, elles s'élèvent et forment avec l'horizon un angle de 45 degrés environ, de telle sorte que la supérieure regarde en haut et en avant, l'inférieure en bas et en arrière. — Si l'ampliation est plus considérable, elles s'élèvent davantage et tendent, comme le grand diamètre, à devenir horizontales. Dans ce mouvement d'élévation successive, l'estomac pivote autour d'une ligne qui passerait par sa petite courbure et ses deux orifices. La grande courbure représente donc sa partie la plus mobile, et la petite sa partie la plus fixe. Pour constater la réalité de ce mouvement de rotation de la grande autour de la petite courbure, il suffit de l'insuffler d'une manière lente et graduelle. A mesure qu'il se dilate, on verra son bord inférieur s'élever de plus en plus, sa face antérieure se porter en haut, la postérieure en bas, et sa petite courbure tourner sur elle-même pour diriger sa concavité en arrière. Si on laisse échapper graduellement l'air qu'il renferme, des phénomènes inverses se produisent.

La *face antéro-supérieure,* un peu plus étendue et plus convexe que l'inférieure, est en rapport : 1° avec le diaphragme ; 2° avec la face inférieure du foie qui en recouvre une partie plus ou moins grande, suivant qu'il est plus ou moins volumineux ; 3° avec les six dernières côtes gauches, dont elle est séparée par les digitations entre-croisées du diaphragme et du muscle transverse ; 4° avec la partie supérieure de la paroi antérieure de l'abdomen, que cette face soulève légèrement lorsque l'estomac est dilaté, et qui se déprime au contraire lorsqu'il est vide : d'où le nom d'épigastre donné à toute cette région ; d'où aussi celui de *creux de l'estomac*, sous lequel quelques auteurs ont désigné la dépression qu'elle présente. Cette dépression, qui est triangulaire et plus prononcée à son sommet, c'est-à-dire au niveau de l'appendice xiphoïde, ne correspond cependant pas à l'estomac par toute son étendue. Le viscère, en effet, ne s'élève pas jusqu'au sternum lorsqu'il est dilaté ; et lorsqu'il est vide, sa petite courbure se trouve située à 3 ou 4 centimètres au-dessous du sommet de cet os. S'il remonte plus haut, sur le cadavre, au moment où on l'insuffle, cette différence s'explique par l'extrême voussure du diaphragme après la mort, et par la situation plus élevée aussi que présente le foie.

Les rapports de cette face avec la paroi antérieure de l'abdomen sont limités dans l'état de moyenne dilatation du viscère : en haut, par une ligne horizontale qui passerait à 1 centimètre au-dessous du sommet de l'appendice xiphoïde ; en bas, par une ligne parallèle à la précédente qui passerait à 2 centimètres au-dessus de l'ombilic ; et à droite, par une ligne qui descendrait verticalement de la partie moyenne du rebord des six dernières côtes droites.

La *face postéro-inférieure* répond de bas en haut : 1° au mésocôlon transverse ; 2° au duodénum dans une étendue variable ; 3° à l'artère et à la veine mésentériques supérieures, qui croisent perpendiculairement sa troisième portion et qui en marquent la limite ; 4° au pancréas, qui la sépare de l'aorte, des piliers du diaphragme, et sur un plan plus profond de la colonne vertébrale ; 5° enfin à l'artère splénique.

Dans l'état de plénitude, cette face, regardant en bas, repose principalement sur le mésocôlon transverse, qui la sépare des circonvolutions de l'intestin grêle. Dans l'état de vacuité, où elle regarde en arrière, elle se trouve en rapport surtout avec le pancréas et la fin du duodénum.

2° **Bords.** — Ils sont curvilignes, arrondis, contigus aux vaisseaux de l'estomac qui les longent dans toute leur étendue, plus accusés dans l'état de vacuité, très-mousses et presque nuls dans l'état de plénitude.

Le *bord inférieur* ou *grande courbure* est convexe. Il donne attache aux deux feuillets antérieurs du grand épiploon, qui le masque en grande partie. Ce bord répond : 1° au diaphragme et aux dernières côtes gauches ; 2° à la paroi antérieure de l'abdomen ; 3° à l'arc transverse du côlon ; 4° aux artères gastro-épiploïques qui s'appliquent à l'estomac dans son état de dilatation, et qui en restent séparées par la distance d'un centimètre environ dans l'état opposé.

Le *bord supérieur* ou *petite courbure*, étendu de l'orifice œsophagien à l'orifice pylorique, est concave. Il donne attache aux deux feuillets de l'épiploon gastro-hépatique, et correspond : à l'artère coronaire stomachique qui en recouvre les deux tiers ; à des ganglions lymphatiques peu volumineux situés sur le trajet de cette artère ; plus profondément, au tronc cœliaque, et au lobe de Spigel, inscrit dans sa concavité.

3° **Extrémités.** — Les extrémités ou tubérosités de l'estomac sont arrondies, demi-sphériques ; elles se continuent par leur base avec le corps de l'organe sans ligne de démarcation. (Fig. 799.)

L'*extrémité gauche* ou *supérieure*, *grosse tubérosité*, *grand cul-de-sac* de l'estomac, comprend toute cette partie qui est située à gauche de l'axe prolongé de l'œsophage. Elle représente une demi-sphère appliquée sur la base d'un cône et constitue par conséquent la portion la plus volumineuse de l'organe de la chymification. Ses dimensions offrent, du reste, d'assez grandes variétés individuelles.

La grosse tubérosité occupe l'hypochondre gauche. Elle est en rapport : 1° par sa partie antérieure et supérieure, avec le diaphragme qui la sépare du poumon gauche, d'où l'abaissement plus difficile de ce muscle et la gêne de la respiration à la suite d'un repas copieux ; 2° par sa partie postérieure et inférieure : avec les vaisseaux spléniques, l'extrémité terminale du pancréas, la capsule surrénale et l'extrémité supérieure du rein gauche ; 3° par sa partie inférieure, avec l'extrémité gauche de l'arc du côlon ; 4° par son sommet, avec la rate, à laquelle elle est unie par les vaisseaux courts et par l'épiploon gastro-splénique, d'où le nom d'*extrémité splénique* qui lui a été aussi donné. Dans l'état de plénitude, la grosse tubérosité, écartant les deux feuillets de ce repli, s'avance jusqu'à la rate, qui s'applique alors immédiatement sur elle.

L'*extrémité droite* ou *inférieure*, *petite tubérosité*, *petit cul-de-sac* de l'estomac, est cette partie arrondie qui se trouve située au-dessous de l'orifice pylorique. Un angle rentrant la sépare en haut de cet orifice ; en bas elle se continue avec la grande courbure.

La petite tubérosité est située sur la limite qui sépare l'épigastre de l'hypochondre droit et de la région ombilicale. Mais elle peut s'avancer un peu dans cet hypochondre, et surtout dans la région ombilicale. Chez les individus dont le foie est volumineux ou dont le thorax est rétréci à sa base elle occupe exclusivement cette dernière région. Aucune partie de l'estomac n'est, du reste, plus variable dans sa situation. Sa face antérieure répond tantôt au foie, tantôt à la paroi abdominale ; la postérieure à la tête du pancréas ; sa partie inférieure ou son sommet à l'arc transverse du côlon. Sa cavité, séparée de l'orifice pylorique par une saillie très-mousse, a reçu de quelques anatomistes le nom d'*antre* du pylore.

4° **Orifices.** — Ils répondent aux deux extrémités du bord supérieur ou concave. La distance qui les sépare est de 12 à 14 centimètres ; elle ne varie pas sensiblement dans les divers états par lesquels passe l'estomac depuis le resserrement le plus prononcé jusqu'à l'ampliation la plus extrême.

Le **cardia**, ou *orifice supérieur*, *orifice gauche*, *orifice œsophagien*, situé entre la petite courbure et la grosse tubérosité, à 2 ou 3 centimètres au-dessous du diaphragme, n'est indiqué à l'extérieur que par la différence de calibre qui distingue l'œsophage de l'estomac. Son diamètre est un peu plus considérable que celui du conduit œsophagien, et son contour plus dilatable aussi. — En avant, il répond au péritoine, qui se réfléchit du diaphragme sur l'estomac, et au bord postérieur du foie, qui est ordinairement excavé à son niveau. — En arrière, il est recouvert aussi par le péritoine qui le sépare des piliers du diaphragme.—A droite, il donne attache à l'épiploon gastro-hépatique ; et à gauche, à un repli analogue, mais très-petit, s'étendant du diaphragme et de la portion abdominale de l'œsophage sur la grosse tubérosité, repli triangulaire à base inférieure, qui a reçu le nom de *gastro-diaphragmatique*.

Cet orifice se trouve en outre en rapport : avec le nerf pneumogastrique gauche, qui croise obliquement sa partie antérieure ; avec le pneumogastrique droit, situé à sa partie postérieure ; et avec les vaisseaux coronaires stomachiques qui répondent à son côté droit.

L'*orifice pylorique*, ou le *pylore* (de πύλη, porte, οὖρος, gardien), *orifice inférieur, orifice droit, orifice duodénal,* forme le sommet du cône représenté par l'estomac. Il est situé entre la petite tubérosité et l'extrémité droite du bord supérieur. Son axe se dirige obliquement de bas en haut, de gauche à droite et d'avant en arrière, comme la portion du duodénum qui lui fait suite. Un léger rétrécissement le sépare de cet intestin, dont il se distingue surtout par l'épaisseur et la consistance de son contour.

Le pylore occupe la limite qui sépare l'épigastre de l'hypochondre droit. Il est en rapport : en avant, avec le foie ; plus rarement avec la paroi abdominale ; en arrière, avec le tronc de la veine porte et l'artère hépatique ; en bas, avec la tête du pancréas et l'arc transverse du côlon ; en haut, avec le petit épiploon.

§ 3. — SURFACE INTERNE DE L'ESTOMAC.

Vu intérieurement, l'estomac présente une configuration correspondante à celle de sa face externe. Seulement ses parois, au lieu d'être régulièrement étalées et unies, offrent une foule de plis ou rides qui se dirigent dans tous les sens, mais dont les plus considérables cependant sont parallèles au grand diamètre de l'organe. Ces plis, d'autant plus prononcés que son volume est plus petit, disparaissent lorsqu'il se dilate, et avant même qu'il ait atteint le terme moyen de sa dilatation. Leur étude appartient plus spécialement à celle de la tunique interne ou muqueuse, qui joue le principal rôle dans le mécanisme de leur formation.

C'est surtout en examinant l'estomac par sa surface interne qu'on peut prendre une bonne idée de la conformation de ses deux orifices.

L'orifice œsophagien est remarquable par sa direction horizontale, par la présence de plis rayonnés qui s'effacent pendant le passage du bol alimentaire, par sa facile dilatabilité, par l'anneau inégalement frangé ou dentelé que nous avons déjà mentionné, et par un changement de coloration qui, d'un blanc mat à la partie inférieure de l'œsophage, devient d'un blanc cendré à l'entrée de l'estomac.

L'orifice pylorique diffère du précédent : 1° par son obliquité; 2° par son diamètre, qui est beaucoup plus petit et qui ne dépasse pas en général un centimètre; 3° par sa résistance, qui le rend beaucoup moins dilatable; 4° enfin par l'existence d'une valvule, la *valvule pylorique.*

Valvule pylorique. — Cette valvule est formée par un repli circulaire de la muqueuse, en sorte que lorsqu'on l'examine sur un estomac desséché, elle représente assez bien le diaphragme d'un instrument d'optique, sans en avoir cependant la parfaite régularité. Elle n'offre pas sur tous les points la même largeur. Des quatre tuniques de l'estomac, trois concourent à sa formation. — La couche des fibres circulaires, qui s'épaissit progressivement en se rapprochant du duodénum, et qui offre 3 à 4 millimètres d'épaisseur sur le pylore, cesse brusquément sur le pourtour de cet orifice; elle se comporte à la manière d'un tube à parois très-épaisses qui serait introduit dans un tube à minces parois. De là, entre la surface interne de l'estomac et celle du duodénum, une différence de niveau qui, vue par l'intestin, rappelle déjà assez bien l'aspect d'une valvule annulaire. — Les couches celluleuse et muqueuse, parvenues sur la limite de la couche des fibres circulaires, s'adossent pour former un pli circulaire aussi, et analogue à ceux qu'elles forment sur toute la surface interne de l'organe dans l'état de vacuité, pli qui est du reste peu élevé et qui s'efface en grande partie ou même complétement par la dilatation du pylore, bien que cet orifice soit peu dilatable.

Ainsi se trouve constituée la valvule pylorique. Elle est donc formée principalement par la couche des fibres circulaires, et accessoirement par un simple repli des deux tuniques internes, c'est-à-dire par une partie fixe ou constante et par une partie accessoire, laquelle apparaît dans l'état de vacuité du viscère, puis disparaît dans son état de dilatation. Elle diffère beaucoup de la valvule iléo-cæcale, qui sera décrite plus loin. Celle-ci est due à l'invagination de l'intestin grêle dans le gros intestin, tandis que la valvule pylorique reconnaît surtout pour cause l'inégale épaisseur des deux tuniques musculaires correspondantes.

Les parois de l'estomac ne présentent pas une épaisseur uniforme. En prenant pour point de départ la partie centrale de l'une des faces de cet organe, on remarque que l'épaisseur de ces parois diminue en se portant vers la grosse tubérosité, où elle se réduit à son minimum; qu'elle augmente au contraire de plus en plus à mesure qu'on se rapproche du pylore,

sur lequel elle arrive à son maximum. Elle ne varie pas très-sensiblement en se rapprochant de l'un ou l'autre bord. Les parties les plus
larges de l'estomac sont par conséquent les plus minces.

§ 4. — STRUCTURE DE L'ESTOMAC.

L'estomac est formé de quatre couches ou tuniques de nature très-différente et ainsi superposées : une couche séreuse, une couche musculaire,
une couche celluleuse, une couche muqueuse. Il comprend en outre, dans
sa texture, des glandes, des vaisseaux, des nerfs et du tissu cellulaire.

A. — Tunique séreuse ou péritonéale.

Le péritoine fournit à presque tous les viscères de l'abdomen une enveloppe qui les entoure, sans les contenir cependant dans sa cavité. Cette
enveloppe, pour la plupart d'entre eux, représente une loge ouverte dans
toute sa longueur sur un de leurs bords. Par une exception qui lui est
commune avec l'arc transverse du côlon, celle que la séreuse abdominale
fournit à l'estomac est ouverte sur toute sa circonférence : elle se compose, en d'autres termes, de deux lames, dont l'une répond à sa face
antéro-supérieure, et l'autre à sa face postéro-inférieure.

Chacune de ces lames adhère de la manière la plus intime à la partie
moyenne de la face qui lui correspond ; mais au delà de cette partie
moyenne elles deviennent de moins en moins adhérentes, en sorte que
sur la circonférence de l'organe elles se laissent facilement détacher.

Parvenues au delà de cette circonférence, elles s'adossent l'une à l'autre
en circonscrivant un petit espace prismatique et triangulaire dont la base
répond au viscère. Puis, ainsi adossées, elles se prolongent : celles de la
petite courbure vers le foie ; celles de la grande courbure et de la petite
tubérosité vers l'hypogastre, pour remonter ensuite jusqu'au côlon transverse ; celles de la grosse tubérosité vers la rate.

Les deux lames qui se dirigent de la petite courbure vers la face inférieure du foie constituent le *petit épiploon*, ou épiploon *gastro-hépatique*.

Celles qui se portent de la grande courbure et de la petite tubérosité
vers l'hypogastre et le côlon forment le *grand épiploon* ou *épiploon gastro-
colique.* Elles se comportent de la manière suivante : après s'être adossées,
elles descendent au devant de la portion transversale du côlon et des circonvolutions de l'intestin grêle jusqu'aux limites qui séparent la région ombilicale de la région hypogastrique, souvent un peu plus bas ; puis, se réfléchissant alors de bas en haut et d'avant en arrière, toutes deux remontent
jusqu'au côlon transverse, s'écartent au devant de cet intestin, l'embrassent

dans leur intervalle et se réunissent de nouveau à sa partie postérieure pour donner naissance au mésocôlon transverse, large pédicule séreux qui attache l'arc du côlon à la paroi postérieure de l'abdomen.

Les deux lames qui s'étendent de la grosse tubérosité à la face interne de la rate constituent l'*épiploon gastro-splénique.*

Il résulte de la description qui précède, que la tunique péritonéale de l'estomac n'est qu'une dépendance d'un repli séreux plus important qui descend du foie et de la rate vers l'arc du côlon, et dont les deux lames s'écartent pour le recevoir dans leur intervalle. L'adhérence l'une à l'autre presque nulle de ces lames, leur trajet, les connexions qu'elles présentent, nous expliquent très-bien, d'une part l'extrême facilité avec laquelle cet organe se dilate, de l'autre les changements qui s'opèrent dans ses rapports sous l'influence de cette dilatation.

En se dilatant, il écarte les deux lames du repli séreux dans lequel il est situé, pénètre dans l'intervalle des épiploons gastro-hépatique, gastro-splénique et gastro-colique, et se rapproche ainsi : du foie, dont il embrasse alors le petit lobe par sa petite courbure : de la rate, qui vient s'appliquer sur sa grosse tubérosité ; et enfin du côlon transverse, au-devant duquel il descend.

Lorsqu'au contraire son volume diminue, il se retire de la circonfé-rence vers le centre de la loge que lui forme le péritoine, abandonne les épiploons qui s'allongent en raison directe de son retrait, et s'éloigne simultanément : du foie, dont le petit lobe remonte au-dessus de son bord concave ; de la rate, dont le pédicule se reconstitue ; et du côlon, qui redevient inférieur à sa grande courbure.

La tunique séreuse de l'estomac est donc disposée de manière à concilier l'extrême variabilité de son volume avec la fixité de son siége et de ses rapports. Elle est à la fois pour cet organe un moyen d'isolement et un moyen d'union. Elle constitue en outre, pour les troncs vasculaires qui l'entourent, un moyen de protection, et pour ses parois un moyen de ré-sistance.

B. — Tunique musculaire.

Cette tunique ne présente pas une épaisseur uniforme. Très-épaisse dans toute sa portion pylorique, un peu moins au niveau de la petite cour-bure, moins encore sur les deux faces et sur la grande courbure, elle devient extrêmement mince sur le sommet du grand cul-de-sac. Traduites en chiffres, ces différences sont plus sensibles : au voisinage du pylore, son épaisseur moyenne varie de 3 à 4 millimètres ; sur la petite courbure, elle ne dépasse pas un millimètre et demi ; sur les deux faces et sur la grande courbure, elle se réduit à un millimètre ; sur la partie centrale de la grosse tubérosité, elle atteint à peine un quart de millimètre. C'est surtout à la tunique musculaire qu'il faut attribuer les différences d'épaisseur que nous offre l'estomac dans ses diverses régions.

Les fibres qui composent cette tunique sont de trois ordres : longitudinales, circulaires, elliptiques.

Les premières font suite aux fibres longitudinales de l'œsophage qui semblent se prolonger sur l'estomac de gauche à droite pour se continuer au niveau du pylore avec les fibres longitudinales de l'intestin grêle. Elles sont situées immédiatement au-dessous de la tunique séreuse.

Les fibres circulaires de l'estomac prolongent la couche des fibres circulaires de l'œsophage ; elles sont sous-jacentes aux précédentes.

Les fibres elliptiques, fibres à anses de quelques auteurs, font suite aussi aux fibres circulaires du conduit œsophagien. Elles forment un troisième plan qui repose immédiatement sur la tunique celluleuse.

La tunique musculaire de l'estomac comprend donc trois plans superposés : un plan superficiel, un plan moyen, un plan profond.

1° **Plan superficiel.** —Il constitue une dépendance de la couche musculaire longitudinale du canal alimentaire. — Parvenue à l'extrémité inférieure de l'œsophage, cette couche s'épanouit très-régulièrement. Les fibres qui répondent au côté droit du conduit se prolongent sur la petite courbure de l'estomac en formant une bande musculaire très-accusée qui a reçu le nom de *cravate de Suisse*. Celles qui répondent au côté gauche descendent sur la grosse tubérosité. Les antérieures et postérieures ayant à se répartir, comme les précédentes, sur des surfaces très-étendues, constituent une couche de la plus extrême minceur.

Toutes ces fibres embrassent en rayonnant l'orifice supérieur de l'estomac, puis décrivent des courbes à concavité supérieure, en se prolongeant de son extrémité splénique jusqu'au pylore.

A mesure qu'elles s'avancent vers l'orifice pylorique, on les voit se rapprocher et former une couche de plus en plus épaisse. Au niveau de cet orifice, elles se continuent avec le plan longitudinal de l'intestin grêle.

Le plan longitudinal est donc partout continu. Il est disposé sur l'estomac comme sur l'œsophage et l'intestin grêle. Ce qui le distingue ici, c'est seulement son extrême minceur, surtout au niveau de la partie moyenne des deux faces. Il devient plus apparent sur la circonférence de l'organe, mais ne fait défaut sur aucun point. En détachant de la surface du viscère des lambeaux de la séreuse et en les examinant au microscope, on remarque sur la face profonde de celle-ci des faisceaux musculaires longitudinalement dirigés, qui s'envoient réciproquement des fascicules, et qui affectent une disposition plexiforme. Si l'on traite ces lambeaux par l'acide chloro-nitrique au cinquième, on les voit mieux encore et très-facilement.

2° **Plan moyen ou circulaire.**—Des trois plans qui se superposent pour former la tunique musculaire de l'estomac, celui-ci est sans contredit le plus régulier, le plus uniformément réparti, le plus étendu et le plus important. Les fibres qui le constituent représentent des anneaux perpendiculaires au grand axe de l'organe. Elles forment une couche continue qui commence au côté droit du cardia et qui s'étend jusqu'au pylore, en augmentant progressivement d'épaisseur. Celles qui embrassent le côté droit du cardia se dirigent très-obliquement en bas et à gauche, en sorte qu'elles recouvrent toute la grosse tubérosité.

Suivant Santorini, ces fibres s'enrouleraient autour de l'estomac à la manière d'une spirale. Selon Haller, après avoir entouré cet organe, leurs deux extrémités s'entre-croiseraient pour aller se cacher un peu plus loin sous les fibres voisines. Mais Helvétius, Galeati, Winslow, etc., ont émis une opinion mieux fondée, en avançant qu'elles forment des anneaux ou des segments d'anneaux unis par leurs bouts opposés.

3° **Plan profond ou elliptique.** — Les fibres elliptiques répondent par leur partie moyenne à la grosse tubérosité de l'estomac, et par leurs extré-

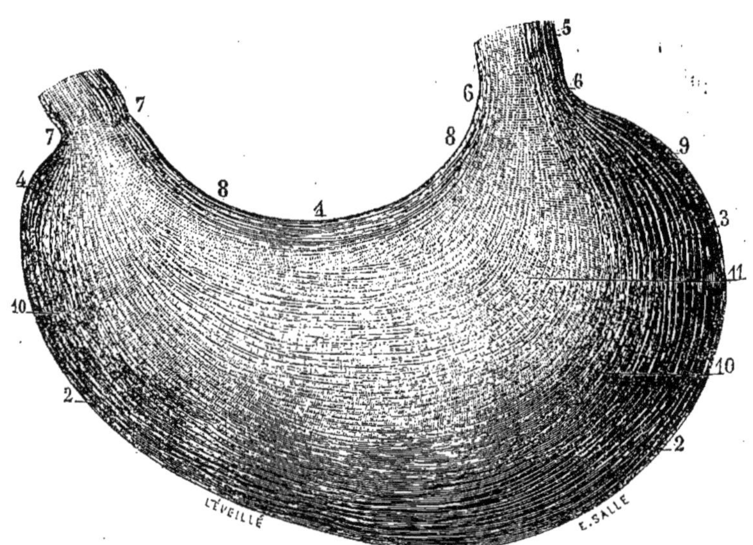

Fig. 800. — *Couche longitudinale de la tunique musculaire de l'estomac.*

1. — Petite courbure de l'estomac. — 2, 2. Grande courbure, ou bord convexe de ce viscère. — 3. Sa grosse tubérosité. — 4. Sa petite tubérosité. — 5. Extrémité inférieure de l'œsophage. — 6, 6. Limite respective de ce conduit et de l'estomac, à laquelle correspond le cardia. — 7, 7. Son extrémité terminale ou pylorique se continuant avec l'origine de l'intestin grêle. — 8, 8. Fibres longitudinales de la petite courbure, ou cravate de Suisse. — 9. Fibres longitudinales qui descendent de la partie gauche de l'œsophage sur la grosse tubérosité, pour se prolonger ensuite sur toute l'étendue de la grande courbure. — 10, 10. Fibres longitudinales des faces antérieure et postérieure, formant une couche continue, mais extrêmement mince. — 11. Couche des fibres circulaires que la transparence de la couche précédente laisse entrevoir.

mités aux deux faces et à la grande courbure du viscère. Les plus élevées, beaucoup plus nombreuses et plus apparentes, forment une sorte de ruban dont la partie moyenne repose sur la grosse tubérosité, et dont les deux moitiés, horizontalement dirigées de gauche à droite, se prolongent sur les faces antérieure et postérieure en s'effilant de plus en plus pour se terminer en pointe au niveau de la portion pylorique sur laquelle elles se prolongent à peine. Le bord supérieur de ce ruban forme un relief très-sensible ; il est demi-circulaire sur le cardia, rectiligne et très-régulier sur les deux faces de l'estomac, où il est séparé de la petite courbure par un intervalle de 15 millimètres environ, dans toute l'étendue duquel le plan des fibres circulaires reste à nu. Du bord inférieur du ruban partent des faisceaux aplatis et curvilignes, qui se dirigent obliquement en bas et qui se rapprochent graduellement des faisceaux circulaires avec lesquels ils se confondent avant d'atteindre la grande courbure.

Les fibres elliptiques, situées au-dessous des précédentes, et plus rap-

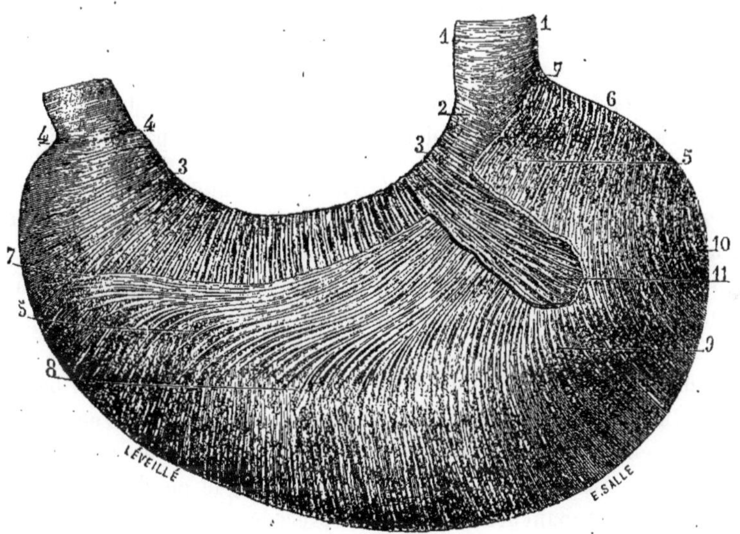

FIG. 801. — *Couches circulaire et elliptique de la tunique musculaire de l'estomac qui a été retourné, en sorte que cette tunique est vue ici par sa face profonde.*

1, 1. Fibres circulaires de l'extrémité inférieure de l'œsophage. — 2. Fibres circulaires de ce conduit s'inclinant, en bas et à gauche, pour se porter vers la grosse tubérosité. — 3, 3. Couche des fibres circulaires de l'estomac, très-accusée et recouverte seulement par la muqueuse au niveau de la petite courbure. — 4, 4. Fibres circulaires du pylore. — 5, 5. Couche des fibres elliptiques. — 6. Partie moyenne de cette couche reposant sur la grosse tubérosité. — 7, 7. Son bord supérieur. — 8. Son bord inférieur, duquel se détachent un grand nombre de languettes qui ne tardent pas à se confondre avec les faisceaux circulaires. — 9. Ces mêmes fibres recouvrant toute l'extrémité gauche de l'estomac. — 10. Les mêmes, devenues annulaires. — 11. Coupe destinée à montrer les fibres circulaires sous-jacentes.

prochées de l'extrémité splénique, se comportent de la même manière, mais sont beaucoup moins distinctes et décrivent des ellipses moins étendues. — Les plus inférieures répondent seulement à la grosse tubérosité; elles s'entre-croisent à angle très-aigu avec les fibres circulaires correspondantes, en formant des cercles de plus en plus étroits, qui ont pour centre commun le sommet de cette tubérosité et qui constituent aussi une couche continue. Ces cercles ont été considérés à tort par Helvétius comme une dépendance du plan moyen ou circulaire.

Le plan elliptique de l'estomac, ainsi que le plan circulaire, proviennent l'un et l'autre de la couche circulaire de l'œsophage. Pour comprendre comment cette dernière, qui avait formé jusque-là un plan unique, se partage au niveau du cardia en deux plans perpendiculaires et superposés, il suffit de remarquer : 1° que ses fibres ne sont pas parallèles, mais entre-croisées sous des angles très-aigus sur la partie la plus inférieure de l'œsophage; 2° qu'autour du cardia les anneaux qu'elles représentent s'inclinent davantage et d'une manière plus notable encore au-dessous de cet orifice; les unes se dirigeant de droite à gauche et de haut en bas forment le plan moyen ou circulaire; les autres se portant de haut en bas et de gauche à droite donnent naissance au plan profond ou elliptique, qui croise perpendiculairement le précédent et qui est recouvert par celui-ci.

Analogie de la tunique musculaire de l'estomac avec celles de l'œsophage et des intestins. — Bien que la tunique musculaire de l'estomac nous offre une structure un peu plus compliquée que celle de l'œsophage et de l'intestin, on voit cependant, lorsqu'on la compare à ces dernières, qu'elle n'en diffère pas très-notablement. — Le plan superficiel, en effet, représente bien manifestement la couche longitudinale des autres parties du canal alimentaire. Il s'en distingue seulement en ce qu'il est beaucoup plus mince, surtout au niveau de la partie moyenne des faces antérieure et postérieure. Mais, si mince qu'il soit, son existence est réelle et facile à constater. Ajoutons qu'il se continue sans ligne de démarcation avec le plan correspondant des parties qui le précèdent et qui le suivent. Il n'est donc pas seulement l'analogue de ceux-ci; il en est le prolongement; il les unit l'un à l'autre, en sorte que la couche musculaire longitudinale du tube digestif ne se trouve nulle part interrompue.—Quant à la couche moyenne, elle répète très-exactement la couche circulaire de l'œsophage et des intestins. — Reste donc la couche profonde, qui semble ici comme surajoutée, et qui ne l'est pas cependant, puisque les fibres elliptiques proviennent aussi de la couche circulaire de l'œsophage, laquelle, en se prolongeant sur l'estomac, se dédouble afin de suppléer à la minceur et à la faiblesse de la couche longitudinale. Ce dédoublement de la couche profonde est en réalité la seule différence importante qui distingue la tunique musculaire de cet organe de celles de l'œsophage et du canal intestinal.

Action de la tunique musculaire. — Les fibres longitudinales de l'œsophage, en s'épanouissant sur l'estomac, décrivent des courbes dont la convexité regarde l'axe du cardia : or, au moment où elles se contractent, toutes ces courbes se redressent, ou du moins tendent à se rapprocher de la direction rectiligne : elles ont pour attribution, par conséquent, de dilater cet orifice en l'attirant vers le diaphragme, orifice qui se referme après le passage du bol alimentaire.

Les fibres circulaires font progresser les aliments de la grosse tubérosité vers le pylore, ou du pylore vers la grosse tubérosité, suivant qu'elles se contractent de gauche à droite ou de droite à gauche : elles président, en un mot, au mouvement péristaltique et antipéristaltique de l'estomac. — De plus, celles qui répondent au pylore constituent pour cet orifice un sphincter puissant. — Celles qui répondent au côté droit du cardia concourent à former, avec les fibres elliptiques qui répondent au côté gauche du même orifice, un autre sphincter moins accusé, mais non moins réel que le précédent. Ce sphincter de l'orifice œsophagien reste contracté pendant toute la durée de la chymification, en sorte que les aliments, sous l'influence du mouvement antipéristaltique, ne peuvent remonter dans l'œsophage. Il a pour antagoniste les fibres rayonnées qui le recouvrent. Lorsque ces dernières associent leur action à celle du diaphragme et des muscles abdominaux, elles entr'ouvrent l'orifice cardiaque en l'attirant directement en haut, et jouent ainsi un rôle très-important dans l'acte du vomissement.

Les fibres elliptiques ont pour usage de comprimer la grosse tubérosité, ainsi que les deux tiers inférieurs de l'estomac, et de diriger les aliments par conséquent à droite et en haut, c'est-à-dire vers l'orifice pylorique. Elles unissent leur action à celle des fibres circulaires.

Historique de la tunique musculeuse. — Cette tunique a été vue et mentionnée par tous les auteurs qui ont cherché à connaître la structure de l'estomac. Mais pour trouver dans les annales de la science quelques notions précises sur la direction relative et le mode de superposition des fibres qui la composent, il ne faut pas remonter au delà des premières années du XVIIe siècle.

G. Bauhin, en 1605, distingue dans la tunique charnue du ventricule des fibres transversales ou circulaires, et, au-dessous de celles-ci, des fibres obliques qui se portent de l'orifice gauche vers le pylore. Mais il se contente de mentionner ces deux ordres de fibres (1).

Les auteurs qui lui succèdent admettent la même distinction sans y rien ajouter. Ainsi Verheyen, qui écrivait un siècle plus tard, parle de fibres extérieures qui entourent le ventricule à la manière d'un cercle, *in modum circuli*, et de fibres intérieures qui courent obliquement de gauche à droite (2).

Helvétius est le premier anatomiste qui nous ait donné une description détaillée de la couche musculaire de l'estomac. Dans un mémoire présenté en 1719 à l'Académie des sciences, il signale et représente : 1° une couche de fibres longitudinales qui partent pour la plupart de deux bandes d'apparence ligamen-

---

(1) G. Bauhin, *Theatrum anat.*, p. 310.
(2) Ph. Verheyen, *Corp. hum. anat.*, 1705, p. 72.

teuse, situées l'une au devant, l'autre en arrière de la portion pylorique de l'estomac, et qui s'étendent jusqu'à l'orifice supérieur ou œsophagien ; 2° un plan musculaire en forme de ruban, qui entoure le côté gauche du cardia et qui s'étend de là sur les deux faces jusqu'au voisinage du pylore ; 3° un plan profond ou circulaire, qui commence au côté droit du cardia par un faisceau perpendiculaire au précédent, concourant à former avec celui-ci, pour l'orifice œsophagien, une sorte de sphincter ; 4° enfin des fibres propres à la grosse tubérosité, qui représentent des cercles concentriques, dont le plus petit répond au point le plus culminant de celle-ci, et le plus grand à sa base (1). — Il résulte de cet énoncé qu'Helvétius a vu les trois plans musculeux de l'estomac. Mais il a interverti l'ordre de leur superposition, puisque le circulaire est pour lui le plus profond, tandis qu'il est en réalité intermédiaire aux deux autres. Sa description du plan superficiel est du reste très-imparfaite ; les deux bandes ligamenteuses auxquelles il le rattache ont été mentionnées à partir de cette époque, par tous les auteurs, sous le nom de *ligament du pylore* (*ligamenta pylori*). Leur existence cependant n'est qu'une simple apparence produite par l'adhérence très-intime de la tunique séreuse à la tunique musculeuse, et par la coloration plus pâle de cette dernière sur toute l'étendue de la partie moyenne des deux faces de l'estomac. Cet auteur ne paraît pas avoir observé les fibres longitudinales qui descendent de l'œsophage ; il n'a vu aussi qu'une partie des fibres elliptiques. Les anneaux musculaires qu'il signale sur la grosse tubérosité ont été après lui admis par presque tous les anatomistes, bien que son opinion sur ce point ne soit pas exacte, puisque nous avons vu que ces anneaux sont formés par les fibres elliptiques les plus inférieures.

Winslow, en 1732, a reproduit toutes les assertions d'Helvétius, auquel il avait dédié son ouvrage, et qu'il ne cite pas cependant (2).

En 1746, Galéati reprend, avec la rare sagacité qu'il apportait dans toutes ses recherches, l'étude des fibres musculaires de l'estomac, et débute ainsi : « De nombreuses observations m'ont conduit à constater l'existence de deux » plans de fibres longitudinales : l'un externe, immédiatement sous-jacent » à la tunique séreuse ; l'autre interne, situé au-dessous du plan des fibres circulaires, de telle sorte que celles-ci se trouvent interposées et comme entremêlées aux deux plans longitudinaux (3). » Après avoir ainsi rétabli l'ordre de superposition des trois couches musculaires de l'estomac, qui avait été interverti par Helvétius et Winslow, cet auteur aborde la description des fibres longitudinales. Il fait remarquer que les superficielles font suite à celles de l'œsophage, et qu'elles s'étalent en rayonnant ; que les profondes sont en partie horizontales et en partie obliques. Quant à la couche circulaire, il la décrit comme Helvétius. — Le procédé qu'il a employé pour cette étude consiste à enlever d'une part la tunique séreuse, de l'autre les tuniques celluleuse et muqueuse, à appliquer la couche musculaire, ainsi isolée, sur un globe de verre, et à l'examiner par transparence, soit à la lumière solaire, soit à la lumière d'une lampe, après dessiccation. Il recommande les estomacs de fœtus comme les plus convenables, à cause de leur plus grande transparence. Ce procédé permet en effet de suivre la direcation des différents ordres de fibres.

Bertin, en 1761, a décrit avec beaucoup d'exactitude et d'une manière plus détaillée que Galeati, les trois plans musculeux de l'estomac. Il indique très-

(1) Helvétius, *Obs. anat. sur l'estomac de l'homme* (Mém. de l'Acad. des sciences, 1719, p. 336).
(2) Winslow, *Exposit. anat.*, 1732, p. 505.
(3) Galeati, *De Bononiensi scient. et art. inst. comment.*, t. II, p. 240.

bien l'ordre dans lequel ces plans sont superposés et les caractères propres à chacun d'eux. Entre tous les auteurs du xviiie siècle, il est sans contredit celui dont la description est la plus exacte et la plus complète (1).

Haller, dans le sixième volume de sa *Physiologie*, qui parut trois ans plus tard, a reproduit en grande partie, mais sous une forme plus succincte, le travail de cet observateur (2). Presque tous les anatomistes qui lui ont succédé l'ont reproduite à leur tour avec quelques modifications de détail qui en ont plus ou moins altéré l'exactitude ; dans ce nombre, je citerai Sabatier, Boyer, Meckel, etc.

C. — **Tunique celluleuse.**

La troisième *tunique* de l'estomac, *tunique nerveuse* des anciens, *tunique fibreuse* d'Helvétius, *tunique celluleuse* de Ruysch, d'Albinus, de Winslow et de la plupart des auteurs, est la plus faible, la plus extensible et la plus vasculaire des quatre couches qui constituent les parois de cet organe. — Sa face externe n'adhère à la tunique musculaire que par des liens filamenteux assez lâches, en sorte que lorsque celle-ci se resserre, elle s'en détache en partie pour s'appliquer à elle-même en formant des plis plus ou moins élevés. — Sa face interne est unie à la tunique muqueuse d'une manière si intime, qu'elle ne saurait en être séparée; c'est pourquoi les deux membranes, ainsi que nous l'avons fait remarquer, se plissent et se déplissent toujours simultanément.

La tunique celluleuse est formée de fibres de tissu cellulaire, groupées par faisceaux, qui s'entrecroisent en tous sens. Dans les intervalles de ces faisceaux et fascicules cheminent des fibres élastiques, beaucoup moins nombreuses que les fibres lamineuses. Cette tunique renferme dans son épaisseur un riche plexus vasculaire composé de toutes les artérioles qui se rendent à la muqueuse de l'estomac, de toutes les veinules qui en partent et de radicules lymphatiques très-multipliées aussi, anastomosées entre elles comme les vaisseaux sanguins correspondants. Dans ses mailles on trouve en outre de très-minimes ganglions, des filets nerveux qui les traversent pour se rendre à la muqueuse, et des cellules adipeuses en quantité variable, suivant les individus, visibles seulement au microscope.

Lorsqu'on soumet à la macération un lambeau des parois de l'estomac, l'eau, s'infiltrant dans toutes les aréoles de la tunique celluleuse, ne tarde pas à la distendre au point de lui donner une épaisseur huit à dix fois plus considérable que celle qui lui appartient. L'insufflation produit un résultat analogue.

Sa destination est de servir de soutien, d'une part, à la plus délicate et à la plus importante des tuniques de l'estomac, c'est-à-dire à la tunique muqueuse, de l'autre aux vaisseaux qui vont se ramifier dans cette tunique

(1) Bertin, *Descrip. des plans musc. de l'est. hum.* (Mém. de l'Acad. des sciences, 1764, p. 58.)

(2) Haller, *Elementa physiologiæ*, 1777, t. VI, p. 126.

3e ÉDIT.   IV. — 12 ou qui en partent. C'est bien à tort .que quelques auteurs ont voulu voir en elle une sorte de charpente appelée par sa résistance à protéger toutes les autres tuniques; car elle est bien inférieure, sous ce rapport, aux tuniques séreuse et musculeuse, à cette dernière surtout.

D. — **Tunique muqueuse.**

La *tunique interne* de l'estomac, *tunique muqueuse* de la plupart des auteurs, *tunique veloutée* de Fallope, *glanduleuse* de Willis, *villo-papillaire* de Ruysch, *villeuse* de Meckel, est celle qui joue le principal rôle dans l'acte de la chymification.

Elle est caractérisée surtout par son épaisseur, par ses innombrables glandes, par sa grande vascularité, en un mot par sa structure à la fois compliquée et délicate, en sorte que pour procéder avec succès à son étude l'œil doit s'armer de toutes les ressources que nous offre le microscope.

Considérée au point de vue pathologique, elle n'est pas moins digne d'intérêt. Ses maladies, sans offrir ni la fréquence, ni les conséquences, ni même la plupart des caractères que leur avait attribués l'école de Broussais, sont cependant assez communes, assez variées, assez importantes pour lui assigner une large place dans nos cadres nosologiques.

Déjà si distincte des autres tuniques de l'estomac par sa texture, ses fonctions, ses maladies, elle s'en distingue encore par l'extrême rapidité avec laquelle elle s'altère après la mort, rapidité telle que, parmi les cadavres apportés dans nos pavillons de dissection, il en est bien peu chez lesquels cette tunique se présente à nous dans un état parfaitement normal. De toutes les parties concourant à former l'économie animale, c'est celle dont le ramollissement cadavérique s'empare la première : d'où il suit que pour prendre une notion exacte de sa structure, il faut l'observer sans retard et en quelque sorte d urgence. Si on la dépose dans l'eau froide afin de retarder le moment de sa putréfaction, on remarque qu'au bout de vingt-quatre heures elle exhale déjà une odeur très-fétide. La plonge-t-on dans l'eau alcoolisée ou acidulée, elle n'acquiert pas cette fétidité, mais subit d'autres modifications qui lui enlèvent promptement ses attributs caractéristiques. Laisse-t-on l'estomac en place, ou l'expose-t-on au contact de l'air : elle offre d'abord, sur le trajet des principaux vaisseaux, une coloration brune qui lui donne un aspect marbré; dans l'intervalle de ces marbrures, elle prend une teinte d'un gris foncé ou bien une teinte rougeâtre, jaunâtre, violacée, etc., et l'on voit en même temps ces différentes couleurs, qui se montrent sous la forme de nappes, de rubans et d'îlots, s'entremêler confusément.

En abordant l'étude de cette tunique, nous avons donc à nous poser les questions suivantes : Quelles sont les propriétés qui la caractérisent pendant la vie? Quelles sont les altérations qu'elle éprouve après la mort? Au bout de combien de temps ces altérations se produisent-elles? Pour répondre à ces questions, nous allons successivement examiner à l'état sain et dans leur état d'altération cadavérique sa couleur, son épaisseur, sa consistance; nous étudierons ensuite sa surface libre et sa structure.

1° **Couleur.** — Pendant la durée de la chymification, la muqueuse de l'estomac devient turgescente et prend une couleur rosée qui peut s'élever jusqu'au rouge et même au rouge intense, ainsi que l'a constaté M. Cl. Bernard (1). Cette couleur et cette turgescence sont dues alors à l'activité de sa circulation, c'est-à-dire à l'injection des capillaires extrêmement nombreux qu'elle reçoit.

Dans l'état de vacuité de l'estomac, elle est affaissée, exsangue et d'un blanc grisâtre. Ainsi défini, ce second mode de coloration pourrait laisser beaucoup d'incertitude dans l'esprit du médecin qui procède à une autopsie vingt-quatre ou trente-six heures après la mort; car les couleurs mixtes comportent toujours une foule de nuances; et il aurait à se demander si celle qu'il observe est bien la couleur naturelle de l'organe, ou si elle n'est pas le résultat d'une putréfaction commençante. Mais une comparaison lèvera tous ses doutes : *la couleur de la muqueuse stomacale, examinée quelques heures après la mort, chez les individus dont l'estomac a conservé toute son intégrité, est parfaitement semblable à celle que présentent les circonvolutions du cerveau lorsqu'elles ont été dépouillées des membranes qui les recouvrent.*

En étudiant cette muqueuse sur des suppliciés et sur des hommes morts subitement en état de parfaite santé, Rousseau, l'un des premiers, a été conduit à constater sa couleur blanche (2). Billard, qui avait eu l'occasion d'examiner un grand nombre de sujets morts instantanément, est venu ensuite confirmer l'exactitude de ses observations. Mais il fait remarquer avec beaucoup de raison qu'une teinte légèrement cendrée se trouve ordinairement mêlée à la couleur blanche (3). Comme ces deux auteurs, j'ai été assez heureux pour observer, soit immédiatement après la mort, soit quelques heures après, plusieurs estomacs parfaitement sains, et j'ai pu reconnaître, avec le second, que sur chacun de ceux-ci la surface interne de la muqueuse gastrique était d'un blanc cendré.

Cette couleur se conserve dans toute son intégrité 12 ou 15 heures après la mort en été, 24, 30 et 36 heures en hiver. Ce laps de temps écoulé, elle commence à s'altérer. Si l'estomac renferme des substances alimentaires ou des boissons dans sa cavité, elle s'altère plus tôt. En s'altérant, elle prend des nuances très-variées, mais qui ont toutes pour caractères communs d'être plus foncées et de s'associer entre elles en nombre

(1) *Du suc gastrique*, Thèse pour le doctorat, 1843, p. 13.
(2) Rousseau, *Muqueuse gastro-intestinale* (*Arch. gén. de méd.*, 1824, t. IV, p. 356).
(3) Billard, *Muqueuse gastro-intestinale*, 1825.

indéterminé. C'est dans cet état d'altération qu'elle a été vue et décrite par la plupart des auteurs, d'où la divergence des opinions qu'ils ont émises sur ce point. Ainsi elle serait, suivant Sabatier, rouge pourpre ; elle est rougeâtre, d'après Bichat ; d'un rouge marbré, selon Chaussier ; d'une teinte grisâtre qui tire un peu sur le jaune et le rouge, selon Boyer, etc. Ces différentes nuances et d'autres qu'il serait inutile de passer en revue, se présentent, en effet, aux regards de l'observateur qui fait l'autopsie d'un cadavre deux jours après la mort. Mais toutes sont le résultat, soit d'un simple phénomène d'imbibition, soit d'une putréfaction commençante, soit de ces deux causes réunies.

2° **Épaisseur.** — Chez l'homme adulte, l'épaisseur de la tunique interne de l'estomac est d'un millimètre et demi. Pour en prendre une idée exacte, il faut détacher un lambeau de cette tunique, l'étaler sur une plaque de liége, puis la diviser linéairement et perpendiculairement à l'aide d'un instrument bien tranchant. En variant ces coupes, on pourra reconnaître que la muqueuse gastrique est plus épaisse dans la moitié pylorique et d'autant plus mince qu'on se rapproche davantage de l'extrémité splénique. Mais ces différences d'épaisseur sont peu prononcées ; elles ne dépassent pas en général deux dixièmes de millimètre. Ce n'est que sur la grosse tubérosité qu'elles deviennent très-sensibles ; sur sa partie centrale, l'épaisseur de la muqueuse se réduit à un demi-milli-mètre et quelquefois plus encore

3° **Consistance.** — La muqueuse de l'estomac, dans l'état sain, est caractérisée par une certaine fermeté. On peut l'essuyer, la frotter avec un linge et même assez rudement sans l'entamer. Cependant elle est bien inférieure, sous ce rapport, à la muqueuse œsophagienne, à la muqueuse pharyngienne, et surtout à la muqueuse buccale.

De toutes les propriétés inhérentes à cette membrane, la consistance est une de celles qui s'altèrent le plus rapidement. Au bout de vingt-quatre heures, la muqueuse de l'estomac a déjà perdu une partie de sa fermeté ; après un laps de trente-six ou quarante-huit heures, elle se montre manifestement ramollie sur certains points, en voie de ramollissement sur d'autres. Les points les premiers frappés de ramollissement sont ceux qui se trouvent en contact avec des liquides ou des débris de matières alimentaires. C'est pourquoi le ramollissement cadavérique semble avoir pour siége de prédilection la grosse extrémité, et en général les parties les plus spacieuses et les plus déclives de l'estomac. Mais lorsque cet organe est sain et entièrement vide, on peut constater, en l'abandonnant à la putréfaction, que sa tunique interne se ramollit simultanément et d'une manière uniforme sur tous les points de son étendue.

A quelle cause rapporter un ramollissement et une destruction si rapides. Il faut la chercher dans l'action dissolvante du suc gastrique. Sans influence sur les parois de l'estomac pendant la vie, ce liquide, après la mort, peut digérer en quelque sorte la membrane qui le sécrète. Hunter, le premier, s'est attaché à établir ce fait, que sont venues confirmer plus tard les observations d'Allan Burns, de Carswel, d'Ymlach et de Simpson. Le ramollissement produit par le suc gastrique ne porte pas seulement sur la muqueuse, mais aussi sur la tunique musculaire, qui prend alors un aspect gélatiniforme et qui perd toute consistance. Il peut même s'étendre jusqu'à la séreuse, et jusqu'aux viscères avec lesquels elle se trouve en contact.

a. Surface libre de la tunique muqueuse de l'estomac.

Cette surface est remarquable par le liquide qui en humecte toute l'étendue, par les plis et replis plus ou moins considérables qu'elle présente dans l'état de vacuité, par les sillons circulaires très-superficiels qui la divisent en innombrables mamelons, et enfin par ses myriades d'orifices qui la transforment en un véritable crible.

Le liquide qui humecte les parois de l'estomac est le suc gastrique auquel se mêle une petite quantité de mucus.

Les *plis* sont le résultat du resserrement de l'estomac. Il atteignent des dimensions d'autant plus grandes et se montrent d'autant plus nombreux, que le resserrement de cet organe est plus prononcé. Au moment de l'ingestion des aliments, ils disparaissent peu à peu et s'effacent complétement dans l'état de moyenne dilatation du viscère. Les principaux s'étendent de la grande vers la petite tubérosité. Mais, indépendamment de ces grands plis, il en existe une foule d'autres qui n'offrent aucune direction déterminée et qui croisent les précédents sous les incidences les plus variées : de là des anfractuosités, des dépressions, des vacuoles, en un mot un aspect très-inégal offrant quelque analogie avec la surface d'un cerveau qu'on aurait cherché à déplisser.

Les *sillons* circulaires qu'on remarque sur la surface libre de la muqueuse gastrique sont en général peu apparents. Ils la divisent en petits compartiments ou *mamelons* a contour arrondi et d'un diamètre de 3 à 4 millimètres dont l'existence est constante comme celle des sillons qui les entourent et qui les séparent les uns des autres. Mais ils se montrent d'autant plus accusés que les parois de l'estomac sont plus saines. Dès que la muqueuse commence à se ramollir, ils disparaissent. C'est pourquoi on ne les observe en général que sur la partie pylorique dont le ramollissement est plus tardif.

Les *orifices* de la muqueuse stomacale sont extrêmement multipliés. Sur les plus petits mamelons, on en compte de 100 à 150 ; sur les plus grands, leur nombre peut s'élever jusqu'à 600 ou 800. A l'aide d'une loupe, on parvient quelquefois à les apercevoir. Mais on ne peut en prendre une

bonne idée qu'en examinant la muqueuse sous l'eau, à un grossissement
de 20, 30 ou 40 diamètres. Cette membrane offre alors l'aspect d'un véritable crible. Tous ces orifices sont circulaires. Leur diamètre est de
$0^{mm},1$ à $0^{mm},2$. Chacun d'eux représente l'embouchure d'une glande.

Ils étaient déjà connus de Ruysch, qui compare la surface interne
de l'estomac à un crible, et d'Hewson, qui la compare aux rayons d'une
ruche d'abeilles. Ils l'étaient également d'Albert Meckel, qui, examinant la muqueuse gastrique à l'aide d'une loupe, l'a vue *percée comme
avec une épingle de petits trous rangés assez régulièrement en quinconce.*

Existe-t-il des papilles et des villosités sur la muqueuse gastrique? —
Jusqu'en 1857, la plupart des anatomistes ont admis qu'elle est recouverte
de papilles; quelques-uns lui attribuaient des villosités ; un petit nombre
d'entre eux lui accordent les unes et les autres. Remarquons d'abord que
la papille et la villosité sont deux organes de nature très-différente : l'une
est un organe de sensibilité, et l'autre un organe d'absorption. J'ajoute
que ces deux ordres d'organes ne se trouvent nulle part réunis : sur les
parties pourvues de papilles, il n'y a jamais de villosités; sur celles qui
sont recouvertes de villosités, les papilles font également défaut. Si ces
deux ordres de saillies étaient ici réunis, leur réunion serait donc un fait
sans exemple. Mais elle n'a pas lieu. La muqueuse de l'estomac ne possède
ni papilles ni villosités. Les papilles en effet s'arrêtent à l'orifice œsophagien,

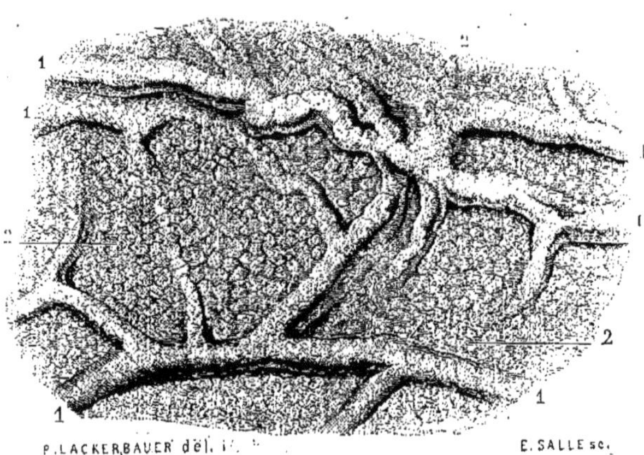

Fig. 802. — *Segment de la tunique muqueuse de l'estomac destiné à montrer les plis,
les sillons et les mamelons de sa surface libre.*

1, 1, 1, 1, 1. Grands plis ou plis longitudinaux de la surface interne de l'estomac formés
par l'adossement des tuniques muqueuse et celluleuse ; entre les plis principaux, il en
existe d'autres plus petits, obliques ou perpendiculaires aux précédents, avec lesquels
ils se continuent. — 2, 2, 2. Sillons superficiels de la tunique muqueuse se continuant
aussi les uns avec les autres et circonscrivant les mamelons qui recouvrent toute cette
tunique.

et les villosités proprement dites ne commencent qu'à l'origine de l'intestin grêle. Les noms de tunique villeuse et papillo-villeuse ne sauraient donc lui convenir; celui de tunique veloutée que lui avait donné Fallope ne lui convient pas davantage.

b. *Structure de la tunique muqueuse de l'estomac*

La tunique muqueuse de l'estomac se compose : d'une couche superficielle ou *épithéliale*, d'une couche profonde ou *musculaire*, et d'une couche moyenne essentiellement glanduleuse.

Ces trois couches n'offrent pas une égale épaisseur. La couche épithéliale et la couche musculaire sont l'une et l'autre très-minces. La couche glanduleuse est au contraire très-épaisse. C'est elle qui constitue en réalité la muqueuse gastrique. Les deux autres n'en sont pour ainsi dire que des dépendances : la plus superficielle la protége contre l'action trop directe des matières ingérées; la profonde relie entre eux ses divers éléments, et s'oppose par ses contractions à sa trop grande distension.

La **couche épithéliale** se détache promptement après la mort. Sur un mammifère qui vient d'être sacrifié, on peut l'enlever aussi sans difficulté. Chez le lapin dont l'estomac est plein, elle reste quelquefois appliquée par grands lambeaux sur la masse alimentaire. Chez l'homme, elle tombe moins rapidement. Vingt-quatre heures après la mort, lorsque la tempéra-

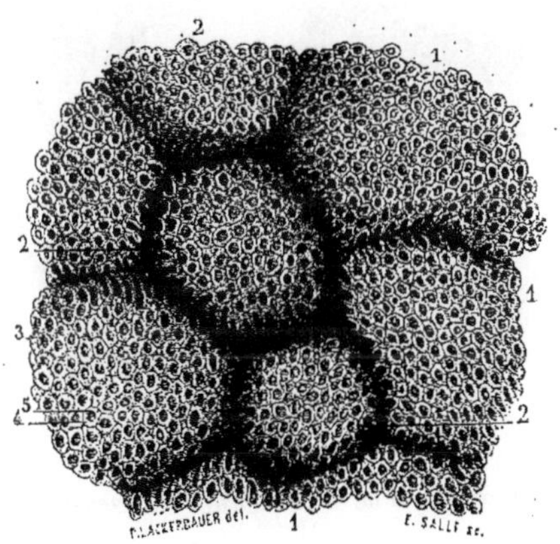

Fig. 803. — *Mamelons et orifices de la surface interne de l'estomac, dont l'épithélium a été enlevé (grossissement de 20 diamètres).*

1, 1, 1. Saillies mamelonnées dans la surface, équivalente à 6 à 8 millimètres carrés, a été représentée en partie seulement. — 2, 2, 2. Saillies mamelonnées dont la surface varie de 2 à 4 millimètres carrés. — 3 Saillie mamelonnée d 4 à 5 millimètres carrés. Toutes ces saillies sont recouvertes d'orifices glandulaires qui donnent à chacune d'elles l'aspect d'un petit crible. — 4. Épithélium d'un orifice glandulaire. — 5. Embouchure de la glande.

ture est modérée, on peut encore la rencontrer à peu près intacte, sur toute la région pylorique, chez la plupart des individus.

L'épithélium gastrique n'adhère donc que faiblement à la couche sous-jacente. Au niveau de l'embouchure des glandes, il se prolonge dans le leur conduit excréteur en conservant les mêmes caractères que sur la surface libre de la muqueuse.

Cet épithélium est formé d'un seul plan de cellules cylindriques ou coniques, juxtaposées, reposant par leur sommet tronqué sur la couche glanduleuse. Chacune d'elles renferme un noyau très-apparent, arrondi ou ovoïde, et des granulations, fort nombreuses, de volume inégal, qu'unit entre elles un liquide de consistance visqueuse.—Lorsque les cellules juxtaposées sont vues par leur extrémité libre; elles se présentent sous l'aspect d'une mosaïque composée de pièces hexagonales contenant un gros noyau sphérique.

Ainsi constituée, la couche épithéliale est douée de propriétés éminemment absorbantes. Elles se laisse facilement traverser par les boissons qui sont absorbées en totalité ou en grande partie dans l'estomac. Elle se laisse traverser aussi par le produit de la digestion stomacale ou l'albuminose, dont l'absorption commence sur la muqueuse gastrique pour continuer ensuite sur toute l'étendue de l'intestin grêle.

La **couche musculaire**, ou couche profonde, a pour attributs distinctifs, son extrême minceur, sa résistance, et sa disposition réiforme. C'est à elle

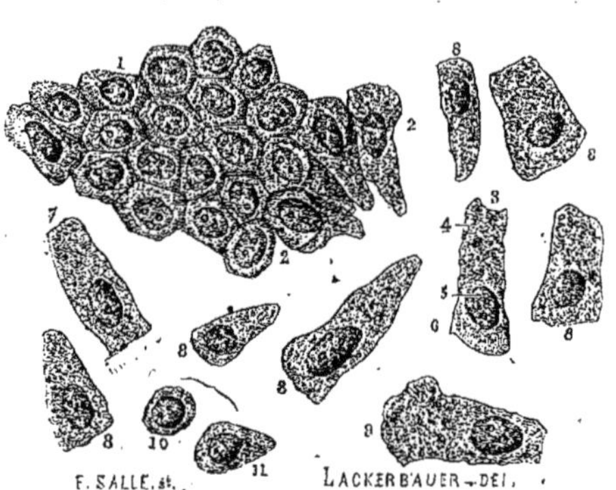

FIG. 804. — *Épithélium de la membrane muqueuse de l'estomac.*

1. Segment de cet épithélium, vu par sa face libre et se présentant sous l'aspect d'une mosaïque à pièces hexagonales. — 2, 2. Cellules situées sur le bord du segment; elles sont vues obliquement, en sorte qu'on distingue à la fois leur base, leur surface et leur sommet. — 3. Une cellule cylindrique, vue dans toute sa longueur. — 4, Son extrémité profonde. — 5. Son noyau. — 6. Sa base ou extrémité libre. — 7. Cellule semblable à la précédente. — 8, 8, 8, 8, 8, 8. Autres cellules de forme variée, dont le noyau est très-rapproché de la base. — 9. Cellule dont le noyau est au contraire plus rapproché du sommet. — 10. Cellule qui flotte dans le liquide de la préparation, et qui se montre par sa base. — 11. La même cellule qui vient de se déplacer et dont on voit la surface en raccourci.

que la muqueuse est redevable de la difficulté qu'on éprouve à la déchirer. Les fibres lisses dont elle se compose sont réunies en faisceaux aplatis d'inégale largeur, qui s'envoient réciproquement de petits fascicules, et qui n'affectant aucune direction déterminée, sont croisés dans tous les sens par d'autres faisceaux semblables.

Aux fibres lisses se mêlent des fibres lamineuses. Mais celles-ci n'entrent que pour une faible part dans la constitution de la couche profonde de la muqueuse; car lorsqu'on les détruit par les réactifs appropriés, le plan musculaire reste encore partout continu, et sa résistance n'est pas sensiblement diminuée.

Cette couche musculaire rétiforme adhère par une de ses faces à la tunique celluleuse de l'estomac, et par l'autre à la couche glanduleuse dont elle ne se laisse que très-difficilement détacher. Elle présente des orifices ou plutôt des mailles de dimensions très-différentes par lesquelles passent, d'une part, les artères et les nerfs qui se rendent à la muqueuse, de l'autre, les veines et les troncs lymphatiques qui en partent. — Chez un petit nombre d'animaux, quelques faisceaux de fibres s'en séparent pour cheminer dans les interstices des glandes, entre lesquelles ils s'avancent jusqu'au voisinage de leurs troncs. C'est particulièrement dans l'estomac du porc qu'on observe ces faisceaux et fascicules interglandulaires. On en rencontre également, mais beaucoup moins, et seulement de très-minimes, chez le cheval. Plusieurs anatomistes disent en avoir vu aussi dans l'estomac de l'homme, chez lequel cependant leur existence ne me paraît pas démontrée.

La couche musculaire de la muqueuse stomacale se continue chez les grands mammifères avec une couche semblable de la muqueuse œsophagienne, couche dont on trouve aussi quelques traces chez l'homme sur le tiers inférieur de l'œsophage. — Dans les reptiles et les poissons, elle se compose de deux plans de fibres réciproquement perpendiculaires.

Couche glandulo-vasculaire. — Elle forme les quatre cinquièmes au moins de l'épaisseur de la muqueuse. Indépendamment des glandes, des vaisseaux et des nerfs, éléments essentiels, elle contient une substance amorphe assez abondante, qui occupe les interstices de ceux-ci, et qui les déborde, soit du côté de la couche musculaire, soit du côté de la couche épithéliale. En s'interposant aux glandes et à la couche musculaire, cette substance les unit très-solidement à celles-ci. En se répandant et s'étalant en lame mince au-dessous de la couche épithéliale, elle constitue pour cette dernière une surface d'appui par laquelle ses cellules sont aussi étroitement reliées entre elles, pendant la vie, mais dont elles se séparent très-rapidement après la mort.

Le rôle de la substance amorphe est donc celui d'un lien commun; c'est ce lien commun qu'il faut attaquer, à l'aide des réactifs, pour isoler tous les autres éléments et les mettre en pleine évidence.

c. *Glandes de la muqueuse gastrique.*

Ces glandes sont de deux ordres. Les unes président à la sécrétion du *suc gastrique*, qui a pour principe actif la *pepsine*, d'où le nom de *pepsinifères* sous lequel je les désignerai. — Les autres, beaucoup moins nombreuses, sécrètent un simple mucus : ce sont les *glandes muqueuses*.

Si l'épithélium qui tapisse la cavité de ces deux ordres de glandes est

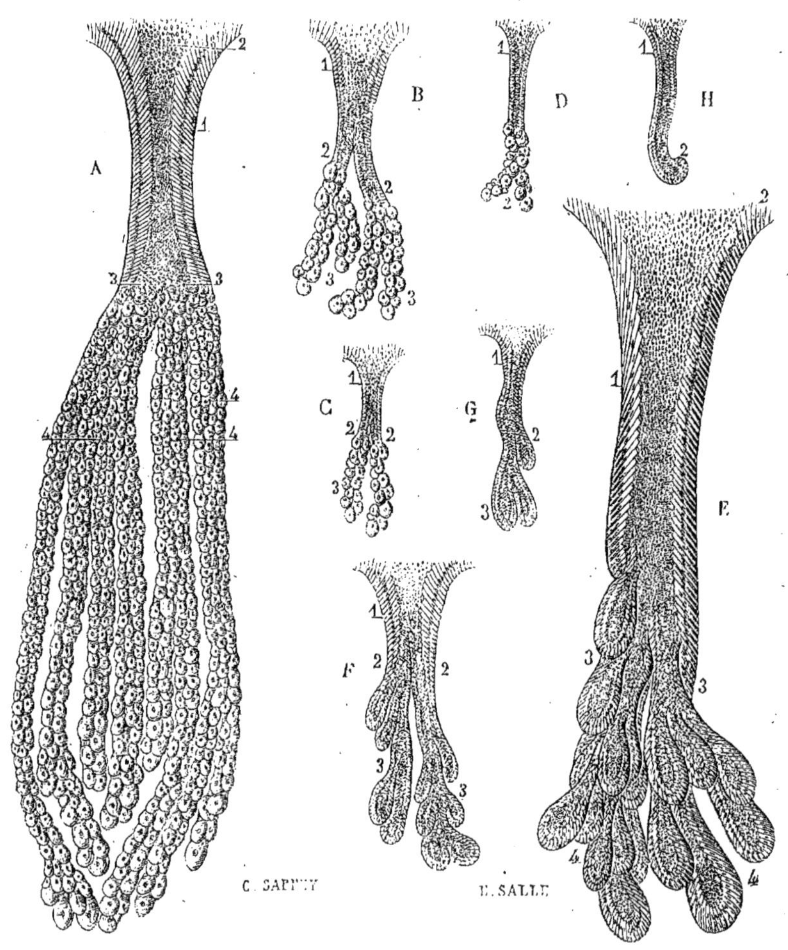

Fig. 805. — *Glandes de la muqueuse gastrique des carnassiers.* $\frac{100}{1}$

A. — *Une glande pepsinifère de la partie moyenne de l'estomac du chien.* — 1. Son tronc ou conduit excréteur, tapissé par un épithélium cylindrique. — 2. Son embouchure. — 3, 3. Ses deux branches principales. — 4, 4, 4. Ses divisions secondaires.

B. C. D. — *Petites glandes pepsinifères situées sur le pourtour du cardia.* — B. Glande aujourd'hui bien connu, il n'en est pas ainsi de leur mode de configuration. Pour les anatomistes modernes, à part quelques glandes occupant le voisinage du cardia et du pylore, toutes les autres se réduiraient à l'état de simples tubes juxtaposés comme des tuyaux d'orgue. Mais leur conformation s'éloigne beaucoup d'une telle simplicité. Des recherches poursuivies pendant plusieurs années m'ont permis de les isoler les unes des autres, sans les altérer, et de procéder ainsi à leur étude dans les meilleures conditions. Je les ai observées chez les vertébrés et chez l'homme.

1° *Glandes de la muqueuse gastrique chez les vertébrés.*

Des recherches auxquelles je me suis livré sur la conformation et la structure des glandes de la muqueuse gastrique dans la série des vertébrés, découlent les propositions générales qui suivent :

1° Chez tous, il existe dans l'épaisseur de cette muqueuse deux ordres de glandes en tube : des glandes qui sécrètent un liquide destiné à réagir sur les aliments azotés, et des glandes muqueuses.

2° Ces deux ordres de glandes affectent une situation bien différente. Dans les mammifères, les reptiles et les poissons, les premières ou glandes pepsinifères recouvrent une large surface qui s'étend de la muqueuse œsophagienne jusqu'à la région pylorique. — Les secondes ont pour siége principal et constant cette même région ; mais elles peuvent dépasser à peine les limites du pylore, ou bien s'avancer plus ou moins vers la partie moyenne de l'estomac ; dans certains mammifères (rongeurs, carnassiers, solipèdes), elles se prolongent sur la petite courbure et jusque sur le pourtour du cardia. Chez les pachydermes, ces glandes muqueuses recouvrent en outre toute la région splénique. — Dans les oiseaux, cette différence de situation des deux ordres de glandes est plus tranchée encore : les unes occupent l'estomac succenturié et les autres le gésier.

3° Leur nombre est si considérable, qu'elles forment une couche continue et leur union si intime qu'on ne parvient à les séparer qu'à la condition de détruire la substance amorphe intermédiaire.

4° Chez tous les vertébrés, elles appartiennent à la classe des glandes en tube composées. Celles qui occupent la partie moyenne de l'estomac, con-

dont le tronc se partage en deux branches qui se subdivisent l'une et l'autre.—C. Glande plus petite dont le tronc se divise seulement en deux branches. — D. Autre glandule plus simple encore, sur laquelle on remarque cependant un vestige de division.
E. — *Glande muqueuse de la région pylorique.* — 1. Son tronc, assez large et très-allongé. — 2. Son embouchure. — 3, 3. Ses deux branches. — 4, 4. Larges utricules ovoïdes par lesquels elles se terminent.
F. G. H. — *Petites glandes muqueuses de l'orifice cardiaque.* — F. Glande constituée sur le même type que celles de la région pylorique, mais beaucoup plus petite : 1, son tronc ; 2, 3, ses deux branches et ses utricules terminaux. — G. Glandule plus petite et plus simple encore que la précédente. — H. Autre glandule réduite à l'état d'un simple tube : 1, glande ; 2, son cul-de-sac terminal.

sidérées jusqu'à présent comme des tubes simples, sont au contraire les plus ramifiées ; ce sont aussi les plus longues.

5° Chez tous, elles sont formées de deux tuniques.—La tunique externe, amorphe et homogène, ne présente pas de différences apparentes dans les

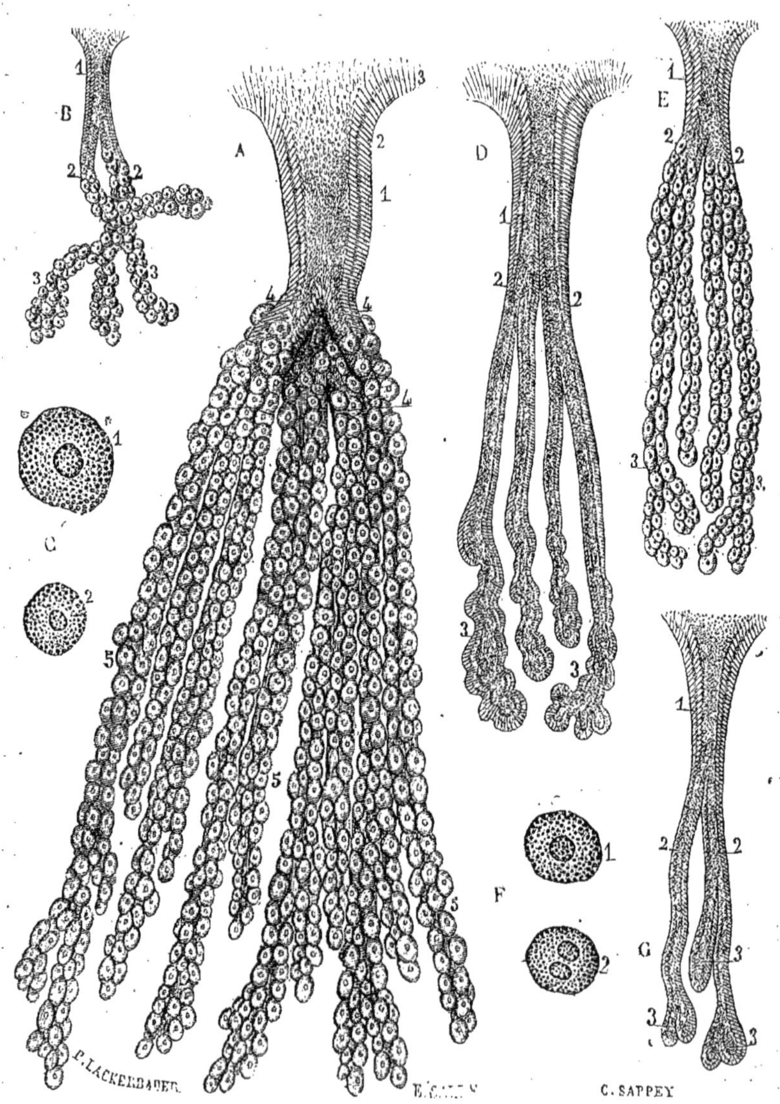

FIG. 806. — *Glandes gastriques des pachydermés et des rongeurs* $\frac{100}{1}$

A. B. C. D. — *Glandes de l'estomac du cochon*. — A. *Glande pepsinifère de la partie moyenne du viscère* : 1, son conduit excréteur ; 2, sa cavité ; 3, son embouchure ; 4, 4, 4, ses trois branches ; 5, 5, 5, ses divisions secondaires. — B. *Petite glande pepsinifère du cardia* : 1, son tronc ; 2,2, ses branches ; 3,3, ses divisions terminales.—C. *Deux cellules* deux ordres de glandes.—La tunique interne est constituée dans les glandes pepsinifères par de grosses cellules arrondies qui les remplissent au point de communiquer à leurs parois une forme irrégulièrement bosselée et dans les glandes muqueuses par de petites cellules prismatiques qui ne s'avancent pas jusqu'au centre de leur cavité.

6° Dans chaque classe, chaque ordre, chaque genre de vertébrés, toutes les glandes pepsinifères sont constituées sur le même type ; il en est de même pour les glandes muqueuses. Étant donné l'une d'elles, on pourrait reconnaître l'animal auquel elle appartient.

7° Ces glandes deviennent rarement le siége de lésions morbides ; elles paraissent peu altérables, même sous l'influence de l'inflammation aiguë. Chez le bœuf, où la muqueuse présente très-fréquemment des solutions de continuité de 6, 8 et 10 centimètres de longueur, celles qui sont situées sur les bords de la plaie en voie de cicatrisation conservent leurs caractères habituels. Cependant j'ai vu, chez la plupart des vertébrés, certains culs-de-sac glandulaires se dilater, les uns offrant le premier degré de la transformation kystique, et d'autres un degré plus avancé. Elles peuvent être aussi en partie détruites ou bien hypertrophiées. Mais ces lésions sont rares et toujours très-limitées lorsqu'elles existent.

2° *Glandes de la muqueuse gastrique de l'homme.*

Chez l'homme, l'étude de ces glandes est également intéressante pour l'anatomiste, le physiologiste et le pathologiste. Elles intéressent le premier par leur multiplicité et la disposition toute spéciale qu'elles présentent, le second par l'importance de leurs fonctions, le troisième par la fréquence et la variété de leurs maladies.

Comme chez les vertébrés, elles sont de deux ordres ; et comme chez eux aussi elles appartiennent à la classe des glandes en tube composées.

Leur *direction* est perpendiculaire, d'une part à la couche musculaire à laquelle elles adhèrent étroitement par leur extrémité profonde, de l'autre à la couche épithéliale, sur laquelle elles viennent s'ouvrir.

Leur *longueur* est d'un millimètre et demi sur les points où la muqueuse offre sa plus grande épaisseur ; elle descend à $0^{mm},5$, et jusqu'à $0^{mm},3$ sur la grosse tubérosité et le pourtour du cardia.

Leur *nombre* dépasse toutes les limites que l'imagination la plus hardie eût osé concevoir. Sur un millimètre carré de la surface libre de la muqueuse, j'ai pu compter de 100 à 150 orifices ; or, chacun de ceux-ci re-

pepsinifères. — D. *Glande muqueuse* : 1, son tronc ; 2, 2, ses deux branches qui se subdivisent l'une et l'autre ; 3, 3, leur extrémité terminale.
E. F. G. *Glandes de l'estomac du lapin.* — E. *Glande pepsinifère de la partie moyenne du viscère.* 1, 2, 3, son tronc et ses divisions. — F. *Cellules pepsinifères de cette glande.* — G. *Glande muqueuse de la région pylorique* : 1, 2, 3, tronc, branches, utricules terminaux.

présente l'embouchure d'une glande. Prenons pour base de notre dénombrement le chiffre le plus faible. L'estomac offrant la forme d'un cône, sa surface a pour mesure la circonférence de sa base multipliée par la moitié de sa longueur ou de son axe. Dans l'état de moyenne dilatation et de moyenne capacité, la circonférence de sa base, d'après mes recherches, est de 35 centimètres et la longueur de son axe de 28. Or, $35 \times 14 = 490$ centimètres carrés ou 49 000 millimètres carrés, qui, multipliés par 100, donnent 4 900 000 glandes. Ainsi, les parois de cet organe renferment près de cinq millions de glandes! et cependant ce chiffre déjà si élevé, est encore au-dessous de la vérité! car nous avons supposé qu'il en existait seulement 100 sur un millimètre carré, et il en existe davantage; en outre, dans l'évaluation de la superficie de l'estomac nous avons calculé la surface du cône, et nous avons négligé sa base dont il fallait aussi tenir compte.

La *situation* relative des deux ordres de glandes est la même que dans les autres vertébrés. Seulement les glandes pepsinifères occupent une surface plus large encore; elles recouvrent toute la région splénique, toute la partie moyenne du viscère, ses deux courbures, et s'avancent jusqu'au voisinage du pylore.—Les glandes muqueuses entourent l'orifice pylorique, tapissent le cul-de-sac de la petite tubérosité, mais ne s'avancent pas au delà de 4 à 5 centimètres. C'est dans l'espèce humaine que la surface sur laquelle elles reposent se trouve circonscrite dans les plus étroites limites. L'extrême multiplicité des premières, la rareté relative des secondes, peuvent être considérées comme l'un des attributs propres à l'estomac de l'homme.

L'orifice par lequel elles viennent s'ouvrir à la surface libre de la muqueuse n'est visible qu'au microscope. Pour en prendre une notion exacte, il faut examiner cette surface libre sous l'eau, à la lumière réfléchie, avec un grossissement de 20 diamètres, soit après avoir enlevé la couche épithéliale, si elle est déjà altérée, soit en la respectant si elle est saine. On distinguera alors sans peine leur embouchure représentée par un contour circulaire, qui devient elliptique lorsque la muqueuse est allongée dans tel ou tel sens. Cette membrane, recouverte de ses innombrables orifices, apparaîtra aux yeux de l'observateur comme un véritable crible, ainsi que Ruysch le premier en a fait la remarque. Si l'épithélium a été enlevé, chaque orifice offrira un double contour. L'espace circonscrit par le contour intérieur représente l'embouchure de la glande; l'espace compris entre les deux contours mesure l'épaisseur de la gaîne épithéliale qui revêt cette embouchure. On pourra reconnaître aussi que les glandes pour la plupart s'ouvrent sur la surface des mamelons, et quelques-unes dans les sillons qui les circonscrivent (Fig. 803.)

De cette embouchure part leur conduit excréteur, d'une longueur variable. En général, il est très-court, mais assez long cependant sur quel-

ques-unes pour former le quart ou le tiers de l'étendue totale de la glande.
Ses parois, à contour arrondi, sont tapissées par un épithélium cylindrique, simple prolongement de celui de la muqueuse.

Au conduit excréteur succèdent des branches et des rameaux qui se terminent par des culs-de-sac simples ou multiples et qui se comportent d'une manière très-différente dans les deux ordres de glandes.

Sur les *glandes pepsinifères*, les premières divisions ou les branches du conduit excréteur sont généralement au nombre de deux ou trois, qui

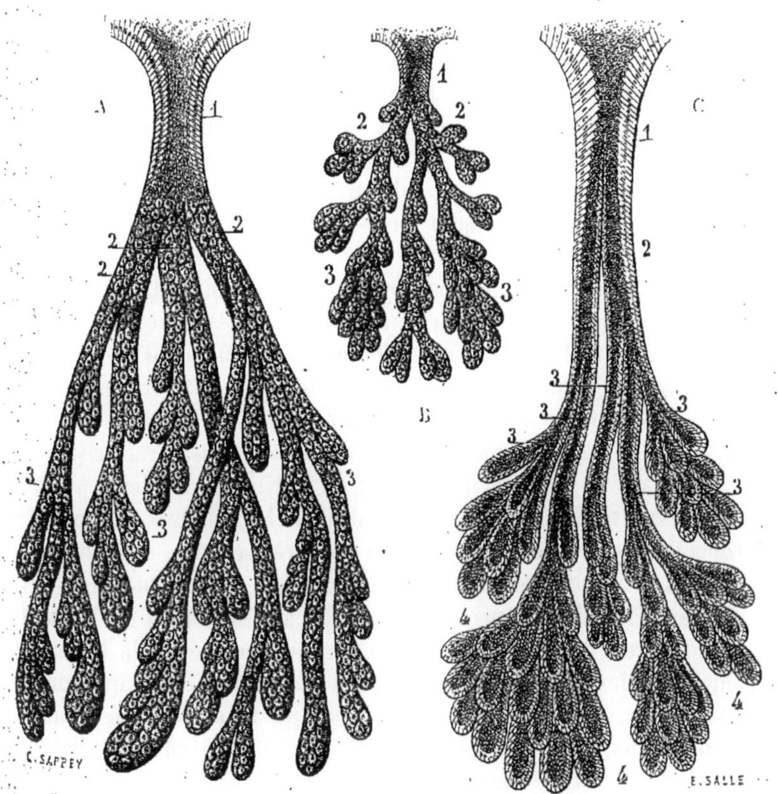

FIG. 807. — *Glandes gastriques de l'homme.* $\frac{100}{1}$

A. *Glande pepsinifère de la partie moyenne de l'estomac.* — 1 Son tronc ou conduit excréteur. — 2, 2, 2. Ses trois principales branches. = 3, 3, 3. Ses divisions secondaires présentant chacune sur leur trajet un nombre variable de culs-de-sac, et toutes remplies de cellules sphériques.

B. *Glande pepsinifère de l'extrémité splénique.* — 1. Son tronc extrêment court. — 2, 2. Ses deux principales branches. — 3, 3. Culs-de-sac très-nombreux par lesquels elles se terminent.

C. *Glande muqueuse de la région pylorique.* — 1. Son tronc. — 2, 2. Les deux branches qui en partent. — 3, 3, 3. Ses divisions de second ordre. — 4, 4, 4. Petites glandes en grappe de leur extrémité terminale.

peuvent avoir du reste le même calibre ou un calibre très-inégal. Chacune
de celles-ci se partage presque aussitôt en deux autres. Cependant lorsque
l'une d'elles est notablement plus petite, elle reste souvent indivise. On
en compte donc en moyenne, pour chaque glande, de 4 à 6. Celles qui
n'en possèdent que 3 sont les plus simples et les plus rares. Beaucoup en
offrent de 8 à 10, et quelques-unes jusqu'à 12 et 14. Ces glandes, très-
ramifiées, se présentent sous l'aspect d'une racine chevelue ; c'est à la
partie moyenne de l'estomac qu'on les observe, sur sa grande courbure,
et au voisinage de la région pylorique. A mesure qu'on s'éloigne de cette
région centrale pour remonter vers la petite courbure ou l'extrémité spléniques, elles deviennent moins nombreuses et aussi moins longues. Mais,
par une sorte de compensation, les divisions secondaires, en diminuant
de nombre, se chargent de culs-de-sac de plus en plus multipliés. Aussi
remarque-t-on entre les unes et les autres un véritable contraste. Les
parois des premières, sont pour la plupart à peine bosselées ; celles des
secondes, au contraire, le sont très-irrégulièrement sur toute leur
longueur.

Ces deux formes de glandes pepsinifères ne se trouvent nulle part du
reste complétement séparées ; sur une foule de points on les voit s'entremêler. Ajoutons que leurs divisions diffèrent non-seulement de nombre,
mais de longueur et de calibre, qu'elles se terminent par des culs-de-sac
non moins diversifiés sous ce triple rapport, et nous serons conduits à
conclure que la variété est un de leurs attributs les plus caractéristiques.

Par leurs variétés, elles se distinguent de celles des vertébrés, puisque
nous avons vu précédemment que chez ceux-ci les glandes pepsinifères,
appartenant au même estomac, offrent à peu près la même configuration,
on pourrait presque dire la même physionomie. Chez l'homme, elles
diffèrent au contraire beaucoup les unes des autres ; celles de la partie
moyenne diffèrent de celles de l'extrémité splénique, celles de la grande
courbure de celles de la petite, et celles qui occupent un point quelconque
de toutes celles qui les entourent. En outre, par leur développement ou
leurs proportions, elles diffèrent très-notablement, suivant les individus.
Sur certains estomacs fortement constitués, elles sont longues, larges,
très-divisées et chargées de culs-de-sac glandulaires ; sur d'autres pauvrement dotés, elles présentent des caractères opposés. En admettant
que l'activité de la fonction est en raison des dimensions de l'organe, il
n'y a aucune exagération à avancer que le suc gastrique sécrété par les
premières peut être six, huit ou dix fois plus abondant que celui provenant
des secondes.

A ces différences primordiales viennent encore s'ajouter celles qui
dérivent de l'état morbide. Nous avons vu que les glandes pepsinifères
sont rarement malades et peu altérables chez les mammifères et les autres
vertébrés. Mais chez l'homme, elles deviennent fréquemment le siége de

lésions plus ou moins graves à la suite des phlegmasies de la muqueuse gastrique. Qu'une inflammation aiguë se développe sur tel ou tel point de celle-ci, elle aura pour conséquence la destruction partielle ou totale d'une foule de glandes, si elle est vive et prolongée, et surtout si elle revêt la forme ulcéreuse. Le travail ulcératif, en s'étendant de leur embouchure vers la partie profonde, les fera disparaître molécule à molécule, en sorte qu'elles finissent par n'être plus représentées que par de simples culs-de-sac glandulaires. Il est peu d'estomacs, même parmi les plus sains en apparence, sur lesquels je n'aie rencontré des glandes ainsi réduites à l'état de vestiges. C'est autour du cardia, sur la grosse tubérosité, qu'on rencontre presque constamment ces lésions. Mais de ce point de départ elles peuvent rayonner dans toutes les directions et plus ou moins loin. Sur un estomac bien conservé, j'ai pu constater que la plupart des glandes de l'extrémité splénique avaient disparu; sur un autre, qui était aussi dans

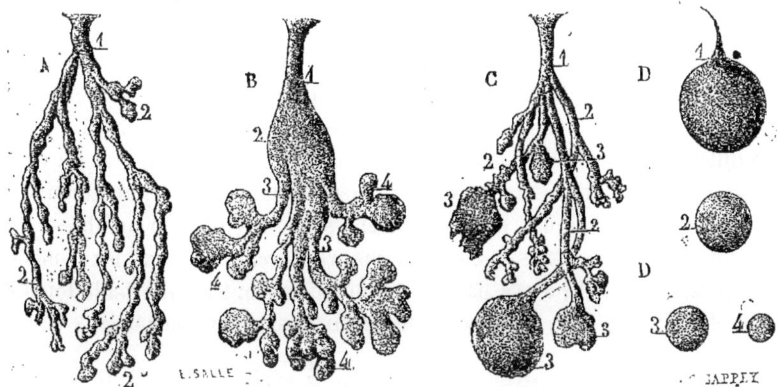

FIG. 808. — *Glandes gastriques de l'homme à l'état morbide* ($\frac{100}{1}$).

A. *Glande pepsinifère atrophiée, ne renfermant plus de cellules sphériques, mais seulement une petite quantité de liquide.* — 1. Son tronc. — 2, 2, 2. Ses divisions dont le calibre est réduit et le contour très-inégal; les culs-de-sac échelonnés sur leur trajet ont presque entièrement disparu; ils ne sont plus représentés que par de très-minimes saillies sans forme déterminée.

B. *Autre glande pepsinifère de la région splénique dont le tronc, les divisions et les culs-de-sac sont au contraire dilatés.* — 1. Extrémité libre de son tronc qui ne participe pas à la dilatation. — 2. Partie inférieure de celui-ci renflée en forme de bouteille. — 3, 3. Ses divisions peu dilatées. — 4, 4, 4. Culs-de-sac terminaux, remplis de liquide tendant à passer à l'état de kystes.

C. *Glandes pepsinifères dont les divisions sont atrophiées; trois de ces divisions se terminent par un renflement qui représente un véritable kyste.* — 1. Tronc de la glande. — 2, 2, 2. Ses différentes branches. — 3, 3, 3. Kystes qui en dépendent.

D. Kystes de divers diamètres qu'on voit souvent flotter çà et là dans le liquide de la préparation, et qui ont été considérés, bien à tort, par les anatomistes comme des follicules clos. — 1. Kyste qui s'est détaché de la glande à laquelle il appartenait, en entraînant avec lui une partie de son pédicule. — 2, 3, 4. Autres kystes, plus petits, dont le pédicule s'est rompu au niveau de son insertion.

3ᵉ ÉDIT. IV. — 13

un état de parfaite conservation, il existait de longues cicatrices blanches et des îlots de même nuance au niveau desquels on n'en retrouvait plus aucune trace; plus récemment, sur l'estomac d'un jeune homme de trente ans, mort dans un état de marasme, presque toutes les glandes pepsinifères étaient détruites; celles qui occupent le voisinage de la région pylorique avaient seules survécu à ce travail de désorganisation.

Si l'inflammation, moins vive, passe à l'état chronique, elle entraîne d'autres résultats. Elle a pour effet alors la chute de l'épithélium des glandes, une modification moléculaire de leur tunique externe sur laquelle les cellules pepsinifères ne peuvent plus se reproduire, l'atrophie de leurs ramifications, ou la dilatation graduelle de celles-ci, leur transformation en kyste, etc. Ces diverses lésions sont les plus fréquentes. On les observe à peu près chez tous les individus d'un âge avancé, sur certains points très-limités, quelquefois sur un espace assez étendu. A peine connues, elles mériteraient de fixer l'attention des pathologistes. En aborder ici l'étude serait sortir du cadre qui m'est imposé.

La plupart des anatomistes, en Allemagne, admettent dans l'épaisseur de la muqueuse gastrique, chez les mammifères et chez l'homme, des follicules clos. Or ces follicules, situés à la face profonde de la couche glanduleuse, sont de simples kystes de diamètre très-inégal. J'ai pu constater leur existence sur la plupart des estomacs que j'ai soumis à l'examen microscopique; ils se montrent souvent en grand nombre dans la région splénique. Dans le cours de mes recherches poursuivies pendant plusieurs années, il ne m'a pas été donné de rencontrer une seule fois un véritable follicule clos, ni chez l'homme, ni chez aucun vertébré.

Les **glandes muqueuses** ont pour siége la surface concave de la petite tubérosité ou l'*antre du pylore*. Le plus souvent elles ne s'étendent pas au delà; et lorsqu'elles se prolongent plus loin, elles ne dépassent que très-peu cette limite. — Leur longueur ne diffère pas de celle des glandes pepsinifères; quelques-unes cependant sont un peu plus courtes.

Leur tronc ou conduit excréteur présente une étendue variable. Tantôt il se divise en deux ou trois branches principales, dès son origine; tantôt un peu plus bas; et, sur certains points au niveau seulement de la partie moyenne de la glande. Ces premières divisions, de même que le tronc, sont parfaitement cylindriques, rectilignes et dépourvues de tout cul-de-sac glandulaire. Dans leur moitié ou leurs deux tiers supérieurs, ces glandes sont donc d'une grande simplicité, attribut qui pourrait suffire au premier coup d'œil pour les reconnaître.

Un autre caractère propre à chacune d'elles est tiré de la disposition que présente l'extrémité terminale de leurs divisions. A mesure qu'elles se rapprochent de la tunique musculaire, celles-ci se couvrent de culs-de-sac allongés ou arrondis, quelquefois, il est vrai, au nombre de deux ou trois seulement. Mais le plus souvent ils se multiplient au point de se superposer et de donner à leur extrémité terminale l'apparence d'une glande en grappe dont la branche elle-même représenterait le conduit excréteur. Il n'est pas très-rare de voir certaines divisions se terminer par deux ou trois rameaux flexueux qui se couvrent ainsi de culs-de-sac. Les glandes muqueuses atteignent alors leur plus grande complication.

Ce qui caractérise leur mode de configuration, c'est donc le contraste qu'on remarque entre leur moitié supérieure et leur moitié inférieure : sur la moitié supérieure d'une coupe verticale on n'aperçoit que des tubes parallèles et juxtaposés, d'une couleur claire; sur la moitié inférieure, plus sombre, on ne distingue que des groupes de glandes en grappe isolés ou agglomérés. On observe cependant dans la région pylorique beaucoup de glandes plus simples. Mais celles qui se terminent par des bouquets de petites glandes en grappe sont en majorité.

Les glandes muqueuses comparées aux glandes pepsinifères dans leur conformation en diffèrent en résumé sous deux points de vue : 1° par le nombre de leurs divisions qui est moins considérable; 2° par la situation des culs-de-sac glanduleux qui sont rejetés à l'extrémité terminale de la glande sur les premières, tandis que pour les secondes ils sont irrégulière-ment échelonnés sur leurs divisions. Elles en diffèrent aussi par leur résistance beaucoup plus grande à l'action de toutes les causes qui pour-raient compromettre leur intégrité. Aussi deviennent-elles rarement le siége de lésions comparables à celles des glandes pepsinifères.

Les deux ordres de glandes de la muqueuse gastrique affectent du reste, chez l'homme, une structure tout à fait identique avec celle qu'elles pré-sentent dans la série des vertébrés.

d. *Vaisseaux et nerfs de l'estomac.*

1° *Artères.* — Toutes proviennent du tronc cœliaque. La coronaire sto-machique qui en part directement, et la pylorique, simple rameau de l'hépatique, longent la petite courbure du viscère. La gastro-épiploïque droite, branche de cette même artère, et la gastro-épiploïque gauche, branche de la splénique, longent sa grande courbure. Les vaisseaux courts, nés aussi de la splénique, se distribuent à sa grosse tubérosité. De l'ana-stomose de ces diverses branches résulte un cercle artériel dont l'estomac s'éloigne dans l'état de vacuité, dont il se rapproche au contraire et au-quel il s'applique lorsqu'il se dilate.

Ce cercle artériel donne naissance à deux séries de branches distinguées en antérieures et postérieures. Les unes et les autres cheminent d'abord entre la tunique séreuse et la tunique musculaire, puis traversent celle-ci, en lui abandonnant quelques rameaux assez grêles; elles se répandent ensuite dans la tunique celluleuse, où elles se ramifient. Parvenues sous la tunique muqueuse, les divisions artérielles se partagent en ramifications plus déliées qui s'engagent dans les mailles de sa couche musculeuse et qui montent perpendiculairement dans les espaces interglandulaires en se résolvant en simples capillaires. C'est au niveau de l'embouchure des glandes que ces capillaires sont les plus nombreux. Ils serpentent dans leurs intervalles en formant au-dessous de la couche épithéliale un réseau d'une extrême richesse à mailles circulaires et flexueuses.

2° *Veines.* — Des capillaires partent les premières radicules des veines, qui se réunissent pour former des rameaux et des branches. Ces veines suivent assez exactement le trajet des artères correspondantes. Celle qui accompagne la gastro-épiploïque gauche se jette dans la veine splénique. Celle qui suit la gastro-épiploïque droite se termine dans la veine mésaraïque supérieure. La veine coronaire stomachique se rend dans le tronc de la veine porte. La veine pylorique monte vers le sillon transversal du foie et se ramifie dans ce viscère. Souvent elle s'élève moins haut et s'ouvre alors dans la portion terminale du tronc de la veine porte.

3° *Vaisseaux lymphatiques.* — Ils naissent les uns de la tunique muqueuse, les autres de la tunique musculaire.

Les premiers ont pour point de départ un réseau à mailles très-serrées, occupant toute l'épaisseur de la couche glanduleuse, mais surtout sa superficie, comme les capillaires sanguins qu'on voit serpenter en grand nombre autour de l'embouchure des glandes. — Les troncules émanés de ce réseau cheminent parallèlement aux divisions glandulaires et aux rameaux veineux, puis traversent la couche musculaire de la muqueuse et cheminent alors dans la tunique celluleuse où ils se partagent en ascendants qui se portent vers les ganglions de la petite courbure, et descendants qui se rendent aux ganglions de la grande courbure.

Les vaisseaux lymphatiques si nombreux de la tunique musculaire ont pour origine un réseau à larges mailles irrégulièrement quadrilatères qui occupe aussi toute son épaisseur, et qui s'avance jusqu'au voisinage de la tunique séreuse, mais sans affecter aucune connexion avec celle-ci. Les troncs provenant de ce réseau intra-musculaire se dirigent vers la surface du viscère et rampent sous la tunique péritonéale en s'anastomosant dans leur trajet. Ils forment aussi deux principaux groupes : un groupe ascendant qui se termine dans les ganglions de la petite courbure, et un groupe descendant qui se rend aux ganglions situés sur le trajet des artères gastro-épiploïques.

4° *Nerfs.* — Les nerfs de l'estomac proviennent : soit des pneumogastriques et plus particulièrement du pneumogastrique gauche ; soit du plexus solaire dont un grand nombre de rameaux suivent les artères coronaire stomachique et gastro-épiploïques. — Les filets nerveux émanés de cette double origine constituent dans l'épaisseur des parois du viscère deux principaux plexus, le *plexus d'Auërbach*, dont les ramifications vont se répandre dans la tunique musculaire, et le *plexus de Messner*, dont les divisions se distribuent à la tunique muqueuse.

Du suc gastrique.

Le suc gastrique est un liquide limpide, d'une saveur légèrement salée, d'une odeur spéciale, variable suivant les animaux, d'une réaction acide et d'une densité un peu supérieure à celle de l'eau.

a. La *quantité* de suc gastrique sécrétée à chaque repas varie selon la masse des aliments ingérés, selon l'excitation qu'ils produisent et selon une foule d'autres conditions dont l'influence n'a pas encore été bien nettement déterminée. Elle varie surtout beaucoup selon les individus. D'après M. L. Corvisart, un chien du poids de 10 kilogrammes sécrète à chacun de ses repas 250 grammes de suc gastrique, ou 500 grammes par jour, c'est-à-dire 50 grammes environ pour un kilogramme de son poids. Sur un chien qui pesait 18 kilogrammes, M. J. Béclard a pu recueillir en moyenne 72 grammes de ce liquide à l'heure. Chez une femme atteinte de fistule stomacale, MM. Bidder et Schmidt en ont obtenu 500 grammes dans le même laps de temps. Ces résultats et quelques autres analogues ne nous font pas connaître sans doute avec toute la précision qu'on pourrait désirer la quantité de suc gastrique sécrété à chaque repas. Mais ils suffisent pour nous montrer qu'elle est considérable.

b. *Composition chimique.* — Sur 100 parties, le suc gastrique contient de 98 à 99 parties d'eau, des sels en minime quantité, un acide libre et une substance organique particulière, la *pepsine*.

Les sels qu'il renferme sont des chlorures de sodium, de potassium et de calcium, du phosphate d'ammoniaque, du carbonate de chaux, du phosphate de chaux et du phosphate de fer. Schmidt, sur le chien, Gmelin sur le cheval, ont trouvé aussi dans ce liquide du phosphate de magnésie. De ces deux derniers sels on ne rencontre que des traces.

L'acide libre du suc gastrique a été le sujet d'une longue controverse entre les chimistes les plus éminents. Il est reconnu aujourd'hui que cet acide est l'acide lactique, dont l'existence a été signalée d'abord par M. Chevreul, puis démontrée par MM. Cl. Bernard et Barreswill, et ensuite par M. Lehmann, qui a mis le fait hors de toute contestation. — William Prout, en 1824, s'était attaché à établir que le suc gastrique doit son acidité à l'acide chlorhydrique, et son opinion avait d'abord rallié un grand nombre de partisans. Mais trois faits inattaquables viennent la renverser : 1° lorsqu'on soumet à la distillation le suc gastrique, les chlorures sont décomposés par l'acide lactique, d'où le déplacement du chlore et la formation de l'acide chlorhydrique ; 2° si l'on ajoute au suc gastrique une proportion minime d'acide oxalique, on obtient à l'instant un précipité blanc d'oxalate de chaux ; or, il suffirait que ce liquide contînt seulement deux millièmes d'acide chlorhydrique pour que ce précipité n'eût pas lieu ; 3° l'acide chlorhydrique très-dilué et en ébullition décompose l'amidon en dextrine et en glycose ; le suc gastrique soumis à l'action de la chaleur ne produit jamais cette décomposition.

La substance organique essentielle du suc gastrique ou la *pepsine*, *gasterase* de Payen, *chymosine* de Deschamps, est une matière azotée, très-soluble dans l'eau acidulée, un peu moins soluble dans l'eau pure et l'alcool faible, et assez analogue à l'albumine dout elle diffère cependant sous quelques rapports. Si l'on traite la dissolution par l'alcool anhydre, la pepsine se précipite ; mais elle peut se redissoudre dans l'eau, ce qui n'a pas lieu pour l'albumine. Sous l'influence de l'ébullition, cette dissolution perd ses propriétes physiologiques ; mais elle ne se trouble pas, parce que la pepsine reste dissoute ; une dissolution d'albumine se trouble au contraire parce que celle-ci se précipite. La première ne donne aucun précipité lorsqu'on y ajoute une certaine proportion d'acide ; on sait que la seconde, dans les mêmes conditions, donne un précipité instantané. — Desséchées et réduites en lames minces, les deux substances se présentent du reste à peu près sous le même aspect et avec les mêmes propriétés physiques ; elles sont translucides, d'une teinte grisâtre ou jaunâtre et très-hygrométriques.

Qu'elle soit à l'état liquide ou solide, la pepsine possède encore un autre caractère fort remarquable, c'est la propriété de coaguler le lait sans l'intervention d'un acide.

Cette substance peut être séparée des glandes qui la produisent. C'est Wattmann qui le premier a réussi à l'isoler ; il l'avait extraite d'une infusion de la muqueuse gastrique du porc. Deschamps, un peu plus tard, obtint le même résultat en soumettant la présure à l'action de l'ammoniaque. Mais le procédé le plus avantageux est celui de Payen. Il traite le suc gastrique par l'alcool qui précipite la pepsine et le mucus. Le précipité est ensuite immergé dans l'eau qui ne dissout que la pepsine. On la précipite de nouveau par l'alcool, puis on la fait sécher et on la réduit en poudre.

Ainsi préparée, la pepsine, dissoute dans une eau légèrement acidulée, possède toutes les propriétés du suc gastrique, et peut être utilisée pour les digestions artificielles ; elle ne représente cependant que la millième partie environ du poids de ce liquide.

c. *Action du suc gastrique.* — Le rôle du suc gastrique est analogue à celui de la diastase animale · ce que fait celle-ci pour les aliments amylacés, il le fait pour les aliments azotés ; l'une transforme l'amidon en dextrine et en glycose, pour le mettre en état de pénétrer dans les voies de la circulation ; l'autre transforme de même les aliments soumis à son action en une substance soluble douée aussi de la propriété d'être absorbée. Tous deux se comportent comme un ferment, c'est-à-dire à la manière d'un corps animé d'un certain mouvement moléculaire transmissible aux substances qui l'entourent. La digestion stomacale est donc une fermentation.

Cependant on peut dire aussi d'une manière générale que le rôle du suc gastrique est de dissoudre les substances albuminoïdes ; mais il ne forme point avec celles-ci des composés nouveaux, comparables à ceux que forment les acides avec leur base. Car, dans les digestions artificielles, après la transformation des aliments solides en produits liquides, on retrouve la pepsine entière au sein de ces liquides ; et d'ailleurs les aliments ainsi transformés et doués de propriétés nouvelles conservent à peu près leur constitution chimique. Il agit donc sur eux par simple contact, et son action rentrerait dans cette catégorie de phénomènes que Berzelius nomme catalytiques. Ici toutefois le phénomène catalytique serait imparfait, puisque dans la catalyse ordinaire le corps agissant par contact conserve, après avoir produit son effet, la pleine intégralité de son action, tandis que le suc gastrique s'affaiblit en raison directe de la quantité d'aliments qu'il transforme.

Le ferment gastrique étant composé de deux éléments essentiels, l'acide lactique et la pepsine, il n'était pas sans intérêt de connaître le rôle de chacun d'eux. L'observation nous a appris que l'acide lactique a pour attributions de ramollir, de gonfler, d'hydrater les substances albuminoïdes, de les préparer en quelque sorte à subir l'action de la pepsine ; mais, réduit à lui seul, il est impuissant à les transformer. D'une autre part, lorsqu'on neutralise l'acide par un alcali, la pepsine devient impuissante aussi. Isolés, l'un et l'autre restent sans action. Pour la digestion des aliments azotés, leur concours est d'une absolue nécessité. Dans ce résultat cependant la part principale appartient à la pepsine, car elle ne peut être remplacée par aucun autre principe, tandis que l'acide lactique peut être suppléé par les acides chlorhydrique et acétique dilués.

d. *Produit résultant de l'action du suc gastrique sur les substances albuminoïdes.* Ces substances, d'aspect et de nature si différents, semblent se rapprocher et presque s'identifier en se transformant. Le produit ultime de leur transformation est un liquide qui paraît être le même pour toutes. Il a été désigné par M. Mialhe sous le nom d'*albuminose* pour rappeler son origine, et par Lehmann sous celui de *peptone* pour rappeler le principe actif qui préside à sa formation. Ce produit a quelques traits de ressemblance avec l'albumine. Mais il ne peut être assimilé cependant ni à l'albumine du sang, ni à aucune autre de ses parties constituantes. Il représente une matière plastique neutre aux dépens de laquelle toutes prendront naissance. Possédant la même composition élémentaire que la fibrine, l'albumine, la caséine et le gluten, l'albuminose est apte à les reproduire au sein de l'économie sous la seule influence des forces dont celle-ci dispose.

L'albuminose, à l'état liquide, est incolore. Elle ne précipite ni par les acides, ni par la chaleur, ce qui la distingue de l'albumine proprement dite. Elle ne précipite également ni par le carbonate d'ammoniaque, ni par l'acétate de plomb, ni par le sulfate de soude ; mais elle est précipitée par le chlore et le tannin. L'acide azotique et l'ammoniaque lui communiquent une couleur orange. En l'évaporant à une douce chaleur, elle donne l'albuminose solide et prend alors une couleur blanc jaunâtre.

Le suc gastrique joue le rôle principal dans la production de l'albuminose. Mais il n'est pas le seul réactif qui préside à sa formation ; le suc pancréatique et le suc intestinal concourent au même résultat. Les aliments azotés qui n'ont pas été attaqués par le premier ou qui ne l'ont été qu'imparfaitement sont repris en sous-œuvre par ceux-ci qui complètent leur transformation.

ARTICLE V

INTESTIN GRÊLE

L'intestin grêle est cette partie du tube digestif qui s'étend de l'estomac au gros intestin.—Un léger rétrécissement qui le sépare du pylore indique son origine. Un sillon circulaire marque sa terminaison.

Vu intérieurement, il a pour limite supérieure la valvule pylorique, et pour limite inférieure la valvule iléo-cæcale.

Cet intestin constitue à lui seul les quatre cinquièmes de la longueur totale de l'appareil digestif. Tout ce que nous avons dit de l'influence du régime sur les dimensions de cet appareil lui demeure spécialement applicable. Il est donc à la fois plus long et plus large chez les herbivores, notablement plus court et plus étroit chez les carnassiers. Son étendue superficielle, en d'autres termes, est d'autant plus grande que les aliments soumis à son action sont moins nutritifs ; d'autant plus petite, que ceux-ci sont plus riches en matière assimilable.

Sa longueur absolue est de 8 mètres. Chez un homme de taille moyenne, elle égale cinq fois celle du corps. Au moment de la naissance, elle se montre plus considérable encore, et mesure huit fois cette dernière.

Son diamètre moyen varie de 2 1/2 à 3 centimètres. Dans sa partie supérieure, il s'élève à 3, 3 1/2 et même 4 centimètres. Inférieurement et surtout au voisinage de son embouchure dans le gros intestin, il ne dépasse pas 2 centimètres. Le calibre de l'intestin grêle décroît donc de son origine vers sa terminaison ; il offre, en un mot, une disposition infundibuliforme qui a pour effet d'accélérer le cours des matières alimentaires à mesure qu'elles se rapprochent du gros intestin, c'est-à-dire à mesure qu'elles se dépouillent des sucs nutritifs qu'elles renferment.

L'intestin grêle a été divisé en trois parties : une supérieure, très-courte, c'est le *duodénum* ; une moyenne, beaucoup plus longue, qui a reçu le nom de *jéjunum*, parce qu'on la trouve le plus habituellement vide ; et une inférieure, plus longue encore, appelée *iléon* (εἴλεον, de εἰλεῖν, tourner), à cause de ses nombreuses circonvolutions.

De ces trois parties, la première se distingue des deux autres par sa situation, sa direction, sa fixité, ses rapports, en un mot par l'ensemble de ses caractères extérieurs et même par quelques détails de sa structure. Il n'en est pas ainsi du jéjunum et de l'iléon, qui offrent entre eux, sous tous ces points de vue, la plus parfaite similitude.

En faveur du jéjunum on a invoqué, il est vrai, comme caractères propres et distinctifs, sa vacuité qui est presque constante sur le cadavre, sa coloration qui est en général plus rosée, ses valvules conniventes qui sont à la fois plus rapprochées et plus développées. Mais aucun de ces caractères ne présente une valeur réelle. Car si l'observation nous enseigne que la partie supérieure de l'intestin grêle, envisagée dans sa conformation intérieure, diffère à quelques égards de la partie inférieure, elle nous montre aussi que la transition de l'une à l'autre, loin de s'opérer d'une manière brusque, a lieu au contraire par degrés ou nuances insensibles. Dès lors, il devient impossible de dire où finit le jéjunum et où commence l'iléon, ainsi que Vésale en faisait déjà la remarque vers le milieu du XVIe siècle (1).

En l'absence d'une limite naturelle, les auteurs ont tenté d'en établir une purement arbitraire, empruntée par les uns à la situation relative de ces parties, par les autres à la mensuration. — Les premiers, plus nombreux, ont considéré comme appartenant au jéjunum toute cette partie de l'intestin qui occupe la région ombilicale, et ont réservé le nom d'iléon à celle qui occupe la région hypogastrique. — Les seconds, pour plus de précision, ont déterminé d'autorité leur longueur relative. Ainsi G. Bauhin avance que l'étendue du jéjunum est de douze *palmes*, et celle de l'iléon de vingt et une (2). Winslow, divisant l'intestin en cinq parties, assigne, pour sa part, deux de ces parties au jéjunum et les trois autres à l'iléon, mode de répartition qui diffère peu du précédent (3).

Ces efforts impuissants et en quelque sorte désespérés pour réaliser une ligne de démarcation que la nature repousse attestent suffisamment que la division de l'intestin grêle en trois parties a joui trop longtemps d'une faveur imméritée. Deux parties seulement sont à considérer dans cet intestin : l'une supérieure, ou le duodénum ; l'autre inférieure qui en constitue la presque totalité, et qui comprend le jéjunum et l'iléon.

Ces deux parties ne diffèrent du reste que par quelques traits de leur

______

(1) « Qua propter quis jejuni habendus sit finis, aut quod ilei principium, non statuo. » (*De hum. corp. fabrica*, 1542, p. 609.)
(2) G. Bauhini *Theat. anat.*, 1605, p. 113 et 114.
(3) Winslow, *Exposit. anat.*, 1732, p. 512.

conformation extérieure, et surtout par leur siége et leurs rapports ; mais leur conformation intérieure, ainsi que leur structure, est la même. C'est pourquoi, après les avoir envisagées isolément sous le premier point de vue, nous les étudierons collectivement sous le second.

§ 1. — Conformation extérieure de l'intestin grêle.

A. — **Duodénum**.

Le *duodénum*, δώδεκα δάκτυλον des Grecs (δώδεκα, douze ; δάκτυλος, doigt), ainsi nommé parce que sa longueur avait été estimée à douze travers de doigt, est cette partie de l'intestin grêle qui s'étend de l'estomac au côté gauche de la deuxième vertèbre lombaire. (Fig. 809.)

Le duodénum est remarquable par sa situation plus profonde que celle de toutes les autres parties du canal intestinal, par sa fixité, par la courbe demi-circulaire qu'il décrit autour de la tête du pancréas, par ses connexions intimes avec cet organe, et enfin par son calibre supérieur à celui du jéjunum et de l'iléon, d'où le nom d'*estomac succenturié* qui lui a été aussi appliqué.

Sa limite supérieure est indiquée par la légère dépression circulaire qui sépare l'estomac de l'intestin grêle. Son extrémité inférieure se continue à plein canal avec l'extrémité correspondante du jéjunum, qui n'en diffère que par sa direction. Et comme ce changement de direction correspond à la mésentérique supérieure, on peut assigner au duodénum, pour limite inférieure, l'origine de cette artère.

Sa longueur n'équivaut pas tout à fait à douze travers de doigt, ainsi que le pensait Hérophile. Elle s'élève à 18 ou 20 centimètres. Son diamètre, dans l'état de moyenne dilatation, est de 3 à 3 1/2 centimètres.

a. **Situation**. — Le duodénum est d'abord assez superficiel. Mais, en s'éloignant de son origine, il se rapproche de plus en plus de la colonne vertébrale, et devient alors si profond qu'il se dérobe presque entièrement à nos moyens d'exploration.

Comme la plupart des viscères abdominaux, il n'appartient du reste exclusivement à aucune région : sa partie supérieure occupe l'épigastre ; sa partie moyenne se trouve située sur la limite du flanc droit et de la région ombilicale ; sa partie inférieure répond à la fois à cette dernière région et à l'épigastre.

De ces trois parties, la plus superficielle est aussi la plus mobile ; elle devient quelquefois le siége de déplacements peu étendus et consécutifs aux déplacements de l'estomac. Les deux autres présentent une fixité presque complète dont elles sont redevables, soit au péritoine, qui s'applique sur elles sans les entourer, soit au pancréas, avec lequel elles contractent une union très-intime, soit enfin aux vaisseaux mésentériques supérieurs, qui croisent à angle droit l'extrémité terminale du duodénum.

b. **Direction**. — Le duodénum, à son origine, se porte, comme la partie pylorique de l'estomac, en haut, à droite et en arrière. Parvenu au niveau du col de la vésicule biliaire, il se réfléchit pour se diriger verticalement en bas, jusqu'à la partie inférieure de la tête du pancréas ; là il s'infléchit une seconde fois et marche horizontalement de droite à gauche, puis s'engage sous les vaisseaux mésentériques supérieurs, au niveau desquels il se continue avec le jéjunum. Il suit de ce trajet :

1° Que le duodénum peut être divisé en trois parties : l'une supérieure, ascendante et oblique ; l'autre moyenne ou verticale ; la troisième inférieure ou horizontale ;

2° Que la première portion forme avec la seconde un angle aigu dont l'ouverture regarde en bas et en dedans, et la seconde avec la troisième un angle droit à sinus supérieur et interne ;

3° Que ces deux angles constituent, par leur succession, une grande courbe demi-circulaire dont la concavité, tournée à gauche, embrasse la tête du pancréas ;

4° Que les trois portions ne se trouvent pas comprises dans le même plan : la première ou portion oblique est située sur un plan antérieur à celui qu'occupent les deux autres.

c. **Rapports**. — De même que la direction, ils diffèrent très-notablement pour chacune des trois portions du duodénum.

La *première portion*, d'une longueur de 4 ou 5 centimètres, est en rapport : en haut et en avant, avec la face inférieure du foie et avec le col de la vésicule biliaire ; — en bas et en arrière, avec le tronc de la veine porte, l'artère hépatique et la gastro-épiploïque droite qui la croise perpendiculairement ; — à gauche, avec l'épiploon gastro-hépatique qui se fixe à toute son étendue et qui l'unit, mais faiblement, à la partie voisine du foie ; — à droite, avec le grand épiploon qui s'attache à sa moitié interne seulement et avec l'extrémité correspondante de l'arc transverse du côlon qui en est plus ou moins rapprochée.

La *seconde portion*, longue de 7 centimètres, répond : en avant, à l'angle que forme le côlon ascendant avec le côlon transverse ; — en arrière, au bord interne ou concave du rein droit, au bord correspondant de la veine cave inférieure et aux canaux cholédoque et pancréatique qui viennent s'ouvrir dans sa cavité, à l'union de son tiers inférieur avec ses deux tiers supérieurs ; — en dehors, au côlon ascendant ; — en dedans, à la tête du pancréas qui lui adhère d'une manière intime.

La *troisième portion*, longue de 6 à 7 centimètres, se trouve en connexion : en avant, avec le bord adhérent du mésocôlon transverse dans l'épaisseur duquel elle est située, et avec la face postérieure de l'estomac dont la sépare le feuillet du péritoine qui tapisse l'arrière-cavité des épiploons; — en arrière, avec la veine cave inférieure, l'aorte abdominale et les piliers du diaphragme qui la séparent de la colonne vertébrale; — en haut, avec le pancréas dont elle longe le bord inférieur; — en bas, avec le mésentère et les premières circonvolutions de l'intestin grêle dont elle est séparée par le feuillet inférieur du mésocôlon transverse.

En résumé, le duodénum se trouve en rapport : avec trois glandes volu-

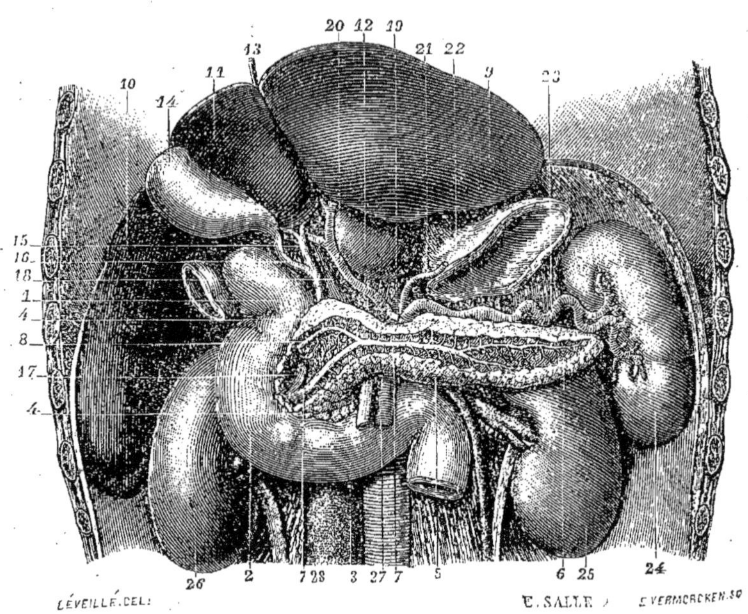

Fig. 809. — *Le duodénum; sa direction, ses rapports.*

1. Première portion du duodénum, se continuant avec l'extrémité pylorique de l'estomac, l'une et l'autre renversées à droite pour laisser voir les canaux sous-jacents. — 2. Seconde portion. — 3. Troisième portion, limitée à gauche par l'artère et la veine mésentérique supérieures. — 4, 4. Tête du pancréas. — 5. Partie moyenne ou corps de la glande. — 6. Son extrémité terminale ou queue du pancréas. — 7, 7. Son conduit excréteur principal. — 8. Son conduit accessoire, qui se continue avec le précédent par son extrémité gauche. — 9. Lobe gauche du foie. — 10. Son lobe droit, qui a été soulevé aussi pour mettre en lumière les parties qu'il recouvre. — 11. Éminence porte antérieure. — 12. Éminence porte postérieure ou lobe de Spigel. — 13. Sillon antéropostérieur du foie, dans lequel pénètre le cordon résultant de l'oblitération de la veine ombilicale. — 14. Vésicule biliaire. — 15. Canal hépatique. — 16. Canal cystique. — 17. Canal cholédoque formé par la réunion des précédents, et se réunissant lui-même au grand conduit pancréatique pour aller s'ouvrir avec celui-ci dans l'ampoule de Vater et le duodénum. — 18. Tronc de la veine porte recouvert par le canal cholédoque à droite, et l'artère hépatique à gauche. — 19. Tronc cœliaque. — 20. Artère hépatique. — 21. Artère coronaire stomachique, divisée près de son origine. — 22. Portion cardiaque de l'estomac. — 23. Artère splénique. — 24. Rate. — 25. Rein gauche. — 26. Rein droit. — 27. Artère et veine mésentériques supérieures. — 28. Veine cave inférieure.

mineuses, le foie, le rein et le pancréas, dont deux versent dans sa cavité le produit de leur sécrétion; avec les deux parties les plus larges du canal alimentaire, l'estomac et le gros intestin; avec deux troncs veineux du premier ordre, la veine cave inférieure et la veine porte; et enfin avec deux gros troncs artériels, l'aorte et la mésentérique supérieure. Entre tous les organes qui concourent à former l'appareil de la digestion, il n'en est aucun qui présente des rapports aussi multipliés et aussi importants.

B. — Jéjunum et Iléon.

Le *jéjunum* et l'*iléon* constituent l'intestin grêle proprement dit. Continus entre eux, sans aucune ligne de démarcation, ils composent un seul et même canal, de forme cylindrique, extrêmement long, extrêmement flexueux, dont les replis, adossés et mobiles les uns sur les autres, forment une masse flottante qui remplit la plus grande partie de l'abdomen.

Ce canal occupe plus spécialement la région ombilicale. Mais de cette région, comme d'une enceinte trop étroite, il déborde de tous côtés pour se porter : soit en bas dans l'excavation du bassin, entre la vessie et le rectum chez l'homme, entre le rectum et l'utérus chez la femme; soit à droite et à gauche, dans les flancs et les régions iliaques, où il se place au devant du gros intestin; soit même en haut, dans la région épigastrique, qu'il envahit en partie lorsque l'estomac est vide. Dans l'état de plénitude de ce dernier organe, c'est lui au contraire qui réagit sur le canal intestinal pour le déposséder d'une partie de la région ombilicale.

Attaché et comme suspendu à la partie antérieure de la colonne vertébrale par un large pédicule membraneux, le tube flexueux constitué par le jéjunum et l'iléon jouit d'une extrême mobilité qui lui permet de subir des déplacements pour ainsi dire incessants. Nos diverses attitudes, les contractions alternatives ou simultanées du diaphragme et des muscles abdominaux, la réplétion et la déplétion successive des viscères creux de l'abdomen, la grossesse, un épanchement séreux, la présence d'une tumeur, la production d'une hernie, etc., sont autant de causes qui peuvent donner naissance à ces déplacements. Toutes ces causes, du reste, peuvent être rattachées à trois principales : les unes sont physiques, telles sont la plupart de nos attitudes dans lesquelles l'intestin grêle se déplace en vertu des lois de la pesanteur; d'autres physiologiques, tels sont nos mouvements respiratoires, et les variations de calibre de nos viscères abdominaux; d'autres enfin sont de nature pathologique.

Les déplacements qui se produisent sous l'influence d'une cause physique ou physiologique sont en général peu étendus et disparaissent aussitôt que cette cause a cessé d'agir. Ils consistent dans le transport des replis de l'intestin grêle dans telle ou telle région où ceux-ci s'accumulent temporairement en plus grand nombre.

Les déplacements dus à une cause pathologique sont caractérisés surtout par une fâcheuse tendance à persister et à s'accroître, en sorte qu'ils offrent plus d'étendue que les précédents, et atteignent quelquefois des limites que la conformation des organes semblait leur interdire. On peut les distinguer en deux ordres, suivant qu'ils succèdent à l'épanchement d'un liquide dans la cavité du péritoine ou au développement d'une tumeur. — Dans le premier cas, les replis du jéjunum et de l'iléon, jouant le rôle d'un appareil aérostatique, flottent à la surface du liquide. Si le malade affecte le décubitus dorsal, ils se portent vers la paroi antérieure de l'abdomen, et sont alors plutôt soulevés que déplacés ; s'il se couche sur le côté, ils se portent vers le côté opposé ; s'il se tient debout, ils s'élèvent de l'hypogastre et des régions iliaques vers l'ombilic et les flancs, et peuvent même remonter jusque dans l'épigastre et les hypochondres lorsque l'épanchement est considérable. — Dans le second cas, l'intestin grêle cède sa place à celui des viscères abdominaux qui devient le siége d'un développement morbide, et se porte du côté qui lui offre le moins de résistance. On le voit alors s'allonger ou se raccourcir, s'éparpiller sur certains points, se ramasser sur d'autres, se réfugier dans les moindres interstices, combler tous les vides à la manière d'un liquide, et conserver cependant, au milieu de tant d'organes qui tendent à le comprimer, une libre et complète perméabilité.

Mésentère. — Le pédicule membraneux auquel les replis de l'intestin grêle sont redevables de cette extrême mobilité porte le nom de *mésentère*.

Ce pédicule, de figure irrégulièrement quadrilatère, s'étend de la partie latérale gauche de la deuxième vertèbre lombaire à la partie interne du cæcum. Sa direction, par conséquent, n'est pas verticale, mais un peu oblique de haut en bas et de gauche à droite.

Son étendue antéro-postérieure ou sa hauteur est plus grande au niveau de sa partie moyenne qu'à ses extrémités : d'où il suit que la partie moyenne de l'intestin grêle est aussi la plus mobile.

Uni et rectiligne en arrière, onduleux et comme tuyauté en avant, le mésentère a pu être comparé à une sorte de manchette, dont le bord postérieur ou adhérent aurait pour mesure l'espace compris entre la seconde vertèbre lombaire et le cæcum, tandis que son bord antérieur ou mobile offrirait une longueur égale à celle du jéjunum et de l'iléon. Son extrémité supérieure s'unit, à angle droit, avec le mésocôlon transverse ; l'inférieure se continue avec le péritoine qui revêt la fosse iliaque droite et le cæcum.

Le mésentère est formé par un repli du péritoine. Deux lames adossées l'une à l'autre et s'écartant en avant pour recevoir le jéjunum et l'iléon dans leur intervalle, entre ces lames un grand nombre d'artères volumineuses qui se rendent à l'intestin, des veines qui correspondent à ces artères, des vaisseaux et des ganglions lymphatiques très-multipliés aussi, et enfin une petite quantité de tissu cellulaire, tels sont les éléments qui concourent à former ce repli membraneux.

Direction de l'intestin grêle. — Nous avons vu que le pharynx et l'œsophage sont rectilignes, que l'estomac décrit une courbure à concavité supérieure, que le duodénum présente deux inflexions ; que l'appareil digestif, en un mot, offre d'autant plus de tendance à devenir sinueux qu'il s'éloigne davantage de son origine. Cette tendance se trouve réalisée au plus haut degré dans le jéjunum et l'iléon. Le canal qu'ils constituent est éminemment flexueux dans toute son étendue. Pour se faire une juste idée du nombre de ses flexuosités, il suffit de rappeler que ce tube, dont la longueur est de 8 mètres environ, se trouve logé dans l'étroit espace qui sépare la deuxième vertèbre lombaire de la fosse iliaque droite, espace qui varie de 12 à 15 centimètres.

En s'éloignant de l'artère mésentérique supérieure au niveau de laquelle il se continue avec la portion horizontale du duodénum, le canal formé par la continuité du jéjunum et de l'iléon se dirige en haut, en avant et à gauche ; puis forme une courbe demi-circulaire pour se porter en avant et à droite ; et continuant à décrire un grand nombre de courbes semblables, en passant tour à tour de droite à gauche et de gauche à droite, il arrive en descendant ainsi peu à peu sur la partie interne de la fosse iliaque droite, où il se redresse pour devenir transversal et s'ouvrir perpendiculairement ou un peu obliquement dans le cæcum.

Les replis que forment le jéjunum et l'iléon ont reçu le nom de *circonvolutions*. Chacune de celles-ci peut être comparée à une anse dont la concavité regarde à gauche ou à droite pour la plupart, en haut ou en bas pour d'autres, et en arrière pour quelques-unes. Elles n'offrent du reste rien de fixe dans leur direction, telle circonvolution dont la concavité est tournée à gauche pouvant se transformer instantanément en une circonvolution dont la concavité se dirigera à droite.

Considérées dans leurs rapports avec le mésentère, toutes les circonvolutions présentent un bord postérieur ou adhérent légèrement concave, un bord antérieur libre plus ou moins convexe, et deux faces latérales par lesquelles elles se juxtaposent.

Rapports. — Les circonvolutions de l'intestin grêle sont recouvertes par le grand épiploon qui les sépare de la paroi antérieure de l'abdomen. Les plus inférieures entrent en contact immédiat avec cette paroi.

En arrière, elles se trouvent en rapport : sur la ligne médiane, avec l'aorte et la veine cave inférieure, dont le mésentère les sépare ; à droite, avec le côlon ascendant et le cæcum ; à gauche, avec le côlon descendant et l'S iliaque, qu'elles recouvrent tantôt en partie seulement, tantôt d'une manière complète.

En haut, elles répondent au mésocôlon transverse et à l'arc du côlon qui les séparent de l'estomac, du duodénum et du pancréas.

En bas et au niveau de l'hypogastre, elles plongent dans l'excavation du bassin pour s'appliquer sur la vessie et le rectum chez l'homme, sur la vessie, l'utérus et le rectum chez la femme. — En bas, et de chaque côté, elles reposent sur l'angle rentrant que forme la région iliaque avec la partie correspondante de la paroi antérieure de l'abdomen, et exercent par conséquent une pression continue, d'une part sur l'orifice supérieur du canal inguinal, de l'autre sur l'anneau crural ; cette pression nous explique pourquoi les hernies inguinales et crurales sont les plus fréquentes, et pourquoi aussi l'intestin grêle est entre tous les viscères abdominaux celui qui entre le plus souvent dans la composition de ces tumeurs.

§ 2. — CONFORMATION INTÉRIEURE ET STRUCTURE DE L'INTESTIN GRÊLE

Considéré dans sa conformation intérieure, l'intestin grêle nous offre à étudier des replis, des saillies et des orifices qui dépendent de sa tunique interne, mais dont la description ne saurait être séparée de celle de cette membrane.

Considéré dans sa structure, il présente quatre tuniques superposées dans le même ordre que celles de l'estomac : une tunique séreuse, une tunique musculeuse, une tunique celluleuse et une tunique muqueuse.

I. — Tuniques séreuse, musculeuse et celluleuse.

A. La **tunique séreuse** ou *péritonéale, tunique externe*, ne présente pas la même disposition sur le duodénum et sur les circonvolutions de l'intestin grêle.

Sur la première portion du duodénum, le péritoine se comporte comme sur l'estomac. Les deux feuillets de l'épiploon gastro-hépatique, parvenus au bord supérieur de cette portion, s'écartent pour la recevoir dans leur intervalle, de même qu'ils reçoivent l'organe de la chymification, et se rapprochent ensuite au-dessous de son bord inférieur pour concourir à la formation du grand épiploon. Au niveau de chacun de ces bords, elle offre donc un petit espace prismatique et triangulaire qui se continue avec les espaces correspondants de la grande et de la petite courbure.

A la seconde portion, ou portion verticale, le péritoine ne fournit pas une tunique complète ; s'appliquant sur elle de manière à recouvrir seulement sa moitié antérieure, il la fixe en quelque sorte contre le rein droit et la veine cave inférieure sur lesquels elle repose.

La troisième portion, ou portion horizontale, est recouverte, dans son quart supérieur, par le feuillet supérieur du mésocôlon transverse, et dans ses trois quarts inférieurs par le feuillet inférieur de ce repli. Sa face profonde, de même que celle de la portion verticale, n'adhère aux parties sous-jacentes que par un tissu cellulaire lâche.

Sur le jéjunum et l'iléon, le péritoine fournit à chaque circonvolution une gaîne qui en revêt très-exactement le bord libre, ainsi que les deux faces, et dont les parois se rapprochent au niveau du bord adhérent pour constituer le mésentère. De ce rapprochement résulte un espace prismatique et triangulaire semblable à celui qu'on observe sur la circonférence de l'estomac, et destiné également à favoriser l'ampliation de l'intestin grêle. — La tunique séreuse adhère de la manière la plus intime au bord libre et à la partie correspondante des deux faces de l'intestin. Mais à mesure qu'on se rapproche du bord mésentérique, son adhérence devient de moins en moins serrée ; au niveau de ce bord, sur une largeur de 12 à 15 millimètres, elle n'est plus établie que par un tissu cellulaire très-lâche. Bien que transparente et fort mince, la tunique séreuse est douée cependant d'une résistance assez prononcée.

B. **Tunique musculeuse.** — Elle comprend : un plan superficiel composé de fibres longitudinales, et un plan profond formé de fibres circulaires.

La couche constituée par la superposition de ces deux plans n'offre pas une épaisseur uniforme sur toute l'étendue de l'intestin grêle et sur toute la circonférence de celui-ci. On remarque qu'elle s'amincit un peu de l'extrémité supérieure vers l'extrémité inférieure de l'intestin, et de son bord libre vers son bord adhérent.

Le plan superficiel ou longitudinal pâle, mince et transparent, adhère étroitement à la tunique séreuse. Lorsque, par voie d'arrachement, on détache un lambeau de celle-ci, le plus souvent on entraîne à la fois et le péritoine et le plan longitudinal sous-jacent. Les fibres qui le composent forment des faisceaux aplatis, parallèles, séparés les uns des autres par de très-petits interstices linéaires. Au niveau du bord mésentérique, on pourrait croire qu'il fait défaut, lorsqu'on procède à sa recherche par voie de dissection ; mais en examinant au microscope la tunique musculaire, on peut constater qu'il embrasse toute la circonférence de l'intestin.

Le plan profond ou circulaire est deux ou trois fois plus épais que le superficiel. Ses fibres forment des faisceaux moins larges et plus épais que les faisceaux longitudinaux. Leur direction est très-exactement perpendiculaire à l'axe du tube intestinal. Par sa face externe, il adhère aux fibres longitudinales, dont on peut cependant le séparer. Par sa face interne il est uni à la tunique celluleuse.

C. **Tunique celluleuse.** — Semblable à celle de l'estomac par sa disposition générale, elle en diffère sous quelques rapports.

1° Son adhérence à la tunique musculeuse est un peu plus prononcée que celle de la tunique celluleuse gastrique à la musculeuse correspondante.

Nous avons vu qu'il suffit de saisir l'un des replis formés par ces deux dernières et de l'exciser à sa base d'un coup de ciseau pour mettre complétement à nu la face interne de la couche musculaire de l'estomac. Par ce procédé, on peut bien dénuder la couche musculeuse de l'intestin grêle, mais on ne la dénude ni aussi facilement ni aussi nettement.

2° Son étendue est moins considérable que celle de la tunique muqueuse. Lorsqu'à l'aide d'une dissection attentive on a détaché simultanément et sur une certaine longueur ces deux membranes, on remarque que l'interne ne se déplisse pas complétement. Pour arriver à ce résultat, il faut pratiquer sur la tunique celluleuse, de distance en distance, des sections transversales ou perpendiculaires à sa longueur ; alors les deux bords de chacune de ces sections, s'écartant à la manière des lèvres d'une boutonnière, la tunique muqueuse, qui n'est plus bridée sur sa face adhérente, se laisse déplisser sans difficulté. Il suit de cette moindre étendue superficielle que dans tous les cas où une accumulation de substances liquides ou gazeuses pourrait distendre la tunique interne de l'intestin au delà de ses limites naturelles, la couche celluleuse intervient aussitôt pour jouer le rôle d'organe protecteur, rôle qui, dans l'estomac, est confié à la tunique musculaire.

3° Sa résistance est plus grande que celle de la tunique celluleuse de l'estomac, différence qui vient, en quelque sorte, s'ajouter à la précédente pour attester ses usages relatifs à la protection.

II. — Tunique muqueuse.

Cette tunique constitue essentiellement l'intestin grêle, qui peut être considéré lui-même comme la partie fondamentale de l'appareil digestif. Elle correspond dans le règne animal aux racines dans le règne végétal. C'est sur elle que nos aliments, parvenus au dernier terme de leur élaboration, déposent en quelque sorte leurs particules assimilables, qui la pénètrent une à une et successivement pour se rendre dans le courant circulatoire du sang, à peu près comme les sucs que les végétaux puisent dans le sol pénètrent leurs radicules pour se jeter dans le courant ascensionnel de la séve. Entre toutes les parties du canal alimentaire, c'est celle qui se développe la première, de même également que la radicule représente l'élément primitif du végétal. Entre toutes elle est celle aussi qui offre la structure la plus compliquée, et qui a le plus exercé le génie des anatomistes.

La muqueuse de l'intestin grêle présente moins d'épaisseur et plus de consistance que celle de l'estomac. Elle ne s'altère pas aussi rapidement que cette dernière, et lorsqu'on la laisse macérer quelque temps dans l'eau elle ne se couvre pas d'un enduit visqueux.

Sa face externe adhère à la tunique celluleuse d'une manière assez intime, en sorte que celle-ci, au premier aspect, semble en faire partie.

Sa face interne ou libre est d'un blanc rosé sur le tiers supérieur de l'intestin, d'un blanc cendré sur les deux tiers inférieurs. — Elle diffère si notablement de celle de la muqueuse gastrique et de la muqueuse du gros intestin, qu'étant donné un lambeau pris sur l'une de ces trois membranes, si petit que soit ce lambeau, un anatomiste exercé pourra toujours dire, sur un simple coup d'œil, à laquelle il appartient. Soumises à une distension modérée, les deux dernières présentent un aspect parfaitement uni. Mais il n'en est pas ainsi de la surface interne de l'intestin grêle, sur laquelle on observe des replis permanents très-nombreux qui cloisonnent incomplètement sa cavité, et des saillies permanentes aussi et bien plus multipliées encore, qui lui donnent une apparence veloutée.

Indépendamment de ces replis improprement appelés *valvules conniventes*, et de ces saillies connues sous le nom de *villosités*, la surface libre de la tunique interne de cet intestin est encore remarquable par la présence d'innombrables orifices qui la transforment en un véritable crible, et qui représentent l'embouchure d'autant de glandes.

Considérée dans sa texture, cette tunique se compose d'une couche superficielle ou épithéliale, d'une couche profonde ou musculaire et d'une couche moyenne vasculo-glanduleuse; elle comprend en outre dans sa constitution des glandes, des artères, des vaisseaux et des nerfs.

La muqueuse de l'intestin grêle nous offre donc à étudier : 1° ses valvules conniventes; 2° ses villosités; 3° ses glandes qui sont de trois ordres; 4° sa couche épithéliale; 5° sa couche musculaire; 6° enfin ses vaisseaux et ses nerfs.

A. — **Valvules conniventes.**

Les *valvules conniventes* (de *connivere*, *clignoter*, fermer à demi), ainsi nommées en 1670 par Th. Kerckring, qui crut les avoir signalées le premier (1), sont des replis permanents de la tunique interne de l'intestin grêle, assez régulièrement disposés et échelonnés de haut en bas sur presque toute la longueur de cet intestin.

La première portion du duodénum est dépourvue de ces replis. C'est sur la seconde portion qu'on les voit apparaître. Ils sont d'abord peu prononcés. Mais au niveau de l'union de cette seconde portion avec la troisième ils ont déjà acquis leurs plus grandes dimensions; en même temps ils se rapprochent. Sur tout le tiers supérieur de l'intestin ils conservent ce même degré de développement et de rapprochement. Sur le tiers moyen, ils commencent à diminuer à la fois de longueur et de hauteur. Plus bas, ils se

____

(1) « In colo et in ileo plurimæ reperiuntur valvulæ, quas, quia non totum oppleut spatium, *valvulas conniventes* appellamus. » (*Spicilegium anatomicum*, Amstelod., 1670, p. 85.)

réduisent encore en s'éloignant de plus en plus; puis finissent par disparaître sur les dernières circonvolutions de l'iléon dans une étendue qui varie de 30 ou 40 centimètres à 1 mètre.

La distance qui sépare les valvules conniventes sur le duodénum et le jéjunum est de 6 à 8 millimètres, de 10 millimètres vers la partie moyenne de l'intestin, et de 15 à 18 ou 20 à sa partie inférieure.

Leur *nombre*, par conséquent, est très-considérable. Chez une femme, j'ai pu en compter 566, dans la première moitié de l'intestin grêle, c'est-à-dire sur une étendue de 4 mètres. Chez un homme bien constitué, j'en ai trouvé 625, et 594 chez un autre. Ainsi le nombre moyen des valvules conniventes pour la première moitié serait de 600 environ. Sur la seconde moitié, elles deviennent pour la plupart si petites et si espacées, qu'il est très-difficile de procéder à leur dénombrement. Cependant on peut les estimer approximativement à 200 ou 250; d'où il suit que le nombre total de ces replis est de 800 à 900.

Leurs *dimensions* présentent d'assez grandes variétés individuelles qui portent moins sur leur longueur que sur leur hauteur. — La plupart des valvules conniventes sur le duodénum et le jéjunum font le tour complet de l'intestin. Vers la partie moyenne de celui-ci elles commencent à diminuer d'étendue; et à mesure qu'on descend leur longueur ne représente plus que les trois quarts, la moitié ou le tiers seulement de la circonférence de l'iléon. — Leur hauteur sur les points où elles atteignent le plus grand développement s'élève à 6 ou 7 millimètres; elle est à peu près égale par conséquent à la distance qui les sépare. Chez quelques individus cependant elle atteint jusqu'à 8 et 9 millimètres; dans ce cas, lorsque les valvules conniventes se renversent dans le même sens, elles se recouvrent en partie et paraissent comme imbriquées les unes sur les autres.

Leur *direction* est très-exactement transversale ou perpendiculaire à l'axe du tube. On l'observe très-bien sur un intestin qui a été insufflé, desséché et ensuite incisé sur toute sa longueur; c'est d'après une préparation de ce genre que Th. Kerckring les a fait représenter. Mais ce mode de préparation a l'inconvénient de les amoindrir beaucoup et de leur donner une rigidité qui les a fait comparer, bien à tort, soit aux diaphragmes de nos instruments d'optique, soit à de véritables valvules.

Pour prendre une notion exacte de leur disposition relative, de leurs dimensions, de leur extrême mobilité, et enfin de toutes leurs variétés, le meilleur procédé consiste à inciser le tube intestinal sur sa longueur et à examiner sa face interne sous l'eau. On peut alors constater :

1° Que ces replis ne sont pas fixes, mais flottants; qu'ils se renversent avec la même facilité de haut en bas et de bas en haut, ; et qu'ainsi ils ne sauraient être considérés comme des cloisons partielles échelonnées de distance en distance pour ralentir la marche des substances alimentaires;

2° Que leur hauteur reste à peu près égale sur toute leur longueur, et qu'ils se terminent en pointe à leurs deux extrémités ;

3° Qu'entre les plus grands il en existe çà et là de plus petits ; que certains d'entre eux se bifurquent sur un point de leur trajet et s'envoient des prolongements obliques ou perpendiculaires ;

4° Et enfin que chacun d'eux pris isolément se laisse très-facilement déplisser. Pour obtenir ce résultat, il suffit d'attirer en sens inverse les deux lames qui les constituent ; mais alors, en même temps qu'on dédouble un grand pli, il s'en forme d'autres plus petits de chaque côté de celui-ci.

Ces valvules appartiennent spécialement à l'intestin grêle de l'homme. Il en existe quelques vestiges chez certains mammifères. Dans les trois classes inférieures des vertébrés on n'en trouve aucune trace.

Structure. — Les valvules conniventes sont formées par un repli de la tunique muqueuse. Dans l'épaisseur de ce repli on remarque : 1° un grand nombre de ramuscules artériels, veineux et lymphatiques, qui cheminent de sa base vers son bord libre, en donnant ou recevant, chemin faisant, des ramifications déliées ; 2° un peu de tissu cellulaire lâche qui unit ces ramuscules entre eux, et les deux lames du repli valvulaire l'une à l'autre. Ce tissu se continue à la base du repli, avec la tunique celluleuse, sans qu'on puisse cependant le considérer comme en étant un prolongement, celle-ci offrant une certaine densité, et celui-là au contraire une telle laxité que lorsqu'on coupe une valvule à sa base, les deux lames qui le composent se laissent écarter sans la moindre résistance. Il semble qu'au niveau de chaque repli il se fasse une sorte de départ entre les deux éléments de la tunique celluleuse ; l'élément celluleux proprement dit se prolonge sous la base de tous les replis pour assurer leur permanence ; et l'élément vasculaire, accompagné seulement de quelques fibres lamineuses, pénètre dans leur épaisseur pour aller présider aux phénomènes de sécrétion et d'absorption dont ils sont le siége.

Usages. — Les valvules conniventes ont pour usage d'accroître la superficie de la muqueuse intestinale ; et cet accroissement lui-même a une double destination : d'une part, il donne plus d'importance à l'appareil sécréteur dont le produit concourt à séparer dans nos aliments la partie assimilable de la partie excrémentitielle ; de l'autre, il multiplie les points de contact entre cette partie assimilable et la surface qui a pour attribution de l'absorber.

Mais il ne suffit pas de savoir que les valvules conniventes, en donnant plus d'étendue à la muqueuse intestinale, rendent plus abondante la sécrétion des sucs intestinaux et plus facile l'absorption du chyle ; il faut déterminer aussi la part qu'elles prennent à cette sécrétion et à cette absorption. Dans ce but, j'ai enlevé sur la partie supérieure du jéjunum un segment d'intestin long de 12 centimètres ; puis je l'ai divisé sur sa longueur et fixé sur une plaque de liége sans le tirailler. J'ai ensuite détaché les deux tuniques externes, et après avoir incisé de distance en distance la tunique celluleuse, j'ai déplissé complétement la muqueuse intestinale. Ainsi déplissée et non tiraillée, sa longueur a atteint 26 centimètres. En répétant ces dissections sur différentes parties du tube intestinal et sur des sujets d'âge et de sexe différents aussi, je suis arrivé à constater que sur la première moitié de ce tube les valvules conniventes ont pour effet de doubler sa longueur, et que sur la seconde elles n'accroissent son étendue que d'un sixième environ. Or, la longueur absolue de l'intestin grêle variant de 8 à 9 mètres, on voit que celle de la tunique muqueuse variera de 13 à 14.

La longueur et le diamètre du canal formé par la tunique muqueuse, supposée déplissée, étant connus, il devient facile de déterminer sa superficie. On sait, en effet, que la surface d'un cylindre est égale à sa hauteur, multipliée par la circonférence de l'une de ses bases. Nous savons d'une autre part que la longueur moyenne de ce canal est de 1350 centimètres. Évaluons son diamètre à $2\ 1/2$ centimètres, évaluation très-modérée assurément. Triplons ce diamètre, nous aurons sa circonférence ; puis multiplions celle-ci par la longueur, et nous arriverons ainsi à reconnaître que l'étendue superficielle de cette membrane est de 10 125 centimètres carrés. Elle représente par conséquent les deux tiers de la surface totale du corps, qui équivaut, chez l'homme de taille et d'embonpoint ordinaire, à 15 350 centimètres carrés.

En présence d'une aussi vaste surface, nous ne saurions nous étonner de la rapidité avec laquelle sont absorbées des masses quelquefois énormes de liquide, et nous pouvons comprendre aussi l'abondance des excrétions et des déjections qui succèdent à la plupart des inflammations un peu étendues de l'intestin grêle, la perturbation extrême que celles-ci jettent dans toutes les fonctions de l'économie, la prostration qu'elles entraînent à leur suite, l'amaigrissement rapide qu'elles déterminent, etc. L'organisation n'étant, suivant la belle expression de Cuvier, qu'un tourbillon dans lequel entrent et duquel sortent incessamment de nouvelles substances, on peut dire que la muqueuse de l'intestin grêle représente la principale entrée de ce tourbillon.

B. — **Villosités.**

Les *villosités* sont des saillies qui hérissent la surface libre de la tunique interne de l'intestin grêle, et qui sont assez rapprochées les unes des autres pour donner à cette tunique un aspect velouté.

Ces saillies, mentionnées plutôt que décrites par Fallope en 1562, recouvrent la muqueuse de l'intestin grêle dans toute son étendue. On les voit apparaître sur le côté droit de la valvule pylorique et disparaître sur le bord libre de la valvule iléo-cæcale. Elles appartiennent donc exclusivement à cet intestin, et constituent par conséquent l'un de ses attributs les plus remarquables et les plus caractéristiques (1).

Les villosités recouvrent à la fois les valvules conniventes et les intervalles qui les séparent. Il n'est aucun point de la muqueuse qui en soit dépourvu, bien qu'elles ne se montrent pas partout également rapprochées et serrées les unes contre les autres. Pour acquérir une notion exacte de leur forme, de leurs dimensions, de leur nombre, de leurs infinies variétés, de tout ce qui se rattache en un mot à leur conformation extérieure, il faut inciser l'intestin sur sa longueur, placer sous l'eau le segment ainsi divisé, détacher avec un pinceau ou avec les barbes d'une plume le mucus ou plutôt l'épithélium qui les recouvre, et observer ensuite la surface libre de la muqueuse à la lumière réfléchie du soleil ou d'une lampe. Les faibles grossissements sont les plus convenables pour cette étude.

a. *Forme, volume, nombre des villosités.*

La **forme** des villosités est extrêmement variée : il en est de coniques, de pyramidales, de digitiformes, de mamelonnées. Quelques-unes sont étranglées à leur base et renflées dans leur partie libre, en sorte qu'elles représentent de petites massues ; un grand nombre sont aplaties dans un sens, allongées dans le sens opposé, et semblables à de petites crêtes ; d'autres, plus aplaties encore et plus longues, se contournent en arc de cercle ou serpentent à la manière des circonvolutions de l'intestin ; d'autres, simples à leur point de départ, ne tardent pas à se diviser.

En opposant ces dernières à celles qui précèdent, on serait tenté de grouper toutes ces saillies en deux classes, suivant qu'elles sont simples ou composées. Mais cette distinction ne serait pas suffisamment justifiée, car les villosités bifides ou trifides sont si rares, qu'il faut les chercher quelquefois fort longtemps avant d'en rencontrer, et qu'on doit considérer leur existence comme très-exceptionnelle. Loin de les élever à la hauteur d'une classe, il est donc plus naturel d'en faire une simple variété.

Une distinction mieux fondée consiste à les ramener toutes à deux types principaux, dont l'un comprendrait les villosités à forme arrondie, et l'autre les villosités à forme aplatie ou lamelleuse. — Autour du premier type se rangent, comme autant de groupes secondaires, les villosités coniques, digitiformes, filiformes, mamelonnées, etc. ; autour du second, les villosités qui représentent des crêtes, des cercles, des replis ondulés

(1) De nouvelles observations toutefois m'ont démontré que chez le fœtus, et même chez l'enfant, dans les premiers mois qui suivent la naissance, les villosités existent aussi sur toute la longueur du gros intestin, mais seulement à l'état de vestige ; vers la fin de la première année, et quelquefois plus tôt, elles disparaissent complétement.

et serpentiformes, en un mot des lames flottantes droites ou contournées, simples ou bifides, isolées ou anastomosées.

Helvétius, le premier auteur qui ait fait des recherches spéciales sur ces saillies et dont le travail parut en 1721 (1), a cru pouvoir rapporter toutes les villosités au premier de ces deux types. Il assigne à toutes une forme mamelonnée. Mais la sagacité avec laquelle nous avons vu cet auteur aborder l'étude de la tunique musculaire de l'estomac lui a fait défaut lorsqu'il a voulu observer les villosités de l'intestin grêle. Croire à l'unité de formes de ces saillies, c'est bien évidemment se mettre en opposition avec les données les plus positives de l'observation qui, à la place de cette unité, nous montre partout des variétés presque infinies. La forme qu'il leur attribue, celle d'un mamelon bifide ou trifide, ne leur appartient en aucune manière. Ses recherches sur ce point sont donc en réalité dénuées de toute valeur.

Albert Meckel, au commencement du xixe siècle, est tombé dans une erreur opposée en voulant ramener toutes les villosités au type lamelliforme. Pour lui, « la forme fondamentale de ces saillies est celle d'un feuillet élargi à sa base, terminé en pointe à son sommet » (2).

Son travail cependant est bien supérieur à celui d'Helvétius ; il peut être considéré comme l'œuvre d'un observateur, mais d'un observateur dont l'esprit se laisse égarer par le rationalisme de la philosophie allemande. Ainsi c'est une loi aux yeux de cette philosophie que, dans une constitution bien ordonnée, la forme des parties doit être la répétition de celle du tout. Or, l'intestin grêle n'étant qu'une membrane enroulée sous la forme d'un tube, les villosités ne doivent être et ne seraient en effet, selon Meckel, que des membranes plus petites caractérisées aussi par une grande tendance à l'enroulement. Pour lui, par exemple, une villosité conique n'est autre chose qu'une lame triangulaire repliée en gouttière et vue par sa convexité ; une villosité digitiforme est une lame semblable plus complétement enroulée, dont le sommet se trouve renversé ; et suivant que cette même lame sera vue par ses faces ou par ses bords, que son sommet sera redressé, incliné ou replié, qu'elle sera rectiligne ou tordue sur son axe, etc., elle affectera tel ou tel aspect qui pourra faire croire à autant de formes différentes, et qui ne seront que des modifications secondaires de la forme fondamentale.

Pour donner plus d'autorité à ce raisonnement, Meckel ajoute que lorsqu'on examine les villosités sous l'eau, si l'on prend soin de redresser ou de dérouler avec des aiguilles celles qui paraissent coniques ou cylindriques, on réussit à les ramener à la forme lamelleuse et à constater ainsi qu'aucune d'elles ne représente un corps plein. J'ai répété cette

____

(1) Helvétius, *Obs. anat. sur la membrane appelée veloutée.* (*Hist. de l'Acad. des sciences*, 1821, p. 301.)

(2) *Journal complém. du Dict. des sc. méd.*, t. VII, p. 211.

expérience ; mais elle m'a démontré une fois de plus que la forme des villosités est réellement diversifiée à l'infini, et qu'elles ne sauraient être ramenées à un type unique. Si l'on veut fonder leur classification sur les données de l'observation, il faut de toute nécessité les rattacher aux deux formes sus-mentionnées.

Les villosités qui appartiennent à l'une et à l'autre de ces formes se trouvent mêlées, en sorte que sur le même point on peut observer un échantillon de toutes ou presque toutes les variétés. Cependant celles qui affectent la forme lamelleuse occupent surtout la partie supérieure de l'intestin grêle. Sur la première portion du duodénum on ne remarque que des villosités de cet ordre ; c'est là leur siége de prédilection ; c'est là aussi qu'elles revêtent le type lamelliforme dans toute sa pureté et dans ses plus grandes proportions. On les voit sur ce point s'enrouler, se redresser, serpenter dans tous les sens, s'anastomoser entre elles, et affecter une disposition si variable, si capricieuse, que celle-ci échappe à toute description. Vers la fin de cette première portion elles conservent encore la même forme ; mais elle sont beaucoup moins longues, beaucoup moins contournées, et s'entremêlent à des villosités simplement aplaties, et même à des villosités coniques, cylindriques, digitiformes, etc. (Fig. 775).

Les **dimensions** de ces saillies ne sont pas moins variables que leur forme. Pour les déterminer avec quelque exactitude, il faut les mesurer au micromètre en les examinant sous l'eau à la lumière réfléchie. On peut ainsi très-bien constater que les villosités à forme plus ou moins arrondie présentent une hauteur qui n'excède pas en général $0^{mm},4$; quelques-unes cependant s'élèvent jusqu'à $0^{mm},6$, tandis que d'autres, beaucoup moins nombreuses et comme perdues au milieu de celles qui les entourent, atteignent à peine $0^{mm},2$. Leur diamètre représente le tiers, le quart ou le cinquième seulement de leur hauteur ou grand axe.

Le volume des villosités chez les mammifères n'est pas proportionnel au développement de l'appareil digestif. Dans les grands herbivores, où cet appareil est si développé, elles n'offrent pas des dimensions plus considérables que chez l'homme. Chez le cheval, on les trouve comme englouties dans l'épithélium très-épais qui les recouvre. Chez le bœuf, dont le canal alimentaire, d'après G. Cuvier, égale 22 fois la longueur du corps, elles ne sont pas beaucoup plus volumineuses, bien cependant que plus apparentes. Dans le chien, le chat, la loutre, et en général dans les carnassiers, où l'appareil de la digestion devient comparativement si court, leur longueur augmente beaucoup sans que leur diamètre diminue.

Le **nombre** des villosités est si considérable, qu'il semble d'abord presque impossible de l'évaluer d'une manière approximative. Elles sont plus multipliées sur le jéjunum que sur l'iléon, et plus aussi sur les plaques de Peyer que dans l'intervalle de celles-ci. Pour procéder à leur dénombre-

ment, j'ai pris soin de les dépouiller de leur gaîne épithéliale, ce qui permet de les distinguer plus nettement, et après avoir appliqué un lambeau
de la muqueuse de l'iléon sur une plaque de verre noir, je l'ai recouvert
d'une lame de papier auquel était pratiquée une ouverture de 4 millimètres carrés; puis l'examinant à un grossissement de 25 diamètres, j'ai
compté les villosités inscrites dans ce carré. Leur nombre a varié de 38 à
56. La moyenne de ces résultats extrêmes est de 47, d'où il suit qu'il existerait environ 12 villosités sur 1 millimètre carré. J'ai cru devoir appliquer aussi à ce dénombrement le micromètre oculaire dont les dimensions
représentent des dixièmes de millimètre ; sur une étendue comprenant
10 de ces divisions, ou 1 millimètre carré, j'ai trouvé de 10 à 18 villosités.
D'après ces observations, qui ont été suffisamment répétées pour me permettre d'en contrôler les résultats les uns par les autres, on peut admettre
que le nombre moyen des villosités sur 1 millimètre carré est de 12 à
14 chez l'homme. Supposons qu'il s'élève à 10 seulement ; sur 1 centimètre
carré, il s'élèvera à 1000 ; et sur 10 125 centimètres carrés qui représentent l'étendue superficielle de la muqueuse intestinale déplissée, à
10 125 000.

En présence de ce chiffre, il n'est pas sans intérêt de mettre celui qui
exprime la surface totale de ces dix millions de villosités. Lorsqu'on étudie ces saillies sous l'eau après les avoir dépouillées de leur épithélium,
on remarque que dans la première moitié de l'intestin l'espace qui les sé-

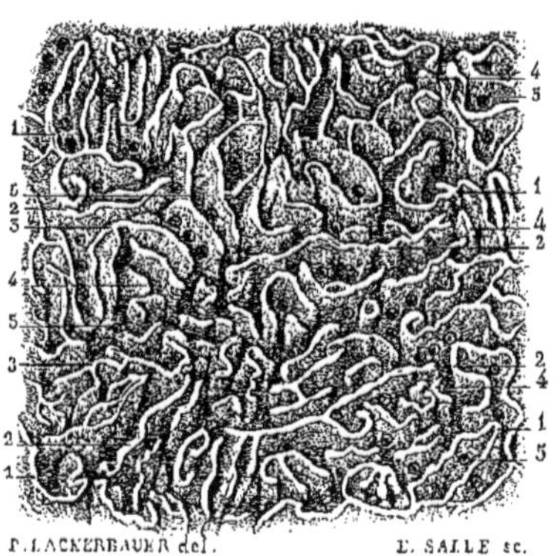

Fig. 810. — *Villosités de la première portion du duodénum, offrant toutes une forme
lamelleuse. Au fond des sillons qui les séparent on distingue l'embouchure des glandes
en grappe ou glandes de Brunner, et des glandes en tube ou glandes de Lieberkühn.
(Grossissement de 20 diamètres.)*

1, 1, 1, 1. Villosités remarquables par leur forme aplatie, par leur longueur et surtout
par leur direction plus ou moins flexueuse. — 2, 2, 2, 2. Villosités presque rectilignes.
— 3, 3. Villosités bifurquées. — 4, 4, 4, 4. Villosités rudimentaires. — 5, 5, 5, 5. Orifices des glandes de Brunner et des glandes de Lieberkühn.

pare est plus petit que le diamètre de leur base, et que dans la seconde moitié il est à peu près égal à ce diamètre, et sur quelques points un peu plus grand. Dès lors on peut admettre que la surface formée par la base additionnée de toutes les villosités représente la moitié environ de l'étendue superficielle de la muqueuse supposée déplissée. — Ce premier fait établi, il nous reste à évaluer le rapport existant entre la base des villosités et leur surface libre. Ce rapport, nous ne saurions le déterminer avec précision ; mais lorsqu'on voit flotter sous l'eau toutes les saillies qui hérissent les parois de l'intestin grêle, on peut constater que la surface de celle-ci est au moins trois ou quatre fois aussi grande que leur base pour la plupart d'entre elles ; et puisque leurs bases réunies équivalent à la moitié de la superficie totale de la muqueuse, on voit que leurs surfaces, réunies aussi, représenteront une étendue superficielle à peu près double de celle de cette tunique.

Ainsi la muqueuse de l'intestin grêle, dont la longueur est de 8 mètres lorsqu'elle n'est pas déplissée, et de 13 mètres lorsque ses valvules conniventes sont dédoublées, s'élèverait à 26 mètres si nous pouvions étaler ses villosités comme nous étalons ses valvules conniventes ! En multipliant cette longueur par la circonférence moyenne de l'intestin grêle, qui est de 8 centimètres, on reconnaît que la surface libre de la tunique muqueuse équivaut à plus de 20 000 centimètres carrés, et que son étendue superficielle, par conséquent, est plus grande que celle de l'enveloppe cutanée.

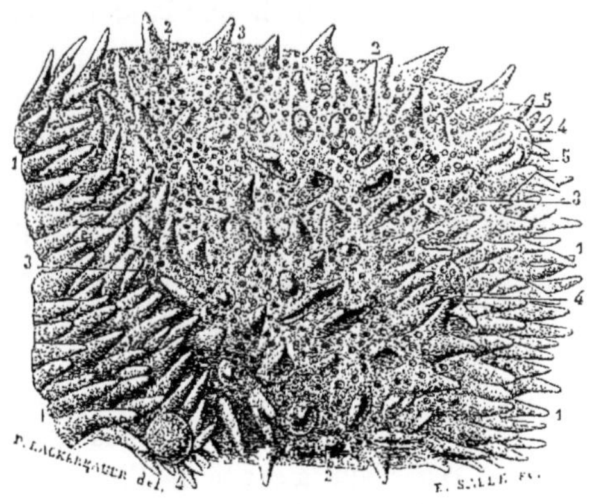

FIG. 811. — *Villosités de la partie moyenne de l'intestin grêle offrant pour la plupart une forme arrondie. (Grossissement de 20 diamètres.)*

1, 1, 1, 1. Villosités de forme conique, toutes inclinées dans le même sens, en sorte qu'on les voit par leur longueur. — 2, 2, 2. Villosités de même forme, vues par leur sommet et un peu plus espacées que les précédentes. — 3, 3, 3. Orifices des glandes en tube. — 4, 4, 4. Follicules clos recouverts de glandes en tube dont on distingue les orifices. — 5, 5. Couronne de villosités entourant l'un de ses follicules.

b. *Structure des villosités.*

Les villosités comprennent dans leur constitution : 1° une partie périphérique formée par un prolongement de l'épithélium de la muqueuse ; 2° une substance propre de nature spéciale ; 3° des artères, des veines, des vaisseaux lymphatiques et probablement aussi des nerfs.

1° *Épithélium des villosités.*

L'*enveloppe épithéliale* propre à chaque villosité offre la forme d'une petite gaîne. Toutes ces gaînes se continuent entre elles par la circonférence de leur base, d'où il suit que l'épithélium de la muqueuse, suivant qu'on l'examine par sa face libre ou par sa face adhérente, apparaît hérissé d'autant de saillies ou creusé d'autant de fossettes qu'il existe de villosités.

Pour détacher cet épithélium il n'est pas nécessaire, ainsi que le pensait Liberkühn, de soumettre l'intestin à une macération prolongée. Sur un individu mort depuis trente-six ou quarante-huit heures, il n'adhère en général que faiblement à la couche sous-jacente. Après avoir fait passer un courant d'eau dans l'intestin, si l'on incise celui-ci sur sa longueur et si on l'étale ensuite sous l'eau, on peut assez facilement, avec le manche d'un scalpel ou tout autre instrument, en détacher la lame épithéliale par lambeaux, qui, suspendus et flottants dans le liquide, ressemblent bien plus à de petits flocons blanchâtres qu'à des débris de pellicules.

La lame épithéliale qui recouvre les villosités et toute la surface interne de l'intestin grêle est d'autant plus molle que la mort remonte à un temps plus éloigné. Par son épaisseur, sa consistance, sa transparence et tout son aspect extérieur, elle rappelle assez bien, au moment où elle se détache spontanément, une couche de mucus, avec laquelle en effet elle a été longtemps confondue.

Lorsqu'on soumet un lambeau d'épithélium de la muqueuse intestinale à l'examen microscopique, on remarque qu'il se compose d'innombrables cellules très-régulièrement juxtaposées.

Toutes ces cellules offrent une forme cylindrique ou celle d'un cône tronqué à son sommet. Par une de leurs extrémités, elles reposent sur la couche glanduleuse. Par l'autre, qui est un peu plus large, et plane ou légèrement convexe, elles regardent la cavité de l'intestin. Cette extrémité libre est surmontée d'une petite membrane, transparente, très-réfringente, assez épaisse, se continuant sans ligne de démarcation avec celle des cellules adjacentes, et contribuant ainsi à former une seule et même pellicule qui relie toutes ces cellules entre elles. Vue par son épaisseur, sur une rangée de cellules, elle semble passer de l'une à l'autre sans offrir la moindre trace d'une solution de continuité. On y remarque seulement des lignes alternativement sombres et claires. Les lignes sombres ont été con-

sidérées par Kölliker comme autant de canalicules par lesquels. pénétre-
raient les sucs nutritifs, et par Henle comme des cils vibratiles qu'une
substance amorphe souderait les uns aux autres.

Par leur surface, les cellules se juxtaposent, en sorte qu'elles représentent des prismes à cinq ou six pans plutôt qu'un cylindre ou un cône proprement dit.

Chacune d'elles renferme dans sa cavité un noyau arrondi ou allongé
dans le sens de leur grand axe et recouvert de granulations. Ce noyau,
dont le diamètre est un peu moins grand que celui de la cellule, occupe
ordinairement la partie moyenne de celle-ci; souvent il se rapproche davantage de son sommet ; d'autres fois on le trouve plus rapproché de sa
base. Il existe à cet égard beaucoup de variétés. — Indépendamment du
noyau, les cellules contiennent aussi une petite quantité de liquide et des
granulations moléculaires en très-grand nombre. Ces granulations sont
arrondies, très-réfringentes et très-apparentes.

Vues par leur extrémité libre ou par leur base, les cellules qui constituent l'épithélium intestinal figurent une sorte de mosaïque composée de
pièces hexagonales, dans chacune desquelles se trouve inscrit un noyau
qu'on distingue très-bien à travers la base des cellules. Lorsque l'épithélium se présente sous cet aspect, on le prendrait pour un épithélium pavimenteux. Mais dans le champ de la préparation on trouve toujours quelques
cellules ou des groupes de cellules qui se montrent par leur grand axe, et
il devient alors facile de reconnaître leur véritable forme. — Leur lon-

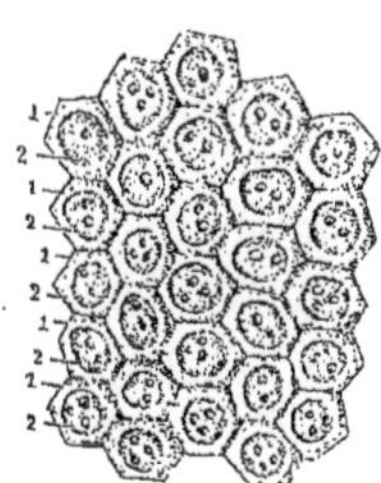

Fig. 812. — *Cellules épithé-*
liales de l'intestin grêle,
vues par leur base

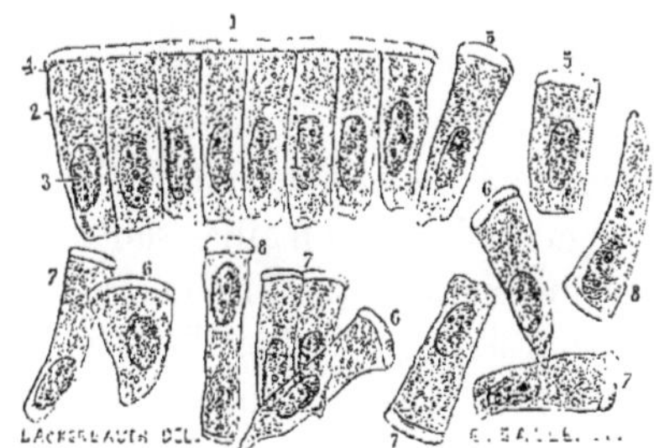

Fig. 813. — *Ces mêmes cellules, vues dans*
leur longueur et leurs principales variétés.
(Grossissement de 20 diamètres.)

Fig. 812. — 1, 1, 1, 1, 1. Extrémité libre ou base des cellules présentant chacune une
figure hexagonale. — 2, 2, 2, 2, 2. Les noyaux de ces cellules.

Fig. 813. — 1. Groupe de cellules cylindriques unies entre elles et vues dans toute
leur longueur. — 2. Parois de ces cellules et granulations moléculaires qui remplissent
leur cavité. — 3. Leurs noyaux allongés et plus rapprochés de leur extrémité inférieure. — 4. Membrane qui recouvre leur base. — 5, 5. Deux cellules du même groupe
qui viennent de s'en détacher. — 6, 6, 6. Cellules coniques. — 7, 7, 7, 7. Cellules dont
le noyau se trouve très-rapproché de leur sommet. — 8, 8. Cellules dont le noyau est
au contraire très-rapproché de leur base.

gueur est à peu près triple ou quadruple de leur épaisseur. — Pour distinguer avec netteté tous les détails de leur structure, il faut faire usage d'un grossissement de 400 à 500 diamètres.

Henle et Goodsir avaient cru remarquer que pendant la durée de la digestion l'épithélium de la muqueuse intestinale se détache. Mais en examinant cet épithélium sur des chiens ouverts deux, trois et quatre heures après un copieux repas, je l'ai constamment trouvé intact. Sur le cheval, le bœuf, le veau, sacrifiés pendant la durée de la digestion et observés immédiatement après la mort, je l'ai également toujours rencontré. Son existence est donc permanente. Dès lors il reste démontré que les boissons et tous les sucs réparateurs, au moment de l'absorption, s'introduisent d'abord dans la cavité des cellules, et passent ensuite de celles-ci dans les veines et les chylifères. Lorsqu'on examine les villosités d'un chien en pleine digestion, on les trouve turgides, volumineuses, opaques; elles présentent une coloration d'un blanc laiteux; et si l'on soumet à l'inspection microscopique les cellules épithéliales qui les recouvrent, on observe dans la cavité de celles-ci d'innombrables granulations de nature graisseuse, d'une extrême ténuité, qui les remplissent.

2° *Substance propre des villosités.*

La substance qui forme la trame de chaque villosité, et dans laquelle se ramifient les vaisseaux sanguins et lymphatiques, comprend un réseau de cellules étoilées, des cellules de nature spéciale et quelques fibres musculaires lisses.

Les cellules étoilées et les fibrilles qui les unissent sont un prolongement du réticulum de la couche moyenne de la muqueuse. Ce réseau est le lien commun de tous les autres éléments. — Les cellules répandues en grand nombre dans ses mailles sont arrondies pour la plupart; quelques-unes sont ovalaires. — Les fibres musculaires signalées par Brucke occupent la portion centrale des villosités. Elles se dirigent de leur base vers leur sommet, comme les vaisseaux auxquels elles se trouvent mêlées. Indépendamment de ces fibres à direction longitudinale, on en remarque d'autres qui sont transversales et qui n'avaient pas encore été mentionnées. Leur existence cependant n'est pas moins manifeste que celle des précédentes.

Chez un petit nombre d'individus, on voit en outre des granulations pigmentaires qui ont un siége déterminé et constant; elles occupent toujours le sommet des villosités, et sont si rapprochées de l'épithélium, qu'à un premier examen on serait tenté de les considérer comme une dépendance de la couche épithéliale. Mais une étude plus complète démontre que ces granulations sont situées dans l'épaisseur même de la substance réticulée. Elles survivent à la chute intégrale de la gaîne épithéliale et à la macération la plus prolongée. Très-rapprochées, elles forment un petit groupe qui, à la vue simple, présente l'aspect d'un point noir. Ce groupe est plus ou moins apparent, suivant le nombre des granulations qui le composent. Lorsqu'il occupe tout le sommet des villosités, la surface correspondante de l'intestin offre une teinte ardoisée ; lorsqu'il est très-petit, cette surface paraît seulement piquetée de noir.

La substance propre des villosités recouvre complétement les vaisseaux répandus dans son épaisseur, en sorte que ceux-ci ne se trouvent nulle part en contact immédiat avec la couche épithéliale, bien que les plus superficiels soient extrêmement rapprochés de celle-ci.

3° Artères, veines et vaisseaux lymphatiques des villosités.

Les *vaisseaux sanguins*, par leur calibre, leur nombre et leurs anastomoses, forment à peu près les deux tiers du volume total des villosités. La substance propre dans laquelle ils se répandent n'est qu'un élément secondaire destiné à leur servir de soutien. La gaîne épithéliale a pour attribution principale de les protéger. On peut donc les considérer comme l'élément essentiel de ces saillies. — Mais, les artères et les veines ne prennent pas une part égale à leur constitution.

Les *artères* sont extrêmement grêles et toujours multiples. Les plus petites villosités reçoivent au moins quatre ou cinq artérioles ; les moyennes six à huit, et les plus volumineuses dix à douze. Le nombre de celles qui pénètrent dans les villosités lamelleuses est plus considérable encore et varie avec leur longueur. (Fig. 814.)

Ces petites artères offrent à peu près toutes le même calibre. On ne les voit sur aucun point de leur trajet s'anastomoser entre elles. Chacune d'elles se réduit bientôt à l'état d'un simple capillaire qui se continue à sa terminaison avec une veinule, en formant, avec cette dernière, une arcade légèrement flexueuse. — Elles sont plus rapprochées de la surface des villosités que de leur partie centrale.

Leur direction la plus générale est un peu ondulée. Quelques-unes s'élèvent verticalement ; d'autres, plus nombreuses, croisent obliquement le tronc veineux situé au centre de chaque villosité.

Les *veines* qui succèdent à ces artères se comportent différemment. Toutes convergent vers deux ou trois branches, et ces branches vers un tronc volumineux qui occupe l'axe de la villosité. Lorsque celle-ci est un peu aplatie, il existe quelquefois deux troncs veineux qui tous deux alors se trouvent ordinairement situés en dehors de son axe. Les villosités à forme lamelleuse très-accusée en possèdent généralement trois ; quelques-unes même, celles par exemple de la première portion du duodénum, qui sont très-longues, en possèdent un plus grand nombre.

Le tronc veineux dans chaque villosité présente toujours un calibre considérable. Il n'est pas très-rare de voir celui-ci égaler le quart du diamètre total de la villosité. Les branches qui en partent naissent surtout de sa partie terminale. Elles se subdivisent presque aussitôt en plusieurs ramuscules, dont les uns se recourbent en arcades pour se continuer avec les artères, tandis que les autres, plus nombreux, s'anastomosent pour former au sommet des villosités un plexus à mailles très-serrées, et plus bas un plexus à mailles larges, sinueuses et irrégulièrement quadrilatères. Il suit de cette disposition :

1° Que les veines occupent dans les villosités une plus large place que les artères, et qu'elles doivent être considérées, par conséquent, comme l'élément essentiel ou fondamental de ces organes.

2° Que si leur destination pouvait être douteuse, il suffirait de contempler un instant ces riches plexus veineux qui surgissent par millions du sein de la muqueuse intestinale, et qui flottent de toutes parts dans un liquide assimilable, pour constater qu'elles n'ont pas uniquement pour usage d'absorber les boissons, mais qu'elles doivent prendre aussi une part importante à l'absorption des sucs nutritifs.

Pour procéder avec succès à l'étude des vaisseaux sanguins des villosités deux conditions importantes doivent être remplies : — la première est une bonne injection, c'est-à-dire une injection à la fois complète et transparente, résultat qu'aucun auteur ne me paraît avoir obtenu jusqu'à ce jour, si j'en juge par la description ou les figures qui en ont été publiées ; — la seconde consiste dans l'usage d'un grossissement de 100 diamètres ; les grossissements plus faibles sont généralement insuffisants.

Parmi les liquides que j'ai mis en usage dans le but d'obtenir une injection très-pénétrante, il en est deux qui m'ont donné des résultats entièrement satisfaisants : ce sont l'essence de térébenthine et l'air atmosphérique.

Après avoir injecté la veine porte avec cette essence colorée au bleu de Prusse à l'huile, j'injectais l'aorte avec le même liquide coloré au vermillon. Mais à la rigueur on peut injecter seulement la veine porte, l'essence de térébenthine passant des veines dans les artères. Quelque considérable que soit la quantité de liquide consacrée à cette injection, celle-ci ne réussit jamais également bien sur tous les points. Les villosités du jéjunum sont celles qui s'injectent le plus complétement. On prendra donc cette partie de l'intestin de préférence ; et après l'avoir incisée, on en détachera un segment de valvule connivente qui sera dédoublé et ensuite étalé, en ayant soin de tourner les villosités en haut ; puis on l'examinera aussitôt au microscope.

L'injection des artères et des veines des villosités à l'aide du fluide atmosphérique est un procédé que personne, je crois, n'a encore employé, et qui présente cependant de grands avantages. Entre toutes les expériences que l'art d'observer a fait imaginer, il n'en est pas peut-être qui

soit à la fois aussi instructive et aussi récréative. Mais le *modus faciendi*
est ici important à connaître; je vais l'indiquer en quelques mots. Si vous
avez le choix du sujet, prenez un homme de vingt à trente ans, fortement
constitué et mort récemment. Insufflez le système de la veine porte avec
un bon soufflet, ou à défaut de celui-ci avec une seringue qu'il faudra alors
remplir quinze à vingt fois de suite. L'air ainsi introduit n'arrive jamais
jusque dans les veines des villosités ; mais si l'insufflation a été convenablement pratiquée, il pénètre dans les veines des valvules conniventes. Détachez une de ces valvules à sa base; appliquez-la sur le porte-objet du
microscope par une de ses faces, recouvrez l'autre avec une lame de
verre, puis examinez, à l'aide d'un faible grossissement, 20 ou 25 diamètres, ce qui va se passer. Sous le poids seul de la plaque de verre, la

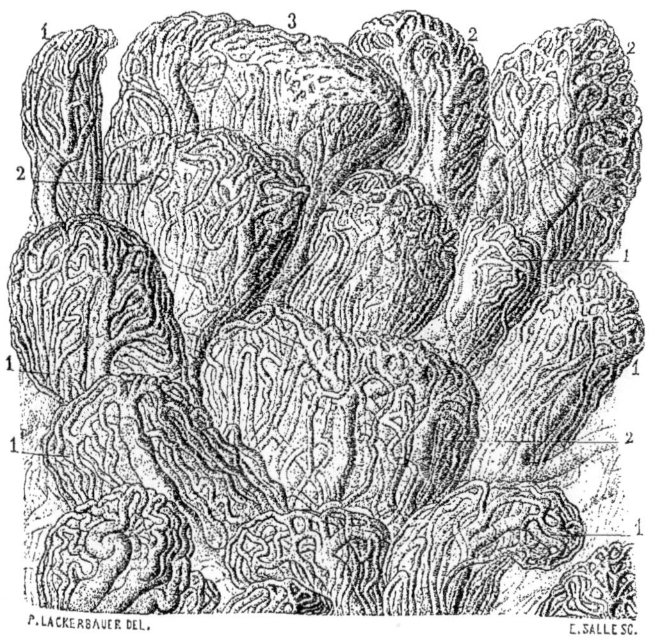

Fig. 814. — *Artères et veines des villosités, injectées avec l'essence de térébenthine,*
et vues à un grossissement de 100 diamètres.

1, 1, 1, 1, 1. Villosités cylindriques recevant une seule veine très-volumineuse qui en
occupe le centre, et plusieurs artères très-petites, toutes du même calibre, disposées
autour du tronc veineux avec les divisions duquel elles s'anastomosent à leur terminaison. — 2, 2, 2, 2. Villosités aplaties recevant deux troncs veineux qui communiquent
entre eux par de nombreuses divisions, et plusieurs artères qui se terminent dans le
plexus extrêmement riche formé par ces divisions. — 3. [Villosité plus aplatie et plus
large que les précédentes, présentant trois troncs veineux qui forment par leurs divisions et anastomoses un plexus très-serré à son sommet. Autour de ces troncs et dans
leur intervalle on aperçoit les artérioles très-petites et très-pâles qui vont se jeter dans
ce plexus.

3ᵉ ÉDIT.   IV. — 15

colonne d'air contenue dans chaque veine s'allongera, et si vous pressez cette plaque de manière à chasser la colonne d'air vers les capillaires, vous verrez celle-ci pénétrer dans le tronc veineux central de chaque villosité. Ce premier résultat permet de constater deux faits importants : d'une part, la situation de ce tronc veineux au centre de la villosité; de l'autre son volume considérable. — Augmentez la compression, l'air passera du tronc dans toutes ses divisions, et le plexus veineux si remarquable qui occupe le sommet des villosités apparaîtra de la manière la plus manifeste. — Augmentez encore la pression, l'air reviendra par les artères, et tout le petit système vasculaire de la villosité sera injecté.

Les choses, il est vrai, ne se passent pas toujours ainsi au gré de l'observateur. L'expérience même échoue assez souvent, soit parce que l'air s'échappe par la base de la valvule connivente que l'on comprime, soit parce qu'une veine se déchire; en outre, elle exige un peu d'habitude; mais chacun pourra facilement l'acquérir.

L'injection des villosités avec l'air atmosphérique a sur tous les autres procédés ce grand avantage, qu'elle se fait sous les yeux même de l'observateur, d'une manière successive ou simultanée, lente ou rapide, partielle ou totale. On peut injecter une seule villosité, ou toutes celles dont la principale branche provient d'une même veine; celle-ci et les villosités qui en dépendent représentent alors une véritable grappe. — Les villosités injectées par ce procédé sont surtout celles qui occupent le bord libre de la valvule connivente; ce sont les seules, en effet, qui ne soient pas comprimées, et les seules par conséquent dans lesquelles le fluide aériforme puisse librement pénétrer.

Phénomène inattendu! mais que les lois de la réfraction cependant expliquent très-bien, les vaisseaux ainsi remplis d'air, offrent une couleur extrêmement sombre et presque noire. Chaque veine semble avoir été injectée avec de l'encre; et comme les parties intermédiaires restent transparentes, tous les vaisseaux se détachent sur le fond de la villosité avec la plus grande netteté.

C. — Glandes de l'intestin grêle.

L'extrême multiplicité de ces glandes qui touche presque à l'infini, l'abondance des sucs qu'elles versent dans la cavité intestinale, la fréquence et surtout la gravité des lésions qu'elles présentent, ont vivement attiré sur elles l'attention des anatomistes et des médecins du xviiie siècle. Leur étude, trop négligée au commencement de celui-ci, a été reprise avec une nouvelle ardeur depuis une vingtaine d'années : grâce aux efforts de nos prédécesseurs et aux recherches modernes, ce point si intéressant d'anatomie est aujourd'hui un de ceux sur lesquels nous possédons les notions les plus satisfaisantes.

L'intestin grêle présente des *glandes acineuses*, des *glandes tubuleuses* et des *glandes vésiculeuses*. A chacun de ces trois ordres de glandes la tradition a depuis longtemps attaché un nom propre : les glandes acineuses ou glandes en grappe ont été aussi appelées *glandes de Brunner ;* les glandes tubuleuses ou glandes en cæcum ont reçu le nom de *glandes de Lieberkühn*, et les glandes vésiculeuses ou *follicules clos* celui de *glandes de Peyer*. A chacun d'eux la nature a attaché aussi des fonctions et des maladies qui lui sont propres.

1°. *Glandes en grappe de l'intestin grêle ou glandes de Brunner.*

Les glandes en grappe de l'intestin grêle appartiennent exclusivement au duodénum, d'où le nom de *glandes duodénales* sous lequel on les désigne aussi quelquefois. — Elles sont situées au-dessous de la tunique muqueuse, entre cette tunique à laquelle elles adhèrent étroitement et la tunique celluleuse dans laquelle elles se creusent une fossette. — Lorsque l'on a enlevé le péritoine et la couche musculaire, on les aperçoit mais un peu vaguement : pour les mettre en pleine évidence il faut enlever aussi la tunique celluleuse.

Leur *nombre* est très-considérable sur la première portion de l'intestin ; elles sont beaucoup moins abondantes sur la seconde, et deviennent rares sur la troisième. Au niveau du passage de la mésentérique supérieure on n'en trouve plus aucune trace, et souvent la portion horizontale elle-même semble en être totalement dépourvue.

Sur la première portion du duodénum, les glandes de Brunner se présentent en si grand nombre, qu'elles se touchent pour la plupart par leur circonférence, et forment une couche presque continue qu'on pourrait considérer comme une tunique à part, et qui a été décrite en effet sous le nom de *tunique glanduleuse* par quelques auteurs. Cette couche est plus compacte en haut, où elle répond au bord droit de la valvule pylorique, qu'en bas où les glandes commencent à s'espacer. — Sur la moitié supérieure de la portion verticale, celles-ci sont encore très-apparentes, mais plus ou moins distantes. — Sur la moitié ou les deux tiers inférieurs, c'est-à-dire sur toute cette partie de la portion verticale qui est au-dessous de l'embouchure des canaux cholédoque et pancréatique, il faut déjà les chercher avec quelque attention pour les apercevoir, tant elles sont largement disséminées.

Leurs *dimensions*, de même que leur nombre, varient beaucoup suivant les individus. Les supérieures sont constamment les plus volumineuses. En les suivant de l'origine vers la terminaison du duodénum, on les voit se réduire de plus en plus à mesure qu'elles deviennent de plus en plus rares. Brunner les divise en grandes, moyennes et petites. Les grandes offrent le volume d'une lentille ; j'en ai vu qui avaient la grosseur d'un pois; mais elles doivent être considérées comme très-exceptionnelles. Les moyennes présentent le volume d'un grain de millet. Les plus petites sont à peine visibles à l'œil nu.

Leur *forme* est arrondie. Les petites.et les moyennes sont toutes assez régulièrement sphériques; les plus grosses seules sont un peu aplaties de dehors en dedans. Par une moitié de leur surface elles répondent à la couche celluleuse; par l'autre moitié elles répondent à la tunique muqueuse qu'elles soulèvent, d'où l'aspect granuleux ou mamelonné que présente la face interne du duodénum. Cet aspect mamelonné, très-accusé chez certains individus, à peine apparent chez d'autres, suivant que les glandes sont plus ou moins développées, ne se voit que sur la partie supérieure du duodénum, c'est-à-dire sur celle qui s'étend du pylore vers l'embouchure du canal cholédoque. Plus bas, elles ne sont plus assez volumineuses pour faire saillie sous la muqueuse, et les valvules conniventes concourent d'ailleurs à en masquer les reliefs.

La *structure* des glandes de Brunner est celle de toutes les glandes en grappe. Des lobules partent autant de canalicules qui se réunissent pour former des rameaux, des branches puis un conduit excréteur.

Ces glandules présentent la même couleur et la même consistance que les lobes et lobules du pancréas. — Le conduit excréteur qui en part se comporte aussi comme le conduit pancréatique. Nous verrons bientôt que celui-ci est accompagné par les lobules de la glande jusque dans l'épaisseur des parois de l'intestin. Il en est de même de tous les conduits excréteurs des glandules duodénales qui disparaissent dans l'épaisseur de la tunique muqueuse, au moment où ils émergent de celle-ci. La portion libre de ces conduits est donc extrêmement courte, en sorte qu'ils sont fort difficiles à reconnaître et à suivre chez l'adulte; chez le nouveau-né on les distingue plus facilement, et l'on peut remarquer que de très-minimes lobules les accompagnent jusque dans l'épaisseur de la muqueuse.

Les orifices par lesquels ces glandes s'ouvrent sur la muqueuse se voient au fond des sillons qui séparent les villosités lamelleuses du duodénum. Leur diamètre ne diffère pas de celui des glandes en tube.

Usage. — Brunner, auquel nous devons la connaissance de ces glandes, les avait assimilées aux lobules du pancréas. A ses yeux elles n'étaient que des parties pour ainsi dire détachées de cette glande, et disséminées dans l'épaisseur des parois du duodénum, d'où le nom de *pancréas secondaire, pancreas secundarium*, sous lequel il les avait collectivement désignées. Passant ensuite à l'étude de leur fonction, il avance qu'elles ont pour usage d'émulsionner les aliments : « Liquor glandularum per modum emulsionis facit ad digestionem ciborum. »

Disséminées dans les parois du duodénum, elles sont au pancréas ce que la couche glandulaire sous-muqueuse de la bouche est aux glandes salivaires. Ce rapprochement, ainsi que toutes les considérations empruntées à l'anatomie, telles que la couleur, la forme, la consistance, la structure, tendaient à nous faire regarder les glandes duodénales comme autant de glandules pancréatiques

Mais M. Cl. Bernard a fait remarquer avec raison que des considérations purement anatomiques ne prouvent rien lorsqu'il s'agit de déterminer les usages d'une glande. Il rappelle l'analogie qu'on avait voulu établir autrefois entre les glandes salivaires d'une part et le pancréas de l'autre, analogie que l'anatomie confirmait si pleinement, et que la physiologie expérimentale cependant est venue renverser; puis, comme arguments positifs, l'éminent physiologiste invoque en faveur de son opinion les différences très-prononcées que présentent, dans leurs propriétés chimiques, le pancréas et les glandes de Brunner.

Première différence. — Le tissu du pancréas acidifie rapidement les graisses neutres en les dédoublant en glycérine et acide gras. — Le tissu des glandes de Brunner ne possède pas cette propriété, qu'on ne retrouve du reste dans aucune autre glande de l'économie.

Deuxième différence. — L'eau dans laquelle a longtemps macéré le tissu pancréatique rougit par le chlore d'abord, et un peu plus tard par l'acide azotique. — L'eau dans laquelle on abandonne à leur décomposition spontanée les glandes de Brunner ne rougit jamais ni par le chlore, ni par l'acide azotique.

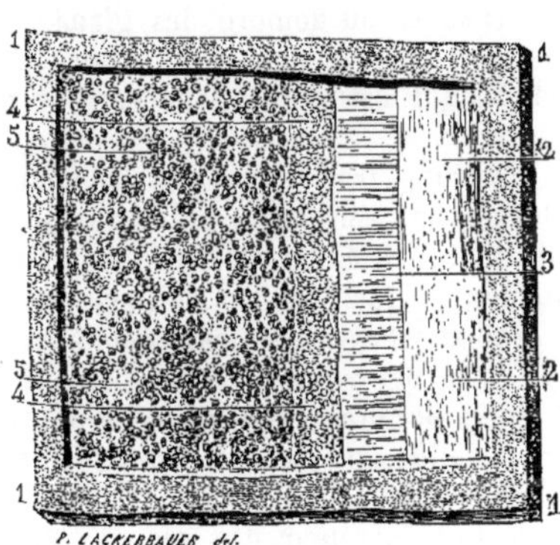
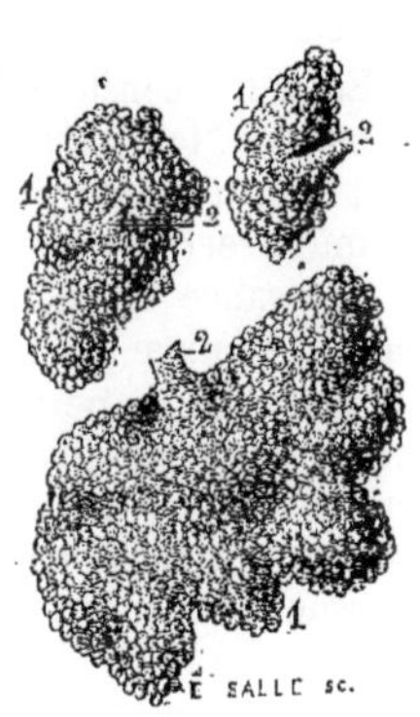

FIG. 815. — *Glandes en grappe de l'intestin grêle ou glandes de Brunner.*

FIG. 816. — *Trois de ces glandes vues à un grossissement de 25 diamètres.*

Fig. 815. — Glandes en grappe de la première portion du duodénum, mises à nu par l'ablation des trois tuniques extérieures de l'intestin. — 1, 1, 1, 1. Tunique séreuse. — 2, 2. Fibres musculaires longitudinales. — 3. Fibres circulaires. — 4, 4. Tunique celluleuse à travers laquelle on aperçoit les glandes de Brunner. 5, 5. Glandes de Brunner.— 5, 5. Glandes de Brunner adhérentes à la face profonde de la tunique muqueuse.

Fig. 816. — 1, 1, 1. Glandes en grappe de différentes dimensions, et de forme différente aussi. — 2, 2, 2. Conduit excréteur de ces mêmes glandes, remarquable par son extrême brièveté.

Troisième différence. — L'eau de macération du pancréas ne présente aucune viscosité. — L'eau de macération des glandes de Brunner est au contraire extrêmement visqueuse.

De ces différences, M. Cl. Bernard conclut que les glandules duodénales ne sauraient être assimilées au pancréas; et comme elles offrent au contraire tous les caractères physiques et chimiques qui appartiennent aux glandes disséminées sous la muqueuse buccale, il pense qu'elles doivent être considérées comme les analogues de ces dernières (1).

HISTORIQUE. — Les glandes en grappe du duodénum ont été signalées pour la première fois par Wepfer, en 1679 : « J'ai trouvé, dit-il, plusieurs glandes » remarquables dans le duodénum, sur la largeur d'une palme (quatre travers » de doigt) à partir du pylore. Ayant enlevé la tunique fibreuse, je remarquai » que ces glandes étaient de l'ordre des Conglomérées, et qu'elles avaient le » volume d'un demi-grain de chanvre. Par la macération dans l'eau, elles lais- » sèrent échapper un mucus abondant (2). »

Mais si Brunner n'a pas découvert les glandules duodénales, on ne peut du moins lui contester le mérite d'en avoir donné le premier une bonne descrip- tion qui ne permettait plus aucun doute sur leur existence et qui appela vive- ment sur elles l'attention des observateurs.

Les premières recherches de Brunner sur ces glandes ont paru en 1687, sous la forme d'une simple note adressée à l'Académie des curieux de la nature (3). Le travail *ex professo* qu'il nous a laissé sur le même sujet n'a été publié qu'en 1715. Dans ce travail, il décrit très-bien la situation, la forme, le volume et les différentes variétés de ces glandes, ainsi que leur disposition respective et leur mode de répartition sous la muqueuse duodénale. Il démontre aussi qu'elles sont formées d'acini et doivent être rangées au nombre des glandes conglo- mérées. Enfin il a constaté leur existence chez le cheval, le castor, le cerf, le bœuf, le mouton, le porc et le chien. Mais il est tombé dans l'erreur sur deux points importants de leur histoire.

Sa première erreur est d'avoir beaucoup trop étendu le domaine de ces glandes. Il avance en effet qu'on les observe sur toute la longueur du canal intestinal : « Minimæ per totum intestinorum tractum sparsim disseminatæ (4).» Une telle assertion ne permet pas de douter que Brunner n'ait pris les glandes vésiculeuses pour des glandes en grappe. Il ajoute en effet que vers la fin de l'iléon on les voit se rassembler çà et là par groupes : « Demum per arcolas seu agmina gregales hinc inde, sub finem ilei præsertim, apparuerunt. » Une si grande erreur de sa part est difficile à comprendre; car il connaissait très-bien les recherches de Peyer, dont il parle avec éloge.

Sa seconde erreur est relative au conduit excréteur des glandes duodénales qu'il n'a pu voir, et que leur extrême brièveté rend en effet presque invisible. Mais il a vu les glandes en tube; et comme ces glandes se trouvent immédiate- ment au-dessus de celles qu'il venait de découvrir, il les considère comme les conduits excréteurs de ces dernières. Voici, du reste, comment il s'exprime en décrivant les glandes en grappe chez le cheval : « J'ai examiné d'une manière » particulière quelques-unes des plus grandes, et j'ai vu qu'elles étaient formées

(1) Cl. Bernard, *Mém. sur le pancréas et le suc panc.* 1856, p. 31.
(2) Wepfer, *Cicutæ aquat. hist. Basilæ*, 1779, p. 119.
(3) C. Brunner, *Nov. gland. int. desc., Ephem., Acad. nat. curios.* 1687, p. 464.
(4) C. Brunner, *Gland. duod. seu panc. secund.* 1715, p. 27.

» de plusieurs glandes tubuleuses implantées sur une base large et arrondie,
» et s'ouvrant dans l'intestin par autant de très-petits orifices. » Cette base
large et arrondie, c'était une glande en grappe ; les conduits qui la surmontent,
c'étaient les glandes en tube de l'intestin grêle. A cette description est annexée
une planche qui représente les unes et les autres.

2° *Glandes en tube de l'intestin grêle ou glandes de Lieberkühn.*

Les *glandes en tube* de l'intestin grêle, *glandes en cæcum* de quelques
auteurs, sont situées dans l'épaisseur de la tunique muqueuse. On les observe sur toute la longueur de cette tunique et sur toute sa circonférence,
sur les valvules conniventes et dans leurs intervalles.

Ces glandes diffèrent beaucoup, suivant qu'on les considère chez les
mammifères ou chez l'homme. C'est dans les carnassiers qu'elles
atteignent leur plus grand développement. On les voit se dégrader en passant de ceux-ci aux ruminants, aux solipèdes et aux pachydermes pour se
réduire dans les rongeurs à leurs moindres dimensions. L'homme n'est
pas mieux partagé que ces derniers ; par les glandes en tube de son intestin
grêle, il se range à côté du lièvre et du lapin.

Glandes en tube des mammifères. — Dans les carnassiers, ces glandes
sont plus longues que celles de l'estomac. Elles offrent chez le chien 2 et
jusqu'à 3 millimètres de longueur, d'où l'épaisseur toujours très-notable
de la tunique muqueuse dans les animaux de cette classe. Du tronc par
lequel les glandes en tube s'ouvrent sur cette tunique naissent deux et
plus rarement trois branches. Lorsqu'il en existe seulement deux, celles-ci
se bifurquent après avoir parcouru un certain trajet ; la troisième reste ordinairement indivise. Le nombre des divisions secondaires varie ainsi de
4 à 5 ; elles se terminent chacune par un simple cul-de-sac légèrement
renflé et de forme ovoïde. (Fig. 817 A.)

Dans les ruminants, les glandes en tube de l'intestin grêle sont déjà beaucoup plus simples. Elles diminuent de longueur. La plupart se partagent
en deux branches seulement et quelques-unes en trois branches, qui affectent une direction un peu sinueuse et qui se terminent par un renflement
assez large, de forme et de dimensions variables.

Dans les pachydermes, ces glandes conservent encore une grande longueur. Mais elles ne sont plus représentées que par un simple tube, un
peu flexueux, plus large dans sa moitié terminale, et renflé en forme de
cornue à son extrémité profonde.

Cependant on en rencontre un assez grand nombre qui offrent des
traces de bifidité. Sur les unes, la tendance à la bifidité est à peine
accusée ; sur d'autres, elle est nettement prononcée, mais ne porte que
sur leur cul-de-sac ; d'autres, beaucoup plus rares, sont formées de deux
tubes convergents qui s'ouvrent sur la muqueuse par un tronc commun.

Cependant sur le duodénum il existe des glandes en tube plus composées, comprenant deux branches, subdivisées à leur terminaison.

Dans tous les mammifères, les glandes en tube sont formées, comme celles de l'estomac, de deux tuniques. La tunique externe est aussi amorphe et homogène. La tunique interne ou épithéliale se compose de cellules cylindriques ou plutôt prismatiques, se juxtaposant par leurs facettes et reposant par leur extrémité profonde sur la tunique amorphe.

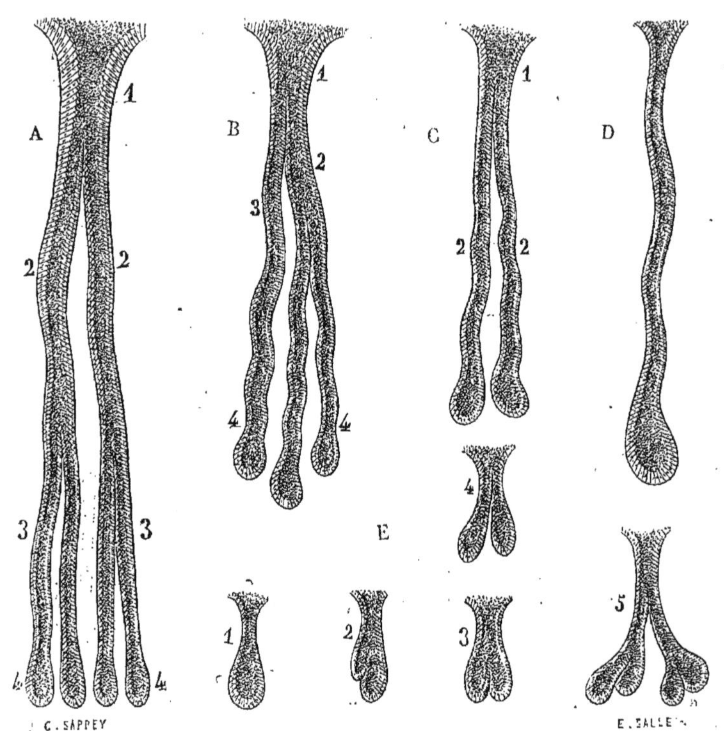

FIG. 817. — *Glandes en tube de l'intestin grêle des mammifères.* $\frac{100}{1}$

A. *Glande du chien.* — 1. Son conduit excréteur. — 2, 2. Les deux branches qui en partent. — 3, 3. Branches du second ordre. — 4, 4. Culs-de-sac ovoïdes par lesquels elles se terminent.

B. *Glande du bœuf.* — 1. Conduit excréteur. — 2. Sa branche principale se subdivisant en deux autres. — 3, Seconde branche qui reste indivise. — 4, 4. Culs-de-sac terminaux de la glande.

C. *Glande du mouton.* — 1. Son tronc. — 2, 2. Les deux branches qui en naissent, renflements qu'elles présentent à leur terminaison.

D. *Glande du cochon, remarquable par sa longueur et son calibre.* — Elle ne donne le plus habituellement aucune division.

E. *Glandes du lapin et du lièvre.* — 1. Glandule n'offrant aucun vestige de division. — 2. Glandule sur laquelle on voit une trace de bifidité. — 3. Autre glandule dont le cul-de-sac est divisé en deux utricules très-accusés. — 4. Glande composée de deux glandules qui s'ouvrent sur la muqueuse par un tronc commun. — 5. Glande en tube composée du duodénum.

Glandes en tube de l'homme. — Leur *longueur* est de $0^{mm},25$, et leur *calibre* de $0^{mm}, 06$ à $0^{mm}, 08$. Elles sont uniformément réparties et séparées les unes des autres par un intervalle égal à leur diamètre.

Leur volume est plus considérable chez le nouveau-né que chez l'adulte ; pour en prendre une notion exacte et complète, c'est donc chez le premier qu'il convient de les étudier.

Elles offrent pour la plupart une *direction* perpendiculaire au plan de la muqueuse ; cependant celles qui sont le plus rapprochées de l'axe des villosités s'inclinent pour aller s'ouvrir sur la circonférence de leur base.

La *forme* des glandes en tube est celle d'un cône arrondi à sa base et tronqué à son sommet. Leur extrémité profonde adhère étroitement à la couche musculaire de la muqueuse. Cette extrémité est représentée sur les unes par un simple cul-de-sac régulièrement arrondi ; sur un très-grand nombre d'entre elles, comme chez les rongeurs, elle offre une bifidité qui peut ne se montrer qu'à l'état de vestige, ou être nettement accusée, ou tout à fait complète. Pour certaines glandes, les premières traces de bifidité se montrent sur leur partie latérale ; sur d'autres, elle débute par leur base. Celles dont la cavité se dédouble sont loin d'être rares. J'ai vu des glandes à trois tubes égaux ou inégaux. Sur une tranche de 2 millimètres de longueur, si mince qu'elle soit, on rencontre le plus habituellement toutes ces variétés. (Fig. 820 et 821.)

Sur la première portion du duodénum, il existe des glandes en tube plus composées encore, dont le tronc se partage en trois ou quatre branches, souvent subdivisées elles-mêmes.

Leur extrémité libre ou leur sommet s'ouvre dans l'intervalle des villosités par des orifices circulaires, inégalement distants, invisibles à l'œil nu, mais visibles à la loupe, très-manifestes à un grossissement de 25 diamètres, et assez nombreux pour communiquer à la muqueuse intestinale l'aspect d'un crible, d'où le nom de *tunique cribriforme* que lui a donné Galéati.

Le *nombre* des glandes tubuleuses de l'intestin grêle est extrêmement considérable. Le seul procédé que nous puissions mettre en usage pour le déterminer approximativement consiste à examiner la surface libre de la muqueuse sous l'eau, et à comparer sur un espace donné le nombre des villosités avec celui des orifices glandulaires situés dans leurs intervalles. Sur le jéjunum, où ces saillies sont plus rapprochées, on ne compte en général que trois ou quatre orifices pour chacune d'elles ; sur l'iléon, où elles sont plus espacées, on en compte ordinairement cinq ou six. En moyenne, on peut admettre qu'il existe pour chaque villosité quatre ou cinq glandes. Or, puisque le nombre des villosités s'élève à 10 millions, on voit que celui des glandes de Lieberkühn varie de 40 à 50 millions, et qu'il est par conséquent huit ou dix fois plus considérable que celui des glandes préposées à la sécrétion du suc gastrique.

Si, après avoir par la pensée dédoublé toutes les valvules conniventes et étalé toutes les villosités, nous ramenions aussi à une surface plane et unique toutes ces cavités glandulaires en les ajoutant les unes aux autres, on conçoit que la tunique interne de l'intestin grêle, que nous avons vue s'allonger de 8 mètres à 13 mètres par le dédoublement de ses valvules, et de 13 mètres à 26 par l'effacement de ses villosités, atteindrait une longueur dont l'esprit ose à peine fixer les limites ; son étendue superficielle, que nous avons trouvée d'abord équivalente à 10 000, puis à 20 000 centimètres carrés, s'accroîtrait dans une proportion telle, qu'elle deviendrait double ou triple de cette dernière, et pourrait égaler, par conséquent, trois ou quatre fois la surface totale du corps.

La *structure* des glandes en tube chez l'homme ne diffère pas de celle des autres vertébrés. Elles se composent également d'une couche épithéliale formée de cellules cylindriques et d'une couche propre, mince, transparente, autour de laquelle se ramifient les vaisseaux et les nerfs.

HISTORIQUE DES GLANDES EN TUBE. — Elles ont été découvertes par Malpighi, qui les a décrites en 1688 dans une lettre adressée à la Société royale de Londres (1). Cet auteur les a vues non-seulement sur la muqueuse de l'intestin grêle, mais aussi sur les parois de l'estomac et du gros intestin. Il a constaté

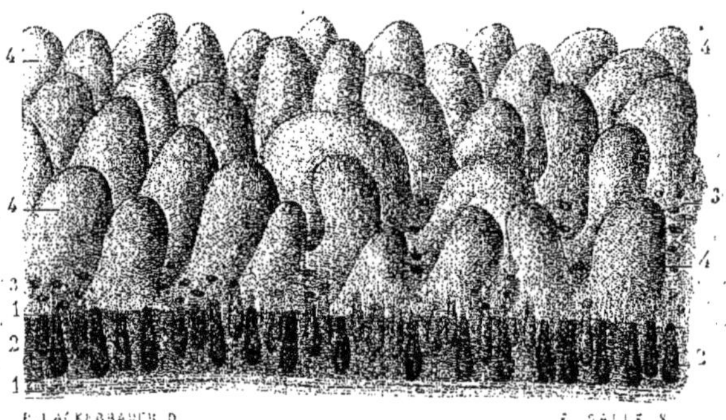
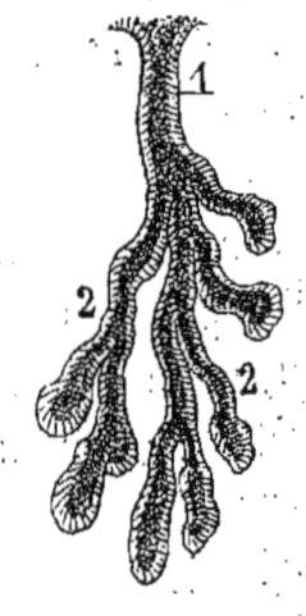

FIG. 818. — *Glandes en tube de l'intestin grêle, s'ouvrant sur la muqueuse, entre les villosités. (Grossissement de 40 diamètres.)*

FIG. 819. — *Une glande en tube composée du duodénum.*

Fig. 818. — 1, 1. Coupe verticale ou épaisseur de la tunique muqueuse. — 2, 2. Glandes en tube reposant par leur fond sur la couche des fibres musculaires et se portant verticalement en haut pour s'ouvrir sur la surface libre de la muqueuse. — 3, 3. Orifices ou embouchures de ces glandes. — 4, 4, 4, 4. Villosités qui recouvrent la surface libre de la muqueuse ; ces saillies, pour la plupart coniques, sont ici volumineuses et très-rapprochées.

Fig. 819. — Une glande en tube de la première portion du duodénum, vue à un grossissement de 100 diamètres. Cette glande est une des plus composées de l'intestin grêle ; sur l'origine du duodénum il en existe d'autres analogues, mais en général un peu plus simples. — 1. Tronc de la glande. — 2, 2. Ses divisions et culs-de-sac terminaux.

(1) Malpighi, *De struct. gland., biblioth. anat.* Maug., t. II, p. 797.

leur existence d'abord dans un certain nombre de mammifères, puis dans les oiseaux et les poissons, et ensuite chez l'homme.

C'est sur la tunique interne de l'estomac du cochon, où elles sont si développées, qu'il paraît les avoir aperçues pour la première fois : « Cette tunique, » dit-il, est toute composée de filaments ou canalicules qui se portent perpen- » diculairement vers sa surface (1). Près du pylore, où la tunique interne est » plus épaisse, les petits tubes sont plus longs, *prope pylorum, longiores sunt tubuli.* »

Après avoir fait connaître les glandes tubuleuses de l'estomac du cochon, il décrit plus brièvement, mais dans les mêmes termes, celles de l'âne, du chien, du quatrième estomac des ruminants, des oiseaux, des poissons, et arrive à celles de l'homme, auxquelles il consacre seulement les lignes qui suivent : « Enfin j'ai aussi observé cette même structure dans l'estomac humain. De la » membrane nerveuse de cet organe on voit s'élever perpendiculairement des » corps fibreux ou tubuleux, de telle sorte que sa surface libre représente un » réseau. »

Plus loin, le même auteur ajoute, en parlant de la muqueuse intestinale : « Cette structure tubuleuse se reproduit sur toute la longueur des intestins, » avec cette différence cependant que les tubes situés au-dessus de la tunique » nerveuse ne sont nulle part unis et enchaînés à la manière des mailles d'un » réseau, mais partout libres et indépendants avec les vaisseaux compris dans » leurs intervalles (2). »

Ces quelques lignes et celles qui précèdent suffisent pour démontrer que

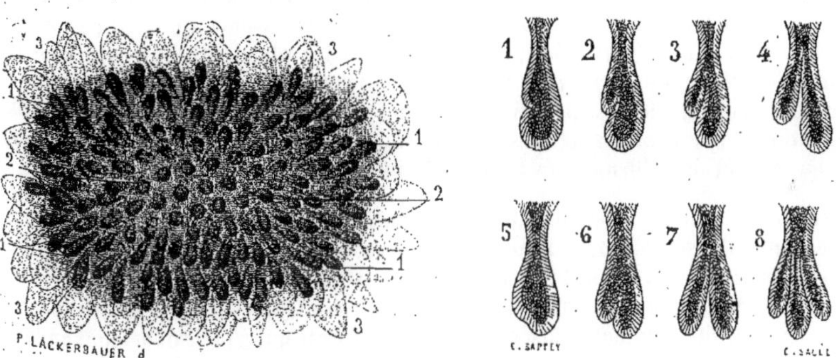

Fig. 820. — *Glandes en tube de l'intestin grêle, vues par leur extrémité profonde. (Grossissement de 40 diamètres.)*

Fig. 821. — *Les principales variétés de ces glandes, vues à un grossissement de 100 diamètres.*

Fig. 820. — 1, 1, 1, 1. Glandes en tube plus ou moins inclinées ou renversées, de telle sorte que les unes se montrent dans toute leur longueur, d'autres de trois quarts, et d'autres en raccourci. — 2, 2. Glandes dont le cul-de-sac est seul visible. — 3, 3, 3, 3. Villosités renversées aussi et débordant la circonférence du lambeau dont elles font partie.

Fig. 821. — 1. Glande simple. — 2. Glande offrant un vestige de bifidité latérale. — 3. Glande dont la bifidité latérale est plus accusée.—4. Glande bi-tubulaire.—5. Glande présentant un vestige de bifidité sur son extrémité profonde. — 6. Glande dont la bifidité est incomplète. — 7. Glande bifide. — 8. Glande trifide.

(1) *Op. cit.*, p. 803.
(2) *Op. cit.*, p. 804.

Malpighi avait observé les glandes en tube de la muqueuse gastro-intestinale. La description qu'il en donne est très-concise et assurément bien incomplète; mais elle avait le grand avantage de signaler à l'attention des anatomistes un nouveau sujet d'études.

Conrad Brunner, dans une note adressée en 1687 à l'Académie des curieux de la nature, sur les glandes en grappe du duodénum qu'il venait de découvrir, fait remarquer, en parlant de la tunique muqueuse, qu'elle serait mieux nommée glanduleuse, *quam verius glandulosam dixerim* (1). Plus loin, il ajoute : « Si je ne me trompe, elle n'est rien autre chose qu'un assemblage de très-petites glandes, dont l'humeur se répand dans la cavité des intestins. »

Dans cette note, on voit que Brunner se contente d'avancer que la tunique muqueuse est toute composées de glandes. En cela, il n'a fait que répéter ce qui avait été dit avant lui par Willis, par Ruysch, par Werheyen, etc.; et il n'aurait aucun droit à la découverte des glandes en tube, s'il s'était borné à cette simple assertion.

Mais dans son ouvrage, qui parut en 1715, il s'explique au contraire très-clairement, ainsi que je l'ai déjà montré, sur la forme et la nature de ces glandes, puisqu'il les désigne tantôt sous le nom de glandes tubuleuses et tantôt sous celui de tubes glanduleux, *tubuli glandulosi* (2). Il a aussi très-bien vu leur embouchure, soit sur la muqueuse intestinale, soit sur la muqueuse stomacale : *Perfusa est tunica intima infinitis porulis.* Enfin il les a fait représenter, et le dessin qu'il en donne les montre de la manière la plus nette. — Mais, préoccupé alors de ses recherches sur les glandes en grappe du duodénum, il les a considérées comme autant de conduits excréteurs partant de ces dernières. Cette erreur cependant ne saurait suffire pour lui retirer la part qu'il a prise à leur découverte ; car Malpighi, désignant tour à tour les glandes tubuleuses sous les noms de *fistulæ*, de *corpora filamenta*, de *corpora fibrosa*, il est évident que la cavité de ces glandes est pour lui bien plus un fait d'induction qu'un fait d'observation. Pour Brunner, elle est au contraire le résultat de ses investigations. Il l'a vue et il l'affirme sur le ton à la fois simple et net de la certitude.

En 1731, Galéati constate cette indépendance et proclame avec toute l'autorité que donne l'observation, l'existence définitive et irrécusable des glandes tubuleuses sur toute l'étendue de la muqueuse gastro-intestinale. Ce fut une erreur qui le mit sur la voie de cette découverte. On admettait déjà, à cette époque, que les villosités étaient creusées d'un canal central qui s'ouvrait à leur sommet. Galéati était à la recherche de ces fameux orifices, qu'il s'efforçait en vain de découvrir, lorsque tout à coup ses regards, s'arrêtant sur les sillons qui séparent les villosités, il fut fort étonné d'apercevoir d'autres orifices dont l'existence jusqu'alors lui était restée inconnue (3). Frappé de la nouveauté de la chose, *rei novitate commotus*, il ne songe plus aux villosités, concentre toute son attention sur les orifices qu'il venait de découvrir, explore la muqueuse intestinale sur tous les points, soit chez l'homme, soit dans le chien, le chat, la brebis, le cochon, les oiseaux, etc., et constate, *non sine voluptate*, que cette tunique apparaissait partout perforée comme un crible ou un réseau, *tunica interna tanquam pulcherrimum cribrum seu reticulum ubique perforata apparebat* (4), d'où le nom de *tunique cribriforme* sous lequel il l'a désignée.

(1) C. Brunner, *Eph. acad. nat. curios.*, 1687, p. 464.
(2) C. Brunner. *Gland. duod. seu panc. secund.*, 1725, p. 32.
(3) G. Galeati, *De cribrif. intest. tunicâ. Bon. scient. acad.*, 1731, p. 360.
(4) *Op. cit.*, p. 362.

Après avoir décrit ces orifices, Galéati s'attache à en déterminer la nature et les usages : « Et d'abord, dit-il, remarquons qu'ils ne sont rien autre chose que » l'embouchure des canalicules que Malpighi le premier a observés dans la » tunique interne du ventricule. » Étudiant ensuite ces tubes glanduleux, il en fait connaître la disposition chez l'homme et les animaux; puis termine en signalant le rôle qu'ils jouent dans quelques maladies du canal intestinal.

En 1760, Lieberkühn, dans sa célèbre dissertation *De fabricâ et actione villorum*, parle sous forme de digression des glandes en tube de l'intestin. Je traduis en entier le passage qu'il leur consacre : « Dans les interstices qui séparent les » villosités, il existe des orifices béants de follicules, ou plutôt des cavités sem- » blables à des alvéoles. Au fond de ceux-ci on remarque certains corpuscules » de forme arrondie et de couleur blanche. Pour voir plus distinctement ces fol- » licules et les corpuscules qui en forment le fond, il faut détacher une petite por- » tion de l'intestin grêle, la laver, l'étaler sur une surface noire, de manière que » les villosiés s'écartent, la plonger ensuite dans une cupule de verre pleine d'eau » et l'examiner au microscope à la lumière réfléchie. Les follicules alors appa- » raîtront aussitôt. Les corpuscules blancs situés dans le fond de ceux-ci seront » moins visibles; mais ils deviendront très-apparents si l'on examine la tunique » villeuse par sa face adhérente.
» Ces corpuscules sont-ils des glandes? Je les ai observés au microscope et » j'ai reconnu qu'ils étaient véritablement glanduleux.
» Les follicules de l'intestin grêle ne diffèrent pas sensiblement de ceux du » gros intestin, dans lequel cependant je n'ai pas encore pu apercevoir de cor- » puscules arrondis (1). »

Cette citation, qui reproduit textuellement tout ce que Lieberkühn a dit sur les glandes en tube, nous montre : 1° que cet auteur les avait vues sur l'intestin grêle, mais non sur le gros, où il n'avait pu distinguer que leur embouchure; 2° qu'il a très-bien indiqué aussi le procédé à suivre pour voir les orifices de ces glandes et leurs culs-de-sac. Mais Galéati avant lui avait fait connaître ce procédé. Galéati n'avait pas vu seulement les glandes tubuleuses sur l'intestin grêle, il les avait vues sur toute la muqueuse gastro-intestinale, ainsi que Malpighi. Comme ce dernier auteur, il les avait étudiées non-seulement chez l'homme, mais chez les mammifères, les oiseaux et les poissons. Malpighi, Brunner et Galéati avaient reconnu la forme tubuleuse de ces glandes; Lieberkühn, au contraire, l'a méconnue; pour lui, elles représentent des cavités arrondies qu'il appelle improprement *follicules*. Ses recherches, en définitive, sont donc très-inférieures à celles des anatomistes qui l'avaient précédé. C'est bien à tort, par conséquent, que la découverte des glandes en tube lui a été attribuée. Cette découverte était faite depuis plus d'un demi-siècle lorsque son ouvrage a paru, et il n'y a rien ajouté.

De l'ensemble des recherches faites depuis Malpighi jusqu'à nos jours, il résulte, en résumé : que la muqueuse intestinale renferme dans son épaisseur une prodigieuse quantité de glandes en tube, ouvertes sur les parois de l'appareil digestif, et que ces tubes se terminent par un simple cul-de-sac à leur extrémité profonde.
Les anatomistes modernes s'accordent encore pour admettre, avec les anciens, que la presque totalité de ces glandes sont des tubes simples. Or

____

(1) N. Lieberkühn, *Diss. de fab. et ct. vill.* Amstel., 1760, p. 14 et 15.

j'ai démontré que celles de l'intestin sont divisées à leur extrémité profonde dans un grand nombre de mammifères, et que beaucoup d'entre elles le sont également chez l'homme.

3° *Glandes vésiculeuses de l'intestin grêle, ou glandes de Peyer.*

Les glandes vésiculeuses sont des corpuscules creux et arrondis, sous-jacents à la muqueuse, mais sans communication cependant avec la cavité de l'intestin, d'où le nom de *follicules clos* qui leur a été aussi appliqué.

Ces glandes ne sont pas rassemblées sur une partie limitée du tube digestif, comme celles de Brunner, ni réparties uniformément sur toute l'étendue de la muqueuse intestinale, comme celles de Lieberkühn. Elles se rapprochent sur certains points pour former des groupes plus ou moins étendus, et se trouvent irrégulièrement disséminées sur tous les autres, c'est-à-dire sur la presque totalité de l'étendue de la muqueuse. Nous avons donc à considérer deux espèces de glandes vésiculeuses : celles qui sont agglomérées ou agminées et celles qui sont isolées ou solitaires.

a. *Glandes vésiculeuses agminées.*

Disposées sur un même plan, et assez rapprochées souvent pour se toucher par un point de leur périphérie, les glandes vésiculeuses agminées forment, suivant le langage de la plupart des auteurs, des espèces de plaques sur lesquelles passe la tunique muqueuse avec les éléments qui la composent.

Ces plaques, dites *plaques de Peyer*, occupent le bord libre de l'intestin grêle. Quelquefois elles sont situées à l'union de ce bord avec l'une des faces latérales ; jamais on ne les observe sur le bord adhérent.

Le duodénum en est dépourvu. Le jéjunum lui-même, dans sa moitié la plus élevée, n'en présente souvent aucune trace. L'iléon constitue leur siége de prédilection ; elles se montrent d'autant plus nombreuses et plus étendues qu'on se rapproche davantage de sa partie inférieure.

Leurs *dimensions* varient beaucoup. Les plus petites égalent à peine la surface d'une pièce de 20 centimes. Un plan qui passerait entre les deux valves d'une amande et qui serait circonscrit par la circonférence de ces valves représente assez bien l'étendue des moyennes. Les plus grandes n'offrent pas en général une largeur plus considérable que les précédentes ; mais leur longueur peut atteindre jusqu'à 8, 10 et 12 centimètres. Quelques anatomistes disent même en avoir observé de 15 à 18 centimètres. S'il en existe réellement de cette étendue, elles doivent être rares ; car sur un très-grand nombre d'intestins que j'ai examinés, il ne m'a pas été donné jusqu'à présent d'en rencontrer d'aussi considérables.

Leur *figure*, variable aussi, paraît être en partie subordonnée à leur dimension longitudinale. Lorsque celle-ci est très-courte, elle égale à peu

près leur largeur, et la plaque de Peyer offre alors un contour irrégulièrement circulaire. Lorsqu'elle augmente, la largeur variant à peine, la plaque
prend la figure d'un ovale ou d'une ellipse, dont le grand axe est parallèle
à l'axe de l'intestin. Lorsqu'elle atteint 6 à 8 centimètres, cette plaque,
s'allongeant plus encore, revêt l'aspect d'un ruban ou d'une bande arrondie à ses extrémités. Indépendamment de ces plaques circulaires, elliptiques et rubanées, il en existe souvent d'autres qui sont triangulaires, rectangulaires ou qui n'affectent aucune figure régulière. Parmi ces dernières
figure celle qu'on observe sur la partie terminale de l'iléon : ses dimensions transversales mesurent assez fréquemment la moitié et quelquefois
les trois quarts de la circonférence de l'intestin.

Le *nombre* de ces plaques ne s'élèverait pas au delà de 20 à 25, suivant
la plupart des auteurs ; mais il est un peu plus considérable. Sur un homme
j'en ai compté 63, sur un autre 74, et sur un troisième 81. Ordinairement,
il est vrai, elles ne se montrent pas aussi nombreuses ; quelquefois même
elles deviennent comparativement rares : c'est ainsi qu'un adulte fortement
constitué, chez lequel je pensais les trouver très-multipliées, n'en possé-
dait que 14. En général, on en rencontre de 35 à 40. Si leur nombre a
paru moins élevé, c'est, d'une part, parce que leur existence est souvent
difficile à constater, et, de l'autre, parce qu'on n'a pas toujours procédé à
leur recherche avec une suffisante attention. Afin de me mettre plus sûrement à l'abri de toute cause d'erreur, j'ai pris soin, après avoir incisé l'intestin sur sa longueur, de l'examiner par transparence aux rayons du soleil. Un procédé qui offre plus de garantie encore consiste à soumettre la
muqueuse intestinale à l'action d'un acide, et particulièrement de l'acide
acétique, lequel leur communique une certaine opacité, en sorte qu'elles
deviennent alors très-manifestes.

La surface libre des plaques de Peyer présente beaucoup de variétés
dans son aspect. Mais parmi ces variétés il en est deux qui dominent toutes
les autres et qui méritent d'être signalées : tantôt la muqueuse qui forme
cette surface libre présente de nombreux replis; tantôt, au contraire, elle
s'étale très-régulièrement. De là deux espèces de plaques de Peyer : des
plaques plissées et des plaques lisses.

Les **plaques plissées**, assez généralement désignées sous le nom de
plaques gaufrées, sont les seules qui aient été décrites, ou plutôt qui aient
été mentionnées. La muqueuse, au niveau de ces plaques, est plus épaisse
que sur les parties environnantes. Les replis qu'elle forme sont arrondis,
sinueux, continus entre eux et comme anastomosés les uns avec les autres.
Les intervalles séparant ces replis représentent sur certains points des sillons rectilignes ou flexueux, sur d'autres une fossette arrondie ou pyramidale, sur d'autres une simple dépression sans contour bien arrêté.
Le niveau de ces plaques est un peu plus élevé que celui des parties

ambiantes. Leur bord ou circonférence est formé, comme le restant de la plaque, par des replis qui leur sont tantôt parallèles, tantôt obliques ou perpendiculaires. Quelquefois il offre une disposition très-régulièrement festonnée. Il n'est du reste ni plus ni moins saillant que les parties qu'il entoure, et ne saurait être considéré, par conséquent, comme une sorte de bourrelet destiné à encadrer la plaque proprement dite.

Les valvules conniventes s'arrêtent sur le pourtour des plaques plissées; mais elles ne s'arrêtent pas toujours brusquement. Quelquefois elles restent un peu en deçà; d'autres fois elles empiètent de 1 ou 2 millimètres sur leur surface. Dans ce dernier cas elles se continuent ordinairement avec l'un des replis de cette surface.

Vue à l'œil nu ou au microscope, la surface libre des plaques plissées ne présente aucune trace de follicules clos. Un grossissement de 20 ou 25 diamètres ne montre sur cette surface que les replis qui la parcourent, les villosités dont elle se trouve recouverte et comme hérissée, et enfin de nombreux orifices circulaires moins apparents sur les parties saillantes que sur les parties déprimées. Ces orifices, qui ne diffèrent ni par leur nombre, ni par leur diamètre, ni par leur disposition respective, de ceux qu'on voit sur tout autre point de la muqueuse intestinale, représentent bien évidemment aussi les embouchures d'autant de glandes tubuleuses.

Immédiatement au-dessous de la muqueuse qui forme la *couche superficielle* des plaques de Peyer on observe les follicules clos agminés, contigus entre eux, ou séparés çà et là par de légers interstices, tous disposés sur un même plan et formant une seconde couche, unie de la manière la plus intime à la précédente. Le nombre des follicules qui composent cette couche profonde est en raison inverse de leur diamètre. Lorsque celui-ci est d'un millimètre, on n'en compte que 30 à 40 sur un centimètre carré; lorsqu'il est plus petit on peut en rencontrer de 60 à 100 sur le même espace.

Les connexions des follicules clos avec la muqueuse sont soumises du reste à quelques variétés. Si la plupart d'entre eux restent sous-jacents à cette tunique qu'ils soulèvent seulement d'une manière inégale, il en est d'autres, moins nombreux, qui s'allongent en forme de cône et qui s'engagent par leur sommet dans son épaisseur en traversant sa couche musculaire; il en est même qui s'élèvent jusque dans la couche glanduleuse en écartant les glandes de Lieberckühn. De là l'erreur d'un grand nombre d'anatomistes qui donnent encore pour siége aux follicules clos la tunique interne de l'intestin, tandis qu'ils occupent bien réellement la tunique celluleuse de celui-ci, dans laquelle ils se creusent toujours une loge par leur extrémité profonde.

Ces follicules sont formés : 1° par une enveloppe; 2° par un contenu qui comprend un réticulum, des cellules, un liquide albumineux, et des capillaires sanguins.

L'enveloppe des follicules clos est mince, transparente et assez résistante. — Le réticulum se compose de cellules étoilées et de filaments déliés se continuant entre eux. Il s'étend jusqu'au centre de leur cavité. En dehors ces filaments s'unissent à la membrane d'enveloppe qu'ils semblent constituer par leur fusion. — Les cellules, très-régulièrement sphéroïdes et à peu près toutes du même diamètre, sont d'une teinte grisâtre vues en masse, claires et transparentes à l'état d'isolement. Elles renferment un noyau qui prend, sous l'influence des acides étendus, un aspect granuleux et qui devient alors très-manifeste. — Le liquide occupant les intervalles des cellules est peu abondant; il offre la consistance et la limpidité de l'eau. — Les vaisseaux capillaires très-déliés et anastomosés forment une dépendance du réseau périphérique des follicules.

Plaques lisses. — Les plaques lisses sont loin d'offrir le même aspect que les précédentes. Elles en diffèrent par les caractères suivants :

1° Elles ne dépassent pas le niveau des parties environnantes, ne pré-

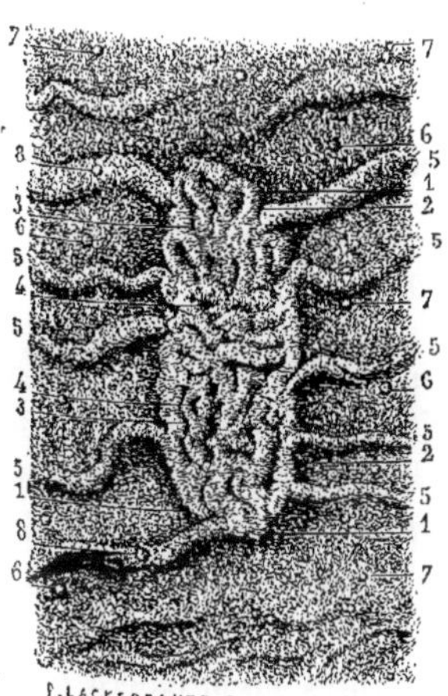

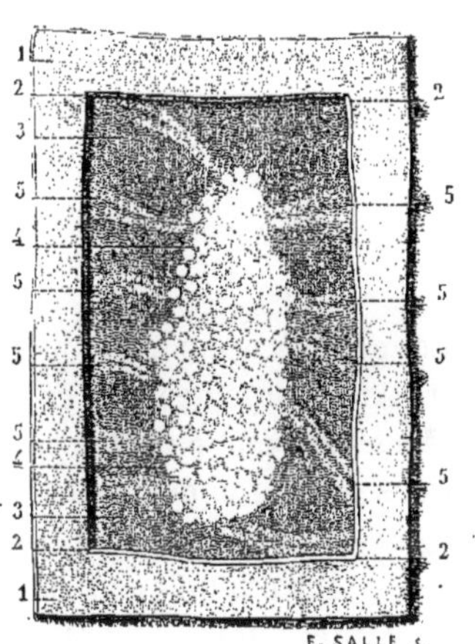

Fig. 822 — *Plaque de Peyer plissée vue par sa face libre ou superficielle.*

Fig. 823. — *Cette même plaque plissée vue par sa face profonde ou adhérente.*

Fig. 822. — 1, 1, 1. Plaque de Peyer plissée. — 2, 2. Replis qui forment la couche superficielle ou muqueuse de cette plaque. — 3, 3. Sillons qui séparent ces replis. — 4, 4. Fossettes qu'on observe sur quelques points entre ces mêmes replis. — 5, 5, 5, 5, 5, 5, 5, 5, 5. Valvules conniventes. — 6, 6, 6, 6. Follicules clos solitaires situés dans l'intervalle de ces valvules. — 7, 7, 7, 7. Autres follicules semblables aux précédents, mais plus petits. — 8, 8. Follicules clos situés sur le sommet des valvules conniventes.

Fig. 823. — 1, 1. Tunique séreuse de l'intestin grêle. — 2, 2, 2, 2. Coupe quadrilatère pratiquée sur cette tunique et sur la tunique musculaire afin de découvrir la tunique celluleuse et les glandes vésiculeuses agminées logées dans son épaisseur.—3, 3. Tunique celluleuse. — 4, 4. Glandes vésiculeuses agminées. — 5, 5, 5, 5, 5, 5, 5, 5. Base des valvules conniventes.

sentent aucun vestige de replis à leur surface et ne possèdent jamais un contour nettement arrêté.

2° Les villosités qui les surmontent sont peu nombreuses, peu développées et comme atrophiées.

3° La muqueuse qui forme leur couche superficielle est très-mince et plus étroitement unie à la couche des follicules clos sous-jacents.

4° Ces follicules sont plus multipliés que sur les plaques plissées, mais en général plus petits; en outre, ils s'allongent en cône pour la plupart, et s'engagent par leur sommet dans la couche profonde de la muqueuse; quelques-uns remontent jusque dans sa couche glanduleuse.

5° Si l'on soumet à l'action de l'acide acétique une plaque lisse, on ne tarde pas à voir apparaître à travers la muqueuse tous les follicules sous-jacents, ce qui n'a jamais lieu pour les plaques plissées.

Il résulte de ces caractères différentiels que les plaques lisses sont moins bien caractérisées et moins manifestes que les plaques plissées. Elles peuvent être facilement méconnues; et comme certains individus ne possèdent que des plaques de ce genre, on conçoit que quelques auteurs aient pu considérer les plaques de Peyer comme non constantes. Elles sont du reste moins nombreuses que les autres. C'est ordinairement chez les personnes d'une faible constitution qu'on les rencontre.

b. Glandes vésiculeuses solitaires.

Ces glandes occupent le même siége que les précédentes; mais elles pénètrent plus largement que celles-ci dans l'épaisseur de la tunique muqueuse qu'elles soulèvent en outre pour la plupart.

Nous avons vu que toutes les glandes vésiculeuses d'une même plaque présentent un volume égal. Il n'en est pas ainsi des glandes solitaires qui, sous ce rapport, diffèrent beaucoup les unes des autres. Quelques-unes d'entre elles atteignent des dimensions que ne présentent jamais les précédentes; d'autres se réduisent au contraire à un degré de ténuité extrême. Sur une même partie de la muqueuse on trouve souvent, à côté d'une glande solitaire très-développée, des glandes de dimensions beaucoup moindres, et d'autres presque invisibles.

Parmi les follicules clos solitaires, il en est qui sont recouverts à la fois par les villosités et par les glandes en tube; mais sur un grand nombre d'entre eux les villosités font défaut et se disposent tout autour en manière de couronne.

Les glandes vésiculeuses isolées sont soumises du reste à de très-grandes variétés de nombre, de volume et de forme. Certaines muqueuses en sont en quelque sorte criblées; sur d'autres, elles se montrent très-clair-semées. Elles peuvent offrir les dimensions d'un gros grain de millet; mais elles peuvent être aussi beaucoup plus petites. La plupart affectent une forme arrondie, d'autres une forme aplatie ou conoïde. De ces différences résulte la saillie très-inégale qu'elles déterminent. — Leur structure du reste est identique avec celle des follicules clos agminés.

HISTORIQUE DES GLANDES VÉSICULEUSES. — Ces glandes sont beaucoup plus apparentes que celles de Brunner, et beaucoup plus surtout que celles de Lieberkühn ; ce sont les premières aussi qui ont été découvertes.

Pechlin a signalé leur existence en 1662. Après avoir posé en principe que toute humeur est sécrétée par des glandes, cet auteur a voulu connaître celles qui président à la sécrétion des sucs intestinaux. Il avoue qu'il lui a été impossible de les découvrir chez le chien ; une fois seulement il a vu, sur le duodénum de cet animal, certains corps sphériques, *corpora quædam sphærica*, au nombre de six ou sept. « Je pensais, dit-il, que c'était un assemblage de petites glandes ; » mais lorsqu'elles ont été mises à nu et isolées, je ne vis que des vésicules. » Cependant, stimulé par l'espérance, je cherchai dans le porc ce que je » n'avais pu trouver dans le chien, et je découvris alors çà et là des groupes de » glandes ou de vésicules, *glandularum ac vesicularum agmina* (1). »

A ces lignes se réduit tout ce que nous devons à Pechlin sur les glandes vésiculeuses. Elles nous montrent qu'il a vu ces glandes, qu'il en a fait mention ; mais il ne les a pas décrites.

Le 27 septembre 1679, J. Wepfer, sur une infanticide condamnée à mort, dont le cadavre lui fut remis, a observé les follicules clos agminés et solitaires qu'il avait déjà aperçus sur plusieurs mammifères. Son langage est très-explicite : « sur la fin de l'iléon, je n'ai pu trouver le plexus ou amas de glandes que j'ai » vu dans quelques quadrupèdes, comme le loup, le chien, le renard. J'ai seule- » ment remarqué plusieurs glandes solitaires. Mais sur la portion supérieure » de l'intestin, il existait huit groupes de glandes, ceux-ci plus grands, ceux- » là plus petits. Sur cette même portion du canal intestinal il existait également » des glandes solitaires. Ayant enlevé la tunique musculaire, les plexus glan- » duleux me parurent comme incrustés dans la tunique nerveuse ; ils étaient » entourés d'un réseau de capillaires sanguins (2). »

Il résulte de ce passage extrait de ses recherches sur la ciguë, et de quelques autres moins importants, que si Wepfer n'a pas décrit les glandes vésiculeuses, il a du moins très-nettement constaté leur existence dans plusieurs mammifères, tandis que Pechlin ne les avait observées que dans un seul. Il a encore sur son prédécesseur deux autres avantages : le premier, c'est d'avoir constaté que ces glandes ne sont pas toutes agglomérées, mais qu'il en existe aussi de solitaires ; le second, d'avoir reconnu que les unes et les autres sont situées dans la tunique celluleuse et très-riches en vaisseaux.

Peyer, en 1682, a donné le premier une description très-exacte des glandes vésiculeuses agminées. Mais il connaissait aussi très-bien l'existence des glandes solitaires, ainsi que l'attestent les paroles suivantes : « Sur toute la longueur » des intestins on voit des glandes qui font saillie çà et là sous la muqueuse, et » qu'on peut appeler pour cette raison solitaires ou isolées, *solitarias vel spo-* » *rades*. Il en est d'autres qui forment des groupes, des plexus, des amas, et » que j'ai nommées associées ou agglomérées, *socias vel gregales* (3). »

Dans sa description, toutefois, il s'occupe à peu près exclusivement de ces der-

(1) Pechlin, *De purgant. medic. operat. bibloth. anat.* Mang., t. I, p. 185.
(2) J. Wepfer, *Cicutæ aquaticæ, Hist. Basiliæ*, 1779, p. 119.
(3) C. Peyer, *Exercit. anatomico-medica*, II, *De gland. intestin.*, 1682, p. 12.

nières, d'où l'erreur de la plupart des auteurs qui l'ayant lu incomplétement, ont supposé que les premières lui étaient restées inconnues. Peyer désigne le plus habituellement les glandes associées sous le nom de plexus glanduleux, *corpusculorum glandulosorum plexus sive agmina* (1).

Après les avoir considérées chez l'homme, cet auteur les étudie dans le chat, le chien, le renard, le lièvre, le cochon, la brebis, la chèvre, puis cherche à déterminer leurs usages, et s'occupe ensuite de leurs maladies. Il les envisage en un mot sous tous les points de vue, et parvint ainsi à fixer sur elles l'attention de ses contemporains et celle de ses successeurs, qui lui en attribuèrent bientôt la découverte. Cette faveur, du reste, lui attira de la part de quelques anatomistes de vives critiques auxquelles il répondit dans la seconde partie de son ouvrage, en exposant l'historique de ces glandes, et prouvant ainsi qu'il n'a nullement cherché à en réclamer la découverte.

On peut reprocher à Peyer de n'avoir pas indiqué le siége précis des glandes vésiculeuses ; il a eu le tort plus grave de leur avoir attribué, à toutes, un orifice, c'est-à-dire de les avoir considérées comme autant d'utricules.

En 1699, F. Ruysch, dans sa onzième lettre adressée à Wolff, compare ces glandes aux corpuscules dont la rate, dit-il, est en grande partie composée, et les appelle fausses glandes, *glandulæ spuriæ*. Ces fausses glandes sont le siége des ulcérations qu'on observe si fréquemment dans les intestins ; elles sont situées dans la tunique nerveuse, en sorte que lorsqu'on sépare celle-ci de la tunique villeuse, elles restent en partie au moins dans la première. Plus loin il ajoute : « Ces glandes existent sur toute la longueur des intestins. Dans les » intestins grêles on trouve non-seulement les glandes solitaires, mais aussi » celles qui sont rassemblées par groupes. Dans les gros intestins, les solitaires » seules existent. Dans le jéjunum, les solitaires se rencontrent à la fois sur les » valvules conniventes et dans leur intervalle. Mais les agminées ne s'avancent » pas sur ces valvules, ainsi que l'a déjà observé Peyer (2). »

On voit que Ruysch, sans s'attacher à décrire les glandes vésiculeuses de l'intestin, a cependant ajouté quelques faits nouveaux à leur histoire. Le premier, il a ébauché la description des glandes solitaires dont il nous a laissé un dessin exact. Sa comparaison des glandes vésiculeuses avec les corpuscules de la rate semble attester qu'il avait constaté aussi leur imperforation, bien qu'il ne s'explique pas très-nettement sur ce point.

Les auteurs qui ont succédé à Ruysch, tels que Verheyen en 1705, Galéati en 1731, Winslow en 1732, etc., n'ont fait que reproduire, en l'abrégeant, et quelques-uns même en l'altérant, la description de Peyer.

4° *Vaisseaux et nerfs de l'intestin grêle.*

Les vaisseaux qui se ramifient dans les parois de l'intestin grêle prennent une part très-importante à leur constitution, et acquièrent ici une importance qu'ils sont loin d'offrir dans la plupart des autres viscères. Ces vaisseaux sont de trois ordres : artériels, veineux et lymphatiques.

Les **artères** tirent leur origine de deux sources : celles du duodénum naissent de la gastro-épiploïque droite, branche de l'hépatique ; celles du jéjunum et de l'iléon proviennent de la mésentérique supérieure, qui

<hr>

(1) C. Peyer, *Parerga anat. et med.*, 1682, p. 7.
(2) F. Ruysch, *Epist.*, 11, tab. 12, fig. 6.

leur abandonne toutes les divisions émanées de sa convexité, divisions volumineuses, au nombre de douze à quinze.

L'artère destinée au duodénum se partage entre cet organe et le pancréas; son mode de distribution est arboriforme. Elle s'anastomose à sa terminaison avec une division de la mésentérique supérieure. — Celles qui se dirigent vers les circonvolutions de l'intestin grêle forment deux longues séries d'arcades superposées. Parvenues au niveau du bord adhérent des circonvolutions, leurs divisions pénètrent dans les parois de l'intestin et se portent d'arrière en avant, c'est-à-dire du bord mésentérique vers le bord libre, appliquées celles-ci sur une des faces latérales, les autres sur la face opposée. — Dans ce trajet, les rameaux artériels cheminent d'abord entre les tuniques séreuse et musculeuse, fournissent à la seconde des ramifications assez nombreuses, mais très-déliées, qui constituent dans son épaisseur un réseau à mailles quadrilatères, puis la traversent pour se répandre dans la tunique celluleuse. Arrivés dans l'épaisseur de celle-ci, ils communiquent, se divisent, puis se terminent :

1° Dans les plaques de Peyer, sur la circonférence desquelles ils s'anastomosent d'abord en arcades, pour se ramifier ensuite sur la périphérie et dans la cavité des follicules clos où ils forment un élégant réseau ;

2° Dans la couche glanduleuse, par des ramifications moins nombreuses que les précédentes et plus ténues ;

3° Et enfin dans l'épaisseur des villosités, par des ramuscules multiples et non anastomosés entre eux comme ceux de la couche glandulaire.

Les **veines** tirent leur origine des villosités, des glandes en tube, des glandes vésiculeuses et de la tunique musculaire.

Celles qui proviennent des villosités ont pour point de départ, ainsi que nous l'avons déjà vu, un plexus qui en occupe le sommet, et qui donne naissance à plusieurs branches convergentes, auxquelles succèdent un tronc volumineux, unique et central lorsque la villosité est arrondie, double ou triple lorsque celle-ci est aplatie et plus ou moins étendue. Tous ces troncules traversent perpendiculairement la couche musculaire et se jettent dans le réseau vasculaire sous-muqueux.

Celles qui partent des glandes en tube s'unissent au tronc central des villosités lorsqu'il occupe leur voisinage, ou bien traversent la couche musculaire isolément pour se rendre comme celui-ci dans une des veines qui rampent dans la tunique celluleuse.

Les veinules émanées des glandes de Peyer se comportent comme les artérioles correspondantes.

De la convergence et de l'anastomose de toutes les veines précédentes résulte un plexus veineux extrêmement important qui occupe l'épaisseur de la tunique celluleuse. C'est de ce plexus que partent les rameaux de la veine mésaraïque supérieure. Ces rameaux, les branches qui leur font suite et le tronc qui succède à celles-ci suivent exactement le trajet des rameaux et des branches de l'artère correspondante.

En comparant les artères qui se distribuent dans les parois de l'intestin grêle aux veines qui en partent, on remarque : 1° que les artères sont flexueuses et les veines plus ou moins rectilignes; 2° que les premières sont grêles, et les secondes remarquables, au contraire, par leur calibre, en rapport avec leur rôle éminemment absorbant.

Les **vaisseaux lymphatiques** de l'intestin grêle, plus spécialement connus sous le nom de *chylifères*, naissent des villosités, des glandes en tube, des glandes vésiculeuses et de sa tunique musculaire.

Les chylifères des villosités émanent par un réseau duquel partent plusieurs troncules qui se jettent dans un tronc central, cheminant de leur sommet vers leur base.

Ceux qui viennent des glandes en tube ont pour origine des radicules extrêmement déliées. On ne les injecte qu'avec difficulté chez l'homme. Leur injection est plus facile chez le chien, dont les glandes tubuleuses offrent un grand développement, surtout chez les chiens de forte taille. Elle l'est un peu moins sur le veau, le bœuf et le cheval.

Les chylifères des plaques de Peyer et des follicules clos isolés sont ceux qu'il est le plus facile de mettre en évidence; ils se distinguent surtout par leur multiplicité et par leur volume. A leur point de départ ils contournent les follicules et leur forment une sorte de couronne dans laquelle ils sont comme encadrés.

Les lymphatiques nés des villosités et des glandes de l'intestin traversent la couche musculaire de la tunique muqueuse, et cheminent ensuite dans la couche celluleuse en se dirigeant vers le bord adhérent de l'intestin.

Dans la tunique musculaire du tube intestinal il existe un riche réseau lymphatique à mailles irrégulièrement quadrilatères et très-inégales qui en occupe toute l'épaisseur. De ce réseau intra-musculaire naissent de nombreux troncules qu'on voit cheminer d'abord sous la séreuse dans une direction longitudinale, et qui se coudent ensuite pour se rendre dans les ganglions du mésentère.

Les chylifères qui prennent naissance dans la tunique muqueuse ont pour destination principale d'absorber les corps gras; mais ils ne les absorbent que lorsque ceux-ci ont été émulsionnés, c'est-à-dire lorsqu'ils ont été divisés en particules extrêmement ténues et sont devenues aptes à mouiller les parois de la muqueuse intestinale.

Les sucs assimilables sont absorbés surtout par les veines, attribution qui nous explique la grande prédominance de leur volume sur celui des artères correspondantes dans l'intérieur des villosités, la part importante qu'elles prennent à la structure de ces saillies, et enfin le plexus si remarquable qu'elles forment à leur origine.

Les **nerfs** qui se ramifient dans les parois de l'intestin grêle viennent du plexus solaire. Ils sont d'abord appliqués sur l'artère mésentérique supérieure qu'ils entourent à la manière d'une gaîne plexiforme. Mais parvenus au niveau des arcades que forment les divisions artérielles entre les deux lames du mésentère, ils abandonnent, pour la plupart, les vaisseaux qui leur servaient de point d'appui, et se portent indépendants et rectilignes vers le bord adhérent de l'intestin pour se répandre d'une part dans la tunique musculaire où ils forment le plexus d'Auerbach, de l'autre dans la tunique celluleuse où ils constituent le plexus de Meisner. — Le premier de ces plexus, bien qu'il comprenne dans sa constitution un très-grand nombre de ganglions et de filets nerveux, est facile à mettre en évidence ; il en est de même du second, plus riche encore que le précédent. De ce dernier plexus naissent les nerfs qui vont se ramifier dans la muqueuse.

Le **tissu cellulaire** entre comme élément important dans la structure de l'intestin grêle, puisqu'il forme l'une de ses tuniques. En outre, il les unit les unes aux autres.

Ce tissu n'est pas complétement dépourvu de graisse. On remarque seulement que les cellules adipeuses contenues dans ses mailles ne s'y montrent qu'en très-petit nombre, en sorte qu'elles ne sont pas ordinairement visibles à l'œil nu. Mais, à un faible grossissement, on les aperçoit sans difficulté. C'est sur le trajet des vaisseaux sanguins qu'elles se montrent en quantité du reste très-variable.

ARTICLE VI

GROS INTESTIN

Le gros intestin est cette partie du tube digestif qui s'étend de l'iléon à l'orifice anal. Comparé à l'intestin grêle, il s'en distingue au premier abord par son calibre beaucoup plus grand, par sa forme irrégulièrement prismatique, par ses bosselures, par la courbe circulaire qu'il décrit autour des circonvolutions du jéjunum et de l'iléon, et enfin par le cul-de-sac qui le constitue à son origine, ainsi que par l'appendice grêle et flexueux annexé à ce cul-de-sac. (Fig. 823.)

Son *calibre*, très-considérable à son point de départ, diminue assez notablement dans les parties qui suivent, et devient plus étroit encore à son extrémité terminale. Considéré dans son ensemble, le gros intestin, de même que les trois autres parties principales du tube digestif, affecte donc une disposition infundibuliforme.

Sa *longueur* moyenne, mesurée sur un intestin qui a été détaché et redressé, mais non tiraillé, équivaut à 1ᵐ,65 ; elle ne représente que la cinquième partie de celle de l'intestin grêle, et la sixième ou la septième partie seulement de l'étendue totale des voies digestives.

Direction. — Le gros intestin, constitué à son origine par une extrémité arrondie dans laquelle vient s'ouvrir obliquement la partie terminale de l'intestin grêle, occupe d'abord la fosse iliaque droite, qu'il remplit à lui seul lorsqu'il est très-dilaté. De là il se porte presque verticalement en haut dans le flanc droit, puis dans l'hypochondre droit, où il s'incline en avant. Devenu superficiel, de profond qu'il était, on le voit alors s'infléchir, à angle droit ou obtus, en décrivant une courbe sinueuse, puis cheminer transversalement de droite à gauche entre la région épisgastrique et la région ombilicale, parallèlement à la grande courbure de l'estomac au-dessous de laquelle il se trouve placé, et s'avancer dans l'hypochondre gauche jusqu'à l'extrémité inférieure de la rate. Là il se réfléchit une seconde fois en se contournant aussi, s'enfonce dans le flanc gauche, se replie dans la fosse iliaque correspondante à la manière d'une S italique, croise le muscle psoas et descend dans l'excavation du bassin au-devant du sacrum, en se rapprochant de plus en plus de la ligne médiane, qu'il atteint au-dessus de l'articulation de cet os avec le coccyx. Appliqué par sa partie terminale sur le plancher du bassin, il se coude au niveau du sommet de la prostate, pour se diriger en bas et en arrière, et se termine presque aussitôt. Il résulte de ce trajet :

1° Que le gros intestin décrit un cercle dans lequel se trouve inscrite toute la masse flottante des circonvolutions de l'intestin grêle.

2° Qu'il occupe tour à tour une situation superficielle et profonde : superficiel à son point de départ, il devient profond dans le flanc droit ; redevient superficiel au niveau de l'estomac ; se dérobe de nouveau dans le flanc gauche ; puis réapparaît dans la fosse iliaque gauche, pour disparaître définitivement dans la profondeur de l'excavation pelvienne.

3° Qu'on peut lui considérer trois parties dont le siége, les dimensions et les rapports diffèrent très-notablement :

Une partie initiale, caractérisée surtout par le cul-de-sac qui en constitue l'origine : elle porte le nom de *cæcum;*

Une partie moyenne étendue de la crête iliaque d'un côté à la crête iliaque du côté opposé, et connue sous le nom de *côlon,* κωλον, de κωλυω, *je retarde,* parce que c'est surtout dans cette partie moyenne du gros intestin que s'arrêtent et séjournent les matières excrémentitielles avant leur expulsion ;

Et enfin une partie terminale, logée dans l'excavation du bassin, un peu moins flexueuse que la précédente : d'où la dénomination de *rectum* qui lui a été appliquée.

De ces trois parties, la première est la plus courte, et la seconde la plus longue. Celle-ci étant successivement ascendante, transversale, descendante, puis de nouveau transversale et sinueuse, elle a pu être subdivisée en quatre parties : le *côlon ascendant* ou portion droite du côlon; le *côlon transverse* ou portion transversale, appelée aussi *arc du côlon;* le *côlon descendant* ou portion gauche du côlon, et l'*S iliaque du côlon.*

Le gros intestin doit être considéré d'abord dans son ensemble, et ensuite dans les différentes parties qui le composent.

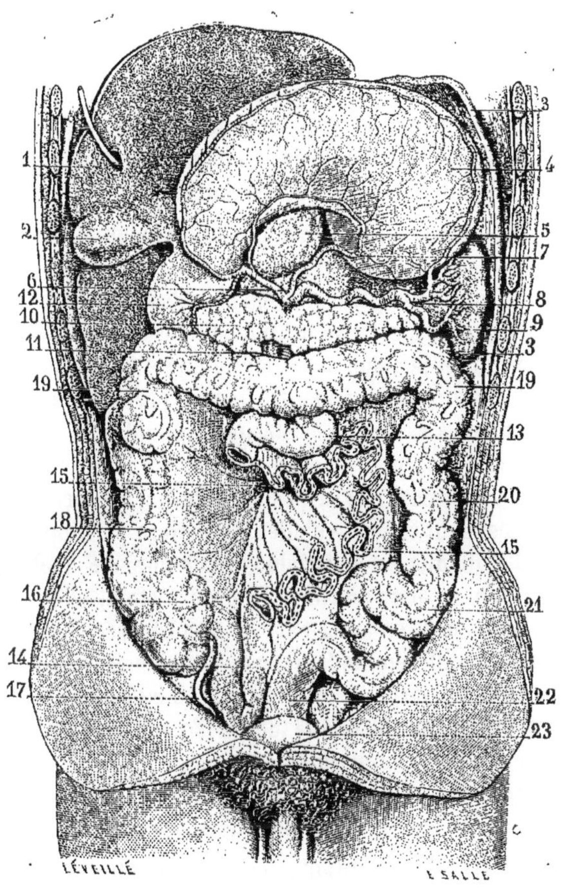

Fig. 824. — *Le gros intestin; situation, direction, rapports.*

1. Face inférieure du foie. — 2. Vésicule biliaire. — 3, 3. Coupe du diaphragme. — 4. Estomac soulevé et vu par sa face postérieure. — 5. Petit lobe du foie, ou lobe de Spigel. — 6. Tronc cœliaque et artère hépatique. — 7. Artère coronaire stomachique. — 8. Artère splénique. — 9. Rate. — 10. Pancréas. — 11. Vaisseaux mésentériques supérieurs. — 12. Duodénum. — 13. Extrémité supérieure du jéjunum. — 14. Iléon se continuant avec le gros intestin. — 15, 15. Le mésentère. — 16. Cæcum. — 17. Appendice cæcal. — 18. Côlon ascendant.—19, 19. Côlon transverse. — 20. Côlon descendant. — 21. S iliaque du côlon. — 22. Rectum. — 23. Vessie.

I. — Du gros intestin considéré dans son ensemble.

Envisagé dans son ensemble, le gros intestin nous offre à étudier sa conformation extérieure, sa conformation intérieure et sa structure.

§ 1. — Conformation du gros intestin.

A. Conformation extérieure. — C'est surtout par sa forme que le gros intestin se distingue de l'intestin grêle. Ce dernier est cylindrique, lisse et uni sur toute sa longueur et tout son contour. Le premier est irrégulièrement prismatique et triangulaire, uni sur certaines parties de sa circonférence, sillonné et bosselé sur les autres.

Les parties unies affectent la forme de bandes longitudinales qui s'étendent de l'origine à la partie terminale du gros intestin. Ces bandes, au nombre de trois, ont pour point de départ la base de l'appendice cæcal. Leur situation relative n'est pas la même dans toute l'étendue de leur trajet. Sur le cæcum et le côlon ascendant, l'une d'elles répond à la partie antérieure de l'intestin, la seconde à la partie postérieure et externe de celui-ci, la troisième à sa partie postérieure et interne. — Sur le côlon transverse, la bande musculaire antérieure devient inférieure ; la postéro-externe, postéro-supérieure ; et la postéro-interne, postéro-inférieure. — Sur le côlon descendant chacune d'elles reprend sa position primitive. — La position de l'S iliaque est si variable, qu'on éprouve quelque difficulté à leur assigner une position normale. Sur le rectum, elles se réduisent à deux qui se distinguent en antérieure et postérieure.

Ces trois bandes diffèrent de largeur et d'épaisseur. L'antérieure est la plus large ; sa largeur varie de 8 à 10 ou 12 millimètres. La postéro-externe n'offre guère que la moitié de la largeur de la précédente. La postéro-interne est en général là plus étroite.

L'intervalle qui sépare les deux bandes postérieures est plus petit que ceux compris entre celle-ci et la bande antérieure.

Entre les trois bandes longitudinales du gros intestin on observe une triple série de parties alternativement saillantes et rentrantes. Les parties saillantes offrent la forme de bosselures, et les parties rentrantes celles de sillons perpendiculaires aux bandelettes longitudinales. Les bosselures débordent de chaque côté le niveau de la bandelette qui les sépare et contribuent ainsi à former une sorte de gouttière dont cette bandelette occupe le fond. Les sillons sont anguleux et parallèles.

A l'union des bandelettes longitudinales et des bosselures on observe des diverticules de la tunique séreuse, dans lesquels s'accumule une certaine quantité de graisse. Ces diverticules ont été considérés comme des épiploons à l'état de rudiments, d'où le nom d'*appendices épiploïques* sous lequel ils sont connus. On n'en rencontre aucune trace chez le fœtus et même chez l'enfant. Ils se développent dans l'âge adulte, et sont en général d'autant plus nombreux que l'obésité est plus grande.

B. Conformation intérieure. — La surface interne du gros intestin présente une disposition inverse de celle qu'on remarque sur sa surface externe. — Les trois bandelettes longitudinales qui sont déprimées en dehors font saillie en dedans ; la muqueuse est lisse et unie sur toute l'étendue de leur trajet. — Aux trois séries de bosselures correspondent trois séries de cavités hémisphériques ; — aux sillons angulaires répondent des crêtes tranchantes Ce mode de conformation nous montre :

1° Que le froncement des parois du gros intestin porte seulement sur les intervalles qui séparent les trois bandelettes longitudinales ;

2° Qu'au niveau de ces intervalles les parois intestinales sont plus longues, et plus courtes au contraire au niveau des bandelettes ;

3° Que les bosselures du gros intestin ne sont pas dues à la brièveté relative de ces bandelettes, ainsi qu'on le pense encore généralement. Elles doivent être considérées comme autant de dilatations partielles, comme des diverticules largement ouverts dans la cavité dont elles dépendent, et en rapport avec les attributions de cette cavité. Destinées à un rôle essentiellement absorbant, les parois de l'intestin grêle se hérissent d'innombrables saillies qui plongent par leur extrémité libre au sein des sucs assimilables ; destinées surtout à jouer le rôle d'un réservoir, celles du gros intestin se dépriment au contraire de toutes parts pour accroître encore la capacité déjà considérable de celui-ci.

§ 2. — STRUCTURE DU GROS INTESTIN.

Le gros intestin comprend aussi dans sa constitution : une tunique externe ou séreuse, une tunique musculaire, une tunique celluleuse et une tunique interne ou muqueuse. Ces quatre tuniques se superposent dans le même ordre que celles de l'estomac et de l'intestin grêle.

A. — **Tunique séreuse, musculaire et celluleuse.**

La **tunique séreuse** du gros intestin se comporte un peu différemment dans l'état de vacuité et dans l'état de plénitude de cet organe.

Dans l'état de vacuité, le péritoine entoure le cæcum, le côlon et le rectum, en embrassant leur circonférence d'avant en arrière, puis s'applique ensuite à lui-même pour leur constituer un court pédicule qui les attache à la paroi postérieure de l'abdomen.

Dans l'état de plénitude, l'intestin écarte les deux lames de ce pédicule, pénètre dans leur intervalle, et s'applique immédiatement à la paroi correspondante de la cavité abdominale, soit par une partie seulement de sa face postérieure, soit par toute la largeur de celle-ci, suivant que sa dilatation est plus ou moins grande : ainsi s'écartent et s'effacent les deux lames qui attachent le cæcum à la fosse iliaque droite ; ainsi se comportent également celles qui forment le pédicule du côlon ascendant, du côlon descendant et du rectum.

L'arc du côlon, dans ses variations de volume, se comporte exactement comme l'estomac. Nous avons vu que les deux feuillets qui descendent de la grande courbure de cet organe se réfléchissent de bas en haut et d'avant en arrière, au niveau de l'hypogastre, pour remonter vers l'arc du côlon. Arrivés sur le bord inférieur de celui-ci, ils se séparent, l'un d'eux passant au-dessous, l'autre au-dessus, puis se réappliquent après lui avoir formé une gaîne complète ; et ainsi réappliqués, ils se portent directement d'avant en arrière vers la paroi postérieure de l'abdomen, où ils se séparent de nouveau, le supérieur se dirigeant en haut pour compléter l'arrière-cavité des épiploons, l'inférieur se portant en bas pour se continuer avec l'origine du mésentère. Il suit de cette disposition :

1° Que la tunique séreuse de l'arc du côlon, de même que celle de l'estomac, est formée de deux lames ;

2° Qu'au niveau de son bord antérieur, on observe un espace triangulaire analogue à celui de la grande courbure, et au niveau de son bord postérieur, un autre espace analogue à celui de la petite courbure ;

3° Que pendant sa dilatation, le côlon transverse écarte ces deux lames en s'enfonçant dans leur intervalle, de même encore que l'organe de la chymification, lorsqu'il se dilate, écarte en haut les deux lames de l'épiploon gastro-hépatique, et en bas celles de l'épiploon gastro-côlique ;

4° Que les deux lames embrassant dans leur intervalle l'arc transverse du côlon lui forment, en se réappliquant l'une à l'autre, un large pédicule tout à fait comparable au mésentère, et destiné, comme celui-ci, à l'attacher à la paroi postérieure de l'enceinte abdominale. — Ce pédicule constitue le *méso-côlon transverse*. Il est situé horizontalement entre la région épigastrique et la région ombilicale qu'il sépare. Dans son épaisseur rampent les artères côliques supérieures droite et gauche, qui s'unissent sur sa partie antérieure et médiane, en formant la plus grande anastomose du corps. Entre ces deux lames, on trouve en outre les veines qui correspondent à ces artères, des vaisseaux et des ganglions lymphatiques, et une petite quantité de tissu cellulo-adipeux.

La tunique séreuse du gros intestin n'est pas aussi régulière et aussi unie que celle de l'intestin grêle. Précédemment nous avons vu que, sur une foule de points, elle se détache de la tunique musculeuse et se soulève en forme de doigt de gant pour constituer des prolongements dans lesquels s'accumule une quantité plus ou moins grande de tissu adipeux : ce sont les *appendices épiploïques* qui en forment une dépendance.

La **tunique musculaire** du gros intestin se compose, comme celle de l'intestin grêle, de deux plans de fibres réciproquement perpendiculaires : d'un plan superficiel ou longitudinal, et d'un plan profond ou circulaire.

Le plan superficiel n'embrasse pas toute la circonférence de l'intestin. Les fibres qui le composent se groupent de manière à former trois rubans qui répondent aux trois bandelettes longitudinales de l'intestin, et qui en font essentiellement partie. Nés de la base de l'appendice vermiforme, les trois rubans se prolongent sur le cæcum, le côlon et le rectum, en affectant la même disposition, la même largeur et la même longueur que ces bandelettes. Leur face externe adhère étroitement à la tunique séreuse. Leur face interne répond à la couche des fibres circulaires, dont on peut assez facilement les séparer.

Les fibres circulaires forment un plan continu qui s'étend à toute la longueur de l'intestin, et qui embrasse toute sa circonférence. Elles sont extrêmement pâles. La couche qu'elles constituent est si mince, qu'elle a été niée par plusieurs auteurs. Par sa face externe, le plan circulaire adhère à la tunique séreuse et aux rubans sous-jacents à celle-ci. Par sa face interne, il est uni à la couche celluleuse.

Nous avons vu que, sur l'intestin grêle, le plan longitudinal est extrêmement mince, et que le plan circulaire est trois fois plus épais. Sur le gros intestin, c'est une disposition inverse qui existe : le plan longitudinal est le plus épais, et le circulaire le plus mince.

La **tunique celluleuse** du gros intestin ne diffère pas de celle de l'intestin grêle : même épaisseur, même laxité, même aptitude à s'infiltrer quand on fait macérer l'intestin dans l'eau et dans l'acide acétique, ou à se laisser distendre par l'air quand on l'insuffle ; même adhésion à la muqueuse d'une part, à la musculeuse de l'autre. Dans ses mailles, on voit se ramifier aussi et s'anastomoser les vaisseaux afférents et efférents de la tunique muqueuse.

B. — Tunique muqueuse du gros intestin.

La tunique muqueuse du gros intestin est un peu plus épaisse que celle de l'intestin grêle. — Sa *consistance* est plus ferme et sa couleur plus pâle, d'un blanc terne ou cendré. Elle se plisse comme celle de l'estomac dans l'état de vacuité et se déplisse dans l'état de dilatation. Ses replis sont du reste irréguliers et beaucoup moins prononcés.

Sa *surface externe* adhère à la tunique celluleuse. Cette adhérence est établie surtout par les vaisseaux et les nerfs extrêmement multipliés qui passent de l'une à l'autre.

Sa *surface libre*, parfaitement unie sur toute son étendue, ne présente ni valvules conniventes, ni villosités. Quelques auteurs, ayant cherché ces dernières et n'ayant pas réussi à les distinguer, ont expliqué ce résultat négatif par leur ténuité, et admettaient encore il y a quelques années leur existence, en reconnaissant seulement qu'elles sont peu développées. Aujourd'hui ils se sont rendus pour la plupart à l'évidence : qu'on les observe à l'œil nu, à la loupe ou au microscope, les parois du gros intestin ne présentent en effet, sur aucun point, le moindre vestige de villosités. Elles sont aussi complétement glabres que celles de l'estomac, avec lesquelles elles affectent, sous ce point de vue et sous plusieurs autres, la plus remarquable analogie. (1) L'absence de toute saillie sur ces parois avait été constatée, du reste, par la plupart des anatomistes du XVIIe et du XVIIIe siècle. Dans ce nombre, je mentionnerai seulement : Malpighi, le créateur de l'anatomie microscopique, qui, dans sa lettre sur les glandes conglobées, adressée en 1688 à l'Académie des sciences de Londres, signale déjà l'analogie d'aspect des muqueuses de l'estomac et du gros intestin; Brunner, esprit investigateur, plein de perspicacité, qui se complut aussi dans les applications du microscope à l'étude des tissus, et qui représente cet instrument comme une source précieuse de consolation et de bonheur pour l'anatomiste, *microscopium egregium anatomicorum solatium;* Galéati, micrographe non moins éminent; et enfin l'illustre Bernard Siegfroi Albinus, le plus parfait modèle de cette pléiade d'observateurs.

La surface libre de la tunique muqueuse n'est pas seulement remarquable par son aspect uni, elle l'est aussi par les glandes vésiculeuses ou follicules clos qui la soulèvent çà et là, et par les innombrables orifices qù'elle présente. Ces orifices sont assez rapprochés pour la transformer en un véritable crible, ainsi que l'ont si bien démontré Galéati d'abord, et un peu plus tard Albinus. Ils ne sont pas ordinairement visibles à l'œil nu, mais on peut les voir à la loupe. Des intervalles égaux à leur diamètre les séparent les uns des autres. Leur contour est circulaire. Chacun d'eux représente l'embouchure d'une glande en tube.

Parmi ces orifices, on en voit d'autres beaucoup plus grands et plus apparents, irrégulièrement disséminés dans leur intervalle. Ces derniers occupent en général un plan un peu plus élevé que ceux des glandes tubuleuses. Leur nombre est du reste très-variable. Chacun d'eux conduit dans une petite cavité utriculiforme dont un follicule clos, en s'allongeant, vient former le fond, et dont les glandes en tube, circulairement écartées par la saillie du follicule, constituent le contour.

(1) Précédemment toutefois, j'ai fait remarquer qu'elles existent chez le fœtus et quelque temps encore après la naissance; mais elles s'atrophient rapidement et ne tardent pas à disparaître. (page 215.)

Structure de la tunique muqueuse du gros intestin.—Cette tunique, de même que celle de l'estomac et de l'intestin grêle, comprend : une couche superficielle ou épithéliale, une couche profonde ou musculaire, et une couche moyenne essentiellement glanduleuse.

La *couche profonde*, ou *musculaire*, formée par des faisceaux de fibres lisses très-irrégulièrement entre-croisés, a pour attributs son extrême minceur et sa résistance.

La *couche épithéliale* se compose de cellules cylindriques disposées sur un seul plan et contenant chacune un noyau, des granulations moléculaires et une petite quantité de liquide.

La *couche glanduleuse* est sans contredit la plus importante; elle est aussi la plus épaisse. La lame épithéliale qui la recouvre n'existe que pour la protéger. La lame musculaire sous-jacente a surtout pour destination de lui servir de soutien. Les vaisseaux et les nerfs de la muqueuse se distribuent dans son épaisseur; on peut la considérer en quelque sorte comme la muqueuse proprement dite.

Deux sortes de glandes concourent à former cette couche moyenne : des glandes-tubuleuses et des glandes vésiculeuses. Les premières la composent presque entièrement. Les glandes vésiculeuses ne tiennent dans sa structure qu'une place comparativement très-accessoire.

1° Glandes en tube du gros intestin.

Ces glandes diffèrent peu de celles de l'intestin grêle. Elles sont seulement plus longues, plus larges et plus composées: La moitié au moins de ces glandes présentent, à leur extrémité profonde, une bifidité qui ne se montre qu'à l'état de vestige pour les unes, qui est complète pour d'autres. Quelques-unes se divisent en trois branches.

Les glandes en tube arrivent à un plus grand développement encore chez la plupart des mammifères. Ainsi, chez le lièvre, le lapin et beaucoup d'autres rongeurs, où les glandes de l'intestin grêle descendent à des proportions si minimes, celles du gros intestin se composent d'un tronc auquel succèdent deux ou trois longues divisions; et chez les animaux où elles restent simples, comme le chien, elles se distinguent par leur étendue et l'ampleur de leur calibre.

Le mode de répartition de ces glandes est celui qu'elles affectent sur le duodénum, le jéjunum et l'iléon. Elles sont seulement plus rapprochées. L'intervalle qui les sépare est rempli par du tissu réticulé et par les vaisseaux qui les entourent de leurs anastomoses.

Leur extrémité profonde repose sur la couche musculaire à laquelle elle adhère et qui contribue à les unir entre elles.

Leur extrémité superficielle s'ouvre sur la surface libre de la muqueuse par un orifice circulaire. -- Les glandes tubuleuses du gros intestin étant également espacées, on voit sur un grand nombre de points leur orifice ou embouchure se disposer en séries linéaires, parallèles, et offrir, par leur situation respective, toute la régularité d'un quinconce.

Les parois de ces glandes se composent, comme celles des glandes tubuleuses de l'intestin grêle, d'une lame externe ou propre, et d'une lame interne ou épithéliale.

La *lame externe*, extrêmement mince, résistante, peu altérable, adhère en dehors au tissu réticulé qui relie entre elles toutes les glandes tubuleuses. Les vaisseaux capillaires de la muqueuse reposent immédiatement sur elle sans pénétrer dans son épaisseur.

La *lame interne* ou *épithéliale* est remarquable par son épaisseur et par

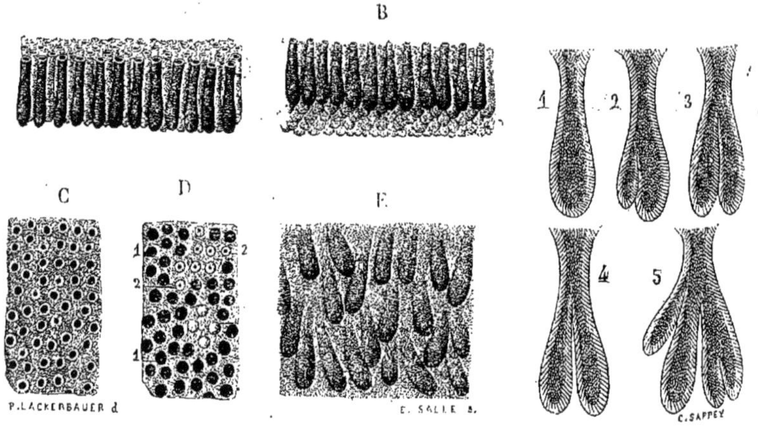

Fig. 825. — *Glandes en tube du gros intestin; leur forme, leur embouchure, leur gaîne épithéliale. (Grossissement de 40 diamètres.)*

Fig. 826. — *Les principales variétés de ces glandes. (Grossissement de 80 diamètres.*

Fig. 825. — A. Glandes en tube vues par leur partie latérale et supérieure, en sorte qu'on distingue à la fois leur corps et leur embouchure.

B. — Glandes en tube vues par leur partie latérale et inférieure; on distingue à la fois leur corps et leur cul-de-sac.

C. — Orifices des glandes en tube. On voit que ces orifices sont disposés pour la plupart en séries linéaires, et que tous se trouvent entourés par un anneau blanchâtre. Cet anneau n'est autre chose que l'extrémité libre de la gaîne épithéliale qui tapisse la cavité de chaque glande.

D. — Ces mêmes orifices vus après la chute des gaînes épithéliales. — 1, 1. Orifices appartenant à des glandes dont la gaîne épithéliale est complétement sortie de leur cavité. — 2, 2. Orifices appartenant à des glandes dont la gaîne épithéliale s'est détachée, mais n'est pas encore sortie de leur cavité. A l'extrémité de ces gaînes rétractées vers leur axe, on aperçoit un pertuis qui est le vestige de l'embouchure primitive de la glande. — 3. Orifices dans lesquels la gaîne épithéliale commence à s'engager pour se porter au dehors.

E. — Gaînes épithéliales d'un groupe de glandes en tube, sorties entières de leurs cavités respectives, et appendues à la face profonde de l'épithélium de la muqueuse.

Fig. 826. — 1. Glande simple. — 2. Glande offrant un vestige de bifidité. — 3. Glande dont la bifidité est plus prononcée. — 4. Glande bifide. — 5. Glande trifide.

la rapidité avec laquelle elle se détache de la lame externe, soit après la mort, soit pendant la vie, sous l'influence de la plus légère irritation inflammatoire. Lorsque l'on comprime entre deux lames de verre une tranche mince de la muqueuse, on voit, à l'aide d'un faible grossissement, sortir toutes les gaînes épithéliales des glandes en tube qui flottent dans le liquide de la préparation, en restant appendues à la face profonde de l'épithélium de l'intestin. Chacune de ces gaînes est formée d'un seul plan de cellules prismatiques reposant par leur extrémité profonde sur la lame propre des glandules, et répondant par leur base à la cavité glandulaire. Ces cellules ne diffèrent pas de celles qui tapissent les parois des glandes muqueuses de l'estomac et de l'intestin grêle.

2° Glandes vésiculeuses du gros intestin.

Les *glandes vésiculeuses* ou *follicules clos*, qui dépendent de la muqueuse du gros intestin, sont très-irrégulièrement disséminées; elles ne se montrent ici qu'à l'état isolé ou solitaire.

Le nombre de ces follicules solitaires est extrêmement variable. Chez quelques individus, ils sont si rares et si peu apparents, qu'on ne parvient que difficilement à constater leur existence. Chez d'autres, ils sont au contraire très-nombreux et très-manifestes. Le côlon en est le siége de prédilection.

Leur volume présente aussi beaucoup de variétés : les plus volumineux atteignent les dimensions d'une lentille ; les plus petits ne sont visibles qu'à la loupe. Sur une surface peu étendue, il en existe assez souvent qui offrent ces dimensions extrêmes, et d'autres sur lesquels on retrouve toutes les dimensions intermédiaires. Les plus gros et les moyens font saillie à la surface de la muqueuse ; mais cette saillie est moins prononcée en général que celle qu'ils forment sur les parois de l'intestin grêle : d'où la difficulté qu'on éprouve quelquefois à les distinguer.

Par leur situation, leur forme, leur structure et le produit qu'ils renferment, ils sont du reste tout à fait identiques avec ceux qu'on observe sur le jéjunum et l'iléon.

Considérés dans leurs rapports avec les glandes tubuleuses, on remarque que sur certains points ils soulèvent à peine la muqueuse ; que sur d'autres ils la soulèvent, mais faiblement ; et sur d'autres au contraire très-notablement. Dans le premier cas, la tunique muqueuse passe sur les follicules clos avec tous ses éléments. Dans le second, sa couche musculaire est traversée par le sommet des follicules qui pénètrent en partie dans la couche glanduleuse et qui écartent légèrement les glandes en tube correspondantes ; au-dessus de leur sommet, il existe alors une très-petite cavité utriculiforme. Dans le troisième, il existe une cavité semblable, mais plus large.

II. — Caractères propres à chacune des trois parties du gros intestin.

Envisagées dans leur conformation extérieure et intérieure, les trois parties qui constituent le gros intestin offrent entre elles beaucoup d'analogie ; mais elles présentent aussi quelques différences importantes. C'est pourquoi nous étudierons successivement, sous ce double point de vue, le *cæcum*, le *côlon* et le *rectum*.

§ 1. — CÆCUM.

Le *cæcum* est ce renflement qui succède à l'intestin grêle, et dans lequel l'iléon déverse le résidu de la digestion, à peu près comme l'œsophage déverse dans l'estomac le produit de la mastication.

De même que la grosse tubérosité de ce viscère déborde à gauche l'embouchure de l'œsophage, de même le cæcum déborde en bas l'embouchure de l'intestin grêle : d'où il suit que sa forme la plus générale est celle d'une large ampoule dont la concavité, tournée en haut, se continue sans ligne de démarcation avec celle du côlon.

Cæcum des vertébrés. — Tous les mammifères ne possèdent pas un cæcum : l'ours, le blaireau, les martres, parmi les carnassiers, en sont dépourvus. Les chauves-souris, le hérisson, la taupe, parmi les insectivores ; les loirs, parmi les rongeurs ; le marsouin, le dauphin, les baleines, parmi les cétacés, en manquent également. — Chez ces animaux, le gros intestin se continue en ligne droite avec l'intestin grêle, dont il ne se distingue alors que par son calibre plus considérable.

Les mammifères pourvus d'un cæcum sont ceux chez lesquels la terminaison de l'intestin grêle est plus ou moins perpendiculaire à l'origine du gros intestin. Chez les animaux ainsi conformés, les deux intestins ne se soudent pas l'un à l'autre à la manière des deux branches d'un angle droit. Le premier s'ouvre dans le second, un peu au devant de l'origine de celui-ci, en sorte qu'une partie du gros intestin déborde l'embouchure de l'iléon : c'est cette partie seule qui constitue le cæcum. On voit, par conséquent, que cet organe sera d'autant plus long, que l'intestin grêle s'ouvrira sur un point plus élevé ou plus antérieur du gros intestin.

Chez les animaux qui se nourrissent de chair, le cæcum est petit et aussi régulièrement calibré que l'intestin grêle. — Chez ceux qui vivent d'herbes, de graines, de fruits, d'écorces, il est en général plus long et plus large, ainsi que tout le côlon ; les solipèdes et les pachydermes sont surtout remarquables sous ce rapport. Mais il atteint des proportions plus considérables encore dans la plupart des rongeurs, chez lesquels il offre du reste beaucoup de variétés de longueur, de calibre, de direction, de conformation, etc. L'une des plus curieuses est celle qu'on observe dans le lièvre et le lapin, où le cæcum est revêtu intérieurement d'une valvule spirale ; à son extrémité libre, ce long et large cæcum se rétrécit subitement dans l'étendue de 12 à 14 centimètres ; sur cette partie terminale la valvule fait défaut, et à sa place on observe une grande et très-belle plaque de Peyer, très-épaisse, occupant toute la circonférence et toute la longueur de l'appendice cæcal. — Chez la marmotte, le cæcum présente des replis circulaires qui cloisonnent sa cavité.

Dans les oiseaux, il existe le plus ordinairement, au niveau de l'union du grêle et du gros intestin, deux cæcums symétriquement disposés à droite et à gauche, ou l'un en avant et l'autre en arrière, lesquels se montrent en général aussi plus développés chez ceux qui vivent de végétaux que chez ceux qui se nourrissent de chair. Cependant les exceptions, dans cette classe de vertébrés également, ne sont pas rares : c'est ainsi, par exemple, qu'à côté des rapaces diurnes, qui n'ont pas de cæcums ou qui n'en ont que de rudimentaires, en trouve les rapaces nocturnes qui en possèdent de très-développés.

Dans les reptiles, l'intestin grêle et le gros intestin ne se distinguent extérieurement à leur point de jonction que par une simple différence de calibre ; mais intérieurement leur démarcation est établie par une large valvule qui fait saillie dans le gros intestin.

Dans les poissons, à la place de cette valvule, on ne trouve plus qu'un simple repli circulaire, qui disparaît même dans un très-grand nombre.

Le cæcum chez l'homme présente pendant la vie embryonnaire une remarquable étendue, de telle sorte.qu'il se rapproche alors de celui des rongeurs. Mais ensuite son calibre se rétracte dans sa moitié ou ses deux tiers inférieurs, à tel point qu'il ne dépasse pas le diamètre d'une plume à écrire, et affecte alors les caractères d'un organe rudimentaire. Cet organe constitue l'*appendice cæcal*. Il n'existe que dans les quadrumanes ; et même parmi ceux-ci, les orangs et les gibbons sont les seuls qui le possèdent.

A. — Situation, forme, rapports du cæcum.

a. *Situation*. — Le cæcum est fixé dans la fosse iliaque droite par le péritoine, qui le recouvre sans s'appliquer à sa partie postérieure, lorsqu'il est dilaté, et qui lui constitue, lorsqu'il est vide et rétracté, un court pédicule, connu sous le nom de *mesocæcum*.

Ainsi attaché à la fosse iliaque, cet organe est un des moins mobiles de l'abdomen ; aussi devient-il rarement le siége de déplacement. Cependant on le trouve souvent un peu plus élevé, ou plus rapproché de l'excavation du bassin. Quelquefois même il a été rencontré dans cette excavation. On l'a vu aussi s'engager dans le canal inguinal ou dans le canal crural ; et, phénomène plus inattendu, ce n'est pas seulement dans les hernies du côté droit qu'il a été observé, mais aussi dans celles du côté gauche.

Le cæcum se dirige en général un peu obliquement de bas en haut, de dedans en dehors et d'avant en arrière. Lorsqu'il se trouve plus rapproché du détroit supérieur, cette obliquité augmente.

Il est limité en bas par une surface unie et arrondie, à laquelle se trouve comme suspendu l'appendice cæcal, et supérieurement par un plan horizontal passant immédiatement au-dessus de l'embouchure de l'intestin grêle ; au niveau de ce plan, le cæcum se continue sans aucune ligne de démarcation avec le côlon ascendant. Sa longueur varie de 6 à 8 centimètres, et son diamètre de 5 à 7. Celui-ci, dans l'état de dilatation, peut atteindre jusqu'à 8 et 9 centimètres. Le cæcum alors remplit à lui seul toute la fosse iliaque.

b. Rapports. — Le cæcum répond à la paroi correspondante de l'abdomen qui lui devient contiguë lorsqu'il se dilate, et dont le séparent les circonvolutions voisines de l'intestin grêle lorsqu'il se rétracte.

Sa *partie postérieure* repose sur l'aponévrose iliaque, à laquelle il n'adhère que par un tissu cellulaire extrêmement lâche, et par l'intermédiaire du péritoine, s'il est vide et rétracté. Mais cet état de rétraction, dans lequel on trouve souvent les autres portions du gros intestin, se réalise assez rarement pour le cæcum, presque toujours distendu par des gaz qui s'accumulent de préférence dans sa cavité.

En dehors, il répond à l'épine iliaque antérieure et supérieure et à la partie correspondante de la crête iliaque, qu'il croise obliquement.

En dedans, il est contigu au bord externe du grand psoas, qui le sépare de l'excavation pelvienne, et aux circonvolutions inférieures de l'intestin grêle, avec lequel il se continue. Cette continuité s'établit de la manière suivante : les dernières circonvolutions de l'iléon descendent dans l'excavation pelvienne, au-devant du rectum ; celle d'entre elles qui représente la partie terminale de l'intestin grêle remonte de gauche à droite et d'avant en arrière, passe très-obliquement sur le grand psoas, puis s'unit à la partie interne du cæcum en formant avec l'axe de celui-ci, non un angle droit, mais un angle aigu à sinus inférieur. Une dépression circulaire marque la limite des deux intestins.

c. Surface externe. — Vu extérieurement, le cæcum représente une ampoule de forme irrégulièrement prismatique et triangulaire. Sa partie inférieure, hémisphérique et unie, répond à l'angle de jonction de la fosse iliaque et de la paroi antérieure de l'abdomen, sur lequel elle repose quelquefois immédiatement, mais dont elle est souvent séparée par un intervalle de 15 à 20 millimètres. C'est du côté interne et postérieur de cette extrémité arrondie que part l'appendice cæcal ou vermiforme.

De la base de cet appendice naissent les trois bandelettes du gros intestin, qui se comportent un peu différemment à leur point de départ : l'antérieure, et surtout la postéro-externe, décrivent une courbe qui embrasse l'extrémité arrondie de l'intestin ; la postéro-interne, rectiligne dès sa naissance, passe en arrière de l'angle iléo-cæcal. Au niveau de chacune de ces trois bandes longitudinales le cæcum se déprime en gouttière.

Entre les trois gouttières, on observe les trois séries de bosselures que nous avons précédemment mentionnées, et les sillons ou étranglements

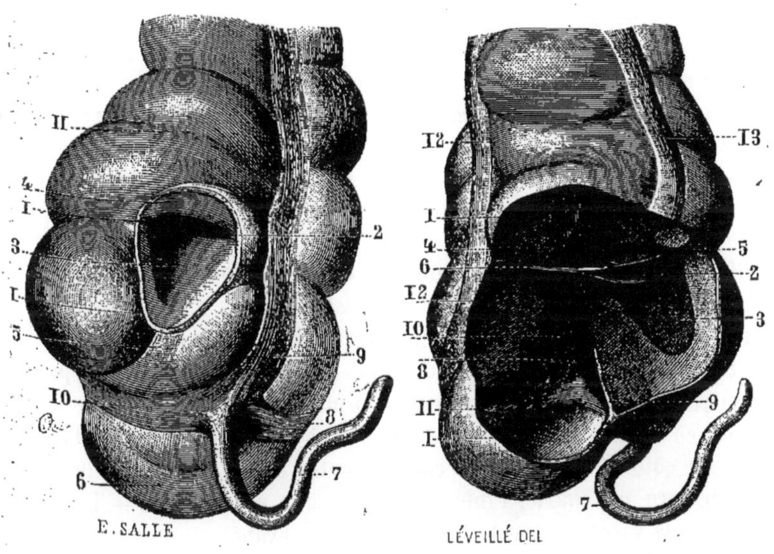

FIG. 827. — *Cæcum et appendice cæcal*   FIG. 828. — *Valvule iléo-cæcale.*

Fig. 827. — 1, 1. Coupe de l'intestin grêle au niveau de son abouchement dans le cæcum, et cavité infundibuliforme par laquelle il se termine. — 2. Orifice de la valvule iléo-cæcale occupant le sommet de cette cavité infundibuliforme. — 3. Valve inférieure de la valvule iléo-cæcale, formée par l'adossement des trois tuniques internes de l'iléon et des trois tuniques correspondantes du cæcum. — 4. Valve supérieure de cette valvule constituée par un adossement semblable. — 5. Quelques fibres musculaires longitudinales de l'iléon qui se détachent de celui-ci pour se prolonger sur le cæcum. — 6. Extrémité inférieure ou cul-de-sac du cæcum. — 7. Son appendice vermiforme. — 8. Bandelette longitudinale postéro-externe. — 9. Bandelette longitudinale postéro-interne. — 10. Bandelette longitudinale antérieure. — 11. Bosselures du cæcum, et sillons angulaires qui les séparent.

Fig. 828. — 1, 1. Coupe circulaire de la partie antéro-externe du cæcum destinée à montrer la valvule iléo-cæcale. — 2. Orifice de cette valvule. — 3. Sa valve inférieure. — 4. Sa valve supérieure, vue ici en raccourci et d'ailleurs plus courte que la précédente. — 5. Frein antéro-interne de la valvule. — 6. Son frein postéro-externe plus long. — 7. Appendice cæcal. — 8. Son embouchure. — 9. Repli semi-lunaire qui la voile en partie. — 10. Bandelette longitudinale postéro-externe. — 11. Bandelette antérieure. — 12, 12. Prolongement de cette bandelette. — 13. Bandelette postéro-interne.

qui les séparent.—Dans la première moitié de la vie fœtale ces bosselures et ces sillons n'existent pas, en sorte qu'à cet âge le cæcum offre une forme aussi régulièrement cylindrique que l'intestin grêle. Ce n'est qu'au sixième mois de la grossesse que les unes et les autres commencent à se montrer. Au moment de la naissance, les bosselures du gros intestin et les trois bandelettes qui les séparent sont déjà très-accusées.

d. *Surface interne.*— Sa configuration est inverse de celle de la précédente. Elle présente, comme toutes les autres parties de la cavité du gros intestin, trois saillies longitudinales, trois séries d'ampoules et trois séries de crêtes arciformes.

Au niveau de l'embouchure de l'iléon dans le cæcum, on aperçoit un repli valvulaire destiné à prévenir tout reflux du gros intestin vers l'intestin grêle : c'est la *valvule iléo-cæcale* ou *iléo-colique*, appelée aussi *valvule de Bauhin.*

B. — Valvule iléo-cæcale.

Cette valvule est formée par une sorte d'invagination de l'extrémité terminale de l'intestin grêle dans le gros intestin.

Vue par le cæcum, elle se présente sous l'aspect d'un croissant dont le bord concave, perpendiculaire au grand axe de l'intestin, serait percé dans sa partie moyenne d'un orifice en forme de boutonnière.— Des deux faces de ce croissant, l'une se dirige en haut du côté du côlon, et l'autre en bas du côté de l'appendice cæcal; toutes deux sont semi-lunaires. La supérieure est courte, l'inférieure beaucoup plus longue. — Le bord concave de la valvule regarde en dehors et en avant.

L'orifice qui occupe la partie moyenne du bord libre ou concave diffère un peu, suivant que les parois du cæcum se trouvent distendues ou rétractées. Lorsqu'elles sont distendues, les deux lèvres de l'orifice iléo-cæcal se rapprochent, s'appliquent l'une à l'autre, et offrent une rigidité d'autant plus grande que la dilatation devient plus considérable. Lorsqu'elles sont rétractées ou lorsque le cæcum a été incisé et ensuite plongé dans l'eau, ces lèvres, qui ont alors perdu leur rigidité, s'écartent, et l'orifice qu'elles circonscrivent prend une figure ovalaire. — En se réunissant par leur extrémité antéro-interne, elles forment une sorte de bride qui se perd insensiblement sur la paroi correspondante du cæcum. En se réunissant par leur extrémité postéro-externe, elles donnent naissance à une autre bride plus longue que la précédente, et qui se perd insensiblement aussi sur la paroi externe de l'intestin. Ces brides sont connues depuis Morgagni sous le nom de *rênes* ou de *freins* de la valvule : « Quapropter » illa valvulæ hujus retinacula, sive frena appellare consuevi (1). »

(1) J. B. Morgagni, *Advers. anat.*, III, animad., XIV.

Vue par l'intestin grêle, la valvule iléo-cæcale se présente sous un aspect bien différent : au lieu d'une saillie, on n'aperçoit plus qu'une cavité cunéiforme ouverte à son sommet, et formée de deux parois qui se meuvent l'une sur l'autre à la manière de deux valves. — Chacune de ces valves se compose elle-même de deux lames. La valve supérieure est constituée en haut par les parois du cæcum, en bas par celles de l'intestin grêle ; la valve inférieure est constituée en bas par le cæcum, en haut par l'iléon.

Les deux lames de chaque valve sont unies entre elles de la manière suivante : Au moment où il pénètre dans le gros intestin, l'iléon se dépouille de sa tunique séreuse, qui se continue directement avec celle du gros intestin. Ses fibres musculaires longitudinales l'abandonnent aussi pour se prolonger sur le cæcum, où elles deviennent transversales. Mais le plan des fibres circulaires, ainsi que la tunique celluleuse et la tunique muqueuse, pénètrent dans le repli cunéiforme du gros intestin et se prolongent jusqu'au bord libre de la valvule. Or, ce plan circulaire, s'adossant à celui du cæcum, se confond avec celui-ci : d'où il résulte que chaque valve se trouve formée par une couche épaisse de fibres musculaires qu'entourent une couche celluleuse et une couche muqueuse.

Pour observer cette structure, il faut, après avoir insufflé le cæcum, enlever la tunique péritonéale et inciser ensuite le plan des fibres longitudinales de l'intestin grêle sur tout son pourtour ; à l'aide d'une traction modérée, on pourra alors dédoubler les deux valves qui font saillie dans la cavité du cæcum, et faire disparaître si complétement la valvule iléocæcale, que l'embouchure de l'iléon dans le gros intestin deviendra trèsanalogue à celle de l'œsophage dans l'estomac.

Lorsqu'on se propose d'étudier la conformation et la structure de la valvule iléo-cæcale, on peut insuffler le cæcum par l'iléon, le laisser sécher, et pratiquer ensuite une ouverture sur sa paroi externe. Les préparations de ce genre sont utiles ; mais elles ne sauraient suffire. La valvule doit être étudiée aussi sur des préparations fraîches, qui seules peuvent en donner une notion tout à fait exacte et complète.

Cette valvule a pour usage de s'opposer au reflux des matières solides, liquides et gazeuses du gros intestin dans l'intestin grêle. — Pour constater qu'elle s'oppose au reflux des liquides, il suffit de verser de l'eau dans le cæcum par le côlon ; bien que l'iléon soit resté libre, il ne passe pas une seule goutte de liquide dans sa cavité ; et si, pour forcer ce passage, on soumet le cæcum à la pression d'une colonne d'eau de 2 à 3 mètres, on reconnaît que le liquide, loin de s'échapper par l'orifice iléo-cæcal, distend les parois du gros intestin et finit par les rompre. — Si, au lieu de le remplir d'eau, on l'insuffle, on constate également que l'air ne s'échappe pas par l'iléon. Or, si les gaz et les liquides trouvent dans cette valvule une barrière infranchissable, il devient évident que les matières demi-liquides ou solides seront plus sûrement arrêtées encore. Composées de deux valves s'appliquant l'une sur l'autre, on conçoit que les plus faibles contractions de l'intestin grêle suffiront pour écarter ces valves, c'est-à-dire pour faire passer le résidu des substances alimentaires de l'iléon dans le cæcum, et que celles-ci, en refluant sous l'influence des contractions du gros intestin, auront au contraire pour résultat de les rapprocher. L'occlusion de l'intestin grêle par la valvule située à son embouchure ne consiste donc pas dans un simple affrontement des deux lèvres qui circonscrivent son orifice, mais dans la juxtaposition des deux valves qui la composent.

HISTORIQUE. — La valvule iléo-cæcale a été découverte en 1573 par C. Varole, qui, en signalant son existence, a aussi très-nettement défini ses usages. Il la désigne sous le nom d'*opercule de l'iléon*, et ne lui consacre que les lignes suivantes : « Au moment où le diaphragme et les muscles abdominaux se con- » tractent et compriment le ventre, il n'y a pas plus de raison pour que les excré- » ments remontent vers les intestins grêles, troublent la chylification et soien » rejetés par le vomissement, que pour qu'ils se portent vers l'anus; c'est pour- » quoi là où l'iléon s'unit au côlon, il existe une certaine membrane qui fai » saillie dans la cavité de celui-ci. Cette membrane, fin ultime de l'iléon qu » s'avance jusque-là, moi, qui en suis l'inventeur, je l'appelle *opercule de l'iléon*. » Lorsque les excréments, par suite de la compression du ventre, remonten t » vers les intestins supérieurs, ils abaissent ledit opercule sur le trou de l'iléon, » et le ferment, en sorte qu'ils ne peuvent se porter au delà (1). »

Six ans plus tard, G. Bauhin mentionne aussi l'existence de ce repli, en parle à peu près dans les mêmes termes, et le désigne sous la dénomination de *valvule*. C'est à cette appellation seule qu'il est redevable de la gloire de lui avoir attaché son nom, et nullement, ainsi que l'ont répété l'un après l'autre tant d'*érudits* qui ne l'ont pas lu, à la description plus exacte qu'il en aurait donnée : car il ne la décrit pas! Ainsi que Varole, il se contente de signaler son existence et ses usages. Voici, du reste, tout ce qu'il en dit au point de vue anatomique : « C'est pourquoi une valvule, que j'ai démontrée depuis 1579 dans toutes nos » écoles, se trouve située au commencement du côlon, là où il s'unit à l'iléon. » Cette valvule est membraneuse, épaisse et regarde en arrière (2). » Telle est sa description dont l'exactitude a été célébrée sur tous les tons. Elle nous montre que Bauhin n'a rien ajouté à ce qu'avait dit son prédécesseur, et qu'il n'hésite pas à s'attribuer la découverte de la valvule qui porte encore son nom. Mais cette prétention est d'autant plus inadmissible que Varole, d'une part, l'avait observée six ans avant lui, et que Bauhin, d'autre part, a lu Varole, et si bien lu, qu'il lui emprunte en partie son langage. L'anatomiste italien, en effet, avait dit que si cette valvule n'existait pas, les excréments, au moment de la contraction du diaphragme et des muscles abdominaux, pourraient aussi bien remonter vers l'intestin grêle, troubler la chylification et être rejetés par le vomissement, que s'échapper par l'orifice inférieur du tube digestif :

« *Sed quia ex prædicta ventris compressione non erat major ratio cur feces ab intestino crasso regurgitarent ad tenuia, chylique distributionem pertur-*

(1) « Ergo, ubi ilium jungitur colo, protuberat ex parte interna hujus membrana quædam, quæ est ultimus finis ilii eo usque producti, quam ego ejusdem inventor operculum ilii appello. » (Varole, *Anat. hum.*, 1573, liv. III, c. III.)

(2) G. Bauhin, *Theatr. anat.* Francofurti, 1605, p. 121, et tab. xv, fig. 3.

barent, ac vomitum stercoraceum provocarent, quam per inferius foramen exirent (1). » Ainsi s'exprime Varole. Écoutons maintenant Bauhin :

« *Sed quia ex ventris compressione, non minus feces ex colo in ileon relabi poterant, chylique distributionem perturbare, ac vomitum stercoraceum provocare, quam per foramen inferius exire* (2). »

En superposant les deux textes, leur identité devient évidente. Pour la dissimuler un peu, Bauhin avait pris soin d'intercaler dans sa période une phrase incidente que j'en ai retranchée afin de rendre la confrontation plus facile. Cet auteur s'est donc rendu coupable d'un acte de piraterie scientifique que l'histoire, dans son impartiale et inflexible rigueur, ne saurait trop flétrir.

Au xviie siècle, cette valvule a été mentionnée aussi par Fabrice d'Acquapendente, qui a fait remarquer le premier en 1618, qu'en insufflant le gros intestin par l'anus, elle s'oppose au passage de l'air dans l'iléon (3) ; par Riolan, qui l'a considérée, à la même époque, comme une barrière que les clystères ne sauraient franchir (4); par Casserius et Tulpius, par Bartholin, par Highmore, etc.

Mais pour trouver une véritable description de la valvule iléo-cæcale, il faut remonter jusqu'à Morgagni, qui, le premier, en 1719, en a tracé l'histoire dans ses *Adversaria anatomica*, avec cette exactitude dont il a donné tant de preuves et ce luxe de saine érudition dont il semble avoir emporté le secret (5).

Quelques années plus tard, Winslow, en termes très-concis, mais substantiels, a fait connaître sa structure. C'est lui qui, le premier, a démontré que l'iléon et le cæcum se replient de dehors en dedans pour concourir à la former; que les fibres longitudinales de l'iléon se continuent avec les fibres circulaires du gros intestin; que le plan circulaire du premier pénètre dans l'épaisseur du repli constitué par le second, etc. (6).

Cette structure cependant n'avait été en quelque sorte qu'ébauchée à grands traits par Winslow. En 1754, B. S. Albinus la reprend, et l'expose dans tous ses détails. Sa description de la valvule iléo-cæcale est la plus claire, la plus exacte et la plus complète qui ait été publiée jusqu'à ce jour. Il a très-bien observé les deux valves qui la composent, ainsi que la structure de ces valves et le mécanisme qui semble avoir présidé à leur formation. Il a démontré le premier que lorsqu'on a enlevé la tunique séreuse et incisé les fibres longitudinales de l'iléon, on peut dédoubler chaque valve au point d'effacer la valvule (7).

C. — Appendice du cæcum.

L'*appendice cœcal*, appelé aussi *appendice vermiforme* ou *vermiculaire*, est cylindrique, du diamètre d'une plume à écrire, d'une longueur qui varie de 6 à 8 ou 10 centimètres. Un repli du péritoine l'attache à la partie interne du cæcum et lui forme une sorte de petit mésentère.

Cet appendice est le plus souvent flexueux, mais présente du reste beaucoup de variétés dans sa direction et sa situation. On le trouve quel-

(1) *Op. cit.*, p. 69.
(2) *Op. cit.*, p. 121.
(3) Fabricii ab Acquap. *Opera omnia*. Lugd., 1738, p. 142.
(4) J. Riolan, *Enchirid anat.* Lugd., 1649, et 105.
(5) Morgagni, *Adversaria anat.* III, animad. 9, 10, 11, 12 et 13.
(6) Winslow, *Exposit. anat.*, 1732, p. 317.
(7) B. S. Albinus, *De valvula coli* (*Acad. anat.*, t. I, lib. II, cap 11.)

quefois accolé à la face postérieure du cæcum. Sur un individu où il avait pris cette situation et cette direction, il remontait jusqu'au bord tranchant du foie, et entrait en contact, par son extrémité, avec la vésicule biliaire. Sur d'autres, il se porte en bas vers le détroit supérieur du bassin. Plus souvent il s'applique ou s'enroule autour de la partie terminale de l'iléon. — Sa surface est lisse et son sommet arrondi. Sa base répond à la partie postérieure et interne du cul-de-sac du cæcum.

Lorsqu'on incise l'appendice cæcal sur sa longueur, on constate qu'il est creusé d'un canal occupant toute sa longueur, et que ce canal communique en haut avec la cavité du cæcum par un orifice arrondi, très-étroit chez quelques individus, évasé au contraire et infundibuliforme chez d'autres. Au niveau de cet orifice, il existe assez fréquemment un repli semi-lunaire de la muqueuse qui le voile en partie.

Les parois de ce canal sont très-épaisses lorsqu'on les compare à son calibre. Elles se composent du reste, comme celles des intestins, d'une tunique séreuse, d'une tunique musculaire dont la couche longitudinale offre plus d'épaisseur que la couche circulaire, d'une tunique celluleuse très-distincte et d'une tunique muqueuse. Les glandes en tube de cette dernière tunique sont parfois plus longues et plus composées que celles des autres parties du gros intestin. C'est surtout vers le sommet de l'appendice cæcal qu'on rencontre ces glandes composées. Les auteurs signalent aussi la présence de follicules clos, qui s'y montreraient même en grand nombre, mais dont je n'ai trouvé chez l'homme aucune trace.

L'appendice vermiculaire est ordinairement rempli de mucus qu'il verse dans le cæcum. On y rencontre quelquefois des matières excrémentitielles ou des débris de matières fécales endurcies ; quelquefois aussi des corps étrangers, tels, par exemple, que des pepins de fruits, des grains de plomb, etc. Santorini y a trouvé des oxyures vermiculaires. — Chez le fœtus, où cet appendice communique plus largement avec le gros intestin, il est constamment plein de méconium. — Organe rudimentaire, il ne paraît avoir aucun usage important. Dans quelques cas, on l'a trouvé oblitéré, et cette oblitération n'avait entraîné aucune suite fâcheuse ; chez certains individus, il a pu être excisé sans plus d'inconvénient.

Le cæcum est très-riche en glandes vésiculeuses. Lorsqu'il devient le siége d'ulcérations, c'est constamment par ces glandes que celles-ci débutent. Si ces ulcérations se montrent sur les parois antérieures ou latérales, elles sont rarement suivies de perforation. Mais si elles occupent la paroi postérieure, qui est le plus ordinairement dépourvue de péritoine, l'inflammation peut s'étendre au tissu cellulaire sous-jacent. Dans ce cas, elle prend subitement un caractère très-aigu, et se termine en général par la perforation du cæcum et la suppuration : ainsi se développent la plupart des abcès de la fosse iliaque.

Les artères du cæcum et de son appendice viennent de la partie terminale de la mésentérique supérieure. — Ses veines vont se jeter dans le tronc veineux correspondant.

Ses vaisseaux lymphatiques se rendent dans de petits ganglions situés sur la face interne de l'organe, au voisinage de l'angle iléo-cæcal.

§ 2. — CÔLON.

Le *côlon* (κῶλον, de κωλύω, j'arrête), ainsi nommé parce que c'est surtout dans sa cavité que séjournent les matières fécales avant leur expulsion, est cette partie du gros intestin qui s'étend du cæcum au rectum, en embrassant dans son circuit toute la masse flottante des circonvolutions de l'intestin grêle.

Sa *longueur*, comparée à celle du cæcum et du rectum, est si considérable, qu'il semble constituer à lui seul la presque totalité du gros intestin.

Son *diamètre* tient en quelque sorte le milieu entre celui du cæcum et celui de l'intestin grêle. Il varie beaucoup sur les divers points de son trajet, suivant que ses parois sont rétractées ou distendues par des gaz.

Sa *situation* et sa *direction* nous sont déjà connues. Nous avons vu qu'elles permettent de le diviser en quatre portions : une *portion droite* ou *ascendante*, une *portion transverse* appelée aussi *arc du côlon*, une *portion gauche* ou *descendante*, et une *portion iliaque*.

A. **Côlon ascendant.** — La portion droite ou ascendante du côlon s'étend du cæcum à la face inférieure du foie et à la vésicule biliaire, où elle se continue avec la portion transversale. Sa direction est d'autant plus flexueuse qu'elle se trouve plus rapprochée du foie.

Le côlon ascendant est une des parties les moins mobiles du canal intestinal. Le péritoine ne lui fournissant qu'une tunique incomplète, ou, lorsqu'il l'entoure complétement, le pédicule qu'il lui constitue étant toujours très-court, il présente une fixité supérieure encore à celle du cæcum ; aussi ne le voit-on pas participer à ces déplacements dont la plupart des autres viscères de l'abdomen deviennent quelquefois le siége.

Rapports. — En arrière, il est appliqué sur le muscle carré lombaire, puis sur le rein droit, auxquels il adhère par un tissu cellulaire très-lâche, et dont il se trouve séparé, lorsque ses parois sont fortement contractées, par le pédicule toujours très-court que lui forme le péritoine, pédicule qui porte le nom de *mésocôlon droit*.

En avant, en dedans et en dehors, il répond aux circonvolutions de l'intestin grêle, qui le recouvrent presque constamment, et qui le séparent de la paroi antérieure de l'abdomen. (Fig. 824.)

B. **Côlon transverse.** — La portion transverse du côlon s'étend de la vésicule biliaire à l'extrémité inférieure de la rate. Elle décrit une courbure dont la convexité regarde en avant : d'où le nom d'*arc du côlon* qui lui a été donné. Mais sa direction n'est pas toujours transversale et horizontale. Très-souvent, avant d'avoir atteint le plan médian, on la voit se porter obliquement en bas, au-devant des replis de l'intestin grêle, puis remonter ensuite en formant une anse à concavité supérieure. Cette disposition se rencontre surtout chez les femmes dont la base du thorax est plus ou moins étranglée. En outre, le côlon transverse, au niveau du foie et au-dessous de la rate, présente constamment des flexuosités.

Lorsqu'il suit une direction exactement transversale, l'arc du côlon est situé sur la limite des régions épigastrique et ombilicale, c'est-à-dire-à égale distance à peu près de l'appendice xiphoïde et de l'ombilic. Pendant la durée de la chymification, il s'abaisse plus ou moins pour reprendre ensuite sa situation première. Chez les individus obèses, il tend au contraire à se rapprocher de l'appendice xiphoïde.

Rapports.— En haut, il est contigu : par sa partie médiane, à la grande courbure de l'estomac; par son extrémité droite, à la face inférieure du foie; et par son extrémité gauche, à la partie inférieure de la rate (fig. 824).

En bas, il repose sur les circonvolutions de l'intestin grêle, qui lui forment une sorte de coussinet (fig. 799).

En avant, il est recouvert par le grand épiploon, qui le sépare de la paroi antérieure de l'abdomen.

En arrière, il répond, à droite à la partie moyenne du duodénum, et, dans le reste de son étendue, au mésocôlon transverse.

C. Côlon descendant. — La portion gauche du côlon est un peu plus longue que la droite. Son extrémité supérieure se trouve plus profondément située, et se rapproche davantage de la face interne des côtes : d'où il suit qu'elle ne repose pas sur la partie moyenne du rein correspondant, mais sur son bord convexe, et qu'elle présente une direction moins verticale que le côlon ascendant. Le rein gauche étant ordinairement plus élevé que le droit, les rapports du côlon descendant avec le muscle carré lombaire sont plus étendus. Lorsqu'on se propose d'établir un anus contre nature par le procédé de Littre et d'Amussat, il mérite la préférence sur le côlon droit, non-seulement parce qu'il est plus rapproché du rectum, mais aussi parce qu'il est plus accessible. Inférieurement, il croise la crête iliaque au niveau de l'union de ses deux cinquièmes antérieurs avec ses trois cinquièmes postérieurs. Par son calibre, moins considérable en général que celui des autres portions du gros intestin, par ses rapports avec l'intestin grêle, par ses connexions avec le péritoine, par sa fixité, il offre du reste la plus grande analogie avec le côlon ascendant (fig. 824).

D. Portion iliaque ou S iliaque du côlon. — Elle occupe la fosse iliaque gauche, qu'elle déborde ordinairement en haut et en avant. Son extrémité supérieure est indiquée, d'une part par un changement de direction, de l'autre par l'origine du mésocôlon iliaque. Son extrémité inférieure ou interne correspond à l'union du sacrum avec l'os des iles.

La direction de l'*S* iliaque, bien que constamment flexueuse, présente beaucoup de variétés. Le plus souvent elle se porte en haut et en dedans, descend ensuite presque verticalement au-devant du muscle iliaque, en décrivant une courbure à concavité inférieure, se dévie de nouveau au-devant du grand psoas en formant une seconde courbure à concavité supérieure, et se continue alors avec le rectum.

La portion iliaque est la plus mobile des quatre parties du côlon ; elle emprunte cette mobilité au *mésocôlon iliaque*. Ce repli, plus large dans sa partie moyenne qu'à ses extrémités, se termine supérieurement en pointe, en se continuant avec le mésocôlon gauche lorsque celui-ci existe, et s'unit inférieurement au mésorectum. Il offre quelquefois assez de longueur pour permettre à l'*S* iliaque de remonter jusqu'à l'ombilic, et même pour se prolonger à droite jusqu'au côté interne du cæcum.

Chez le nouveau-né, l'*S* iliaque présente une situation et une direction différentes de celles qui viennent d'être indiquées. Huguier a avancé que sur dix fœtus examinés par lui, il a trouvé dix fois cette partie du côlon, ainsi que le rectum, à droite, dans le voisinage du cæcum. Sur quatorze fœtus à terme, j'ai rencontré en effet huit fois cette disposition : l'*S* iliaque alors occupe l'excavation du bassin ; de ses deux courbures, l'une, située à gauche, regarde en haut par sa concavité ; l'autre, placée à droite de la précédente, regarde en bas ; le rectum, par son origine, répondait au côté interne du cæcum. Des six autres fœtus, trois offraient la disposition normale ; chez les trois derniers, l'*S* iliaque, très-dilatée et fort longue, était double en quelque sorte ; le côlon, après s'être contourné à gauche en *S*, passait transversalement au-devant de la base du sacrum, pour se contourner aussi en *S* dans la fosse iliaque droite qu'il remplissait, puis croisait la symphyse sacro-iliaque droite et se continuait avec le rectum. De ces faits, il suit, en résumé : 1° que chez le nouveau-né la fosse iliaque gauche est remplie le plus habituellement par les circonvolutions de l'intestin grêle ; 2° que l'*S* iliaque est logée dans l'excavation pelvienne ; 3° que le rectum répond en général à la symphyse sacro-iliaque droite.

Rapports. — Par sa partie antérieure, la portion iliaque du côlon répond à la paroi abdominale et aux circonvolutions de l'iléon qui la recouvrent ou la laissent à découvert, suivant qu'elle est rétractée ou dilatée. Quelquefois ces circonvolutions, en s'insinuant entre elle et la paroi abdominale, la refoulent en haut et en dedans ; lorsqu'elle remonte vers l'ombilic ou vient s'accoler au cæcum, c'est par ce mécanisme qu'elle est refoulée de gauche à droite. Dans les cas de ce genre, si un chirurgien avait à établir un anus contre nature au niveau du pli de l'aine, il lui serait à peu près impossible de saisir une anse du gros intestin.

Par sa partie postérieure, l'*S* iliaque repose sur la fosse iliaque gauche, à laquelle l'attache le repli que lui fournit le péritoine.

Surface externe du côlon. — Comme celle du cæcum, elle est irrégulièrement prismatique et triangulaire, bien cependant que ce mode de configuration soit ici moins prononcé. On observe aussi sur toute son étendue : 1° les trois bandelettes longitudinales qui partent de la base de l'appendice cæcal ; 2° les trois séries de bosselures comprises entre ces bandelettes ; 3° les sillons qui séparent ces bosselures ; 4° enfin des appendices épiploïques, en nombre variable. — Dans la première moitié de la vie intra-utérine, cette disposition bosselée n'existe pas encore ; elle ne commence à se manifester que vers le septième mois de la grossesse.

Sa *surface interne* présente aussi une conformation inverse de celle de sa surface externe. En outre, lorsque la cavité du côlon est vide, ses parois se rétractant, on remarque çà et là sur la tunique muqueuse de petites saillies irrégulières formées par des replis de cette membrane.

Vaisseaux et nerfs du côlon. — Les artères qui se distribuent au côlon ascendant et à la moitié droite du côlon transverse viennent de la mésentérique supérieure ; ce sont les *coliques droites*. Celles qui se rendent à la moitié à gauche de l'arc du côlon, au côlon descendant et à l'*S* iliaque émanent de la mésentérique inférieure : ce sont les *coliques gauches*.

Les veines suivent le trajet des artères, et vont se jeter, les unes dans la grande mésaraïque, les autres dans la petite mésaraïque.

Les *vaisseaux lymphatiques* sont extrêmement nombreux. Ils se rendent dans de petits ganglions situés au voisinage de son bord adhérent.

Les *nerfs* émanent de deux plexus différents : ceux qui se distribuent à la moitié droite du côlon naissent du plexus mésentérique supérieur, c'est-à-dire du plexus solaire ; ceux qui se rendent dans sa moitié gauche proviennent du plexus mésentérique inférieur, qui lui-même tire son origine du plexus lombo-aortique. — Les uns se terminent dans la tunique musculaire, les autres dans la tunique muqueuse.

§ 3. — RECTUM.

Le *rectum* constitue la partie terminale du gros intestin et du tube digestif.—Sa limite inférieure est établie par une ligne circulaire qui répond à l'anus et qui sépare la peau de la muqueuse digestive.

Sa limite supérieure ne saurait être déterminée d'une manière précise, le rectum à son origine se continuant à plein canal et sans ligne de démarcation aucune avec l'*S* iliaque du côlon ; mais la seconde courbure de l'*S* iliaque correspondant en général à la partie interne du grand psoas, le détroit supérieur du bassin a pu être considéré comme établissant le point où finit le côlon et où commence le rectum.— Lorsque l'*S* iliaque occupe sa situation normale, l'origine du rectum répond donc à la symphyse sacro-iliaque gauche. Lorsqu'elle se trouve repoussée en haut et en dedans, ce qui n'est pas rare, cette origine répond à l'angle sacro-vertébral, et peut même, dans quelques cas exceptionnels, reposer sur la partie latérale droite de la base du sacrum. Enfin lorsque, par suite de l'allongement du mésocôlon iliaque, elle descend en partie dans l'excavation pelvienne, l'extrémité supérieure du rectum ne repose plus sur le détroit supérieur, mais s'incline en avant, et forme alors, avec la partie terminale du côlon, tantôt un angle droit, tantôt un angle aigu.

Le rectum se trouve donc situé en totalité dans l'excavation du bassin. Il répond à la paroi postérieure de celle-ci, dont il suit la courbure. — Supérieurement, il est uni au sacrum par un repli du péritoine, d'abord assez large, qui se rétrécit ensuite graduellement pour se terminer en pointe. Plus bas le péritoine ne l'entoure plus, mais passe sur lui à peu près comme il passe sur la seconde portion du duodénum. Plus bas encore la séreuse abdominale l'abandonne entièrement, en sorte qu'il entre en contact immédiat avec les organes voisins auxquels il est uni par un tissu cellulaire lâche. Sa partie terminale traverse de haut en bas le plancher de l'excavation pelvienne, en contractant avec celui-ci les connexions les plus intimes. Il offre donc une fixité d'autant plus grande qu'on l'examine sur un point plus rapproché de sa terminaison : sa partie supérieure, entourée par le péritoine, participe de la mobilité de l'*S* iliaque ; sa partie moyenne ne peut exécuter que de légers mouvements de latéralité ; sa partie inférieure présente une immobilité absolue.

La *longueur* du rectum varie de 18 à 22 centimètres. Pour la déterminer avec exactitude, il faut enlever les pubis, la vessie et la prostate, appliquer sur la paroi antérieure de l'organe un fil qui en suivra la direction, puis mesurer l'étendue de ce fil. Si l'on incise ensuite cette paroi sur la ligne médiane, et si l'on mesure de la même manière la paroi postérieure, on reconnaît que celle-ci est un peu plus courte que la précédente. En prenant la moyenne de ces deux résultats, on obtient la longueur de l'axe du rectum, qui s'élève en moyenne à 20 centimètres.

Le *calibre* de cet intestin diffère selon ses divers états de vacuité ou de plénitude. Lorsque le rectum est vide et rétracté, son diamètre dépasse à peine celui de l'intestin grêle. Lorsqu'il contient une certaine quantité de matières fécales, on trouve sa partie moyenne plus ou moins dilatée ; mais il est extrêmement rare que cette dilatation, dans l'état normal, soit portée au point de rendre son calibre comparable à celui du cæcum. Ce calibre, du reste, n'est pas en général circulaire ; refoulé pour ainsi dire contre le sacrum et le coccyx par les organes qui sont situés au-devant et au-dessous de lui, le rectum s'aplatit d'avant en arrière et de haut en bas, en sorte que son diamètre transversal se montre ordinairement plus considérable que l'antéro-postérieur. — Dans certains états pathologiques, à la suite par exemple de la paralysie du gros intestin, le rectum peut acquérir une capacité très-considérable ; on le voit alors quelquefois remplir à lui seul la presque totalité de l'excavation du bassin. Sur un homme de quarante ans qui était affecté depuis plusieurs mois d'une paralysie de toute la moitié inférieure du corps, et chez lequel le gros intestin était énormément dilaté dans toute son étendue, le rectum, vers sa partie inférieure, n'offrait pas moins de 34 centimètres de circonférence, de telle sorte que son calibre différait à peine de celui de l'excavation pelvienne.

Direction. — Situé à son point de départ, chez la plupart des individus, au-devant de la partie latérale gauche de la base du sacrum, le rectum se porte obliquement en bas, en arrière et à droite. Parvenu au niveau de la troisième vertèbre sacrée, il atteint la ligne médiane, la dépasse un peu, et s'applique à la partie latérale droite de la quatrième pièce du sacrum ; d'oblique qu'il était en bas et en arrière, il devient alors oblique en bas et en avant ; en outre, après avoir dépassé la ligne médiane, il s'incline vers elle, la dépasse de nouveau, puis, se déviant presque aussitôt, il l'atteint définitivement, et continue à se porter en avant et en bas jusqu'au niveau d'une ligne transversale qui répond à la partie antérieure des tubérosités ischiatiques ; là il change encore de direction, s'incline en bas et en arrière, et se termine à l'orifice anal. Il suit de ce trajet :

1° Que le rectum, loin d'être rectiligne, ainsi que son nom semble l'indiquer, est au contraire curviligne et flexueux ;

2° Que cette direction flexueuse est plus prononcée sur sa moitié supérieure, qui se rapproche sous ce rapport de toutes les autres parties du canal intestinal, et beaucoup moins sur sa moitié inférieure, qui seule se trouve placée sur la ligne médiane ;

3° Que ses courbures sont au nombre de quatre, deux latérales, très-rapprochées, et deux antéro-postérieures.

Les courbures latérales, peu importantes, se trouvent très-rapprochées l'une de l'autre. La plus élevée répond à l'union de la troisième avec la quatrième pièce du sacrum ; sa concavité regarde à gauche. La suivante est située au niveau de l'articulation du sacrum avec le coccyx ; sa concavité regarde à droite et en avant. De ces deux courbures la première est toujours plus prononcée que la seconde. Toutes deux, du reste, se montrent d'autant plus accusées que le rectum est plus rétracté. Lorsque cet organe présente une dilatation moyenne, la dernière s'efface ; si la dilatation devient plus considérable, l'autre disparaît à son tour.

Les courbures antéro-postérieures sont beaucoup plus prononcées que les latérales ; en outre, elles sont constantes, c'est-à-dire indépendantes des divers états de dilatation et de resserrement par lesquels passe le rectum. L'une d'elles, plus élevée aussi, s'adosse par sa convexité à l'union de la troisième à la quatrième vertèbre sacrée; sa concavité, dirigée en avant, reproduit en quelque sorte celle de la colonne sacro-coccygienne sur laquelle le rectum se repose dans toute son étendue. L'autre répond par sa convexité au sommet de la prostate chez l'homme et à la partie antérieure du vagin chez la femme; sa concavité regarde en bas et en arrière. — De ces deux courbures antéro-postérieures, la première, beaucoup plus étendue, représente un arc de cercle; la seconde est angulaire.

Considéré dans sa direction, le rectum se compose donc de trois parties : une partie supérieure oblique en bas et en arrière, une partie moyenne oblique en bas et en avant, et une partie inférieure ou anale oblique aussi en bas et en arrière. Ces trois parties n'offrent pas une longueur égale : l'étendue de la première est de 8 à 9 centimètres, celle de la seconde de 10 à 11, et celle de la troisième de 2 à 3 seulement chez l'homme, et de 1 1/2 à 2 centimètres chez la femme. Cette dernière portion est plus longue en avant qu'en arrière.

A. — **Rapports du rectum.**

Chacune des trois parties du rectum présente des rapports qui diffèrent suivant qu'on les étudie chez l'homme ou chez la femme.

a. Rapports de la première portion du rectum.—Cette portion se distingue surtout des deux autres par l'enveloppe et le pédicule que lui fournit la séreuse abdominale. Après avoir tapissé sa face antérieure et ses faces latérales, le péritoine se rapproche de chaque côté pour recouvrir aussi sa face postérieure, s'applique alors à lui-même, à la manière des deux lames du mésentère, et constitue ainsi le *mésorectum*. Ce repli, de forme triangulaire, s'attache en arrière au sacrum, se continue en haut avec le mésocôlon iliaque, et répond par son sommet à la troisième vertèbre sacrée ; il renferme dans son épaisseur l'extrémité terminale de l'artère et de la veine mésentériques inférieures, les nerfs qui accompagnent ces vaisseaux, des ganglions lymphatiques et une quantité variable de tissu cellulo-graisseux.

Ainsi rattachée à la paroi postérieure du bassin, la partie la plus élevée du rectum en est aussi la plus mobile; elle participe dans les proportions de cette mobilité à tous les déplacements que présente l'S iliaque du côlon; c'est pourquoi, au lieu de répondre constamment à la partie latérale gauche du sacrum, on la trouve quelquefois située au-devant de la partie médiane de cet os, ou de sa partie latérale droite, ou renversée sur le plancher de l'excavation du bassin ou déjetée en avant.

Lorsqu'elle occupe sa situation normale, cette première portion du rectum répond donc par son côté postérieur à la partie latérale gauche du sacrum, dont elle est séparée par le mésorectum. — Sur les côtés elle se

trouve en rapport avec les circonvolutions les plus inférieures de l'iléon.
—En avant, elle est recouverte par ces mêmes circonvolutions qui la séparent de la face postérieure de la vessie chez l'homme et de la face correspondante de l'utérus chez la femme, lorsque le rectum est rétracté ; dans
son état de dilatation, elle s'applique immédiatement à ces organes.

b. **Rapports de la seconde portion du rectum.**—Cette seconde portion,
qui forme à elle seule la moitié de la longueur du rectum, repose par sa

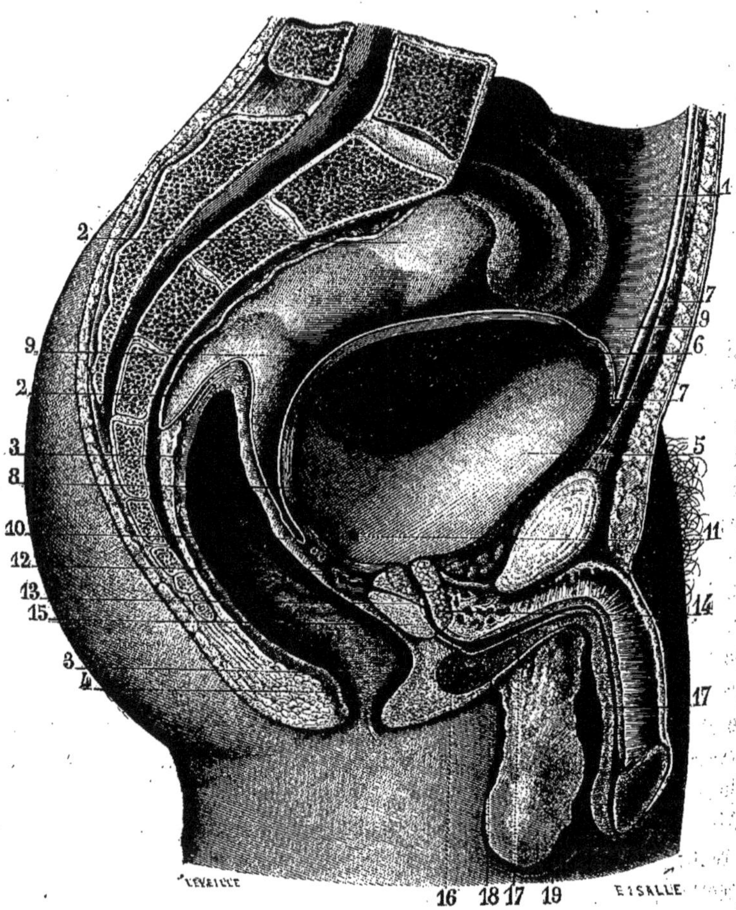

FIG. 829. — *Direction et rapports du rectum.*

1. *S* iliaque du côlon. — 2, 2. Partie supérieure du rectum, obliquement dirigée en
bas et en arrière. — 3, 3. Sa partie moyenne oblique en bas et en avant. — 4. Sa partie
inférieure, dirigée, comme la supérieure, en bas et en arrière, mais beaucoup moins
oblique que celle-ci. — 5. Moitié gauche de la cavité vésicale. — 6. Son sommet dirigé
en haut et en avant. — 7, 7. Ouraque partant de ce sommet et décrivant, dans l'état de
dilatation de la vessie un coude à concavité supérieure. — 8. Bas-fond de la vessie, en
rapport avec la partie moyenne du rectum. — 9, 9. Péritoine descendant dans le coude

face postéro-inférieure sur le sacrum et l'origine des muscles pyramidaux, plus bas sur le coccyx et les muscles ischio-coccygiens. Un tissu cellulaire lâche l'unit à toutes ces parties. Sur la ligne médiane, cette union est consolidée par quelques fibres musculaires émanées du rectum.

Ses parties latérales répondent de haut en bas : 1° au péritoine, qui les recouvre dans leur moitié supérieure ; 2° à une couche cellulo-graisseuse, aux plexus hypogastriques et, sur un plan plus éloigné, à l'aponévrose pelvienne supérieure et au releveur de l'anus.

La face antéro-supérieure de cette portion moyenne présente dans l'un et l'autre sexe des rapports qu'il importe de bien connaître.

1° *Chez l'homme*, cette face est recouverte par le péritoine qui la sépare en haut des circonvolutions les plus déclives de l'iléon et de la partie postéro-inférieure de la vessie. — Un peu plus bas elle répond à cet organe sur la ligne médiane, aux vésicules séminales et aux canaux déférents de chaque côté. Ces vésicules, ainsi que les canaux déférents accolés à leur bord interne, convergeant d'arrière en avant, l'espace qui les sépare représente un triangle à base postérieure. — Au-devant des vésicules séminales, la partie moyenne du rectum correspond à la face inférieure de la prostate. Mais dans aucun cas on ne voit le rectum remonter sur les parties latérales de la prostate pour l'embrasser à la manière d'un demi-cylindre.

Les rapports qu'affecte le péritoine avec cette portion moyenne du rectum diffèrent suivant que la vessie est vide, médiocrement dilatée ou très-distendue. — Lorsqu'elle est vide et rétractée sur le corps des pubis, les deux vésicules séminales s'en séparent et restent appliquées sur les parties antéro-latérales du rectum. Le péritoine, en remontant de cet organe sur la vessie, rencontre donc d'abord la saillie que forment ces vésicules, saillie qui s'étend de 18 à 20 millimètres en arrière de la base de la prostate, et qu'il revêt avant de s'appliquer à la face postérieure de la vessie. Il suit de cette disposition que, dans l'état de vacuité complète du réservoir urinaire, le cul-de-sac que forme le péritoine en passant du rectum sur la vessie ne répond jamais immédiatement à la base de la prostate, et qu'il reste éloigné de cette base de plus d'un centimètre. L'intervalle compris entre ce cul-de-sac et l'anus varie alors de 5 à 6 centimètres. — Lorsque la vessie se trouve dans un état de moyenne dilatation, elle déborde en arrière la prostate et s'avance plus ou moins sur le rectum ; le cul-de-sac

que forme l'ouraque pour se prolonger ensuite sur le sommet et la face postérieure du réservoir urinaire. — 10. Cul-de-sac recto-vésical. — 11. Embouchure de l'uretère gauche. — 12. Canal déférent et sommet de la vésicule séminale du côté droit, incisés l'un et l'autre près de leur extrémité terminale. — 13. Partie postéro-inférieure de la prostate, obliquement traversée par le conduit éjaculateur. — 14. Sa partie antéro-supérieure. — 15. Portion prostatique de l'urèthre. — 16. Sa portion membraneuse. — 17, 17. Sa portion spongieuse. — 18. Bulbe de l'urèthre. — 19. Testicule gauche entouré de ses enveloppes.

péritonéal s'élève ainsi d'autant plus que la vessie est plus volumineuse. Mais cette élévation a cependant des limites qu'elle ne saurait franchir : mesurée chez plusieurs individus dont la vessie était très-dilatée, la distance comprise entre l'anus et le cul-de-sac recto-vésical n'a jamais excédé 8 centimètres. Dans les divers états de capacité par lesquels elle passe, ce cul-de-sac ne varie donc en hauteur que de 2 à 3 centimètres.

2° *Chez la femme,* la face antérieure de la portion moyenne du rectum est en rapport : 1° avec le péritoine et les circonvolutions les plus déclives de l'ilion, qui le séparent de la matrice ; 2° avec la paroi inférieure du vagin, qui lui est unie en arrière par un tissu cellulaire lâche, mais qui lui adhère en avant d'une manière très-intime.

Le cul-de-sac que forme le péritoine en remontant du rectum sur le vagin et le col de l'utérus est moins variable dans sa situation que chez l'homme. La distance qui le sépare de l'anus est de 6 centimètres. Elle est moins considérable, par conséquent, que ne l'avait pensé Sanson, qui considérait le péritoine comme ne s'avançant pas sur la seconde portion du rectum (1), et beaucoup moins surtout que ne croyait Lisfranc, qui l'évaluait à 4 pouces chez l'homme et 6 pouces chez la femme (2). —Mais ce qu'il importe surtout de connaître, ce sont les rapports qu'affecte le péritoine avec la paroi inférieure du vagin. Afin de les déterminer d'une manière plus exacte, j'ai traversé perpendiculairement cette paroi avec une épingle, au niveau même du cul-de-sac péritonéal ; puis, j'ai mesuré l'espace étendu de l'épingle à l'extrémité supérieure du vagin : je l'ai trouvé de 12 à 15 millimètres dans la grande majorité des femmes. Chez quelques-unes le péritoine s'avance à peine sur le vagin ; sur d'autres, il recouvre la face inférieure de celui-ci dans une étendue de 2 à 3 centimètres.—Le rectum n'adhérant au vagin que par un tissu cellulaire lâche, le cul-de-sac recto-utérin, sous la pression des liquides épanchés dans la cavité péritonéale, peut s'enfoncer entre les deux conduits superposés, et dédoubler ainsi la cloison recto-vaginale dans une étendue plus ou moins grande : c'est ce qu'on observe chez les femmes affectées d'hydropisie ascite.

C. **Rapports de la portion inférieure ou anale du rectum.**—Cette partie terminale, extrêmement courte, puisqu'elle atteint à peine 2 centimètres chez la femme et 3 centimètres chez l'homme, présente, ainsi que les précédentes, des rapports qui sont communs aux deux sexes, et des rapports propres à chacun d'eux. — Dans l'un et l'autre, elle est circonscrite d'abord par les releveurs de l'anus avec lesquels elle contracte une union intime, et plus bas par le sphincter externe de l'anus qui l'entoure à la manière d'un infundibulum. Latéralement et sur un plan plus éloigné, cette

(1) S. Sanson, *Des moyens de parvenir à la vessie par le rectum.* In-4°, 1817, p. 13.
(2) J. Lisfranc, *Mémoire sur l'excision de la partie inférieure du rectum* (*Gazette médicale*), 1830, p. 338.

troisième portion répond en outre aux vaisseaux hémorrhoïdaux inférieurs et à une couche cellulo-graisseuse plus ou moins épaisse.

1° *Chez l'homme*, la portion anale est en rapport, par sa partie antérieure et supérieure, avec le sommet de la prostate et la portion membraneuse de l'urèthre, dont elle s'écarte aussitôt pour se porter en bas et en arrière. Comme l'urèthre se porte au contraire en avant, il en résulte qu'elle forme avec celui-ci un angle à sinus inférieur.—La base de cet angle est constituée par la peau du périnée, par une couche graisseuse plus ou moins épaisse, et par l'aponévrose périnéale inférieure. En avant, il est limité par le bulbe de l'urèthre.

L'espace compris entre le sommet et la base du triangle recto-uréthral est rempli : 1° par les fibres supérieures du sphincter externe de l'anus et par les fibres correspondantes du bulbo-caverneux qui ne s'entre-croisent pas sur la ligne médiane, mais qui s'insèrent sur une sorte de raphé fibreux vertical; 2° par les fibres du muscle transverse superficiel qui semblent aussi se continuer sur la ligne médiane avec celles du côté opposé, et qui s'insèrent également sur le raphé fibreux; 3° par les fibres les plus reculées du transverse profond; 4° par des fibres pâles et peu nombreuses dépendant de la partie la plus antérieure des releveurs de l'anus. Dans ce même espace, on trouve encore les glandes bulbo-uréthrales appliquées sur la partie postérieure et supérieure du bulbe.

C'est dans cet angle recto-uréthral que Dupuytren pratiquait son incision transversale pour arriver jusqu'à la portion musculeuse de l'urèthre, à travers laquelle il introduisait ensuite son lithotome double. Cette incision, qui formait le premier temps de sa taille bilatérale, n'était pas exempte de tout danger ; si la pointe de l'instrument, en cheminant vers l'urèthre, s'inclinait un peu trop en avant, elle blessait le bulbe, d'où la possibilité d'une hémorrhagie, et même d'une phlébite ; si cette pointe s'inclinait trop en arrière, elle blessait le rectum au niveau du sommet de la prostate, d'où une fistule stercorale. En outre, la portion membraneuse de l'urèthre n'était pas toujours attaquée franchement ; souvent l'opérateur, s'égarant dans la première ponction, n'arrivait dans la cannelure du cathéter qu'à la suite d'une deuxième ou d'une troisième tentative. C'est pour obvier à tous ces inconvénients que Nélaton a imaginé son procédé de taille prérectale, dans lequel la paroi antérieure de la portion anale du rectum devient un guide fidèle pour l'instrument tranchant.

2° *Chez la femme*, la portion anale du rectum est unie en avant à la partie correspondante du vagin, qui lui adhère de la manière la plus intime. La surface qu'on observe entre le vagin et l'anus, surface qui offre une étendue antéro-postérieure de 15 à 20 millimètres et qui forme chez elle le *périnée*, se trouve constituée de la manière suivante : Le vagin et le rectum, en se juxtaposant, donnent naissance à une véritable cloison, la *cloison recto-vaginale*. Des deux lames qui composent cette cloison, la supérieure ou vaginale descend un peu plus que l'inférieure ; d'où il suit que la cloison se termine en avant par une coupe oblique : de là une première cause d'élargissement. Au-devant de ce plan oblique viennent s'attacher les fibres du sphincter externe de l'anus et celles du constricteur de la vulve, auxquelles se mêlent celles des deux transverses et quelques-unes des fibres longitudinales du rectum. Ces fibres convergeant de tous côtés vers l'extrémité terminale de la cloison recto-vaginale ajoutent encore à l'étendue antéro-postérieure du périnée de la femme. Sur un point plus superficiel on trouve une couche cellulo-graisseuse, et enfin la peau qui, rétrécissant d'une part l'orifice du vagin et de l'autre l'orifice anal, concourt également à allonger le périnée d'avant en arrière. Ces deux dernières couches contribuent à unir la portion anale du rectum à la portion adjacente du vagin.

Mais cette union des deux conduits est surtout établie par les fibres longitudinales du rectum. Lorsque la peau du périnée et la couche musculaire sous-jacente ont été divisées, il faut encore, pour isoler les deux lames de la cloison recto-vaginale, inciser toutes ces fibres ; celles-ci détruites, rien de plus facile que de dédoubler la cloison jusqu'au niveau du cul-de-sac péritonéal.

B. — Structure du rectum.

Les tuniques qui forment les parois du rectum présentent chacune dans leur disposition quelque chose de spécial : elles méritent par conséquent d'être considérées isolément.

a. *Tunique séreuse.*

Sur la première portion du rectum, le péritoine se comporte comme sur la dernière portion du côlon. Mais l'enveloppe qu'il lui fournit n'adhère à sa partie postérieure et à ses faces latérales que par un tissu cellulaire très-lâche : de là une ampliation graduelle ou instantanée plus facile et plus complète. Lorsque cette première portion se dilate, le rectum dédouble son repli séreux, s'applique à la face antérieure du sacrum et devient alors plus ou moins immobile.

Sur la seconde portion du rectum, le péritoine ne répond jamais à sa partie postérieure. Il revêt ses parties latérales dans leur tiers où leur quart supérieur, et sa face antérieure dans la même étendue lorsque la vessie est très-dilatée, dans une étendue à peu près double lorsqu'elle est fortement rétractée.

Chez la femme, où le cul-de-sac que forme le péritoine est beaucoup moins variable dans sa situation, la tunique séreuse recouvre toute la moitié supérieure de la portion moyenne.

b. *Tunique musculaire.*

Deux plans de fibres composent aussi cette tunique. Mais ils acquièrent sur le rectum une importance qu'ils sont loin d'offrir sur les parties plus élevées du gros intestin. Le plan longitudinal est plus complet; le plan circulaire présente une plus grande épaisseur. L'un et l'autre, en outre, affectent un mode de terminaison qui lui est propre.

I. **Fibres longitudinales.** — Ces fibres semblent avoir à peine fixé l'attention des auteurs, qui ont méconnu leur disposition. Ils se contentent d'avancer que les trois bandelettes longitudinales du côlon, parvenues au rectum, se confondent par leurs bords correspondants pour lui composer une tunique uniforme. L'observation démontre qu'il n'en est pas ainsi. La bandelette antérieure descend au-devant de la partie médiane du rectum et s'étend jusqu'à l'anus. L'externe, plus petite que les deux autres, se rapproche de la précédente vers la fin de l'*S* iliaque pour se confondre avec elle sur la première portion du rectum. L'interne se place sur la partie médiane et postérieure de l'intestin et se prolonge aussi jusqu'à l'anus. Les trois bandelettes qui embrassaient le cæcum et le côlon se réduisent donc à deux sur le rectum; et ces deux bandelettes se placent, l'une au-devant, l'autre en arrière de l'organe. Mais, à mesure qu'elles descendent, on les voit s'élargir de plus en plus en perdant de leur épaisseur, sans cesser cependant d'être parfaitement distinctes. L'antérieure, plus large et plus mince, offre l'aspect d'un ruban; la postérieure, plus épaisse, forme une sorte de cordon toujours très-accusé.

Entre ces deux bandelettes il existe des fibres longitudinales latérales qui naissent de la partie supérieure du rectum. Elles sont pâles et peu nombreuses sur la première portion; mais, à mesure que l'on se rapproche de la portion anale, on les voit se multiplier et former des faisceaux de plus en plus accusés.

Parvenues à la partie inférieure du rectum, comment se terminent ces fibres? En les poursuivant, on reconnaît qu'elles se terminent à des hauteurs différentes, et qu'elles contractent avec toutes les parties environnantes des connexions intimes. Pour élucider ce point difficile d'anatomie, je me suis livré, avec M. le docteur Leroux, chirurgien distingué de l'hôpital de Versailles, à une série de recherches; je vais brièvement exposer le résultat commun de nos observations.

La paroi inférieure ou le plancher de l'excavation pelvienne peut être considérée comme formée de trois couches : la première, représentée par l'aponévrose pelvienne supérieure, la deuxième par les releveurs de l'anus et les ischio-coccygiens; la troisième par la peau et le pannicule graisseux sous-jacent. Or, les fibres longitudinales prennent des insertions sur chacune d'elles. Le plan qu'elles constituent se décompose ainsi dans sa partie terminale en trois plans secondaires : un supérieur, un moyen et un inférieur. Étudions chacun de ces plans.

1. *Plan superficiel des fibres longitudinales.* — Les fibres qui forment ce premier plan ne se terminent pas de la même manière en arrière et sur les côtés. — En arrière, elles se réfléchissent de bas en haut, et remontent jusqu'au sommet du sacrum en formant un petit faisceau à concavité supérieure qui a évidemment pour usage d'attirer en haut et en arrière la portion terminale du rectum, et qui peut être désigné par conséquent sous le nom de *faisceau rétracteur de l'anus.* Ce faisceau, composé de fibres généralement pâles, s'attache au sommet du sacrum par deux digitations qui s'écartent à angle aigu pour livrer passage à l'artère et à la veine sacrées moyennes. Son insertion se voit avec une très-grande netteté chez le fœtus et l'enfant. Mais toutes les fibres qui entrent dans la composition du faisceau rétracteur ne se prolongent pas jusqu'au sacrum, de son bord inférieur ou convexe; il s'en détache, chemin faisant, un certain nombre qui vont se fixer, les unes sur l'intersection fibreuse des deux muscles ischio-coccygiens, et d'autres sur la partie médiane de la face antérieure du coccyx. — Latéralement, les fibres longitudinales du plan superficiel se fixent sur l'aponévrose pelvienne supérieure qu'elles unissent ainsi très-étroitement à l'intestin.

2. *Plan moyen.* — Les fibres longitudinales qui composent ce second plan sont les plus nombreuses; ce sont celles aussi dont le mode d'insertion est le plus difficile à démêler et surtout à démontrer. — Sur les côtés du rectum, ces fibres s'insèrent à une lame cellulo-fibreuse très-dense qui par sa face opposée donne insertion au releveur de l'anus. Cette lame, que Denonvilliers a le premier signalée et qu'il a considérée comme un prolongement de l'aponévrose latérale de la prostate, n'est en réalité qu'une intersection aponévrotique Ainsi unies et continues entre elles, les fibres longitudinales du rectum et les fibres correspondantes des releveurs de l'anus représentent de grandes courbes à concavité supérieure, appliquées par une de leurs extrémités sur les parois de l'intestin et attachées par l'autre aux parois de l'excavation pelvienne.

En avant, les fibres du plan moyen se terminent sur l'aponévrose latérale de la prostate, par l'intermédiaire de laquelle elles se fixent en réalité sur les branches ischio-pubiennes.

3. *Plan profond.* — Les fibres longitudinales les plus profondes du rectum vont toutes s'attacher à la peau du pourtour de l'anus. Celles qui sont les plus rapprochées de la couche circulaire donnent naissance, un peu au-dessus de l'orifice anal, à autant de petits tendons qui cheminent entre le sphincter externe et le sphincter interne, et qui, parvenus au niveau du bord inférieur de ce dernier, le débordent de quelques millimètres pour

s'attacher à la face profonde de la peau, immédiatement au-dessous de la ligne circulaire qui sépare celle-ci de la muqueuse. En dehors de ces fibres il en existe d'autres qui, devenues tendineuses aussi, s'engagent entre les différents faisceaux du sphincter externe pour aller également s'attacher à la peau du pourtour de l'anus, au delà des précédentes; ces dernières ne forment pas une seule couche, mais une série de couches de plus en plus excentriques, de telle sorte que les plus externes se fixent à la peau qui répond aux limites extrêmes du sphincter externe.

Si, après avoir étudié séparément et dans tous leurs détails les trois plans de fibres longitudinales du rectum, nous les considérons, au moment où elles se contractent pour concourir à l'acte de la défécation, nous serons conduit à reconnaître :

1° Que toutes ces fibres appliquées sur l'intestin dilaté en ampoule divergent de la partie supérieure vers la partie moyenne de l'ampoule rectale ; convergent de la partie moyenne de celle-ci vers sa partie inférieure, puis divergent de nouveau tout autour de l'anus encore contracté ;

2° Que toutes ces fibres, par conséquent, décrivent une double courbure, l'une supérieure, dont la concavité regarde l'axe du rectum, l'autre inférieure, dont la concavité regarde du côté opposé à cet axe ;

3° Que ces deux courbures tendant l'une et l'autre à se redresser au moment de la défécation, la première a nécessairement pour effet de resserrer la cavité du rectum en la raccourcissant, c'est-à-dire en la faisant remonter sur les matières à expulser, tandis que la seconde a au contraire pour résultat de dilater l'anus en l'élevant, c'est-à-dire en le portant au-devant de ces matières qui, ainsi comprimées en haut de toutes parts et trouvant en bas une voie libre, s'y engagent sans difficulté.

Les releveurs de l'anus, par la continuité qui existe entre leurs fibres et celles du rectum, participent à l'élévation et à la dilatation de l'orifice anal ; mais en même temps ils forment un plancher résistant qui soutient l'effort du diaphragme et des muscles abdominaux. Lorsque les fibres du rectum se contractent pour expulser les matières contenues dans cet organe, tous les muscles de l'enceinte abdominale entrent donc aussi en action, de telle sorte que ce n'est pas seulement l'ampoule rectale qui se resserre, c'est la cavité de l'abdomen tout entière. La résultante de cet effort est représentée par une ligne étendue de l'ombilic vers le sommet du sacrum, et plus ou moins perpendiculaire par conséquent à la partie moyenne du rectum, c'est-à-dire à l'ampoule rectale : condition qui facilite l'expulsion des matières fécales sans exposer le rectum lui-même à être projeté à travers l'orifice anal.

II. **Fibres circulaires.** — Les fibres circulaires du rectum ne diffèrent pas, quant à leur disposition générale, de celles qu'on observe sur les autres parties du gros intestin. Elles forment, en se groupant, des faisceaux plus gros et aplatis, séparés les uns des autres par des interstices celluleux; le plan produit par la juxtaposition de tous ces faisceaux augmente d'épaisseur en descendant et devient très-épais inférieurement, où il prend le nom de *sphincter interne* de l'anus.

Le *sphincter interne* présente une hauteur de 4 centimètres. En bas, il a pour limite très-précise la ligne circulaire au niveau de laquelle la muqueuse se continue avec la peau. En haut, il se confond insensiblement avec les fibres plus élevées. Sur le pourtour de l'anus, son épaisseur est de 3 à 4 millimètres.

Toutes les fibres musculaires du rectum sont des fibres lisses. Quelques auteurs disent cependant avoir observé sur cet organe des fibres striées; l'examen le plus attentif ne m'en a jamais montré aucune trace.

c. Tuniques celluleuse et muqueuse.

La **tunique celluleuse** du rectum, dans ses deux premières portions, ne diffère pas de celle du côlon et du cæcum.

Sur la portion anale, elle a pour attributs distinctifs son peu d'adhérence à la tunique musculaire, et la multiplicité ainsi que le volume des veines qui rampent dans son épaisseur.

La **tunique muqueuse** du rectum, unie étroitement à la celluleuse dans toute son étendue, adhère, par l'intermédiaire de celle-ci, d'une manière assez intime à la couche des fibres circulaires de l'intestin dans ses trois quarts supérieurs. Mais dans leur quart ou leur cinquième inférieur, les deux tuniques internes ne sont plus liées à la musculeuse que par un tissu cellulaire lâche. Il résulte de ce peu d'adhérence qu'au moment de la défécation, elles descendent avec les matières fécales qui les poussent devant elles et viennent faire saillie à travers l'anus, se comportant sous ce rapport, chez l'homme, à peu près comme nous les voyons se comporter chez le cheval; leur propulsion est seulement moins considérable. Chez l'enfant, où les liens cellulo-vasculaires qui unissent ces tuniques au sphincter interne sont plus faibles encore que chez l'adulte, la hernie qu'elles forment à travers l'anus pendant la défécation est aussi plus prononcée; et si cet acte se répète trop souvent, ou s'il existe une légère inflammation de l'intestin, la hernie momentanée qu'elles forment peut devenir persistante : c'est cette hernie des deux tuniques internes à travers l'anus qui a été improprement décrite sous le nom de *chute du rectum*.

La surface libre de la muqueuse rectale présente dans l'état de vacuité ces mêmes replis irréguliers que nous avons déjà observés sur les autres parties du gros intestin, replis qui n'affectent aucune direction déterminée, et qui sont généralement peu saillants. Trois fois cependant, sur une trentaine de rectums que j'ai examinés, j'ai rencontré un grand repli muqueux, transversalement dirigé et correspondant à l'union de la portion moyenne avec la portion inférieure du rectum. Ce repli ne mesurait que la moitié ou un peu plus de sa circonférence. Il était antérieur sur un de ces rectums et postéro-latéral sur l'autre ; sur le troisième, il en existait deux qui se regardaient par leur concavité, mais qui étaient situés à une hauteur un peu différente. Ce sont ces replis sans doute qui ont été vus par Houston et décrits par lui sous le nom de *valvules du rectum*. Mais rien ne prouve qu'ils persistent dans l'état de plénitude de l'organe. Il est vraisemblable au contraire qu'ils s'effacent par le fait seul de la distension de celui-ci, au moins en grande partie. Le nom de valvule ne saurait donc leur convenir ; et, en admettant même qu'il leur soit appliqué par un de ces abus de langage trop fréquents en anatomie, Houston encourrait encore le reproche d'avoir présenté comme normal un fait qu'on n'observe que très-exceptionnellement.

Au niveau du bord inférieur du sphincter interne, la muqueuse du rectum présente une série de petits replis curvilignes à concavité supérieure qui forment, par leur continuité, une ligne irrégulièrement festonnée. Ces replis ont été signalés d'abord par Glisson et plus tard par Morgagni, sous le nom de *valvules semi-lunaires* (1). Leur nombre varie de trois à huit ; en général on en compte de cinq à six. Leur hauteur ne s'élève pas au delà de 1 à 2 millimètres. Leur longueur est inégale et en raison inverse de leur nombre. Lorsqu'il n'en existe que trois, ce qui est rare, ils rappellent par leur disposition les valvules sigmoïdes de l'aorte, dont le bord libre serait seulement plus épais et moins élevé.

En s'unissant par leurs extrémités correspondantes, les bords libres ou concaves des replis semi-lunaires constituent des espèces de piliers ou de pilastres qui adhèrent au sphincter interne et qui ont reçu de [Morgagni le nom de *colonnes de l'anus* (*columnæ ani*). Leur hauteur est de 10 à 15 millimètres. — Les petites cavités circonscrites par les replis étendus entre ces colonnes sont toujours très-superficielles et ne représentent le plus souvent que de simples dépressions. Cependant, comme ces cavités ou dépressions regardent en haut et en dedans, et que de petits corps étrangers peuvent s'y arrêter, elles sont quelquefois le siége d'irritations et d'ulcérations qui, plus tard, deviennent elles-mêmes le point de départ des abcès si fréquents autour de la marge de l'anus, et des fistules consécutives à ces abcès. Ribes, qui le premier s'est attaché à déterminer le siége précis de l'orifice interne de ces conduits fistuleux, a constaté que, sur soixante-quinze cadavres chez lesquels il avait trouvé des fistules, la plupart de celles-ci naissaient du cul-de-sac des replis semi-lunaires (2). Sur un rectum d'adulte, j'ai pu observer au fond

(1) Morgagni, *Advers. anat.*, III, animad. VI, p. 10, fig. 1.
(2) Ribes, *Dict. des sciences médicales*, 1819, t. XL, p. 407.

de l'un de ces culs-de-sac une ulcération de 4 à 5 millimètres de profondeur, qui avait détruit déjà le sphincter interne, immédiatement au-dessus de son bord inférieur, et qui s'étendait jusqu'à la peau du pourtour de l'anus encore intacte ; c'était là, dans toute sa simplicité, le premier degré d'une fistule qui n'aurait pas tardé probablement à se compléter si l'individu sur lequel existait cette ulcération eût vécu plus longtemps.

La muqueuse rectale est remarquable par le développement de ses glandes en tube qui sont un peu plus longues que celles du cæcum et du côlon, et dont un grand nombre sont bifides. On rencontre même çà et là, sur cette partie de l'intestin, des glandules à trois tubes divergents.

Quelques auteurs signalent sur la partie inférieure du rectum des papilles que j'ai vainement cherchées.

d. *Vaisseaux et nerfs du rectum.*

1° **Artères.** — Les artères du rectum ont été distinguées par les anatomistes du xvie et du xviie siècle en hémorrhoïdales internes, fournies par la mésentérique inférieure, et en hémorrhoïdales externes, émanées de l'hypogastrique. — Au xviiie siècle, à ces deux ordres de branches on voit s'en ajouter un troisième sous le nom d'hémorrhoïdales moyennes. Celles-ci naissent aussi du tronc de l'hypogastrique ; elles en naissent directement, tandis que les externes sont de simples divisions de la honteuse interne. Cette nomenclature est celle qui fut adoptée en 1775 par Haller (1). A dater de cette époque, elle devint classique ; et aujourd'hui encore elle règne dans nos écoles et dans tous les ouvrages dogmatiques. Seulement les hémorrhoïdales internes sont devenues supérieures, et les hémorrhoïdales externes inférieures. La description suivante montrera l'importance qu'il convient de lui attacher.

Artères hémorrhoïdales supérieures.— Elles naissent exclusivement de la mésentérique inférieure, qui s'étend à toute la longueur du rectum, mais qui ne se comporte pas de la même manière sur la première portion et sur les deux dernières. — Les branches que cette artère fournit à la portion supérieure de l'intestin, situées d'abord dans le mésorectum, ainsi que le tronc artériel dont elles émanent, arrivent à l'organe par son bord postérieur, se divisent en deux ordres de rameaux qui contournent ses faces latérales, et affectent un mode de distribution tout à fait analogue à celui des coliques gauches. Leur direction est plus ou moins perpendiculaire à l'axe du rectum.

Les branches qui se ramifient dans la deuxième et la troisième portion suivent au contraire un trajet plus ou moins parallèle à cet axe. Parvenue

(1) *Inter hæmorrhoides internas et externas mediæ intercedunt.* (Haller, *Icônes,* arter peleis. Gottingæ, 1756.)

à l'extrémité inférieure du mésorectum, la mésentérique, en effet, se divise en deux branches principales qui s'écartent aussitôt pour atteindre les parties latérales de l'intestin et qui longent celui-ci jusqu'à l'anus dans une direction telle, que de postérieures à leur point de départ elles deviennent antérieures à leur terminaison. Chemin faisant, ces branches donnent un grand nombre de divisions qui se répandent les unes sur la face antérieure, les autres sur la face postérieure. Quelquefois le tronc artériel se divise en trois branches : l'une d'elles longe alors le côté postérieur du rectum, et les deux autres ses parties latérales. Lorsqu'il se divise en deux branches seulement, on voit souvent l'une de celles-ci, la plus volumineuse, fournir presque aussitôt une division importante qui vient se placer en arrière de l'organe et qui marche entre les deux branches latérales principales. Au niveau de la troisième portion du rectum, ces branches latérales se divisent chacune en deux ou trois rameaux qui traversent la tunique musculaire et rampent ensuite sous la muqueuse jusqu'à l'anus. Dans leur trajet sur la seconde portion, l'une et l'autre fournissent un grand nombre de rameaux dont la direction est plus ou moins transversale. Ceux-ci rampent d'abord sur la tunique musculaire, puis la traversent et se partagent chacun en trois ou quatre artérioles, qui divergent à la manière des rayons d'une étoile, pour aller se terminer dans la muqueuse après s'être anastomosés entre eux.

En résumé, les hémorrhoïdales supérieures se distribuent à toute l'étendue du rectum ; celles qui se rendent dans la première portion pénètrent dans l'épaisseur de celle-ci par son bord postérieur ; celles qui se ramifient dans la portion moyenne la pénètrent surtout par ses parties latérales ; celles qui se perdent dans la portion anale la pénètrent par toute sa circonférence.

Artères hémorrhoïdales moyennes. — Ces artères, extrêmement variables dans leur origine, ne le sont pas moins dans leur mode de terminaison. — Chez l'homme, elles longent le côté externe des vésicules séminales auxquelles elles fournissent plusieurs ramuscules, s'appliquent ensuite sur les parties latérale et inférieure de la prostate qui en reçoit des divisions plus importantes, puis se perdent dans les parties correspondantes du rectum par des ramifications grêles et peu nombreuses.

Chez la femme, elles se dirigent vers la cloison recto-vaginale et se ramifient en partie dans la paroi postérieure du vagin, en partie dans la paroi antérieure du rectum.

Telle est la disposition que présentent le plus ordinairement ces artères dans l'un et l'autre sexe. Elle nous montre que l'hypogastrique ne donne, en général, que des rameaux sans importance au rectum, et que les hémorrhoïdales moyennes sont surtout destinées à la prostate, fait que mon collègue M. Dolbeau, dans un concours pour le prosectorat, avait déjà constaté par ses dissections. Je dois dire cependant qu'il n'en est pas toujours ainsi. Sur dix-sept préparations de l'hypogastrique qui sont déposées au musée Orfila, et sur lesquelles j'ai examiné ces artères, trois seulement réalisaient complétement la description donnée par les auteurs dogmatiques ; deux autres la réalisaient, mais d'un côté seulement, et deux autres, aussi d'un seul côté, mais d'une manière rudimentaire. Dans la majorité des individus, les hémorrhoïdales moyennes ne prennent donc qu'une part très-minime à la nutrition et aux sécrétions du rectum. Si le système artériel de cet organe pouvait être exprimé en chiffres, il n'y aurait aucune exagération à avancer que les deux hémorrhoïdales moyennes en forment à peine la vingtième partie. Les ramuscules que ces artères abandonnent à l'intestin sont destinés surtout à établir une communication entre la mésentérique inférieure et les deux iliaques internes, c'est-à-dire à placer la circulation du sang artériel dans le rectum, sous l'influence de trois sources au lieu d'une, afin que si la plus importante venait à lui faire défaut, celle-ci pût être suppléée par les deux autres.

Artères hémorrhoïdales inférieures. — Ces petites artères, au nombre de deux ou trois de chaque côté, sont des branches de la honteuse interne qui se portent en convergeant vers l'anus pour se distribuer à la peau, à la couche graisseuse sous-jacente et au sphincter externe. Elles appartiennent à la région anale plutôt qu'au rectum proprement dit.

2° Veines du rectum. — Toutes les veines du rectum vont se jeter dans la veine mésentérique inférieure. Elles accompagnent les divisions des artères hémorrhoïdales supérieures. Celles qui naissent de la muqueuse forment dans l'épaisseur de la tunique celluleuse un réseau remarquable par la multiplicité et le volume des rameaux qui le composent ; ce réseau est surtout très-développé sur le quart inférieur de l'intestin, et plus encore au niveau des replis semi-lunaires de la muqueuse, siége si fréquent de ces tumeurs appelées *hémorrhoïdes,* d'où le nom de *plexus hémorrhoïdal* sous lequel il a été désigné par la plupart des auteurs.

Lorsque le rectum a été enlevé et incisé sur sa longueur, si on le fixe sur une plaque de liége, et si l'on détache ensuite avec ménagement la muqueuse au niveau du bord inférieur du sphincter interne, on peut observer sur tous les sujets un très-grand nombre de radicules veineuses perpendiculaires à ce bord, qui représentent les premières origines de la mésentérique inférieure, c'est-à-dire du système de la veine porte. Sur ces radicules, on remarque souvent des dilatations ampullaires, parfois très-multipliées, dont les dimensions varient du volume d'un grain de millet à celui d'une lentille. Ce sont ces dilatations qu'on retrouve même chez les enfants, quoique plus rarement, qui pourront devenir plus tard le point de départ de tumeurs hémorrhoïdales.

Du plexus sous-muqueux des veines hémorrhoïdales émanent un grand nombre de branches qui traversent la tunique musculaire du rectum, les unes obliquement, d'autres perpendiculairement, et qui suivent ensuite le trajet des artères hémorrhoïdales supérieures. Parmi ces branches les plus remarquables sont, sans contredit, celles qui répondent au sphincter interne de l'anus. Leur développement est quelquefois tel qu'elles donnent à ce muscle un aspect caverneux. On oberve surtout cette disposition chez les hémorrhoïdaires ; mais on peut aussi la rencontrer sur des adultes et des vieillards qui n'ont jamais été affectés d'hémorrhoïdes.

Les artères hémorrhoïdales moyennes n'ont pas de veines qui leur correspondent lorsqu'elles se terminent exclusivement dans le rectum. Si elles se terminent en partie dans cet organe, en partie dans les vésicules séminales et la prostate, ou le vagin, elles sont alors accompagnées par une veine, mais qui tire son origine des organes voisins du rectum, et non du rectum lui-même.

Sur le pourtour de l'anus, le système de la veine porte communique avec celui de la veine cave inférieure. Cette communication est établie par les veines hémorrhoïdales inférieures, qui s'anastomosent avec les veines hémorrhoïdales supérieures. Les injections pénétrantes de la veine porte passent des veines hémorrhoïdales supérieures dans les inférieures, de celles-ci dans les veines honteuses internes, et enfin de ces dernières dans le tronc des veines iliaques internes ou hypogastriques.

3° **Vaisseaux lymphatiques du rectum.** — Ces vaisseaux naissent en très-grand nombre de la tunique muqueuse et de la tunique musculaire. Ils vont se terminer dans une série de ganglions échelonnés sur la partie postérieure du rectum. Bien que ces ganglions offrent presque toujours un petit volume, on les découvre cependant sans difficulté. Ils sont situés sur le trajet des principales branches des artères et veines hémorrhoïdales supérieures, depuis le sommet du coccyx où se voient les plus déclives, jusqu'au niveau de l'angle sacro-vertébral, où la chaîne qu'ils forment se continue avec les ganglions situés au-devant de la colonne lombaire.

4° **Nerfs du rectum.** — La plupart viennent du grand sympathique, quelques-uns du système cérébro-spinal.

Les divisions émanées du système nerveux ganglionnaire partent de plusieurs sources : 1° du plexus mésentérique inférieur, dont les filets accompagnent les principales branches des artères hémorrhoïdales supérieures et s'étendent comme elles jusqu'à la partie terminale de l'intestin ; 2° de la portion sacrée du grand sympathique ; 3° enfin des plexus hypogastriques.

Les nerfs qui tirent leur origine du système cérébro-spinal proviennent des troisième, quatrième et cinquième paires sacrées. Mais comme ils n'arrivent au rectum qu'en passant par les plexus hypogastriques, il est fort difficile et le plus souvent même tout à fait impossible de les suivre dans leur trajet.

Indépendamment des filets provenant du plexus mésentérique, filets collectivement désignés sous le nom de *plexus hémorrhoïdal supérieur*, et de ceux qui naissent des deux plexus hypogastriques, lesquels forment le *plexus hémorrhoïdal moyen*, il existe encore des *nerfs hémorrhoïdaux inférieurs*. Ces derniers s'épuisent, comme les vaisseaux correspondants, dans la peau de l'anus et le sphincter externe.

DE L'ANUS.

L'orifice anal ne présente pas une conformation tout à fait identique dans les deux sexes.

Chez l'homme, cet orifice est situé immédiatement en arrière de la ligne bisciatique, à 2 centimètres et demi au-devant de la pointe du coccyx. Il est, en général, profondément enfoncé entre les trois saillies osseuses qui l'entourent, de telle sorte que le chirurgien ne parvient qu'avec une certaine difficulté à en explorer le pourtour. La peau qui le revêt est recouverte de poils plus ou moins abondants, suivant les individus. Elle présente sur toute sa circonférence des plis verticalement dirigés et comme rayonnés qu'on peut faire disparaître en dilatant l'orifice anal, même modérément. — C'est dans l'intervalle de ces plis et au niveau du point où ils se continuent avec la muqueuse qu'on observe les excoriations linéaires si douloureuses, connues sous le nom de *fissures de l'anus*.

Chez la femme, l'anus est plus antérieur que chez l'homme. Il répond à la ligne bisciatique, et se trouve un peu plus éloigné, par conséquent, de la pointe du coccyx, qui en est distante de 3 centimètres en général ; car il existe à cet égard de fréquentes variétés qui semblent dépendre beaucoup moins de la situation même de l'anus que de l'inégale longueur et de l'inégale inclinaison du coccyx. — Chez elle, l'anus est généralement aussi plus superficiel. La différence qu'on observe, sous ce rapport, entre les deux sexes paraît dépendre surtout de l'inégale saillie des ischions qui sont plus rapprochés et plus verticaux chez l'homme, plus déjetés en dehors chez la femme. Mais est elle due aussi en partie à la situation plus antérieure de l'orifice anal.—La peau de l'anus, dans ce dernier sexe, est dépourvue de poils. Les plis ou rides qu'elle forme à son union avec la muqueuse rectale sont moins longs et plus faciles à étaler.

L'axe de l'anus, dans les deux sexes, se dirige en bas et en arrière ; il s'éloigne un peu moins de la verticale chez la femme que chez l'homme.

Les parties qui forment le pourtour de l'anus ne représentent pas du reste un simple orifice, mais un canal de 12 à 14 millimètres de hauteur, formé en bas par la peau et ses replis radiés, en haut par la muqueuse rectale et ses replis semi-lunaires.

Immédiatement en dehors de la couche moitié cutanée, moitié muqueuse, qui tapisse ce canal, on observe deux anneaux musculaires : 1° un anneau inférieur plus considérable, allongé d'arrière en avant, formé de deux moitiés latérales qui s'entre-croisent à leurs extrémités et qui se juxtaposent, dans l'état d'occlusion de l'anus, à la manière des deux lèvres d'une boutonnière : c'est le *sphincter externe* de l'anus, muscle puissant, exclusivement composé de fibres striées, qui enlacent à la fois la portion cutanée et la portion muqueuse du conduit anal ; 2° un anneau parfaitement circulaire, formé de fibres lisses qui entourent la portion muqueuse du même conduit, et qui ne paraissent pas soumises, comme les précédentes, à l'influence de la volonté : c'est le *sphincter interne*, plus faible que l'externe, mais entouré dans son tiers inférieur par la partie la plus élevée de celui-ci, dont l'action lui vient pour ainsi dire en aide.

Ainsi disposés, les deux sphincters de l'anus peuvent être comparés à deux cylindres dont l'interne, par sa moitié inférieure, serait reçue dans la moitié supérieure de l'externe, de telle sorte que le premier déborde en haut le second, par lequel il est débordé en bas.

Au-dessus des sphincters, on trouve les muscles releveurs de l'anus qui convergent des parties latérales de l'excavation du bassin vers la partie inférieure du rectum, et qui laissent ainsi entre eux et ces parois une dépression profonde, *l'excavation ischio-rectale.* Cette excavation, tapissée en dehors par l'aponévrose de l'obturateur interne, et en dedans par l'aponévrose inférieure du releveur de l'anus, est remplie par une masse cellulo-adipeuse très-considérable, qui se laisse refouler en bas et en dehors sous le bord interne du grand fessier au moment où l'anus se dilate, et qui reprend sa place première lorsqu'il se resserre. Sa destination est donc de faciliter l'ampliation de cet orifice.

Les artères et les veines qui se distribuent à l'anus, ou vaissseaux hémorrhoïdaux inférieurs, traversent de dehors en dedans la couche cellulo-adipeuse comprise entre les releveurs et la peau ; nous avons vu que leurs principales divisions se répandent soit dans le sphincter externe, soit dans la peau de l'anus, et que leurs dernières ramifications s'anastomosent sur le bord inférieur du sphincter interne avec les artères et les veines hémorrhoïdales supérieures.

Les vaisseaux lymphatiques de l'anus forment deux groupes très-distincts ; les uns naissent de la peau, et les autres de la muqueuse. — Les premiers cheminent d'arrière en avant, sur les côtés du périnée, pour aller se terminer dans les ganglions internes du pli de l'aine. — Les seconds se portent de bas en haut, et se comportent comme les lymphatiques du rectum dont ils font partie.

Les nerfs de l'anus partent du nerf honteux interne, branche du plexus sacré. Quelques filets aussi viennent des plexus hypogastriques. — Ceux qui naissent du nerf honteux interne accompagnent les vaisseaux hémorrhoïdaux inférieurs; ils se terminent en partie dans la peau, en partie dans le sphincter externe. — Ceux qui viennent des plexus hypogastriques se répandent dans le sphincter interne et l'extrémité inférieure de la muqueuse rectale.

ARTICLE VII.

DES DÉPENDANCES DU CANAL INTESTINAL.

Trois organes importants sont annexés à la portion sous-diaphragmatique de l'appareil digestif : le *pancréas*, le *foie* et la *rate*. Les deux premiers sont des organes glanduleux qui versent dans la partie la plus élevée du tube intestinal le produit de leur sécrétion. Le troisième est une glande vasculaire sanguine dont la nature et les fonctions sont encore peu connues, mais ses connexions anatomiques avec l'estomac et ses relations physiologiques avec le foie permettent de le considérer comme annexé aussi, quoique d'une manière plus éloignée, à l'appareil de la digestion.

I. — PANCRÉAS.

Le *pancréas* est un organe glanduleux étroitement uni au duodénum, dans la cavité duquel s'épanche le liquide qu'il sécrète.

Cette glande est située dans la cavité de l'abdomen, au-devant de la seconde vertèbre lombaire, en arrière de l'estomac, entre la rate à laquelle elle correspond par son extrémité gauche, et le duodénum qui circonscrit son extrémité droite. Chez quelques sujets, elle est un peu plus élevée et répond alors à la douzième vertèbre dorsale. Mais il est plus fréquent de la voir, au contraire, s'abaisser pour se placer au niveau de la troisième lombaire; cette dernière position est même celle qu'elle occupe chez tous les individus dont la poitrine se trouve plus ou moins resserrée à sa base, et particulièrement chez les femmes qui ont fait un usage abusif du corset.

Le *volume* du pancréas présente beaucoup de variétés. Il est, en général, plus considérable chez l'homme que chez la femme. — Sa longueur mesure ordinairement tout l'espace compris entre la portion moyenne du duodénum et la partie inférieure de la rate : elle équivaut alors à 15 ou 16 centimètres, quelquefois 18, et peut même s'élever jusqu'à 20 ou 21. Mais la glande, chez un assez grand nombre d'individus, ne s'étend pas jusqu'à la rate; dans ce cas, ses dimensions transversales peuvent ne pas dépasser 12 à 14 centimètres. — Sa hauteur ne représente que le quart ou le cinquième de sa longueur. — Son épaisseur est de 15 à 18 millimètres.

Son *poids*, non moins variable que son volume, s'élève en moyenne à 70 grammes chez l'homme, à 60 chez la femme. Cependant il n'est pas très-rare de rencontrer des pancréas qui ne pèsent que 35 à 40 grammes. Par contre, on en trouve chez quelques individus qui pèsent de 75 à 80, 90 et même 100 grammes ; le plus volumineux et le plus lourd que j'aie observé pesait 104 grammes.

La *direction* du pancréas est transversale. Son axe cependant n'est pas rectiligne ; il se porte d'abord horizontalement de droite à gauche, et prend ensuite une direction légèrement ascendante, de telle sorte que sa moitié droite forme ordinairement avec sa moitié gauche un angle obtus dont le sinus regarde en haut. En outre, cette seconde moitié se trouve sur un plan postérieur à celui qu'occupe la première ; de là un autre angle ou plutôt une courbure dont la concavité regarde en arrière.

§ 1. — FORME ET RAPPORTS DU PANCRÉAS.

Le pancréas présente une forme assez irrégulière. Allongé dans le sens transversal, aplati d'avant en arrière, plus volumineux à son extrémité droite, effilé à son extrémité gauche, il a pu être considéré comme formé de trois parties, la *tête*, le *corps* et la *queue*.

De ces trois parties, les deux dernières se continuent entre elles sans ligne de démarcation. Mais au niveau du point où le corps se continue avec la tête, on remarque sur la partie postérieure du pancréas une gouttière, et sur son bord inférieur une petite échancrure, destinées l'une et l'autre à recevoir le tronc de la veine porte et celui des vaisseaux mésentériques supérieurs ; il résulte de cette gouttière et de cette échancrure que la portion par laquelle le corps s'unit à la tête est à la fois la plus mince et la plus étroite, d'où le nom de *col du pancréas*, sous lequel elle a été décrite par Santorini.

Le col répond, du reste, tantôt à la partie supérieure de la tête : le pancréas, dans ce cas, représente une sorte de crochet dont l'ouverture regarde en bas et à gauche. Tantôt il est un peu débordé en haut par la tête : ainsi conformé, la glande peut être comparée, avec Meckel, à une sorte de marteau. L'axe du corps étant perpendiculaire à l'axe de la tête, on conçoit aussi qu'on pourrait la considérer, avec M. Verneuil (1), comme composée de deux branches soudées à angle droit, l'une horizontale, formée par le corps et la queue, l'autre verticale, extrêmement courte, constituée par la tête. Chez quelques mammifères, et particulièrement chez le chien, cette forme en équerre est très-caractérisée. Mais chez l'homme on ne l'observe réellement que lorsque le pancréas est fortement échancré au niveau des

______

(1) *Mémoires sur quelques points de l'anatomie du pancréas* (Mém. de la Soc. de biologie, 1851, t. III, 134).

vaisseaux mésentériques supérieurs. Dans les cas opposés, elle disparaît presque entièrement, et la glande alors a pu être comparée par Winslow à une langue de chien. Cette dernière comparaison n'en donne pas une idée beaucoup plus exacte que les précédentes. Cependant elle a l'avantage de résumer assez bien les traits principaux de sa conformation, en nous montrant dans le pancréas un corps allongé, aplati, plus large à une de ses extrémités, effilé à l'autre, en sorte qu'on peut lui distinguer deux faces, deux bords et deux extrémités.

La *face antérieure* du pancréas, en général plane et unie sur toute son étendue, répond à la première portion du duodénum et à l'estomac, dont elle est séparée par l'arrière-cavité des épiploons et par le feuillet supérieur du mésocôlon transverse. Dilaté et plus ou moins horizontal, l'estomac repose sur le pancréas par son bord supérieur. Vide, il s'applique à la glande par sa face postérieure; dans ce dernier cas, on voit assez souvent sa petite courbure s'abaisser au-dessous du bord supérieur du corps glanduleux qui est alors recouvert non par le lobe de Spigel toujours plus élevé, mais par la face inférieure du lobe gauche du foie; le pancréas, par conséquent, ne se trouve jamais en rapport avec la paroi antérieure de l'abdomen. Lorsque l'estomac, par suite de son resserrement et de son abaissement, laisse une partie de la glande à découvert, ce lobe gauche prenant sa place elle se dérobe à toute exploration directe.

La *face postérieure* présente des rapports qui diffèrent très-notablement pour chacune des trois parties du pancréas.

La *tête*, logée dans la courbure en fer à cheval du duodénum, repose sur la veine cave inférieure et sur le tronc de la veine porte qui la séparent du pilier droit du diaphragme et de la colonne vertébrale. En haut et à droite, elle est creusée en gouttière pour recevoir le canal cholédoque, qu'elle entoure bientôt d'une manière complète. En bas elle s'applique sur la troisième portion du duodénum, qu'elle recouvre dans une étendue plus ou moins considérable, ordinairement dans son tiers ou sa moitié supérieure. A droite, elle se moule sur la portion verticale de cet intestin, dont elle embrasse le côté interne et postérieur, en s'insinuant dans l'épaisseur de ses parois par quelques grains glanduleux qui accompagnent les conduits excréteurs. A gauche, elle se prolonge par une languette sous les vaisseaux mésentériques supérieurs.

Le *corps* répond de droite à gauche : 1° aux vaisseaux mésentériques, et sur un plan plus profond, à l'aorte abdominale; 2° au pilier gauche du diaphragme, qui le sépare du corps de la seconde ou de la troisième vertèbre lombaire; 3° à la capsule surrénale et au rein gauches; 4° enfin à la veine splénique, qui s'étend de la partie supérieure de la queue à la partie inférieure du col du pancréas, et qui croise par conséquent la face postérieure du corps à la manière d'une diagonale.

La *queue* du pancréas affecte en arrière les mêmes rapports que la partie correspondante du corps. Suivant que le rein gauche est plus ou moins élevé, elle repose exclusivement sur celui-ci, ou à la fois sur le rein et sa capsule, ou seulement sur cette dernière.

Le *bord supérieur* du pancréas est creusé, sur toute l'étendue du corps de la glande, d'une gouttière dont la concavité regarde en haut et en arrière, de telle sorte qu'elle pourrait être considérée comme appartenant à la face postérieure. Cette gouttière reçoit l'artère splénique; sa lèvre an-

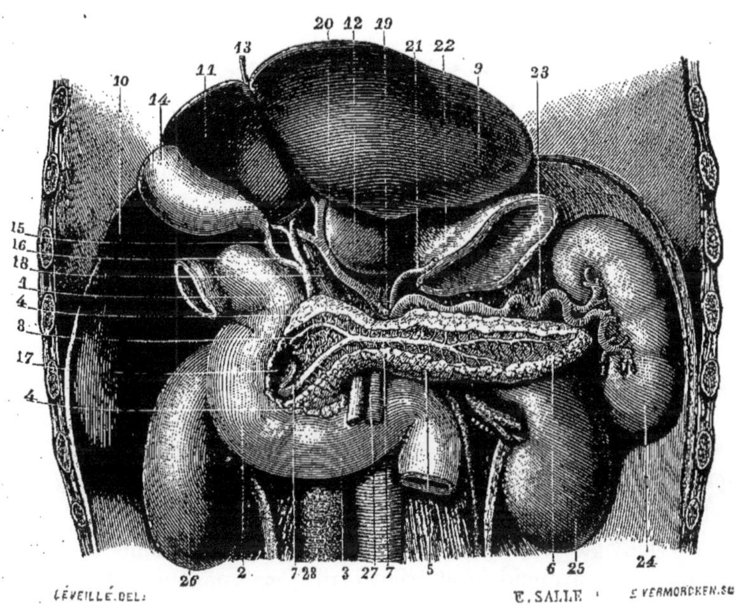

Fig. 830. — *Le pancréas, sa direction, ses rapports, ses deux conduits excréteurs.*

1. Première portion du duodénum, se continuant avec l'extrémité pylorique de l'estomac, l'une et l'autre renversées à droite pour laisser voir les vaisseaux sous-jacents. — 2. Seconde portion. — 3. Troisième portion, limitée à gauche par l'artère et la veine mésentériques supérieures. — 4, 4. Tête du pancréas. — 5. Partie moyenne ou corps de la glande. — 6. Son extrémité terminale ou queue du pancréas. — 7, 7. Son conduit excréteur principal. — 8. Son conduit accessoire, qui se continue avec le précédent par son extrémité gauche. — 9. Lobe gauche du foie. — 10. Son lobe droit, qui a été soulevé aussi pour mettre en lumière les parties qu'il recouvre. — 11. Éminence porte antérieure. — 12. Éminence porte postérieure ou lobe de Spigel. — 13. Sillon antéro-postérieur du foie, dans lequel pénètre le cordon résultant de l'oblitération de la veine ombilicale. — 14. Vésicule biliaire. — 15. Canal hépatique. — 16. Canal cystique. — 17. Canal cholédoque formé par la réunion des précédents, et se réunissant lui-même au grand conduit pancréatique pour aller s'ouvrir avec celui-ci dans l'ampoule de Vater et le duodénum. — 18. Tronc de la veine porte recouvert par le canal cholédoque à droite, et l'artère hépatique à gauche. — 19. Tronc cœliaque. — 20. Artère hépatique.— 21. Artère coronaire stomachique, divisée près de son origine. — 22. Portion cardiaque de l'estomac. — 23. Artère splénique. — 24. Rate. — 25. Rein gauche. — 26. Rein droit. — 27. Artère et veine mésentériques supérieures. — 28. Veine cave inférieure.

térieure, mince et tranchante, est surmontée d'un chapelet de ganglions lymphatiques ; la postérieure, mousse et beaucoup moins élevée, représente quelquefois une petite crête qui la sépare d'une autre gouttière située sur la face postérieure du corps et qui reçoit la veine splénique. — Au niveau du col de la glande, le bord supérieur correspond au tronc cœliaque et au plexus solaire qui la séparent du lobe de Spigel. Au niveau de la tête, il s'applique sur le canal cholédoque, le tronc de la veine porte et la veine cave inférieure qui le croisent perpendiculairement. — En avant, il est recouvert par la grosse tubérosité de l'estomac et sa petite courbure, ou à défaut de celle-ci par le lobe gauche du foie ; et à droite, par la première portion du duodénum.

Le *bord inférieur*, moins épais que le précédent, repose de droite à gauche : 1° sur la troisième portion du duodénum ; 2° sur les vaisseaux mésentériques supérieurs, au niveau desquels il présente souvent une sorte d'échancrure ; 3° au delà de ces vaisseaux, sur la veine mésentérique inférieure et sur la lame inférieure du mésocôlon transverse qui le sépare des circonvolutions de l'intestin grêle.

L'*extrémité droite* ou *duodénale*, appelée aussi *grosse extrémité* ou *tête* du pancréas, est remarquable par son enclavement dans la courbure en fer à cheval du duodénum, courbure qu'elle tend à déborder en haut en se prolongeant derrière la première portion de cet intestin. Indépendamment de toutes ses autres connexions précédemment mentionnées, cette grosse extrémité se trouve encore en rapport avec l'artère gastro-épiploïque droite qui passe au-devant d'elle pour se porter vers la grande courbure de l'estomac.

L'*extrémité gauche* ou *splénique*, tantôt aplatie et terminée par un bord arrondi, tantôt pyramidale et triangulaire, mais toujours plus ou moins effilée, d'où les noms de *petite extrémité* et de *queue* du pancréas, est unie au tiers inférieur de la face interne de la rate par un prolongement du péritoine qui passe immédiatement de l'une à l'autre lorsque les deux organes sont contigus, et qui forme entre eux une sorte de pont flottant lorsqu'un intervalle les sépare. Dans l'épaisseur de ce repli ou *épiploon pancréatico-splénique*, on trouve constamment plusieurs glanglions lymphatiques. Cette extrémité est croisée perpendiculairement par l'artère gastro-épiploïque gauche qui passe sur sa partie antérieure pour se rendre à la grande courbure de l'estomac.

De l'ensemble des connexions qu'affecte le pancréas, il résulte que ses deux extrémités ne sont pas également fixes. La grosse extrémité, qui adhère à des organes à peu près complétement immobiles, participe de cette immobilité. L'extrémité splénique qui adhère à un organe très-mobile, la rate, lié lui-même à un organe plus mobile encore, l'estomac, se trouve associée en partie à tous les déplacements de ceux-ci ; elle s'élève avec la rate et se porte en avant lorsque l'estomac se dilate; elle s'abaisse lorsque cet organe se resserre. Toutes choses égales d'ailleurs, elle deviendra d'autant plus mobile qu'elle sera plus longue, que la rate sera plus petite et que celle-ci sera plus éloignée de l'estomac.

§ 2. — Structure du pancréas.

Le pancréas, comme toutes les glandes acineuses, se compose de lobes et de lobules qu'unit entre eux un tissu cellulaire peu serré. De ceux-ci naissent deux conduits excréteurs : l'un, principal, qui parcourt toute l'étendue de la glande; l'autre, accessoire, qui en occupe seulement l'extrémité droite ou la tête, et qui, par une exception unique dans l'économie, communique avec le précédent au niveau de son origine. — Dans l'épaisseur de ces mêmes lobes et lobules on voit se ramifier des artères, des veines, des vaisseaux lymphatiques et des nerfs.

A. — Lobes, lobules et granulations du pancréas.

Ces lobes, lobules et granulations constituent la substance propre ou le tissu du pancréas. Ils nous offrent à considérer des caractères anatomiques, physiques et chimiques.

1° *Caractères anatomiques*. — Par leur nombre, leur aspect et tous les traits de leur conformation extérieure en un mot, les lobes et les lobules du pancréas ne diffèrent pas sensiblement de ceux qui forment les glandes salivaires. On remarque seulement qu'ils sont un peu moins pressés les uns contre les autres; le tissu cellulaire qui occupe leurs interstices et qui les relie entre eux est moins dense, en sorte qu'ils peuvent être plus facilement isolés par la dissection. Les lobes affectent une forme très-diversifiée. Leurs dimensions sont également très-variables. Chacun d'eux se divise et subdivise en lobes de second et de troisième ordre, lesquels se partagent à leur tour en lobules.

Parmi ces lobules il en est beaucoup qui ne dépassent pas le volume d'un grain de millet. Les plus gros atteignent les dimensions d'un grain de chènevis ou d'une lentille. Chacun d'eux se compose d'acini, ou granulations, tournés vers un même point central formant l'origine de l'une des radicules des conduits excréteurs.

Vues au microscope, ces granulations présentent une forme arrondie. Leur diamètre varie de 0^{mm},04 à 0^{mm},06. Leurs parois, bien que très-minces, se composent : d'une tunique propre, amorphe et homogène, de nature spéciale; et d'une couche épithéliale formée de cellules aplaties, polygonales, se juxtaposant par leurs bords, contenant un noyau, des granulations moléculaires et des granulations graisseuses en nombre très-variable.

2° *Caractères physiques.* — Le corps glanduleux constitué par l'ensemble des lobes et lobules du pancréas revêt une couleur d'un blanc grisâtre dans l'intervalle des digestions et prend une teinte légèrement rosée au moment de la sécrétion du suc pancréatique. Sa consistance est erme en général, mais présente cependant d'assez notables différences suivant les individus. Les doigts qui le compriment en reçoivent l'impression d'un corps granuleux. Pendant la durée de son activité, M. Claude Bernard a constaté que son tissu offre plus de souplesse. A mesure qu'on s'éloigne du moment où la vie a cessé, le tissu du pancréas devient aussi moins consistant; parmi les glandes acineuses, celle-ci est une des premières dont s'empare le ramollissement putride, d'où l'extrême fréquence des épanchements qui se produisent dans le pancréas au moment où l'on injecte le système artériel.

3° *Caractères chimiques.* — Ces caractères, qui ont été signalés par M. Cl. Bernard, nous sont déjà connus (1). Il nous suffira ici de rappeler que le tissu pancréatique a pour propriété : 1° d'acidifier rapidement les graisses neutres; 2° de fournir, en se décomposant, une matière particulière qui rougit par le chlore; 3°. de transformer l'amidon en sucre; 4° enfin de ne communiquer aucune viscosité à l'eau dans laquelle on le laisse macérer.

Par la première de ces propriétés, le pancréas se distingue de toutes les autres glandes; par la seconde, il se distingue des glandes salivaires et se rapproche du foie; la troisième lui est commune avec un assez grand nombre de glandes; par la dernière, ainsi que par les deux premières, il diffère des glandules duodénales.

B. — Conduits excréteurs du pancréas.

1° Conduit excréteur principal. — Ce conduit, ou canal de Wirsung, se dirige de l'extrémité gauche vers l'extrémité droite de la glande pour s'ouvrir sur la seconde portion du duodénum, au fond d'une ampoule qui lui est commune avec le conduit chodéloque et que s'ouvre elle-même sur la muqueuse intestinale par un orifice ovalaire. (Fig. 830.)

Le conduit excréteur principal parcourt donc la glande dans toute son étendue. Il est situé à peu près à égale distance de ses deux faces et de ses deux bords, en sorte qu'il en représente l'axe pour ainsi dire. On le trouve quelquefois un peu plus rapproché de l'une des faces, et c'est alors vers la face postérieure qu'il se porte; s'il se rapproche de l'un des bords, c'est presque toujours de l'inférieur qui est plus épais.

Dans son trajet, le canal de Wirsung se grossit de tous les affluents qu'il reçoit. Au niveau de la tête du pancréas il offre le calibre d'une petite

____

(1) T. IV, p. 163.

plume d'oie. Les troncules émanés des divers lobes de la glande suivent pour la plupart une direction perpendiculaire à la sienne; ils s'ouvrent, du reste, sur tous les points de sa circonférence, mais en plus grand nombre sur les bords supérieur et inférieur. Quelquefois les troncules de plusieurs lobes s'inclinent les uns vers les autres et se réunissent successivement pour former une branche plus ou moins importante; cette branche se jette alors d'autant plus obliquement dans le conduit principal, qu'elle est plus longue et plus considérable.

En entrant dans la tête du pancréas, le canal de Wirsung s'infléchit pour se porter en bas et en arrière, dans la direction d'une ligne qui formerait avec l'axe de la portion verticale du duodénum un angle aigu à sinus supérieur. Arrivé sur cette portion verticale, il s'accole au conduit cholédoque, s'engage avec celui-ci dans l'épaisseur des parois de l'intestin, traverse obliquement la couche musculaire, puis la tunique celluleuse, et s'ouvre au fond d'une petite cavité qui lui est commune avec le conduit biliaire, cavité qui a été découverte en 1720 par Abraham Vater (1), d'où le nom d'*ampoule de Vater*, sous lequel elle est généralement connue depuis cette époque.

L'*ampoule* de Vater est située sur la paroi interne de la seconde portion du duodénum, au niveau de sa partie moyenne, sur un point plus rapproché de la paroi postérieure que de l'antérieure. Son grand diamètre, dirigé obliquement de haut en bas, est de 7 à 8 millimètres, et le petit de 5 à 6, dans son état de moyenne dilatation. — Le conduit cholédoque et le canal de Wirsung s'ouvrent l'un et l'autre dans sa partie supérieure, le premier en avant, le second au-dessous et un peu en arrière de celui-ci. L'embouchure du conduit biliaire est à peu près le double de celle du conduit pancréatique. Une sorte d'éperon sépare les deux orifices.

Au-dessous de cette double embouchure, on observe sur les parois de l'ampoule une série de replis valvuleux qui ne deviennent bien distincts que lorsqu'on les examine sous l'eau. Leur bord libre regarde la cavité de l'intestin. Ils ont évidemment pour usage de s'opposer à l'introduction de tout corps étranger dans les voies biliaires et pancréatiques.

Vue à travers la muqueuse duodénale, l'ampoule de Vater se présente sous l'aspect d'un tubercule qui a été bien décrit par Santorini sous le nom de *grande caroncule* (*caruncula major*), par opposition à un autre tubercule situé à l'embouchure du petit conduit pancréatique, et appelé par cet anatomiste *petite caroncule* (*caruncula minor*). Ce tubercule est un peu allongé et incliné en bas. Sur sa partie la plus saillante, on remarque un orifice de figure elliptique dont le grand axe est vertical; c'est par cet orifice que la bile et le suc pancréatique, après s'être mélangés en traversant l'ampoule, pénètrent dans la cavité intestinale. De son angle

(1) A. Vater, *De novo bilis diverticulo*, dans Haller, *Disput. anat.*, vol. III, p. 269.

inférieur part un petit repli de la muqueuse, de 10 à 12 millimètres de longueur, vertical aussi, plus large en haut, terminé en pointe inférieurement. Ce repli, dont l'existence paraît constante, semble avoir pour usage de fixer dans sa situation et sa direction l'ampoule de Vater : il est connu depuis Santorini sous les noms de *frein*, de *ligament* de l'ampoule : *frenulum vel ligamentum carunculæ*.

On voit ordinairement l'une des premières valvules conniventes du duodénum passer transversalement sur l'ampoule de Vater et en recouvrir la partie supérieure ; mais elle ne descend pas jusque sur son embouchure, qui reste toujours parfaitement libre, sans être accessible cependant aux matières alimentaires. Car ces matières ne pourraient s'y introduire qu'au moment de la digestion ; or, à ce moment, la bile et le suc pancréatique, remplissant l'ampoule et s'écoulant dans l'intestin à travers son orifice, tendent à les repousser. Lorsque la sécrétion de la bile et du suc pancréatique est suspendue, l'ampoule s'affaisse, son orifice se resserre, et tout danger d'introduction est alors d'autant moins à craindre que l'intestin est lui-même à peu près complétement vide. Ajoutons que si un corpuscule quelconque avait pénétré dans l'ampoule, il trouverait un premier obstacle dans la présence de ses replis valvulaires, et un second dans l'étroitesse des orifices ouverts au fond de celle-ci, ces orifices n'étant béants que pendant la durée de l'écoulement des liquides auxquels ils livrent passage ; et qu'enfin ce corpuscule fût-il parvenu dans l'un ou l'autre des conduits, le double courant qui ne tarderait pas à se reproduire pourrait encore suffire pour l'éliminer.

La disposition qui vient d'être décrite est celle qu'on observe dans la très-grande majorité des cas. Mais il en existe quelquefois une autre qui a été signalée par M. Cl. Bernard, et qui mérite d'être connue. Elle consiste dans le prolongement du conduit cholédoque jusqu'à la muqueuse duodénale, sur laquelle il vient s'ouvrir directement par un orifice circulaire. Dans les cas de ce genre, l'ampoule de Vater, au fond de laquelle s'ouvre le conduit pancréatique, embrasse le conduit biliaire à la manière d'une gouttière, et l'orifice de l'ampoule présente la figure d'un croissant.

2° Conduit accessoire du pancréas. — Le *conduit accessoire* ou *supplémentaire* s'étend du col de la glande à la partie supérieure de la portion verticale du duodénum. Il appartient donc exclusivement à la tête du pancréas et se trouve situé au-dessus de la partie correspondante du conduit principal. Son calibre est à peu près le tiers de celui que présente ce dernier. Au voisinage de l'intestin, il se rétrécit sensiblement, en sorte que sa portion terminale est la plus étroite. Une fois, cependant, je l'ai vu s'élargir en sorte qu'à son entrée dans les parois du duodénum il offrait un diamètre presque égal à celui du canal de Wirsung ; mais dans ce cas exceptionnel, comme dans les cas ordinaires, il ne communiquait avec l'intestin que par un orifice très-étroit. Dans son trajet le conduit accessoire reçoit tous les troncules émanés des lobes au milieu desquels il chemine. (Fig. 830.)

Son extrémité gauche s'ouvre à plein canal dans le conduit principal, avec lequel il forme tantôt un angle aigu, tantôt un angle droit et quelquefois un angle obtus. Dans le premier cas, il en représente assez bien une branche de bifurcation. Dans le second et le troisième, il se comporte comme tous les autres affluents du conduit de Wirsung. Le plus souvent il s'ouvre sur la partie supérieure du contour de celui-ci, mais quelquefois aussi sur la partie inférieure ; les deux conduits excréteurs s'entre-croisent alors au niveau de leur communication.

Son extrémité droite ou son embouchure répond à un petit tubercule situé sur la partie interne de la portion descendante du duodénum, à 2 centimètres au-dessus de l'ampoule de Vater, et sur un plan un peu antérieur. Ce tubercule, très-bien représenté et décrit par Santorini sous le nom de *petite caroncule* (*caruncula minor*), offre la forme d'un cône tronqué à son sommet. Au moment de l'écoulement du liquide pancréatique, il est saillant et très-manifeste ; mais dans l'état de vacuité du conduit accessoire il s'affaisse et disparaît.

Le procédé le plus sûr et le plus expéditif pour prendre une notion exacte de l'appareil excréteur du pancréas consiste à faire passer dans cet appareil un courant de mercure. Dans ce but, on fermera l'orifice de l'ampoule de Vater à l'aide d'un fil, et l'on fera pénétrer le métal par le conduit cholédoque, après avoir lié celui-ci sur l'extrémité inférieure du tube employé pour l'injection des vaisseaux lymphatiques. Les choses ainsi disposées, si l'on ouvre le robinet adapté au tube, on verra le mercure remplir l'ampoule de Vater, refluer aussitôt de cette ampoule dans le conduit de Wirsung, puis revenir de celui-ci dans le conduit accessoire, et pleuvoir dans l'intestin sous l'aspect d'un jet continu. Au moment même où le métal se présente à l'embouchure du conduit accessoire, le tubercule sur lequel cette embouchure se trouve située surgit instantanément, et l'on peut constater sa forme conique ainsi que la figure circulaire de l'orifice ouvert à son sommet. En remplaçant le mercure par un liquide solidifiable, on pourra poursuivre les deux conduits excréteurs et en étudier la disposition.

L'extrême facilité avec laquelle le liquide injecté dans le conduit cholédoque passe dans tout l'appareil excréteur du pancréas n'a pas seulement pour avantage d'en faciliter l'étude ; elle démontre en outre : 1° que la bile parvenue dans l'ampoule de Vater pourrait s'introduire dans le conduit de Wirsung : et en effet elle y a été constatée une fois par M. Claude Bernard ; 2° que les deux conduits excréteurs du pancréas communiquent très-largement entre eux, et que si le principal venait à s'oblitérer au voisinage de son embouchure, l'accessoire pourrait le suppléer.

C. — Variétés, texture, historique des conduits excréteurs du pancréas.

a. **Variétés.** — Les conduits excréteurs du pancréas ne présentent pas toujours la disposition qui vient d'être signalée. Leur origine, leur trajet, et surtout leur mode de terminaison varient quelquefois. Bien que ces variétés ne soient ni aussi nombreuses ni aussi fréquentes que plusieurs auteurs l'ont pensé, elles méritent cependant d'être mentionnées.

1° La disposition normale peut être en quelque sorte renversée : le conduit principal, en d'autres termes, au lieu de se trouver situé au-dessous du conduit accessoire, devient supérieur à celui-ci, qui, prenant sa place, s'abouche dans l'ampoule de Vater. Cette variété est extrêmement rare ; je n'en connais que deux exemples bien authentiques : l'un deux a été observé par M. Cl. Bernard (1) ; l'autre appartient à M. Moyse, qui l'a fait représenter dans sa thèse publiée en 1852 (2).

2° Le conduit principal, au lieu de s'aboucher dans l'ampoule de Vater, peut s'ouvrir directement sur la muqueuse sans affecter aucun rapport avec le conduit biliaire. Presque tous les auteurs mentionnent et admettent cette variété. Je dois dire cependant qu'elle ne me paraît pas démontrée. Santorini n'en parle pas. M. Verneuil, qui a étudié avec soin la disposition des deux conduits excréteurs sur une vingtaine de pancréas, ne l'a pas non plus observée. Sur seize pancréas que j'ai examinés en me plaçant dans les meilleures conditions pour éviter toute cause d'erreur, elle ne s'est pas présentée une seule fois à mon observation. En admettant qu'elle existe, je pense donc qu'elle doit être considérée comme extrêmement rare.

3° Il peut exister deux conduits égaux et parallèles, communiquant entre eux par une anastomose transversale. Pour réaliser cette variété, il suffit qu'une branche plus ou moins longue, émanée du col et de la partie correspondante du corps du pancréas, vienne se jeter dans le conduit accessoire, au voisinage de son origine ; ce conduit, au lieu de décrire une courbe à son origine, paraîtra alors rectiligne dans toute son étendue et parallèle au canal de Wirsung ; telle était sa disposition dans les cas où il a été trouvé inférieur au conduit principal.

4° Enfin il peut exister un seul conduit. A en croire les anatomistes qui ont écrit sur le pancrés avant 1849, c'est-à-dire avant l'époque à laquelle M. Cl. Bernard a présenté à l'Académie des sciences son premier mémoire sur ce sujet, l'unité du conduit excréteur serait la disposition la plus fréquente. C'est ainsi, par exemple, que M. Bécourt, dans une bonne thèse publiée à Strasbourg, en 1830, avance que sur trente-deux pancréas, il a

(1) Cl. Bernard, *Mémoire sur le pancréas*, 1856, p. 10, pl. 1 et 2, fig. 2.
(2) Moyse, *Étude historique et critique sur le pancréas*, 1852, p. 24, fig. 1.

vu cinq fois un conduit double, une fois un conduit triple, et vingt-six fois un conduit unique (1). Mais, à cette époque, le conduit accessoire n'était pas encore connu, ou du moins on regardait son existence comme une exception ; on ne procédait pas convenablement à sa recherche, et on le méconnaissait le plus souvent. A partir de 1849, au contraire, ce conduit a été attentivement recherché ; et à dater de ce moment aussi il a été constamment observé. M. Cl. Bernard ne l'a jamais vu manquer ; M. Verneuil également ; je l'ai aussi rencontré sur les seize pancréas dont j'ai parlé. Sur un sujet j'ai pu constater qu'il était oblitéré à son embouchure ; cette oblitération le transformait en une simple branche du canal principal.

b. **Texture.** — Les parois des conduits excréteurs du pancréas sont si minces, qu'elles deviennent flottantes lorsqu'on les sépare des lobes et lobules auxquels elles adhèrent. Elles offrent une couleur d'un blanc terne et une demi-transparence. Deux couches les composent. — La couche externe est formée de fibres lamineuses entre-croisées, auxquelles se mêlent quelques fibres élastiques très-déliées. Elle contient dans son épaisseur le réseau des capillaires sanguins. — La couche interne, de nature épithéliale, se compose de cellules cylindriques.

c. **Historique.** — Le conduit excréteur principal du pancréas a été découvert, en 1622, par Wirsung, anatomiste bavarois et élève de Riolan. Cette importante découverte lui a été contestée par J.-M. Hoffmann, dont la réclamation fut appuyée par G. Bartholin et par Schenk. Il paraît certain, en effet, qu'Hoffmann avait aperçu le canal pancréatique dans le coq. Mais à Wirsung appartient incontestablement le mérite d'avoir, le premier, démontré l'existence de ce canal chez l'homme ; c'est du moins ce que nous apprend Vesling qui devait être bien renseigné sur ce point, puisque Wirsung était alors son préparateur ; il s'exprime ainsi : « On observe dans le pancréas un singulier canal qui a été récemment découvert par *notre* Wirsung (nuperum Wirsungi nostri inventum) (2). » Wirsung fit graver sur cuivre ce conduit et dédia sa découverte à l'Allemagne, sa patrie (3). R. de Graaf, Kerkring, Munnicks, etc., ont avancé qu'il était mort victime de l'envie que sa découverte avait inspirée. Mais Haller repousse cette allégation comme fabuleuse ; e. Morgagni, qui avait enseigné avec tant d'éclat l'anatomie à Padoue, en a fait complétement justice en consultant les actes déposés aux archives de la ville ; or ces actes attestent que : « Wirsung a été assassiné, le 22 août 1643, sur le » seuil de sa demeure, au moment où il conversait avec quelques-uns de » ses concitoyens, par un certain Dalmate du nom de Cambier, qui lui

(1) G. Bécourt, *Recherches sur le pancréas*, Strasbourg, 1830, p. 11.
(2) J. Vesling, *Syntagma anat.*, 1664, p. 56.
(3) G. Wirsung, *Figura ductus cujusdam cum multiplicibus suis ramulis noviter in panc. observ.* Padoue, 1643. Cette planche est extrêmement rare.

» avait voué une haine particulière pour un motif tout à fait étranger à la » science (1). »

Le conduit accessoire a été observé par les premiers anatomistes qui voulurent vérifier ou contrôler la découverte de Wirsung. Ainsi Vesling fait déjà remarquer que le conduit excréteur du pancréas est quelquefois double, *duplex interdum in homine occurit*. Il ajoute que ces deux conduits n'offrent pas la même longueur, et que J. Rhadius a observé un exemple de cette duplicité. R. de Graaf (2) et Winslow (3), un peu plus tard, ont aussi reconnu que le canal pancréatique était tantôt simple, tantôt double.

Mais le second conduit du pancréas n'avait été qu'entrevu par les auteurs qui précèdent. Santorini, le premier, en 1775, le décrivit dans tous ses détails, avec une exactitude qui ne laisse rien à désirer, et le fit en outre représenter dans une très-bonne planche (4). Le premier aussi il annonce que ce conduit est constant, qu'il communique toujours avec le conduit de Wirsung, qu'il appartient exclusivement à la tête du pancréas, qu'il s'ouvre au-dessus du précédent, au sommet d'un petit tubercule, qu'on peut l'insuffler en insufflant celui-ci, etc.

Malgré l'exactitude de cette description, malgré la planche qui l'accompagne, malgré le grand nom de cet auteur, ce conduit fut bientôt oublié. Les anatomistes de la fin du XVIIIᵉ siècle et de la première moitié du XIXᵉ ne firent que reproduire les assertions de R. de Graaf et de Winslow à peu près dans les mêmes termes.

En 1856 parurent les recherches de M. Cl. Bernard, qui rappela celles de Santorini. A dater de ce moment, l'existence du conduit accessoire n'a plus été contestée. On a eu le tort seulement de trop multiplier les variétés qui peuvent se produire dans la disposition respective des deux conduits, et surtout de trop croire à la fréquence de ces variétés.

<h3 style="text-align:center">D. — Vaisseaux et nerfs du pancréas.</h3>

Les *artères* du pancréas émanent de trois sources différentes : de l'artère hépatique, de la splénique et de la mésentérique supérieure.

La première ne fournit au pancréas qu'une seule branche, l'*artère pancréatico-duodénale*, qui vient tantôt du tronc artériel directement, tantôt de l'artère gastro-épiploïque droite, et qui se distribue d'une part à la moitié supérieure de la tête du pancréas, de l'autre à la seconde et à la troisième portion du duodénum.

La splénique donne au pancréas des branches toujours multiples, mais

(1) Morgagni, *Epistola anatomica*, I, 85.
(2) R. de Graaf, *Opera omnia.* Amstelod., 1705, p. 539.
(3) Winslow, *Expositi anat.* 1732, p. 538.
(4) Santorini, *Septemdecim tabulæ.* Parmæ, 1775, tab. XI, XII et XIII.

dont le nombre et le volume sont également variables. Toutes ces branches plongent dès leur origine dans l'épaisseur même de la glande, où elles se divisent en s'anastomosant entre elles.

La mésentérique supérieure fournit deux artères pancréatiques : l'une, interne et ascendante, qui se distribue à la tête du pancréas; l'autre, externe et horizontale, déjà décrite par Sabatier. Cette dernière longe le bord intérieur du corps auquel elle abandonne, chemin faisant, des rameaux obliques ou perpendiculaires.

Il suit de la description qui précède que toutes les artères du pancréas pourraient être divisées en descendantes et ascendantes. Ces deux ordres de branches qui se rencontrent, soit à la surface, soit dans l'épaisseur de la glande, s'anastomosent entre elles. La plus remarquable de ces anastomoses est sans contredit celle qu'on observe au-devant de la tête du pancréas, entre la branche émanée de l'hépatique et la branche ascendante de la mésentérique supérieure. Cette anastomose se fait quelquefois à plein canal ; mais le plus souvent elle a lieu entre les branches ou les rameaux des deux artères. Indépendamment de ces anastomoses superficielles, il en est une foule d'autres qui se font entre les ramuscules, et qui enlacent les lobes dans les interstices desquels ceux-ci se trouvent situés. — Les artères parties de la splénique et celles qui naissent de la branche horizontale de la mésentérique s'anastomosent de la même manière dans l'interstice des lobes de la glande.

Les *veines* sont aussi nombreuses que les artères, dont elles suivent le trajet sur quelques points, dont elles restent indépendantes sur d'autres. Quelques-unes, nées de la tête du pancréas et ascendantes, vont se jeter dans le tronc même de la veine porte. D'autres, dirigées d'avant en arrière, traversent la glande pour s'ouvrir dans la veine splénique. D'autres, enfin, plus nombreuses que les précédentes, mais en général très-déliées, se portent en bas et se rendent, soit dans la veine mésaraïque supérieure, soit dans la veine mésaraïque inférieure.

Les *vaisseaux lymphatiques* du pancréas, extrêmement multipliés, forment sur la périphérie des lobes autant de réseaux auxquels succèdent des troncs qui serpentent dans les sillons interlobaires. Ces troncs peuvent être divisés, d'après les ganglions dans lesquels ils se terminent : 1° en *supérieurs*, qui se jettent dans un chapelet de ganglions échelonnés sur le trajet de l'artère splénique ; 2° en *inférieurs*, qui se rendent dans un petit groupe de ganglions placés immédiatement au-dessous du pancréas, autour de l'origine des vaisseaux mésentériques supérieurs; 3° en *droits*, qui se terminent dans trois ou quatre ganglions situés au-devant de la partie moyenne du duodénum ; 4° en *gauches*, qui convergent vers un autre groupe de ganglions logés dans l'épaisseur du repli pancréatico-splénique.

Les *nerfs* émanent du plexus solaire. Quelques-uns, en petit nombre, viennent directement de ce plexus. Mais la plupart naissent des plexus secondaires qui accompagnent les troncs artériels, et particulièrement du plexus splénique ; ceux-ci pénètrent, par conséquent, dans la glande par son bord supérieur. D'autres naissent du plexus mésentérique supérieur. Quelques ramuscules tirent leur origine du plexus hépatique, et se rendent à la tête du pancréas en suivant l'artère pancréatico-duodénale.

Au moment où ils pénètrent dans le corps glanduleux, presque tous ces filets deviennent indépendants des vaisseaux artériels. Comme ces derniers, ils cheminent d'abord dans les sillons interlobaires. Leurs principales divisions se répandent dans les lobes des divers ordres, et leurs dernières ramifications dans les lobules.

E. — Du suc pancréatique

Les moyens employés pour recueillir le suc pancréatique au moment où il s'écoule dans l'intestin ont varié avec les expérimentateurs. Le meilleur, sans contredit, est celui qui a été mis en usage par M. Cl. Bernard. On fait sur la paroi abdominale, au niveau de l'hypochondre gauche et parallèlement au rebord de la poitrine, une incision de 10 centimètres dans sa partie superficielle, et de 5 seulement dans sa partie profonde. Par cette incision l'expérimentateur saisit la portion moyenne du duodénum et la partie correspondante du pancréas, renverse l'un et l'autre de droite à gauche, isole le conduit excréteur principal à son entrée dans les parois de l'intestin, l'ouvre et y introduit un tube d'argent qu'il assujettit en liant sur son extrémité les parois du conduit de Wirsung. Il remet ensuite le duodénum en place, recoud l'incision extérieure, fixe l'autre extrémité du tube d'argent à l'un des angles de la plaie, puis adapte à celle-ci une petite vessie de caoutchouc munie d'une canule par laquelle le suc pancréatique peut être recueilli à mesure qu'il s'écoule.

En variant beaucoup ses expériences, M. Cl. Bernard a pu constater que chez un chien de taille moyenne la quantité de liquide sécrété est de 5 à 6 grammes par heure.

Ce liquide est limpide, visqueux, sans odeur spéciale, d'une saveur salée, suivant la plupart des observateurs, sans saveur bien caractérisée selon M. Cl. Bernard. Sa réaction est alcaline.

Soumis à l'action de la chaleur, le suc pancréatique se coagule à la manière d'un liquide fortement albumineux ; tous les acides énergiques, l'alcool, les sels métalliques, etc., le coagulent également.

Les alcalis ne le précipitent pas ; ils dissolvent au contraire le coagulum qui s'est formé sous l'influence de la chaleur ou des acides.

Ce liquide s'altère avec une extrême rapidité. Pendant les grandes chaleurs de l'été son altération a lieu parfois en quelques heures. De visqueux qu'il était, il devint alors fluide. En même temps il perd une partie de sa transparence, acquiert une odeur nauséabonde, puis une odeur putride des plus repoussantes. En s'altérant, il cesse peu à peu d'être coagulable; le chlore, qui le coagulait sans le colorer, le coagule moins complétement et lui donne une coloration rouge.

Le suc pancréatique, selon MM. Leuret et Lassaigne, se composerait de 99 parties d'eau et d'une partie de résidu sec. Mais Bidder et Schmidt assurent que la part faite aux parties solides est beaucoup trop faible, et qu'elle s'élève environ à 8 ou 10 pour 100.

Ces parties solides comprennent : 1° une matière organique spéciale qui en forme les neuf dixièmes; 2° des matières salines, carbonate de soude, chlorure de sodium, chlorure de potassium, phosphate de chaux.

La matière organique spéciale constitue le principe actif du suc pancréatique. Elle a été considérée comme de l'albumine par MM. Tiedemann et Gmelin. Comme celle-ci, en effet, elle précipite par la chaleur, par les acides concentrés et par l'alcool; mais elle en diffère par une propriété importante : après avoir été coagulée par l'alcool, puis desséchée, elle peut se redissoudre dans l'eau.

Nous avons vu que la salive n'attaque que les substances amylacées, et que le suc gastrique n'exerce son action que sur les aliments azotés; le suc pancréatique agit à la fois sur les aliments amylacés, sur les aliments azotés et sur les aliments gras.

a. **Action du suc pancréatique sur les matières grasses.** Lorsqu'on mélange du suc pancréatique frais et normal avec une matière grasse neutre, on constate qu'il se fait immédiatement par l'agitation une émulsion complète et persistante. Si l'on répéte cette expérience avec du suc gastrique, on n'obtient aucune espèce d'émulsion. Mais si l'on prend de la salive ou de la bile, qui sont alcalines, il se produit, par l'agitation, une sorte de division mécanique qui n'est que passagère : car, par le repos, les gouttelettes séparées se réunissent à la surface du liquide et forment une couche plus ou moins épaisse. Quelquefois cependant on voit une petite portion de la matière grasse s'émulsionner à l'aide de l'alcali que renferment la salive ou la bile. Ce résultat avait fait penser à plusieurs auteurs que l'émulsion obtenue avec le suc pancréatique était due aussi à l'alcali qu'il contient, opinion qui n'est pas fondée. Lorsqu'on neutralise, en effet, l'alcali de la salive ou de la bile avec des acides organiques faibles, ou mieux avec du suc gastrique, ces liquides perdent aussitôt leurs propriétés d'émulsionner les graisses ; l'alcali du suc pancréatique étant neutralisé de la même manière, on observe au contraire que ce suc n'a rien perdu de sa propriété émulsive : par conséquent, c'est bien à sa matière organique spéciale qu'il est redevable de cette propriété, et non à sa nature alcaline.

3ᵉ ÉDIT.   IV. — 20

b. **Action du suc pancréatique sur les substances féculentes.** Mis en contact avec les substances féculentes, ce suc a pour effet de les décomposer en dextrine et en glycose. C'est aux recherches de MM. Bouchardat et Sandras que la science est redevable de la découverte de cette propriété. Le tissu du pancréas agit, du reste, de la même manière : de petits débris de pancréas d'oiseaux, de chiens, de lapins, disséminés dans de la gelée d'amidon, la transforment en dextrine et en glycose.

Le pancréas, qui se distingue au plus haut degré des glandes salivaires par la faculté qu'il possède d'émulsionner les graisses, s'en rapproche donc par l'action qu'il exerce sur les substances féculentes. S'il n'est plus permis de le confondre avec ces glandes, on ne peut lui contester, du moins avec celles-ci, sous ce dernier rapport, une remarquable analogie.

c. **Action du suc pancréatique sur les matières azotées ou albuminoïdes.** On admet généralement aujourd'hui que le suc pancréatique contribue à ramollir et à dissoudre ces substances ; si quelques doutes pouvaient encore se produire sur ce point, les expériences si variées et si précises, instituées par M. Lucien Corvisart, achèveraient de les dissiper.

La bile et le mucus que sécrètent les glandes en tube de l'intestin grêle paraissent contribuer aussi à la dissolution des substances albuminoïdes ; mais la part qui revient dans cette dissolution aux deux liquides précédents n'a pas encore été déterminée d'une manière bien satisfaisante.

II. — DU FOIE.

Le *foie*, préposé à la sécrétion du sucre et de la bile, est un organe glanduleux, remarquable à la fois par son volume qui surpasse celui de toutes les autres glandes réunies, et par ses connexions avec le système de la veine porte, qui se ramifie dans son épaisseur.

§ 1. — CONFORMATION EXTÉRIEURE DU FOIE.

Envisagé dans sa conformation extérieure, le foie nous offre à étudier : sa situation et ses moyens de fixité, son volume, son poids, sa forme, ses rapports, et enfin sa consistance et sa couleur.

Cet organe remplit presque tout l'hypochondre droit, une grande partie de l'épigastre, et s'avance jusque dans l'hypochondre gauche. Il est situé par conséquent : au-dessous du diaphragme, qui le sépare des poumons et du cœur ; au-dessus de l'estomac, du duodénum, du côlon transverse et de l'intestin grêle, qui lui forment une sorte de coussinet ; en arrière du rebord des fausses côtes droites, qui le protégent.

Le foie est maintenu dans cette position, non-seulement par les organes qui l'entourent, mais encore par des replis membraneux qui l'attachent aux parois de l'abdomen. Ces replis, appelés *ligaments du foie*, forment une dépendance du péritoine ; ils sont au nombre de quatre : le *ligament suspenseur*, le *ligament coronaire* et les deux *ligaments latéraux*.

a. Le *ligament suspenseur du foie, grande faux du péritoine, faux de la veine ombilicale*, s'étend de l'ombilic vers le bord antérieur du foie, en s'élargissant de plus en plus. Parvenu au niveau de ce bord, il se divise en deux parties, dont l'une s'enfonce sous la face inférieure de l'organe pour accompagner le cordon de la veine ombilicale, tandis que l'autre se porte sur sa face supérieure, en se prolongeant jusqu'au ligament coronaire.

Cette dernière, beaucoup plus large que la précédente, mériterait seule le nom de ligament suspenseur. Elle se trouve située transversalement entre le foie et le diaphragme, de telle sorte que l'une de ses faces regarde en avant et l'autre en arrière. Son bord antérieur ou bord gauche adhère à la partie médiane du diaphragme. Son bord postérieur, ou bord droit, s'attache à la face supérieure du foie, qu'il partage en deux parties très-inégales. Cette partie supérieure renferme dans son épaisseur un peu de tissu cellulaire, quelques veinules et plusieurs gros troncs lymphatiques, qui traversent le diaphragme pour aller se jeter dans les ganglions situés sur le trajet dans des vaisseaux mammaires internes.

La partie du ligament suspenseur qui s'étend de l'ombilic au bord antérieur du foie offre la figure d'un triangle très-allongé ; c'est à elle que s'appliquent plus particulièrement les noms de *grande faux du péritoine, de faux de la veine ombilicale*. Comme le ligament suspenseur proprement dit, elle se dirige de gauche à droite, mais affecte une direction oblique et non transversale. Son bord antérieur, légèrement convexe, s'attache à la ligne blanche. Son bord postérieur, un peu concave, libre et arrondi, contient chez le fœtus la veine ombilicale, et chez l'adulte le cordon fibreux qui résulte de l'oblitération de cette veine. Elle renferme en outre quelques veinules émanées de la paroi abdominale antérieure, et un ramuscule provenant de l'artère hépatique.

Ce ligament est formé de deux lames du péritoine adossées l'une à l'autre et unies entre elles par un tissu cellulaire assez dense. Sa moitié supérieure contribue seule à fixer le foie dans la situation qu'il occupe, et paraît avoir pour usage de le maintenir dans un rapport constant avec la rate et l'estomac, en s'opposant au déplacement par voie de rotation, qui tend à se produire lorsque nous sommes couchés sur le dos, ou obliquement sur le côté droit. Sa moitié inférieure est destinée à protéger chez le fœtus la veine ombilicale, qui, libre et flottante, aurait pu être facilement entourée et étranglée par les circonvolutions de l'intestin.

b. Le *ligament coronaire* unit le bord supérieur du foie à la face inférieure du diaphragme. Il est transversal, un peu curviligne et constitué aussi par deux lames du péritoine, qui s'étendent, l'une du diaphragme sur la face supérieure du foie, l'autre du même muscle sur la face inférieure de la glande. Mais ces deux feuillets ne sont pas adossés ; un intervalle de 10 à 12 millimètres les sépare. Dans toute l'étendue de cet intervalle, le foie s'applique au diaphragme et lui adhère par un tissu cellulaire peu dense. Le ligament coronaire contribue très-puissamment à fixer le foie dans sa position, en s'opposant à tout déplacement, soit dans le sens transversal, soit dans le sens antéro-postérieur.

. c. Les *ligaments latéraux* sont situés aux extrémités du ligament coronaire, dont ils pourraient être considérés comme des dépendances. Ils résultent de l'adossement de ces mêmes lames que nous avons vues descendre du diaphragme sur les faces supérieure et inférieure du foie, et se présentent par conséquent sous l'aspect d'un repli membraneux tout à fait analogue à celui qui constitue le ligament suspenseur. Leur figure est celle d'un triangle isocèle qui adhère par l'un de ses côtés au foie et par l'autre au diaphragme. Leur sommet se continue avec le ligament coronaire ; leur base reste libre et flottante. — Le ligament latéral gauche est en général plus long et plus large que le droit. — Les dimensions de ces replis offrent du reste quelques variétés. Entre les deux lames qui les forment on observe une couche très-mince de tissu cellulaire, des capillaires sanguins, et en général aussi un ou deux troncs lymphatiques.

Ainsi attaché à la face inférieure du draphragme, le foie conserve avec ce muscle des rapports à peu près invariables. Mais il participe à la mobilité de celui-ci, qui subit des déplacements de deux ordres : les uns tiennent à une cause toute physiologique, les autres à une cause pathologique ; les premiers sont temporaires, peu prononcés et alternatifs ; les seconds sont ordinairement permanents.

Les déplacements physiologiques du foie dérivent du jeu des organes respiratoires, de la contraction des muscles abdominaux, des variations de volume par lesquelles passent les organes creux de l'abdomen, ou bien, en l'absence de toutes ces causes, de son propre poids, qui l'entraîne du côté vers lequel penche son centre de gravité.

Les déplacements par causes accidentelles ou pathologiques sont moins variés que les précédents, mais plus étendus. On peut dire d'une manière générale qu'ils se font parallèlement au diaphragme, et se montrent d'autant plus considérables que les deux cavités du tronc s'éloignent davantage de leur proportion normale : c'est ainsi que nous voyons le foie s'abaisser avec le diaphragme dans l'hydrothorax, dans l'empyème, et sous l'influence de toutes les maladies qui ont pour effet d'agrandir la capacité de la poitrine aux dépens de celle de l'abdomen. Un phénomène inverse se produit dans l'ascite, dans l'hydropisie enkystée de l'ovaire et à la suite du développement de toutes les tumeurs qui dilatent la cavité abdominale, cette dilatation ne pouvant s'opérer sans que la cavité thoracique ne subisse une réduction correspondante.

Il n'est pas sans intérêt de remarquer que le foie se déplace avec toute la masse des viscères abdominaux, qui, situés entre deux puissances tour à tour actives, oscillent incessamment de l'une à l'autre : de là il suit que les rapports de cet organe avec les organes voisins restent à peu près constants ou n'éprouvent que de faibles modifications.

A. — Volume du foie.

Le foie n'est pas seulement la plus volumineuse des glandes ; il peut être considéré aussi comme le plus volumineux et le plus lourd des viscères. Ses dimensions varient, du reste, beaucoup selon l'âge, selon les individus et selon l'état de santé ou de maladie.

Chez l'embryon de trois semaines à un mois, cet organe est déjà si développé, qu'il remplit à lui seul la plus grande partie de l'abdomen. Pendant toute la première moitié de la vie intra-utérine, il conserve encore une telle prédominance de volume, que son bord antérieur descend au-dessous de l'anneau ombilical. Au moment de la naissance, on le trouve au-dessus de cet anneau. Chez l'enfant de six à huit ans, il se cache derrière le rebord des fausses côtes droites. Son volume, comparé à celui des viscères abdominaux, se réduit donc de plus en plus ; envisagé sous ce point de vue, on peut dire qu'il est en raison inverse de l'âge. Mais si on le considère d'une manière absolue, il faut admettre au contraire qu'il s'accroît jusqu'à l'âge de trente ou quarante ans.

Parvenu au terme de son complet développement, le foie ne présente pas un volume égal chez tous les individus. Mesurées sur dix adultes des deux sexes âgés de vingt-cinq à soixante-dix-huit ans, ses trois principales dimensions m'ont donné les résultats suivants :

	Dimension transversale.	Dimension antéro-postérieure.	Dimension verticale.
	m.	m.	m.
Nº 1.	0,27	0,19	0,06
2.	0,22	0,17	0,07
3.	0,29	0,19	0,06 1/2
4.	0,22	0,18	0,05
5.	0,28	0,22	0,07
6.	0,27	0,21	0,08
7.	0,30	0,27	0,05 1/2
8.	0,28	0,18	0,06
9.	0,37	0,18	0,85
10.	0,28	0,20	0,06
Dimensions moyennes.	0,28	0,20	0,06

Ce tableau nous montre : 1° que chez l'adulte et le vieillard, les trois principaux diamètres du foie s'élèvent en moyenne, pour le transversal à

28 centimètres, pour l'antéro-postérieur à 20, et pour le vertical à 6 ; 2° que ces diamètres varient assez notablement selon les individus, mais que dans l'état de santé cependant, la plus grande différence qu'on observe entre le foie le plus petit et le foie le plus gros n'excède pas ou excède à peine un tiers.

Le volume du foie ne varie pas seulement d'un individu à l'autre. Il varie aussi pour le même individu, selon la quantité de sang que cet organe reçoit de la veine porte : ainsi il augmente pendant la digestion, où le système veineux abdominal est le siége d'une circulation plus active, et il diminue dans l'intervalle des repas. On peut facilement constater sur un animal vivant ces variations de volume, en suspendant et en rétablissant tour à tour le cours du sang dans le tronc de la veine porte.

Beaucoup d'auteurs ont pensé que chez les hommes à constitution sèche le volume du foie était plus considérable ; et cette prédominance de volume est devenue un des traits les plus caractéristiques du tempérament bilieux. L'anatomie, loin de confirmer cette opinion, nous enseigne au contraire que chez les individus doués d'une santé robuste, le foie offre en général un volume médiocre. Ce qui est vrai pour le bilieux ne l'est pas moins pour l'hypochondriaque, dont l'état maladif a été rapporté bien à tort aussi, par quelques auteurs, au développement prépondérant du même organe.

Les maladies qui peuvent modifier le volume du foie ont leur siége en dehors de cet organe ou dans cet organe lui-même. Les premières, qui seules ici nous intéressent, ont pour effet commun de déterminer la stase du sang dans les cavités droites du cœur et les gros troncs qui s'y rendent ; cette stase ne pouvant avoir lieu sans s'étendre aussitôt jusqu'au foie, celui-ci devient alors le siége d'une congestion passive. Dans la pleurésie, dans l'empyème, dans la phthisie tuberculeuse, en un mot dans toutes les affections qui rendent plus difficile le passage du sang à travers les poumons, on voit se produire des congestions semblables ; même résultat lorsque les cavités droites du cœur, trop dilatées et amincies, n'ont plus la force nécessaire pour projeter le sang qu'elles reçoivent.

On a cru remarquer que chez les phthisiques le foie est en général plus volumineux, et l'on a pensé que cette glande, considérée non sans raison comme un des organes dépurateurs du sang, s'accroissait ainsi pour suppléer en partie à l'insuffisance des poumons. A l'appui de cette idée, on a avancé que chez les animaux dont la respiration est énergique le foie est plus petit, et plus développé au contraire chez ceux dont la respiration est faible. Mais le fait et l'argument sur lequel on a cherché à l'appuyer peuvent être l'un et l'autre contestés. Si le foie des phthisiques paraît ordinairement plus volumineux, cette hypertrophie apparente doit être rapportée, d'une part à la congestion dont il est le siége, de l'autre à l'amaigrissement des organes voisins, qui lui donnent un volume relatif plus considérable. Quant à l'argument emprunté à l'anatomie comparée, il n'est pas exact : car chez les oiseaux, dont la respiration est si énergique, le foie est volumineux, et chez les reptiles, dont la respiration est plus faible, ses dimensions, comparées à celles du corps, sont beaucoup moindres.

B. — **Poids absolu et spécifique du foie.**

Le *poids absolu* du foie est proportionnel à son volume et à la quantité de sang qu'il renferme ; de là il suit que lorsqu'on le détache pour le placer sur le plateau d'une balance, on doit obtenir un résultat toujours inférieur à son poids réel. Dans le but de me prémunir contre cette cause d'erreur, j'ai pris soin de verser dans les veines hépatiques autant d'eau que les lois de la pesanteur pouvaient en faire pénétrer. Je me proposais ainsi de restituer au foie une quantité de liquide à peu près égale à celle qu'il avait perdue. A mesure que le liquide pénètre, on voit le viscère revenir graduellement à ses dimensions primitives ; il reprend la consistance, le degré de tension, l'aspect uni qu'il nous offre sur l'animal vivant ; et il est bien évident qu'il reprend aussi son poids normal. C'est donc dans cette condition plus vraie que j'ai dû me placer pour arriver à une évaluation exacte de celui-ci. Mais à l'exemple des auteurs qui m'ont précédé, j'ai cru devoir peser aussi la glande hépatique avant toute restitution de liquide. De cette manière j'ai obtenu, par deux opérations successives, pour chaque foie placé sur la balance, d'abord son poids cadavérique, et ensuite son poids normal ou physiologique.

Voici, sous ce double point de vue, les résultats auxquels je suis parvenu, en opérant sur une nouvelle série de dix foies d'adultes appartenant aux deux sexes et à divers âges.

	Poids cadavérique.	Poids physiologique.
	kil.	kil.
Homme de 35 ans.	1,809	2,883
Homme de 79 ans.	1,488	1,737
Homme de 20 ans.	1,574	1,993
Femme de 82 ans.	1,016	1,514
Femme de 35 ans.	1,757	2,361
Homme de 40 ans.	1,752	2,025
Homme de 56 ans.	1,257	1,602
Homme de 44 ans.	1,254	1,817
Homme de 30 ans.	0,953	1,311
Homme de 50 ans.	1,600	2,135
Poids moyen.	1,451	1,937

En additionnant dans chacune de ces deux séries de recherches les résultats obtenus, et en divisant le produit total par 10, on trouve que le poids cadavérique moyen du foie est de 1451 grammes, et son poids physiologique moyen de 1937, c'est-à-dire de 1 kilogramme et demi environ pour l'un, et de près de 2 kilogrammes pour l'autre. Retranchons le premier du second, et nous arrivons à constater que la quantité de liquide nécessaire pour restituer à la glande son poids physiologique ou réel s'élève en moyenne à 500 grammes, c'est-à-dire au quart à peu près de ce poids réel.

En comparant entre eux les résultats inscrits dans chaque colonne, on peut juger des variétés individuelles que présente le poids de cette glande, et l'on reconnaît que le foie le plus lourd est au foie le plus léger dans le

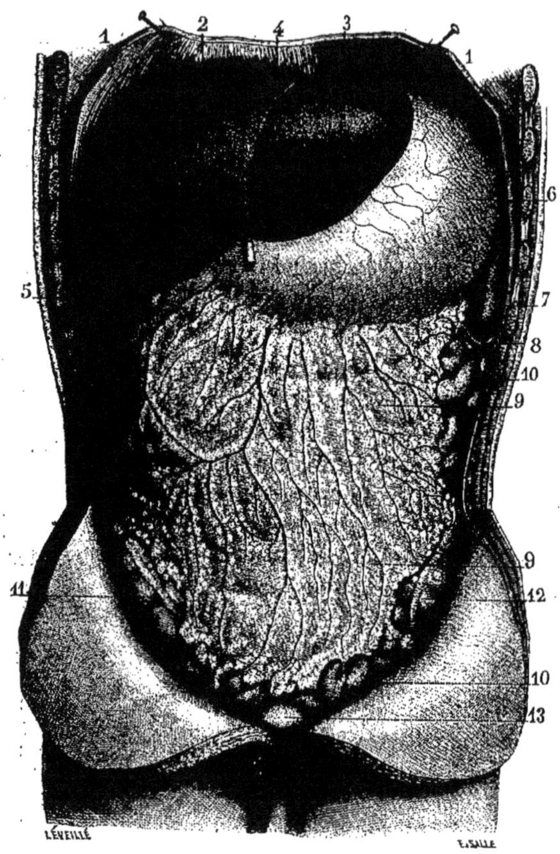

Fig. 831. — *Le foie, dans ses rapports avec les autres viscères de l'abdomen; situation, direction, forme, dimensions de cet organe.*

1, 1. Le diaphragme divisé et un peu soulevé. — 2. Face inférieure ou convexe du lobe droit du foie. — 3. Face supérieure de son lobe gauche. — 4. Ligne d'attache de son ligament suspenseur. — 5. Fond de la vésicule biliaire. — 6. Face antérieure de l'estomac, en partie recouverte par le foie. — 7. Bord antérieur de la rate. — 8. Repli séreux sur lequel repose son extrémité inférieure. — 9. 9. Grand épiploon naissant de la grande courbure de l'estomac et recouvrant presque toute la masse intestinale. — 10. Quelques circonvolutions de l'intestin grêle. — 11. Cæcum. — 12. S iliaque du côlon. — 13. Vessie.

rapport de 3 à 1. J'ajouterai que cette différence doit être considérée comme exceptionnelle, car le foie dont le poids n'est estimé que 953 grammes dans la première colonne était certainement en partie atrophié ; par contre, celui dont le poids s'élève à 2883 grammes appartenait à un individu mort de péritonite chronique, et se trouvait très-fortement congestionné. Ces deux foies auraient donc pu être éliminés comme n'offrant ni l'un ni l'autre un état parfaitement normal. J'ai voulu les conserver cependant, afin de mieux établir les limites extrêmes des variations qu'on peut observer dans le poids de la glande hépatique. Une sorte de concession me conduit ainsi à admettre qu'un foie parfaitement normal peut devenir, dans quelques cas bien rares, le triple d'un autre foie également normal. Mais avancer, avec plusieurs auteurs, que le poids de cet organe à l'état sain offre souvent de telles différences individuelles et même des différences plus grandes encore, c'est méconnaître bien certainement les données positives de l'observation.

Le poids moyen du foie s'élevant à 2 kilogrammes environ, et celui du corps chez l'homme adulte à 63, on voit que cet organe représente la trente-deuxième partie environ du poids total du corps.

Le *poids spécifique* du foie varie beaucoup moins que son poids absolu. Lorsqu'on prend soin d'opérer sur des organes parfaitement sains, il est à celui de l'eau, pris pour unité, comme 1000 est à 1,0467. Krause l'estime de 1,0625 à 1,0853 ; ces chiffres me semblent trop élevés.

Selon M. Huschke, ce poids spécifique ne serait pas égal pour toutes les parties de l'organe ; il différerait pour les parties supérieures et les inférieures, pour celles qui répondent au bord antérieur et pour celles qui occupent le bord postérieur, etc. Aucun fait jusqu'ici n'est venu confirmer l'opinion de cet auteur. La pesanteur spécifique du foie est identique pour toutes les parties qui le composent.

C. — **Forme, rapports, couleur du foie.**

Le foie ne possède pas une forme qui lui soit propre. Comme la glande lacrymale, comme la glande parotide et la glande sous-maxillaire, et comme le pancréas lui-même, il se moule sur les organes qui l'entourent et en conserve l'empreinte. Situé entre le diaphragme et les viscères abdominaux, il est convexe et parfaitement uni en haut, légèrement concave et inégal en bas ; étendu de l'hypochondre droit, qu'il remplit presque entièrement, vers l'hypochondre gauche, dont il n'occupe qu'une très-petite partie, il est volumineux à une de ses extrémités, aplati et plus ou moins effilé à l'autre ; correspondant en arrière à une large surface, s'insinuant en avant entre les viscères et les parois de l'abdomen, il est très-épais dans le premier sens, mince et tranchant dans le second. Sa forme est donc très-irrégulière et assez difficile à déterminer. Cependant on peut le comparer, avec Glisson, à un segment d'ovoïde qui comprendrait, suivant la remarque de Haller, toute la grosse extrémité de celui-ci et la moitié supérieure de la petite.

Chez les individus dont la rate est volumineuse, et quelquefois aussi chez ceux dont les divers replis du péritoine sont chargés d'une grande quantité de graisse, le contour du foie tend à devenir circulaire, et cet organe représente alors plutôt un segment de sphéroïde qu'un segment d'ovoïde. Lorsque la poitrine est plus ou moins rétrécie à sa base, mode de conformation qu'on observe assez fréquemment chez les femmes, le foie se raccourcit plus encore dans le sens transversal, mais en même temps il s'allonge dans le sens vertical, en s'insinuant entre les parois de l'abdomen et la masse flottante des intestins ; dans la plupart des cas de ce genre il offre un aspect cunéiforme d'autant plus accusé que la base du thorax est plus rétrécie.

La configuration du foie permet de lui considérer : deux faces, l'une supérieure et antérieure, l'autre inférieure et postérieure ; deux bords, l'un antérieur et inférieur très-mince, l'autre postérieur et supérieur, très-épais ; et deux extrémités distinguées en droite et gauche.

Cet organe, selon la plupart des auteurs, se composerait de deux lobes dont les limites seraient établies par le ligament suspenseur. Il existerait ainsi un lobe droit volumineux et un lobe gauche comparativement très-petit. La distinction de ces deux lobes est tout à fait arbitraire ; cependant, comme elle a pour avantage de donner plus de concision au langage anatomique, elle mérite d'être conservée.

a. **Face antéro-supérieure, ou convexe.** — Elle présente un aspect uni. Sa convexité est beaucoup plus prononcée à droite qu'à gauche et en avant. Le ligament coronaire et les ligaments latéraux la limitent en arrière. Le ligament suspenseur, en s'y attachant, la divise en deux parties, dont l'une, très-étendue, fait partie du lobe droit, tandis que l'autre, petite et aplatie, appartient au lobe gauche.

Cette face se trouve en rapport : 1° avec le diaphragme, qui la recouvre presque entièrement, et qui la sépare de la face inférieure du cœur, de la base du poumon droit, et des six ou sept dernières côtes ; 2° avec la paroi antérieure de l'abdomen, à laquelle elle correspond dans une étendue variable, suivant que le foie se cache derrière le rebord des fausses côtes droites, ou qu'il descend au-dessous de celui-ci ; dans le premier cas, elle ne s'applique à la paroi abdominale qu'au niveau de l'épigastre ; dans le second, elle lui devient contiguë sur une étendue d'autant plus considérable que le foie se trouve plus abaissé.

Les rapports du foie avec le cœur nous expliquent la transmission des battements de cet organe à la partie supérieure de l'épigastre, ils nous rendent compte aussi de la moindre convexité du lobe gauche.

Les rapports de ce viscère avec la base du poumon droit sont très-étendus. Pour en prendre une notion exacte, il faut injecter les bronches avec un liquide solidifiable, et pratiquer ensuite des coupes antéro-postérieures sur le thorax et l'abdomen. On peut voir alors que la base du poumon est excavée assez profondément pour recevoir la convexité du foie ; et il devient facile de comprendre comment les abcès de ce dernier organe peuvent s'ouvrir dans la cavité de la plèvre, ou dans l'intérieur des bronches ; comment les kystes développés dans le même viscère peuvent refouler le poumon droit jusqu'au niveau de la deuxième côte ; comment un instrument piquant plongé dans les six ou sept derniers espaces intercostaux peut pénétrer simultanément dans les deux grandes séreuses du tronc, en traversant à la fois le poumon, le diaphragme, le foie, etc.

Lorsqu'un épanchement de sérosité, de sang, de pus ou d'air atmosphérique se produit dans la cavité de la plèvre, ces rapports du poumon avec le foie sont beaucoup moins étendus et moins intimes, les liquides épanchés ayant pour effet de déplacer les deux organes en sens inverses, le foie avec le diaphragme se portant en bas, tandis que la base du poumon se porte en haut et en dedans.

b. **Face postéro-inférieure, ou concave.** — Elle ne regarde pas seulement en bas et en arrière, mais aussi en dedans et à gauche, et contraste avec la précédente par les saillies et dépressions qu'elle présente. Appliquée sur des organes de forme très-différente qui se meuvent sur elle, et sur lesquels elle se meut, cette face n'en prend qu'imparfaitement l'empreinte, et présente sous ce rapport autant de variétés qu'il existe d'individus. Chez tous, cependant, on peut lui considérer trois parties bien distinctes : une partie latérale gauche, une partie latérale droite, et une région moyenne ou centrale.

La *partie gauche*, de figure irrégulièrement triangulaire, comprend toute la face inférieure du lobe gauche du foie. Elle est légèrement déprimée dans la plus grande partie de son étendue, et se trouve en rapport : 1° avec l'épiploon gastro-hépatique qui la sépare du lobe de Spigel et du bord supérieur du pancréas: 2° avec la face antérieure de l'estomac. Au moment de la digestion, elle s'applique en totalité sur ce viscère, qui s'en éloigne peu à peu à mesure qu'il se vide, en sorte que dans son état de plus grand resserrement il ne lui correspond plus que par la moitié gauche de sa petite courbure. — Lorsque le diamètre transversal du foie est très-long, le lobe gauche recouvre l'extrémité supérieure de la rate en se repliant sur elle.

La *partie droite* comprend les deux tiers externes de la face inférieure du lobe droit. On y remarque trois facettes, dont les limites respectives sont souvent peu accusées, et qui correspondent, l'une au bord postérieur de cette région, la seconde à son bord externe, la dernière à son bord antérieur. — La facette postérieure s'étend de la veine cave inférieure à l'extrémité droite du foie ; elle est irrégulièrement triangulaire, plane ou légèrement convexe, et se trouve en rapport avec la capsule surrénale droite, qui lui adhère par un tissu cellulaire lâche. — La facette externe, beaucoup plus grande que la précédente, et irrégulièrement triangulaire aussi, offre une dépression constante, mais plus ou moins prononcée selon les individus ; elle s'applique sur la face antérieure du rein droit dont elle représente l'empreinte. — La facette antérieure, plus petite en général que la facette rénale, tantôt déprimée et tantôt plane, ou même convexe, répond à l'angle que forme la portion ascendante avec la portion transverse du côlon. Il n'est pas rare de voir des adhérences s'établir entre cette facette et la partie correspondante du gros intestin.

La *partie moyenne* ou *centrale* de la face inférieure du foie est la plus compliquée ; c'est par elle qu'il reçoit ses vaisseaux et qu'il émet son conduit excréteur. Elle nous offre à considérer des parties déprimées qui affectent la forme de sillons et des parties saillantes appelées *éminences portes.*

1° *Sillon de la veine porte* ou *hile du foie, sillon transverse, scissure transversale, grande scissure.*—Le hile du foie est une dépression large et profonde, creusée sur la partie centrale de la face inférieure, un peu plus rapprochée cependant du bord postérieur que de l'antérieur, et de l'extrémité gauche que de l'extrémité droite. Cette dépression, dirigée de gauche à droite, offre une longueur de 6 à 8 centimètres et une largeur de 12 à 15 millimètres. A droite, elle se termine par un prolongement anguleux qui fait avec le sillon transverse un angle obtus et qui, suffisamment prolongé, irait se terminer sur la partie la plus inférieure du lobe droit, en passant entre la facette rénale et la facette colique.

Le sillon transverse ne reçoit pas seulement la veine porte ; il reçoit aussi l'artère hépatique, les nerfs qui accompagnent ces deux troncs vasculaires, les vaisseaux lymphatiques si nombreux qui émanent de l'épaisseur du foie, et les racines du conduit excréteur de cet organe qui se réunissent pour former le canal hépatique. —Le sillon transverse répond au bord supérieur de l'épiploon gastro-hépatique qui s'y attache.

2° *Sillon de la veine ombilicale et du canal veineux,* ou *sillon longitudinal,* appelé aussi, mais improprement, *sillon horizontal.*—Ce sillon occupe tout l'espace compris entre le bord antérieur et le bord postérieur du foie. Il sépare le lobe droit du lobe gauche. Le sillon transverse, qui lui est perpendiculaire et qui se confond avec lui par son extrémité gauche, le divise en deux parties, l'une antérieure, l'autre postérieure.

La portion antérieure, plus longue et plus étroite que la postérieure, loge, chez le fœtus, la veine ombilicale, qui vient se terminer dans la branche gauche de la veine porte, et chez l'adulte le cordon fibreux résultant de l'oblitération de cette veine, ainsi que le prolongement du ligament suspenseur qui l'accompagne. Une languette de substance hépatique, en s'étendant du lobe gauche au lobe carré, la convertit presque toujours en un canal plus ou moins incomplet. Dans quelques cas rares, cette espèce de pont est double; d'autres fois il est simplement membraneux.

La portion postérieure du sillon longitudinal, plus courte, plus large et plus superficielle que la précédente, sépare le lobe gauche du lobe de Spigel. Elle contient le canal veineux, qui s'étend, chez le fœtus, de la branche gauche de la veine porte vers la veine cave inférieure, et chez l'adulte le cordon fibreux produit par l'oblitération de ce canal, ainsi qu'un repli du péritoine dépendant de l'épiploon gastro-hépatique.

3° *Gouttière de la vésicule biliaire et de la veine cave inférieure.* — Cette gouttière répond à l'extrémité droite du sillon transverse, qu'elle

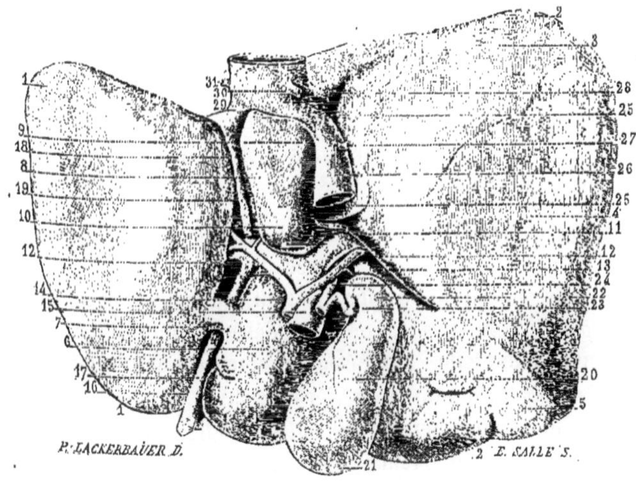

FIG. 832. — *Face inférieure du foie.*

1, 1. Lobe gauche du foie. — 2, 2. Son lobe droit. — 3. Facette surrénale de ce lobe. — 4. Facette rénale.—5. Facette colique.—6. Eminence porte antérieure ou lobe carré.—7. Prolongement étendu du lobe carré au lobe gauche.—8. Eminence porte postérieure ou lobe de Spigel.—9. Prolongement postérieur de ce lobe.—10. Portion mamelonnée de l'extrémité antérieure du même lobe. — 11. Portion effilée de cette extrémité antérieure, séparée de la précédente par une échancrure et se prolongeant sur le lobe droit à la manière d'une racine. — 12, 12. Sillon transverse ou hile du foie. — 13. Prolongement de l'extrémité droite de ce sillon. — 14. Artère hépatique. — 15. Veine porte. — 16. Partie antérieure du sillon longitudinal ou sillon de la veine ombilicale. — 17. Cordon fibreux résultant de l'oblitération de cette veine. — 18. Partie postérieure du sillon longitudinal, ou sillon du canal veineux. — 19. Cordon fibreux produit par l'oblitération de ce canal. — 20. Vésicule biliaire. — 21. Grosse extrémité ou fond de la vésicule biliaire. — 22. Col de cette vésicule. — 23. Conduit cystique. — 24. Conduit hépatique. — 25, 25. Gouttière de la veine cave inférieure. — 26. Veine cave inférieure. — 27. Embouchure de la veine capsulaire. — 28. Tronc de la veine hépatique droite dont on n'aperçoit qu'une très-petite partie. — 29. Tronc de la veine hépatique gauche. — 30. Embouchure des veines diaphragmatiques droites. — 31. Embouchure des veines diaphragmatiques gauches.

croise perpendiculairement. Elle est par conséquent parallèle au sillon longitudinal, dont elle tend cependant à se rapprocher en arrière. Comme ce sillon, elle mesure tout l'espace compris entre le bord antérieur et le bord postérieur du foie; comme celui-ci, également, elle se trouve divisée par la scissure transversale en deux parties inégales, une antérieure plus grande, et une postérieure plus petite. — La partie antérieure, superficielle et de forme ovoïde, répond à la vésicule biliaire. Elle n'est pas exactement parallèle au sillon de la veine ombilicale, mais un peu oblique de bas en haut, d'avant en arrière et de gauche à droite. — La partie postérieure, plus profonde et de forme cylindrique, reçoit la veine cave inférieure; elle est oblique de bas en haut et de droite à gauche. On y remarque des orifices de divers diamètres, par lesquels sortent les veines qui viennent s'ouvrir sur la paroi correspondante de la veine cave.

4° *Éminence porte antérieure, lobule antérieur du foie, lobe carré.* — Située au-devant du sillon transverse, entre le sillon longitudinal et la fossette de la vésicule biliaire, elle se présente sous l'aspect d'une saillie rectangulaire, plus prononcée en arrière qu'en avant, où elle se confond insensiblement avec le bord antérieur du foie. Elle est en rapport avec la première portion du duodénum.

5° *Éminence porte postérieure, ou lobe de Spigel.* — Cette seconde saillie, beaucoup plus accusée que la précédente, a été appelée aussi *petit lobe du foie,* par opposition au lobe droit ou *grand lobe,* et au lobe gauche ou *lobe moyen.* Les auteurs qui ont considéré l'éminence porte antérieure comme un quatrième lobe l'ont désignée sous le nom de *lobe postérieur.*

Le lobe de Spigel est situé en arrière du sillon transverse, au-devant de l'embouchure des veines hépatiques, entre le sillon du canal veineux et le sillon de la veine cave inférieure. Son volume et sa forme sont également variables. On peut lui considérer quatre faces.

L'une de ces faces, tournée à gauche, répond au sillon du canal veineux, qu'elle contribue à former; elle est plane ou légèrement convexe.

La seconde, tournée à droite, répond au sillon de la veine cave inférieure; elle est excavée de manière à s'appliquer très-exactement sur le contour de cette veine.

La troisième, ou postérieure, est plane et irrégulièrement rectangulaire. En s'unissant à la facette gauche elle forme un bord mousse et rectiligne. De sa réunion à la facette droite résulte un autre bord mince et flottant, qui se prolonge en arrière sur la veine cave comme une sorte de pont incomplet; c'est cette saillie qui a été décrite sous le nom de *prolongement postérieur du lobe de Spigel.* Dans quelques cas assez rares elle recouvre complétement la veine cave, contenue alors dans un véritable canal.

La quatrième, qui se dirige en bas, présente une configuration très-variable. Une scissure la divise en deux portions. — La portion gauche, plus proéminente, s'avance au-dessus du sillon transverse, qu'elle limite en arrière et qu'elle recouvre en partie; elle affecte ordinairement la forme d'une saillie plus ou moins arrondie, et quelquefois celle d'une pyramide à sommet mousse, ou d'une languette aplatie de haut en bas. Chez certains sujets on la trouve très-petite et comme rudimentaire. — La portion droite, ou *prolongement antérieur* du lobule, s'étend à la manière d'une racine sur la face inférieure du grand lobe, depuis le lobe de Spigel jusqu'à la ligne oblique qui sépare la facette rénale de la facette colique. Cette racine, longue de 6 à 7 centimètres, représente une sorte de crête plus ou moins saillante, selon les individus. Elle passe d'abord entre la veine cave et la veine porte, en se moulant à la fois sur l'une et sur l'autre, et en s'amincissant très-notablement; puis, s'élargissant ensuite, elle vient former le bord supérieur de la scissure qui prolonge à droite le sillon transverse, et se termine au niveau de la pointe de celui-ci.

Le lobe de Spigel est en rapport, par sa face postérieure, avec les piliers du diaphragme sur lesquels il repose ; à gauche avec le cardia ; en bas avec le pancréas, avec le tronc cœliaque, et dans l'état de plénitude de l'estomac, avec la petite courbure de ce viscère qui l'encadre. En soulevant le bord antérieur du foie, on aperçoit ce lobule qui soulève la partie centrale de l'épiploon gastro-hépatique.

La face inférieure du foie offre encore chez certains individus une ou plusieurs scissures, en général superficielles, sans direction déterminée, longues de plusieurs millimètres à 3 ou 4 centimètres, au fond desquelles on remarque une branche de la veine porte.

Bien que cette face présente un grand nombre de détails, sa description cependant peut être résumée en peu de mots. Sa partie moyenne, la seule qui soit réellement compliquée, se compose de parties rentrantes et saillantes. — Les parties rentrantes, considérées dans leur ensemble, figurent, selon la remarque de Meckel, une H dont la jambe gauche serait représentée par le sillon de la veine ombilicale et du canal veineux, la droite par la gouttière de la vésicule biliaire et de la veine cave inférieure, et le trait d'union par le sillon de la veine porte. — Les parties saillantes, au nombre de deux seulement, sont les éminences portes comprises entre les jambes de l'H et situées, l'une en avant de sa partie transversale, l'autre en arrière. — A gauche de cette H, on trouve le lobe gauche ou moyen, et à droite les trois facettes du grand lobe ou lobe droit.

c. Le *bord antérieur* du foie, mince et tranchant, se dirige obliquement de bas en haut et de droite à gauche. Au niveau de la facette qui correspond au côlon, il regarde presque verticalement en bas; mais dans le reste de son étendue il devient d'autant plus antérieur qu'on se rapproche davantage de son extrémité gauche. — On y remarque deux échancrures :

la plus élevée, qui répond au sillon de la veine ombilicale, est profonde et anguleuse ; la seconde, sur laquelle repose la grosse extrémité de la vésicule biliaire, est superficielle et curviligne. — Dans l'hypochondre droit, ce bord se trouve situé entre le rebord des fausses côtes et le gros intestin ; au niveau de l'épigastre, il s'applique en avant à la paroi abdominale, et en arrière à l'estomac.

d. Le *bord postérieur*, très-épais à droite, s'amincit graduellement à gauche. Sa direction est à la fois transversale et horizontale. Il présente aussi deux échancrures, une grande et une petite. La grande correspond au confluent de la veine cave et des veines hépatiques ; elle porte sur les trois lobes du foie, mais plus spécialement sur le lobe droit et le lobe de Spigel. La petite se voit sur le lobe moyen ; elle reçoit l'œsophage. — Ce bord donne attache au ligament coronaire par sa partie moyenne, et aux ligaments latéraux par ses extrémités. Nous avons vu qu'au niveau du ligament coronaire il s'applique au diaphragme, qui lui est uni par une couche de tissu cellulaire.

e. L'*extrémité droite* du foie, ou *grosse extrémité*, se continue avec la face supérieure dont aucune ligne de démarcation ne la sépare. Elle est verticale, s'amincit de haut en bas, et s'applique dans toute son étendue à la face concave du diaphragme.

L'*extrémité gauche*, mince, aplatie, presque horizontale, repose sur la grosse tubérosité de l'estomac chez l'adulte, et sur l'extrémité supérieure de la rate chez le fœtus et l'enfant.

La consistance du foie est un peu supérieure à celle des autres glandes. La parotide, le pancréas, la mamelle, etc., offrent une mollesse qui leur permet de céder à la pression sans se rompre. La glande hépatique a au contraire pour attribut une certaine friabilité ; son tissu se laisse plutôt écraser que déprimer ; et comme sa vaste surface l'expose davantage au choc des corps extérieurs, il en résulte qu'elle peut devenir et devient en effet assez fréquemment le siége de contusions plus ou moins graves.

La *couleur* de cet organe n'est pas tout à fait identique pendant la vie et après la mort. — A l'état physiologique, le foie est unicolore, et sa coloration est rouge brun. — A l'état cadavérique, il est rouge brun sur certains points, jaunâtre sur d'autres, et ces deux colorations s'entremêlent de mille manières différentes : tantôt on voit autour d'un point brun un cercle jaune, et tantôt autour des points jaunes un cercle brun ; quelquefois les parties jaunes et brunes se continuent entre elles et forment des lignes onduleuses, etc.

Toutes ces variétés de coloration, auxquelles la plupart des auteurs depuis Ferrein ont attaché tant d'importance, n'en présentent en réalité aucune : elles reconnaissent pour unique cause l'inégale réplétion des vaisseaux qui entrent dans la structure du foie, ainsi que nous le verrons plus loin, et doivent être considérées par conséquent comme un phénomène purement cadavérique.

§ 2. — STRUCTURE DU FOIE.

La structure du foie exerce la sagacité des anatomistes depuis plusieurs siècles; et telles sont cependant les difficultés dont s'entoure son étude, que tant d'efforts réunis semblent n'avoir produit jusqu'à présent qu'un dédale d'opinions contradictoires. A voir ce feu croisé d'affirmations si contraires, de propositions si disparates, de conclusions si opposées, qui divisent la plupart des observateurs, on serait presque tenté de croire que la science est restée stérile sur ce point, et que toute la structure du foie est encore à refaire. Mais en réunissant à un examen plus approfondi des travaux publiés par nos prédécesseurs une étude plus attentive aussi des recherches modernes, on ne tarde pas à reconnaître que l'histoire de la structure du foie s'est enrichie depuis trente ans d'un grand nombre d'acquisitions importantes, et que si le problème de cette structure n'est pas encore complétement résolu, les données principales du moins en sont déjà rassemblées.

On peut distinguer dans le foie la glande proprement dite qui préside à la sécrétion du sucre et de la bile, et son appareil excréteur, qui recueille ce dernier liquide aux sources de son élaboration pour le verser ensuite dans la partie supérieure de l'intestin.

La glande comprend dans sa composition un grand nombre d'éléments également dignes de fixer notre attention. Elle nous offre à considérer :

1° Deux membranes qui l'entourent, et dont l'une, séreuse, l'isole des organes voisins, tandis que l'autre, fibreuse, pénètre dans son épaisseur pour lui constituer une sorte de charpente ;

2° Un tissu propre, formé d'une innombrable quantité de lobules, auxquels viennent se rallier tous les autres éléments de la glande, en sorte que chacun d'eux peut être regardé comme une répétition de celle-ci ;

3° Des conduits biliaires qui partent de ces lobules et qui se réunissent successivement pour former un conduit unique ;

4° L'artère hépatique, dont les dernières ramifications vont se répandre sur ces mêmes lobules ;

5° La veine porte, dont toutes les divisions viennent également se ramifier sur la surface de ceux-ci, afin de leur distribuer les éléments des deux liquides qu'ils doivent sécréter ;

6° La veine ombilicale, qui s'associe à la veine porte, chez le fœtus, pour leur transmettre des matériaux analogues ;

7° Les veines hépatiques, qui recueillent dans leur épaisseur le sang apporté par les trois vaisseaux précédents ;

3ᵉ ÉDIT.

8° Des vaisseaux lymphatiques extrêmement nombreux, dont les radicules couvrent toute leur périphérie ;

9° Enfin, des nerfs de deux ordres, dont le mode de terminaison est encore inconnu, mais qui très-probablement leur sont aussi destinés.

A. — Enveloppes du foie.

Des deux enveloppes du foie, la plus superficielle est formée par le péritoine, dont elle constitue une dépendance. L'autre est une membrane propre, de nature fibreuse ou fibro-celluleuse.

a. L'**enveloppe commune** ou **péritonéale** ne recouvre pas complétement la superficie du foie. Nous avons vu que le bord supérieur de ce organe en est dépourvu au niveau du ligament coronaire. Elle fait défau aussi sur sa face inférieure, au niveau du sillon transverse, sur la gouttière de la veine cave, sur la fossette de la vésicule biliaire et sur la facette recouverte par la capsule surrénale. — Par sa face profonde, elle s'applique à la tunique fibreuse qui lui est unie de la manière la plus intime. — Sa face externe est lisse et humide, comme celle de tous les organes revêtus par le péritoine.

Cette enveloppe a pour usage d'isoler le foie et de faciliter ses mouvements. En se confondant avec la tunique sous-jacente sur tous les points par lesquels les deux enveloppes se correspondent, elle concourt en outre à renforcer celle-ci et à consolider la charpente fibreuse de la glande.

b. La **tunique fibreuse** ou **tunique propre** entoure complétement le foie. Elle est par conséquent plus étendue que la précédente. Pour en prendre une notion exacte, il faut l'étudier sur les points où elle se trouve isolée de celle-ci, et particulièrement sur le sillon transverse ou la fossette de la vésicule biliaire. Après l'avoir mise à nu, si on la détache des lobules de la glande avec le manche d'un scalpel, on remarque qu'elle est extrêmement mince, bien qu'assez résistante cependant, demi-transparente et fibro-celluleuse plutôt que fibreuse. Sur la facette qui recouvre la capsule surrénale elle est plus mince encore. Dans le sillon de la veine cave inférieure on en trouve à peine quelques traces. Unie en dehors à la tunique péritonéale d'une manière tellement intime que ces deux membranes, sur tous les points par lesquels elles se trouvent en rapport, se confondent pour n'en constituer en réalité qu'une seule, elle adhère par sa face profonde au tissu propre du foie, dont elle peut être détachée cependant sans difficulté.

Sur le bord supérieur du foie, autour du point d'émergence des veines hépatiques, la tunique fibreuse, réduite aux seuls éléments qui la composent, adhère à la circonférence de ces veines et semble comme perforée pour leur livrer passage.

Capsule de Glisson. — Dans le sillon transverse, cette tunique présente une disposition bien différente : elle se prolonge sur les divisions de la veine porte, de l'artère hépatique et du conduit biliaire, en leur formant une gaîne commune qui les accompagne dans toute l'étendue de leur distribution.

Du hile du foie partent ainsi deux prolongements arboriformes, l'un droit, l'autre gauche, qui ont été collectivement décrits sous le nom de *capsule de Glisson.*

Par leur surface externe, ces prolongements adhèrent étroitement au tissu de la glande. Par leur surface interne, ils adhèrent aux conduits qu'ils contiennent, mais à l'aide d'un tissu cellulaire extrêmement lâche, d'où il suit que les divisions de la veine porte s'affaissent lorsqu'elles ne sont plus soutenues par le sang qui les parcourt. Nous verrons plus loin combien elles contrastent, sous ce rapport, avec les veines hépatiques, qui, unies de la manière la plus intime aux lobules glanduleux sous-jacents, restent béantes sur les coupes du foie, tandis que les branches de la veine porte, par leur affaissement, se dérobent au contraire plus ou moins à la vue.

Où finit la capsule de Glisson ? s'arrête-t-elle aux lobules du foie ? ou bien se prolonge-t-elle sur ces lobules ? Chez certains animaux, elle s'étend bien évidemment sur les lobules. Chez le cochon, par exemple, on la voit se prolonger sur ceux-ci, et sur toute la surface du foie fournir à chacun d'eux une enveloppe assez résistante. Ainsi constituée, la capsule de Glisson, unie à la tunique fibreuse, forme une charpente très-solide, offrant autant d'aréoles qu'il existe de lobules, et comparable, par conséquent, à une sorte d'éponge sillonnée de canaux ramifiés. — On retrouve la même disposition, mais à l'état de vestige, chez le cheval et le bœuf.

Dans tous les autres mammifères et chez l'homme, la capsule de Glisson, après s'être graduellement amincie, disparaît au voisinage des lobules. On n'en retrouve plus aucune trace sur la périphérie de ceux-ci; elle disparaît même avant de les atteindre; de là une résistance moindre du foie et la facilité avec laquelle il se laisse déchirer ou écraser.

Le tissu de cet organe devient donc d'autant plus fragile que la capsule de Glisson est plus mince et s'étend moins loin. Il est intéressant de comparer sous ce rapport le foie du cochon, qui offre une si notable résistance, avec celui du chien, du chat, du lapin, du lièvre, etc., chez lesquels la capsule de Glisson n'est plus qu'une simple toile celluleuse, ou avec celui des oiseaux et des reptiles, chez lesquels elle devient encore plus faible. Dans ces divers animaux et chez l'homme, la capsule de Glisson n'entre pas comme élément dans la constitution des lobules : l'examen microscopique ne laisse aucun doute sur ce point. Le tissu fibreux qu'on trouve autour de ces lobules, dans certains états pathologiques du foie, n'est pas le résultat d'une hypertrophie de l'enveloppe celluleuse de ceux-ci, mais d'un épanchement de lymphe plastique qui s'est peu à peu organisée ; c'est pourquoi on voit presque toujours le développement de ce tissu fibreux coïncider avec l'atrophie du tissu propre du foie.

B. — Tissu propre ou lobules du foie.

Dans toutes les glandes conglomérées que nous avons étudiées jusqu'à présent, nous avons vu le tissu propre de celles-ci se partager en un certain nombre de lobes qui se divisaient eux-mêmes en lobes de deuxième, de troisième, de quatrième ordre, et enfin en lobules. Dans la glande hépatique, le tissu propre ne se segmente pas ainsi en masses progressivement décroissantes ; il arrive en quelque sorte d'emblée à son état de plus grande segmentation ; il ne se compose en un mot que de lobules : disposition exceptionnelle qui suffirait à elle seule pour assigner au foie une place à part dans la classe des glandes composées.

Les lobules sont séparés les uns des autres par un intervalle qui égale à peu près le quart de leur diamètre, et qui est rempli par les vaisseaux allant se ramifier sur leur périphérie, ou émanant de leur épaisseur. Bien que parfaitement distincts et indépendants, ils affectent donc entre eux les relations les plus multipliées et les plus intimes. La trame vasculaire de la glande leur forme, pour ainsi dire, un sol commun dans l'épaisseur duquel les lobules se pressent en si grand nombre, qu'ils semblent arriver au contact et réagir les uns sur les autres.

Leur *volume* serait très-variable, selon la plupart des auteurs. Mais ces variations sont plus apparentes que réelles, et dépendent surtout de l'inégale réplétion des vaisseaux qu'ils reçoivent. Sur un foie convenablement lavé à l'aide de courants d'eau dirigés de la veine porte vers les veines hépatiques, ou de celles-ci vers la première, on peut facilement constater que tous les lobules offrent un diamètre à peu près égal. Chez l'homme, ce diamètre est d'un millimètre à peine. Chez le lapin, il est un peu plus long ; chez le cheval, le bœuf et le mouton, il s'élève à 1 millimètre et demi, et à 2 millimètres chez le cochon, où il atteint sa plus grande étendue. Chez d'autres mammifères on le trouve plus petit ; dans le chien, par exemple, il ne dépasse pas $0^{mm},45$.

Leur *nombre* semble incalculable. Cependant, si l'on cherche à le déterminer approximativement, on ne le trouve pas aussi considérable qu'on aurait pu le penser de prime abord. Chez l'homme, sur l'étendue d'un centimètre, on en compte 8 ; sur un centimètre carré, de 60 à 70 ; et, par conséquent, 500 environ dans 1 centimètre cube. Or, le diamètre transversal du foie étant de 28 centimètres, et l'antéro-postérieur de 20, on voit que le plan conduit de l'une à l'autre de ses extrémités contiendra 560 centimètres carrés ; en admettant que l'épaisseur moyenne de l'organe soit de 4 centimètres, on trouve que sa solidité équivaut à 2240 centimètres cubes; et en multipliant ce dernier résultat par 500, on arrive à reconnaître que le nombre total des lobules, dans un foie de moyennes dimensions, ne s'élève pas au delà de onze à douze cent mille.

La *forme* des lobules est en général arrondie. D'autres sont un peu allongés et plus ou moins ovoïdes. Ceux qui répondent à la superficie du foie se distinguent des précédents par une forme plus aplatie. Sur aucun d'eux on ne remarque ces facettes dont parlent quelques auteurs, facettes qui limiteraient leur contour et qui seraient dues à leur pression réciproque. La théorie invoquée pour admettre la forme polyédrique des lobules est tout à fait erronée; car l'observation démontre que ceux-ci, loin de se comprimer mutuellement sont séparés au contraire par les vaisseaux qui rampent dans leur intervalle, vaisseaux qui forment leur couche la plus superficielle, qui les pénètrent, et qui sont par leur nature très-impropre à constituer une limite précise.

Les lobules du foie se composent de *cellules*. Sur la longueur d'un millimètre on en compte approximativement de 60 à 80; il en existerait par conséquent 5000 sur 1 millimètre carré, et 310 000 environ dans 1 millimètre cube, qui équivaut à peu près au volume des lobules.

La forme des cellules hépatiques est arrondie dans l'état d'isolement, mais polyédrique dans l'état de rapprochement, par suite de la pression qu'elles exercent les unes sur les autres. — Sur la coupe d'un lobule, elles semblent disposées en séries linéaires qui convergent de la circonférence au centre. Cette disposition, à laquelle quelques micrographes attachent une importance exagérée, est due surtout à la direction des capillaires sanguins, qui offrent, ainsi que nous le verrons, une semblable convergence, et autour desquels les cellules sont échelonnées sans offrir cependant dans leur arrangement une très-grande régularité.

Les cellules présentent un diamètre moyen de 0^{mm},02. Elles sont constituées par une membrane extrêmement mince et par un contenu qui comprend : un noyau, une substance granulée, des granulations jaunâtres et des granulations graisseuses.

Le noyau, souvent double, est pourvu d'un ou deux nucléoles et paraît être constitué lui-même par une simple vésicule.

La substance granulée est transparente et d'une consistance semi-liquide. Elle a été très-bien étudiée par M. Cl. Bernard, qui l'a décrite sous le nom de *matière glycogène*.

Les granulations colorées ont surtout pour attribut distinctif leur teinte jaune foncée. Elles sont peu nombreuses et d'un diamètre très-inégal.

Les granulations graisseuses qu'on rencontre à peu près constamment dans les cellules hépatiques n'offrent en général que de très-minimes dimensions. Leur nombre est aussi très-limité. Mais elles peuvent devenir plus nombreuses et plus volumineuses; c'est ce qui a lieu dans la dégénérescence graisseuse du foie : ces granulations se développent alors et se multiplient au point de remplir la plus grande partie des cellules, qu'elles finissent même par dilater, d'où l'accroissement graduel du volume de la glande, qui forme l'un des caractères de cette maladie.

C. — **Conduits biliaires.**

Ces conduits nous offrent à considérer leur origine, leur trajet, leurs anastomoses, les glandes qui en dépendent et leur structure. A l'étude des conduits biliaires se rattache aussi celle des *vasa aberrantia*.

a. *Origine des conduits biliaires*

L'origine des conduits biliaires peut être envisagée sous deux points de vue : relativement aux lobules, et relativement aux cellules.

Comment ces conduits se comportent-ils relativement aux lobules? Nous verrons bientôt que les conduits biliaires suivent très-exactement dans leur trajet les divisions de la veine porte; que ces divisions réduites déjà à une assez grande ténuité lorsqu'elles arrivent dans les espaces interlobulaires, se partagent en plusieurs ramuscules; et que ceux-ci prennent une direction divergente pour se répandre sur les lobules voisins, lesquels reçoivent ainsi de 8 à 10 ou 12 ramuscules, dont les ramifications pénètrent dans leur épaisseur. Or à chacun de ces ramuscules veineux correspond un ramuscule biliaire qui rampe comme lui sur la périphérie du lobule.

L'existence de ces ramuscules biliaires sus-lobulaires est démontrée par les injections qui permettent de les voir sans beaucoup de difficulté à l'œil nu, et mieux encore à un faible grossissement. Mais ce n'est pas sur le foie de l'homme qu'il faut d'abord les observer; les lobules dans l'espèce humaine sont si petits et les ramuscules biliaires sus-lobulaires si ténus et si difficiles à injecter, qu'on ne les voit qu'imparfaitement. C'est sur le foie du cochon qu'on réussit le plus facilement à les remplir et à les bien distinguer. Ces injections, souvent répétées, m'ont permis de les suivre de la manière la plus distincte; j'ai pu ainsi constater non-seulement leur existence, mais leur nombre et leur direction, et j'ai pu reconnaître aussi qu'ils affectent la même disposition chez le bœuf, le cheval et chez des mammifères plus petits, comme le lapin et le chat.

Comment les conduits biliaires qui rampent sur la périphérie des lobules se comportent-ils relativement aux cellules? Cette question est restée à l'état de problème pendant plusieurs siècles, mais les travaux des histologistes modernes semblent enfin l'avoir résolue. De l'ensemble de leurs observations, il résulte que les conduits sus-lobulaires pénètrent dans les lobules et se résolvent presque aussitôt en canalicules de la plus extrême ténuité, anastomosés entre eux, formant dans toute leur épaisseur un réseau à mailles polygonales, dont chacune ne renferme qu'une cellule.

Mais quelle disposition affectent ces canalicules? Ils représenteraient, pour quelques auteurs, de simples espaces intercellulaires; ils seraient limités, pour d'autres, par une paroi propre. Pour tous, les cellules hépatiques, entre lesquelles ils cheminent, joueraient à leur égard le rôle que remplissent les cellules épithéliales dans les canalicules sécréteurs des glandes composées; seulement les cellules épithéliales ici se trouveraient situées en dehors des tubes sécréteurs; en outre elles seraient à la fois les organes sécréteurs du sucre et les organes sécréteurs de la bile.

Tel était l'état de la science sur ce point, lorsque Legros communiqua à l'Institut, en 1870, le résultat de nouvelles et importantes recherches. Cet auteur avait constaté sur tous les canalicules biliaires la présence d'un épithélium pavimenteux. Or, l'existence de cet épithélium jette une vive lumière sur le point contesté; elle venait compléter la solution si long-

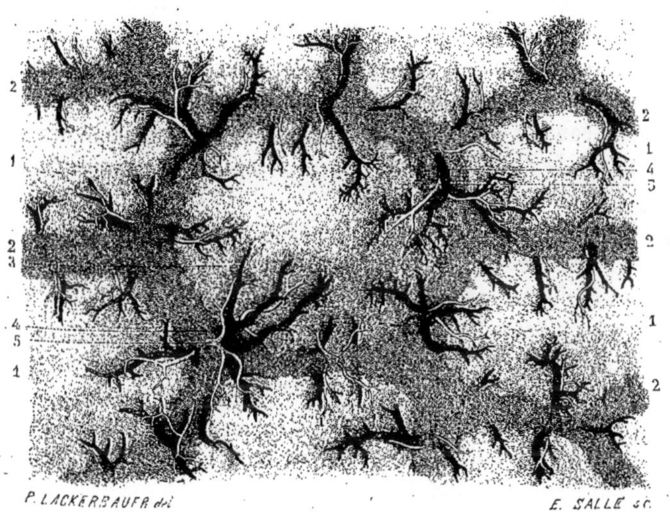

Fig. 833 — *Ramuscules sus-lobulaires des conduits biliaires et de la veine porte.*
(Foie du porc. Grossissement de 20 diamètres.)

1, 1, 1, 1. Lobules dont une portion a été détachée. — 2, 2, 2, 2, 2. Intervalles qui séparent ces lobules. — 3. Lobule entier. — 4, 4. Ramuscules sus-lobulaires de la veine porte ; ces ramuscules, au nombre de 8 à 10 pour chaque lobule, sont injectés avec une solution de gomme colorée en noir. — 5, 5. Ramuscules sus-lobulaires des conduits biliaires : on voit que ces ramuscules biliaires accompagnent les ramuscules veineux, dont ils diffèrent beaucoup par leur calibre, mais qu'ils égalent à peu près en nombre; afin de les mieux distinguer des divisions veineuses, ils ont été injectés avec une solution de gomme colorée en blanc.

temps poursuivie du problème de la texture intime des lobules. Elle démontre que chacun de ceux-ci est à la fois une glande vasculaire sanguine et une glande en tube réticulée. Chacun d'eux concourt à la sécrétion du sucre et à la sécrétion de la bile. Les cellules hépatiques sécrètent le sucre qui passe par voie d'endosmose dans les premiers radicules des veines hépatiques. Le réseau des capillaires biliaires sécrète la bile qui se rend dans la vésicule destinée à la recevoir ou directement dans les voies digestives.

Le foie en résumé cumule les attributs des glandes vésiculeuses et des glandes en tube; de là le caractère si exceptionnel et l'extrême complication qu'il présente dans sa structure.

Du réseau intra-lobulaire partent les canalicules sus-lobulaires, d'abord indépendants, mais qui après un court trajet s'unissent dans les espaces inter-lobulaires à ceux des lobules adjacents. De la réunion de deux ou de plusieurs résulte un ramuscule qui ne tarde pas à s'unir lui-même à un ramuscule semblable pour former un rameau. C'est autour de ces conduits interlobulaires qu'on voit nettement apparaître les premières traces de la capsule de Glisson. Aux rameaux succèdent des branches successivement croissantes, et enfin un tronc unique. Il suit de ce mode de réunion que les radicules émanées d'un même lobule ne se jettent jamais dans le même conduit interlobulaire, mais dans cinq, six ou huit conduits différents, ou, ce qui revient au même, que les dernières divisions d'un même conduit biliaire se répandent toujours sur plusieurs lobules à la fois : mode de distribution qui rappelle celui de la veine porte, ainsi que nous le verrons plus loin.

Dans leur trajet, les ramuscules biliaires, de même que les rameaux et toutes les branches qui leur font suite, affectent les rapports les plus intimes, non-seulement avec la veine porte, mais aussi avec l'artère hépatique. Sur toute l'étendue de leur long parcours, ils restent accolés à cette artère, en sorte qu'à une division de celle-ci on voit toujours correspondre une division de ces conduits. Les deux divisions placées côte à côte restent ainsi partout appliquées sur la veine porte, dont elles diffèrent du reste tellement par leur calibre, que celle-ci ressemble assez bien à un arbre entouré de deux plantes grimpantes.

b. *Anastomoses des conduits biliaires.*

Sur toute la longueur des conduits biliaires, on remarque des anastomoses dont le nombre et le mode varient beaucoup dans les différentes espèces animales, mais dont l'existence est constante. Ces anastomoses sont infiniment multipliées chez le chien, le chat, le cheval, le bœuf. Elles m'ont paru moins nombreuses chez l'homme, ce qui tient probablement à la difficulté plus grande avec laquelle on les injecte. C'est surtout dans le foie du cochon que j'ai pu les étudier dans toutes leurs variétés. On peut en admettre trois espèces (fig. 834).

Il y a des *anastomoses par inosculation*, qui se voient en très-grand nombre sur les parties latérales des principaux conduits biliaires ; pour leur donner naissance, deux ramuscules se détachent à angle droit de ces conduits, s'infléchissent après un court trajet, puis s'abouchent en formant une arcade comparable aux arcades des artères mésentériques.

Il y a des *anastomoses par convergence*, qui s'établissent entre deux rameaux partis d'un même tronc, ou entre deux divisions émanées de sources différentes : lorsque ces dernières se multiplient, les conduits ainsi anastomosés forment une sorte de réseau à larges mailles quadrilatères.

Il existe aussi des anastomoses en ellipse produites par la bifurcation d'un conduit dont les deux branches se réunissent plus loin, et des anastomoses perpendiculaires destinées à établir une communication entre deux conduits parallèles. J'ai vu, dans le sillon transverse du foie, deux grosses divisions du conduit hépatique réunies l'une à l'autre par une branche du même calibre. Mais les anastomoses de cette espèce, ainsi que celles en ellipse, sont rares.

c. *Glandes des conduits biliaires.*

Les *glandes* des conduits biliaires ne sont pas moins remarquables que leurs anastomoses. Elles constituent avec celles-ci, en faveur des voies biliaires, un double attribut d'autant plus caractéristique qu'on en chercherait vainement un exemple dans aucun autre organe glanduleux de l'économie. Entourés des innombrables glandules qui viennent s'ouvrir dans leur cavité, les conduits biliaires peuvent être comparés à ces arbres dont le tronc et les branches sont recouverts de plantes parasites : de même que nous voyons ici un végétal s'implanter sur un végétal et vivre aux dépens de celui-ci d'une vie propre, de même nous voyons dans le foie des glandules s'implanter sur une glande, pour y vivre aussi d'une vie spéciale et indépendante, c'est-à-dire pour sécréter un liquide essentiellement différent de celui que sécrète la glande mère.

Ces glandules se montrent sur toute l'étendue des conduits biliaires, depuis ceux qui offrent $0^{mm},05$ de diamètre jusqu'à l'origine du canal cholédoque sur lequel on n'en trouve plus aucune trace. On les observe non-seulement sur les divisions de ces conduits, mais sur toutes les anastomoses qui les unissent.

Sur les conduits et sur les anastomoses dont le calibre n'excède pas $0^{mm},05$, elles se présentent à l'état de simples utricules irrégulièrement échelonnés, s'ouvrant dans la cavité de ceux-ci, tantôt directement, tantôt par un canalicule plus ou moins étroit. — Sur les conduits d'un calibre un peu plus grand, on les voit se rétrécir davantage au niveau de leur embouchure, tandis que leur cavité, au contraire, s'élargit et commence à se partager en deux cavités secondaires. — Sur d'autres, plus grands encore, ce n'est plus un simple utricule qu'on remarque, mais deux ou trois utricules qui s'ouvrent dans les voies biliaires par un canal commun. — A mesure que les conduits s'accroissent, de nouveaux utricules s'ajoutent ainsi les uns aux autres, de telle sorte que sur les conduits offrant un calibre de 0^{mm},3 à 0^{mm},4, on trouve de véritables glandes en grappe, dans l'intervalle desquelles existent çà et là de simples utricules. Sur les conduits qui dépassent 0^{mm},5, et surtout ceux qui sont plus considérables, on ne voit que des glandes acineuses qui varient dans leur nombre, leur volume et dans leur aspect, selon les espèces animales.

Dans le cheval, le canal excréteur de ces glandes est très-long et le nombre des utricules peu considérable. — Dans le cochon, ce canal, beaucoup plus court, se divise à son extrémité en deux ou plusieurs ramuscules entièrement recouverts d'utricules qui sont en général assez rapprochés pour donner à la glande l'aspect d'une petite tête de chou-fleur. — Dans le chat, chaque glandule se compose aussi d'un canal central ; seulement, les divisions qui en partent naissent des deux côtés opposés de

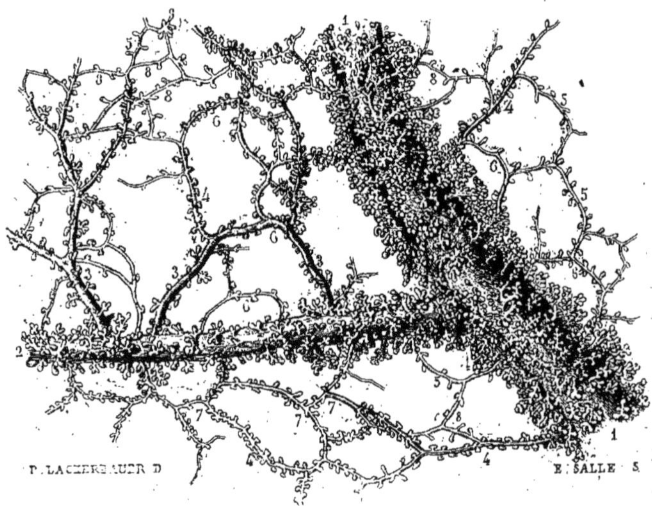

Fig. 834. — *Anastomoses des conduits biliaires vues à un grossissement de 18 diamètres.*

1, 1. Une branche du conduit hépatique dont la surface est presque entièrement recouverte de glandes en grappe qui s'ouvrent dans sa cavité. — 2. Un rameau de ce conduit, hérissé aussi de glandes en grappe, mais plus petites et plus espacées. — 3, 3, 3. Ramuscules biliaires auxquels sont annexées des glandes semblables moins composées encore. — 4, 4, 4, 4. Ramifications biliaires offrant sur leur contour de simples utricules. — 5, 5, 5, 5. Ramifications biliaires plus déliées que celles qui précèdent, et surmontées d'utricules plus espacés. — 6, 6, 6, 6, 6. Anastomoses en arcades. — 7, 7, 7. Anastomoses à angle ou par convergence. — 8, 8, 8, 8. Anastomoses par communication celui-ci, et les utricules qui les terminent se trouvant pour la plupart disposés sur un même plan, leur forme rappelle celle d'une feuille inégalement découpée sur son bord. — Chez le chien, elles offrent une disposition un peu analogue. Chez l'homme elles affectent une configuration ordinaire.

L'observation démontre que plus ces glandes se développent, plus elles se rapprochent. Les conduits dont le calibre dépasse un demi-millimètre en sont si complétement recouverts, qu'on n'aperçoit que très-imparfaitement leur contour.

Pour observer les glandes des voies biliaires, on peut les injecter et les étudier ensuite avec un grossissement de 25 à 30 diamètres à la lumière refléchie. Lorsque l'injection a parfaitement réussi, les conduits biliaires apparaissent comme recouverts d'une innombrable quantité de fleurs, et c'est alors seulement qu'on peut se former une idée exacte de l'immense développement de cet appareil glanduleux surajouté à la glande hépatique. — Mais il est beaucoup plus simple, plus expéditif et plus avantageux d'avoir recours aux réactifs, qui permettront de les observer très-facilement dans tous leurs détails.

La destination de ces glandes est encore controversée ; elles auraient

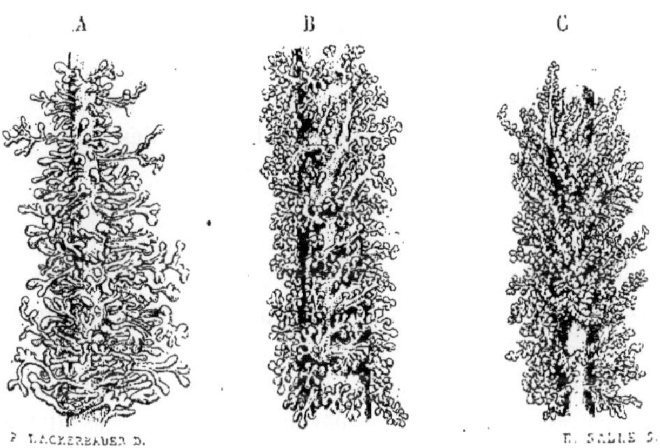

Fig. 835. — *Glandes des conduits biliaires du cheval, du cochon et du chat, vues à un grossissement de 40 diamètres.*

A. — Glandes en grappe des conduits biliaires du cheval. Elles sont remarquables par le petit nombre des utricules qui les composent et la longueur de leur conduit excréteur.

B. — Glandes en grappe des conduits biliaires du cochon. Ici les utricules sont plus nombreux et plus arrondis ; le conduit excréteur est plus large et plus court.

C. — Glandes en grappe des conduits biliaires du chat. Les utricules qui les constituent sont disposés à droite et à gauche du conduit excréteur.

transversale. On voit que ces trois espèces de conduits anastomotiques sont hérissés de glandes nombreuses qui se montrent d'autant moins composées et plus espacées que les conduits anastomosés sont d'un plus petit calibre.

pour usage, selon M. Ch. Robin, de sécréter la bile. Les cellules hépatiques sécréteraient le sucre; et le foie se composerait ainsi de deux glandes très-différentes, étroitement unies et comme fondues l'une dans l'autre.

d. *Structure des conduits biliaires.*

Une tunique externe fibro-celluleuse, une tunique interne de nature épithéliale, des vaisseaux et des nerfs, tels sont les éléments qui forment ces conduits.

La tunique externe est beaucoup plus épaisse que la tunique correspondante du pancréas. Son épaisseur diminue, du reste, comme celle de tous les conduits excréteurs, à mesure qu'on se rapproche des lobules; elle est déjà extrêmement mince au niveau des conduits interlobulaires, et plus encore au niveau des conduits sus-lobulaires. Cette tunique se compose surtout de fibres de tissu cellulaire, auxquelles se mêlent un petit nombre de fibres élastiques. Sur les conduits dont le diamètre atteint un demi-millimètre, on voit apparaître des faisceaux musculaires à fibres lisses, qui se prolongent ensuite sur toute l'étendue des voies biliaires; ces faisceaux, même sur les grosses branches, restent fort déliés et très-espacés; ils affectent une disposition plexiforme.

La tunique interne ou épithéliale est formée de cellules coniques ou cylindriques. Mais sur les canalicules dont le calibre descend au-dessous de $0^{mm},07$ ou $0^{mm},08$, ces cellules sont aplaties et se correspondent par leurs bords, en sorte que la tunique interne à l'origine des voies biliaires revêt les caractères de l'épithélium pavimenteux.

Les conduits biliaires reçoivent de l'artère hépatique un très-grand nombre de divisions qui se répandent sur leurs parois; elles les enlacent d'un réseau à mailles si serrées, que celles-ci semblent en être presque entièrement composées. Ces ramifications artérielles se terminent pour la plupart dans les glandes. Sur les canaux excréteurs en général, les vaisseaux sont peu abondants; mais comme au canal excréteur du foie vient se surajouter tout un appareil glanduleux, des divisions artérielles très-nombreuses se surajoutent aussi à celles qui sont destinées au canal proprement dit, afin de fournir aux glandes les éléments de leur sécrétion.

A ces artères succèdent des veines non moins remarquables par leur multiplicité. Chacune d'elles représente, comme celle de la vésicule biliaire, une petite veine porte dont les divisions plus ou moins ténues vont se répandre sur les lobules voisins, dans l'épaisseur desquels elles se continuent avec les premières radicules des veines hépatiques.

Les vaisseaux lymphatiques des conduits biliaires sont plus multipliés encore que les vaisseaux sanguins. Ils forment sur leur paroi interne un réseau très-fin qu'on injecte sans difficulté avec un peu d'habitude. De ce réseau partent des branches qui traversent la couche fibro-musculaire ; parvenues sur la face externe des conduits biliaires, elles s'anastomosent entre elles et l'entourent d'un autre réseau à mailles plus larges que celles du précédent.

Ce second réseau ou réseau externe donne naissance à des troncules, puis à des troncs qui s'ajoutent à ceux des lobules du foie pour cheminer avec ces derniers dans la capsule de Glisson, parallèlement aux divisions du conduit biliaire, de l'artère hépatique et de la veine porte.

Des nerfs viennent aussi se ramifier dans la tunique fibreuse des conduits biliaires ; l'extrême sensibilité de ces conduits suffirait pour accuser leur existence si l'observation ne la démontrait pas. Leur mode de terminaison n'est pas encore connu.

e. *Vasa aberrantia.*

On voit quelquefois sur certains points de la surface du foie les lobules s'atrophier peu à peu, puis disparaître complétement, et laisser alors à découvert les conduits biliaires correspondants, qui deviennent au contraire le siége d'une hypertrophie remarquable. C'est aux conduits ainsi mis à nu et hypertrophiés que s'applique la dénomination de *vasa aberrantia.* Il semble qu'en disparaissant, les lobules dont ils faisaient partie leur abandonnent, pour ainsi dire, la part de vie qui leur appartenait : d'où l'accroissement de calibre toujours considérable qu'ils présentent. Les *vasa aberrantia* du foie sont donc le résultat constant d'une atrophie des lobes correspondants. C'est pourquoi ils n'existent ni chez le fœtus, ni chez l'enfant ; jusqu'à présent, du moins, je n'ai pu en rencontrer aucune trace à cet âge. Mais il n'est pas rare de les observer sur un ou plusieurs points du foie de l'adulte. Leur existence est plus fréquente encore chez les vieillards.

L'atrophie qui précède l'apparition des *vasa aberrantia* est quelquefois l'effet d'une compression longtemps continuée sur telle ou telle partie de la glande. Il m'a été donné d'en observer un très-bel exemple chez un homme de quarante à quarante-cinq ans, dont le rebord des fausses côtes, à la suite d'une déformation du thorax, avait creusé un large sillon transversal sur la face supérieure du foie ; dans toute l'étendue de ce sillon, on retrouvait non-seulement les conduits biliaires mis à nu par l'atrophie des lobules environnants, mais les divisions de la veine porte qui se rendaient aux mêmes lobules, et qui étaient transformées pour la plupart en cordons fibreux.

Le plus habituellement, la disparition des lobules a lieu sans cause apparente. Elle porte alors sur certains points très-circonscrits et presque toujours les mêmes, le plus souvent sur les deux extrémités du foie, au niveau de l'attache des ligaments latéraux. On l'observe plus rarement au niveau de l'attache du ligament suspenseur ou sur le bord tranchant de la glande. Neuf fois sur dix, c'est sur le bord hépatique du ligament latéral gauche qu'on rencontre les *vasa aberrantia*.

Ils offrent, du reste, de très-grandes variétés, mais présentent aussi cependant quelques caractères qui leur sont communs et qui permettent de les reconnaître sans difficulté ; ces caractères sont les suivants :

1° Tous communiquent avec les conduits biliaires, en sorte qu'on les injecte toujours en injectant ceux-ci.

2° Comme ces derniers, ils affectent une teinte jaunâtre, mais un peu moins prononcée.

3° Comme eux, ils sont constitués par une tunique épithéliale et par une tunique fibreuse ; seulement cette tunique fibreuse est considérablement plus épaisse que celle des conduits biliaires situés sur leur prolongement. A mesure que les lobules dont ils tirent leur origine s'atrophient, elle s'hypertrophie ; et plus leur existence est ancienne, plus aussi elle augmente d'épaisseur. Quelquefois cependant, en même temps qu'elle s'hypertrophie sur certains points, on la voit s'atrophier sur d'autres.

4° Les glandes annexées à leurs parois participent ordinairement à l'hypertrophie de leur tunique fibreuse, en se déformant toutefois au point d'être souvent méconnaissables. Les *vasa aberrantia*, représentant pour

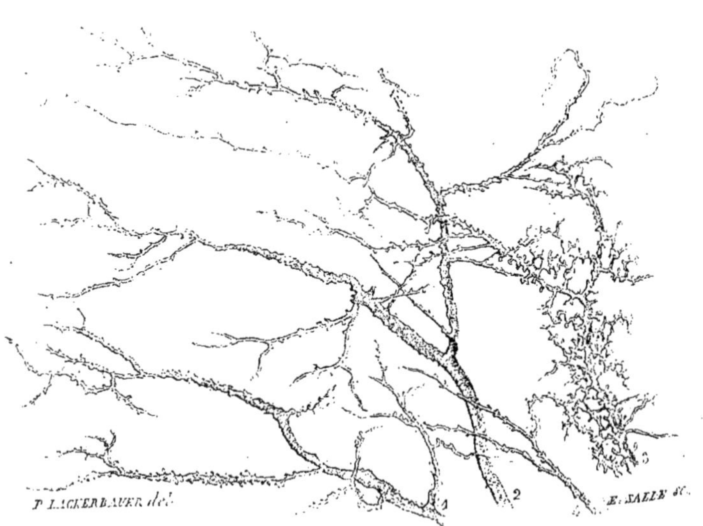

Fig. 836. — *Vasa aberrantia du foie. (Grossissement de 6 diamètres.)*

1 et 2. — *Vasa aberrantia* remarquables par l'irrégularité de leur calibre, qui se trouve rétréci sur certains points, dilaté sur d'autres, et par la déformation de leurs glandes en grappe dont la plupart sont hypertrophiées. — 3. Un autre conduit dont les parois sont surmontées de glandes plus apparentes et de ramifications biliaires qui s'anastomosent entre elles. — 4. Très-petit conduit analogue aux deux premiers.

la plupart, dans leur état primitif, les premières radicules d'un conduit biliaire, n'offrent sur leur contour que des glandes utriculaires. Quelquefois ces glandes sont encore assez régulièrement conformées : c'est ce qui a lieu lorsque les *vasa aberrantia* sont très-petits et peu hypertrophiés, c'est-à-dire d'origine récente. Lorsqu'ils sont au contraire anciens et très-épaissis, les glandes qui en dépendent revêtent les aspects les plus diversifiés : tantôt ce sont de grands utricules sphéroïdes ou ovoïdes plus ou moins déformés ; tantôt et le plus souvent ce sont des utricules à surface inégale et rugueuse, sans forme déterminée, qu'on pourrait prendre pour des dilatations partielles du conduit biliaire. Autant de foies, autant de variétés, en un mot ; on pourrait presque dire, autant de *vasa aberrantia* sur le même foie, ou sur un même point du foie, autant d'aspects différents de leurs glandes, qui n'offrent de constant que leur existence. Dans quelques cas, ces glandes s'atrophient aussi, mais sans jamais disparaître complétement ; elles deviennent alors plus difficiles à distinguer.

5° Enfin, sur certains points ces vaisseaux s'anastomosent entre eux ; et ces anastomoses, très-variables aussi dans leur disposition, ne diffèrent pas de celles que présentent les conduits biliaires.

Il résulte de l'ensemble de ces caractères, que les *vasa aberrantia* constituent bien évidemment une dépendance des conduits excréteurs du foie, dont ils ne sont qu'une forme plus ou moins altérée.

Les *vasa aberrantia* n'existent pas seulement chez l'homme. J'ai pu les

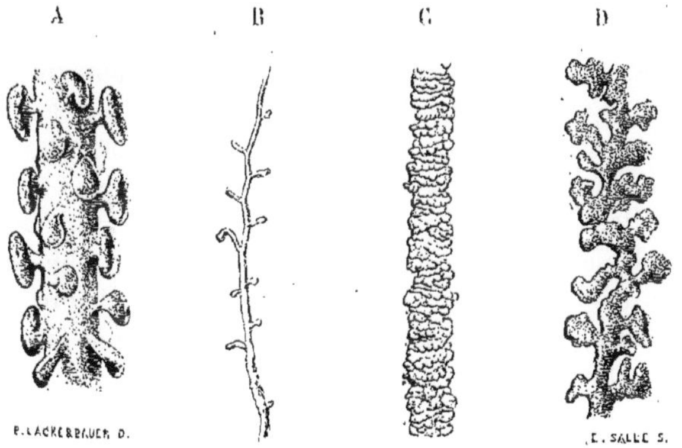

FIG. 837. — *Glandes des vasa aberrantia. (Grossissement de 40 diamètres.)*

A. — *Vas aberrans* dont les glandes utriculaires hypertrophiées n'ont subi aucune altération, soit dans leur forme, soit dans leur structure. Cette variété est la plus rare.

B. — Ramification terminale d'un *vas aberrans* dont les glandes sont restées à l'état normal, bien que celles du tronc et des premières branches fussent très-altérées.

C. — *Vas aberrans* dont les glandes atrophiées, déformées et comme collées sur les parois du conduit dont elles dépendent, donnent à celui-ci un aspect extrêmement inégal et rugueux.

D. — *Vas aberrans* dont les parois et les glandes sont hypertrophiées et altérées.

observer aussi chez quelques mammifères, particulièrement chez le bœuf et chez le cheval. Dans les deux exemples que j'en ai recueillis chez celui-ci, ils occupaient le bord hépatique du ligament latéral gauche et s'anastomosaient par leur extrémité terminale en formant une série très-régulière d'arcades.

D. — Artère hépatique.

L'artère hépatique, branche du tronc cœliaque, après avoir fourni dans son trajet la pylorique et la gastro-épiploïque droite, se place au-devant du tronc de la veine porte, dont elle longe le côté gauche. Parvenue au niveau du sillon transversal du foie, elle se divise en deux branches qui diffèrent de volume et de direction.

La *branche gauche*, plus petite, se porte obliquement vers l'extrémité gauche du sillon transverse, appliquée sur la branche correspondante de la veine porte qu'elle croise à angle aigu, puis se partage avant de pénétrer dans le foie en deux ou trois branches secondaires. Celles-ci ne tardent pas elles-mêmes à se diviser et subdiviser dans l'épaisseur de la glande, de telle sorte qu'on voit toujours un rameau artériel accompagner une division veineuse.

La *branche droite* se dirige vers l'extrémité droite du sillon transverse, et se partage, chemin faisant, en deux autres branches, dont l'une longe le côté supérieur de la branche correspondante de la veine porte, tandis que la seconde, après avoir donné l'artère cystique, contourne la veine pour venir s'appliquer à son côté inférieur. Toutes deux, en pénétrant dans le foie, se partagent en autant de rameaux que la branche droite de la veine porte offre de divisions.

Sur toute l'étendue de la capsule de Glisson, les divisions de l'artère hépatique s'adossent à celles du conduit excréteur, de telle sorte que, dans la même gaîne, on trouve toujours ces deux ordres de divisions accolées l'une à l'autre et appliquées sur une même branche de la veine porte, qui leur sert, pour ainsi dire, de colonne d'appui.

En parcourant les canaux arboriformes de la capsule de Glisson, l'artère hépatique lui abandonne, ainsi qu'aux conduits biliaires et aux divisions de la veine porte, de très-petits ramuscules qui se répandent en fines ramifications dans l'épaisseur de leurs parois. — Les ramuscules capsulaires, moins nombreux que ne l'avait pensé Kiernan, qui comparait la capsule à la pie-mère, ne sont pas destinés à celle-ci; ils ne font que la traverser pour aller se perdre en définitive dans les lobules auxquels elle adhère. — Les ramuscules qui se ramifient sur la veine porte et s'épuisent dans ses parois sont beaucoup moins nombreux encore que les précédents. — Ceux que l'on voit se répandre sur les conduits biliaires sont incomparablement plus multipliés au contraire ; c'est à ces conduits que se rendent presque toutes les divisions que fournissent les branches de l'artère hépatique dans le trajet qu'elle parcourt du sillon transverse jusqu'aux espaces interlobulaires ; aussi, lorsque cette artère a été parfaitement injectée avec une solution de gomme colorée au bleu de Prusse, trouve-t-on ces conduits presque aussi noirs que le tronc artériel, tandis qu'on n'aperçoit sur la veine porte que de très-rares capillaires.

Dans les espaces interlobulaires, bien que les ramuscules artériels ne soient plus accompagnés par la capsule de Glisson, ils conservent cependant les mêmes rapports avec les conduits biliaires et la veine porte. A chaque ramuscule veineux correspondent toujours un ramuscule biliaire et un ramuscule artériel. Ces rapports entre les trois ordres de divisions se maintiennent, du reste, jusque sur la périphérie des lobules. — Arrivés à cette limite extrême, les ramuscules artériels, avant de s'appliquer sur les lobules, se divisent chacun en trois ou quatre ramifications d'une extrême ténuité, qui s'avancent parallèlement au ramuscule veineux et au ramuscule biliaire correspondants, puis disparaissent dans l'épaisseur des lobules, où elles vont se continuer avec les premières radicules des veines hépatiques.

Indépendamment de ces ramifications artérielles, satellites des ramuscules sus-lobulaires de la veine porte, il en existe d'autres à la surface du foie qui n'affectent avec ces derniers aucun rapport déterminé, et qui se comportent très-différemment. Elles apparaissent dans les espaces interlobulaires, puis surgissent en quelque sorte de ces espaces pour ramper entre les lobules et la tunique fibreuse du foie, et s'anastomosent, après un trajet plus ou moins long, avec d'autres ramifications semblables, de manière à former sous les enveloppes de la glande un réseau à larges mailles. Ces ramifications anastomotiques fournissent dans leur trajet quelques divisions aux enveloppes du foie ; mais la plupart de celles-ci se rendent aux lobules sur la surface ou dans l'intervalle desquels elles cheminent.

En résumé, l'artère hépatique se distribue aux voies biliaires et aux lobules du foie. Si tant d'anatomistes ont admis qu'elle ne s'étendait pas jusqu'à ces lobules, et n'ont vu dans ses dernières divisions que des *vasa vasorum*, c'est parce qu'ils n'ont observé qu'une partie de ses ramifications terminales. — Parmi ses divisions on remarque un ramuscule qui pénètre dans la grande faux du péritoine et qui se prolonge jusqu'à l'ombilic où il s'anastomose avec l'épigastrique et la mammaire interne.

Indépendamment des branches que lui donne l'artère hépatique, le foie en reçoit aussi quelquefois une plus ou moins importante de la coronaire stomachique. — Entre les deux lames de l'épiploon gastro-hépatique on observe en outre quelques fines artérioles émanées aussi de cette branche ou de la pylorique, lesquelles viennent également se perdre dans le foie.

D'autres ramifications extrêmement grêles et presque capillaires, nées de la mammaire interne, arrivent au même organe par le ligament suspenseur. Les artères diaphragmatiques lui en abandonnent d'analogues qui cheminent entre les deux lames des ligaments latéraux.

E. — Veine porte.

La veine porte transmet au foie le sang qui revient de toute la portion sous-diaphragmatique du tube digestif, du pancréas et de la rate. Le tronc de cette veine, constitué par la réunion de la grande mésaraïque et de la splénique, occupe le bord droit de l'épiploon gastro-hépatique. Il se dirige obliquement en haut, en avant et à droite du col du pancréas, où il commence, vers l'extrémité droite du sillon transverse du foie, où il finit en se divisant en deux branches. Dans ce trajet il reçoit ordinairement la veine coronaire stomachique et la veine pylorique.—Très-souvent cette dernière, au lieu de s'ouvrir dans sa partie la plus élevée, se termine dans sa branche gauche. Quelquefois aussi on la voit pénétrer dans le lobe gauche de la glande, où elle se ramifie à la manière d'une artère, en sorte qu'elle représente alors une petite veine porte accessoire.

En arrière, où il est recouvert par le péritoine, le tronc de la veine porte répond à l'ouverture de Winslow, qui le sépare de la veine cave inférieure. — En avant, il se trouve en rapport avec l'artère hépatique qui longe son côté gauche, avec le canal cholédoque qui longe son côté droit, et, sur un plan plus antérieur, avec un ou deux ganglions lymphatiques et le péritoine. Il est entouré, en outre, de quelques filets nerveux et d'un tissu cellulaire lâche.

Les deux branches qui succèdent au tronc de la veine porte s'écartent sous un angle si ouvert, qu'elles semblent former un seul et même conduit horizontalement couché dans le sillon transverse, et ramifié à ses deux extrémités; ce sont ces deux branches en apparence disposées sur le prolongement du même axe qui ont été collectivement désignées sous le nom de *sinus* de la veine porte. Elles n'offrent, du reste, ni la même longueur, ni le même calibre, ni les mêmes rapports.

La branche gauche est plus longue que la droite, le tronc de la veine porte, à son entrée dans le hile du foie, se trouvant plus rapproché de l'extrémité droite du sillon transverse. Mais son calibre est notablement plus petit. Elle chemine entre les deux éminences portes; reçoit assez souvent dans son trajet, ainsi que nous l'avons vu précédemment, la veine pylorique; donne attache, par son côté inférieur, au cordon de la veine ombilicale, par le supérieur au cordon du canal veineux, et pénètre ensuite dans le foie en se divisant en plusieurs branches secondaires qui se ramifient dans le lobe gauche et le lobe carré.

La branche droite, dont la longueur égale à peine la moitié de celle de la précédente, mais dont le calibre est presque double, occupe cette partie du sillon transverse qui sépare la gouttière de la vésicule biliaire de la gouttière de la veine cave. Elle reçoit une ou deux veines cystiques, et se divise ensuite en deux ou trois branches secondaires qui se distribuent dans le lobe droit et le lobe de Spigel.

Chacune de ces branches se ramifie dans l'épaisseur du foie à la manière des artères. Leurs divisions successives parcourent les canaux que leur présente la capsule de Glisson, accompagnées par l'artère hépatique et les conduits biliaires. Mais on ne les voit nulle part s'anastomoser entre elles dans leur trajet. Leur direction est en général parallèle à la surface inférieure du foie, dont elles restent plus rapprochées que de la supérieure. Les premières sont plus ou moins transversales ; les suivantes divergent dans tous les sens.

Parvenues dans les espaces interlobulaires, les divisions de la veine porte se partagent en quatre ou cinq veinules qui se répandent sur les lobules voisins, de telle sorte que chacune d'elles n'appartient jamais à

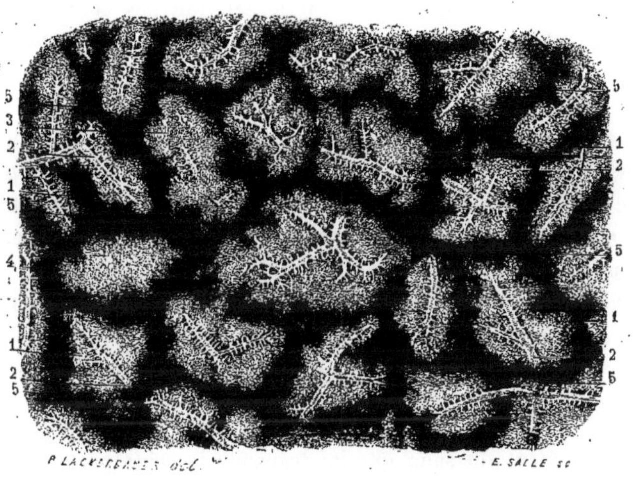

Fig. 838. — *Divisions terminales de la veine porte entourant les lobules du foie, et s'avançant sur leur périphérie pour aller se continuer avec les premières radicules des veines hépatiques qu'on aperçoit dans leur épaisseur. (Grossissement de 18 diamètres.)*

1, 1, 1, 1. Lobules. — 2, 2, 2, 2. Veines intralobulaires injectées avec un liquide coloré en blanc. — 3. Un lobule dont la veine intralobulaire est en partie cachée par les cellules hépatiques, entre lesquelles cheminent les capillaires dont elle tire son origine, cellules qui ne sont pas ici représentées, la préparation étant vue à un trop faible grossissement. — 4. Un autre lobule dont la veine intralobulaire est entièrement voilée par ces mêmes cellules. — 5, 5, 5, 5, 5. Divisions terminales de la veine porte injectées avec un liquide coloré en noir. — Pour l'étude des capillaires qui unissent ces divisions aux premières radicules des veines hépatiques, voyez la figure 840.

un seul lobule, mais toujours au contraire à plusieurs à la fois. Si une veine interlobulaire se divise en cinq ramuscules, chacun de ceux-ci se rend ordinairement à un lobule différent.

Les ramuscules des veines suslobulaires s'avancent en convergeant sur la surface des lobules, pénètrent dans leur épaisseur, et ne tardent pas à se résoudre en un très-grand nombre de ramifications capillaires. Leur nombre pour chaque lobule varie de huit à dix, et leur diamètre est de $0^{mm},02$ à $0^{mm},03$. Leur mode de distribution ne ressemble nullement à celui qu'on observe dans les autres glandes : de tous les points de leur périphérie partent des ramifications qui s'en détachent à angle droit et qui, s'anastomosant aussitôt, forment un réseau capillaire extrêmement fin dont chaque maille entoure une cellule. C'est par ce réseau que la veine porte se continue avec les premières radicules des veines hépatiques.

Nous avons vu précédemment que chaque ramuscule sus-lobaire de la veine porte est accompagné d'un ramuscule biliaire, comparativement très-grêle, et d'un ramuscule artériel plus grêle encore, dont les ramifications terminales s'entremêlent aux ramifications de la veine porte sans s'anastomoser avec elles. De cette disposition respective des dernières divisions de l'artère hépatique et de la veine porte, il ne faudrait pas conclure que les unes et les autres sont équivalentes. Les ramifications artérielles sont rares et de la plus extrême ténuité, lorsqu'on les compare aux ramifications veineuses ; celles-ci, au contraire, sont très-multipliées ; chaque ramuscule veineux en fournit de quinze à vingt. La part que prend la veine porte à la structure des lobules est donc beaucoup plus importante que celle qui appartient à l'artère hépatique. L'anatomie se trouve ici d'accord avec la physiologie expérimentale pour admettre que les éléments de leur sécrétion sont apportés aux lobules par la veine porte, et que l'artère hépatique a seulement pour usage de transmettre à ceux-ci les éléments de leur nutrition.

a. *Veines portes accessoires.*

Indépendamment du sang que lui transmet la veine porte, le foie en reçoit encore de certaines veinules qui, après s'être réunies pour former un troncule, se ramifient aussi dans la glande, en sorte qu'elles constituent autant de petites veines portes qu'on peut appeler *veines portes accessoires*.

Ces veines portes accessoires sont extrêmement nombreuses. On peut les rattacher à cinq groupes.

Le *premier groupe* occupe l'épiploon gastro-hépatique. Il est formé par des veinules qui proviennent, soit de la petite courbure de l'estomac, soit du tissu cellulo-graisseux compris entre les deux lames de l'épiploon, et si déliées pour la plupart, qu'elles ne deviennent apparentes, en général, qu'après avoir été injectées. Elles cheminent dans l'épaisseur de ce repli et viennent se perdre dans les lobules qui limitent en avant et en arrière le sillon transverse du foie. — Lorsque la veine pylorique s'élève assez haut pour aller se distribuer dans le lobe gauche, elle fait partie de ce petit groupe, car elle se ramifie alors à ses deux extrémités comme le tronc de la veine porte, dont elle suit la direction, mais dont elle reste cependant tout à fait indépendante. — Si ce tronc venait à s'oblitérer d'une manière lente et progressive, le sang veineux de l'estomac pourrait encore se rendre dans la glande, en partie au moins, par tout ce groupe de veinules, et surtout par la veine pylorique.

Le *second groupe*, plus important que le précédent, se compose de douze à quinze petites veines qui naissent de la grosse extrémité de la vésicule biliaire, autour de laquelle elles forment une sorte de demi-couronne, et qui se ramifient par leur extrémité opposée dans les lobules situés sur le pourtour de la fossette cystique. — Indépendamment de ces veines, émanées de la moitié inférieure de la vésicule, il en existe deux autres qui partent de sa moitié supérieure ou de sa petite extrémité. Mais ces dernières, les seules qui aient été décrites, ne se ramifient pas à leur partie terminale; elles vont s'ouvrir directement dans la branche droite de la veine porte hépatique, et sont connues depuis longtemps sous le nom de *veines cystiques.*

Le *troisième groupe*, déjà mentionné, comprend tout cet ensemble de veinules qui tirent leur origine des parois de la veine porte, de l'artère hépatique et des conduits biliaires, et qui vont se perdre dans les lobules sous-jacents à la capsule de Glisson. Kiernan s'était mépris en pensant que ces veinules allaient se jeter dans les dernières divisions de la veine porte hépatique.

Le *quatrième groupe* est constitué par des veines qui descendent de la partie médiane du diaphragme dans le ligament suspenseur du foie, et qui viennent se ramifier dans les lobules auxquels adhère ce ligament. Ces veines sont assez nombreuses, mais extrêmement déliées, presque capillaires et anastomosées entre elles dans leur trajet.

Le *cinquième groupe* est formé par des veines qui se portent de la partie sus-ombilicale de la paroi antérieure de l'abdomen vers le sillon longitudinal du foie. Plus développées et plus apparentes que celles du quatrième groupe, elles se trouvent situées dans la partie inférieure du ligament suspenseur. Comme les précédentes, elles s'anastomosent aussi dans leur trajet. Les plus importantes viennent se terminer sur le bord tranchant du foie à l'entrée du sillon longitudinal. D'autres, beaucoup plus ténues, et qui ne sont le plus souvent visibles qu'après avoir été injectées, entrent dans ce sillon et se distribuent dans les lobules de sa partie la plus profonde. D'autres, très-déliées aussi, suivent le cordon de la veine ombilicale qu'elles enlacent de leurs anastomoses; une ou deux de ces dernières s'ouvrent constamment, soit dans la branche gauche de la veine porte, au niveau même de l'insertion du cordon de la veine ombilicale, soit plus souvent encore dans la partie de ce cordon qui est restée perméable. A leur origine, les veines de ce groupe communiquent, d'une part, avec les veines épigastriques et mammaires internes, de l'autre avec les veines tégumenteuses de l'abdomen.

Parmi ces cinq groupes de veines portes accessoires, il en est deux, le quatrième et le cinquième, qui ne proviennent pas des organes digestifs, mais qui naissent exclusivement des parois de l'enceinte abdominale. Ces deux groupes établissent, entre la partie terminale de la veine porte et le système veineux général, des communications multipliées et importantes à connaître. Lorsque le sang de la veine porte, à la suite de certaines affections chroniques du foie, de la cirrhose par exemple, ne trouve plus dans cet organe un libre passage, on voit ces anastomoses étendues du système veineux abdominal au système veineux général, se dilater peu à peu, et prendre alors des proportions tout à fait inattendues.

Mais cette dilatation n'a pas lieu pour toutes au même degré. Le sang, après avoir d'abord vaguement cheminé dans le réseau qu'elles forment, finit ordinairement par se rassembler en un courant principal dont le diamètre s'accroît de plus en plus. La veinule qui devient alors le point de départ de ce grand courant dérivatif est presque toujours celle dont l'embouchure répond à la branche gauche de la veine porte. Ainsi dilatée, elle représente si bien, par son calibre, sa situation et sa direction, la veine ombilicale, que tous les faits relatifs à sa dilatation ont été considérés comme autant d'exemples de persistance de cette veine.

Sans nier d'une manière absolue la possibilité d'une semblable persistance, j'en étais arrivé à conserver beaucoup de doutes sur sa réalité, et je regrettais vivement que l'extrême rareté des faits de ce genre ne me permît pas de les vérifier, lorsqu'un heureux hasard vint m'en offrir deux coup sur coup; or, dans l'un et l'autre je trouvai, à côté du conduit veineux pris jusqu'alors pour la veine ombilicale non oblitérée, le cordon de cette veine qui offrait sa situation, sa direction, ses dimensions normales, tous ses caractères ordinaires, en un mot, et qui témoignait ainsi de la manière la plus péremptoire en faveur de la parfaite oblitération de celle-ci.

Ces deux faits m'ont engagé à poursuivre mes recherches, et bientôt j'ai pu en recueillir trois autres qui, réunis aux deux premiers, sont devenus la base d'un mémoire inséré dans les *Comptes rendus de la Société de biologie* et dans les *Bulletins de l'Académie de médecine* (1), mémoire qui a été honoré d'un savant et consciencieux rapport de mon éminent

(1) Ce mémoire est accompagné de quatre planches lithographiées qui montrent les anastomoses établies entre le système veineux abdominal et le système veineux général dans leur état normal et leurs divers degrés de dilatation.

collègue, M. Ch. Robin. Des observations et des considérations contenues dans ce mémoire, j'ai cru devoir conclure :

1° Qu'il n'existe aucun fait bien authentique de persistance de la veine ombilicale chez l'adulte, et que tous les faits invoqués pour démontrer cette persistance doivent être considérés, au contraire, comme autant d'exemples de dilatation, avec hypertrophie, de l'une des veinules comprises dans le ligament suspenseur du foie;

2° Que cette petite veine, en se dilatant et s'hypertrophiant, amène la dilatation et l'hypertrophie des veines avec lesquelles elle s'anastomose et devient ainsi le point de départ d'une grande voie dérivative qui s'étend de la veine porte vers la veine principale du membre inférieur;

3° Que cette voie dérivative peut suivre tantôt les veines sous-aponévrotiques et tantôt les veines sous-cutanées de l'abdomen ; dans le premier cas, il ne se développe sur son trajet ni varices, ni tumeur variqueuse; dans le second, on voit presque toujours se produire une ou plusieurs de ces tumeurs;

4° Que le courant veineux dirigé du foie vers la veine crurale accuse sa présence par un frémissement perceptible à la main, et par un murmure continu perceptible au stéthoscope;

5° Enfin, que l'existence de ce courant peut être considérée, dans la majorité des cas, comme un symptôme de la cirrhose du foie, et que ce symptôme, bien qu'il accuse une cirrhose ancienne et incurable, doit être accueilli cependant comme un signe favorable, puisqu'il écarte la crainte d'une hydropisie abdominale.

b. *La veine porte communique-t-elle avec la veine cave inférieure?*

M. Cl. Bernard a signalé le premier cette communication, qu'il a observée d'abord chez le cheval, et ensuite dans quelques autres mammifères.

Chez le cheval, la veine cave inférieure est reçue dans une gouttière qui entoure les deux tiers de sa circonférence. Sur la partie de cette circonférence qui n'est pas recouverte par le tissu propre de la glande, on voit s'avancer de l'un des bords de la gouttière cinq ou six rameaux de la veine porte, de la grosseur d'une petite plume de corbeau. Chacun de ces rameaux se divise en plusieurs ramuscules qui se portent en divergeant vers le bord opposé, où ils se perdent dans les premiers lobules qu'ils rencontrent. Mais l'un de ces ramuscules, au lieu de passer sur la veine cave comme sur une sorte de pont, s'arrête brusquement, s'enfonce perpendiculairement ou un peu obliquement dans son épaisseur, et s'ouvre dans sa cavité par un orifice dont le diamètre varie de $0^{mm},1$ à $0^{mm},5$. Chaque rameau fournissant un ramuscule qui se comporte de la même manière, il en résulte que la veine porte communique avec la veine cave inférieure par cinq ou six orifices.

Ces orifices, assez souvent, peuvent être distingués à l'œil nu ; d'autres fois, on ne les aperçoit pas, bien que cependant leur existence soit constante. Le procédé le plus sûr et le plus expéditif pour les reconnaître consiste à piquer avec la pointe d'un tube à injection lymphatique l'un des rameaux qui s'avance sur la veine cave ; on verra alors le mercure se répandre dans toutes les divisions du rameau, et pleuvoir dans cette veine par celle d'entre elles qui s'ouvre dans sa cavité. Tel est le mode de communication qu'on observe chez le cheval entre la veine porte et la veine cave inférieure. Réduite à ces proportions, elle ne semble pas avoir une bien grande importance. Mais c'est à tort qu'elle a été mise en doute par quelques observateurs.

Une communication semblable ou analogue existe-t-elle aussi chez l'homme ? M. Cl. Bernard se montre disposé à l'admettre. Il n'est pas impossible, en effet, qu'elle existe ; je dois dire, cependant, que je l'ai vainement cherchée.

F. — Veine ombilicale.

La veine ombilicale s'étend du placenta, dont elle tire son origine, au foie dans lequel elle se ramifie, et à la veine cave inférieure qui en reçoit une branche importante.

Simple dans le long trajet qu'elle parcourt du placenta au foie, ramifiée à ses deux extrémités, cette veine présente avec la veine porte une remarquable analogie de conformation.

Après avoir traversé l'anneau ombilical, elle pénètre dans le ligament suspenseur dont elle occupe le bord libre, s'engage plus haut dans le sillon antéro-postérieur du foie, puis se dilate assez brusquement et se divise alors en un grand nombre de branches.

Celles-ci sont destinées, pour la plupart, au lobe gauche du foie, qui en reçoit deux très-volumineuses, dont l'une se porte obliquement vers son bord supérieur, et l'autre transversalement vers son extrémité libre, ou un peu obliquement de haut en bas.—D'autres, au nombre de trois ou quatre, pénètrent dans le lobe carré, ou éminence porte antérieure, par sa partie la plus élevée.—Quelques-unes, en général très-petites, plongent, dès leur origine, dans le sillon de la veine ombilicale, et se distribuent en partie au lobe gauche, en partie au lobe carré.

Le renflement d'où partent toutes les branches précédentes se trouve situé au niveau du bord supérieur du lobe carré, c'est-à-dire à l'union du sillon longitudinal avec le sillon transverse. — Parvenue dans ce dernier sillon, la veine ombilicale se coude pour se porter transversalement de gauche à droite, et se partage alors en deux branches terminales, bien différentes par leur calibre, leur trajet et leur terminaison. L'une de ces branches va s'ouvrir dans la veine cave inférieure : c'est le *canal veineux,* l'autre s'ouvre dans le tronc de la veine porte : c'est le *canal de communication de la veine ombilicale avec la veine porte.*

Canal veineux. — Ce canal occupe la portion postérieure du sillon longitudinal du foie ; il se trouve situé par conséquent entre le lobe gauche et le lobe de Spigel, non pas exactement sur l'axe prolongé de la veine ombilicale, mais un peu à droite de cet axe. Aucune branche ne s'en détache. Son extrémité terminale s'ouvre dans la veine cave, au niveau de l'embouchure de la veine hépatique gauche, et quelquefois dans cette veine elle-même. Un petit repli du péritoine, qui fait partie de l'épiploon gastro-hépatique, l'entoure et l'accompagne jusqu'à sa terminaison.

Le canal de communication de la veine ombilicale avec la veine porte présente un calibre trois ou quatre fois plus considérable que celui du canal veineux. Couché dans le sillon transverse, il semble se porter presque perpendiculairement du tronc de la veine ombilicale au tronc de la veine porte ; en l'examinant plus attentivement toutefois, on remarque qu'il décrit une ligne courbe dont la concavité correspond au lobe carré. Dans son trajet, il fournit deux ou trois rameaux au lobe de Spigel et quelques ramuscules très-déliés qui s'enfoncent dans le sillon transverse pour se distribuer dans les lobules compris entre les deux éminences portes.

Le calibre de ce canal, comparé à celui du canal veineux, est peu développé dans les premiers mois de la vie intra-utérine. Mais à partir du quatrième ou cinquième mois, il commence à s'élargir. Au septième, il est déjà notablement plus considérable que celui du canal veineux ; au huitième et au neuvième, il surpasse celui de la veine ombilicale ; et, au moment de la naissance, il égale celui de la branche droite de la veine porte. Cet élargissement graduel et continu nous montre :

1° Que dans les premiers temps de la vie intra-utérine le sang artériel apporté par la veine ombilicale se distribue, pour la plus grande partie, au lobe gauche et au lobe carré ; qu'une très-petite partie passe par le canal de communication dans le lobe droit, où il se mêle au sang de la veine porte, et que le surplus est versé dans la veine cave inférieure par le canal veineux : d'où il résulte que les deux tiers environ de ce sang artériel n'arrivent à l'organe central de la circulation qu'après avoir traversé les lobules de la glande, c'est-à-dire par l'intermédiaire des veines hépatiques, ce qui nous explique la précocité du développement et le volume considérable du foie chez l'embryon.

2° Qu'au début de la seconde moitié de la vie fœtale, une partie du sang de la veine porte s'introduit dans le canal de communication étendu de cette veine à la veine ombilicale, puis de celle-ci dans le lobe gauche, le lobe carré et le canal veineux ; qu'à partir de cette époque, par conséquent, la veine porte commence à s'approprier ce canal, qui en devient bientôt une dépendance, et qui constitue dès lors sa branche gauche.

3° Que le lobe gauche, le lobe carré et le lobe de Spigel, parcourus dans la première moitié de la vie intra-utérine par du sang artériel, et pendant la seconde par un mélange de sang artériel et de sang veineux, se trouvent dans des conditions plus favorables pour leur développement que le lobe droit, qui ne reçoit d'abord qu'un mélange des deux sangs, et ensuite un sang exclusivement veineux. On remarque en effet que le lobe gauche est celui dont l'évolution est la plus rapide. Au troisième mois, il égale le lobe droit; à la naissance, il est déjà beaucoup plus petit et diminue de plus en plus jusqu'à l'âge où le foie atteint son complet développement.

Après la naissance, la veine ombilicale s'oblitère à son extrémité libre d'abord, puis de proche en proche jusqu'au voisinage de sa continuité avec la veine porte, où elle reste perméable dans une étendue de 12 à 15 millimètres. Cette oblitération s'opère dans un laps de temps assez variable, mais qui ne dépasse pas quinze à dix-huit mois, et qui est souvent beaucoup moins long. En même temps qu'elle s'oblitère, elle se rétracte dans sa gaîne, et remonte de 4 à 6 centimètres au-dessus de l'ombilic, phénomène que M. Ch. Robin a signalé et bien décrit dans un mémoire lu à l'Académie de médecine. Ainsi oblitérée et rétractée, elle se présente sous l'aspect d'un cordon dont l'extrémité libre ne se rattache à

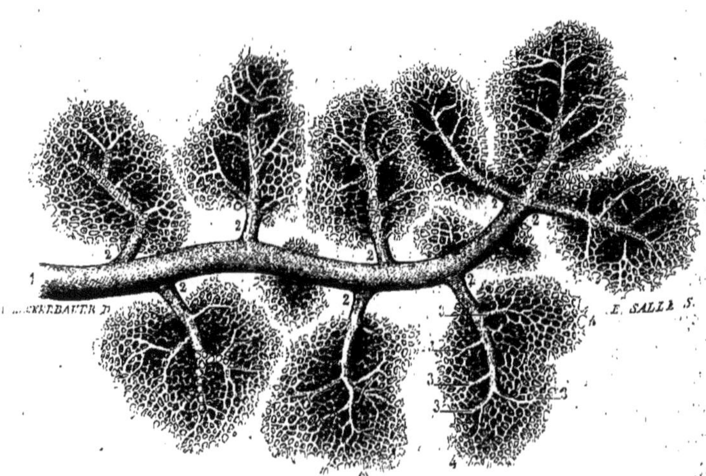

Fig. 839. — *Origine des veines hépatiques; disposition qu'affectent les lobules à l'égard de ces veines.*

1. Veine interlobulaire. — 2, 2, 2, 2, 2, 2, 2, 2. Veines intralobulaires sortant des lobules dont elles tirent leur origine, et s'ouvrant dans la veine interlobulaire sur laquelle ces lobules reposent. On voit que la disposition de tous ces lobules à l'égard de la veine hépatique interlobulaire est celle d'une grappe. — 3, 3, 3, 3, 3. Les branches afférentes d'une veine intra-lobulaire. — 4, 4. Réseau capillaire dans lequel ces branches afférentes prennent naissance et par lequel aussi elles communiquent avec les dernières divisions de la veine porte; chacune des mailles de ce réseau entoure une cellule hépatique.

la cicatrice ombilicale que par un petit groupe de filaments cellulo-fibreux, dans la composition desquels M. Ch. Robin a pu constater l'existence de fibres élastiques. Pendant que ce travail s'accomplit dans la veine ombilicale, un phénomène analogue se passe dans le canal veineux, qui se transforme aussi en un simple cordon fibreux.

G. — Veines hépatiques.

Nous avons vu que les lobules reçoivent de l'artère hépatique une certaine quantité de sang destinée surtout à leur nutrition, et de la veine porte une quantité beaucoup plus grande dans laquelle ils puisent les éléments de leurs sécrétions. Lorsque ce sang a été utilisé, il est recueilli dans l'épaisseur des lobules par les veines hépatiques qui le transportent dans la veine cave inférieure. La première question que soulève leur étude est donc celle-ci :

Comment ces veines se comportent-elles dans les lobules relativement à l'artère hépatique, à la veine porte et aux cellules elles-mêmes ?

A cette question, qui a longtemps embarrassé les anatomistes, et sur laquelle se sont produites tant de dissidences, l'observation aujourd'hui

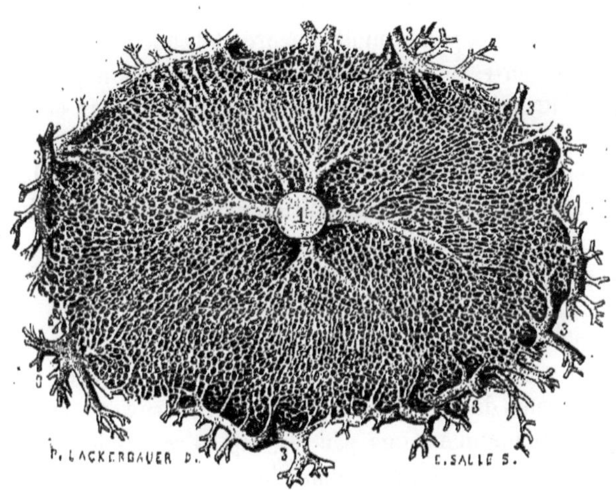

FIG. 840. — *Réseau capillaire unissant les dernières divisions de la veine porte aux premières radicules des veines hépatiques. (Grossissement de 60 diamètres.)*

(Le lobule auquel appartient ce réseau a été pris sur un foie d'homme ; il est divisé perpendiculairement à la veine intra-lobulaire.)

1. Plan de section de la veine intralobulaire. — 2, 2, 2, 2. Branches afférentes de cette veine. — 3, 3, 3, 3, 3, 3, 3, 3, 3. Branches sus-lobulaires de la veine porte. On voit que les capillaires étendus de ces branches aux radicules de la veine intralobulaire forment un réseau dont chaque maille renferme une cellule hépatique.

répond d'une manière si positive, qu'elle ne laisse plus sur ce point aucune place au doute et à la discussion. De chacun des lobules du foie on voit naître, dans son épaisseur, d'innombrables radicules qui font suite aux ramifications terminales de l'artère hépatique et de la veine porte, et qui convergent autour de trois ou quatre troncules ; ceux-ci se réunissent à leur tour pour donner naissance à une petite veine intra-lobulaire, qui à sa sortie du lobule se jette dans le premier rameau ou ramuscule interlobulaire qu'elle rencontre ; il suit de cette disposition :

1° Que les ramifications terminales de l'artère hépatique et de la veine porte, ou vaisseaux afférents des lobules, forment avec les premières radicules des veines hépatiques, ou vaisseaux efférents, un réseau capillaire d'une extrême délicatesse, dont chaque maille renferme une cellule ;

2° Que les ramifications terminales des vaisseaux afférents occupent surtout la périphérie des lobules, tandis que les premières radicules des vaisseaux efférents en occupent plutôt le centre.

Chacune de ces propositions peut être facilement démontrée en injectant d'une part, dans les veines hépatiques, une solution de gomme suffisamment concentrée et colorée avec le carbonate de plomb ; de l'autre, dans la veine porte une solution colorée avec le jaune de chrome, et enfin dans l'artère hépatique le même liquide coloré avec le bleu de Prusse. On obtiendra un succès plus complet encore et beaucoup plus sûr, si l'on injecte la veine porte seule sur un foie et les veines hépatiques sur un autre, après avoir préalablement lavé la glande à l'aide d'un courant d'eau tiède. Lorsqu'on procède à cette injection, le premier résultat que l'on obtient, s'il s'agit de la veine porte, et si le foie n'a pas été lavé, est de refouler le sang dans les lobules, puis de ceux-ci dans les veines hépatiques ; en sorte qu'on voit d'abord sortir ce liquide seul, ensuite ce liquide mêlé en proportion décroissante à la solution gommeuse, et enfin cette solution pure de tout mélange.

A l'aspect d'un tel résultat, qui se produit promptement et sans effort, on reste surpris de l'extrême facilité avec laquelle les vaisseaux veineux afférents et efférents du foie communiquent entre eux ; et cependant ces vaisseaux ne communiquent que par les capillaires. Mais ces capillaires sont si prodigieusement multipliés dans l'épaisseur de chaque lobule, que leur nombre supplée ici au volume, et suffit à lui seul pour nous rendre compte de la facile communication établie entre les dernières divisions de la veine porte et les premières radicules des veines hépatiques. Si tant d'auteurs ont échoué dans l'injection et l'étude de ces capillaires, c'est parce qu'ils n'ont pas fait usage d'instruments grossissants, qui sont ici d'une absolue nécessité.

Les lobules étant convenablement injectés, pour bien observer la disposition respective de tous leurs vaisseaux, il faut prendre de préférence sur la surface du foie une coupe mince parallèle à celle-ci, et l'examiner ensuite à la lumière réfléchie d'une lampe sous un grossissement de 25 à 30 diamètres. Rien de plus facile alors que de voir dans chaque lobule sa veine centrale, ses principales branches, et les innombrables radicules qui en représentent l'origine. Le nombre de ces radicules est si grand qu'elles entourent presque complétement la veine intra-lobulaire et ses principaux affluents. Sur les lobules aplatis, comme ceux par exemple de la surface du foie, elles semblent disposées le plus habituellement sur les deux côtés opposés de la même branche, à peu près comme le sont les barbes d'une plume sur leur tige commune.

La veine intralobulaire tient une place considérable dans chaque lobule. Son diamètre au niveau du point d'émergence égale le cinquième, et quelquefois même le quart de celui du lobule. Lorsque le liquide injecté la pénètre, le lobule se renfle instantanément.

Connaissant la disposition relative de tous les vaisseaux qui entrent dans la composition des lobules, il devient facile de se rendre compte des variétés de coloration que présente la surface externe du foie. — Si les veines hépatiques sont congestionnées, la veine porte ne l'étant pas, on remarquera au centre de chaque lobule un point rouge qui correspond aux radicules de la veine intra-lobulaire, autour de ce point un anneau jaunâtre formé par les cellules hépatiques, et en dehors de ce premier anneau un second d'un brun clair, constitué par les dernières divisions de la veine porte. — Si c'est cette veine qui devient le siége de la congestion, tandis que les veines hépatiques restent vides, le lobule sera jaunâtre au centre et comme encadré d'un cercle brun. — Suivant que le sang s'accumulera plus ou moins dans telle ou telle branche, et sur tel ou tel point, ces aspects varieront encore, et pourront ainsi se modifier d'une manière presque infinie. Mais il n'en est pas de même pendant la vie; tous les vaisseaux étant remplis de sang, le foie présente une coloration uniforme. La distinction de deux substances dans chaque lobule, l'une jaune, analogue à la substance corticale du rein, l'autre brune, comparée à la substance médullaire du même organe, repose donc sur de simples apparences, et doit être rangée au nombre de ces erreurs devenues si palpables qu'il n'est plus nécessaire de les réfuter.

Chaque veine intralobulaire s'abouche dans la veine interlobulaire qui se trouve le plus rapprochée de son point d'émergence. Tantôt elle décrit un court trajet pour arriver jusqu'à celle-ci; tantôt elle s'y ouvre presque immédiatement. En général, c'est dans une veine d'un calibre peu supérieur au leur qu'on les voit se terminer; mais souvent aussi c'est dans une division plus ou moins importante : de là il suit que les veines hépatiques sont remarquables par le grand nombre d'orifices et de pertuis dont elles sont comme criblées. Sur les petites veines interlobulaires, tous ces pertuis sont régulièrement espacés et séparés les uns des autres par un intervalle égal à l'épaisseur des lobules. Sur les branches un peu plus volumineuses, on retrouve encore une disposition analogue, mais déjà moins régulière.

Aux ramuscules interlobulaires succèdent des rameaux, et à ceux-ci des branches de moins en moins nombreuses et de plus en plus considérables. Quelques-unes de ces branches, émanées, soit du lobe de Spigel, soit, pour la plupart, du lobe droit, et d'un calibre, du reste, très-variable, viennent s'ouvrir dans cette partie de la veine cave qui répond à la gouttière du foie.—Les autres donnent naissance ordinairement à deux troncs, l'un droit, beaucoup plus volumineux, et l'autre gauche. Tous deux convergent vers le bord postérieur et supérieur du foie pour se jeter dans la veine cave, immédiatement en arrière et au-dessus du lobe de Spigel. Le tronc droit rapporte le sang du lobe droit, la plus grande partie du moins. Le tronc gauche rapporte celui du lobe gauche et du lobe carré. Les branches principales de ces troncs se portent d'avant en arrière et de bas en haut en affectant une direction convergente, tandis que les principales divisions de la veine porte se dirigent, ainsi que nous l'avons vu, dans le sens transversal. Les premières sont, en général, situées sur un plan supérieur à celui qu'occupent les secondes.

Envisagées dans leur ensemble, les veines hépatiques ont pu être comparées à un arbre, aux ramuscules duquel les lobules sont suspendus par leur veine intralobulaire à peu près comme les feuilles le sont par leur pédicule. Considérées dans leurs rapports avec ces mêmes lobules, chacune de leurs divisions représente une sorte de grappe. (Fig. 839.)

Les parois des veines hépatiques sont un peu plus minces que celles de la veine porte. Elles adhèrent aux lobules du foie par tous les points de leur étendue et de leur circonférence, en sorte que dans les différentes coupes qu'on pratique sur cet organe elles ne s'affaissent pas comme les divisions de la veine porte, mais restent béantes, comme autant de tubes à parois inflexibles. La capsule fibreuse qui entoure les divisions de la veine porte et de l'artère hépatique fait ici défaut. Leurs parois se trouvent immédiatement en contact avec les lobules, auxquels elles adhèrent par les veines qu'elles reçoivent et par un tissu cellulaire fin et dense.

Les veines hépatiques sont encore remarquables par les fibres musculaires qui entrent dans leur structure, fibres qui les accompagnent dans tout leur trajet, et qui sont assez multipliées et assez développées pour leur constituer une véritable tunique musculaire. Chez l'homme, cette tunique, bien que facile à reconnaître, est extrêmement mince. Mais chez quelques animaux elle acquiert une grande importance : chez le cochon, elle est déjà très-accusée ; dans le bœuf et le cheval, elle offre une épaisseur de 3 à 4 millimètres. Ces fibres ont évidemment pour usage, non-seulement de raccourcir les veines hépatiques, mais aussi de resserrer leur calibre : elles prennent par conséquent une part très-importante à la circulation du sang dans l'épaisseur de la glande.

H. — **Vaisseaux lymphatiques du foie.**

Les vaisseaux lymphatiques du foie nous sont déjà connus (voy. t. II, p. 862). Je me bornerai donc à rappeler :

1° Que ces vaisseaux naissent des lobules du foie par des radicules extrêmement déliées, anastomosées entre elles, et formant sur la périphérie de chacun d'eux un réseau qui se superpose au réseau des canalicules biliaires et des vaisseaux sanguins;

2° Que tous ces réseaux sus-lobulaires échangent de nombreuses branches de communication, et constituent ainsi un vaste plexus qui s'étend à toute l'épaisseur et jusqu'aux limites de la glande.

Le mode d'origine et la disposition de ces vaisseaux sont assez difficiles à étudier chez l'homme, à cause de la petitesse des lobules. Le foie du cochon, sous ce rapport encore, est beaucoup plus favorable. Chez cet animal, les lobules, plus volumineux et mieux isolés les uns des autres, sont comme encadrés par un gros tronc lymphatique circulaire très-facile à injecter; vers ce tronc on voit affluer tous les troncules qui ont pris naissance dans l'épaisseur et sur la périphérie des lobules.

I. — **Nerfs du foie.**

Les nerfs du foie émanent de deux sources très-différentes : du pneumogastrique gauche et du plexus solaire.

Les filets qui naissent du pneumogastrique gauche se détachent du tronc de la huitième paire à son entrée dans l'abdomen, au devant de la portion abdominale de l'œsophage, s'inclinent aussitôt à droite et en bas, s'engagent entre les deux lames de l'épiploon gastro-hépatique, et arrivent dans le sillon transverse, où ils s'appliquent sur le tronc de la veine porte pour suivre les divisions de celle-ci.

Les filets fournis par le plexus solaire, beaucoup plus nombreux que les précédents, ont une triple origine : d'une part, le grand sympathique, qui constitue essentiellement ce plexus; de l'autre le pneumogastrique droit, qui s'y termine en partie; et enfin le nerf phrénique correspondant, qui, réduit au tiers de son volume, vient aussi s'y terminer. Ces filets forment autour de l'artère hépatique une gaîne plexiforme analogue à celle qui entoure toutes les artères viscérales de l'abdomen. Quelques-uns en outre accompagnent le tronc de la veine porte, et d'autres le conduit cholédoque; ces derniers diffèrent des précédents par leur direction rectiligne et l'indépendance qu'ils conservent entre eux.

Arrivés dans le sillon transverse du foie, les nerfs partis de ces différentes sources se partagent en deux groupes, l'un droit, l'autre gauche, et ceux-ci se divisent et se subdivisent à leur tour pour accompagner dans toute l'étendue de leur trajet les vaisseaux contenus dans la capsule de Glisson. Très-probablement ils arrivent jusqu'aux lobules, dans lesquels ils se distribuent sans doute; mais leur mode de terminaison est encore inconnu. Quelques-uns s'épuisent dans les parois du conduit hépatique qui leur est redevable de son exquise sensibilité.

§ 3. — APPAREIL EXCRÉTEUR DU FOIE.

Cet appareil se compose : 1° des conduits biliaires que nous avons vus naître des lobules et se réunir en branches successivement croissantes; 2° d'un canal auquel toutes ces branches viennent aboutir comme autant de racines; 3° d'un diverticulum qui, né des parties latérales de ce canal, à l'union de son quart supérieur avec ses trois quarts inférieurs, ne tarde pas à se renfler considérablement pour recevoir la bile élaborée dans l'intervalle des digestions.

Les racines de cet appareil excréteur nous sont déjà connues. Nous n'avons donc plus à considérer que le conduit dans lequel viennent s'ouvrir ses principales branches, et le diverticulum qui émane de celui-ci.

Ce diverticulum est formé de deux parties : l'une, large et pyriforme, remplissant l'office d'un réservoir, c'est la *vésicule biliaire*; l'autre, étroite et cylindrique, jouant le rôle d'un canal tour à tour afférent et efférent, c'est le *canal cystique*. — Le conduit dont la vésicule biliaire tire son origine comprend aussi deux portions : l'une supérieure à cette origine, l'autre inférieure à celle-ci. La première constitue le *canal hépatique*; la seconde, beaucoup plus longue, porte le nom de *canal cholédoque*.

A. — Canal hépatique.

Le *canal hépatique* s'étend des racines de l'appareil excréteur du foie à l'origine du canal cystique auquel il se réunit pour former le canal cholédoque. Ce canal répond à l'extrémité droite du sillon transverse.

Pour le constituer, les deux dernières branches des conduits biliaires, c'est-à-dire celles auxquelles sont venues successivement s'adjoindre presque toutes les autres, se rapprochent et s'unissent à angle obtus. Chacune d'elles reçoit encore plusieurs rameaux dans le trajet qu'elles parcourent au fond du sillon transverse pour arriver à se fusionner. La branche gauche, dont le trajet est plus long, en reçoit en général un plus grand nombre qui émanent, soit du lobe gauche, soit du lobe carré, soit du lobe de Spigel. Quelquefois cependant ces deux branches diffèrent à peine de volume. Lorsqu'elles sont inégales, tantôt c'est celle du côté droit qui offre le diamètre le plus considérable, et tantôt celle du côté gauche.

Il n'en est pas de même des rapports qu'elles affectent avec le sinus de la veine porte : presque constamment elles se trouvent situées entre le fond du sillon et ce sinus qu'il faut enlever pour les observer.

Le diamètre du canal hépatique est de 4 millimètres et sa longueur de 2 à 3 centimètres. Quelquefois les deux branches qui lui donnent naissance se réunissent plus tôt; il augmente alors d'étendue : cependant je ne l'ai jamais vu dépasser 3 centimètres. D'autres fois, au contraire, leur réunion est tardive; dans ce cas il devient plus court, et sa longueur peut se réduire à quelques millimètres. J'ai même vu les deux branches ne se réunir qu'au niveau du canal cystique : dans cette dernière variété le canal hépatique n'existe pas, à moins qu'on ne le considère comme double, et le canal cholédoque semble naître par trois racines.

Situé entre le sillon transverse et la branche droite de la veine porte, le canal hépatique se place plus bas sur le côté droit du tronc de cette veine, puis se rapproche peu à peu du canal cystique, auquel il s'unit inférieurement à angle aigu. (Fig. 841.)

B. — **Vésicule biliaire.**

La *vésicule biliaire* est un réservoir membraneux annexé au canal excréteur du foie. Elle occupe la fossette cystique, et se trouve située, par conséquent, sur la face inférieure de ce viscère, à droite du sillon longitudinal dont la sépare l'éminence porte antérieure, entre le sillon transverse auquel elle répond par son extrémité supérieure et le bord tranchant de la glande qu'elle déborde par sa grosse extrémité.

a. *Direction, forme, rapports de la vésicule biliaire.*

Sa *direction* est oblique de bas en haut, d'avant en arrière et de gauche à droite, de telle sorte que son extrémité supérieure s'écarte un peu plus du sillon longitudinal que l'inférieure. Chez quelques individus, cependant, la vésicule biliaire est parallèle à ce sillon.

Sa *longueur* moyenne ne dépasse pas 7 à 8 centimètres, et son plus grand diamètre 25 à 30 millimètres. Sa capacité, par conséquent, ne se trouve nullement en rapport avec l'énorme volume du foie. Mais il en est ainsi de tous les réservoirs annexés aux canaux excréteurs des glandes. La nature n'a subordonné nulle part leurs dimensions à celles de l'organe sécréteur, ni à l'activité de ses fonctions, ni même à la masse totale du liquide sécrété. Elle a voulu seulement que celles-ci fussent proportionnelles à la quantité de liquide qui doit séjourner dans leur cavité : c'est pourquoi le réservoir annexé au conduit excréteur du rein est si considérable. Mais la vésicule biliaire ne se trouve pas dans les mêmes conditions; une partie seulement du liquide sécrété par le foie reflue dans sa cavité; l'autre, beaucoup plus importante, passe immédiatement du canal excréteur de la glande dans l'intestin. Destiné à recevoir une faible proportion du liquide sécrété, elle n'offre que des dimensions très-réduites, et confirme ainsi la loi qui règle la capacité des réservoirs glandulaires.

Forme. — Le réservoir biliaire présente la forme d'un cône dont la base arrondie se dirige en avant, tandis que son sommet, infléchi en arc de cercle, regarde en haut et en arrière. Cette configuration piriforme a permis de lui distinguer trois parties : une partie moyenne, qui en constitue le *corps*, une partie inférieure appelée *base* ou *fond* de la vésicule, et une partie supérieure connue sous le nom de *col*.

Rapports. — Chacune des parties qui concourent à former la vésicule biliaire présente des rapports qui lui sont propres.

Le *corps* de la vésicule, qui comprend la plus grande partie de son étendue, répond par sa face supérieure à la fossette cystique, à laquelle il est uni par un tissu cellulaire peu serré, en sorte qu'on peut facilement l'en détacher, et par une série de veinules étendues de ses parties latérales aux lobules correspondants du foie. — Sa face inférieure, tournée en arrière, est libre, convexe, unie, et se trouve en rapport le plus habituellement, soit avec l'extrémité supérieure de la seconde portion du duodénum, soit avec la portion du côlon qui passe transversalement au-devant de cette même portion. Souvent la vésicule, par suite de la conformation de la base du thorax, de la configuration du foie ou de toute autre cause, se porte plus en dedans ou plus en dehors. Si elle se rapproche de la ligne médiane, elle devient contiguë à la première portion du duodénum, et quelquefois même à l'extrémité pylorique de l'estomac. Si elle se rapproche du flanc droit, ce qui est plus fréquent, elle repose sur la portion initiale du côlon transverse, ou bien sur le côlon ascendant, ou bien encore, mais plus rarement, sur le rein droit. Chez les individus dont le thorax est fortement rétréci à sa base, le foie descendant en général très-bas, la vésicule vient s'appliquer aux circonvolutions les plus élevées du jéjunum.

Le corps de la vésicule présente donc dans ses rapports de nombreuses variétés. Ils sont quelquefois consolidés par des adhérences qui s'étendent de sa face inférieure au duodénum ou au côlon, et qui nous expliquent comment, lorsqu'une perforation s'est produite au niveau de ces adhérences, des calculs biliaires ont pu passer directement de sa cavité dans l'intestin grêle ou le gros intestin; et pourquoi aussi les parties auxquelles elle adhère ou qui lui sont simplement contiguës, offrent sur le cadavre une coloration jaunâtre, la bile, après la mort, pénétrant par voie de transsudation dans les parois de tous les organes ambiants.

Le *fond* de la vésicule biliaire repose sur le bord antérieur du foie, qu'il déborde presque toujours, et qui offre à son niveau une légère échancrure. Le péritoine le recouvre complétement, en sorte que son aspect ne diffère pas de celui des parties inférieure et latérales du corps. Sa surface, régulièrement arrondie, correspond en avant à la partie moyenne du rebord des fausses côtes droites, derrière lequel il se trouve situé dans la position horizontale, et qu'il tend au contraire à déborder dans l'atti-

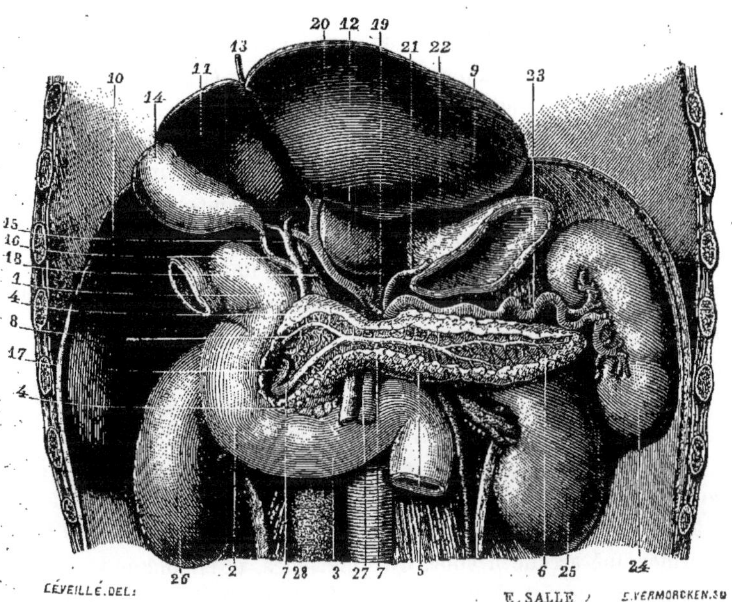

Fig. 841. — *La vésicule biliaire et le canal cystique; le canal hépatique et le canal cholédoque. Direction, rapports de ces canaux.*

1. Première portion du duodénum, se continuant avec l'extrémité pylorique de l'estomac, l'une et l'autre renversées à droite pour laisser voir les vaisseaux sous-jacents.— 2. Seconde portion. — 3. Troisième portion limitée à gauche par l'artère et la veine mésentérique supérieures. — 4, 4. Tête du pancréas. — 5. Partie moyenne ou corps de la glande. — 6. Son extrémité terminale ou queue du pancréas. — 7, 7. Son conduit excréteur principal. — 8. Son conduit accessoire, qui se continue avec le précédent par son extrémité gauche. — 9. Lobe gauche du foie. — 10. Son lobe droit, qui a été soulevé aussi pour mettre en lumière les parties qu'il recouvre. — 11. Eminence porte antérieure. — 12. Eminence porte postérieure ou lobe de Spigel. — 13. Sillon antéropostérieur du foie, dans lequel pénètre le cordon résultant de l'oblitération de la veine ombilicale. — 14. Vésicule biliaire. — 15. Canal hépatique. — 16. Canal cystique. — 17. Canal cholédoque formé par la réunion des précédents, et se réunissant lui-même au grand conduit pancréatique pour aller s'ouvrir avec celui-ci dans l'ampoule de Vater et le duodénum. — 18. Tronc de la veine porte recouvert par le canal cholédoque à droite, et l'artère hépatique à gauche. — 19. Tronc cœliaque. — 20. Artère hépatique. — 21. Artère coronaire stomachique, divisée près de son origine. — 22. Portion cardiaque de l'estomac. — 23. Artère splénique. — 24. Rate. — 25. Rein gauche. — 26. Rein droit. — 27. Artère et veine mésentériques supérieures. — 28. Veine cave inférieure.

tude verticale ou assise. S'il descend un peu plus bas, ce qui est fréquent, il vient s'appliquer à la paroi antérieure de l'abdomen, au niveau du bord externe du muscle droit. Par sa partie postérieure, le fond de la vésicule biliaire répond ordinairement au côlon transverse et quelquefois aux circonvolutions voisines de l'intestin grêle.

Tels sont ses rapports chez la plupart des individus. Mais ils présentent d'assez nombreuses variétés qu'il serait utile de reconnaître pendant la vie, et qui ne peuvent l'être qu'après la mort. La contiguïté de la vésicule et de la paroi abdominale a fait naître la pensée de provoquer entre les deux surfaces adossées des adhérences, et d'ouvrir ensuite à l'aide d'une perforation établie au centre de celles-ci une issue extérieure aux calculs biliaires. Cette opération a pu être conseillée et même pratiquée avec succès. Deux raisons, cependant, doivent la faire repousser : la première, c'est l'impossibilité où nous sommes de déterminer d'une manière précise le siége du fond de la vésicule, qui peut-être, par exception, fort éloigné du point où il se trouve habituellement; la seconde, c'est la mobilité incessante du foie et de la vésicule d'une part, et des parties sous-jacentes de l'autre, qui ne peuvent contracter à l'état normal, dans la majorité des cas au moins, que des adhérences filamenteuses, et non des adhérences celluleuses.

Le *col* de la vésicule repose sur le sommet de la fossette cystique, immédiatement au-dessous du sillon transverse et de la branche droite de la veine porte. Le péritoine, en passant sur lui, le dérobe en partie à la vue. — Son diamètre moyen est de 7 à 8 millimètres, et sa longueur de 15 à 18.—Sa direction est remarquable : il se recourbe de haut en bas pour former une arcade à concavité inférieure, et en même temps il se contourne obliquement autour d'un axe fictif en décrivant, comme la coquille du limaçon, deux tours ou deux tours et demi. Pour prendre une idée exacte et complète de cette disposition spiroïde, il faut vider la vésicule, puis l'insuffler par le canal cholédoque ou le canal hépatique; il deviendra alors assez facile de remarquer au niveau de la continuité du col avec le corps une dépression légère qui descend obliquement vers le canal cystique en tournant à la manière d'une spirale. Cette dépression répond intérieurement à une saillie, ou plutôt à un repli membraneux constant, très-prononcé, qui suit le même trajet, et qui ne s'efface ni par le redressement du col, ni par la dissection.

Lorsqu'on veut constater expérimentalement la réalité de cette disposition, il suffit de faire pénétrer dans la vésicule, avant son insufflation, une certaine quantité de mercure, ou un liquide coloré quelconque, et de faire passer tour à tour ce liquide de la vésicule dans le canal cystique, et de celui-ci dans la vésicule. Au moment où il se trouve accumulé, par exemple, dans le canal cystique, si l'on comprime ce canal de bas en haut, on voit le mercure remonter dans la cavité du col en tournant à la manière d'un pas de vis. Il importe d'ajouter, cependant, que la direction spiroïde du col n'est pas toujours aussi évidente. Souvent elle est peu prononcée ; mais chez tous les individus on la retrouve au moins à l'état de vestige. Elle paraît appartenir exclusivement à l'espèce humaine.

b. *Structure de la vésicule biliaire.*

La vésicule biliaire est formée de trois tuniques : la première superficielle ou séreuse, la seconde celluleuse, la troisième interne ou muqueuse. Elle comprend, en outre, dans sa composition, des fibres musculaires, des glandes, des artères, des veines, des lymphatiques et des nerfs.

La *tunique séreuse* constitue une dépendance du péritoine. Elle recouvre le fond, la face inférieure du corps, et une portion du col de la vésicule en passant du lobe carré sur le lobe droit, et devient ainsi pour ce réservoir un moyen d'union et de fixité. Chez certains individus, cette tunique s'avance de chaque côté sur la face supérieure de la vésicule qu'elle recouvre aussi en partie. Il est beaucoup plus rare de voir le péritoine la recouvrir complétement, en s'adossant à lui-même pour lui former une sorte de pédicule ou *mésocyste*, disposition qu'on retrouve comme normale dans plusieurs espèces animales.

La *tunique celluleuse* est la plus épaisse. Les principaux vaisseaux cheminent et s'anastomosent dans son épaisseur. Aux fibres lamineuses qui la composent et qui forment une sorte de tissu feutré, assez lâche, se mêlent quelques fibres élastiques très-déliées et de minces faisceaux de fibres musculaires lisses, rares chez l'homme, plus abondants dans quelques mammifères ; ces faisceaux sont pour la plupart sous-péritonéaux. On observe en outre dans les aréoles de cette tunique des vésicules adipeuses dont l'existence est constante, mais le nombre très-variable.

Tunique muqueuse. —Elle est remarquable par sa couleur d'un jaune sombre et par les villosités qui hérissent sa surface libre.

Sa couleur n'est pas le résultat de la transsudation de la bile après la mort : car lorsqu'on examine les parois de la vésicule biliaire sur un animal qui vient d'être sacrifié, on constate qu'elles sont colorées en jaune.

Les villosités que présente la muqueuse appartiennent toutes à la classe des villosités lamelliformes. Leur nombre est si considérable, leur direction si variée et leurs communications ou anastomoses si fréquentes, qu'elles circonscrivent de très-petites aréoles. Elles offrent la plus grande analogie avec celles qu'on observe sur la première portion du duodénum, mais sont un peu moins développées. Leurs vaisseaux se distribuent exactement comme dans les villosités intestinales ; la proportion des artères et des veines est aussi la même. L'élément veineux, ici comme dans l'intestin grêle, est également prédominant, ce qui nous montre que les villosités de la vésicule sont des organes d'absorption; elles sont destinées à résorber une partie de la bile ou certains éléments de ce liquide. Si l'on veut bien se rappeler avec quelle rapidité les liquides sont absorbés par les villosités intestinales, on sera conduit à admettre que, puisque les villosités de la vésicule sont semblables à celles-ci, elles pourront, dans un laps de temps très-court aussi, absorber une assez grande quantité de bile; et il deviendra alors facile de se rendre compte de l'apparition si soudaine de certains ictères.

Les villosités lamelleuses de la vésicule biliaire arrivent à leur plus haut degré de développement chez le cochon; les alvéoles qu'elles circonscrivent chez cet animal, beaucoup plus apparents et plus réguliers que chez l'homme, rappellent, sous des dimensions microscopiques, le bonnet des ruminants. C'est sur elles, surtout, qu'on peut bien étudier la distribution des vaisseaux dans leur épaisseur et constater leur analogie, on pourrait presque dire leur identité avec les villosités de l'intestin. Dans les autres mammifères, elles sont moins développées.

La tunique muqueuse de la vésicule comprend, comme celle de l'intestin grêle, trois couches : une superficielle, représentée par un épithélium cylindrique; une moyenne, contenant des glandules, et une interne, très-mince, de nature musculaire.

Glandes. — Elles ne diffèrent pas de celles que nous avons vues exister en si grand nombre sur les conduits biliaires. Mais elles sont beaucoup plus petites et plus difficiles à mettre en évidence. Pour constater leur existence, il faut recourir aux réactifs et au microscope.

Ces glandes, disséminées sur toute l'étendue de la tunique muqueuse, sont toujours plus ou moins espacées. Sur la moitié supérieure du corps et au voisinage du col, elles se rapprochent un peu. Leur extrémité profonde, formée d'un nombre très-variable d'utricules, répond à la couche musculaire. Leur extrémité libre s'ouvre entre les villosités.

Chez l'homme, les glandes de la vésicule biliaire sont très-peu développées. Elles le sont davantage chez le cochon et chez le bœuf. On les voit plus facilement aussi chez le chien et le lapin.

Les *artères* de la vésicule biliaire émanent de l'artère cystique qui s'avance en rampant, tantôt sur la face inférieure de ce réservoir, tantôt sur sa face supérieure, ou bien sur sa partie latérale droite, et dont les divisions et subdivisions, après s'être anastomosées entre elles dans l'épaisseur de la tunique celluleuse, vont se terminer pour la plupart dans les villosités de la tunique interne, où elles se comportent comme celles de la mésentérique supérieure dans les villosités intestinales.

Les *veines* se distinguent, ainsi que nous l'avons vu, en celles qui naissent de la moitié supérieure de la vésicule, et celles qui naissent de sa moitié inférieure. — Les premières donnent en général naissance à deux troncs qui viennent se jeter isolément ou après s'être réunis, dans la branche droite de la veine porte hépatique. — Les secondes, au nombre de douze à quinze, représentent autant de petites veines portes accessoires ramifiées par une de leurs extrémités dans la vésicule, et par l'autre, dans les lobules qui circonscrivent la fossette cystique.

Des vaisseaux lymphatiques très-nombreux naissent de la tunique muqueuse, et se portent vers le col de la vésicule, où ils rencontrent un ganglion dans lequel ils se jettent. A ces vaisseaux s'en joignent d'autres, qui proviennent des parties voisines du foie, et qui, dans leur trajet, passent plus ou moins obliquement sur la vésicule pour se rendre au même ganglion.

Les *nerfs* tirent leur origine du plexus solaire : les uns suivent le trajet des artères hépatique et cystique; les autres, plus nombreux, accompagnent le canal excréteur ou en restent indépendants. Parvenus dans les parois de la vésicule, ils cheminent, pour la plupart isolément, dans l'épaisseur de la tunique cellulo-musculaire, et se perdent par leurs dernières divisions dans la tunique muqueuse.

C. — Canal cystique.

Ce canal présente une longueur de 3 centimètres. Son diamètre, sensiblement plus étroit que celui du canal cholédoque, et même du canal hépatique, ne dépasse pas 3 millimètres. (Fig. 841.)

Sa direction est d'abord flexueuse et transversale; ensuite il devient rectiligne, puis se porte obliquement en bas et à gauche pour s'unir à angle aigu avec le canal hépatique. Indépendamment de ces flexuosités qui s'effacent par le redressement, il en présente d'autres qui sont permanentes, et dans lesquelles on retrouve quelquefois un dernier vestige de la disposition spiroïde du col. Mais, le plus souvent, ces flexuosités n'offrent rien de régulier et rappellent plutôt celles qu'on observe sur la partie supérieure du canal déférent.

Vu intérieurement, le canal cystique offre à son origine des replis qui se continuent avec le repli spiral du col de la vésicule, et qui ne s'étendent pas en général au delà de son tiers supérieur. Ces replis seraient très-nombreux selon la plupart des auteurs ; Sœmmering dit en avoir compté jusqu'à vingt chez quelques individus. L'observation ne m'en a jamais montré plus de trois ou quatre dans la partie supérieure du canal ; dans sa moitié inférieure, ils disparaissent à peu près complétement, ou bien, s'ils existent encore, on n'en retrouve en général que des traces à peine visibles.

La surface interne de ce canal diffère très-notablement par son aspect de celle de la vésicule. Elle est unie et présente çà et là de très-minimes dépressions analogues à celles qu'on pourrait produire sur une lame de cire avec la tête d'une très-petite épingle, dépressions irrégulièrement disséminées, que nous avons déjà observées sur les principales branches de l'appareil excréteur du foie et sur le canal hépatique ; nous les retrouverons également sur le canal cholédoque.

Le canal cystique est formé : d'une tunique externe, celluleuse ; d'une tunique moyenne, musculaire, plexiforme, très-riche en fibres lisses ; et d'une tunique interne ou muqueuse. — Dans l'épaisseur des parois de ce canal on observe de belles glandes en grappe, assez nombreuses et très-évidentes ; c'est sur cette partie de l'appareil excréteur du foie qu'elles arrivent à leurs plus grandes dimensions. Elles sont très-manifestes aussi chez le chien, le lapin, le bœuf, etc.

D. — Canal cholédoque.

Le *canal cholédoque* (de χολή, bile ; δοχος, qui reçoit), conduit excréteur terminal du foie et de la vésicule biliaire, s'étend de l'angle de réunion des canaux hépatique et cystique à la paroi interne de la seconde portion de duodénum sur laquelle il vient s'ouvrir, à 14 ou 15 centimètres au-dessous du pylore. (Fig. 841.)

Son calibre, supérieur à celui du canal hépatique, est à peu près le double de celui du canal cystique ; il diffère un peu selon les individus.— Sa longueur varie de 7 à 8 centimètres.

Oblique de haut en bas, d'avant en arrière, et de droite à gauche, il répond successivement : 1° au bord gauche de l'épiploon gastro-hépatique ; 2° à la partie postérieure et supérieure de la tête du pancréas ; 3° à la partie interne de la portion moyenne du duodénum.

Rapports. — Dans l'épiploon gastro-hépatique, ce canal est situé au devant du tronc de la veine porte, dont il longe le côté droit et auquel il se trouve immédiatement accolé. Un léger intervalle le sépare ordinairement de l'artère hépatique qui longe le côté gauche du tronc veineux. Quelquefois l'artère se porte un peu plus à droite et devient antérieure au conduit excréteur du foie.

A l'union de la moitié supérieure avec la moitié inférieure de la seconde portion du duodénum, il rencontre le canal pancréatique, qui s'applique à son côté interne. Après quelques millimètres d'un trajet commun, tous deux s'engagent dans les parois de l'intestin, pour s'ouvrir sur la partie supérieure de l'ampoule de Vater, chacun par un orifice distinct.

La surface interne du canal cholédoque présente les mêmes caractères que celle des conduits biliaires, du canal hépatique et du canal cystique. Elle est colorée en jaune, unie et comme criblée de très-petites vacuoles que la plupart des auteurs ont considérées comme autant d'orifices de glandes muqueuses, mais bien à tort ; car l'observation nous montre, d'une part, que les orifices par lesquels les glandes des conduits biliaires s'ouvrent sur leurs parois sont extrêmement petits et invisibles à l'œil nu ; et, d'autre part, que ces glandes si multipliées et si développées sur les canaux hépatique et cystique disparaissent complétement sur le canal cholédoque. La structure de ce conduit ne diffère pas, d'ailleurs, de celle des canaux qui le précèdent.

L'appareil excréteur du foie se laisse très-facilement dilater. Distendu par la bile, le canal cholédoque peut atteindre un calibre presque égal à celui de l'intestin grêle. — Chez un homme qui servait à mes dissections, j'ai vu tous les conduits biliaires énormément dilatés par des calculs qui les remplissaient jusque dans leurs dernières divisions, et qui formaient une sorte d'arbre calculeux.—Chez un autre, les mêmes conduits n'étaient pas moins dilatés, mais ils l'étaient par des lombrics très-longs, volumineux, parallèles, comme si on les eût réunis en faisceaux ; ces lombrics étaient remontés jusqu'au voisinage des lobules. — Dans les mammifères, le canal excréteur du foie et ses racines peuvent se dilater aussi sous l'influence de toutes les causes qui mettent obstacle à l'écoulement de la bile ; mais, le plus souvent, leur dilatation est due à la présence de distomes qui se multiplient en nombre indéfini dans leur cavité. Les exemples en sont fréquents chez le cheval, chez le bœuf, et si fréquents surtout chez le mouton, que sur plus de trente foies appartenant à cet animal, il ne m'a pas été possible d'en trouver un seul dont les canaux biliaires ne fussent remplis, dilatés et altérés par ces entozoaires.

E. — De l'appareil excréteur du foie dans les vertébrés.

Cet appareil n'est pas muni d'un diverticule dans tous les vertébrés. La vésicule biliaire manque dans quelques mammifères et quelques oiseaux. Mais elle existe dans tous les reptiles et presque tous les poissons.

Au nombre des mammifères qui en sont dépourvus, on remarque plusieurs rongeurs, l'âne et le cheval parmi les solipèdes, l'éléphant et le rhinocéros parmi les pachydermes, le cerf et le chameau parmi les ruminants. Dans la classe des oiseaux, la vésicule fait défaut chez les perroquets et les coucous parmi les grimpeurs, la pintade et le pigeon parmi les gallinacés, et l'autruche d'Afrique parmi les échassiers.

La loi qui préside à l'existence ou à l'absence de ce diverticule a été peu étudiée. L'observation, cependant, nous a appris qu'à l'exception des cétacés parmi les mammifères, et du coucou parmi les oiseaux, il ne manque que chez des herbivores, des frugivores et des granivores, en un mot chez des vertébrés vivant de végétaux ; elle semble ainsi nous expliquer pourquoi il existe dans tous les reptiles et la plupart des poissons, qui, presque tous, empruntent leur nourriture au règne animal.

Conduits hépato-cystiques.—Pour arriver dans le diverticule annexé au conduit excréteur du foie, la bile ne passe pas, chez tous les vertébrés, par le canal cholédoque. Chez un grand nombre d'entre eux, elle est apportée dans la vésicule par des conduits qui proviennent, soit des lobules de la glande, soit du canal hépatique ou de l'une de ses racines, et qui s'abouchent, tantôt dans la vésicule et tantôt dans son canal excréteur : ce sont les *conduits hépato-cystiques.*

Dans la plupart des mammifères, c'est par le canal cholédoque et le canal cystique que la bile arrive dans la vésicule. Mais, dans quelques-uns, elle est portée en outre du canal hépatique dans le canal cystique par une ou deux branches qui s'étendent de l'un et l'autre en manière d'anastomose.

Dans d'autres, plus rares, elle passe du canal hépatique, ou de l'une des branches qui concourent à le former, dans la vésicule biliaire : cette disposition, qu'on observe chez le bœuf, a été signalée aussi chez le loup, le chien, le hérisson et le lièvre. — Dans d'autres, tout à fait exceptionnels, elle est transmise par des canaux qui naissent de la substance même du foie, et qui viennent s'ouvrir dans la vésicule sur sa face adhérente.

Chez les oiseaux, on voit sortir du foie deux conduits : l'un d'eux constitue le canal hépatique; l'autre se rend dans la vésicule, qui reçoit ainsi la moitié de la bile sécrétée par le foie.

Chez les chéloniens, la plus grande partie de la bile est versée dans la vésicule par des conduits hépato-cystiques qui émanent directement du foie. Mais, dans le plus grand nombre des sauriens et des ophidiens, elle y arrive par une et plus rarement par deux ou trois anastomoses étendues du canal hépatique au cystique.

Dans les poissons, il n'existe pas de canal hépatique. Les conduits biliaires s'ouvrent, les uns dans la vésicule, les autres dans son canal.

En embrassant d'un même coup d'œil toutes les variétés qui viennent d'être décrites, on voit :

1° Que dans l'homme, les quadrumanes, les carnassiers, et la très-grande majorité des autres mammifères, la bile est transmise au diverticule du conduit excréteur du foie par ce conduit et le canal cystique.

2° Que dans quelques mammifères, les oiseaux et les reptiles, une partie plus ou moins considérable de la bile est versée dans ce diverticule par les canaux hépato-cystiques.

3° Que dans les poissons, la totalité de ce liquide lui est apportée par les mêmes conduits.

En se plaçant à un point de vue plus général encore, on peut établir : que la bile, pour se rendre dans le diverticule annexé au conduit excréteur du foie, a d'autant plus de tendance à suivre la voie indirecte de ce conduit, que l'animal est plus élevé dans la série des vertébrés, et d'autant plus de tendance, au contraire, à suivre la voie directe des canaux hépato-cystiques, qu'il occupe un rang plus inférieur.

Nous avons vu que l'embouchure du canal cholédoque se trouve située à 14 ou 15 centimètres au-dessous de l'orifice pylorique de l'estomac. Il n'était pas sans intérêt de savoir si la distance qui sépare cette embouchure du pylore était la même dans tous les vertébrés; ou bien si elle variait, dans quelles limites elle varie, et la cause qui règle toutes ces variations. Le désir d'acquérir quelques notions sur chacun de ces points a fait comparer entre eux un grand nombre de vertébrés, et ce parallèle a démontré : 1° que l'embouchure du canal excréteur du foie est d'autant plus rapprochée du pylore que l'animal est plus carnassier; 2° que chez les carnassiers comme chez les herbivores, elle s'en rapproche d'autant plus que l'animal est plus vorace.

III. — RATE.

La *rate* (σπλήν, *lien*) est la plus volumineuse et la plus importante des glandes vasculaires sanguines ou glandes vésiculeuses. — Nous étudierons successivement sa *conformation* et sa *structure*.

§ 1. — CONFORMATION EXTÉRIEURE DE LA RATE.

Envisagée sous ce point de vue, la rate nous offre à considérer : sa situation et ses moyens de fixité, son volume et son poids, sa couleur et sa consistance, sa forme et ses rapports.

A. — Situation et moyens de fixité de la rate.

La rate est située profondément dans l'hypochondre gauche : entre le grand cul-de-sac de l'estomac et le diaphragme; au-dessus du méso-côlon descendant; au-devant de la capsule surrénale gauche et du rein sous-jacent, qu'elle recouvre en partie.

Ses moyens de fixité sont constitués, comme ceux du foie, par les replis que forme le péritoine en passant de sa surface sur les parties voisines. Ils sont au nombre de quatre : l'épiploon gastro-splénique, le ligament phréno-splénique, le ligament pancréatico-splénique, et enfin une sorte de petit sac séreux qui reçoit l'extrémité inférieure de la rate.

L'*épiploon gastro-splénique* se compose, ainsi que nous l'avons vu, de deux lames étendues des faces antérieure et postérieure de l'estomac vers la partie moyenne de la face interne de la rate. Il est d'autant plus long, que le premier de ces organes est plus vide et plus rétracté, d'autant plus court que celui-ci se dilate davantage. Lorsque cette dilatation devient considérable, il s'efface complétement par suite du dédoublement de ses deux lames; on voit alors la rate s'appliquer à la grande courbure du viscère. — Entre les deux lames de cet épiploon cheminent les vaisseaux courts qu'entoure un tissu cellulaire lâche quelquefois graisseux.

Le *ligament phréno-splénique* est un petit repli du péritoine qui unit la partie supérieure de la face interne de la rate à la partie la plus élevée du pilier gauche du diaphragme. Ce repli, tout à fait analogue aux ligaments latéraux du foie, affecte comme ceux-ci une figure triangulaire. Ses dimensions sont aussi à peu près les mêmes. Sa direction est ordinairement verticale et transversale.

Le *ligament pancréatico-splénique* s'étend, à la manière d'un pont membraneux, de la queue du pancréas à l'extrémité inférieure de la face interne de la rate. Sa longueur est très-variable; cependant je ne l'ai jamais vu dépasser 2 centimètres; en général, il n'atteint pas cette étendue et varie de quelques millimètres à 8 ou 10. Lorsque la glande vient s'appliquer par son extrémité caudale contre la rate, ce qu'on observe assez fréquemment, ce repli se trouve dédoublé par le pancréas et semble alors ne pas exister. — Il contient dans son épaisseur quatre ou cinq ganglions lymphatiques et un peu de tissu cellulaire lâche, auquel se mêle souvent du tissu adipeux. L'artère gastro-épiploïque gauche chemine entre ses deux lames pour se rendre à la grande courbure de l'estomac.

Le *petit sac séreux*, destiné à recevoir l'extrémité inférieure de la rate, est formé aussi de deux lames adossées et assez étroitement unies, qui se continuent supérieurement et qui s'écartent inférieurement. Le bord supérieur de ce sac séreux est concave. Il s'attache par son extrémité gauche au diaphragme et se continue par son extrémité droite avec le mésocôlon transverse. La cavité qu'il circonscrit, très-régulièrement conformée chez l'enfant, est située au-dessus du mésocôlon descendant.

Ces divers replis du péritoine ne contribuent pas également à fixer la rate dans la position qu'elle occupe. — Le supérieur, ou phréno-splénique, est celui qui remplit le mieux cet usage; il a surtout pour effet d'immobiliser l'extrémité la plus élevée du viscère et de s'opposer à tout déplacement dans le sens vertical. — Le sac séreux sur lequel s'appuie la rate la soutient très-efficacement; mais elle peut s'en échapper et s'en échappe en réalité assez fréquemment. — Les replis gastro- et pancréatico-spléniques, s'attachant à des organes dépourvus de toute fixité, ne concourent que faiblement à la maintenir en place. Aussi son extrémité inférieure est-elle beaucoup plus mobile que la supérieure, ce qui lui permet de s'associer à tous les mouvements de la grande courbure de l'estomac.

Indépendamment de ces mouvements partiels, la rate présente des mouvements de totalité, c'est-à-dire de véritables déplacements qu'on peut distinguer en physiologiques, morbides et anormaux.

Les *déplacements physiologiques* se produisent : 1° pendant les contractions du diaphragme : ainsi, la rate s'élève dans l'expiration, et s'abaisse dans l'inspiration, sans descendre comme le foie jusqu'au niveau du rebord des fausses côtes ; 2° sous l'influence de toutes les causes qui peuvent refouler vers le thorax la cloison diaphragmatique, telles que l'ampliation de l'estomac, le météorisme, la gestation, etc. .

Les *déplacements morbides*, très-limités ainsi que les précédents, sont le résultat des affections qui augmentent la capacité de la poitrine aux dépens de celle de l'abdomen, ou la capacité de l'abdomen aux dépens de celle de la poitrine : parmi les premières, se rangent l'hydrothorax et le pneumothorax ; parmi les secondes, l'ascite, l'hydropisie enkystée de l'ovaire, et toutes les tumeurs volumineuses intra-abdominales.

Les *déplacements anormaux* peuvent être la conséquence d'une transposition générale ou partielle des viscères : la rate alors occupe ordinairement l'hypochondre droit, ainsi que j'ai pu le constater sur deux individus, l'un âgé de quelques mois seulement, et l'autre de quarante-deux ans. Ils peuvent aussi reconnaître pour cause un vice de conformation, tel qu'un arrêt de développement du diaphragme : c'est dans les cas de ce genre qu'on a trouvé la rate dans la cavité du thorax.

Mais, le plus souvent, les déplacements de cet ordre sont dus au relâchement et à l'allongement progressif des liens qui unissent la rate aux parties voisines ; et cet allongement, dans quelques cas, a pu atteindre des proportions assez grandes pour lui permettre de se porter vers des régions fort éloignées : c'est ainsi que M. Choisy a pu observer et présenter à la Société anatomique, en 1833, une rate peu volumineuse qui était comme flottante au centre de l'abdomen, où elle avait été prise pour une tumeur et soumise à la compression ; c'est par suite de ce même allongement que Riolan et Duverney l'ont rencontrée à l'hypogastre, Mattei et Morgagni dans la région iliaque, Fandacy dans le pli de l'aine, où elle venait faire hernie sous les téguments, et Van-Swieten, ainsi qu'Albinus, dans l'excavation du bassin. De tels déplacements doivent être considérés du reste comme très-exceptionnels.

Chez certains individus, la rate est unie au diaphragme par des adhérences qui sont ordinairement partielles et quelquefois générales. Dans le premier cas, elles se présentent le plus souvent sous l'aspect filamenteux, en sorte que le viscère jouit encore de quelques mouvements plus ou moins limités. Dans le second, les deux surfaces adhérentes se soudent l'une à l'autre, et la rate se trouve complétement immobilisée ; de là parfois des tiraillements qui se produisent, soit dans l'intervalle des digestions à la suite du resserrement de l'estomac, soit pendant la chymification, par suite du déplacement de la grande courbure, mais qui disparaissent plus tard, la nature, avec ses inépuisables ressources, neutralisant peu à peu les effets d'une semblable immobilisation en allongeant le repli étendu de l'organe mobile à l'organe immobile.

B. — **Nombre, volume, poids, couleur de la rate.**

a. **Nombre.** — La rate, comme tous les organes impairs, est unique. Mais il existe dans la science plusieurs observations qui tendent à démontrer qu'elle peut manquer, et d'autres plus nombreuses et plus positives attestant qu'elle est parfois multiple.

Les exemples d'absence congénitale de la rate sont extrêmement rares, et ne doivent être accueillis qu'avec une certaine réserve. Chez quelques individus ce viscère se réduit à de si petites dimensions, qu'il peut échapper facilement à un examen trop rapide. Cependant M. Martin a publié en 1826, dans le premier volume des *Bulletins de la Société anatomique*, un fait de cette nature qui ne paraît pas douteux. Il faut remarquer toutefois que ce fait a été recueilli sur un enfant de six semaines qui présentait plusieurs anomalies, entre autres une transposition de l'estomac. Un fait analogue, observé sur un enfant de huit jours, a été mentionné par Valleix dans les *Archives de médecine.*

Les exemples de rates doubles abondent au contraire dans la science. Il est peu d'anatomistes un peu exercés qui n'en aient rencontré un ou deux. Mes recherches m'ont fourni l'occasion d'en observer trois : dans le premier, la rate supplémentaire, du volume d'une amande, occupait le repli pancréatico-splénique ; dans les deux autres, elle présentait le volume ainsi que la forme d'une noisette, et se trouvait située dans la partie gauche du grand épiploon. Duverney en a vu aussi trois chez un individu, et quatre chez un autre. Patin en a trouvé cinq chez un homme. Baillie, dans les *Transactions philosophiques*, nous apprend qu'il en existait sept sur un même cadavre. M. Cruveilhier, sur un sujet, en a aussi observé sept dont les dimensions allaient en décroissant : la première ou la plus considérable offrait le volume ordinaire de la rate ; la seconde, un volume qui n'était que la moitié de celui de la précédente ; la troisième, le volume d'un œuf de poule ; la quatrième, le volume d'un œuf de pigeon ; la cinquième, le volume d'un œuf de moineau ; la sixième et la septième, le volume d'un pois. Enfin, Otto, dans un cas resté unique jusqu'à présent, en aurait compté jusqu'à vingt-trois.

Ces rates surnuméraires sont munies assez souvent d'un pédicule vasculaire qui leur est propre, et qui leur permet une mobilité d'autant plus grande qu'il est plus allongé. Elles offrent une couleur rouge très-foncée, presque noire, et une forme généralement arrondie.

b. **Volume.** — Il n'est aucun organe dans l'économie dont le volume soit aussi variable que celui de la rate. Chez la plupart des individus, cependant, elle présente des dimensions qui ne diffèrent pas très-notablement, ainsi que l'attestent les mensurations suivantes exactement prises sur dix hommes adultes âgés de vingt-deux à soixante-cinq ans.

Homme de	Longueur. m.	Largeur. m.	Épaisseur. m.
30 ans.	0,130	0,080	0,035
25 ans.	0,105	0,075	0,032
40 ans.	0,135	0,110	0,041
65 ans.	0,125	0,090	0,030
40 ans.	0,110	0,080	0,030
28 ans.	0,140	0,095	0,035
60 ans.	0,115	0,082	0,027
47 ans.	0,108	0,065	0.022
54 ans.	0,140	0,085	0,042
22 ans.	0,125	0,070	0,044
Dimensions moyennes.	0,123	0,082	0,032

En additionnant dans chacune de ces trois colonnes les résultats exprimés, et en divisant le produit par 10, on reconnaît que la longueur moyenne du viscère est de 12 centimètres, sa largeur de 8, et son épaisseur de 3 : d'où il suit que sa largeur représente les deux tiers de sa longueur, tandis que son épaisseur n'en représente que le quart.

La rate, très-souvent, n'atteint pas ces dimensions; et quelquefois elle devient le siége d'une atrophie plus ou moins prononcée. Chez certains individus, son grand diamètre a pu alors se réduire à 6 ou 8 centimètres, et chez d'autres, plus rares, à 5, 4, 3 et même 2 centimètres.

Mais il est plus ordinaire de voir cet organe s'hypertrophier et acquérir des dimensions qui peuvent avoir pour résultat de doubler son volume normal. Si cette hypertrophie devient continue, la rate s'accroît en quelque sorte indéfiniment ; c'est dans des cas de ce genre qu'elle a pu tripler ou quadrupler ses dimensions, devenir aussi volumineuse que le foie, ou plus volumineuse encore, et si volumineuse même, qu'elle avait fini par envahir la plus grande partie de la cavité abdominale. Grisolle, en 1850, a présenté à l'Académie de médecine une rate véritablement monstrueuse que j'ai pu voir et dont j'ai pu aussi vérifier les dimensions : elle avait 33 centimètres de longueur, 22 de largeur et 13 d'épaisseur.

Le volume de ce viscère, du reste, ne varie pas seulement selon les individus; il varie aussi selon le sexe et selon le degré de plénitude de la veine porte; il varie beaucoup surtout selon l'état de santé ou de maladie, et sous l'influence de certains médicaments.

Chez la femme, la rate est plus petite que chez l'homme; mais les différences sexuelles inhérentes à son volume offrent peu d'importance.

Chez l'enfant, elle serait proportionnellement moins développée que chez l'adulte, suivant la plupart des auteurs. Cette opinion ne me paraît pas fondée. Son volume, à la naissance, est déjà, relativement aux autres viscères de l'abdomen, ce qu'il doit être ; on remarque seulement qu'il est plus petit lorsqu'on le compare à celui du foie, dont les dimensions sont alors très-prédominantes. Chez le vieillard, elle participe à l'atrophie qui s'empare de presque tous les organes de l'économie.

Les variations qu'elle subit dans certaines maladies sont plus considérables que celles qui précèdent et plus importantes à connaître. Au nombre des affections qui jouissent de ce fâcheux privilége, je dois noter la leucocythémie. — Mais c'est surtout dans le cours des fièvres intermittentes qu'on voit de notables variations se produire dans le volume de la rate. Au retour de chaque accès, elle devient, chez la plupart des malades, le siége d'une congestion et d'une tuméfaction plus ou moins grandes, dont la percussion permet d'apprécier les divers degrés. Après l'accès elle diminue, sans revenir complétement, dans tous les cas du moins, à ses dimensions premières. Si la maladie offre une longue durée, la rate recevra donc des quantités de sang de plus en plus grandes, s'hypertrophiera graduellement, et pourra atteindre, dans un laps de temps très-variable, ces énormes dimensions qu'ont mentionnées quelques auteurs.

Les variations qui se produisent sous l'influence de certains médicaments sont inverses des précédentes. Ici ce n'est plus une augmentation de l'organe qu'on observe, mais une diminution dont la durée est égale à celle de la cause qui l'occasionne. La strychnine et le sulfate de quinine sont doués de cette propriété constrictive à un très-haut degré.

c. Poids. — Le poids de la rate varie comme son volume et dans les mêmes conditions. Les dix rates que j'avais recueillies au hasard pour en mesurer les dimensions m'ont servi aussi pour en apprécier le poids. Voici les résultats que j'ai obtenus pour chacune d'elles :

	kil.
Homme de 30 ans	0,205
Homme de 25 ans	0,166
Homme de 40 ans	0,331
Homme de 65 ans	0,191
Homme de 50 ans	0,120
Homme de 28 ans	0,274
Homme de 60 ans	0,179
Homme de 47 ans	0,097
Homme de 54 ans	0,188
Homme de 22 ans	0,192
Poids moyen	0,195

En additionnant ces résultats et divisant le produit par 10, on obtient, pour l'expression du poids moyen de la rate, 195 grammes.

Mais les rates ainsi isolées et placées sur le plateau d'une balance sont privées d'une partie du sang qu'elles contenaient. Ce poids, qu'on peut appeler cadavérique, est donc inférieur au poids réel ou physiologique. Pour déterminer ce dernier, j'ai procédé à l'égard de la rate comme je l'avais fait à l'égard du foie : j'ai injecté dans ce viscère une quantité d'eau suffisante pour lui rendre l'aspect uni et le volume qu'il présente pendant la vie. Or, la quantité d'eau nécessaire pour atteindre ce résultat équivaut en moyenne à 30 grammes. En ajoutant ces 30 grammes au poids cadavérique, il faut donc admettre que le poids réel ou physiologique de la rate s'élève à 225 grammes.

Si l'on compare ce poids à celui du foie, on remarque que le premier forme à peine la huitième partie du second. La différence devient beaucoup plus grande lorsque la rate, par suite de son atrophie ou de sa petitesse congénitale, ne pèse plus que 80, 60 ou 50 grammes, ce qui n'est pas extrêmement rare : la plus petite rate qu'il m'ait été donné d'observer pesait 38 grammes. Mais quelques auteurs en ont rencontré de moins volumineuses encore, et dont le poids se trouvait réduit à 20, à 12, et même à 10 grammes.

La différence tend au contraire à s'effacer lorsque la rate s'hypertrophie ; elle peut même alors tourner à l'avantage de cette dernière. Nous avons vu en effet que le plus haut degré d'hypertrophie que puisse atteindre le foie a pour résultat de tripler son volume. Mais il n'en est pas ainsi de celle de la rate, dont les limites sont presque indéfinies et dont le poids, par conséquent, peut non-seulement doubler, tripler, quadrupler, mais décupler et atteindre même des proportions plus grandes encore. Les exemples de rates pesant un kilogramme, un kilogramme et demi et 2 kilogrammes, ne sont pas rares. Quelques médecins ont vu des rates qui pesaient jusqu'à 4 kilogrammes. Celle que Grisolle a présentée à l'Académie de médecine en 1850 dépassait même de 100 grammes ce dernier poids.

Dans les archives de la science il existe des faits analogues et plus remarquables encore : Helvig a vu une rate de 12 livres, Scultet une de 15 (1), Duverney une de 18 (2), Columbo une de 20 (3), Boscus une de 33 (4) ; et enfin Flammerdinge, au rapport de Haller, en aurait rencontré une de 43. Mais, bien que la plupart de ces auteurs n'entrent dans aucun détail sur ces rates aux proportions monumentales, il y a lieu de penser qu'elles n'étaient pas simplement hypertrophiées. Celle dont parle Duverney était affectée de cancer. Celle que mentionne Columbo était cartilagineuse à l'extérieur. Il est probable que celles d'Helvig, de Scultet, de Boscus, se trouvaient associées aussi à des altérations de diverse nature, à

(1) *Eph. nat. cur.*, ann. 4, 5, obs. 148, p. 154.
(2) Duverney, *Œuvr. anat.*, t. II, p. 220.
(3) Columbo, *De re anat.*, 1649, p. 265,
(4) Boscus, p. 14.

3° ÉDIT.

des tumeurs, à des kystes séreux ou hydatiques. Quant à la célèbre observation de Flammerdinge, elle est au contraire exposée avec précision. Cet auteur nous apprend, dans sa dissertation inaugurale, qu'étant encore simple élève en médecine, il fut conduit par son illustre maître Drelincourt auprès d'un malade depuis longtemps affecté de fièvre intermittente. Ce malade avait une rate volumineuse qui descendait au-dessous de l'ombilic de deux ou trois travers de doigt. Il succomba le 9 septembre 1670. Drelincourt en fit l'autopsie en sa présence. Ils trouvèrent la rate dure, de couleur plombée, volumineuse et pesante : « Totus porro lien durus erat « atque plumbei coloris, magnus atque crassus, ponderis, ℥ xliii (1). » Ainsi cette rate à laquelle tous les auteurs, sur la foi de Haller, ont accordé un poids si fabuleux, cette rate qui, pendant près d'un siècle, a couronné à la manière d'un chapiteau la série ascendante des rates monstrueuses, ne pesait pas 43 livres, mais 43 onces, c'est-à-dire un peu plus de deux livres et demie !

En résumé, dans l'état actuel de la science, il n'existe pas un exemple bien authentique de rate simplement hypertrophiée pesant plus de 4 et demi à 5 kilogrammes : limite extrême à laquelle le poids normal de ce viscère se trouve déjà presque deux fois décuplé.

La pesanteur spécifique de la rate est de 1,054. Elle diffère à peine, par conséquent, de celle du foie, qui s'élève à 1,046.

d. **Couleur.** — Vue sur un animal vivant, la rate est d'un rouge foncé. Elle offre très-probablement la même couleur chez l'homme pendant la vie. Après la mort, elle présente en général une coloration d'un rouge bleuâtre ou livide, due à la présence du sang veineux qui prédomine dans ses mailles et à sa substance propre dont la nuance est lie de vin foncée. Chez quelques individus, elle affecte une couleur rougeâtre qui prend une teinte plus vive au contact de l'air. Chez ceux dont la rate est petite, flétrie, plus ou moins atrophiée, elle est d'un rouge qui tire sur le gris, et devient même tout à fait grise lorsque ses membranes ont acquis une plus grande épaisseur. Si la mort date de plusieurs jours, elle peut se montrer rougeâtre sur certains points, noirâtre ou livide sur d'autres, et revêtir ainsi plusieurs couleurs différentes qui sont alors le résultat d'une altération cadavérique, mais qui ne s'étendent pas au delà de sa surface.

e. **Consistance.** — La rate est remarquable par la mollesse de son parenchyme. Elle se distingue entre tous les autres tissus par la facilité avec laquelle elle se laisse déchirer, écraser et convertir en une sorte de pulpe, d'où la fréquence des épanchements sanguins dans son épaisseur à la suite de chute, de coups, d'efforts, et de toutes les maladies qui peuvent en déterminer la congestion. Sa consistance, cependant, n'est pas également

____

(1) Flammerdinge, *Disput. inaug. de tum. splenis*, 1671, th. XIV, p. 11.

molle chez tous les sujets. Chez quelques-uns, elle est même caractérisée par une certaine fermeté ; c'est ce qu'on peut constater, par exemple, chez la plupart des individus dont la rate est hypertrophiée.

Dans l'étude de cette consistance, il importe de ne pas se laisser induire en erreur par les effets de la décomposition putride : car il est peu d'organes qui en subissent aussi rapidement les atteintes, en sorte qu'un observateur inexpérimenté pourrait facilement attribuer à un défaut de consistance ce qui n'est que le résultat d'une altération cadavérique.

C. **Forme et rapports de la rate.**

D'une configuration peu régulière et soumise aussi à d'assez nombreuses variétés individuelles, la rate affecte quelquefois une forme plus ou moins arrondie, ou prismatique et triangulaire, ou irrégulièrement pyramidale. Mais, en général, elle est allongée de haut en bas et aplatie de dehors en dedans, de telle sorte qu'on peut la comparer à un segment d'ellipsoïde coupé suivant son grand axe : mode de conformation qui permet de lui distinguer deux faces, deux bords et deux extrémités.

La *face externe*, convexe et unie, répond à la concavité du diaphragme qui la sépare de la partie la plus inférieure du poumon gauche, et sur un plan plus éloigné des neuvième, dixième et onzième côtes. Ces rapports nous expliquent comment un abcès de la rate a pu s'ouvrir dans la base du poumon correspondant et se vider au dehors par les bronches, ainsi que M. Pailloux en rapporte un exemple dans les *Bulletins de la Société anatomique*. Il n'est pas très-rare de trouver sur cette face des plaques fibro-cartilagineuses qui la recouvrent en partie.

La *face interne*, légèrement concave, ou à peu près plane, est formée quelquefois de deux plans qui se réunissent à angle obtus. Une série de trous échelonnés de haut en bas sur une même ligne la divisent en deux parties, une antérieure un peu plus grande et l'autre postérieure. Ces trous, qui livrent passage aux vaisseaux et aux nerfs, constituent le *hile* de la rate. Ils sont quelquefois disposés d'une manière assez irrégulière. Leur diamètre est très-inégal ; on en compte généralement de six à huit ou dix. — Toute la portion de la face interne qui est située au-devant de l'espèce de scissure produite par leur succession regarde la grosse tubérosité de l'estomac, sur laquelle elle s'applique immédiatement dans l'état de plénitude de ce viscère. Celle qui est située en arrière de la scissure ou du hile de la rate se trouve en rapport avec l'arrière-cavité des épiploons, avec le pilier gauche du diaphragme qui la sépare de la colonne dorsale, et la queue du pancréas.

Le *bord antérieur*, convexe et mince, répond à la grosse extrémité de l'estomac. — Le *postérieur*, beaucoup plus épais, arrondi transversalement, presque rectiligne dans le sens vertical, repose sur la partie supérieure du rein gauche et la capsule surrénale correspondante. On observe quelquefois sur l'un et l'autre, mais plus souvent sur l'antérieur, une ou plusieurs scissures de profondeur variable, tantôt perpendiculaires à leur direction, tantôt obliquement dirigées. Ces scissures, qui peuvent se prolonger sur les deux faces, ou seulement sur l'une d'elles, sont considérées avec raison comme le vestige des rates multiples. Je les ai trouvées si profondes sur un sujet, que la rate était comme divisée en deux parties, l'une supérieure et l'autre inférieure.

L'*extrémité supérieure* de la rate, plus volumineuse en général, d'où sans doute le nom de *tête* que lui donnaient les anciens, correspond au diaphragme. Chez le fœtus, quelquefois aussi chez l'enfant, et très-exceptionnellement chez l'adulte, elle se trouve séparée du muscle par le lobe gauche du foie dont l'extrémité vient en quelque sorte la coiffer en se repliant sur elle. — L'*extrémité inférieure*, ou la *queue* de la rate, est reçue dans le petit sac séreux qui se trouve accroché comme un nid de pigeon à la partie latérale gauche du diaphragme. Elle semble reposer sur le mésocôlon descendant et sur l'intestin qu'entoure ce repli.

§ 2. — STRUCTURE DE LA RATE

La rate n'est pas seulement la plus volumineuse des glandes vasculaires sanguines ; elle est aussi, parmi les glandes de cet ordre, celle qui présente la structure la plus compliquée. Elle comprend dans sa composition :

1° Deux membranes : l'une, de nature séreuse, destinée tout à la fois à l'isoler des organes voisins et à la rattacher, soit à ces organes, soit aux parois de l'abdomen ; l'autre, de nature fibreuse, qui a pour destination de lui constituer une sorte de charpente.

2° Une substance propre, remarquable par sa mollesse, d'où le nom de *pulpe splénique* sous lequel elle est aujourd'hui généralement connue.

3° Des follicules clos adhérents aux ramifications de l'artère splénique, et appelés aussi *corpuscules*, *glandules* ou *glomérules* de la rate.

4° Une artère volumineuse, une veine plus volumineuse encore, des vaisseaux lymphatiques, et enfin des nerfs qui lui sont fournis exclusivement par le grand sympathique.

A. — **Enveloppes de la rate.**

Des deux enveloppes de la rate, la plus superficielle est une simple dépendance du péritoine qui revêt cet organe comme il revêt tous les autres viscères de l'abdomen. La seconde, ou profonde, est une membrane propre qui non-seulement recouvre sa périphérie, mais pénètre dans son épaisseur à peu près comme la capsule de Glisson pénètre dans le foie.

a. La **tunique séreuse** ou *péritonéale* est formée par le dédoublement de l'épiploon gastro-splénique, dont les deux feuillets, parvenus au hile de la rate, se séparent pour suivre un trajet opposé. — L'antérieur, se réfléchissant à angle droit, tapisse la partie antérieure de la face interne du viscère, son bord antérieur, sa face externe, son bord postérieur, et le plus souvent même remonte un peu sur sa face interne ; puis, se détachant alors de la rate, il se porte vers le pilier gauche du diaphragme sur lequel il se continue avec le péritoine qui revêt tout l'hypochondre gauche. Ce feuillet antérieur embrasse par conséquent dans ses replis la presque totalité de la rate. — Le feuillet postérieur revêt la partie correspondante de la face interne, puis s'adosse à la portion du feuillet antérieur qui vient s'appliquer au pilier gauche du diaphragme, et constitue avec celui-ci un long repli qui attache la rate à la paroi postérieure de l'abdomen. Le ligament phréno-splénique représente l'extrémité supérieure de ce repli, et le ligament pancréatico-splénique son extrémité inférieure. Parvenu sur le pilier gauche du diaphragme, le feuillet postérieur de l'épiploon gastro-splénique se sépare de l'antérieur pour se porter de gauche à droite et se continuer avec le feuillet postérieur de l'arrière-cavité des épiploons.

La face externe ou superficielle de la tunique séreuse est lisse et humide comme celle de tous les organes revêtus par le péritoine. — Sa face interne ou profonde adhère à la tunique propre d'une manière si intime que ces deux membranes semblent n'en constituer qu'une seule. C'est seulement au niveau des replis par lesquels cette tunique se continue avec le péritoine des parties voisines, et surtout au niveau du hile de la rate, qu'elle se distingue très-nettement de la tunique sous-jacente.

b. La **tunique propre**, appelée aussi *tunique fibreuse*, entoure complétement la rate. Elle est plus mince que la précédente, d'une teinte légèrement opaline et demi-transparente, en sorte qu'elle laisse entrevoir chez quelques mammifères, mais non chez l'homme, les corpuscules de la rate. Unie et confondue en dehors avec l'enveloppe séreuse, elle adhère par sa face interne aux parties qu'elle recouvre. Lorsque des plaques fibreuses ou fibro-cartilagineuses se développent à la surface du viscère, c'est dans l'épaisseur de cette tunique qu'elles prennent naissance.

Au niveau du hile de la rate, la tunique fibreuse, après s'être séparée de l'enveloppe séreuse, revêt les intervalles des vaisseaux spléniques, et entoure ceux-ci de tous côtés. Mais elle ne s'entr'ouvre pas pour leur livrer passage ; elle se déprime à l'entrée de ces vaisseaux, puis se prolonge sur eux à la manière de gaînes et les accompagne ensuite dans toute l'étendue de leur trajet. Considérées dans leur ensemble, ces gaînes constituent la *capsule de Malpighi*, tout à fait comparable à la capsule de Glisson (1).

____

(1) Malpighi, *De vasis lienem percurrentibus, eorumque capsula* (*Biblioth. anat.* de Manget, t. I, p. 373).

Leur nombre est égal à celui des troncs vasculaires qui pénètrent dans la rate. Chacune d'elles renferme une 'artère, une veine, et ordinairement aussi un tronc lymphatique ; chacune d'elles se divise et se subdivise comme les vaisseaux qu'elle contient. Elles ne sont unies à ces vaisseaux que par un tissu cellulaire lâche ; mais, par leur surface opposée, elles adhèrent d'une manière intime au tissu de la rate.

De toute l'étendue des gaînes vasculaires et de toute la surface interne de la tunique fibreuse, on voit naître d'innombrables prolongements qui s'en détachent, pour la plupart, à angle droit. Après un court trajet, ces prolongements se divisent, affectent alors les directions les plus variées, s'entre-croisent, s'unissent, et partagent ainsi la cavité circonscrite par les enveloppes de la rate en un très-grand nombre d'aréoles décrites par Malpighi sous le nom de *cellules*. Les plus importants sont ceux qui partent de la face interne de l'enveloppe fibreuse ; ils ressemblent à de petites lamelles qui n'excèdent pas dans leur plus grande largeur un millimètre et demi ou 2 millimètres. Les moyens sont arrondis et cylindriques. Leur diamètre varie de $0^{mm},1$ à $0^{mm},4$. Les plus petits émanent surtout des dernières divisions des gaînes vasculaires ; leur ténuité est telle, pour quelques-uns au moins, qu'on peut les comparer à autant de fils d'araignée. Lorsque plusieurs de ces filaments se rencontrent ou s'unissent, on observe à leur point d'intersection une sorte de nodule.

Les *aréoles* ou *cellules* circonscrites par ces prolongements ne revêtent aucune forme déterminée. Elles sont très-irrégulières, de dimensions inégales, et communiquent largement entre elles, de telle sorte qu'un liquide quelconque injecté dans une de ces cellules passe de proche en proche dans toutes les autres. Malpighi, le premier, a démontré leur communication à l'aide de l'insufflation. Pour les observer, il faut diviser la rate transversalement, et enlever ensuite toute la pulpe splénique à l'aide d'un courant d'eau.

La tunique fibreuse, ainsi que la capsule de Malpighi et tous les prolongements qui contribuent à former la charpente réticulée de la rate, se composent de fibres lamineuses, auxquelles se mêlent quelques fibres élastiques très-déliées.

Indépendamment de ces deux ordres de fibres, la trame fibreuse de la rate comprend aussi, dans sa constitution, des fibres musculaires lisses. Celles-ci sont nombreuses dans quelques mammifères, particulièrement chez le chien, le cochon, l'âne, le mouton, etc. Elles sont rares et plus difficiles à distinguer chez l'homme ; mais c'est à tort que Kölliker et Henle en ont nié l'existence. Leur proportion, relativement aux fibres lamineuses, varie du reste beaucoup suivant les espèces animales. — La rate est redevable à ces fibres des phénomènes de contractilité qu'elle présente. Placée entre les deux conducteurs d'un appareil électro-magnétique énergique, cet organe, chez un chien vivant, se raccourcit de 2 centimètres. Sa contraction est lente à se produire et lente à s'éteindre, comme celle de la plupart des muscles à fibres lisses. Toutefois, je tiens de M. Cl. Bernard que si au lieu d'appliquer les conducteurs sur ses extrémités on galvanise directement les nerfs qui pénètrent dans son épaisseur, les phénomènes de contraction sont beaucoup plus prononcés et plus rapides. C'est en agissant sur ces nerfs, nés de la moelle épinière comme toutes les racines du grand sympathique, que la strychnine exerce une influence si remarquable sur le volume de la rate.

B. — Substance propre de la rate.

La substance propre de la rate, plus connue sous le nom de *pulpe splénique*, remplit toutes les aréoles circonscrites par les prolongements de la tunique fibreuse. Elle forme la plus grande partie du viscère ; réunie aux glomérules, elle en constitue l'élément essentiel. — Sa couleur est constamment rouge, mais elle varie dans sa nuance depuis le rouge foncé jusqu'au rouge pâle ou jaunâtre. — Sa consistance, bien que variable aussi suivant les sujets, se distingue chez tous, cependant, par une mollesse plus ou moins grande qui l'a fait comparer avec raison à une sorte de pulpe. Après la mort, elle diminue encore, et souvent avec rapidité ; de pulpeuse qu'elle était, elle devient alors diffluente et presque liquide.

Dans chaque aréole, la pulpe splénique est soutenue par des filaments d'une extrême ténuité qui s'entre-croisent et s'unissent de manière à former un réseau visible seulement au microscope. Les dernières divisions des artères et les premières radicules des veines l'entourent et la traversent. — Elle comprend dans sa composition :

1° Des noyaux très-nombreux et très-évidents, de forme irrégulièrement arrondie, et du diamètre de 0^{mm},003 à 0^{mm},004.

2° Des cellules très-multipliées aussi, de 0^{mm},006 à 0^{mm},009, dans la cavité desquelles on remarque un noyau volumineux et granuleux.

3° Des cellules plus grandes que les précédentes, dont le diamètre varie de 0^{mm},010 à 0^{mm},012, en général extrêmement pâles et presque toujours en petit nombre, en sorte qu'elles se trouvent comme perdues au milieu des autres : ces cellules, par leur aspect et leurs dimensions, offrent une grande analogie avec les globules blancs du sang.

4° Des globules rouges, à la présence desquels la pulpe splénique emprunte surtout sa coloration. Ces globules existent constamment, mais en nombre variable ; ils se présentent quelquefois en grande abondance.

5° Des corpuscules de forme irrégulière, transparents à leur centre, et vivement colorés sur leurs bords, qui sont rouges bruns, d'une teinte cuivrée, ou d'un jaune doré. Ces corpuscules se présentent rarement isolés ; le plus souvent on les trouve réunis par petits groupes de cinq à sept. Ils ne constituent pas des éléments d'une nature particulière : ce sont des globules rouges du sang en voie de décomposition. Kölliker, qui a suivi pas à pas toutes les phases de ce travail de décomposition, a constaté que, lorsque les globules rouges sont récemment mêlés à la pulpe splénique, ils conservent d'abord leurs caractères distinctifs. Mais bientôt ils commencent à se déformer ; puis ils se rapetissent et deviennent irréguliers ; leur contour prend une couleur plus vive : c'est alors qu'ils se réunissent par petits groupes. Plus tard, ces groupes s'entourent d'une membrane ; les globules semblent passer alors à l'état de simples granulations pigmentaires. Plus tard encore, ils se décolorent, puis finissent par se dissocier : tel est le dernier terme de leur décomposition.

La rate paraît donc avoir pour destination principale de détruire une partie des globules du sang qui la traversent. S'il en est ainsi, ces globules doivent se présenter en plus petit nombre dans la veine splénique que dans les autres veines du corps. C'est en effet ce qui a lieu. M. Béclard, dans une série d'expériences entreprises sur des chiens et des chevaux, a comparé le sang de la veine splénique à celui de la veine jugulaire ; et il a pu constater que le sang de la première contenait moins de globules que celui de la seconde (1). A cette diminution du nombre des globules sanguins dans la veine splénique, correspond une augmentation notable de fibrine et d'albumine.

C. — Corpuscules de la rate.

Les *corpuscules*, *glandules* ou *glomérules* de la rate, découverts par Malpighi en 1666, d'où le nom de *corpuscules de Malpighi* sous lequel ils ont été désignés aussi par quelques auteurs, sont des vésicules qui offrent la plus grande analogie de forme, d'aspect et de structure avec les follicules clos de l'intestin. On les trouve répandus en grand nombre dans la rate de certains mammifères où ils sont très-manifestes, chez le bœuf et le mouton par exemple.

Chez l'homme, ces corpuscules sont beaucoup plus difficiles à distinguer. Pour constater leur existence il importe de prendre une tranche mince du tissu splénique sur une rate en état de parfaite conservation ; en examinant cette coupe à un faible grossissement on aperçoit çà et là des espaces plus clairs et arrondis qui correspondent aux corpuscules.

Ceux-ci sont situés sur le trajet des dernières divisions de l'artère splénique. Ils adhèrent à ces divisions par un point de leur surface et sont entourés de tous côtés par la pulpe splénique.

Lorsqu'on les observe sur une rate où leur existence est très-manifeste, on reconnaît qu'ils sont à peu près aussi nombreux que chez les animaux les mieux doués sous ce rapport. La distance qui les sépare varie pour la plupart de 2 à 4 millimètres, de telle sorte qu'il en existerait un pour cha-

____

(1) Béclard, *Traité élémentaire de physiologie*, 5ᵉ édit., p. 562.

que espace cubique de 3 millimètres. La longueur de la rate étant de 12 centimètres, sa largeur de 8 et son épaisseur de 3, son volume équivaut à 288 000 millimètres cubes, et, comme il faut 27 de ces cubes pour faire un cube de 3 millimètres de côté, on trouve, en prenant le 27me de ce chiffre, que le nombre total des glomérules s'élèverait à 10 000 environ.

Leur diamètre mesure de 0^{mm},3 à 0^{mm},4. Quelques-uns n'atteignent pas tout à fait cette dimension, mais d'autres la dépassent un peu.

Leur forme est très-régulièrement arrondie, leur couleur d'un gris opalin et leur consistance un peu supérieure à celle de la pulpe splénique.

Les glomérules de la rate se composent d'une partie contenante ou vésicule, et d'une partie contenue. — La vésicule, dont l'existence avait paru douteuse à quelques anatomistes, est aujourd'hui bien démontrée. Elle est transparente, très-mince et parfaitement close. — Dans sa cavité on remarque : 1° une trame réticulée, d'une extrême délicatesse, analogue au réticulum des follicules clos de l'intestin; 2° des capillaires sanguins ; 3° un liquide peu abondant, de nature albumineuse ; 4° des cellules de 0^{mm},008 à 0^{mm},010 de diamètre, contenant chacune un noyau et semblables à celles de la pulpe splénique, ou différant à peine de ces dernières ; 5° des noyaux moins abondants que ces cellules, et à peu près identiques aussi avec ceux de la substance propre de la rate.

D. — Artère splénique.

L'*artère splénique*, branche du tronc cœliaque, s'étend horizontalement de son origine vers le hile de la rate, en suivant le pancréas, sur la partie supérieure et postérieure duquel elle se creuse un sillon. Elle est remarquable à la fois par son volume, très-considérable relativement à celui des organes auxquels elle se distribue, par l'épaisseur de ses parois, et par les flexuosités si prononcées qu'elle décrit. Sur un homme de quarante à cinquante ans, sa longueur, mesurée sans tenir compte de ses courbures, était de 12 centimètres ; mesurée avec un fil qui suivait exactement ses flexuosités, elle avait 21 centimètres.

Dans son trajet, l'artère splénique fournit d'abord de nombreuses et importantes divisions au pancréas. Elle donne ensuite la gastro-épiploïque gauche qui souvent donne elle-même, au moment où elle s'en détache, une branche importante à l'extrémité inférieure de la rate.

Parvenue au niveau du repli par lequel la rate se trouve attachée à la paroi postérieure de l'abdomen, l'artère, réduite de moitié environ, se partage en trois ou quatre branches volumineuses qui se dirigent vers le hile de la rate en s'écartant et se subdivisant à leur tour.

De la partie moyenne de ces branches, ou de leur origine, et dans certains cas plus rares, du tronc même de la splénique, on voit naître des rameaux longs et grêles, au nombre ordinairement de cinq ou six, qui le accompagnent jusqu'à la rate, mais qui, parvenus à la scissure du viscère, se réfléchissent de dehors en dedans pour se porter vers la grosse tubérosité de l'estomac en suivant l'épiploon gastro-splénique dans lequel ils sont situés. Ces rameaux sont connus sous le nom de *vaisseaux courts*, dénomination qui contraste étrangement avec leur ténuité et leur longueur.

Les trois ou quatre grosses branches destinées à la rate s'étant pour la plupart subdivisées, on observe, au niveau de la scissure du viscère, six à huit ou dix branches plus petites qui pénètrent dans son épaisseur en suivant le trajet des gaînes vasculaires. A leur entrée, elles sont situées sur un plan antérieur à celui qu'occupent les branches veineuses coprespondantes; les plus inférieures seules se placent quelquefois en arrière des divisions veineuses ou immédiatement au-dessus.

Après avoir pénétré dans leur gaîne vasculaire, chacune de ces branches parcourt celle qui lui correspond, en émettant dans son trajet des divisions d'un calibre très-différent; leur mode de ramescence, en d'autres termes, n'est pas régulièrement dichotomique: à côté d'une branche importante, on voit naître de très-petites ramifications, et plus loin un gros rameau ou une branche moyenne. Ces branches et ces rameaux s'en détachent le plus souvent à angle droit, et deviennent le point de départ de subdivisions qui rayonnent ensuite dans tous les sens. Lorsque celles-ci n'ont plus que 0^{mm}, 3 ou 0^{mm},4, elles commencent à s'isoler des ramuscules veineux qui les accompagnent et fournissent des ramifications déliées auxquelles viennent se suspendre les corpuscules de Malpighi, comme les fruits se suspendent aux branches sur lesquelles ils ont pris naissance. Ces ramifications sont destinées, les unes aux glomérules, les autres à la pulpe splénique. Les premières forment un réseau très-délicat qui enlace les corpuscules et qui pénètre dans leur cavité. Les secondes se terminent par un réseau semblable dans le tissu qui les entoure.

Dans une très-bonne thèse publiée sur la structure de la rate, en 1802, Assolant s'est attaché, le premier, à démontrer que chacune des branches artérielles qui pénètrent dans ce viscère forme un petit département sans aucune communication vasculaire avec les départements voisins. Cette indépendance des principales branches de l'artère splénique n'est plus contestée. Lorsqu'on injecte avec un liquide très-pénétrant l'une des artères de la rate, l'injection revient bientôt par la veine correspondante, mais ne revient pas par les autres branches artérielles et veineuses.

De ces injections, cependant, il ne faudrait pas conclure qu'il existe dans la rate un nombre indéterminé de petits départements vasculaires. D'après mes recherches, quel que soit le nombre des branches qui pénètrent isolément dans ce viscère, on n'observe jamais plus de quatre ou cinq départements vasculaires, et quelquefois trois seulement. Or, comme les branches artérielles sont toujours plus nombreuses, il faut bien admettre que quelques-unes communiquent entre elles, ou, ce qui revient au même, qu'un département vasculaire peut être formé par deux ou plusieurs branches anastomosées.

Des faits qui précèdent, il suit que la rate, considérée dans sa structure, ne représente pas un organe unique, mais une association ou réunion de quatre ou cinq organes identiques reliés entre eux par les mêmes membranes et unis les uns aux autres par leur périphérie, mais conservant cependant sous cette fusion apparente une indépendance réelle. Nous retrouvons les traces de cette indépendance dans les scissures que présentent les deux bords du viscère, et surtout dans la pluralité des rates que les observateurs ont si souvent l'occasion de constater. Les quatre ou cinq départements vasculaires composant cet organe correspondent aux trois, quatre ou cinq branches qui naissent immédiatement de la partie terminale de l'artère splénique. Pour démontrer leur indépendance, il suffit d'injecter toutes ces branches avec un liquide solidifiable différemment coloré pour chacune d'elles, et d'inciser ensuite la rate sur son grand axe.

E. — Veine splénique.

La *veine splénique* est située au-dessous de l'artère, en arrière du pancréas qui lui présente une gouttière particulière croisant sa face postérieure à la manière d'une diagonale. En dedans elle est séparée de l'artère par un espace angulaire; en dehors elle devient sous-jacente et contiguë à celle-ci. Son calibre, très-considérable, a été exagéré encore par tous les auteurs, qui s'accordent à le présenter comme trois, quatre ou cinq fois aussi grand que celui du tronc artériel correspondant : il est le double seulement.

Au voisinage de la rate, la veine splénique se divise en plusieurs grosses branches qui elles-mêmes se subdivisent bientôt, de telle sorte que leur nombre égale toujours exactement celui des branches artérielles, en arrière desquelles elles viennent se placer pour la plupart.

À leur entrée dans la capsule de Malpighi, chacune de ces branches s'accole à l'artère qui lui correspond et aux nerfs qui accompagnent cette artère, puis parcourt dans toute son étendue la gaîne dans laquelle elle se trouve logée, en fournissant un très-grand nombre de divisions sans affecter un mode de ramescence régulièrement dichotomique. C'est pourquoi, lorsqu'on les ouvre, on trouve leurs parois criblées d'orifices extrêmement inégaux et plus nombreux sur le côté opposé à celui qu'occupe l'artère.

Dans leur trajet, les divisions des veines spléniques s'anastomosent entre elles, non-seulement celles d'un petit calibre, mais souvent aussi celles d'un volume plus considérable, et transforment ainsi, dans chaque département de la rate, l'élément veineux en un riche plexus. Ces anastomoses sont surtout très-faciles à observer dans quelques mammifères, par exemple chez le bœuf, le veau, le mouton, parce qu'elles sont plus multipliées dans la rate de ces animaux que dans celle de l'homme et ont lieu par des branches plus importantes.

A l'extrémité de la gaîne que leur fournit la tunique fibreuse, les dernières divisions de la veine splénique pénètrent dans les aréoles de la rate, et se terminent par un réseau de ramifications capillaires dont les unes se répandent sur les glomérules, tandis que les autres se perdent en plus grand nombre dans la pulpe splénique, où elles se continuent de part et d'autre avec les artérioles correspondantes. Les artères et les veines dans la rate se comporteraient donc comme dans la plupart des autres régions du corps, avec cette différence, toutefois, que le réseau capillaire par lequel elles se continuent se trouve peut-être percé d'orifices qui mettent ce réseau en communication avec la pulpe splénique. Car on trouve presque constamment des globules sanguins disséminés dans cette pulpe ; or, ceux-ci ne peuvent s'échapper par de simples porosités : il faut donc admettre, pour leur livrer passage, ou bien des orifices, ou bien une rupture accidentelle des capillaires.

L'existence d'orifices sur les parois des capillaires qui traversent la pulpe splénique a contre elle ce fait d'anatomie générale, que personne ne conteste aujourd'hui : l'occlusion parfaite de l'appareil circulatoire. Mais peut-être, les capillaires de la rate font-ils exception à cette loi. Dans le bœuf, la veine splénique, à sa sortie, sur une étendue de 2 centimètres, est criblée d'orifices par lesquels la pulpe vient faire hernie dans sa cavité ; or, si la veine splénique est ouverte sur un point, pourquoi ne le serait-elle pas sur d'autres ? Si elle communique avec la pulpe splénique à sa sortie du viscère, pourquoi ne communiquerait-elle pas avec cette même pulpe à son origine, où nous voyons le sang se mêler presque partout à celle-ci ? En faveur d'une telle communication, on peut invoquer : 1° l'impossibilité d'injecter les veines par les artères sans effusion du liquide injecté dans la pulpe splénique ; 2° l'accroissement de volume si rapide et si notable de la rate dans certaines fièvres intermittentes, accroissement qui suppose aussi un épanchement dans cette même pulpe ; 3° enfin, les modifications et la destruction que subissent les globules du sang dans la rate, modifications qui présentent la régularité d'une fonction normale, et non les caractères d'un fait accidentel ou pathologique.

Si l'on ne veut pas admettre des orifices établissant une libre communication entre les premières radicules veineuses et la pulpe splénique, il faut alors invoquer l'existence d'une rupture. A l'appui de cette seconde opinion, on peut dire que lorsque les veines pénètrent dans la pulpe, elles ne se trouvent plus entourées de leurs gaînes, et que leurs parois sont extrêmement minces ; plusieurs anatomistes affirment même qu'elles ne sont plus constituées que par leur tunique épithéliale. On comprend que, réduites à cette dernière tunique, elles n'offriraient plus en effet qu'une bien faible résistance, et qu'une rupture pourrait se produire alors sous l'influence des plus faibles congestions.

Quelques anatomistes, n'admettant ni cette dernière opinion, ni la première, voient dans la rate un organe de nature érectile entièrement analogue aux corps caverneux. Cette opinion était celle de Malpighi. Selon cet auteur, les derniers rameaux de l'artère splénique, à leur entrée dans les cellules, se divisaient en deux ramuscules : l'un qui s'épanouissait en ramifications capillaires sur le corpuscule correspondant, l'autre qui s'ouvrait dans les aréoles de la rate, aréoles de chacune desquelles naissait une radicule veineuse pour y puiser le sang qu'avait versé l'artère. Les aréoles se trouvaient ainsi placées entre les vaisseaux afférents et efférents. Quant à la pulpe splénique, on la considérait comme identique avec le sang. Ainsi formulée, cette opinion était séduisante ; aussi a-t-elle trouvé à toutes les époques beaucoup de partisans. Mais, l'examen microscopique démontrant que la pulpe splénique, loin d'être du sang épanché, est une substance *sui generis*, il n'est plus permis de voir dans la rate un tissu érectile, car il n'y a pas d'espaces dans lesquels le sang puisse librement s'épancher : les aréoles qu'on croyait affectées à cet usage sont destinées à loger, à soutenir, à protéger la pulpe splénique, comme les cellules de la capsule de Glisson, chez certains mammifères, soutiennent et protégent les lobules du foie ; et si l'observation établit qu'une certaine quantité de sang sort de ces canaux pour venir se mêler à cette pulpe, elle nous montre aussi que les artères et les veines de la rate sont réunies par un réseau capillaire, à travers lequel la presque totalité de ce sang passe immédiatement des unes dans les autres. Cette opinion a donc contre elle tous les faits dont s'est enrichie depuis trente ans l'anatomie microscopique de la rate.

F. — Vaisseaux lymphatiques et nerfs de la rate.

Les *vaisseaux lymphatiques* de la rate ont été distingués, comme ceux de la plupart des viscères, en superficiels et profonds.

Les lymphatiques superficiels sont nombreux et très-volumineux chez quelques mammifères. — Chez l'homme jusqu'à présent il ne m'a pas été possible d'en saisir le moindre vestige. S'ils existent, j'ose dire que dans l'état actuel de la science leur existence n'est pas encore démontrée.

Les vaisseaux lymphatiques profonds ont été, au contraire, très-bien observés. Je les ai vus dans l'intérieur de la capsule de Malpighi, sur les côtés des veines spléniques qu'ils accompagnent. Pour constater leur existence et leur nombre, le moyen le plus sûr et le plus expéditif consiste à injecter les artères ou les veines spléniques avec une solution de gomme ; la solution, après avoir rempli les vaisseaux sanguins, passe par transsudation dans les vaisseaux lymphatiques correspondants et rien de plus facile alors que de les distinguer. A cette solution on pourrait à la rigueur substituer un simple courant d'eau.

Ces vaisseaux, très-probablement, tirent leur origine, soit des corpuscules de la rate, soit de la pulpe splénique. Ils suivent dans toute l'étendue de leur trajet les branches veineuses sur lesquelles ils sont appliqués. Chaque veine principale est accompagnée d'un tronc lymphatique. Le nombre des lymphatiques profonds, à leur sortie du viscère, ne s'élève donc pas au delà de cinq ou six. — Ils cheminent dans le repli séreux qui attache la rate à la paroi postérieure de l'abdomen, et se jettent presque aussitôt dans les ganglions situés sur la queue du pancréas.

Les *nerfs* de la rate émanent du plexus solaire. Ils s'appliquent sur l'artère splénique en lui formant une gaîne analogue à celle que le même plexus fournit aux autres branches du tronc cœliaque. Cette gaîne, après avoir abandonné plusieurs divisions au pancréas, et d'autres à l'estomac, se partage en un certain nombre de filets qui perdent leur disposition plexiforme et suivent les branches terminales de l'artère sans les enlacer ni les contourner dans leur trajet. Un ou deux filets nerveux accompagnent chacune de ces branches. Leur mode de terminaison est encore complétement inconnu.

Chez quelques mammifères, et surtout chez le bœuf, ces nerfs, à leur entrée dans la rate, se rassemblent en un ou deux cordons volumineux qui s'appliquent à l'artère et la suivent en fournissant autant de divisions décroissantes que celle-ci.

CHAPITRE II.

APPAREIL DE LA RESPIRATION

CONSIDÉRATIONS GÉNÉRALES

L'appareil de la respiration est cet ensemble d'organes qui ont pour but commun de restituer au sang les propriétés nécessaires à l'entretien de la vie.

Uni par les liens les plus étroits à l'appareil de la circulation qui, dans un temps donné, soumet à son influence la masse entière du sang, l'appareil respiratoire attire à lui l'air extérieur pour le mettre largement en contact avec ce liquide.

Ainsi mis en présence, les deux fluides réagissent l'un sur l'autre : le sang abandonne à l'air atmosphérique son acide carbonique et de la vapeur d'eau ; et l'air lui abandonne en échange une partie de son oxygène. Pendant cet échange, qui constitue le phénomène de l'*hématose*, le sang passe de l'état de sang noir à l'état de sang rouge, de l'état de sang veineux à l'état de sang artériel ; et d'impropre qu'il était à la nutrition, aux sécrétions et aux excitations de tout genre, il devient apte à répandre partout la chaleur et la vie.

Lorsque les deux fluides qu'il avait mis en contact ont subi une mutuelle réaction, après s'être dilaté pour les attirer, il revient à ses dimensions premières pour rendre à l'atmosphère celui qu'il lui avait emprunté, et laisse s'écouler librement dans le système vasculaire à sang rouge celui qu'il avait reçu du système vasculaire à sang noir.

Considéré dans l'exercice de ses fonctions, l'appareil respiratoire se présente donc à nous sous l'aspect d'une pompe aspirante et foulante dans laquelle l'air et le sang se précipitent par des canaux ramifiés à l'infini, et dont les parois, au lieu de rester immobiles, se dilateraient et se resserreraient tour à tour. — Le mouvement par lequel il se dilate en attirant à lui l'air extérieur a reçu le nom d'*inspiration ;* celui par lequel il se resserre pour expulser cet air est appelé *expiration*. La réunion de ces deux phénomènes se succédant l'un à l'autre forme un *mouvement respiratoire ;* et la succession de ces mouvements constitue la *respiration*.

Considéré dans sa structure, cet appareil se compose de trois groupes d'organes, à chacun desquels sont affectés des usages différents : au premier, des usages mécaniques ; au second, des usages physiques ; au troisième, des usages d'une nature essentiellement chimique.

Les organes du premier groupe, ou *agents mécaniques de la respiration*, forment une vaste cavité, la *cavité thoracique*, cloisonnée dans sa partie médiane, et subdivisée par conséquent en deux cavités secondaires qui jouissent à un égal degré de la faculté de se dilater et de se resserrer pour attirer et repousser l'air extérieur.

Les organes du second groupe, ou *agents physiques de la respiration*, forment un conduit à parois incompressibles, destiné à porter cet air jusqu'aux organes de l'hématose dans l'inspiration, et à le reporter au dehors dans l'expiration. — Situé sur la ligne médiane, ce conduit répond successivement à la face, au cou et au thorax. Il comprend, en procédant de haut en bas, les fosses nasales, le pharynx, le larynx et la trachée-artère qui se divise inférieurement pour donner naissance aux bronches, lesquelles se divisent et subdivisent à leur tour.

Les organes du troisième groupe, ou *agents chimiques de la respiration*, sont les *poumons*, au nombre de deux, situés chacun dans une des cavités du thorax, communiquant au dehors par le même conduit aérifère, l'un et l'autre essentiellement formés par les ramifications de ce conduit, et les divisions des canaux sanguins, ramifications et divisions dont la ténuité devient telle, que l'air et le sang, à leur extrémité terminale, semblent en quelque sorte se pulvériser pour se mieux entremêler.

Des considérations qui précèdent, il résulte que l'appareil de la respiration nous offre à étudier :

1° La cavité thoracique, dont la dilatation chez l'homme et les mammifères forme le phénomène initial de toute respiration.

2° Le conduit dans lequel l'air atmosphérique se précipite au moment où le thorax se dilate.

3° Enfin, les poumons, organes essentiels de la respiration, dans lesquels cet air se répand en colonnes divergentes et décroissantes, pour se mettre partout en contact avec le sang qu'il vient régénérer.

ARTICLE PREMIER

CAVITÉ THORACIQUE

La *cavité thoracique* ou *pectorale* n'a pas pour unique attribution de contenir et de dilater les organes qui président à l'hématose ; elle est destinée aussi à loger et à protéger le cœur et les gros vaisseaux qui s'y rendent ou qui en partent.

C'est à l'aspect surtout de la disposition respective de ces trois organes qu'on peut comprendre combien sont intimes les connexions qui unissent l'appareil de la circulation à l'appareil de la respiration. L'organe central et principal de l'un semble en quelque sorte s'insinuer entre les deux organes essentiels de l'autre, se creuser une couche à leurs dépens, et remonter jusqu'au conduit aérifère qui vient se ramifier dans leur épaisseur, comme pour leur transmettre par la voie la plus courte tout le sang que lui envoient les capillaires généraux, et en recevoir dans le plus court délai aussi tout celui qui émane des capillaires pulmonaires.

Ces connexions à la fois anatomiques et physiologiques ont pour effet d'associer les deux appareils à la plupart des maladies graves qui peuvent atteindre chacun d'eux ; il est rare que les affections organiques du cœur, lorsqu'elles arrivent à un certain degré, ne réagissent pas sur les fonctions des poumons, de même que les lésions de ceux-ci réagissent sur les fonctions du cœur.

Le thorax représente l'une des trois grandes cavités splanchniques de l'économie. Formant la partie supérieure du tronc, il se trouve situé entre la cavité crânienne, qui surmonte et couronne le rachis, et la cavité abdominale, annexée à la partie inférieure de cette colonne.

En étageant ces trois grandes cavités sur un même axe, la nature, dans les attributs qu'elle leur a décernés, a passé graduellement de l'une à l'autre, de telle sorte que celles qui correspondent aux extrémités de celui-ci diffèrent très-notablement, tandis que celle qui répond à sa partie moyenne cumule les caractères des deux autres. — Si on les considère en effet dans leur capacité, on voit, à la cavité du crâne, prise pour unité, succéder la cavité du thorax beaucoup plus grande, et à celle-ci la cavité de l'abdomen plus considérable encore. — Si on les compare dans leur solidité, on remarque que la première possède cette propriété au plus haut degré, que la seconde est moins résistante, et que la troisième contraste avec les précédentes par la mollesse et la flaccidité de ses parois. — Les compare-t-on dans leur forme, on constate que la cavité occupée par l'encéphale est caractérisée sous ce rapport par la fixité et la symétrie, que celle occupée par le cœur et les poumons se modifie un peu à chaque mouvement respiratoire, qu'elle se déforme facilement et reste rarement symétrique ; que celle de l'abdomen varie dans sa configuration, suivant l'état des organes qu'elle renferme, et sous l'influence des pressions de tout genre auxquelles elle se trouve soumise.

Les caractères propres à chacune de ces trois cavités sont du reste en harmonie avec la proportion des parties dures et des parties molles qui entrent dans leur composition. — Essentiellement osseuse et destinée surtout à jouer le rôle d'un étui protecteur, la cavité du crâne se distingue par la solidité de ses parois et l'invariabilité de sa forme. — A la fois osseuse, cartilagineuse et musculaire, la cavité thoracique est moins résistante, mais plus élastique et mobile. — Principalement musculaire, la cavité abdominale a pour traits distinctifs la dépressibilité, l'extensibilité, la contractilité de ses parois et la variabilité de sa forme.

Considérée comme cavité de réception et de protection, on peut donc dire que le thorax, par la plupart de ces attributs, participe à la fois du crâne et de l'abdomen, et qu'il forme en quelque sorte la transition de l'une à l'autre cavité.

§ 1. — LIMITES, SURFACES, PAROIS DE LA CAVITÉ THORACIQUE.

Les limites de cette cavité sont peu accusées. Supérieurement, cependant, on peut dire qu'elle est circonscrite par la dépression sus-sternale en avant, et par les dépressions sus-claviculaires de chaque côté.

Inférieurement, elle se distingue de l'abdomen par une ligne de démarcation qu'on n'aperçoit pas toujours, mais que le toucher permet en général de reconnaître assez facilement. Cette ligne répond : en arrière, au bord inférieur de la douzième côte ; en avant, à la base de l'appendice xiphoïde ; latéralement, aux rebords que forment par leur réunion les cartilages des septième, huitième, neuvième et dixième côtes, rebords dont la convexité regarde en bas et en dedans, et dont l'extrémité supérieure s'articule avec la partie inférieure du corps du sternum, de telle sorte qu'ils sont très-rapprochés en haut, tandis qu'inférieurement ils divergent plus ou moins, suivant les individus.

3ᵉ ÉDIT.

L'extrémité libre de la dernière côte, située de chaque côté sur le prolongement de ces rebords, n'est séparée de la crête iliaque que par un intervalle de 5 à 7 centimètres chez l'homme, et de 4 à 5 seulement chez la femme. La cavité thoracique, qui, en avant, reste très-éloignée du bassin, s'en rapproche donc beaucoup en arrière. Sa paroi postérieure par conséquent est la plus longue, et l'antérieure la plus courte ; ses parois latérales diminuent progressivement de hauteur en se portant de la première vers la seconde.

Profondément la poitrine est séparée de l'abdomen par le diaphragme, dont la circonférence s'attache sur le pourtour de sa limite inférieure, et dont la surface s'élève en manière de voûte ; il suit de cette disposition que les deux cavités se pénètrent mutuellement, la cavité abdominale remontant dans la cavité thoracique par la partie centrale de son dôme, et celle-ci descendant tout autour de la première par la partie périphérique de sa base, de manière à l'envelopper dans son tiers supérieur. Les viscères abdominaux qui se trouvent ainsi entourés par la cavité thoracique sont ceux de la région épigastrique, c'est-à-dire le foie, l'estomac et la rate. Toute plaie produite par un instrument tranchant ou piquant, qui aura traversé cette région d'arrière en avant ou de dehors en dedans, sera donc doublement pénétrante.

La *forme* du thorax diffère suivant qu'on le considère dans ses connexions avec les membres supérieurs, ou indépendamment de ceux-ci.

Entouré et recouvert dans sa partie la plus élevée par la ceinture scapulaire qui s'appuie sur lui et qui l'élargit considérablement, il présente chez l'homme la forme d'une pyramide quadrangulaire dont la base, tournée en haut, répond aux clavicules ainsi qu'au sternum, et dont le sommet, largement tronqué, se continue avec les parois de l'abdomen.

Isolé des membres supérieurs et rendu à sa forme réelle, le thorax représente encore un cône, mais dont la base regarde en bas et en avant, et dont le sommet tronqué se dirige en haut. Les plans passant par cette base et ce sommet, supposés prolongés, viendraient se croiser à 15 ou 18 centimètres en avant de la moitié supérieure du sternum.

Ce cône est un peu comprimé d'avant en arrière. Chez le fœtus et l'enfant il s'élargit graduellement de haut en bas, de sorte que sa partie la plus large correspond à sa base. Chez l'adulte, il s'élargit d'abord rapidement de la première côte à la troisième ou quatrième, puis lentement et progressivement de celles-ci à la huitième ou neuvième, et re rétrécit ensuite, mais d'une manière peu sensible. Sa plus grande circonférence répond donc à la partie moyenne de la huitième.

Nous avons vu précédemment (t. 1, p. 328) que cette cavité est rarement symétrique, et que sa moitié droite est en général plus développée que sa moitié gauche. Ses dimensions nous sont connues aussi.

Sa *surface externe* est recouverte en haut par les clavicules, sur les côtés par les omoplates et les muscles qui s'y insèrent, en arrière par les muscles spinaux. En avant elle donne attache aux pectoraux, latéralement au grand dentelé et au grand oblique de l'abdomen.

Ainsi protégée dans sa partie la plus élevée par des plans osseux, dans le reste de son étendue par de larges masses musculaires, plus profondément par la disposition arciforme de ses parois, la cavité thoracique est douée d'une grande force de résistance. — Sa paroi postérieure est la plus épaisse; elle emprunte surtout sa solidité et sa résistance au rachis. — Ses parois latérales sont beaucoup plus minces, mais elles trouvent un puissant moyen de protection dans la présence des membres supérieurs. — Sa paroi antérieure est mince aussi, plus découverte et plus exposée, par conséquent, à l'action des corps extérieurs.

La *surface interne* de cette cavité diffère dans sa conformation suivant qu'on la considère en arrière, en avant et sur les côtés.

Sa paroi postérieure est verticale, très-longue, saillante sur la ligne médiane, creusée d'une large gouttière de chaque côté. — La partie saillante, représentée par la colonne dorsale, a pour attributs sa grande solidité et une rigidité à peu près complète. — Les gouttières constituées par les côtes et les muscles intercostaux s'élargissent de haut en bas, comme le bord postérieur des poumons qu'elles reçoivent.

La paroi antérieure, beaucoup plus courte que la précédente, se dirige de haut en bas et d'avant en arrière. Elle est légèrement concave, osseuse sur la ligne médiane, cartilagineuse et musculaire sur les côtés.

Les parois latérales sont concaves, semi-conoïdes, obliques en bas et en dehors. La plèvre les tapisse sur toute leur étendue. Au-dessous de la plèvre se voient les côtes, et, dans les intervalles de celles-ci, des plans fibreux et musculaires. — Les plans fibreux, en nombre égal à celui des espaces intercostaux, nivellent partout ces espaces. — Les plans musculaires, sous-jacents aux plans aponévrotiques, sont représentés par les muscles intercostaux externes et internes. Ainsi constituées, les parois latérales jouissent d'une grande mobilité; elles s'allongent et se raccourcissent tour à tour, soit dans le sens antéro-postérieur, soit dans le sens vertical.

La surface interne de la cavité thoracique diffère donc de la surface externe par son mode de configuration, et surtout par l'aspect uni qu'elle emprunte à la présence des plèvres et des plans fibreux sous-pleuraux. — Nous verrons plus loin que les plèvres, en se repliant pour se porter de la colonne dorsale vers la colonne sternale, forment une grande cloison, et que celle-ci partage la cavité du thorax en deux cavités secondaires. C'est dans ces cavités que se trouvent logés les organes de l'hématose.

Le sommet de la cavité pectorale répond à la base du cou. Il est percé d'un large orifice qui livre passage en avant à la trachée-artère, en arrière à l'œsophage, sur les côtés aux troncs artériels qui se rendent à la tête et aux membres supérieurs, aux troncs veineux qui rapportent le sang de ces mêmes parties, et enfin aux poumons, dont la partie la plus élevée déborde un peu les premières côtes.

Considéré sur le squelette, où il est circonscrit latéralement par les côtes, en arrière par le corps de la première vertèbre dorsale, et en avant par l'extrémité supérieure du sternum, cet orifice présente la figure d'une ellipse dont le grand axe serait transversal.

Considéré dans ses connexions avec les parties molles, il offre une figure hexagonale dont le côté antérieur répond à la fourchette du sternum, le postérieur au corps de la première dorsale, les latéraux antérieurs aux clavicules, et les latéraux postérieurs aux muscles scalènes.

§ 2. — STRUCTURE DE LA CAVITÉ THORACIQUE.

Cette cavité comprend dans sa structure : des os et des cartilages qui en constituent la charpente ; des plans musculaires qui mettent cette charpente en mouvement ; des artères, des veines, des vaisseaux lymphatiques et des nerfs qui cheminent dans les interstices de ces muscles ; et enfin la peau qui, en s'appliquant sur les parties précédentes, voile plus ou moins les saillies osseuses et musculaires, suivant que la couche cellulo-graisseuse sous-jacente est plus ou moins épaisse.

A. — Charpente osseuse et cartilagineuse.

La charpente osseuse et cartilagineuse du thorax est formée en arrière par les vertèbres dorsales, en avant par le sternum, latéralement par les côtes et les cartilages costaux.

Par leur concavité, les côtes les plus élevées regardent en dedans et en bas, les suivantes directement en dedans, et les deux ou trois dernières en dedans et en haut. — Toutes se dirigent obliquement de haut en bas et d'arrière en avant ; leur obliquité devient d'autant plus grande qu'elles sont plus inférieures ; de cette disposition il résulte :

1° Que les douze côtes d'un même côté, vues dans leur ensemble, représentent un éventail dont le sommet tronqué répond au rachis, et la base à l'union de ces côtes avec leur portion cartilagineuse ;

2° Que les espaces intercostaux vont en s'élargissant d'arrière en avant jusqu'aux cartilages, pour se rétrécir ensuite progressivement ;

3° Que ces espaces, en avant, correspondent à des vertèbres très-différentes de celles auxquelles ils répondent en arrière.

Ainsi, le premier espace intercostal, qui répond en arrière au corps de la première vertèbre dorsale, répond en avant au corps de la quatrième.

Le second espace, qui répond postérieurement au corps de la deuxième, répond antérieurement au corps de la cinquième;

Le troisième répond de même en avant au corps de la sixième, le quatrième à la septième, le cinquième à la huitième, le sixième à la neuvième.

L'extrémité antérieure de ces espaces, en un mot, s'abaisse en moyenne de trois vertèbres au-dessous de leur extrémité postérieure. Cet abaissement devient plus considérable chez les individus dont le thorax est très-aplati; il tend au contraire à diminuer chez ceux dont la région sternale est saillante. Il a pour mesure l'intervalle compris entre l'extrémité antérieure des espaces intercostaux et un plan horizontal passant par leur partie postérieure. Mesurant cet intervalle, j'ai pu reconnaître que l'extrémité postérieure de chacun des espaces répond en avant :

Celle du premier à 1 centimètre au-dessus de la fourchette du sternum ;
Celle du deuxième à l'articulation sterno-claviculaire ;
Celle du troisième au premier espace intercostal ;
Celle du quatrième au cartilage de la deuxième côte ;
Celle du cinquième au deuxième espace intercostal ;
Celle du sixième au cartilage de la troisième côte ;
Celle du septième au troisième espace intercostal ;
Celle du huitième au cartilage de la quatrième côte ;
Celle du neuvième à la base de l'appendice xiphoïde ;
Celle du dixième au sommet de cet appendice ;
Celle du onzième à 2 centimètres au-dessous de l'appendice.

Ces données trouvent des applications utiles en chirurgie. Qu'une fracture existe sur le tiers postérieur d'une côte, les parties molles qui la recouvrent, la douleur même dont la fracture est le siège et qui en rend l'exploration difficile, laissent parfois beaucoup de doute sur la côte qui a été fracturée. Appliquez alors un ruban sur la fracture, puis ramenez ce ruban horizontalement en avant : s'il vient tomber sur le bord supérieur du cartilage de la troisième côte, vous aurez de fortes raisons pour admettre que la fracture intéresse la sixième côte. Un malade est affecté d'une plaie pénétrante dans la région dorsale, et vous cherchez à déterminer la situation de la plaie, ainsi que la direction suivie par l'instrument vulnérant : si le ruban ramené horizontalement en avant vient s'appliquer sur le deuxième espace intercostal, vous pourrez conclure que l'instrument a pénétré en arrière dans le cinquième espace.

Au moment de l'inspiration, tous les espaces intercostaux s'agrandissent. Leur agrandissement est dû à l'élévation des côtes, qui, en s'élevant, se portent en dehors et qui décrivent en outre un mouvement de rotation autour d'une ligne fictive passant par leurs deux extrémités. — Pour comprendre comment les côtes, en s'élevant, peuvent s'écarter du plan médian, il suffit, après les avoir séparées des cartilages costaux afin de leur laisser toute leur mobilité, de saisir leur extrémité antérieure et de la porter en haut ; on remarquera alors qu'elles ne se dirigent pas directement en haut, mais en haut et en dehors. — Ce mouvement d'élévation des côtes a pour effet d'imprimer au sternum un mouvement de projection en haut et en avant, qui produit l'allongement du diamètre antéropostérieur de la poitrine. — Le mouvement de rotation que décrivent les arcs costaux autour de la ligne passant par leurs extrémités a pour effet d'allonger le diamètre transverse ; mais en même temps il imprime à chacun d'eux une sorte de torsion qui met en jeu l'élasticité de leur portion cartilagineuse, et qui contribue puissamment à l'expiration, lorsque les muscles inspirateurs cessent de se contracter.

B. — **Muscles du thorax.**

Considérés au point de vue anatomique, les muscles de la cavité thoracique se divisent en trois groupes :

1° Ceux qui remplissent les intervalles compris entre les côtes : ce sont les muscles intercostaux externes et internes, au nombre de onze de chaque côté et disposés par paires.

2° Ceux qui sont situés en dehors des côtes. Dans ce groupe se trouvent compris les sur-costaux, le grand dentelé, les petits dentelés, le grand dorsal, le grand pectoral, le petit pectoral et le sous-clavier.

3° Ceux qui sont situés en dedans des côtes. Ce dernier groupe comprend les sous-costaux, le triangulaire et le diaphragme.

Considérés au point de vue physiologique, ces muscles se partagent : 1° en *inspirateurs* : tels sont le diaphragme, l'inspirateur par excellence ; les scalènes, agents principaux de l'inspiration dans le type costo-supérieur ; le petit pectoral, la partie inférieure du grand pectoral, le grand dentelé et les intercostaux, qui n'interviennent que dans les grandes inspirations ; — 2° en *expirateurs* : tels sont les sous-costaux, le triangulaire du sternum, le petit dentelé inférieur, le grand pectoral dans ses trois quarts supérieurs, le trapèze dans sa partie dorsale, les muscles abdominaux, et peut-être aussi le grand dorsal, sur l'action duquel les avis sont encore partagés ; — 3° en ceux qui ne sont ni inspirateurs ni expirateurs : à cette classe appartiennent les sur-costaux, le petit dentelé supérieur et le rhomboïde.

Le diaphragme, en se contractant, ne perd pas la forme voûtée qui lui est propre. Sa partie centrale ou aponévrotique s'abaisse très-peu. C'est sur ses parties latérales, c'est-à-dire sur celles qui correspondent à la base des poumons, que porte principalement son abaissement. Celui-ci est le résultat de la contraction des fibres musculaires étendues du centre phrénique aux six dernières côtes, fibres que nous avons vues se porter, pour la plupart, horizontalement en dehors, s'appliquer aux côtes, et descendre ensuite verticalement. Lorsque ces fibres se contractent, leurs deux moitiés entraînent, chacune dans sa direction, le point auquel elles s'attachent. La moitié interne attire en bas et en dehors le centre splénique, qu'elle abaisse en s'allongeant aux dépens de la moitié verticale. Celle-ci attire les côtes en haut ; et comme les côtes sont plus mobiles que le centre phrénique, elles s'élèvent plus que celui-ci ne descend.

Ainsi, la direction que suivent les fibres musculaires attachées aux côtes persiste, et la forme générale du muscle pendant sa contraction reste à peu près la même ; seulement la portion horizontale de ces fibres costales s'allonge d'autant plus aux dépens de la portion verticale, que la contraction du muscle est plus énergique. Il résulte de ce mode d'action du diaphragme qu'il agrandit à la fois les trois diamètres du thorax : il allonge le diamètre vertical en s'abaissant ; le diamètre antéro-postérieur en élevant les côtes ; et le diamètre transversal, soit en élevant les côtes, celles-ci ne pouvant s'élever sans se porter en dehors, soit en leur imprimant un mouvement de rotation autour d'une ligne passant par leurs deux extrémités.

C. — Artères et veines du thorax.

Les **artères** qui se distribuent aux parois du thorax sont : les intercostales supérieures, branches des sous-clavières, destinées aux deux ou trois premiers espaces intercostaux ; les intercostales postérieures, branches de l'aorte thoracique ; les mammaires internes, les diaphragmatiques inférieures, et la thoracique longue ou mammaire externe.

Les artères intercostales, dans l'espace qu'elles parcourent de la colonne vertébrale à l'angle des côtes, occupent la partie moyenne des espaces intercostaux, en sorte qu'un instrument tranchant pénétrant dans la partie postérieure de ces espaces pourrait les blesser ; et la blessure serait alors d'autant plus inquiétante, que l'artère est plus rapprochée de son origine, plus profondément située et plus volumineuse.

Parvenues au voisinage de l'angle des côtes, les artères intercostales deviennent ascendantes, pour se loger dans la gouttière creusée sur le bord inférieur de la côte située au-dessus. Dans le tiers antérieur de l'espace intercostal elles redescendent, pour occuper de nouveau sa partie moyenne, puis se terminent en s'anastomosant avec les intercostales antérieures, rameaux de la mammaire interne. Dans le tiers moyen de leur trajet, ces artères ne sont donc pas exposées à être blessées ; et, dans leur partie terminale, elles ne sont plus assez volumineuses pour que leur blessure puisse inspirer de l'inquiétude. L'étude de leur trajet nous enseigne par conséquent : 1° que, dans la ponction du thorax, il faut plonger le trocart dans le tiers moyen des espaces intercostaux ; 2° que la ponction doit être un peu plus rapprochée de la côte qui est au-dessous que de la côte sus-jacente.

L'artère mammaire interne descend parallèlement aux bords du sternum. Elle est distante de 10 à 12 millimètres de cet os, et accompagnée de deux veines volumineuses, dont l'une longe son côté interne et l'autre son côté externe. Le volume de cette artère, sa situation profonde, l'étroitesse des espaces intercostaux au niveau de son trajet, rendraient sa lésion dangereuse. En admettant qu'on parvienne à la lier dans le second espace, plus large que les suivants, ses anastomoses avec les intercostales pourraient faire craindre le retour de l'hémorrhagie.

La thoracique longue est la plus vulnérable de toutes les artères pariétales du thorax. Mais sa situation permettrait de la saisir si elle était lésée dans sa partie inférieure. Supérieurement, où elle est recouverte par le grand et le petit pectoral, sa ligature serait beaucoup plus difficile.

Veines. — Les veines du thorax sont remarquables par leur nombre, leur volume, leurs connexions et leurs anastomoses.

On peut les partager en deux ordres : celles qui appartiennent aux parois thoraciques, et celles qui ne font que traverser ces parois ou qui leur sont simplement accolées dans une partie de leur trajet.

Les veines qui naissent des parois du thorax suivent le trajet des artères correspondantes. Il en existe généralement deux pour chaque tronc artériel. Leur calibre, très-considérable, est à peu près le double de celui de l'artère qu'elles accompagnent. Toutes sont valvuleuses, et ne cessent de l'être que lorsqu'elles cessent de correspondre à des muscles.

Les veines intercostales, qui répondent aux huit derniers espaces intercostaux du côté droit, forment par leur réunion la grande azygos.

Celles des premiers espaces du même côté donnent naissance à un tronc qui vient s'ouvrir dans la veine cave supérieure.

Les veines intercostales des six derniers espaces intercostaux du côté gauche se réunissent aussi en un seul tronc, la petite azygos, qui se termine dans la grande azygos, au niveau du corps de la sixième ou cinquième vertèbre dorsale. — Les veines intercostales des autres espaces du même côté, après avoir formé également un tronc unique, vont se jeter, soit dans la grande azygos, soit dans la petite, soit dans le tronc brachio-céphalique gauche.

Dans leur trajet, les veines intercostales communiquent 1° en arrière, avec tout le système des veines rachidiennes ; 2° latéralement, avec les veines thoraciques longues et avec les veines scapulaires communes ; 3° en avant, avec les veines mammaires internes ; 4° sur le pourtour de la base du thorax, avec les veines diaphragmatiques.

Ces anastomoses ne sont pas seulement très-multipliées, mais aussi très-volumineuses. Elles ont lieu à plein canal, surtout entre les veines des huit premiers espaces intercostaux d'une part, les thoraciques longues et les scapulaires communes de l'autre. Si le tronc commun des veines intercostales, ou la grande azygos, se trouvait oblitéré au voisinage de son embouchure, le sang qu'elles contiennent arriverait facilement dans la veine cave supérieure, soit par les veines rachidiennes, soit par les veines sous-clavières. De même également, si la veine sous-clavière devenait imperméable au niveau de la clavicule, le sang rapporté par la veine axillaire trouverait un passage dans les veines intercostales des sept ou huit premiers espaces. Ces anastomoses, peu connues des chirurgiens, méritent d'être signalées à leur attention, car elles nous montrent que la blessure des veines sous-clavières, si grave qu'elle soit, n'est cependant pas au-dessus des ressources de l'art.

Les veines qui n'appartiennent pas aux parois du thorax, mais qui les traversent ou leur adhèrent dans une partie de leur trajet, sont beaucoup plus volumineuses que les précédentes. Dans ce groupe viennent se ranger : 1° la veine cave inférieure et les veines hépatiques ; 2° la veine cave supérieure, les deux troncs brachio-céphaliques veineux, les veines sous-clavières et les veines jugulaires internes.

La veine cave inférieure adhère à l'ouverture fibreuse que lui présente le diaphragme. Nous avons vu aussi que les veines hépatiques adhèrent aux lobules du foie et qu'elles restent béantes à la surface des coupes qu'on pratique sur ce viscère. — Les deux troncs brachio-céphaliques veineux et tous leurs principaux affluents adhèrent de même aux divers feuillets de l'aponévrose cervicale, et restent aussi en partie béants lorsqu'ils se trouvent transversalement divisés. Sous ce rapport, on peut les comparer, ainsi que la veine cave inférieure et les veines hépatiques, à des canaux à parois incompressibles, tout à fait analogues au conduit aérifère de l'appareil respiratoire. De même que l'air extérieur se précipite dans ce conduit pour se porter vers les poumons, au moment où le thorax se dilate, de même aussi le sang se précipite dans tous ces canaux veineux pour affluer vers le cœur, au retour de chaque inspiration. Les mouvements respiratoires deviennent ainsi un puissant auxiliaire de la circulation veineuse.

L'influence aspirante de la poitrine se propage en bas jusqu'à l'origine de la veine cave inférieure, en dehors jusqu'à la partie moyenne des veines axillaires, en haut jusqu'aux sinus de la dure-mère. — La circulation du sang veineux dans l'encéphale et le foie se trouve donc placée sous la dépendance immédiate des parois du thorax. C'est pourquoi, de tous les moyens à mettre en usage pour ranimer un malade menacé d'asphyxie, le premier et le plus efficace consiste à provoquer de larges inspirations qui, en attirant l'air et le sang vers la poitrine, dégagent l'encéphale. C'est par de larges inspirations aussi qu'il faut surtout combattre la congestion simple du foie.

Au point de vue chirurgical, les veines qui se trouvent placées dans la sphère d'aspiration de la poitrine ne sont pas moins utiles à connaître, car toute lésion de ces veines pendant le cours d'une opération peut être suivie de l'entrée instantanée de l'air dans leur cavité. Il importe donc qu'elles soient toujours présentes à l'esprit de l'opérateur, afin qu'il évite de les blesser, ou qu'il en fasse préalablement la ligature si elles doivent l'être.

D. — Nerfs du thorax.

Les nerfs qui se ramifient dans les parois du thorax sont destinés principalement aux trois groupes de muscles que nous avons précédemment énumérés, et accessoirement à la peau ; nés de presque toute l'étendue de la moelle épinière, ils se succèdent dans l'ordre suivant :

1° Le nerf phrénique ou diaphragmatique, qui vient de la quatrième paire cervicale, et accessoirement aussi de la troisième ou bien de la cinquième, ou bien encore de ces trois sources à la fois ;

2° Les nerfs du sous-clavier, du grand dentelé, du grand pectoral, et du petit pectoral, qui émanent du plexus brachial, c'est-à-dire des quatre dernières paires cervicales et de la première dorsale ;

3° Les onze paires dorsales suivantes, qui se distribuent : par leurs branches postérieures ou spinales, aux muscles spinaux, au petit dentelé supérieur, au petit dentelé inférieur, au rhomboïde, au grand dorsal ; et par leurs branches antérieures aux muscles intercostaux, sur-costaux, sous-costaux, triangulaire du sternum et grand dorsal, ainsi qu'à la peau des parties antéro-latérales de la poitrine.

Considérés au point de vue physiologique, on pourrait ranger tous ces nerfs en deux classes : 1° les cervicaux, qui se distribuent à des muscles inspirateurs ; 2° les dorsaux, destinés à des muscles expirateurs et à ceux qui ne participent ni à l'inspiration ni à l'expiration.

Les nerfs qui président à l'inspiration provenant des paires cervicales, on voit qu'une lésion traumatique de la moelle épinière siégeant au-dessous de la première dorsale n'altérera pas très-sensiblement le type ordinaire de la respiration, puisque les inspirateurs continueront à fonctionner, les expirateurs étant seuls paralysés.

Mais si la lésion de la moelle avait un siége plus élevé, les muscles inspirateurs étant frappés à leur tour, la respiration se trouvera d'autant plus entravée que la blessure elle-même remontera plus haut.

Une solution de continuité de la moelle épinière siégeant au niveau de la quatrième vertèbre cervicale entraînerait la paralysie de tous les muscles inspirateurs et expirateurs, à l'exception du diaphragme, qui seul continuera à se contracter.

Une solution de continuité remontant jusqu'à la partie supérieure du corps de la troisième vertèbre du cou atteindrait l'origine elle-même du nerf phrénique, frapperait ainsi d'une immobilité complète toute la cage thoracique, et occasionnerait, par conséquent, une mort rapide, mais non cependant instantanée.

Des expériences précises ont démontré que le principe des mouvements respiratoires a son siége dans le bulbe, au niveau de l'angle inférieur du quatrième ventricule. Une section transversale de 5 millimètres, passant sur le sommet de cet angle, entraîne une mort instantanée. C'est ce point si nettement délimité et considéré avec raison comme le centre d'innervation de tous les muscles respirateurs, qui a été décrit par M. Flourens sous le nom de *nœud vital*.

ARTICLE II.

CONDUIT AÉRIFÈRE DE L'APPAREIL RESPIRATOIRE.

CONSIDÉRATIONS GÉNÉRALES

Le conduit par lequel l'air extérieur est transmis aux organes de l'hématose, et par lequel aussi il est reporté de ces organes vers l'atmosphère, après avoir servi à la respiration, se présente sous l'aspect d'un tube étendu des fosses nasales à la base du cœur, où il se divise en deux branches qui vont se ramifier chacune dans le poumon correspondant.

On peut distinguer dans ce conduit : 1° une partie supérieure ou médiane qui en représente le tronc ; 2° deux branches principales connues sous le nom de *bronches* ; 3° des divisions secondaires à calibre décroissant qui font partie constituante du poumon.

Le tronc du conduit aérifère répond successivement à la face, au cou et au thorax. A la face, il est formé par les fosses nasales ; au cou, par le pharynx, le larynx et la partie supérieure de la trachée-artère ; dans le thorax, par la partie terminale de celle-ci. — Son extrémité supérieure s'élève donc jusqu'à la base du crâne, c'est-à-dire jusqu'à la lame criblée de l'ethmoïde. — Un peu plus loin et de chaque côté, on le voit communiquer par les trompes d'Eustachi avec la caisse du tympan et les cellules mastoïdiennes. — Plus bas, il entre en communication avec la bouche par l'isthme du gosier, en sorte que nous pouvons respirer par la cavité buccale ou par les fosses nasales, ou par ces deux voies en même temps. La première cependant n'est qu'accessoire et en quelque sorte supplémentaire ; la seconde représente la voie normale et habituelle du courant respiratoire. Plus bas, le conduit aérifère se modifie très-notablement et forme un organe particulier qui préside à l'articulation des sons : c'est l'organe de la voix, ou le larynx.

Le conduit aérifère comprend donc dans sa composition le sens de l'odorat, une partie du sens de l'ouïe et l'appareil de la phonation, qui tous les trois font partie du domaine de la vie animale. C'est pendant l'expiration, c'est-à-dire au moment où la colonne d'air remonte vers l'atmosphère, que le larynx préside à la formation de la voix. C'est à la fois pendant l'inspiration et pendant l'expiration, c'est-à-dire par suite du flux et reflux incessant de l'air extérieur, que ce fluide se renouvelle dans la caisse du tympan et les cellules mastoïdiennes.

Le tronc du conduit aérifère est remarquable par sa direction rectiligne, par sa parfaite symétrie, par les nombreuses variétés de forme et de dimensions qu'il présente sur les divers points de son étendue, et aussi par les éléments de nature très-diverse qui le composent.

Sa direction rectiligne est en harmonie avec la haute importance de la fonction à l'accomplissement de laquelle il concourt. Le contact de l'air et du sang étant nécessaire à l'entretien de la vie, la nature a voulu que le premier de ces fluides pût arriver jusqu'au second par le chemin le plus court, et qu'il fût rejeté de même dans l'atmosphère par la voie la plus brève, lorsqu'à la suite de ce contact il est devenu impropre au but qu'elle se propose.

La symétrie n'est pas l'apanage ordinaire des organes de la vie nutritive. Mais remarquons que ce conduit appartient également, et même d'une manière plus spéciale, à la vie animale, dont le sens de l'odorat et l'organe de la voix font partie, et dont la trachée elle-même peut être considérée aussi comme partie constituante, puisqu'elle joue le rôle d'un porte-vent à l'égard du dernier. A ce titre, il devait porter l'empreinte de la loi qui impose la symétrie à tous les organes destinés à établir nos rapports avec le monde extérieur, et qui l'interdit au contraire à ceux qui n'ont pour but que la conservation de l'individu.

La forme du conduit aérifère varie sur les divers points de son étendue. Extrêmement irrégulier à son origine, il devient cubique dans l'arrière-cavité des fosses nasales, cylindrique dans le pharynx, annulaire à la partie supérieure du larynx, prismatique et triangulaire au niveau de la glotte, et affecte dans la trachée-artère la configuration d'un tube dont le quart postérieur aurait été retranché et remplacé par un plan musculo-membraneux.

Ses dimensions ne sont pas moins variables que sa forme. On le voit tour à tour se dilater et se rétrécir : étroit au niveau des narines, il s'élargit dans les fosses nasales, et surtout dans l'arrière-cavité de ces fosses; puis se rétrécit subitement au niveau de l'orifice circonscrit par les piliers postérieurs du voile du palais; s'élargit de nouveau dans le pharynx et se rétrécit encore à l'orifice glottique, pour s'élargir une dernière fois au-dessous de celui-ci, conservant ensuite le même calibre jusqu'à l'origine des bronches.

Sur le trajet de la colonne aérienne qui se porte vers les poumons ou qui en revient, le conduit présente ainsi trois rétrécissements très-considérables. En traversant ces parties rétrécies, la colonne d'air précipite son cours, et se ralentit au contraire en pénétrant dans les parties élargies : de là des bruits divers très-variés de ton, d'intensité et de timbre, qui ont été bien étudiés par les pathologistes.

Le conduit aérifère se compose d'une série d'organes qui, affectés chacun à des usages très-différents, diffèrent aussi de structure. On peut le partager en quatre parties : une partie supérieure, ou olfactive, une seconde ou gutturale représentée par le voile du palais et le pharynx ; une troisième, ou portion laryngée ; et une quatrième, ou portion trachéale, dont les bronches constituent une dépendance.

De ces quatre parties, les deux premières nous sont déjà connues. Nous n'avons donc plus à étudier que la troisième et la quatrième, c'est-à-dire le *larynx*, la *trachée-artère* et les *bronches*.

I. — DU LARYNX.

Le *larynx*, organe de la voix, constitue la partie fondamentale de l'appareil de la phonation, de même que les poumons, organes de l'hématose, représentent la partie essentielle de l'appareil de la respiration.

Les vibrations imprimées par cet organe à la colonne d'air qui le traverse ne pouvant se produire qu'au moment où celle-ci remonte vers l'atmosphère, toute émission de voix suppose un mouvement respiratoire complet, c'est-à-dire une inspiration qui attire l'air dans les poumons, puis une expiration qui le projette ensuite au dehors. De là il suit que la cavité thoracique, le conduit aérifère et les poumons eux-mêmes appartiennent à l'appareil de la phonation au même titre qu'ils appartiennent à l'appareil respiratoire. Ces deux appareils, si distincts par les attributions qui leur sont dévolues, diffèrent donc à peine dans leur composition organique et semblent véritablement se confondre en un seul. Remarquons que la partie essentielle de l'un n'occupe dans la constitution de l'autre qu'un rang accessoire, et réciproquement ; c'est ainsi que les poumons jouent le rôle, dans l'appareil de la phonation, d'un simple réservoir aérien, et que le larynx, dans l'appareil de la respiration, remplit l'usage d'un simple tube de transmission.

A l'aide d'une légère modification, la nature a donc fait servir le même appareil à deux grandes fonctions, dont l'une, dépendante de la vie nutritive, veille à la conservation de l'économie en restituant au sang les propriétés qui lui sont nécessaires, tandis que l'autre, soumise à l'empire de la vie animale, multiplie les relations entre les individus de même espèce. Pour faire de l'appareil de la respiration un appareil de phonation, il lui a suffi de modifier sur un point très-circonscrit le conduit aérifère du premier, en y adaptant des cordes vibrantes attachées à des pièces mobiles les unes sur les autres et mises elles-mêmes en mouvement par un petit groupe de muscles exclusivement affectés à la tension et au relâchement de ces cordes. *C'est à la partie du conduit aérifère ainsi modifiée, et spécialement destinée à imprimer à la colonne d'air expirée des mouvements vibratoires, qu'on a donné le nom de larynx.*

Cet organe nous offre à considérer sa conformation extérieure, sa conformation intérieure et sa structure.

§ 1. — CONFORMATION EXTÉRIEURE DU LARYNX.

A. Situation, Mobilité. — Le larynx est situé à la partie moyenne et antérieure du cou, au-dessus de la trachée-artère qu'il surmonte à la manière d'un chapiteau ; au-dessous de l'os hyoïde et de la base de la langue, aux mouvements de laquelle il se trouve lié de la manière la plus intime dans plusieurs actes importants, mais surtout dans l'acte de la déglutition ; au devant de la moitié inférieure du pharynx, dont la cavité entre en large communication avec la sienne.

Il est redevable à cette situation et à la laxité des liens par lesquels il s'unit à toutes les parties ambiantes, d'une certaine mobilité qui devient pour lui un moyen de protection, en lui permettant, soit de se dérober à l'influence des chocs extérieurs, soit de se déplacer lorsqu'une tumeur se développe dans son voisinage.

Ses mouvements dans le sens vertical varient en étendue de quelques millimètres à 2 ou 3 centimètres. Ceux qu'il exécute dans le sens transversal ont des limites plus étroites ; ces derniers, du reste, sont purement mécaniques et accidentels. Les premiers sont physiologiques et se produisent surtout dans le chant, la déglutition, la toux, etc. ; ainsi le larynx s'élève pour la production des sons aigus et s'abaisse pour la production des sons graves ; il s'élève au moment de la déglutition pour se dérober par l'occlusion de son orifice à l'introduction de tout corps étranger dans sa cavité ; il s'abaisse dès que le bol alimentaire est parvenu dans l'œsophage, et rentre alors en pleine communication avec le pharynx.

Indépendamment de ces mouvements, l'organe de la voix peut encore en exécuter d'autres dans le sens antéro-postérieur. Mais ces derniers ne restent jamais isolés. On les voit toujours s'associer à ceux d'élévation et d'abaissement, de telle sorte que l'organe de la voix ne se porte pas directement en haut, mais en haut et en avant, de même que lorsqu'il s'abaisse il se porte à la fois en bas et en arrière ; ces mouvements sont favorisés par l'élasticité de la trachée-artère, qui s'allonge et se rétrécit au moment où le larynx s'élève, se raccourcissant et s'élargissant au contraire lorsqu'il s'abaisse.

B. **Volume.** — Les dimensions du larynx varient selon le sexe, selon les individus, et selon l'âge.

Les différences relatives au sexe sont très-accusées. Au premier coup d'œil, on les croirait même plus considérables qu'elles ne le sont en réalité. Bichat, qui les avait appréciées à la simple vue, avance que le larynx de la femme est à celui de l'homme : : 2 : 3 ; et depuis cet auteur, la plupart des anatomistes se sont accordés pour admettre que le larynx de l'homme l'emporte, en effet, d'un tiers environ sur celui de la femme. Mais le sens de la vue est presque toujours un guide peu fidèle dans les évaluations de ce genre. Pour arriver à des résultats plus précis, j'ai mesuré comparativement un certain nombre de larynx appartenant aux deux sexes, et je me suis attaché, pour chacun d'eux, à en déterminer les trois principaux diamètres, ainsi que la plus grande circonférence.

	Age.	Diamètre vertical.	Diamètre transversal.	Diamètre antéro-postérieur.	Grande circonférence.
		m.	m.	m.	m.
	27 ans.	0,045	0,042	0,038	0,142
	30 ans.	0,048	0,048	0,035	0,143
Dimensions	38 ans.	0,042	0,051	0,033	0,140
du larynx	42 ans.	0,042	0,040	0,035	0,130
chez l'homme.	45 ans.	0,045	0,040	0,036	0,136
	50 ans.	0,043	0,044	0,039	0,134
	56 ans.	0,043	0,040	0,040	0,133
	60 ans.	0,045	0,043	0,035	0,131
Dimensions moyennes.		0,044	0,043	0,036	0,136

	Age.	Diamètre vertical.	Diamètre transversal.	Diamètre antéro-postérieur.	Grande circonférence.
		m.	m.	m.	m.
	24 ans.	0,036	0,042	0,025	0,115
	25 ans.	0,035	0,040	0,024	7,107
Dimensions	30 ans.	0,037	0,042	0,027	0,117
du larynx	34 ans.	0,040	0,039	0,026	0,108
chez la femme.	38 ans.	0,035	0,044	0,024	0,109
	40 ans.	0,040	0,046	0,027	0,128
	50 ans.	0,034	0,041	0,028	0,106
	70 ans.	0,035	0,037	0,026	0,108
Dimensions moyennes.		0,036	0,041	0,026	0.112

En comparant les résultats énoncés dans ces deux tableaux, on voit que le diamètre vertical, mesuré du bord inférieur du cartilage cricoïde au bord supérieur du cartilage thyroïde, est de 44 millimètres chez l'homme, de 36 chez la femme, et que le premier l'emporte sur le second d'un cinquième à un sixième seulement.

Le diamètre transversal, mesuré au niveau du plus grand écartement des bords postérieurs du cartilage thyroïde, s'élève chez l'homme à 43 millimètres et chez la femme à 41 : c'est donc, en faveur de l'homme, une différence d'un vingtième environ.

Le diamètre antéro-postérieur, étendu de la partie la plus saillante du cartilage thyroïde à une ligne transversale rasant ses bords postérieurs, équivaut à 36 millimètres chez l'homme et à 26 chez la femme. Il diffère beaucoup, par conséquent, d'un sexe à l'autre.

La proposition émise par Bichat, bien qu'un peu exagérée, reste donc vraie lorsqu'on l'applique aux dimensions antéro-postérieures du larynx. Il faut reconnaître, du reste, que ces dimensions sont les plus importantes, et les seules même qui aient une importance réelle, puisqu'elles

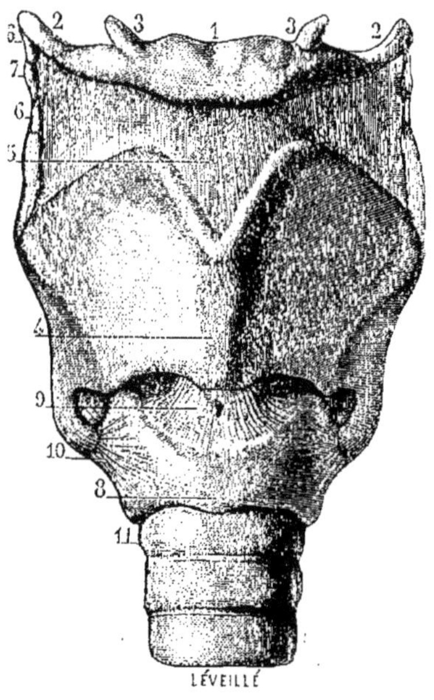

Fig. 842. — *Larynx, face antérieure.*   Fig. 843. — *Larynx, face latérale.*

Fig. 842. — 1. Corps de l'os hyoïde. — 2, 2. Grandes cornes de cet os. — 3, 3. Ses petites cornes — 4. Saillie médiane du cartilage thyroïde. — 5. Membrane thyro-hyoïdienne. — 6. Ligaments thyro-hyoïdiens latéraux. — 7. Noyau cartilagineux occupant la partie moyenne de ces ligaments. — 8. Cartilage cricoïde. — 9. Ligament crico-thyroïdien moyen. — 10. Ligaments crico-thyroïdiens latéraux.

Fig. 843. — 1. Corps de l'os hyoïde. — 2. Grande corne de cet os. — 3. Sa petite corne. — 4. Partie antérieure de la face latérale droite du cartilage thyroïde. — 5. Partie postérieure de la même face séparée de la précédente par la ligne obliquement étendue de son tubercule supérieur à son tubercule inférieur. — 6. Tubercule supérieur de cette ligne oblique. — 7. Son tubercule inférieur. — 8. Grande corne du cartilage thyroïde et bord supérieur de ce cartilage. — 9. Ligament thyro-hyoïdien moyen. — 10. Ligament thyro-hyoïdien latéral et noyau cartilagineux de sa partie moyenne. — 11. Petite corne du cartilage thyroïde; ligament reyonné qui l'unit au cartilage cricoïde. — 12. Partie antérieure du cartilage cricoïde. — 13. Ligament crico-thyroïdien moyen. — 14. Muscle crico-thyroïdien. — 15. Muscle crico-aryténoïdien postérieur, dont la moitié externe est recouverte par le cartilage thyroïde.

correspondent aux cordes vocales, lesquelles, ainsi que nous le verrons bientôt, sont notablement plus longues chez l'homme que chez la femme.

Si l'on compare entre eux les trois diamètres du larynx dans chacun des deux sexes, on remarque que dans le sexe masculin les diamètres vertical et transversal sont les plus longs et à peu près égaux. Mais, dans le sexe féminin, ce sont les dimensions transversales qui l'emportent sur les deux autres, et d'une manière presque constante.

La grande circonférence du larynx, prise au niveau de la saillie du cartilage thyroïde, est, chez l'homme, de 136 millimètres et chez la femme de 112, ce qui constitue, en faveur du sexe masculin, non une différence d'un tiers, mais d'un sixième environ.

Quant aux différences individuelles, on peut voir que le diamètre antéro-postérieur est celui qui varie le moins; viennent ensuite le vertical, puis le transversal. Le premier varie de 1 à 6 millimètres chez l'homme, et de 1 à 4 seulement chez la femme. Le second, dans les deux sexes, varie de 1 à 6. Le troisième varie de 1 à 11 dans le sexe masculin, et de 1 à 9 dans le féminin. Il résulte de ces grandes variétés individuelles dans les dimensions transversales, que certains larynx d'homme offrent la physionomie propre au larynx de la femme, et réciproquement.

Les variétés dépendantes de l'âge ne sont pas moins remarquables que celles inhérentes au sexe. A la naissance et dans les premiers mois qui la suivent, les diamètres vertical et transverse offrent une étendue de 15 à 18 millimètres, qui se réduit pour l'antéro-postérieur à 10 ou 12. Ces trois diamètres s'allongent peu à peu à mesure que le larynx se développe. Mais comme son évolution, bien que réelle, n'est pas proportionnelle à celle des autres organes, il faut arriver jusqu'à l'époque de la puberté pour voir les variétés sexuelles se prononcer, ainsi que les organes génitaux avec lesquels il semble se trouver en connexions intimes sous ce rapport. Le larynx à cet âge acquiert rapidement de plus grandes dimensions et atteint, dans l'espace de dix-huit mois à deux ans, un développement presque complet. Il s'allonge surtout d'avant en arrière, et la saillie du cartilage thyroïde proémine de plus en plus sous les téguments. C'est alors aussi que la voix grave de l'homme commence à se distinguer de la voix plus grêle et plus aiguë de la femme, qui conserve indéfiniment chez elle le timbre argenté de sa première jeunesse, parce que son larynx conserve aussi son mode de conformation primitif, tandis que chez lui elle se modifie à mesure que les cordes vocales s'allongent. Ces modifications sont annoncées au début par des sons discordants qui caractérisent la mue de la voix: il semble que l'accroissement rapide des parties qui le composent en fait, pour ainsi dire, un organe nouveau dont les différentes pièces, inhabiles à fonctionner, ne sont point parvenues encore à harmoniser leur action. Peut-être aussi le développement de ces différentes pièces ne progresse-t-il pas pour toutes avec la même rapidité?

C. **Forme et rapports.**—La *forme* du larynx est celle d'une pyramide triangulaire dont la base, dirigée en haut, s'unit a l'os hyoïde, et dont le sommet tronqué et arrondi se continue inférieurement avec la trachée-artère. On peut lui distinguer, par conséquent, trois faces, deux antérieures, l'une droite, l'autre gauche, et la troisième postérieure.

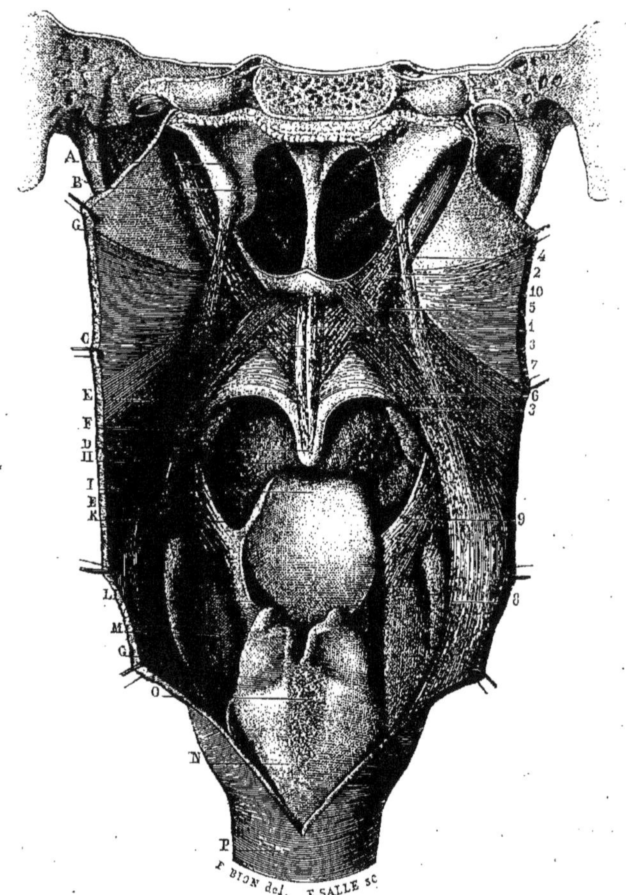

FIG. 844. — *Larynx vu par sa face postérieure, dans ses connexions avec le pharynx, la langue et le voile du palais.*

A. Portion cartilagineuse de la trompe d'Eustache. — B. Ouverture postérieure des fosses nasales. — C. Voile du palais. — D. Luette. — E. Pilier postérieur du voile du palais. — F. Amygdale. — G, G. Paroi postérieure du pharynx incisée sur la ligne médiane et déjetée à droite èt à gauche.—H. Base de la langue. — J. Épiglotte. — K. Prolongement latéral gauche de l'épiglotte. — L. Orifice supérieur du larynx. — M. Cartilage thyroïde. — N. Face postérieure du larynx. — O. Groupe de glandes en grappe qu'on observe constamment sur la partie médiane de cette face. — P. Extrémité supérieure de l'œsophage.

1. Palato-staphylin. — 2. Péristaphylin interne.—3, 3. Pharyngo-staphylin.—5. Fais-

Les *faces antéro-latérales* sont constituées supérieurement par une surface quadrilatère, dépendante du cartilage thyroïde, et subdivisée en deux parties par une ligne fibreuse obliquement dirigée en bas et en avant. Au-dessous du cartilage thyroïde on voit de chaque côté un petit muscle, le crico-thyroïdien, puis l'articulation crico-thyroïdienne et une facette triangulaire qui fait partie du cartilage cricoïde.

La *face postérieure* revêt l'aspect d'un tube qui serait logé dans un sillon. Elle nous offre à considérer, par conséquent, une partie médiane arrondie et convexe, et deux parties latérales disposées en gouttières. — La partie médiane, recouverte, ainsi que les gouttières latérales, par la muqueuse pharyngienne, est formée dans son quart supérieur par les deux cartilages aryténoïdes et le muscle aryténoïdien, et dans ses trois quarts inférieurs par le cartilage cricoïde et les muscles crico-aryténoïdiens postérieurs. — Les gouttières latérales, étendues des grandes cornes de l'os hyoïde au bord supérieur du cartilage cricoïde, sont constituées : 1° en dedans par des replis membraneux qui se portent des bords de l'épiglotte aux cartilages aryténoïdes, *replis aryténo-épiglottiques* ; et plus bas par les parties latérales des cartilages aryténoïdes et du muscle aryténoïdien ; 2° en dehors, par le cartilage thyroïde. C'est sur ces gouttières, de forme angulaire, d'abord assez larges, mais se terminant en pointe inférieurement, que couleraient les liquides au moment de la déglutition, suivant quelques auteurs.

Le sommet du larynx se continue avec la trachée-artère, à laquelle il est uni ordinairement par de simples liens fibreux, et quelquefois par la continuité qui s'établit entre le cartilage cricoïde et le premier cerceau de la trachée.

La base nous présente d'avant en arrière : 1° le bord supérieur du cartilage thyroïde, la bourse séreuse qui recouvre sa partie médiane, et le ligament qui unit ce bord à l'os hyoïde ; 2° l'épiglotte, son repli antérieur et médian ou *glosso-épiglottique*, ses deux replis latéraux ou *pharyngo-épiglottiques*, et ses deux replis postérieurs ou *aryténo-épiglottiques* ; 3° l'orifice supérieur du larynx, oblique en bas et en arrière.

Cet orifice, de figure ovalaire, répond par sa base tournée en avant à l'épiglotte, par son sommet arrondi et dirigé en arrière au muscle aryténoïdien, et par ses parties latérales aux replis aryténo-épiglottiques.

ceau accessoire externe de ce muscle. — 5. Faisceau accessoire interne du même muscle. — 6. Fibres provenant de la partie médiane du voile du palais et se terminant aussi dans le pharyngo-staphylin. — 7. Fibres supérieures du pharyngo-staphylin, allant s'entrecroiser sur la partie postérieure et médiane du pharynx avec celles du côté opposé. — 8. Fibres inférieures de ce muscle, prenant leur insertion, les unes sur la couche fibreuse ou aponévrotique du pharynx, les autres sur le bord postérieur du cartilage thyroïde. — 9. Fibres antérieures du muscle stylo-pharyngien, s'attachant, d'une part, au prolongement latéral de l'épiglotte, de l'autre, au bord supérieur du cartilage thyroïde. — 10. Constricteur supérieur du pharynx.

§ 2. — Conformation intérieure du larynx.

Vu intérieurement, le larynx est formé de deux segments de cylindre, superposés, aplatis dans le sens transversal, continus en avant et en arrière, mais séparés de chaque côté par une petite cavité horizontale appelée *ventricule du larynx*.

De ces deux segments, le supérieur, qui constitue le tiers seulement de

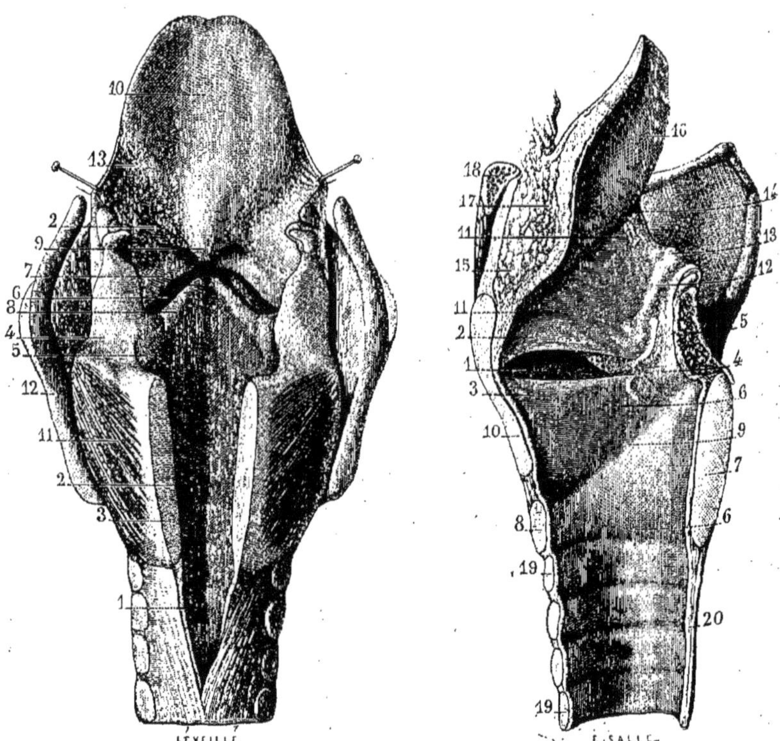

Fig. 845. — *Cavité du larynx dont la paroi postérieure a été incisée sur la ligne médiane.*

Fig. 846. — *Coupe médiane du larynx destinée à montrer les cordes vocales et le ventricule qui les sépare.*

Fig. 845. — 1. Cavité de la trachée-artère. — 2, 2. Cavité du larynx. — 3. Coupe du cartilage cricoïde. — 4. Face postérieure du cartilage aryténoïde. — 5. Face interne de ce cartilage. — 6. Ventricule du larynx. — 7. Corde vocale supérieure. — 8. Corde vocale inférieure. — 9. Partie inférieure et médiane de l'épiglotte, remarquable par la saillie qu'elle forme ; c'est cette saillie qui se couche entre les cordes vocales supérieures, lorsque l'épiglotte se renverse sur l'entrée du larynx en manière d'opercule. — 10. Partie supérieure ou concave de ce fibro-cartilage jouant le rôle d'opercule. — 11. Muscle crico-aryténoïdien postérieur. — 12. Bord postérieur du cartilage thyroïde. — 13. Repli aryténo-épiglottique.

Fig. 846. — 1. Ventricule du larynx. — 2. Corde vocale supérieure. — 3. Corde la cavité laryngienne, répond par sa base à l'orifice supérieur du larynx, et par son sommet, dirigé en bas et configuré à la manière d'une fente, au ventricule de cet organe. L'inférieur, double à peu près du précédent, répond par sa base à la trachée-artère, avec laquelle il se continue, et par son sommet, configuré aussi à la manière d'une fente, au même ventricule.

Les deux lèvres qui circonscrivent la fente par laquelle se termine le premier de ces segments portent le nom de *cordes vocales supérieures ;* les deux lèvres qui circonscrivent la fente par laquelle se termine le second constituent les *cordes vocales inférieures.*

L'espace compris entre les deux cordes vocales du même côté représente un orifice elliptique : c'est l'entrée du ventricule du larynx. — L'espace compris entre les deux cordes vocales inférieures revêt la figure d'un orifice triangulaire : cet orifice prend le nom de *glotte.*

Le larynx, considéré dans sa conformation intérieure, nous offre donc à étudier : 1° les parois de son segment supérieur ou le *vestibule* de la glotte, appelé aussi *portion sus-glottique* de la cavité laryngienne ; 2° les parois de son segment inférieur ou *portion sous-glottique* de la même cavité ; 3° les cordes vocales ; 4° la glotte ; 5° les ventricules.

A.—Le **vestibule de la glotte,** limité en haut par l'orifice supérieur du larynx, en bas par le bord libre des cordes vocales supérieures, ne présente pas la même conformation supérieurement et inférieurement. — Sa partie supérieure est beaucoup plus étroite en arrière qu'en avant : d'où il suit que si l'on divisait horizontalement chacune de ces parties, le plan de section offrirait pour la première la figure d'un triangle à base antérieure, et pour la seconde celle d'un triangle à base postérieure.

La paroi antérieure de ce vestibule est formée par l'épiglotte. D'abord très-large, on la voit se rétrécir graduellement, de telle sorte qu'après avoir présenté dans sa partie la plus élevée une largeur de 20 à 25 millimètres, elle se réduit inférieurement à une languette de 2 ou 3 millimètres. Sa moitié supérieure est concave transversalement ; sa moitié inférieure est convexe soit dans le sens transversal, soit dans le sens vertical.

Les parois latérales sont formées par les replis aryténo-épiglottiques.

vocale inférieure. — 4. Face interne du cartilage aryténoïde recouverte par la muqueuse laryngée. — 5. Coupe du muscle aryténoïdien. — 6, 6. Portion inférieure ou sous-glottique de la cavité du larynx. — 7. Coupe de la partie postérieure du cartilage cricoïde. — 8. Coupe de sa partie antérieure. — 9. Son bord supérieur. — 10. Coupe du cartilage thyroïde. — 11, 11. Portion supérieure ou sus-glottique de la cavité du larynx. — 12. Saillie de la glande aryténoïdienne. — 13. Extrémité supérieure de cette saillie. — 14. Partie inférieure ou convexe de l'épiglotte. — 15. Masse adipeuse qui la sépare de l'os hyoïde. — 16. Sa partie supérieure large et concave. — 17. Coupe de sa partie médiane, remarquable par l'épaisseur qu'elle présente. — 18. Coupe de l'os hyoïde. — 19, 19. Les quatre premiers cerceaux de la trachée. — 20. Coupe de la portion membraneuse de ce conduit.

Un peu déprimées en avant, où elles atteignent une hauteur de 18 à 20 millimètres, elles deviennent planes en arrière où leur hauteur ne dépasse pas 1 centimètre.

La paroi postérieure résulte de l'adossement des noyaux cartilagineux qui surmontent les cartilages aryténoïdes. Lorsque ces derniers s'écartent, elle prend la forme d'une échancrure ; sa hauteur n'est plus alors que de quelques millimètres. On voit, par conséquent, que le vestibule de la glotte, ou portion sus-glottique du larynx, est coupé très-obliquement de haut en bas et d'avant en arrière.

B. — **Portion sous-glottique.**—Elle est plus régulièrement conformée que la précédente. Dans son tiers inférieur, elle affecte une forme presque cylindrique ; mais à mesure qu'elles se rapprochent de la glotte, ses deux moitiés latérales s'inclinent l'une vers l'autre de plus en plus, en sorte qu'au niveau de cet orifice la portion sous-glottique revêt l'aspect d'une fente qu'on voit très-bien en l'examinant par la partie inférieure du larynx. Ses parois sont unies sur toute leur étendue.

C.— **Cordes vocales supérieures.**—Ces cordes s'attachent par une de leurs extrémités à la partie la plus élevée de l'angle rentrant du cartilage thyroïde, et par l'autre à la face antérieure des cartilages aryténoïdes. Elles se portent horizontalement d'avant en arrière en divergeant un peu, et forment ainsi les deux côtés d'un triangle isocèle dont la base serait en arrière et le sommet tronqué en avant. — Leur longueur, chez l'homme, varie de 20 à 24 millimètres, et chez femme, de 16 à 18. Elle diffère donc en moyenne d'un sexe à l'autre de 5 millimètres.

Leur forme est celle d'un petit prisme triangulaire dont la base, tournée en haut et en dehors, se confond avec la paroi latérale correspondante du vestibule de la glotte. La largeur de cette base offre de très-grandes variétés individuelles : chez les sujets dont le larynx est fortement constitué, elle peut atteindre jusqu'à 6 et 8 millimètres ; chez quelques vieilles femmes très-amaigries, les cordes vocales supérieures, de même que les inférieures, deviennent si minces, au contraire, qu'elles revêtent l'aspect d'un simple repli valvulaire, dont l'épaisseur au niveau de son bord adhérent se réduit à 1 ou 2 millimètres. La face interne de ces cordes est verticale ou légèrement inclinée en haut et en dedans. Leur face inférieure, un peu tournée en dehors, répond aux ventricules du larynx. Leur bord libre regarde la corde vocale inférieure du côté opposé.

D. — **Cordes vocales inférieures.** — Elles s'attachent en avant à la partie moyenne de l'angle rentrant du cartilage thyroïde, à 3 millimètres au-dessous de l'insertion des cordes vocales supérieures. On observe au niveau du point sur lequel elles se fixent un très-petit noyau fibro-cartilagineux, en sorte qu'elles se touchent à leur origine. En arrière, elles s'attachent à l'angle antérieur des cartilages aryténoïdes.

Les cordes vocales inférieures, de même que les supérieures, se dirigent horizontalement d'avant en arrière, en affectant aussi une légère divergence et en formant comme celles-ci les deux côtés d'un petit triangle isocèle à base postérieure. Mais les deux côtés de ce triangle sont plus rapprochés ; c'est pourquoi lorsqu'on examine la glotte par l'orifice supérieur du larynx, on voit à la fois les quatre cordes vocales, tandis que si on l'examine par son orifice opposé ou par la trachée-artère, on n'aperçoit que les deux cordes vocales inférieures.

La longueur moyenne des cordes vocales inférieures ne diffère pas de celle des supérieures ; mais elles offrent un peu plus d'épaisseur que celles-ci. — Leur face interne plane regarde en dedans et en bas. Leur face supérieure, légèrement concave, se dirige obliquement en haut et en dehors ; elle répond aux ventricules.

Les quatre cordes vocales n'offrent pas la même importance. Les inférieures sont d'une absolue nécessité pour la production des sons. Les supérieures peuvent être lésées et en grande partie détruites sans que la voix se trouve sensiblement altérée. Longet les a incisées sur des larynx laissés en place ou bien renversés au devant du cou des animaux, et les sons rendus n'ont pas été notablement modifiés. Les premières, par conséquent, sont les seules qui méritent le nom de cordes vocales. Les supérieures, de même que les ventricules, sont destinées surtout à leur laisser l'indépendance nécessaire pour entrer en vibration.

E. — **Glotte.** — La glotte est l'espace qui se trouve limité de chaque côté par les cordes vocales inférieures et les cartilages aryténoïdes.

Ainsi défini, cet espace se compose de deux parties très-distinctes : 1° d'une partie antérieure représentée par l'intervalle compris entre les deux cordes vocales ; 2° d'une partie postérieure représentée par l'intervalle compris entre les deux cartilages aryténoïdes. La première constitue la *glotte* proprement dite ; la seconde constitue l'*espace interaryténoïdien* ; un plan vertical et transversal, étendu de l'extrémité postérieure de la corde vocale gauche à l'extrémité correspondante de la corde vocale droite, établit la limite respective de ces deux parties qui possèdent des attributions différentes, et qui méritent d'être étudiées isolément.

La glotte proprement dite, ou *glotte vocale*, *glotte inter-ligamenteuse*, forme la partie la plus étroite de la cavité du larynx. Elle se présente sous l'aspect d'un petit triangle isocèle dont le sommet se dirige en avant. — La perpendiculaire, abaissée de ce sommet sur la partie moyenne de sa base, représente le diamètre antéro-postérieur de la glotte : son étendue ne diffère pas ou diffère à peine de celle des cordes vocales.

La base du triangle, ou le plus grand diamètre transversal du même orifice, est de 5 millimètres chez la femme, et de 8 millimètres chez l'homme. Mais il varie beaucoup suivant que la glotte se dilate ou se resserre. Dans le premier cas, il peut atteindre jusqu'à 13 ou 14 millimètres chez l'homme, et 9 ou 10 chez la femme. Dans le second, il se réduit d'autant plus que les cordes vocales se rapprochent davantage.

L'espace inter-aryténoïdien, ou *glotte inter-aryténoïdienne, glotte respiratoire*, étendu de l'extrémité postérieure des cordes vocales au muscle aryténoïdien, offre la figure d'un petit rectangle dans l'état de moyenne dilatation de la glotte. Son diamètre antéro-postérieur est de 4 à 5 millimètres chez la femme, et de 6 chez l'homme.

Là limite antérieure de cet espace, purement fictive, répond au plan vertical et transversal qui passerait par l'extrémité postérieure des cordes vocales. En arrière, il est limité par le muscle aryténoïdien ; et de chaque côté par la face interne des cartilages aryténoïdes, muscle et cartilages que revêt la muqueuse laryngée.

La forme de l'espace interaryténoïdien varie selon le degré de dilatation ou de constriction de la glotte. Lorsqu'elle se dilate, la partie antérieure de cet espace s'élargit. Lorsqu'elle se resserre, sa partie antérieure diminue. Si l'occlusion devient complète, l'espace interaryténoïdien, se termine en pointe antérieurement ; il prend alors un aspect cordiforme.

F. **Ventricules du larynx.** — Au nombre de deux, l'un droit et l'autre gauche, ces ventricules séparent de chaque côté la corde vocale supérieure de la corde vocale inférieure. Ils se portent d'abord horizontalement de dedans en dehors ; parvenus au niveau du cartilage thyroïde, ils se coudent pour se diriger verticalement en haut. On peut leur distinguer, par conséquent, une portion horizontale, et une portion verticale.

La portion horizontale des ventricules présente la forme d'un segment de disque. Ses deux parois, légèrement concaves, sont constituées par les cordes vocales supérieures et inférieures. Son étendue antéro-postérieure au niveau de la glotte, c'est-à-dire à son entrée, égale la longueur de celle-ci ; mais en se portant de dedans en dehors, elle diminue rapidement. — Son plus grand diamètre transversal est de 6 à 7 millimètres, et son plus grand diamètre vertical de 4 à 6. Les cordes inférieures étant plus rapprochées du plan médian que les supérieures, il en résulte qu'au moment de l'inspiration l'air tend à s'engouffrer dans la portion horizontale des ventricules : de là entre le développement de ceux-ci et la capacité du thorax une remarquable corrélation.

La portion verticale est parfois très-courte, ou même elle fait tout à fait défaut. Mais elle remonte assez souvent jusqu'au bord supérieur du cartilage thyroïde. Quelquefois elle s'élève jusqu'à la partie moyenne de la membrane thyro-hyoïdienne ou jusqu'à l'os hyoïde. Dans certains cas, beaucoup plus rares, elle atteint la base de la langue et s'étend sous la muqueuse linguale. Je l'ai vue, chez un individu, s'avancer du dessous de cette muqueuse au point de déborder de chaque côté la face antérieure de l'épiglotte de 15 millimètres. Cette portion verticale se trouve située entre la portion sus-glottique de la cavité laryngienne et le cartilage thyroïde, de chaque côté de l'épiglotte, au milieu d'un tissu cellulaire lâche qui permet de la distendre par voie d'insufflation. Morgagni, qui le premier l'a signalée et décrite, avait déjà remarqué qu'en s'élevant elle se dilate en arrière.(1). Sa forme, du reste, présente quelques variétés individuelles. On observe en général, au niveau de sa continuité avec la portion horizontale, un rétrécissement que le même auteur a pris soin aussi de mentionner.

§ 3. — STRUCTURE DU LARYNX.

Comme partie constituante de l'appareil respiratoire, le larynx présente des parois incompressibles qui assurent à l'air inspiré ou expiré un libre passage, et qui sont redevables de la résistance qu'elles possèdent à des pièces cartilagineuses articulées entre elles.

Comme organe de la voix, il a pour attributs, indépendamment des cordes vocales, un petit groupe de muscles soumis à l'empire de la volonté et destinés à mouvoir toutes ces pièces les unes sur les autres. A ces muscles se rendent des vaisseaux et des nerfs qui se ramifient aussi dans la muqueuse laryngienne.

Étudié dans sa structure, cet organe nous offre donc à considérer : 1° une charpente cartilagineuse composée de pièces multiples et mobiles ; 2° les articulations de ces différentes pièces et les parties fibreuses qui les unissent ; 3° les muscles qui les meuvent ; 4° la muqueuse qui revêt leur surface interne, et les glandes qui s'ouvrent sur la surface libre de cette muqueuse ; 5° enfin, des vaisseaux et des nerfs.

A. — **Cartilages et fibro-cartilages du larynx.**

Les cartilages du larynx sont au nombre de quatre : deux médians, impairs et symétriques, le *thyroïde* et le *cricoïde* ; deux latéraux, de dimensions très-petites, relativement aux précédents, les *cartilages aryténoïdes*. En outre, au-dessus de chacun de ces derniers on observe un noyau cartilagineux mobile qui en forme une dépendance : ces noyaux ont été signalés et décrits par Santorini, d'où le nom de *cartilages de Santorini*, sous lequel ils sont généralement connus.

Les fibro-cartilages sont au nombre de trois : un médian, très-considérable et très-important, l'*épiglotte* ; deux latéraux, extrêmement petits, si-

(1) « Sed altiùs quoque ascendit, et præterea retrorsum versus dilatatur. » (*Advers. anatom.*, I, p. 18.)

tués dans l'épaisseur des replis aryténo-épiglottiques, ce sont les *fibro-cartilages des glandes aryténoïdiennes*, appelés aussi par quelques auteurs *cartilages de Wrisberg*.

a. *Cartilage thyroïde.*

Le *cartilage thyroïde* ou *scutiforme*, ainsi nommé parce qu'il protège les cordes vocales à la manière d'un bouclier (θυρεὸς, *scutum*, bouclier), est le plus grand des cartilages du larynx. Il occupe la partie antérieure et supérieure de cet organe. Sa figure est celle d'un rectangle, transversalement dirigé, dont les deux moitiés latérales infléchies vers la colonne cervicale forment un angle saillant en avant et rentrant en arrière.

On peut lui considérer : deux faces, l'une antérieure, saillante, l'autre postérieure, rentrante ; deux bords horizontaux, l'un supérieur, et l'autre inférieur, plus petit, d'où l'aspect pyramidal du larynx ; deux bords verticaux ou postérieurs, et quatre angles.

La *face antérieure* présente sur sa partie médiane la saillie anguleuse produite par l'inflexion des deux moitiés du cartilage, saillie longitudinale, échancrée en haut, où elle est plus prononcée, peu accusée chez la femme, mais très-considérable chez l'homme et proportionnelle dans l'un et l'autre sexe à l'étendue des cordes vocales : c'est la *pomme d'Adam* des anciens anatomistes. Elle répond à la peau dont la sépare une bourse séreuse qui remonte jusqu'à l'os hyoïde, derrière lequel elle s'engage. Cette bourse séreuse, qui existe déjà à la naissance, appartient bien plus au ligament thyro-hyoïdien qu'au cartilage lui-même. Elle a pour usage de faciliter le glissement du bord supérieur de celui-ci sur la partie postérieure du corps de l'os hyoïde, au moment de la déglutition.

De chaque côté de la saillie médiane du cartilage, on remarque une surface à peu près plane, quadrilatère, plus étendue d'avant en arrière que de haut en bas, et partagée en deux parties inégales par une ligne fibreuse obliquement dirigée en bas et en avant. Cette ligne s'insère à deux tubercules dont l'un est situé au-devant du bord postérieur du cartilage, l'autre sur son bord inférieur ; elle donne attache au thyro-hyoïdien et au sterno-thyroïdien. Des deux parties qu'elle sépare, l'antérieure, plus grande, est recouverte surtout par le premier de ces muscles ; la postérieure, qui représente le tiers ou le quart seulement de la précédente, est recouverte par le constricteur inférieur du pharynx ; elle offre assez fréquemment un trou par lequel passe un rameau nerveux, et presque toujours c'est à gauche qu'existe ce trou, très-rarement à droite.

La *face postérieure*, d'une configuration inverse de celle de l'antérieure, présente sur la ligne médiane un angle rentrant très-aigu chez l'homme, plus ouvert chez la femme. La partie supérieure de cet angle donne attache à l'épiglotte et aux cordes vocales supérieures, sa partie moyenne aux

cordes vocales inférieures, et sa moitié inférieure aux muscles thyro-aryténoïdiens. — De chaque côté de celui-ci, on voit une surface quadrilatère
un peu concave, en rapport en avant avec la portion verticale des ventricules, en arrière et en bas avec les muscles crico-aryténoïdiens latéraux,
en haut avec la muqueuse pharyngienne.

Le *bord supérieur*, plus long que l'inférieur, offre trois échancrures :
une moyenne, plus profonde chez l'homme que chez la femme, se terminant en bas par un angle aigu chez le premier, par un angle arrondi chez
la seconde ; et deux échancrures latérales, moins considérables que la précédente, mais cependant très-accusées aussi chez l'homme, plus superficielles chez la femme. Ainsi configuré, ce bord semble formé par deux
S italiques horizontalement dirigées et réunies en avant par leur extrémité descendante. Il donne attache au ligament thyro-hyoïdien moyen.

Le *bord inférieur* présente une direction sinueuse un peu variable, suivant les individus. Les tubercules inférieurs de la face externe le divisent
en trois parties : une moyenne et deux postérieures. La partie moyenne,
plus grande, est en général rectiligne, quelquefois légèrement échancrée
sur la ligne médiane au niveau de l'attache du ligament crico-thyroïdien.
Les parties latérales sont concaves. Ce bord donne insertion sur la plus
grande partie de son étendue aux muscles crico-thyroïdiens.

Les *bords postérieurs*, ou *verticaux*, sont arrondis et rectilignes. Ils

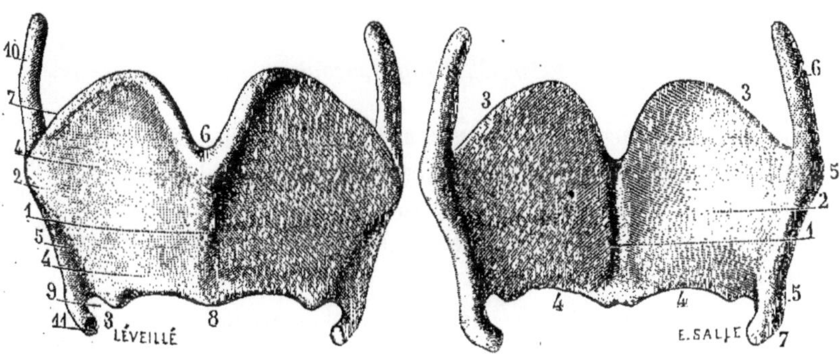

FIG. 847. — *Cartilage thyroïde, face
antérieure.*

FIG. 848. — *Cartilage thyroïde, face
postérieure.*

FIG. 847. — 1. Saillie médiane du cartilage thyroïde. — 2, 3, Ligne oblique qui partage les parties latérales de la face antérieure de ce cartilage en deux portions secondaires ; tubercules qui la limitent. — 4. Partie des faces latérales qui est situé au
devant de cette ligne. — 5. Partie qui est située en arrière. — 6. Échancrure médiane
du bord supérieur. — 7. Échancrures latérales de ce même bord. — 8. Bord inférieur.
— 9. Échancrure latérale de ce bord. — 10. Grande corne. — 11. Petite corne.

FIG. 848. — 1. Dépression médiane de la face postérieure du cartilage thyroïde. —
2. Parties latérales de cette face, planes et quadrilatères.— 3, 3. Bord supérieur du cartilage. — 4, 4. Son bord inférieur. — 5, 5. Son bord postérieur. — 6. Grande corne.
— 7. Petite corne.

donnent attache au stylo-pharyngien et au pharyngo-staphylin. Le cartilage cricoïde les déborde un peu en arrière, en sorte que lorsqu'on pose le larynx sur sa face postérieure, ils ne reposent ni l'un ni l'autre sur le plan de sustentation. Ces bords, par conséquent, ne sauraient, dans aucun cas, prendre un point d'appui sur la colonne cervicale dont l'organe de la voix se trouve d'ailleurs séparé par toute l'épaisseur du pharynx.

Les *angles*, au nombre de quatre, deux supérieurs et deux inférieurs, sont remarquables par leur longueur et leur direction un peu contournée qui les a fait désigner sous le nom de *cornes*. Ces cornes, situées sur le prolongement des bords postérieurs qu'elles semblent continuer en haut et en bas, n'offrent ni la même étendue ni la même direction. — Les *supérieures*, ou *grandes cornes* du cartilage thyroïde, d'une longueur à peu près double de celle des inférieures, se portent en arrière et en dedans : elles se terminent par une extrémité mousse à laquelle s'attachent les ligaments thyro-hyoïdiens latéraux. — Les *inférieures*, ou *petites cornes*, décrivent une légère courbe à concavité antérieure ; elles s'articulent avec la facette qu'on remarque sur les parties latérales du cartilage cricoïde.

Structure. Le cartilage thyroïde affecte une structure identique dans toute son étendue et sur tous les points de son épaisseur. Sa partie médiane ne diffère pas de ses parties latérales ; elle se compose comme celles-c d'une substance fondamentale homogène, creusée de cavités que remplissent des cellules de cartilage.

b. *Cartilage cricoïde.*

Le *cartilage cricoïde* ou *annulaire* (de κρίκος, anneau) forme la portion inférieure et cylindrique du larynx. Sa partie antérieure, arrondie, représente un segment d'anneau ; sa partie postérieure beaucoup plus longue représente un segment de cylindre. On peut lui considérer deux faces et deux circonférences.

La *surface externe*, convexe dans sa moitié antérieure, qui donne attache aux muscles crico-thyroïdiens, est plane en arrière, où elle répond au pharynx. Cette portion plane ou postérieure offre une crête mousse à laquelle s'insèrent quelques-unes des fibres longitudinales de l'œsophage, et de chaque côté une dépression superficielle recouverte par les muscles crico-aryténoïdiens postérieurs. — A l'union de la portion convexe avec la portion plane, on observe une petite facette tournée en dehors et en haut, par laquelle le cartilage cricoïde s'articule avec les petites cornes du cartilage thyroïde.

La *surface interne*, unie dans toute son étendue, est d'autant plus comprimée dans le sens transversal qu'on l'examine sur un point plus rapproché de sa circonférence supérieure. Elle se présente par conséquent sous l'aspect d'une cavité cunéiforme dont le sommet tronqué se dirige en haut. Cette surface répond à la muqueuse laryngienne, qui adhère à son périchondre d'une manière assez intime.

La *circonférence inférieure* est circulaire. Cependant son diamètre antéro-postérieur, par sa longueur, l'emporte toujours sur le transversal. En avant, elle offre une saillie plus ou moins accusée qui descend en manière de bec sur le premier cerceau de la trachée. De chaque côté existent deux autres saillies de forme et de dimensions très-variables, suivant les sujets ; lorsque le cartilage cricoïde se continue avec le premier cerceau de la trachée-artère, ce qui n'est pas rare, c'est par l'intermédiaire de ces saillies latérales que s'établit la continuité.

La *circonférence supérieure* diffère notablement de l'inférieure. Celle-ci est mince et tranchante. La supérieure est très-épaisse à droite et à gauche ; au niveau des facettes par lesquelles le cartilage cricoïde s'articule avec le thyroïde, son épaisseur mesure de 5 à 6 millimètres. De cet épaississement des deux moitiés latérales du cartilage résulte en partie l'aspect cunéiforme que présente le segment inférieur de la cavité laryngienne. Les parties médiane antérieure et postérieure de l'anneau cricoïdien conservent une épaisseur égale dans toute leur hauteur, d'où la prédominance du diamètre antéro-postérieur sur le transversal, plus marquée encore pour la circonférence supérieure que pour l'inférieure. De ces deux diamètres, le premier, au niveau de la circonférence supérieure, surpasse le second d'un tiers environ, tandis que pour la circonférence inférieure, il n'en diffère que d'un sixième.

La circonférence supérieure est coupée très-obliquement d'arrière en avant et de haut en bas. — Sa partie antérieure, plus mince, donne attache au ligament crico-thyroïdien, et ses parties latérales aux muscles crico-aryténoïdiens latéraux. — En arrière, où elle est horizontale et quelquefois légèrement échancrée, elle répond au muscle aryténoïdien. Entre cette portion horizontale très-courte et la portion oblique, ou plutôt à l'origine de cette portion oblique, on remarque de chaque côté une facette elliptique tournée en haut et en dehors, par laquelle le cartilage cricoïde s'articule avec la base des cartilages aryténoïdes. .

c. *Cartilages aryténoïdes.*

Les *cartilages aryténoïdes*, au nombre de deux, sont situés sur la partie supérieure et postérieure du cartilage cricoïde.

Leur forme est celle d'une petite pyramide triangulaire recourbée d'avant en arrière sur son axe, à la manière de l'entonnoir appelé bec d'aiguière, d'où le nom qui leur a été donné (ἀρύταινα, entonnoir). Ils sont séparés l'un de l'autre par toute la portion horizontale de la circonférence supérieure du cartilage cricoïde, portion dont l'étendue varie, suivant le sexe et les individus, de 9 à 12 millimètres. On peut leur considérer trois faces, une base et un sommet.

La *face postérieure*, concave et unie, répond au muscle aryténoïdien. La *face antéro-externe*, convexe, est creusée de deux fossettes séparées par une crête mousse. La fossette inférieure donne attache au muscle thyro-aryténoidien et la fossette supérieure aux cordes vocales supérieures.

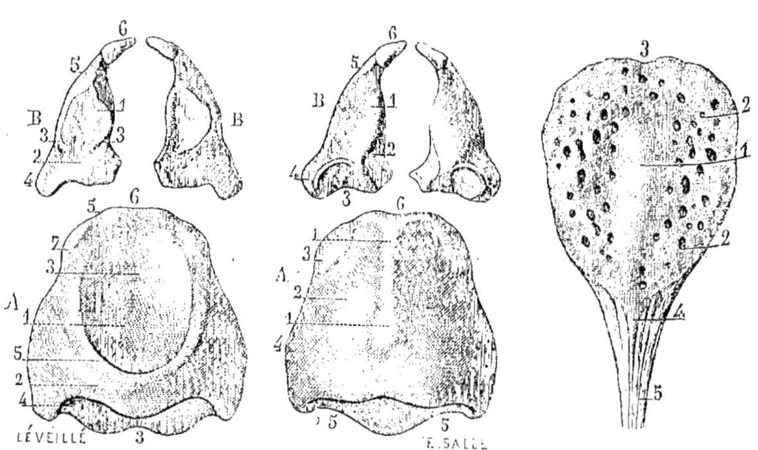

Fig. 849. — *Les cartilages cricoïde et aryténoïdes, vue antérieure.*

Fig. 850. — *Ces mêmes cartilages vus par leur partie postérieure.*

Fig. 851. — *L'épiglotte et son ligament.*

Fig. 849. — A. *Cartilage cricoïde.* — 1. Sa cavité ou surface interne. — 2. Sa partie antérieure, étroite et annulaire. — 3, 3. Sa partie postérieure s'élargissant en manière de chaton. — 4. Son bord inférieur ou horizontal. — 5, 5. Son bord supérieur très-obliquement descendant. — 6. Partie postérieure de ce bord. — 7. Facette par laquelle ce même bord s'articule avec la base des cartilages aryténoïdes.

B. B. *Cartilages aryténoïdes.* — 1. Leur face antéro-externe, inégale et rugueuse. — 2. Facette à laquelle s'insère le muscle thyro-aryténoïdien. — 3, 3. Facette plus grande et plus irrégulière, qui répond à la glande aryténoïdienne et qui donne attache aux cordes vocales supérieures. — 4. Tubercule auquel s'attachent les muscles crico-aryténoïdiens. — 5. Sommet des cartilages. — 6. Cartilages corniculés ou cartilages de Santorini.

Fig. 850. — A. *Cartilage cricoïde.* — 1, 1. Crête médiane de sa face postérieure. — 2. Fossette située à droite et à gauche de cette crête. — 3. Facette par laquelle il s'articule avec les cartilages aryténoïdes. — 4. Portion latérale des cartilages remarquable par son épaisseur. — 5, 5. Son bord inférieur. — 6. Partie horizontale de son bord supérieur.

B. *Cartilages aryténoïdes.* — 1. Leur face postérieure concave et unie. — 2. Leur face interne. — 3. Leur base creusée d'une facette par laquelle ils s'articulent avec le cartilage cricoïde. — 4. Leur tubercule externe. — 5. Leur sommet. — 6. Cartilage corniculé.

Fig. 851. — 1. Partie médiane, la plus épaisse de l'épiglotte. — 2, 2. Ses parties latérales criblées de trous inégaux et irréguliers. — 3. Son extrémité supérieure ou base. — 4. Son extrémité inférieure ou sommet. — 5. Ligament qui part de ce sommet.

Cette face adhère par sa partie antérieure d'une manière très-intime à la glande aryténoïdienne. — La *face interne*, plane et moins étendue que les précédentes, est recouverte par la muqueuse ; elle limite de chaque côté l'espace interaryténoïdien.

La *base* des cartilages aryténoïdes présente une facette elliptique et concave dont le grand axe, oblique en arrière et en dehors, croise à angle droit le grand axe de la facette, également elliptique, du cartilage cricoïde.

De cette base naissent deux apophyses, l'une postérieure et externe, moins saillante, mais plus volumineuse et formant une sorte de tubercule ; l'autre antérieure et interne, qui se termine en pointe. L'apophyse externe, ou le *tubercule* du cartilage aryténoïde, donne attache aux muscles crico-aryténoïdiens ; l'antérieure, qui pénètre par sa pointe dans l'épaisseur des cordes vocales inférieures, donne attache aux ligaments thyro-aryténoïdiens inférieurs.

Le *sommet* est surmonté de deux noyaux cartilagineux allongés et curvilignes, d'où le nom de *cartilages corniculés* sous lequel on les désigne. Santorini, qui le premier les a signalés (1), et qui les appelle *petites têtes des aryténoïdes* (*capitula arytænoidum*), pensait qu'ils sont toujours indépendants de ces derniers. Mais dans l'extrême vieillesse ils se continuent avec ceux-ci. Un simple tissu fibreux les unit aux aryténoïdes. Ces petits cartilages s'inclinent en dedans, de telle sorte qu'ils se touchent par leur extrémité libre, et tendent même à se croiser.

Ossification des cartilages du larynx. — Parmi les cartilages recouverts d'un perichondre, ces derniers sont ceux qui s'ossifient le plus souvent. C'est de quarante à cinquante ans que leur ossification commence chez l'homme, et quelquefois plus tôt. Chez la femme, elle se montre à une époque beaucoup plus tardive, en général, de soixante et dix à quatre-vingts ans. Sur plusieurs larynx de femmes qui avaient atteint cet âge, il n'existait encore aucune trace de noyaux osseux.

Dans la plupart des cartilages que nous voyons s'ossifier, c'est par leur partie centrale qu'elle commence. Dans les cartilages du larynx, c'est par leur périphérie qu'elle débute.

Sur le cartilage thyroïde, la partie médiane s'ossifie la première chez la plupart des individus, et l'ossification se propage ensuite à droite et à gauche sur le bord inférieur. Presque en même temps elle se montre sur les bords postérieurs, et apparaît plus tard sur le supérieur, en sorte qu'après avoir pris naissance dans la partie intermédiaire aux deux lames, elle contourne celles-ci de dedans en dehors et de bas en haut. — Pendant que les bords inférieur et postérieur s'ossifient, on voit, le plus souvent, apparaître

____

(1) « Hæc quæ nos in posterum arytænoidum capitula nominabimus, sæpe laxiore, firmiore interdum nexu cum arytænoide committuntur. » (Santorini, *Observ. anat.*, 1739, p. 97.)

des jetées osseuses qui s'étendent d'un bord à l'autre ; et quelquefois aussi, dans le centre, des noyaux qui s'irradient vers les bords déjà ossifiés. Chez l'homme, ce n'est qu'à un âge extrêmement avancé qu'on observe une ossification complète du cartilage thyroïde. Chez la femme, elle reste toujours incomplète, même dans la dernière période de la caducité.

L'ossification du cartilage cricoïde débute par la partie la plus épaisse de sa circonférence supérieure. Plus tard, apparaissent sur les limites de la portion horizontale de cette circonférence deux petits noyaux qui, se prolongeant par leur extrémité interne, viennent se rejoindre sur la ligne médiane, en même temps qu'ils vont se confondre en dehors avec les noyaux latéraux. A une époque plus tardive encore, un noyau osseux se montre sur la partie antérieure de la même circonférence, lequel va aussi se réunir aux masses osseuses latérales. En même temps que ces cinq noyaux marchent à la rencontre les uns des autres, ils s'étendent de haut en bas ; c'est par suite de leur extension progressive et de leur fusion que la circonférence inférieure du cartilage s'ossifie à son tour.

Dans les cartilages aryténoïdes, l'ossification débute par l'apophyse externe. Bientôt après, et quelquefois simultanément, elle s'empare de l'apophyse antérieure. Ces deux noyaux se réunissent promptement, et la petite masse osseuse qui en résulte s'accroît de bas en haut. Il est très-rare qu'elle remonte jusqu'au sommet.

Pour chacun des cartilages de Santorini, il existe un point d'ossification, qu'on ne voit apparaître en général que dans l'âge de la décrépitude.

d. *Épiglotte.*

L'*épiglotte* (de ἐπὶ, sur ; γλωττὶς, glotte) est une lame fibro-cartilagineuse située au-devant et au-dessus de la cavité du larynx, qu'elle protége en s'abaissant sur son orifice à la manière d'un opercule.

La direction de l'épiglotte est verticale. Sa figure, comparée par Winslow à une feuille de pourpier, est celle d'un triangle dont la base arrondie se dirigé en haut. On peut lui considérer deux faces, deux bords, une base et un sommet.

Sa *face antérieure* est libre dans son tiers supérieur, qui répond à la base de la langue. Plus bas, elle adhère à l'os hyoïde, à la partie moyenne du ligament thyro-hyoïdien et à l'angle rentrant du cartilage thyroïde.

La partie libre de cette face, concave de haut en bas, convexe transversalement, devient visible par la cavité buccale, lorsqu'on abaisse fortement la base de la langue ; et l'on peut constater alors qu'elle se trouve située notablement plus bas et plus en arrière que la luette. La muqueuse qui la recouvre en se réfléchissant l'unit à la base de la langue. Mais elle adhère en outre à cet organe par un prolongement médian, que la muqueuse linguale embrasse, et à l'extrémité antérieure duquel vient s'attacher la portion moyenne du lingual supérieur ou muscle glosso-épiglottique.

La partie adhérente, convexe, est attachée à l'os hyoïde et à la membrane thyro-hyoïdienne par des faisceaux fibreux et jaunâtres, sans forme déterminée, auxquels s'entremêle une notable quantité de tissu adipeux : c'est à cette masse fibro-adipeuse que Morgagni, en 1719, a donné le nom de *glande épiglottique*, dénomination qu'elle a longtemps conservée et qui ne méritait pas de l'être ; car elle n'offre rien de glandulaire.

La *face postérieure*, libre dans toute son étendue, concave supérieurement dans le sens transversal, convexe inférieurement dans le sens vertical, est remarquable par le grand nombre de pertuis glandulaires qu'elle présente sur ses parties latérales.

Les *bords* de l'épiglotte donnent naissance de chaque côté à deux prolongements : 1° à des prolongements antérieurs ou pharyngo-épiglottiques, auxquels viennent s'insérer quelques fibres des muscles stylo-pharyngiens, en sorte que l'épiglotte a trois muscles élévateurs, un médian et deux latéraux ; 2° à des prolongements postérieurs ou aryténo-épiglottiques beaucoup plus minces que les précédents.

Sa *base*, arrondie, mais en général légèrement échancrée sur la partie médiane, tend à se renverser du côté de la langue, de telle sorte qu'elle regarde en haut et en avant, tandis que les bords du fibro-cartilage regardent au contraire en arrière. — Le sommet se termine par une languette fibreuse qui s'attache à la partie moyenne de l'angle rentrant du cartilage thyroïde, et qui forme le ligament inférieur de l'épiglotte.

La partie médiane de ce fibro-cartilage, plus épaisse, lui constitue une sorte d'axe ou de colonne. Ses parties latérales sont percées d'un grand nombre de trous inégaux et inégalement disséminés, dans lesquels se trouvent logées des glandes dont le conduit excréteur vient s'ouvrir sur la face postérieure.

L'épiglotte est essentiellement constituée : 1° par une trame fibreuse à laquelle elle emprunte la souplesse qui la distingue des véritables cartilages ; 2° par des cellules de cartilages extrêmement nombreuses et situées, soit dans les aréoles que circonscrivent les faisceaux fibro-élastiques, soit dans l'épaisseur de ceux-ci.

Pour prendre une notion exacte du mécanisme par lequel l'épiglotte ferme l'entrée du larynx au moment de la déglutition, il faut enlever le muscle aryténoïdien et la muqueuse correspondante, de manière à mettre à nu la face postérieure et la face interne des cartilages aryténoïdes. On pratique ainsi une large croisée par laquelle il devient facile d'observer la position et la direction très-différentes que prennent la moitié supérieure et la moitié inférieure du fibro-cartilage pendant son abaissement, et l'on peut constater, en portant le bord supérieur du cartilage thyroïde derrière le corps de l'os hyoïde, qu'au moment où la première s'abaisse sur l'entrée du larynx en manière d'opercule, la seconde se couche presque horizontalement entre les deux cordes vocales supérieures, de telle sorte que la portion sus-glottique du larynx s'efface en grande partie. Il suit de ce remarquable mécanisme que lorsque la moitié supérieure ou l'opercule du larynx se trouve détruite, la moitié inférieure peut suffire pour interdire aux aliments et aux boissons l'entrée des voies aériennes. J'engage les anatomistes qui voudraient étudier ce mécanisme à répéter la préparation que je viens d'indiquer ; elle est d'ailleurs très-utile aussi pour observer les cordes vocales et les ventricules du larynx.

e. *Fibro-cartilages des glandes aryténoïdiennes.*

Ces fibro-cartilages, mentionnés par quelques auteurs sous le nom de *cartilages de Wrisberg*, seraient mieux nommés *fibro-cartilages de Morgagni*, qui les a très-bien vus, mais imparfaitement décrits il est vrai. Cet auteur, en parlant des glandes aryténoïdiennes dont la découverte lu appartient, fait remarquer qu'elles offrent la forme d'une L et se composent de deux portions : l'une, longue et verticale, située au-devant des cartilages aryténoïdes ; l'autre, courte et horizontale, située dans l'épaisseur de la corde vocale supérieure ; il ajoute que la branche verticale ressemble à une sorte de petite colonne qui est quelquefois composée de fragments cartilagineux, et d'autres fois d'une substance plus ferme que celle d'une glande (1).

Les fibro-cartilages des glandes aryténoïdiennes se trouvent, en effet, placés sur leur branche verticale, entre cette branche et la muqueuse, sous laquelle ils font une légère saillie et dont la demi-transparence laisse entrevoir leur couleur d'un blanc mat. Leur aspect, ainsi que l'avance Morgagni, est celui d'une petite colonne un peu aplatie, de 1 millimètre de largeur et de 6 à 8 de hauteur. En avant, cette petite colonne se continue par des faisceaux de fibrilles avec le prolongement que l'épiglotte envoie dans les replis aryténo-épiglottiques. En arrière, elle adhère au périchondre des cartilages aryténoïdes par des fibrilles analogues. Son extrémité supérieure arrondie fait saillie sur le bord libre des replis aryténo-épiglottiques ; en bas elle se continue avec le ligament de la corde vocale supérieure en s'amincissant et s'effilant de plus en plus. Mais elle n'arrive pas toujours jusqu'à ce ligament.

Quelquefois ces fibro-cartilages, ainsi que l'avait déjà constaté Morgagni, se composent de plusieurs noyaux superposés à la manière des grains

---

(1) « Quædam veluti columella videtur exstructa, interdum ex cartilagineis fragmentis, alias ex solidiuscula ejusdem glandulæ substantia. » (Morgagni, *Advers. anatom.*, prim. 1719, p. 1 et 2.)

d'un chapelet. D'autres fois, ils sont filiformes et semblent à peine exister. Dans certains cas, très-rares, on n'en trouve aucune trace.

B. — **Articulations et ligaments du larynx.**

La charpente cartilagineuse du larynx s'unit, en haut à l'os hyoïde, en bas à la trachée. En outre, les différentes pièces qui la composent s'articulent entre elles. Cet organe nous offre donc à étudier des articulations extrinsèques et des articulations intrinsèques.

a. *Articulations extrinsèques.*

1° *Articulation thyro-hyoïdienne.* Le cartilage thyroïde est uni à l'os hyoïde par trois ligaments : un médian et deux latéraux (fig. 852).

Le *ligament thyro-hyoïdien moyen* affecte la forme d'une membrane

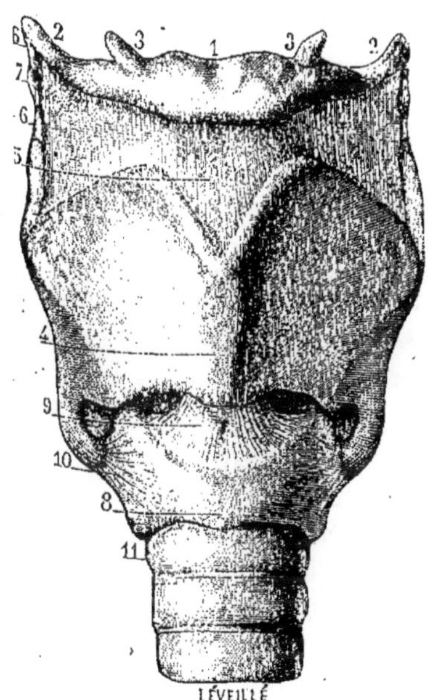

Fig. 852. — *Ligaments thyro-hyoïdiens et crico-thyroïdien moyen.*

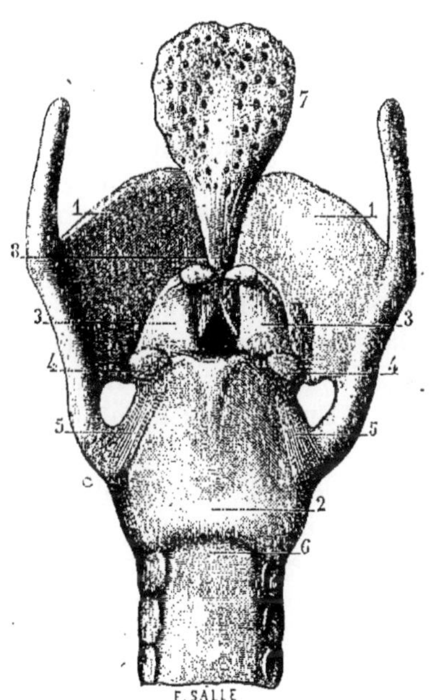

Fig. 853. — *Articulation crico-aryté-noïdienne et crico-thyroïdienne.*

Fig. 852. — 1. Os hyoïde. — 2, 2. Grandes cornes de cet os. — 3, 3. Ses petites cornes. — 4. Cartilage thyroïde.—5. Membrane thyro-hyoïdienne.—6. Ligaments thyro-hyoïdiens latéraux. — 7. Leur noyau cartilagineux. — 8. Cartilage cricoïde. — 9. Ligament crico-thyroïdien moyen. — 10. Ligaments crico-thyroïdiens latéraux. — 11. Trachée.

Fig. 853. — 1, 1. Cartilage thyroïde. — 2. Cartilage cricoïde. — 3, 3. Cartilages aryténoïdes. — 4, 4. Articulations crico-aryténoïdiennes. — 5, 5. Ligament postérieur des articulations crico-thyroïdiennes. — 6. Union du cartilage cricoïde et de la trachée. — 7. Épiglotte. — 8. Ligament qui l'unit à l'angle rentrant du cartilage thyroïde.

fibreuse étendue du bord supérieur du cartilage thyroïde au bord supérieur du corps et des grandes cornes de l'os hyoïde. Sa partie médiane présente plus d'épaisseur et moins de hauteur que ses parties latérales. La première est recouverte par la bourse séreuse que nous avons vue remonter jusqu'à la face postérieure du corps de l'os hyoïde, et, plus superficiellement, par l'aponévrose cervicale et la peau. Ses parties latérales sont en rapport avec les muscles thyro-hyoïdiens, sterno-hyoïdiens, et scapulo-hyoïdiens. En arrière, ce ligament répond : par sa partie médiane à l'épiglotte, et sur les côtés à la muqueuse laryngée. — Il se compose de lames cellulo-fibreuses plus nombreuses sur sa partie médiane, à laquelle s'ajoutent une notable quantité de fibres élastiques et de tissu adipeux, d'où la couleur jaunâtre qui lui est propre.

Les *ligaments thyro-hyoïdiens latéraux* se présentent sous l'aspect de cordons fibreux. Leur longueur varie de 2 à 3 centimètres. Par une de leurs extrémités, ils s'attachent au sommet des grandes cornes du cartilage thyroïde ; par l'autre, ils se fixent à l'extrémité libre des grandes cornes de l'os hyoïde. Sur toute leur étendue, ils se continuent en dedans avec la membrane thyro-hyoïdienne dont ils pourraient être considérés comme les bords postérieurs plus ou moins épaissis. — Dans leur épaisseur, on trouve un et rarement deux noyaux cartilagineux qui s'ossifient en même temps que le cartilage thyroïde, et souvent plus tôt.

2° *Articulation trachéo-cricoïdienne.* — Le cartilage cricoïde est uni au premier cerceau de la trachée par une membrane fibro-élastique semblable à celles qui lient entre eux tous les autres cerceaux de ce conduit. En avant, une petite lame fibreuse, étendue du cartilage cricoïde sur la trachée-artère, se surajoute à cette membrane et la fortifie. — Quelquefois, ainsi que nous l'avons vu précédemment, le premier cerceau se continue de chaque côté ou d'un côté seulement avec les apophyses latérales de la circonférence inférieure de ce cartilage. Lorsque cette continuité a lieu, le premier cerceau devient immobile. Lorsqu'elle n'existe pas, il jouit d'une assez grande mobilité, et l'on remarque qu'en s'élevant il tend à s'engager dans l'anneau cricoïdien dont la circonférence le déborde.

b. *Articulations intrinsèques.*

Ces articulations sont au nombre de quatre : deux inférieures ou *crico-thyroïdiennes*, et deux supérieures ou *crico-aryténoïdiennes.*

1° *Articulations crico-thyroïdiennes.*

Elles appartiennent à la classe des arthrodies et sont constituées : d'une part, par la facette qui termine les petites cornes du cartilage thyroïde, facette tournée en bas et en dedans ; de l'autre, par une facette semblable

située à l'union de la partie convexe avec la partie plane du cartilage cricoïde. — Deux ligaments assujettissent ces facettes : 1° un *ligament supérieur et postérieur* dont les fibres, très-accusées et resplendissantes,
remontent jusqu'au voisinage de la facette aryténoïdienne ; 2° un *ligament inférieur et antérieur*, moins fort, moins apparent et moins long
que le précédent. — Une synoviale revêt les deux facettes articulaires qui
tournent l'une sur l'autre autour de leur axe, à la manière de deux plaques
circulaires mues en sens inverse.

Ligament crico-thyroïdien moyen. —Indépendamment de ces ligaments,
il existe sur la ligne médiane, entre les cartilages cricoïde et thyroïde, un
ligament membraneux qui les unit très-solidement. Ce ligament crico-
thyroïdien moyen présente la forme d'un demi-cône dont le sommet tronqué
s'attache à la partie moyenne du bord inférieur du cartilage thyroïde, et
la base à la circonférence supérieure du cartilage cricoïde. Il est remarquable par son épaisseur, sa couleur jaunâtre, son élasticité très-prononcée, et aussi par les trous situés sur sa partie médiane, dont un
ordinairement plus grand, lesquels donnent passage à des vaisseaux artériels et veineux destinés à la muqueuse laryngienne. Un prolongement
de la glande thyroïde sur la ligne médiane, les muscles crico-thyroïdiens
de chaque côté, recouvrent sa face antérieure. La postérieure adhère à la
muqueuse du larynx.

Mouvements. Uni par ses petites cornes aux parties latérales du cartilage
cricoïde, le cartilage thyroïde ne peut exécuter sur celui-ci que des mouvements de bascule. Lorsqu'il bascule d'arrière en avant, les deux cartilages se rapprochent par leur partie antérieure et les cordes vocales se
tendent. Lorsqu'il bascule d'avant en arrière, ces cartilages s'écartent
antérieurement et les cordes vocales se relâchent.

2° *Articulations crico-aryténoïdiennes.*

Comme les précédentes, ces articulations appartiennent au genre des
arthrodies.

Facettes articulaires. Du côté du cartilage cricoïde, facette oblique de
haut en bas, d'arrière en avant et de dedans en dehors ; oblongue dans
le même sens et à peu près plane ou légèrement convexe.—Du côté du
cartilage aryténoïde, facette oblongue et concave dans le sens perpendiculaire à la précédente, sur laquelle elle se trouve, pour ainsi dire, à
cheval.

Moyen d'union. Ces deux facettes sont unies par un ligament capsulaire
plus fort en dedans, où il adhère à la muqueuse laryngée, extrêmement
mince et presque nul en dehors, où les muscles crico-aryténoïdiens, par
leur attache à l'apophyse externe, le suppléent en quelque sorte. — Une
synoviale très-lâche tapisse la surface interne de ce ligament.

Mouvements. Les principaux mouvements qu'exécutent les cartilages aryténoïdes sont des mouvements de rotation autour de leur axe, en vertu desquels leur apophyse antérieure se porte tantôt de dedans en dehors et tantôt de dehors en dedans. Pendant qu'ils tournent ainsi sur leur axe, celui-ci s'incline un peu en arrière et en dehors dans le premier cas, en avant et en dedans dans le second. Ces mouvements ont pour but de rétrécir ou d'élargir la glotte.

3° *Ligaments aryténo-épiglottiques.*

Au nombre de deux, l'un droit et l'autre gauche, ces ligaments, situés dans l'épaisseur des replis aryténo-épiglottiques, se continuent par leur extrémité antérieure avec les parties latérales de l'épiglotte dont ils constituent une dépendance, et s'attachent par leur extrémité postérieure aux cartilages aryténoïdes. Ils s'élèvent supérieurement jusqu'au bord libre de ces replis, c'est-à-dire jusqu'à l'orifice supérieur du larynx, et se confondent en bas avec les ligaments des cordes vocales supérieures. Réunis à l'épiglotte et aux ligaments des cordes vocales sous-jacentes, ils forment une sorte d'entonnoir fibreux sous-jacent à la muqueuse qui lui adhère d'une manière intime.

Les ligaments aryténo-épiglottiques, larges et extrêmement minces, se composent de faisceaux de fibrilles sans direction fixe, mais dont la plupart, cependant, se portent d'avant en arrière vers les fibro-cartilages des glandes aryténoïdiennes auxquels ils s'unissent. Du bord postérieur de ces fibro-cartilages partent d'autres faisceaux qui viennent se perdre dans le périchondre des cartilages aryténoïdes. Quelques-uns de ces faisceaux offrent une coloration jaunâtre due aux fibres élastiques qui contribuent à les former.

4° *Ligaments des cordes vocales ou thyro-aryténoïdiens.*

Dans l'épaisseur de chaque corde vocale, il existe une lame fibreuse à la tension de laquelle elles sont redevables de la propriété qu'elles possèdent de vibrer au contact de l'air. Ces lames, ou *ligaments des cordes vocales,* s'étendent du cartilage thyroïde aux cartilages aryténoïdes.

Les *ligaments des cordes vocales supérieures, ligaments thyro-aryténoïdiens supérieurs,* peuvent être comparés à deux petits rubans attachés par leur extrémité antérieure à la partie la plus élevée de l'angle rentrant du cartilage thyroïde, et par leur extrémité postérieure à la partie moyenne de la face antérieure des cartilages aryténoïdes. Ils sont minces et néanmoins très-résistants. — Leur largeur est de 4 à 5 millimètres.

Leur bord inférieur, libre, répond à l'entrée des ventricules du larynx. Leur bord supérieur se continue sans ligne de démarcation bien tranchée avec le ligament aryténo-épiglottique correspondant. — Leur face interne est recouverte par la muqueuse laryngée qui leur adhère de la manière la plus intime et qui laisse entrevoir, par son extrême minceur, leur couleur blanche. En dehors, ils correspondent aux glandes aryténoïdiennes.— Ces ligaments sont formés de fibres lamineuses et de fibres élastiques se dirigeant pour la plupart d'avant en arrière.

Les *ligaments des cordes vocales inférieures, ligaments thyro-aryténoïdiens inférieurs*, offrent le même aspect rubané que les précédents. Mais ils sont plus larges et plus forts, composés de faisceaux plus accusés, et contiennent aussi un plus grand nombre de fibres élastiques, d'où leur élasticité beaucoup plus prononcée.

Leur bord supérieur libre répond à l'entrée des ventricules qu'il concourt à limiter. — Leur bord inférieur se prolonge en bas et en arrière jusqu'à la circonférence supérieure du cartilage cricoïde à laquelle ils s'insèrent. En bas et en avant, il se continue avec les bords latéraux du ligament crico-thyroïdien moyen. — En dehors, ces ligaments répondent aux muscles thyro-aryténoïdiens supérieurement, et plus bas, aux muscles crico-aryténoïdiens latéraux. — En dedans, la muqueuse les recouvre et leur adhère aussi intimement.

En rapprochant tout ce que nous avons dit sur les connexions de la muqueuse laryngienne, on remarquera qu'elle adhère : au niveau du vestibule de la glotte, à l'épiglotte et aux deux ligaments aryténo-épiglottiques ; au niveau des cordes vocales, aux quatre ligaments thyro-aryténoïdiens ; et au niveau de la portion sous-glottique du larynx, au périchondre du cartilage cricoïde ; elle représente donc une membrane fibro-muqueuse, et les ligaments des cordes vocales, ainsi que les ligaments aryténo-épiglottiques, pourraient en être considérés comme de simples dépendances.

C. — Muscles du larynx.

Les muscles du larynx se partagent en ceux qui lui impriment des mouvements de totalité, et ceux qui lui impriment des mouvements partiels, c'est-à-dire qui meuvent les différentes pièces dont il se compose et qui tendent ou relâchent les cordes vocales.

Les premiers, ou muscles extrinsèques, peuvent être subdivisés en deux groupes. Les uns agissent directement sur le larynx : tels sont le sterno-thyroïdien, le thyro-hyoïdien et le stylo-pharyngien. Les autres agissent indirectement sur cet organe : à ce groupe appartiennent le sterno-hyoïdien et le scapulo-hyoïdien qui l'abaissent, et les muscles de la région hyoïdienne supérieure qui l'élèvent par l'intermédiaire de l'os hyoïde. Tous ces muscles nous sont connus.

Les muscles qui impriment au larynx des mouvements partiels, ou muscles intrinsèques, sont au nombre de onze : cinq pairs et un impair. Parmi les muscles pairs se rangent le *crico-thyroïdien*, le *crico-aryténoïdien postérieur*, le *crico-aryténoïdien latéral*, le *thyro-aryténoïdien* et l'*aryténo-épiglottique*. L'impair est l'*aryténoïdien*.

1° *Muscle crico-thyroïdien.*

Allongé d'avant en arrière, épais, quadrilatère, ce muscle s'attache inférieurement à presque toute la partie convexe du cartilage cricoïde, c'est-à-dire à ses parties antérieure et latérale. Celui du côté droit n'est séparé de celui du côté gauche, sur la ligne médiane, que par un espace linéaire en bas, et plus haut par un espace angulaire dans lequel on aperçoit le ligament crico-thyroïdien moyen. Du cartilage cricoïde, les fibres du crico-thyroïdien se portent vers le cartilage thyroïde, en suivant une direction d'autant plus oblique en haut et en arrière qu'elles sont plus internes. Parvenues au niveau de ce cartilage, un grand nombre d'entre elles s'insèrent sur son bord inférieur qu'elles recouvrent ; quelques-unes, au delà du tubercule qu'il présente, se terminent sur sa face externe ; mais la plupart, continuant leur trajet, vont s'attacher sur la partie correspondante de sa face interne. Celles qui forment le bord inférieur du muscle, presque horizontales, s'attachent à la partie antérieure ainsi qu'au sommet de la petite corne. (fig. 843 et 855).

Quelques anatomistes, parmi lesquels je dois surtout citer Albinus et Winslow, distinguent deux faisceaux dans ce petit muscle, l'un antérieur et interne, l'autre postérieur et externe. Mais il n'existe pas entre eux une ligne de démarcation assez accusée et assez constante pour que cette distinction mérite d'être admise.

Recouvert par le sterno-hyoïdien et le sterno-thyroïdien, ce muscle recouvre la partie antéro-latérale du cartilage cricoïde, une partie du ligament crico-thyroïdien moyen, et plus haut l'origine du crico-aryténoïdien latéral.

Action. Les crico-thyroïdiens ont pour usage de faire basculer le cartilage thyroïde sur le cricoïde, en rapprochant ces deux cartilages en avant et les écartant en arrière. De cet écartement résulte l'allongement et la tension des cordes vocales qui, en s'allongeant, se rapprochent, mais extrêmement peu. Ces muscles sont donc essentiellement tenseurs des cordes vocales et accessoirement constricteurs de la glotte.

Longet a rigoureusement démontré l'usage de ces muscles en les paralysant par la section du nerf laryngé externe qui les anime, et en les suppléant ensuite dans leur action par le rapprochement mécanique des deux cartilages ; immédiatement après la section, la voix de l'animal devient rauque par le défaut de tension des cordes vocales, et surtout des supérieures ; mais en rapprochant la partie antérieure des deux cartilages à l'aide d'une pince, on voit aussitôt la raucité disparaître, et l'on constate, en outre, qu'elle disparaît instantanément si le rapprochement des cartilages est brusque, et progressivement s'il est graduel.

2° *Muscle crico-aryténoïdien postérieur.*

Ce muscle est situé sur la partie postérieure du cartilage cricoïde, dans une dépression superficielle exclusivement destinée à son insertion. Une crête médiane sépare celui du côté droit de celui du côté gauche. Épais, aplati, et triangulaire, il s'insère en bas à toute la fossette que lui présente le cartilage cricoïde. De cette fossette ses fibres se dirigent, en haut et en dehors, les supérieures horizontalement, les moyennes obliquement, les inférieures ou externes presque verticalement. Toutes viennent se grouper autour d'un petit tendon qui s'attache au tubercule du cartilage aryténoïde, en arrière du crico-aryténoïdien latéral.

Les crico-aryténoïdiens postérieurs sont en rapport par leur face postérieure avec la muqueuse pharyngienne, qui ne leur adhère que par un tissu très-lâche. — Leur face antérieure recouvre le cartilage cricoïde.

Action. Lorsqu'ils se contractent, ces muscles impriment aux cartilages aryténoïdes un mouvement de rotation en vertu duquel leur apophyse antérieure se porte en dehors, de telle sorte que les cordes vocales d'un côté, mais surtout les inférieures, s'éloignent de celles du côté opposé. En outre, ils inclinent en dehors et en arrière le sommet de ces cartilages, d'où il suit que les cordes vocales inférieures se rapprochent des supérieures, et que la portion horizontale des ventricules se rétrécit. Tous ces mouvements se voient avec une parfaite netteté sur la préparation que j'ai indiquée pour l'étude de la glotte et des cordes vocales. Les crico-aryténoïdiens postérieurs sont donc à la fois dilatateurs de la glotte, tenseurs des cordes vocales inférieures et constricteurs des ventricules. Ils agissent surtout dans les grandes inspirations, et doivent être rangés, par conséquent, au nombre des inspirateurs.

3° *Muscle crico-aryténoïdien latéral.*

Il est situé sur les parties latérales du larynx, au-dessus du cartilage cricoïde, au-devant du cartilage aryténoïde, dans l'angle que forment par leur rencontre ces deux cartilages. Son volume égale à peine la moitié de celui du précédent. Il offre une forme aplatie et triangulaire. — Ses insertions fixes se font : 1° sur le bord supérieur du cartilage cricoïde, dans l'intervalle qui s'étend de la facette aryténoïdienne au ligament crico-thyroïdien moyen ; 2° aux bords postérieurs ou latéraux de ce ligament. De cette double origine, ses fibres se portent obliquement en haut et en arrière pour aller s'attacher au tubercule des cartilages aryténoïdes, en

avant du point d'insertion des crico-aryténoïdiens postérieurs. — Sa face
externe est recouverte par le cartilage thyroïde et la partie supérieure du
muscle crico-thyroïdien. Sa face interne répond au ligament thyro-aryténoïdien inférieur. Son bord supérieur se confond le plus habituellement
avec le bord inférieur du muscle thyro-aryténoïdien (fig. 855).

Action. Elle a été parfaitement définie par Albinus, qui l'expose ainsi :
« Ces muscles attirent en avant les cartilages aryténoïdes et leur impri-
» ment en même temps un mouvement de rotation, en vertu duquel,
» lorsqu'ils se contractent ensemble, les apophyses antérieures des deux
» cartilages se portent l'une vers l'autre, jusqu'à ce qu'elles soient très-
» rapprochées, ou tout à fait contiguës ; et pendant qu'elles se rapprochent
» ainsi, les cartilages divergent en arrière, d'où il suit : que la partie
» antérieure de la glotte, c'est-à-dire celle qui est au-devant des carti-
» lages (1), se rétrécit, puis se ferme complétement ; et que la posté-
» rieure, comprise entre ces deux cartilages, devient plus étroite en avant
» par le fait de leur rapprochement, plus arrondie en arrière et plus
» courte (2). »

Les muscles crico-aryténoïdiens latéraux sont donc constricteurs de la
glotte. — Leur insertion au-devant de l'apophyse externe des aryténoïdes
indiquait très-bien leur mode d'action. Néanmoins l'opinion d'Albinus a
été contestée, puis niée, et enfin oubliée. Mais les recherches expérimen-
tales de Longet lui ont restitué toute sa valeur. Je le laisse parler : « Après
» avoir coupé les rameaux nerveux que les récurrents envoient à tous les
» autres muscles, j'ai croisé ces nerfs et les ai mis en contact avec les
» extrémités des rhéophores. Alors, les sommets des apophyses antérieures
» des aryténoïdes de chaque côté se sont aussitôt rapprochés, de manière
» que la glotte interaryténoïdienne demeurant ouverte en arrière, la glotte
» interligamenteuse s'est fermée dans toute son étendue par l'accolement
» des cordes vocales inférieures (3).

4° *Muscle thyro-aryténoïdien.*

Ce muscle, situé au-dessus du précédent, dans l'épaisseur des cordes
vocales inférieures qu'il déborde en haut et en arrière, est quadrilatère,
très-mince dans sa partie supérieure, épais inférieurement. Il s'insère en
avant : 1° sur la moitié inférieure de l'angle rentrant du cartilage thyroïde ;
2° sur le bord inférieur de ce cartilage dans une étendue qui varie de 4 à
6 et même 8 millimètres ; 3° sur la partie la plus élevée du ligament
crico-thyroïdien moyen. De ces diverses insertions, les fibres du thyro-ary-

(1) On voit que les deux parties formant la glotte avaient été déjà très-bien vues et
distinguées par cet anatomiste.
(2) B. S. Albinus, *Hist. musc.*, 1731, p. 258.
(3) Longet, *Traité de physiologie*, t. I, fasc. III, p. 148.

ténoïdien se dirigent : les inférieures ou horizontales, qui sont les plus nombreuses, vers la fossette inférieure des cartilages aryténoïdes, sur laquelle elles s'insèrent ; les moyennes, qui forment une couche extrêmement mince, vers le bord externe de ces mêmes cartilages, auquel elles s'attachent ; et les supérieures, qui ne se distinguent des précédentes qu'à leur terminaison, vers la partie postérieure des replis aryténo-épiglottiques (fig. 855).

Les fibres horizontales sont celles qui occupent l'épaisseur des cordes vocales inférieures. Elles forment un faisceau volumineux, auquel ces cordes sont redevables de la saillie qu'elles présentent. — En dedans, ce faisceau répond aux ligaments thyro-aryténoïdiens inférieurs. Aucune des

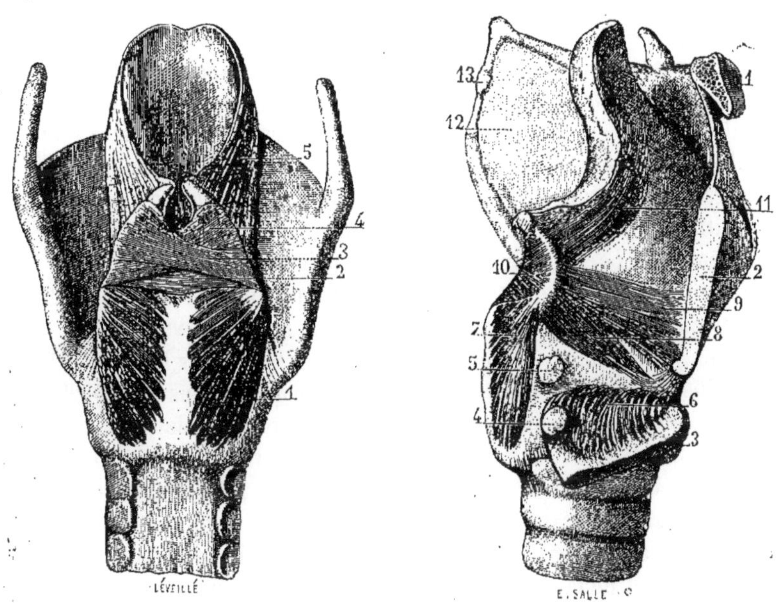

Fig. 854. — *Muscles postérieurs du larynx.*   Fig. 855. — *Muscles latéraux du larynx.*

Fig. 854. — 1. Muscle crico-aryténoïdien postérieur. — 2. Faisceau profond ou transversal du muscle aryténoïdien. — 3. Son faisceau obliquement ascendant de droite à gauche. — 4. Son faisceau obliquement ascendant de gauche à droite ; on voit qu'il est sous-jacent au précédent. — 5. Muscle aryténo-épiglottique.

Fig. 855. — 1. Corps de l'os hyoïde. — 2. Coupe verticale du cartilage thyroïde. — 3. Coupe horizontale du même cartilage, dont la partie inférieure est renversée en bas et en dehors pour montrer l'attache profonde du muscle crico-thyroïdien. — 4. Facette par laquelle la petite corne du cartilage thyroïde s'articule avec le cartilage cricoïde. — 5. Facette cricoïdienne. — 6. Attache supérieure du muscle crico-thyroïdien. — 7. Muscle crico-aryténoïdien postérieur. — 8. Muscle crico-aryténoïdien latéral. — 9. Muscle thyro-aryténoïdien — 10. Muscle aryténoïdien. — 11. Muscle aryténo-épiglottique. — 12. Ligament thyro-hyoïdien moyen. — 13. Ligament thyro-hyoïdien latéral, et noyau cartilagineux situé sur sa partie moyenne.

fibres qui le composent ne s'y insère, en sorte qu'on l'en détache toujours facilement. Chez quelques individus, il n'existe même entre le muscle et le ligament qu'un tissu cellulaire séreux. Sur un homme dont tous les muscles du larynx étaient très-développés, à la place de ce tissu cellulaire j'ai trouvé des deux côtés une bourse séreuse. — En bas et en avant le faisceau des fibres inférieures se juxtapose au crico-aryténoïdien latéral, en sorte que les deux muscles se confondent sur la plus grande partie de leur étendue et souvent dans toute leur longueur. Quelques auteurs cependant parlent d'une ligne celluleuse qui les distinguerait. Mais cette ligne de démarcation n'existe pas, au moins chez la plupart des sujets.

Les fibres qui vont s'attacher au bord externe des cartilages aryténoïdes sont obliquement ascendantes ; elles forment un faisceau très-mince et en général peu distinct.

Celles qui vont se perdre dans la portion postérieure des replis aryténo-épiglottiques se comportent différemment suivant les individus. Chez quelques-uns, elles s'attachent à la face externe et au sommet du fibro-cartilage des glandes aryténoïdes ; chez d'autres, elles se perdent dans le tissu cellulo-fibreux qui recouvre le muscle aryténoïdien, ou bien se continuent avec ses fibres obliques. Chez d'autres, enfin, on rencontre ces diverses dispositions. — Pour compléter leur étude, j'ajouterai qu'elles croisent obliquement la portion horizontale des ventricules du larynx, et que c'est au niveau du point où elles croisent le ventricule qu'on observe le rétrécissement situé entre cette portion horizontale et la portion verticale.

Action. Elle diffère peu de celle des crico-aryténoïdiens latéraux. Beaucoup plus développés que ces derniers et beaucoup plus rapprochés du plan médian, leur action est aussi plus énergique. C'est ce qu'avait très-bien vu Albinus, ainsi que l'atteste le passage suivant : « Les thyro-aryté-» noïdiens agissent de la même manière sur les aryténoïdes, qu'ils attirent » en avant en les faisant tourner de même sur leur axe ; c'est pourquoi ils » resserrent aussi la partie antérieure de la glotte, mais davantage et plus » fortement, et ne laissent à la partie postérieure qu'un espace plus court » et plus étroit. »

5° *Muscle aryténoïdien.*

Impair et symétrique, ce muscle est situé en arrière des aryténoïdes, dans une excavation constituée par ces cartilages et la membrane fibro-muqueuse qui les unit. Il se compose de trois parties : deux superficielles et obliques qui se croisent en sautoir sur la ligne médiane, une profonde et transversale plus considérable. Les deux premières sont connues depuis Eustachi sous le nom d'aryténoïdiens obliques, et la dernière sous celui d'aryténoïdien transverse (fig. 854).

Les *aryténoïdiens obliques* naissent de la partie postérieure du tubercule des cartilages aryténoïdes, se portent en haut et en dedans à la manière de deux bandelettes musculaires, se croisent comme les branches d'un X, et se rendent ensuite sur la partie la plus élevée du cartilage opposé à celui dont elles tirent leur origine.

Parvenues à cette limite, elles se comporteraient très-différemment sui·vant Eustachi et Santorini. Selon le premier de ces anatomistes, elles s'attacheraient à la partie supérieure du bord externe de chaque cartilage. Selon Santorini, elles se prolongeraient dans l'épaisseur des replis aryténo-épiglottiques dont elles occuperaient le bord libre, et iraient s'attacher aux parties latérales de l'épiglotte. Bien qu'opposées en apparence, l'une et l'autre de ces opinions est fondée sur une observation exacte. Lorsqu'on examine ces bandelettes musculaires par leur partie postérieure, on peut constater que très-souvent elles se prolongent, en effet, dans les replis aryténo-épiglottiques, ainsi que l'avance Santorini. Mais si, après les avoir mises à nu, on les détache de manière à les renverser en dehors, chacune du côté qui leur correspond, on remarque que, par leur face profonde, elles s'insèrent aux cartilages, ainsi que l'affirme Eustachi. Il faut donc admettre que les fibres superficielles seules se prolongent pour aller se fixer aux parties latérales de l'épiglotte, et que les profondes s'attachent au sommet des aryténoïdes.

Les aryténoïdiens obliques présentent, du reste, de très-nombreuses variétés, qu'on peut rapporter à quatre principales : variétés d'origine, variétés de position, variétés de développement, variétés de terminaison.—1° *Variétés d'origine*. Quelquefois ils ne naissent pas uniquement du tubercule des aryténoïdes, mais à la fois de ce tubercule et de la partie voisine du cartilage cricoïde. — 2° *Variétés de position*. C'est tantôt l'aryténoïdien oblique du côté droit qui recouvre le gauche, et tantôt celui-ci qui recouvre le droit. J'ai vu aussi le plus profond cheminer au milieu des fibres de l'aryténoïdien transverse. — 3° *Variétés de développement*. Ordinairement, les aryténoïdiens obliques sont très-étroits ; mais, chez certains individus, ils se montrent à la fois plus larges et plus épais. Chez d'autres, l'un d'eux est grêle, existe à peine, ou fait même complétement défaut, tandis que l'autre présente son volume normal. — 4° *Variétés de terminaison*. Les fibres qui se rendent à l'épiglotte sont en général peu nombreuses et font parfois entièrement défaut. Mais il en est aussi sur lesquels elles se prolongent, pour la plupart, dans l'épaisseur des replis aryténo-épiglottiques.

L'*aryténoïdien transverse*, plus volumineux que les obliques, offre une disposition plus simple. Ses fibres s'étendent du bord externe de l'un des cartilages aryténoïdes au bord externe du cartilage opposé. D'autant plus longues qu'elles sont inférieures, elles répondent en avant à la face concave des cartilages et à la membrane fibro-muqueuse qui les unit ; en arrière aux aryténoïdiens obliques et à la muqueuse pharyngienne.

Action. Les aryténoïdiens obliques, par celles de leurs fibres qui vont s'attacher aux bords de l'épiglotte, jouent le rôle d'un constricteur de l'orifice supérieur du larynx.

Les fibres de ces mêmes muscles qui s'insèrent au sommet des aryténoïdes, et toutes celles qui forment l'aryténoïdien transverse, rapprochent les deux cartilages et jouent le rôle d'un constricteur de la glotte. Leur usage a été mis hors de toute contestation par Longet : sur des larynx de bœufs, de chevaux et de chiens récemment tués, les filets du laryngé inférieur qui vont au muscle aryténoïdien ayant été mis à découvert, puis unis et croisés sur la ligne médiane, de manière à faire passer un courant électrique dans chacun d'eux, ce physiologiste a vu les cartilages aryténoïdes se rapprocher avec force et la glotte se rétrécir.

6°· *Muscle aryténo-épiglottique.*

Il existe dans l'épaisseur des replis aryténo-épiglottiques un petit faisceau musculaire, pâle et mince, qui se porte de la partie supérieure des cartilages aryténoïdes aux bords latéraux de l'épiglotte, et qui constitue le muscle aryténo-épiglottique proprement dit. Son existence est constante. Souvent il est à peine visible à l'œil nu ; mais le microscope alors révèle facilement sa présence. Aux fibres qui le composent viennent se joindre les fibres superficielles des aryténoïdiens obliques.

Par son extrémité postérieure, l'aryténo-épiglottique s'insère au sommet des cartilages aryténoïdes ; par son extrémité antérieure, il se fixe aux bords de l'épiglotte (fig. 855).

Ces muscles, dont le développement est toujours peu accusé, mais très-variable cependant suivant les sujets, ont pour usage de rétrécir l'orifice supérieur du larynx et le vestibule de la glotte.

D. — **Muqueuse du larynx.**

La muqueuse laryngée se continue en haut et en avant avec la muqueuse linguale, sur les côtés et en arrière avec la muqueuse pharyngienne.

Au niveau de sa continuité avec la muqueuse linguale, on remarque le repli glosso-épiglottique, et de chaque côté, les replis qui vont se perdre sur les parois du pharynx. Son adhérence aux prolongements que l'épiglotte envoie dans chacun de ces replis est très-faible, ainsi que celle qu'elle contracte avec la face antérieure de ce fibro-cartilage.

Au niveau de sa continuité avec la muqueuse pharyngienne, elle se distingue par son extrême laxité, par l'aspect plissé et comme chiffonné qu'elle présente, et par les papilles qui la recouvrent.

Au niveau de l'orifice supérieur du larynx et en avant, elle recouvre l'épiglotte en contractant une adhérence intime avec sa face postérieure. Sur les côtés et en arrière, où elle forme par sa réflexion les replis aryténo-épiglottiques, elle adhère aussi étroitement au ligament contenu dans l'épaisseur de ces replis : ainsi, en dedans de l'orifice supérieur, adhérence intime ; en dehors, adhérence presque nulle. Il suit de cette disposition que le tissu cellulaire correspondant se trouve prédisposé par sa laxité même aux infiltrations séreuses, et que lorsque ces infiltrations se produisent, comme cela a lieu par exemple dans l'œdème de la glotte, les replis aryténo-épiglottiques peuvent acquérir une épaisseur assez considérable pour rétrécir notablement l'orifice supérieur du larynx et exposer le malade aux dangers de la suffocation.

En descendant sur les parois du vestibule de la glotte, elle revêt les ligaments des cordes vocales supérieures qui lui sont unis par un tissu cellulaire très-serré ; puis pénètre dans les ventricules et remonte vers le bord supérieur du cartilage thyroïde au milieu d'une masse cellulo-adipeuse qui l'entoure de tous côtés. Du ventricule, elle passe sur les ligaments des cordes vocales inférieures, au niveau desquels elle se distingue aussi par sa minceur, sa transparence et la solidité de son adhérence. Plus bas, elle répond au périchondre de la portion sous-glottique qui semble en faire partie. Dans toute l'étendue de la cavité du larynx, elle repose donc sur des parties fibreuses ; et celles-ci lui adhèrent si étroitement, qu'elle doit être rangée au nombre des membranes fibro-muqueuses.

La muqueuse laryngée est d'un blanc rosé sur l'épiglotte et dans sa portion sous-glottique ; d'un blanc cendré dans le vestibule de la glotte et au niveau des cordes vocales. Elle présente une extrême minceur supérieurement, mais devient plus épaisse inférieurement. — Sur le bord libre des cordes vocales elle s'adosse à elle-même, en sorte que ce bord libre est extrêmement mince et comme flottant.

Cette muqueuse est dépourvue de papilles ; cependant on peut constater la présence de ces saillies sur les cordes vocales inférieures, que recouvre un épithélium pavimenteux. Sur tous les autres points de sa surface, elle est recouverte par un épithélium vibratile. — Sa sensibilité, au niveau de l'orifice supérieur du larynx est exquise. Sur les cordes vocales, elle est moins développée.

E. — Glandes du larynx.

Des glandes très-nombreuses, les unes isolées, les autres réunies en groupes, se trouvent disséminées sous la muqueuse du larynx. Elles appartiennent à la classe des glandes acineuses. On peut les distinguer d'après leur situation : en glandes épiglottiques, glandes aryténoïdiennes, glandes des ventricules, glandes de la portion sous-glottique.

Les glandes annexées à la muqueuse qui recouvre l'épiglotte sont logées dans les dépressions et les trous que présente ce fibro-cartilage. Elles varient dans leurs dimensions du volume d'un grain de millet à celui d'une lentille. Leur conduit excréteur s'ouvre sur la face postérieure de l'opercule du larynx par un orifice qui devient visible après une macération assez prolongée pour déterminer la chute de l'épithélium.

Les glandes aryténoïdiennes, ainsi nommées par Morgagni pour rappeler leur situation immédiatement au-devant des cartilages aryténoïdes, se composent de deux portions, l'une verticale, l'autre horizontale, que cet auteur a comparées avec raison aux deux branches d'un L. — La *branche verticale* adhère aux cartilages aryténoïdes, qu'elle longe dans toute leur hauteur, et qu'elle déborde même supérieurement en formant sur le bord libre des replis aryténo-épiglottiques une petite saillie située à 2 millimètres au-devant de celle des cartilages corniculés. En dedans, elle répond au fibro-cartilage de Morgagni, appelé par les auteurs modernes *cartilage de Wrisberg*, et au ligament aryténo-épiglottique, auquel elle adhère aussi par un tissu cellulaire assez dense. En dehors, elle est croisée à angle droit par le muscle aryténo-épiglottique, qui la sépare de la muqueuse des gouttières latérales. — La *branche horizontale*, plus courte et d'une forme moins bien arrêtée que celle de la précédente, est située au-devant de la base des cartilages aryténoïdes, en dehors du ligament des cordes vocales supérieures. L'angle qu'elle forme avec la branche verticale est tourné en avant. — L'une et l'autre de ces branches se compose d'une série de glandules d'inégal volume, dont les conduits excréteurs s'ouvrent isolément sur la muqueuse. Les orifices des glandules de la branche verticale se voient au-devant des fibro-cartilages de Morgagni ; quelques glandules s'ouvrent aussi à la partie postérieure de ceux-ci. Les glandes formant la branche horizontale ont leur embouchure sur la partie postérieure de l'entrée des ventricules.

Les glandes sous-jacentes à la muqueuse des ventricules se trouvent disséminées dans toute l'étendue de celle-ci, mais en petit nombre, de telle sorte qu'on éprouve quelque difficulté à les mettre en évidence. Leur volume est beaucoup moindre aussi que celui des glandes précédentes.

Les glandes de la portion sous-glottique sont au contraire très-nombreuses et plus volumineuses que celles des ventricules ; elles forment une couche presque continue.

Quelle est la nature du liquide sécrété par les glandes du larynx ? Leur structure ne différant pas de celle de la pituitaire et de celle des glandes que nous retrouverons bientôt dans la trachée et les bronches, on pourrait penser qu'elles remplissent le même usage et qu'elles sécrètent aussi un mucus plus ou moins consistant. Je dois dire cependant qu'on ne trouve jamais du mucus dans le larynx, même dans les cas de laryngite. Cette absence de tout produit visqueux sur la muqueuse semble attester que le produit de sécrétion de ces glandes est entièrement liquide, et que ce liquide suffit pour la maintenir dans un état d'humectation permanente.

A la muqueuse du larynx sont annexés aussi des follicules clos; ces follicules sous-muqueux et peu nombreux occupent les parties latérales du vestibule de la glotte; ils ne sont pas disposés par petits groupes comme ceux de la base de la langue, mais irrégulièrement disséminés.

F. — Vaisseaux et nerfs du larynx.

Les *artères* du larynx sont au nombre de trois de chaque côté : l'artère laryngée supérieure, l'artère laryngée inférieure, et l'artère laryngée postérieure. Les deux premières viennent de la thyroïdienne supérieure, et la dernière de la thyroïdienne inférieure.

L'artère laryngée supérieure traverse la membrane thyro-hyoïdienne, descend sur les parties latérales du larynx, et se termine au niveau du muscle crico-aryténoïdien latéral. Dans ce trajet, elle fournit : 1° une branche ascendante qui longe l'épiglotte, pour se ramifier dans toute sa moitié supérieure, ainsi que dans les trois replis situés à sa partie anté-rieure ; 2° des branches descendantes destinées aux replis aryténo-épi-glottiques, aux ventricules, aux muscles thyro-aryténoïdien et crico-ary-ténoïdien latéral, et à la muqueuse du vestibule de la glotte.

L'artère laryngée inférieure ou crico-thyroïdienne, très-petite, passe sur le muscle crico-thyroïdien, auquel elle fournit plusieurs rameaux, puis au-devant du ligament crico-thyroïdien moyen, où elle s'anastomose avec celle du côté opposé, et traverse ce ligament pour se répandre dans les cordes vocales inférieures et la muqueuse cricoïdienne.

L'artère laryngée postérieure tient le milieu, pour le volume, entre les deux laryngées antérieures. Elle chemine de bas en haut et de dehors en dedans, sous la muqueuse qui revêt la face postérieure du larynx, et donne, chemin faisant, des divisions soit à cette membrane, soit au muscle crico-aryténoïdien postérieur, soit au muscle aryténoïdien.

Les *veines* suivent le trajet des artères correspondantes. La veine laryngée supérieure, plus volumineuse que les deux autres, est souvent double. La veine crico-thyroïdienne, bien que petite, offre cependant un volume plus considérable que celui de l'artère correspondante. Le plus grand des trous que présente le ligament crico-thyroïdien moyen lui est destiné. — L'une et l'autre se terminent dans la veine jugulaire interne.

Les *vaisseaux lymphatiques* sont remarquables par leur nombre et leur développement. C'est surtout au niveau de l'orifice supérieur du larynx qu'on les voit se multiplier. Ils s'étalent avec une prodigieuse richesse sur la muqueuse des replis aryténo-épiglottiques et confirment ainsi la loi qui préside, en quelque sorte, à la répartition de ces vaisseaux sur les membranes tégumentaires, loi en vertu de laquelle ils se développent partout en raison directe de la sensibilité. Or, aucune autre région, peut-être, ne possède une sensibilité plus vive que celle-ci, et sur aucune autre le système lymphatique n'atteint un plus grand développement.

On peut dire, d'une manière générale, que des radicules lymphatiques naissent de tous les points de la muqueuse laryngée. Mais la portion sous-glottique, les cordes vocales, et l'épiglotte elle-même, ne nous offrent, lorsqu'elles sont bien injectées, qu'un réseau de vaisseaux très-déliés, à mailles assez larges. Or, il n'en est pas ainsi des replis aryténo-épiglottiques ; ces vaisseaux s'y montrent en si grand nombre, ils atteignent un tel volume, ils s'entassent tellement les uns sur les autres, que la muqueuse ressemble à un ganglion étalé.

Les troncs provenant de ces réseaux sont au nombre de deux ou trois de chaque côté. Ils suivent l'artère et la veine laryngées supérieures, traversent avec ces vaisseaux la membrane thyro-hyoïdienne, et se jettent dans les ganglions situés au-dessous du sterno-mastoïdien.

Les *nerfs* du larynx viennent des laryngés supérieurs et des laryngés inférieurs ou récurrents. — Les premiers ne fournissent qu'un seul rameau moteur, le nerf laryngé externe, qui se distribue au constricteur inférieur du pharynx et au muscle crico-thyroïdien. Devenus purement sensitifs après l'émission de ce rameau, ils traversent la membrane thyro-hyoïdienne, pour se ramifier dans toutes les parties de la muqueuse. — Les seconds donnent des rameaux aux muscles crico-aryténoïdiens postérieurs, crico-aryténoïdiens latéraux, thyro-aryténoïdiens, aryténo-épiglottiques et enfin à l'aryténoïdien. — Des onze muscles du larynx, il en est donc deux seulement, les crico-thyroïdiens, qui se trouvent sous la dépendance des laryngés supérieurs ; tous les autres sont animés par les nerfs récurrents.

II. — TRACHÉE-ARTÈRE.

La *trachée-artère* (de τραχὺς, âpre ; ἀρτηρία, artère) est cette partie du conduit aérifère qui s'étend du larynx à l'origine des bronches.

Elle est située sur la ligne médiane, au-devant de l'œsophage, en arrière du corps thyroïde et de la première pièce du sternum.

Le cartilage cricoïde en avant et le corps de la sixième vertèbre cervicale en arrière marquent sa limite supérieure. — L'origine des bronches et le corps de la quatrième vertèbre dorsale établissent sa limite inférieure.

Sa *direction* est verticale et son axe rectiligne, alors même que la tête et le cou s'inclinent en avant.

Sa *longueur*, subordonnée à celle du cou, équivaut en moyenne, chez l'homme, à 13 centimètres ; mais on la voit se réduire chez certains individus à 12 et même à 11, tandis que chez d'autres elle atteint jusqu'à 15 centimètres. Chez la femme, son étendue moyenne est de 11 centimètres. Elle varie, du reste, dans l'un et l'autre sexe, suivant que le larynx s'élève ou s'abaisse. Lorsque le larynx s'élève, si en même temps la colonne cervicale s'incline en arrière, elle arrive à son maximum d'allongement, qui ne dépasse pas le sixième de sa longueur normale, et dans les conditions opposées, à son plus grand raccourcissement.

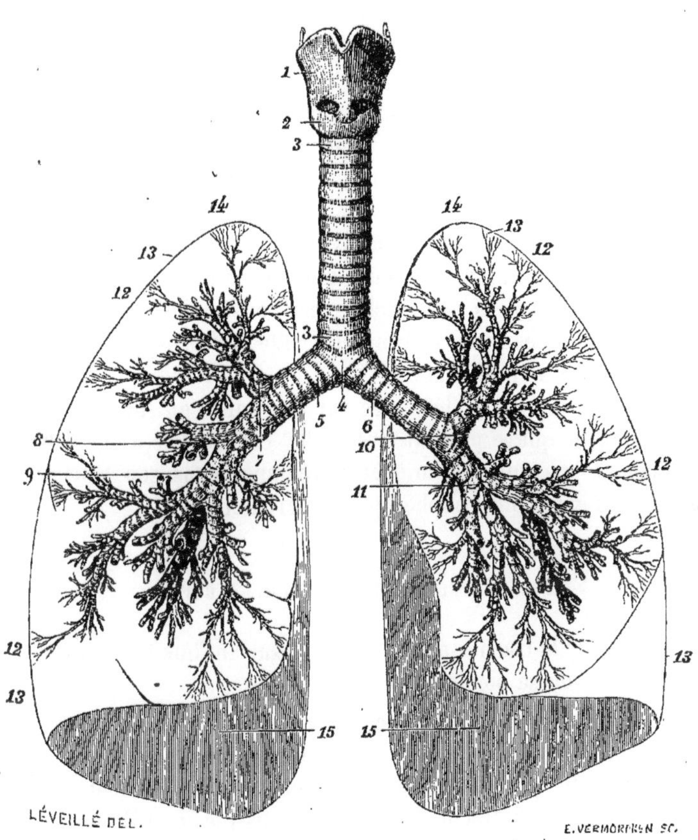

FIG. 856. — *Trachée-artère, bronches, divisions bronchiques.*

1. Cartilage thyroïde. — 2. Cartilage cricoïde. — 3, 3. Trachée-artère.—4. Bifurcation de ce conduit. — 5. Bronche droite. — 6. Bronche gauche. — 7. Division qui se rend au lobe supérieur du poumon droit. — 8. Division qui se rend au lobe moyen. — 9. Division qui se rend au lobe inférieur. — 10. Division destinée au lobe supérieur du poumon gauche. — 11. Division destinée au lobe inférieur. —12, 12, 12, 12. Les dernières ramifications des divisions bronchiques. — 13, 13, 13, 13. Les poumons dont le contour seul est ici représenté. — 14, 14. Le sommet de ces organes. — 15, 15. Leur base.

Son *calibre* est en rapport avec le volume des poumons : aussi le trouve-t-on en général notablement plus considérable chez l'homme que chez la femme. Mais il présente quelques variétés sur les divers points de l'étendue de la trachée. Au-dessous du cartilage cricoïde on remarque qu'il est plus petit ; il augmente ensuite d'une manière presque insensible de haut en bas et atteint ses plus grandes dimensions au-dessus de l'origine des bronches, de telle sorte que ce conduit, chez la plupart des individus, affecte une disposition légèrement infundibuliforme.

Une large trachée coexiste toujours avec des poumons volumineux. Mais l'ampliation de son calibre peut être aussi le résultat d'une cause morbide, telle qu'une bronchite chronique, et de toutes les maladies qui mettent plus spécialement en jeu l'action des muscles expirateurs.

Forme. — La trachée offre la forme d'un tube cylindrique dont le quart postérieur aurait été remplacé par un plan musculo-membraneux.

Supérieurement, ce cylindre est un peu aplati dans le sens transversal, en sorte qu'il reproduit en partie la configuration de la portion sous-glottique du larynx. Dans sa partie moyenne, il est régulier. Dans son tiers inférieur, les dimensions transversales tendent en général à prédominer sur les antéro-postérieures. La trachée, par conséquent, offre une forme un peu différente à ses deux extrémités ; cette différence est même très-accusée chez certains individus.

Quelquefois on la trouve déformée sur une partie ou sur toute sa longueur, phénomène qui se produit lorsqu'elle est soumise à une compression permanente par quelque tumeur développée dans son voisinage, et surtout par des ganglions lymphatiques tuberculeux.

§ 1. — Rapports de la trachée-artère.

Les rapports de la trachée-artère diffèrent suivant que l'on considère sa portion cervicale ou sa portion thoracique.

a. La **portion cervicale**, étendue du cartilage cricoïde au sternum, forme les trois cinquièmes de sa longueur totale. Elle répond, en avant :

1° A l'isthme du corps thyroïde, qui recouvre ordinairement les quatre premiers cerceaux de la trachée, quelquefois aussi le cinquième, et parfois même, mais très-exceptionnellement, le sixième.

2° Au-dessous du corps thyroïde, à un tissu cellulaire lâche assez abondant, dans lequel se trouvent contenues les veines thyroïdiennes inférieures, veines volumineuses, toujours multiples, qui vont se jeter dans le tronc veineux brachio-céphalique gauche.

3° Au-devant de ces veines, à l'aponévrose cervicale moyenne, feuillet fibreux très-résistant, qui s'attache en haut aux muscles scapulo-hyoïdiens et au corps thyroïde, en bas aux deux clavicules, au sternum et au péricarde : c'est à ce feuillet fibreux qu'adhèrent toutes les veines de la base du cou à leur entrée dans le thorax, et que celles-ci empruntent la propriété de rester en partie béantes lorsqu'on les divise : d'où la facilité avec laquelle l'air atmosphérique peut pénétrer dans leur cavité.

4° Sur un plan superficiel à la ligne blanche cervicale et aux muscles sterno-hyoïdiens et sterno-thyroïdiens, mais surtout à ces derniers.

5° Sur un plan plus antérieur encore, à l'aponévrose cervicale superficielle, à la couche cellulo-graisseuse sous-cutanée, et enfin à la peau.

Sur les côtés, la portion cervicale est recouverte par les parties latérales du corps thyroïde, qui lui adhèrent à l'aide d'un tissu cellulaire très-dense, et qui la compriment d'autant plus dans le sens transversal, qu'elles sont plus volumineuses. Plus bas, elle correspond au tissu cellulaire lâche dans lequel cheminent les nerfs récurrents et les artères thyroïdiennes inférieures. — Le nerf récurrent gauche occupe l'angle rentrant formé par l'œsophage et la trachée.—Le nerf récurrent droit monte au devant du corps des vertèbres ; il se trouve situé, par conséquent, sur les parties latérales de l'œsophage, assez loin de la trachée, et sur un plan postérieur à celle-ci.—Les artères thyroïdiennes inférieures serpentent entre les parois de ce conduit et le corps thyroïde, auquel elles sont essentiellement destinées.—Enfin, de chaque côté, on observe encore quelques ganglions lymphatiques au niveau de la fourchette du sternum.

En arrière, la trachée repose sur l'œsophage auquel l'unit un tissu cellulaire lâche, en sorte que les deux conduits peuvent être facilement séparés. Quelques physiologistes avaient pensé que la forme aplatie de son côté postérieur avait pour avantage de faciliter l'ampliation de l'œsophage au moment du passage du bol alimentaire ; mais, d'une part, les oiseaux et un grand nombre de mammifères nous offrent une trachée parfaitement cylindrique, et la déglutition chez eux est cependant très-facile ; de l'autre, les bronches sont aussi formées en arrière par un plan musculo-membraneux, et cette disposition, ici, ne peut offrir aucun rapport avec la déglutition. Ce plan a pour usage de permettre le rétrécissement du conduit aérifère, qui se dilate au contraire lorsque les muscles expirateurs projettent subitement vers le larynx une plus grande quantité d'air.

b. La **portion thoracique** de la trachée, étendue de la fourchette du sternum à l'union de la première avec la seconde pièce de cet os, occupe le médiastin antérieur.

Elle est en rapport : 1° En avant et en haut, avec la partie inférieure de l'aponévrose cervicale moyenne ; avec le tronc brachio-céphalique veineux du côté gauche, qui la croise obliquement ; et sur un plan plus antérieur avec le thymus et les muscles sterno-thyroïdiens, qui la séparent du sternum. — 2° En avant et en bas, avec le tronc brachio-céphalique artériel, qui, d'abord situé à sa partie antérieure, se dévie bientôt pour lui devenir latéral ; avec la carotide primitive gauche, qui la croise aussi obliquement en formant avec le tronc artériel précédent un angle aigu à sinus supérieur ; et avec la crosse de l'aorte, qui s'applique à sa partie antéro-latérale gauche.

En arrière, la portion thoracique est contiguë à l'œsophage, qui la sépare des vertèbres correspondantes.

Sur les côtés, elle répond aux nerfs récurrents, à la plèvre, à un tissu cellulo-graisseux abondant, et à des ganglions lymphatiques.

Au niveau de sa bifurcation, la trachée répond à la partie supérieure du tronc de l'artère pulmonaire, qui oppose à ses branches obliques en bas et en dehors ses deux branches obliquement ascendantes.

La *surface externe* de la trachée, sur tout le contour de sa portion convexe ou cartilagineuse, est rude au toucher, d'où le nom qui lui a été donné (τραχὺς, âpre). Elle offre une coloration d'un blanc laiteux en avant et sur les côtés, d'un blanc terne ou cendré en arrière.

La surface interne présente, comme l'externe, une série de saillies et de dépressions transversales qui correspondent, les premières aux cerceaux cartilagineux, les secondes à leur intervalle. Sa couleur est d'un blanc rosé. — Sur sa paroi postérieure on remarque des faisceaux rubanés, jaunâtres, parallèles et anastomosés entre eux, qui sont constitués par des fibres de tissu élastique et qui seront décrits plus loin.

§ 2. — STRUCTURE DE LA TRACHÉE-ARTÈRE.

La trachée-artère se compose : de cerceaux cartilagineux à l'élasticité desquels elle est redevable de la permanence de sa forme et de son calibre ; d'un étui fibreux qui relie entre eux tous ces cerceaux ; d'une couche de fibres musculaires qui sous-tend en arrière ces mêmes cerceaux ; de faisceaux longitudinaux élastiques qui lui permettent de s'allonger et de se rétracter tour à tour ; d'une membrane muqueuse ; de glandes très-multipliées ; et enfin des éléments communs à tous nos organes, artères, veines, vaisseaux lymphatiques et nerfs.

A. — **Cerceaux cartilagineux.**

Les cerceaux cartilagineux de la trachée sont des anneaux incomplets, situés dans l'épaisseur de ses parois, dont ils occupent seulement les parties antérieure et latérales, d'où la forme aplatie, la mollesse et la dépressibilité de sa partie postérieure qui contraste d'une manière si remarquable avec les précédentes (fig. 856).

Ces cerceaux continuent le rôle que les cartilages du nez remplissent dans la portion céphalique du conduit aérifère, et les cartilages du larynx dans sa portion cervicale : ils soutiennent les parois de la trachée-artère au moment où la pression atmosphérique tend à les affaisser, et assurent ainsi un libre passage à l'air qui se précipite vers les poumons au retour de chaque inspiration. Aussi remarque-t-on en général que leur développement est en raison directe de l'ampleur et de la rapidité des mouvements inspiratoires.

Dans les grands mammifères, où ces mouvements sont caractérisés par l'énergie et l'étendue, les cerceaux cartilagineux entourent toute la circonférence de la trachée, et en même temps ils se rapprochent au point de s'imbriquer ou de s'emboîter les uns dans les autres : c'est cette disposition qu'on retrouve chez le bœuf, le cheval, l'éléphant, et la plupart des cétacés.—Dans les oiseaux, dont le thorax se dilate largement et rapidement, on les voit non-seulement entourer tout le calibre de la trachée, et se rapprocher au point de se toucher, mais passer, dans un très-grand nombre d'espèces, de l'état cartilagineux à l'état osseux. — Sur les chéloniens, qui introduisent l'air dans leurs poumons par voie de déglutition, ils sont généralement assez mous. Chez les batraciens qui respirent par le même mécanisme, la trachée-artère devient rudimentaire, extrêmement courte, et n'offre plus aucun vestige de cerceaux cartilagineux.

Le nombre de ces cerceaux chez l'homme varie de 12 à 16. — Leur forme est celle d'un anneau dont le quart ou le cinquième postérieur aurait été retranché. La distance qui les sépare égale quelquefois leur hauteur ; mais chez la plupart des individus elle se montre un peu moindre. — Leur face antérieure est convexe dans le sens transversal, plane dans le sens vertical.—-Leur face postérieure, concave transversalement, est convexe aussi de haut en bas. De là il suit : 1° que lorsqu'on les soumet à des coupes perpendiculaires, le plan de section représente une figure demi-circulaire; 2° qu'ils font une saillie plus considérable sur la surface interne de la trachée que sur sa surface externe.

Leurs bords, plus ou moins horizontaux, sont unis aux bords supérieur et inférieur des cerceaux correspondants, par la gaîne fibreuse dans l'épaisseur de laquelle ils se trouvent situés, gaîne qui semble ainsi se dédoubler au niveau de chacun d'eux pour leur constituer un périchondre, et se reconstituer dans leur intervalle pour former autant de ligaments qui les unissent les uns aux autres.

Leurs extrémités, nettement terminées, offrent des dimensions à peu près égales à celles qu'ils présentent sur toute leur étendue. —Leur épaisseur est d'un millimètre.

Quelques cerceaux affectent une disposition qui leur est propre. — Le premier se distingue par sa plus grande hauteur et rappelle assez bien la partie antérieure du cartilage cricoïde; souvent on le voit se continuer directement avec celui-ci, à l'aide de deux petites apophyses qui surmontent ses parties latérales. — Le dernier s'infléchit dans sa partie médiane pour former un angle très-aigu dont la pointe se dirige en bas et en arrière, tandis que son ouverture regarde en haut et en avant : il se décompose ainsi en deux demi-anneaux qui deviennent les premiers cerceaux des bronches, et qui, en s'adossant par leur extrémité interne, produisent à la partie la plus inférieure de la trachée une sorte d'éperon comparable à ceux qu'on observe au niveau de la bifurcation des artères. Sur la partie médiane de l'avant-dernier cerceau de la trachée on remarque aussi quelquefois une légère dépression.

Tous les autres cerceaux offrent une grande analogie de configuration. Quelquefois cependant ils s'écartent du type normal et prennent alors des formes assez variées. Souvent ils se bifurquent à une de leurs extrémités. Dans ce cas, le cerceau sous-jacent se bifurque ordinairement à son extrémité opposée et le parallélisme des cartilages de la trachée se trouve ainsi rétabli. Si celui-ci ne se divise pas, une lame cartilagineuse supplémentaire se développe, et les cerceaux qui suivent restent également parallèles. D'autres fois ils se rapprochent, s'unissent à angle aigu et se confondent dans une partie de leur étendue. Certains cerceaux sont plus épais dans leur partie moyenne ou sur tout autre point de leur longueur. D'autres affectent une hauteur inaccoutumée, et contrastent avec ceux qui les précèdent ou les suivent, ces derniers ayant subi au contraire une réduction plus ou moins grande, bien qu'ils conservent pour la plupart la même conformation.—On peut les plier, les enrouler, les étaler sans compromettre leur intégrité ; abandonnés à eux-mêmes, ils reprennent aussitôt leur courbure normale et restituent à la trachée la forme qui lui est propre. Plus minces que les cartilages du larynx, ils sont doués aussi d'une élasticité beaucoup plus grande. — Leur structure ne diffère nullement du reste de celle de tous les autres cartilages de l'économie.

B. — Gaine fibreuse, couche musculaire, faisceaux élastiques

a. **Gaine fibreuse.** — Elle s'étend à toute la longueur de la trachée et embrasse toute sa circonférence. Unie aux cerceaux cartilaginaux compris dans son épaisseur, elle constitue le squelette ou la charpente de ce conduit. Son adhérence aux cerceaux est extrêmement intime. Dans les intervalles de ceux-ci on la voit se déprimer de telle sorte que la trachée-artère est tour à tour saillante et rentrante, d'où le nom qui lui a été imposé. Mais comme la face antérieure des cerceaux cartilagineux, considérée de haut en bas, est plane et la postérieure convexe, il en résulte qu'elle se déprime beaucoup moins sur la face externe de la trachée que sur l'interne. C'est pourquoi la première est seulement un peu rugueuse au contact, tandis que la seconde se présente sous l'aspect d'une série de gouttières et de crêtes transversales, alternativement disposées.

Au niveau de la portion membraneuse, la gaine fibreuse passe en arrière de la couche musculaire, à laquelle l'unit un tissu cellulaire fin et assez dense. Dans toute cette partie postérieure, on remarque qu'elle offre beaucoup moins d'épaisseur et de résistance.

Par son extrémité supérieure elle se continue avec le périchondre du cartilage cricoïde. Un petit faisceau ligamenteux étendu de la partie médiane de ce cartilage au premier cerceau de la trachée la renforce en avant, à son point de départ. — Inférieurement, elle se divise pour se prolonger sur les bronches; dans l'angle qui répond à cette division, on observe un autre faisceau de renforcement irrégulièrement disposé.

La gaîne fibreuse de la trachée n'est pas composée seulement de fibres de tissu cellulaire plus ou moins condensées; elle renferme encore dans son épaisseur un très-grand nombre de fibres élastiques. Ces deux ordres de fibres prennent à sa composition une part à peu près égale; c'est à la présence des dernières qu'elle est en partie redevable de la facilité avec laquelle elle se laisse allonger et de sa puissante rétractilité.

b. **Couche musculaire.** — Cette couche occupe la paroi postérieure ou membraneuse de la trachée qu'elle contribue essentiellement à former. Ses fibres affectent une direction horizontale et transversale. Par leurs extrémités elles s'attachent aux extrémités correspondantes des cerceaux cartilagineux, et dans l'intervalle de ceux-ci à la lame fibreuse qui les unit. Le plan qu'elles constituent représente un rectangle très-allongé dont l'épaisseur varie, suivant les individus, de 1 à 2 millimètres.

Les fibres musculaires de la trachée sont des fibres lisses. Elles ont pour usage de rapprocher les extrémités des cerceaux cartilagineux, et de resserrer par conséquent le calibre de ce conduit. Par l'allongement auquel elles se prêtent, elles permettent aux extrémités de ces mêmes cerceaux de s'écarter, d'où une légère dilatation de la trachée qui se produit sous l'influence de toute expiration brusque, comme celle, par exemple, qui accompagne la toux, l'expectoration, le cri, etc.

c. **Faisceaux longitudinaux élastiques.** — Pour prendre une notion exacte de la disposition de ces faisceaux, il faut ouvrir la trachée-artère en avant et sur toute sa longueur. En écartant les lèvres de l'incision, on remarque alors sur la partie postérieure ou membraneuse du conduit des bandelettes verticales, plus ou moins parallèles, d'un blanc jaunâtre, d'autant plus développées et plus apparentes qu'on les examine sur un point plus inférieur. Ces bandelettes, exclusivement composées de fibres élastiques, s'unissent les unes aux autres par des bandelettes plus petites qu'elles s'envoient réciproquement, de manière à former une sorte de réseau à mailles verticales très-allongées. A peine visibles dans le quart supérieur de la trachée, les faisceaux longitudinaux élastiques deviennent très-accusés au niveau de sa partie moyenne, et atteignent leurs plus grandes dimensions à l'entrée des bronches, dans lesquelles ils se prolongent.

Ces faisceaux, du reste, n'existent pas seulement au niveau de la portion membraneuse de la trachée. On les retrouve sur toute la circonférence du conduit, en sorte qu'ils forment aussi une véritable gaîne entourée par la gaîne fibreuse avec laquelle elle se confond en avant et latéralement, c'est-à-dire au niveau des cerceaux cartilagineux, mais dont elle reste séparée en arrière par la couche des fibres musculaires.

Ces faisceaux ont pour attribut commun leurs connexions intimes avec la muqueuse, dont ils font partie.

Dans quelques mammifères, les faisceaux élastiques de la trachée sont beaucoup plus développés que chez l'homme. Mais dans aucun ils n'atteignent un aussi prodigieux développement que dans l'éléphant. Chez cet animal, ils forment une tunique complète de 5 à 6 millimètres d'épaisseur, à la surface interne de laquelle les plus superficiels se détachent en saillies longitudinales que séparent des sillons longitudinaux aussi. S'il existait encore quelques doutes sur la destination de ces faisceaux, leur multiplicité, leur volume si considérable, leur couleur jaune si prononcée dans ce puissant mammifère, suffiraient pour attester toute la réalité et toute l'importance du rôle que la nature leur a confié (1). C'est surtout à leur existence que la trachée est redevable de sa grande élasticité.

C. — Muqueuse, glandes, vaisseaux, nerfs de la trachée.

a. **Membrane muqueuse.**—On retrouve dans cette membrane tous les caractères qui distinguent la muqueuse du larynx.

1° Comme cette dernière, elle contracte avec les parties sous-jacentes l'adhérence la plus intime ; elle ne présente, par conséquent, aucun repli, ni longitudinal, ni transversal, disposition dont il est facile de comprendre l'importance pour la libre circulation de l'air inspiré et expiré.

2° Comme la muqueuse laryngée, elle est très-mince et demi-transparente, en sorte qu'elle laisse entrevoir les parties qu'elle recouvre.

3° Comme celle-ci également, elle est criblée d'un très-grand nombre d'orifices qui représentent les embouchures d'autant de glandules. Seulement, ces orifices, au lieu de se montrer sur certains points, sont disséminés sur toute sa longueur et toute sa périphérie ; mais ceux qui correspondent aux parois antérieure et latérales de la trachée sont si petits pour la plupart, qu'on éprouve de la difficulté à les distinguer : les plus grands et les plus apparents, situés sur la paroi postérieure, se voient dans les interstices des faisceaux longitudinaux élastiques.

4° La muqueuse qui revêt les parois de la trachée est recouverte aussi, sur toute sa longueur, d'un épithélium vibratile.

(1) Le poumon sur lequel j'ai pu observer, dans leurs proportions les plus monumentales, ces faisceaux élastiques, provenait de l'éléphant que le Muséum d'histoire naturelle a perdu il y a quinze ou dix-huit ans ; il fait partie de ma collection particulière.

5° Elle a pour élément essentiel une trame de fibres élastiques auxquelles ne se mêle qu'une petite proportion de fibres lamineuses.

6° Enfin, elle est douée d'une exquise sensibilité, que le chirurgien constate surtout lorsqu'il est appelé à pratiquer la trachéotomie, et que nous révèlent d'ailleurs les actes de suffocation toujours si prompts à se produire au moindre contact de tout corps étranger.

b. **Glandes trachéales.** — Il existe dans les parois de la trachée-artère un très-grand nombre de glandes dont les dimensions varient du volume d'un grain de millet à celui d'une lentille. On peut les diviser d'après leur siége en celles qui correspondent aux parties antéro-latérales du conduit aérifère, et celles qui correspondent à sa partie postérieure.

Les premières occupent les intervalles des cerceaux cartilagineux ; elles forment des traînées linéaires. Dans certains espaces, leur nombre est assez considérable pour qu'elles se touchent ; mais, dans la plupart, elles forment de petits groupes irrégulièrement disséminés.

Les secondes en général, plus volumineuses que les précédentes, se subdivisent en sous-musculaires, intra-musculaires et sous-muqueuses. — Les glandes sous-musculaires sont très-nombreuses, particulièrement sur le tiers inférieur de la trachée. Leur conduit excréteur traverse obliquement la paroi postérieure du conduit aérifère. — Les glandes intra-musculaires se font remarquer aussi par leur multiplicité. — Les sous-muqueuses sont moins abondantes que les précédentes ; elles en diffèrent en outre par leur petitesse.

Toutes appartiennent à la classe des glandes en grappe. Leur conduit excréteur, assez long pour quelques-uns, vient s'ouvrir par un orifice plus ou moins apparent à la surface libre de la muqueuse. Le liquide qu'elles sécrètent est transparent et peu consistant à l'état normal. Mais lorsqu'elles deviennent le siége d'inflammation, il s'altère et peut offrir alors toutes les variétés de coloration et de consistance que nous offrent les mucosités expectorées dans la bronchite chronique.

c. **Vaisseaux et nerfs.** — Les *artères* de la trachée émanent de plusieurs sources. Les principales viennent des thyroïdiennes inférieures, qui abandonnent un grand nombre de ramuscules à sa portion cervicale. D'autres, beaucoup plus grêles et plus rares, lui sont fournies par la bronchique droite et les thymiques. Les divisions nées de toutes ces artérioles se répandent principalement dans la muqueuse, dans les glandules sous-jacentes et dans la couche musculaire.

Les *veines* affectent une disposition toute spéciale. Dans chaque espace intercartilagineux on voit ramper une veinule principale ; et toutes ces veinules se portent horizontalement d'avant en arrière pour venir s'ouvrir de chaque côté dans une ou deux petites veines plus ou moins parallèles à l'axe de la trachée et sous-muqueuses, qui elles-mêmes vont se terminer,

soit dans les veines thyroïdiennes inférieures, soit dans les veines œsophagiennes, ou toute autre veine voisine.

Les *vaisseaux lymphatiques*, que j'ai réussi à injecter sur toute l'étendue de la muqueuse trachéale, sont remarquables par la ténuité et la multiplicité de leurs radicules. Du réseau que forment celles-ci naissent à
droite et à gauche une série de troncs qui rampent d'abord dans les espaces
intercartilagineux, comme les veinules décrites précédemment, et qui
traversent ensuite la gaîne fibreuse pour venir se terminer dans les ganglions si nombreux situés sur les parties latérales de la trachée et de
l'œsophage.

Les *nerfs* proviennent des pneumogastriques et du grand sympathique.
Les filets fournis par les pneumogastriques partent des récurrents et des
plexus pulmonaires. Ceux qui émanent du grand sympathique tirent leur
origine des rameaux que les ganglions cervicaux et les trois ou quatre premiers ganglions thoraciques envoient dans ces mêmes plexus. De ces deux
ordres de filets nerveux, les premiers, par leur nombre et leur volume,
l'emportent beaucoup sur les seconds. Ils se distribuent, les uns dans la
muqueuse, à laquelle ils communiquent la sensibilité si vive qu'elle présente, les autres dans la couche des fibres musculaires pour présider à
leur contraction, et les plus déliés dans les glandules trachéales.

III. — Des bronches.

On donne le nom de *bronches* aux deux branches qui résultent de la
bifurcation de la trachée-artère. Elles s'étendent de celle-ci à la face interne
des poumons, dans lesquels elles se partagent en branches successivement
décroissantes, qui constituent les *divisions bronchiques*.

Les bronches occupent la partie postérieure de la racine des poumons.
Leur forme, leur structure et leur destination ne diffèrent pas de celles de
la trachée. Mais elles diffèrent l'une de l'autre par leur longueur, leur
calibre, leur direction, et leurs rapports.

La *longueur* de la bronche droite est de 15 à 18 millimètres, et celle de
la bronche gauche de 30 à 35. La seconde présente donc une étendue
double de celle de la première chez la plupart des individus. Les variétés
qu'on observe à cet égard sont circonscrites, du reste, dans les limites suivantes : la bronche droite, dans sa plus grande longueur, ne dépasse pas
18 millimètres, et quelquefois elle se réduit à 10 ou 12 ; la gauche, qui
n'offre jamais moins de 3 centimètres, peut atteindre jusqu'à 4, 4 1/2 et,
dans certains cas très-exceptionnels, jusqu'à 5 centimètres.

Considérées dans leur *calibre*, les bronches affectent une disposition
inverse : la droite est plus volumineuse que la gauche. Son diamètre, qui
parfois diffère peu du diamètre de la trachée, s'élève en moyenne à

16 millimètres, et celui de la bronche opposée à 12 ou 14 seulement. Ces chiffres nous montrent que le calibre des deux bronches réunies est très-supérieur à celui de la trachée-artère. Nous verrons plus loin, du reste, que leur capacité est en rapport assez exact avec le volume du poumon dans lequel elles vont se ramifier. L'air inspiré, par conséquent, ne trouve pas un accès également facile dans les deux organes de l'hématose ; il

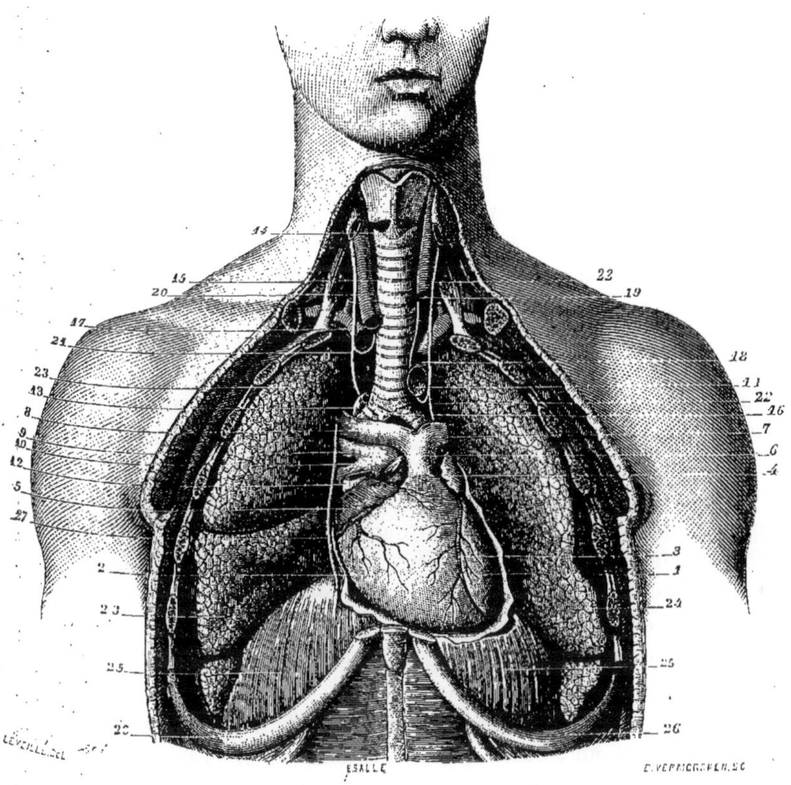

Fig. 857. — *Rapports de la trachée et des bronches.*

1. Cœur gauche. — 2. Cœur droit. — 3. Artère coronaire antérieure. — 4. Auricule gauche. — 5. Auricule droite. — 6. Tronc de l'artère pulmonaire.—7. Branche gauche de cette artère. — 8. Sa branche droite. — 9. Veines pulmonaires du même côté. — 10. Aorte qui a été coupée à sa sortie du cœur pour laisser voir la branche droite de l'artère pulmonaire et l'origine de la bronche gauche. — 11. Coupe de la crosse de l'aorte. — 12. Coupe de la veine cave supérieure. — 13. Coupe de la grande veine azygos. — 14. Larynx. — 15. Trachée-artère. — 16. Bifurcation de ce conduit et origine des bronches. — 17. Coupe de l'artère sous-clavière droite. — 18. Coupe de l'artère sous-clavière gauche. — 19. Coupe de l'artère carotide primitive gauche. — 20. Artère carotide primitive droite. — 21. Tronc du pneumogastrique droit. — 22. Tronc du pneumogastrique gauche. — 23. Poumon droit. — 24. Poumon gauche déjeté en dehors, de même que le précédent, pour laisser voir le cœur et l'artère pulmonaire.—25, 25. Diaphragme. — 26, 26. Septièmes côtes.

pénètre plus facilement et en plus grande abondance dans le poumon droit, ce qui nous explique pourquoi chez le fœtus et l'enfant morts peu de temps après leur naissance, on trouve quelquefois ce dernier plus dilaté, plus crépitant, plus aéré, en un mot, que le poumon gauche.

La *direction* des deux bronches est oblique de haut en bas et de dedans en dehors ; mais la bronche droite s'éloigne un peu moins de l'horizontale ; la bronche gauche descend plus obliquement.

Rapports. Les bronches présentent des rapports qui leur sont communs et des rapports qui sont propres à chacune d'elles.

Les rapports communs aux deux bronches sont ceux qu'elles affectent avec les artères et les veines pulmonaires, les plexus nerveux voisins, et les nombreux ganglions lymphatiques qui les entourent. — L'angle de bifurcation de l'artère pulmonaire se trouve situé au-dessous et un peu en avant de la trachée, qui oppose ses deux branches obliquement descendantes aux deux branches légèrement ascendantes du tronc artériel. De cette opposition il résulte que les artères pulmonaires, dans leur trajet, croisent les bronches en passant au-devant d'elles, et qu'inférieures à celles-ci à leur point de départ, elles leur deviennent supérieures à leur entrée dans les poumons.—Les deux veines pulmonaires, au moment où elles sortent de chacun de ces organes, répondent à la partie antérieure et inférieure de la bronche correspondante, et en se rapprochant de l'oreillette gauche, elles deviennent de plus en plus inférieures au conduit aérifère. — Le plexus pulmonaire répond à la partie postérieure des bronches, et le plexus cardiaque à leur partie inférieure. — Les ganglions lymphatiques qui les entourent, remarquables par leur nombre, leur volume et leur teinte noirâtre, sont irrégulièrement disséminés sur leur contour.

Les rapports propres à la bronche droite sont ceux qu'elle affecte avec la veine cave supérieure et la grande azygos. — La veine cave supérieure la croise à angle droit en passant au-devant d'elle. — La grande azygos la contourne pour venir s'ouvrir dans la précédente ; elle s'applique d'abord à sa partie postérieure, puis à sa partie supérieure.

La bronche gauche se trouve en rapport avec la crosse de l'aorte, qui l'embrasse dans sa concavité et qui répond tour à tour, par conséquent, à sa partie antérieure et interne, à sa partie supérieure, et enfin à sa partie postérieure. Le contact du tronc artériel et du conduit aérifère est immédiat en avant et en haut ; en arrière, celui-ci est séparé de la crosse aortique par le plexus pulmonaire et la plèvre médiastine.

La *forme* des bronches ne diffère pas de celle de la trachée ; comme celle-ci, elles représentent un cylindre dont le quart postérieur aurait été retranché et remplacé par une partie plane et membraneuse. Lorsque les ganglions qui les entourent deviennent le siége d'inflammation chronique ou d'infiltration tuberculeuse, ce qui est fréquent, ils contractent avec leur périphérie une adhésion intime, les compriment, les déforment et souvent même les rétrécissent dans une étendue variable.

A leur entrée dans les poumons, les bronches se divisent en autant de branches que ceux-ci présentent de lobes. Le poumon gauche se composant de deux lobes seulement, la bronche correspondante se partage en branches ascendante et descendante ; cette dernière, plus volumineuse, fait suite au tronc principal. — La bronche droite se trifurque ; sa branche inférieure est aussi la plus volumineuse ; vient ensuite la supérieure ; puis la moyenne, notablement plus petite que les deux autres.

La *structure* des bronches est entièrement semblable à celle de la trachée. Le nombre des cerceaux cartilagineux qui entrent dans leur composition diffère seulement pour l'une et pour l'autre en raison de leur inégale longueur. La bronche gauche, plus longue, en possède de huit à dix ; sur la bronche droite on en compte quatre ou cinq seulement. On remarque en outre que les faisceaux longitudinaux élastiques, en se prolongeant sur leur paroi postérieure, atteignent un plus grand développement. Du reste, même disposition de la gaîne fibreuse et de la couche musculaire, même muqueuse, mêmes glandes, mêmes éléments généraux.

ARTICLE III.

DES POUMONS.

Les *poumons* sont les organes essentiels de la respiration. C'est dans leur cavité que s'accumule l'air attiré par la dilatation du thorax, que se répand le sang veineux provenant de toutes les parties du corps, et que ces deux fluides mis en présence réagissent l'un sur l'autre : c'est dans ces organes, en un mot, que s'accomplit le grand phénomène de la transformation du sang noir en sang rouge.

Au nombre de deux, les poumons pourraient être considérés aussi comme un seul et même organe, car ils reçoivent du même conduit l'air qui les remplit, et du même tronc vasculaire le sang qui les traverse : à l'aide de cette disposition, la nature s'est proposé pour but, bien évidemment, de les lier l'un à l'autre par la plus étroite solidarité, de les ramener, en partie, à l'unité, et de mieux assurer, en définitive, la régularité et l'intégrité de la fonction qui leur est confiée.

Ces organes sont situés dans la cavité thoracique : à droite et à gauche du médiastin ; sur les côtés du cœur, avec lequel ils affectent des connexions si intimes ; au-dessus du diaphragme, qui les sépare du foie et de la rate. Lisse et humide, se dilatant comme eux et avec eux, d'une capacité égale à leur plus grande ampliation, la cavité dans laquelle ils sont reçus se prête à toutes les variations de volume qu'ils peuvent subir.

§ 1. — Conformation extérieure des poumons.

Considérés sous ce point de vue les poumons nous offrent à étudier leur volume, leur capacité et leurs poids ; leur couleur et leur consistance ; leur forme et leurs rapports.

A. — Volume des poumons.

Le volume des poumons est en raison directe des dimensions du thorax ; à l'aspect seul de la partie supérieure du tronc, on peut donc juger de leur développement et apprécier d'une manière assez précise le degré d'énergie de l'hématose.

Ces organes, dans l'état le plus habituel de la respiration, ne remplissent pas cependant toute la cavité dans laquelle ils sont reçus. Celle-ci se prolonge constamment jusqu'à la douzième côte ; or dans les inspirations ordinaires les poumons ne descendent jamais aussi bas, et dans l'expiration ils remontent jusqu'au niveau de la dixième côte en arrière, de la cinquième en avant et à droite, de la sixième en avant et à gauche. La partie la plus inférieure de la cavité qui les reçoit reste donc le plus ordinairement inoccupée, dans une hauteur variable de 4 à 7 centimètres en arrière, beaucoup moindre en avant. Sur toute l'étendue de cette partie inférieure, tenue en quelque sorte en réserve pour les grandes inspirations, la plèvre pariétale s'applique à elle-même.

Le volume des poumons diffère suivant qu'on le considère dans l'inspiration ou dans l'expiration. — Dans l'inspiration, il se dilate dans tous les sens : 1° dans le sens vertical et de haut en bas par suite de l'abaissement du diaphragme ; 2° dans le sens antéro-postérieur par suite de la projection du sternum et des cartilages costaux en avant et en haut ; 3° dans le sens transversal par suite de la projection des côtes en dehors.

Pendant l'expiration il se réduit, au contraire : soit de bas en haut, le diaphragme remontant, et la plèvre diaphragmatique se réappliquant alors à la plèvre costale ; soit d'avant en arrière, le sternum et les cartilages costaux revenant à leur situation première ; soit enfin de dehors en dedans, les côtes s'abaissant vers le plan médian.

Considéré en lui-même et d'une manière absolue, le volume des poumons varie donc à chaque instant, et c'est l'étendue moyenne de leurs trois principaux diamètres, par conséquent, qu'il faut s'attacher à déterminer. — Le diamètre vertical le plus long est celui qui répond à leur partie postérieure. Il mesure tout l'espace compris entre la dixième côte et le cul-de-sac supérieur de la cavité pleurale. Son étendue, qu'on voit diminuer rapidement d'arrière en avant, équivaut à 26 ou 27 centimètres, chez l'homme dont la poitrine présente une moyenne capacité. — Le diamètre antéro-postérieur a pour mesure l'intervalle compris entre les parois dorsale et sternale du thorax ; il augmente de haut en bas et ne dépasse pas dans sa plus grande longuenr 16 ou 17 centimètres. — Le transversal, étendu de la face interne des côtes au médiastin, se comporte différemment à droite et à gauche. A droite, il augmente du cul-de-sac supérieur de la plèvre jusqu'au niveau des quatrième et cinquième espaces intercostaux où il atteint une longueur moyenne de 9 1/2 à 10 centimètres, et diminue ensuite brusquement et très-notablement. A gauche, le diamètre transversal du poumon arrive à sa plus grande longueur vers les deuxième et troisième espaces, où son étendue égale 9 centimètres, diminue au niveau des quatrième et cinquième espaces pour se réduire à 7 ou 7 1/2, et se comporte plus bas comme celui du côté opposé.

Les deux poumons n'offrent pas un volume égal. Le diamètre vertical antérieur du poumon gauche est un peu plus long que celui du poumon droit ; mais celui-ci l'emporte sur le précédent par son diamètre transversal. Toute compensation faite, l'avantage reste au poumon droit, qui en est redevable à la situation oblique du cœur, c'est-à-dire à la saillie plus considérable que forme ce viscère sur le côté gauche du médiastin.

Chez le fœtus et l'enfant, le cœur étant moins oblique, la différence de volume que présentent les deux poumons est aussi moins accusée.

Le volume de ces organes diffère au moment de la naissance, suivant que l'enfant a respiré ou n'a pas respiré ; il diffère en outre selon le sexe, selon les individus, et selon l'état de santé ou de maladie.

Chez le nouveau-né qui n'a pas respiré, les poumons sont peu volumineux et ne recouvrent pas le cœur, en sorte que la poitrine, chez lui, est étroite et la région sternale peu saillante.

Chez l'enfant qui a respiré pendant quelques heures seulement, les organes de l'hématose se développent très-notablement dans tous les sens, mais surtout d'arrière en avant, se rapprochent au point de n'être plus séparés que par l'épaisseur des deux plèvres juxtaposées, et recouvrent alors complétement le cœur, d'où l'ampleur relative du thorax, d'où aussi la *voussure* de sa paroi antérieure.

Chez la femme, le volume des poumons est plus petit que chez l'homme. La différence, qui peut être estimée à un dixième environ, reproduit assez fidèlement celle que nous avons constatée en comparant dans l'un et l'autre sexe les dimensions du thorax.

Les variétés individuelles, plus accusées que les précédentes, se montrent subordonnées, non à la stature, ainsi que le pensait Hutchinson, mais bien au mode de conformation de la poitrine. En général, les poumons affectent un volume d'autant plus considérable que le diamètre transverse de la cavité thoracique est plus étendu, et d'autant plus réduit que le diamètre antéro-postérieur est plus long relativement aux deux autres.

Lorsqu'une cavité ou un organe diminue dans un sens, on constate, il est vrai, qu'ils s'allongent le plus ordinairement dans le sens perpendiculairement opposé, en sorte qu'il s'opère alors une déformation plutôt qu'une réduction de capacité ou de volume ; mais ici cette loi n'est pas complétement applicable, parce que les trois diamètres du poumon, ou ce qui revient au même, de la cavité pleurale, diffèrent beaucoup par leur importance : le transverse l'emporte notablement sur les deux autres ; c'est pourquoi l'allongement de l'un de ceux-ci, et même de tous les deux, ne saurait suffire pour compenser entièrement la réduction du premier.

Les variétés de volumes inhérentes à l'état de santé ou de maladie sont, sans contredit, les plus remarquables et les plus importantes à connaître. Sous l'influence de certains états morbides, les poumons peuvent augmenter de volume : c'est ce qui a lieu surtout dans l'emphysème, où nous voyons ces organes déborder de beaucoup la première côte, recouvrir la totalité du péricarde, et soulever même les espaces intercostaux. — Lorsque l'un d'eux cesse de fonctionner, l'autre, destiné à le suppléer, s'hypertrophie, et peut acquérir des dimensions assez grandes pour refouler en partie le médiastin du côté opposé.

Mais bien plus fréquemment leur volume diminue, et l'on remarque alors que cette diminution est presque toujours le résultat d'une cause purement mécanique. Toutes les maladies qui ont pour effet d'augmenter la capacité de l'abdomen aux dépens de la poitrine réduisent les dimensions des poumons en refoulant le diaphragme de bas en haut : à la suite d'une ascite, d'une hydropisie enkystée de l'ovaire, d'un kyste hydatique du foie, etc., leur base a pu être soulevée quelquefois jusqu'au niveau du deuxième espace intercostal. — Les épanchements séreux du péricarde, un vaste abcès froid du médiastin, un anévrysme de la crosse de l'aorte ou de l'aorte thoracique, en les refoulant vers la paroi costale correspondante, apportent un obstacle plus ou moins grand à la pénétration de l'air dans leur épaisseur. — Les liquides qui s'épanchent dans la cavité des plèvres, que l'épanchement soit sanguin, séreux, purulent ou aérien, ont pour commun résultat, au contraire, de les refouler vers le médiastin et de les convertir parfois en une lame assez mince.

Dans toutes ces conditions morbides, les poumons diminuent de volume parce qu'ils sont comprimés. Mais le plus ordinairement, lorsque la cause qui les comprime cesse d'agir, ils reprennent leurs dimensions premières. — Quelquefois, cependant, des fausses membranes se forment, s'étalent sur leur périphérie, puis s'organisent, se condensent et les emprisonnent indéfiniment dans la place plus ou moins réduite qu'ils occupent. Ces fausses membranes, qui se produisent surtout à la suite de l'empyème et des pleurésies chroniques, donnent lieu bientôt à un autre phénomène non moins important : les poumons, ne pouvant plus se porter vers les côtes, celles-ci se dépriment pour s'appliquer sur eux, de telle sorte que la déformation du thorax est la conséquence presque inévitable de la réduction permanente de leur volume.

B. — **Capacité des poumons.**

L'ampliation si notable qu'éprouvent les poumons au moment où la respiration s'établit, la réduction bien plus remarquable encore qu'ils peuvent subir sans s'altérer sous l'influence de la compression, démontrent que le volume de ces organes est dû surtout à l'air accumulé dans leur cavité. On a cherché à connaître cette quantité d'air, ou ce qui revient au même, à déterminer leur capacité.

Pour arriver à ce résultat, il importait de mesurer, d'une part, la colonne d'air qui pénètre dans les poumons à chaque inspiration, ou celle qui en sort à chaque expiration, de l'autre, la masse d'air qui se trouvait déjà dans leur cavité avant l'inspiration, ou celle qui s'y trouve encore après l'expiration. Il fallait, en d'autres termes, évaluer la quantité d'air qui se déplace à chaque mouvement respiratoire, et celle qui existe constamment en réserve dans ces organes pour les besoins incessants de l'hématose. Un grand nombre de physiologistes se sont mis à l'œuvre dans le but de résoudre ce double problème; mais les recherches qu'ils ont entreprises les ont conduits à des résultats assez peu concordants. La plupart, cependant, se montrent disposés à admettre que, chez l'homme adulte et bien portant, la quantité d'air introduite dans une inspiration ou expulsée dans une expiration ordinaires équivaut à 500 centimètres cubes, c'est-à-dire à un demi-litre.

Dans l'évaluation de la quantité d'air que les poumons tiennent constamment en réserve, les observateurs diffèrent plus encore les uns des autres. P. Bérard, qui s'est attaché à résumer leurs travaux et qui a pris la moyenne des résultats auxquels ils sont arrivés, fait remarquer qu'elle est toujours beaucoup plus considérable que celle qui se déplace à chaque mouvement respiratoire; elle serait à celle-ci comme 7 : 1, et équivaudrait, par conséquent, à 3500 centimètres cubes, ou 3 litres et demi.

Le volume d'air que renferment les poumons de capacité moyenne, dans la respiration ordinaire, varient donc de 3500 à 4000 centimètres cubes, ou de 3 litres et demi à 4 litres : il serait de 3 litres et demi seulement à la fin de l'expiration et de 4 litres à la fin de l'inspiration.

C. — **Poids des poumons.**

Les poumons empruntent à l'air qui les pénètre une légèreté remarquable; aucun autre viscère ne peut leur être comparé sous ce rapport. Mais il importe de distinguer leur poids spécifique et leur poids absolu.

1° **Poids spécifique.** Chez l'adulte et chez l'enfant qui a respiré, les poumons sont moins lourds que le volume d'eau déplacé, en sorte qu'ils surnagent lorsqu'on les plonge dans ce liquide. Immergés après avoir été réduits au plus petit volume possible, ils surnagent encore, parce que l'air dont ils se trouvent pénétrés ne saurait être expulsé en totalité.

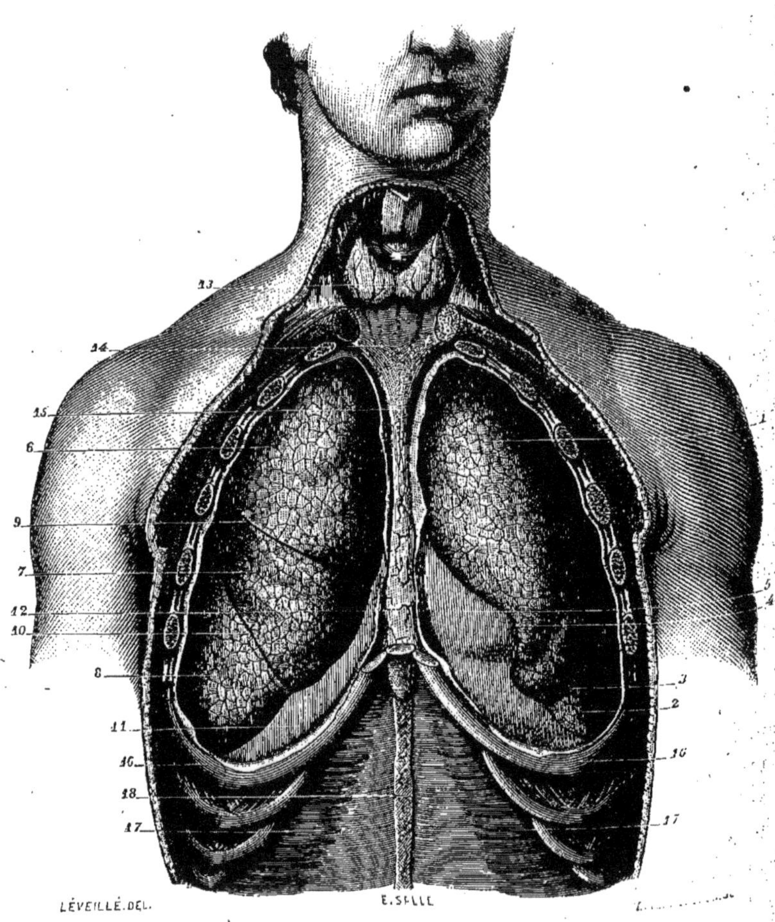

FIG. 858. — *Les poumons vus par leur partie antérieure.*

1. Lobe supérieur du poumon gauche. — 2. Son lobe inférieur. — 3. Scissure qui le sépare du lobe précédent. — 4. Échancrure que présente son bord antérieur au niveau de la pointe du cœur. — 5. Péricarde presque entièrement recouvert par les deux poumons, et surtout par le poumon droit. — 6. Lobe supérieur du poumon droit. — 7. Son lobe moyen. — 8. Son lobe inférieur. — 9. Scissure qui sépare le lobe supérieur du lobe moyen. — 10. Scissure qui sépare le lobe moyen du lobe inférieur. — 11. Diaphragme. — 12. Médiastin antérieur dont les deux lames commencent à s'écarter pour s'appliquer au péricarde. — 13. Glande thyroïde. — 14. Aponévrose cervicale moyenne. — 15. Languette par laquelle elle s'unit au péricarde. — 16, 16. Septièmes côtes. — 17, 17. Muscles transverses. — 18. Ligne blanche de l'abdomen.

Chez l'enfant qui n'a pas respiré, ces organes se comportent différemment : plongés dans l'eau, ils se précipitent. De là il suit que, lorsqu'on veut constater si les poumons d'un enfant mort-né contiennent ou ne contiennent pas de l'air, il suffit de les détacher et de comparer leur poids avec celui de l'eau : s'ils se précipitent, l'air n'a pas encore pé-

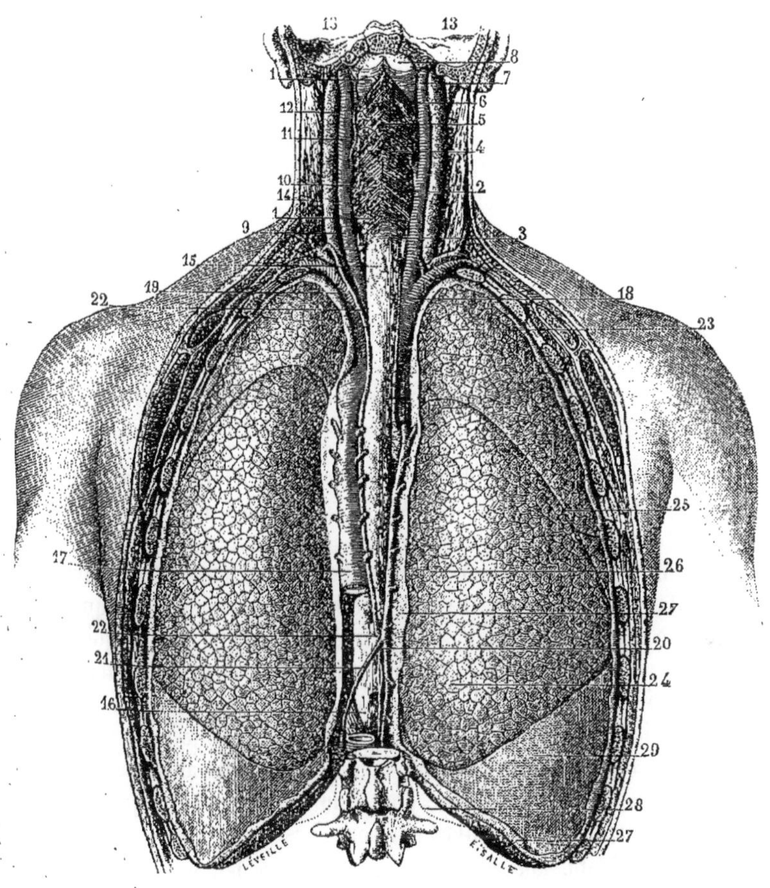

FIG. 859. — *Les poumons vus par leur partie postérieure.*

1, 1. Pharynx. — 2, 3 4. Muscle constricteur inférieur. — 5, 6. Muscle constricteur moyen.—7. Constricteur supérieur.—8. Couche fibreuse du pharynx,—9. Carotide primitive gauche — 10. Carotide externe, — 11. Carotide interne.—12. Veine jugulaire interne. — 13, 13. Base du crâne. — 14. Muscle sterno-cléido-mastoïdien. — 15. Œsophage. — 16. Son extrémité inférieure. — 17. Aorte thoracique. — 18. Tronc brachio-céphalique. — 19. Artère sous-clavière gauche. — 20. Grande azygos, — 21. Petite azygos. — 22, 22. Canal thoracique. — 23. Lobe supérieur du poumon droit. — 24. Son lobe inférieur. — 25. Scissure qui le sépare du précédent. — 26. Médiastin postérieur. — 27, 27. Plèvres médiastine et costale. — 28. Limite inférieure de la cavité pleurale. — 29. Diaphragme recouvert par la plèvre diaphragmatique.

nétré dans leur épaisseur, et l'enfant, par conséquent, n'a pas respiré : s'ils surnagent, ils contiennent de l'air, et l'enfant a très-probablement respiré. Mais on ne saurait l'affirmer avec certitude ; car l'air dont ils sont remplis pourrait avoir été introduit, après la mort, par voie d'insufflation ; et si la mort était déjà éloignée, les poumons pourraient être redevables aussi de la légèreté qu'ils présentent aux gaz provenant de la décomposition putride. Néanmoins ce mode d'évaluation de leur poids spécifique, destiné surtout à éclairer la justice sur la viabilité de l'enfant au moment de sa naissance, est encore le plus sûr de tous ceux qui ont été mis en usage. Il est connu depuis longtemps sous le titre de *docimasie pulmonaire hydrostatique*. Galien en fait déjà mention. Mais il n'a été appliqué à la médecine légale qu'en 1662 par Schreger ; et, depuis cette époque, il a servi de base principale aux décisions judiciaires en matière d'infanticide : son omission a toujours entraîné la nullité des procès-verbaux et des rapports d'experts.

Le poids spécifique des poumons chez l'enfant qui n'a pas respiré varie, d'après mes recherches, de 1,042 à 1,092, et s'élève en moyenne, par conséquent, à 1,068. Chez l'enfant qui a respiré et chez l'adulte, il varie de 0,356 à 0,625, et équivaut en moyenne à 0,490.

2° **Poids absolu.** — Chez le fœtus à terme qui n'a pas respiré, le poids absolu des deux poumons est de 60 à 65 grammes ; en le comparant au poids total du corps, qui équivaut alors à 3 kilogrammes ou 3 kilogrammes et demi, on reconnaît qu'il en constitue la cinquantième partie environ. Chez l'enfant qui a respiré, il varie de 80 à 108 grammes, ce qui donne pour terme moyen 94 grammes. Comparé à celui du corps, qui reste le même que dans le cas précédent, il représente à peu près la trente-quatrième partie de celui-ci : l'hématose, qui a pour effet immédiat de diminuer de moitié le poids spécifique des poumons, a donc pour résultat, au contraire, d'augmenter assez notablement leur poids absolu ; elle ne le double pas cependant, ainsi que l'ont admis autrefois quelques observateurs ; elle l'augmente d'un tiers environ.

Ploucquet, s'appuyant sur ce fait, a cherché à démontrer qu'une comparaison établie entre le poids absolu des poumons et le poids total du corps pouvait conduire le médecin légiste à reconnaître si un enfant mort-né avait ou n'avait pas respiré. Mais la médecine légale exige des faits précis, et les deux termes de cette comparaison sont variables ; souvent même ils varient dans une assez forte proportion : aussi le procédé de Ploucquet, auquel plusieurs auteurs ont donné le nom de *docimasie pulmonaire par la balance*, est-il peu usité. Isolé, il mérite peu de confiance ; mais, réuni à l'épreuve hydrostatique, il mérite d'être conservé.

Le poids absolu des deux poumons, chez l'adulte, varie de 1000 à 1300 grammes, et pour chacun d'eux de 450 à 700 grammes dans l'état d'intégrité. Il augmente lorsque ces organes sont affectés de tubercules, ou lorsqu'ils deviennent le siége d'une inflammation ; il augmente également à la suite de toutes les maladies qui exigent un décubitus dorsal longtemps prolongé, la sérosité s'infiltrant peu à peu dans leurs parties les plus déclives. C'est dans les cas de cette nature qu'on a vu le poids des poumons s'élever à 2, 3 et même 4 kilogrammes.

Les deux poumons présentent quelquefois un poids égal. Mais le plus souvent ils diffèrent sous ce rapport ; et l'avantage, dans ce cas, se trouve presque constamment du côté du poumon droit, dont le volume, ainsi que nous l'avons vu, est plus considérable : la différence s'élève en moyenne, pour le fœtus à terme, à 3 ou 4 grammes, et pour l'adulte à 60 ou 70.

D. — Couleur des poumons.

La couleur des poumons se modifie avec l'âge, et si notablement, que l'aspect de ces organes est tout à fait différent, suivant qu'on les considère chez le fœtus, l'enfant, l'adulte ou le vieillard.

Avant la naissance, la couleur des poumons est rouge brun ; et comme ils sont alors presque aussi compactes et aussi lourds que le foie, leur aspect offre une certaine analogie avec celui de ce viscère.

Chez l'enfant naissant qui a respiré et pendant les premières années de la vie, cette couleur est d'un blanc rosé assez vif dans l'état physiologique, plus pâle après la mort, et d'autant plus pâle que le poumon contient une plus grande quantité d'air.

Chez l'adulte, elle devient d'un blanc grisâtre ou ardoisé, dont la teinte n'est pas également prononcée chez tous les individus et sur tous les points de la périphérie des poumons. — Lorsque ces organes sont affectés d'inflammation, ils perdent la couleur rosée du jeune âge ou la teinte ardoisée de l'âge mûr, pour reprendre la couleur rouge brun qui leur est propre avant la naissance, ainsi que leur analogie primitive avec le foie ; et pour rappeler cette analogie, les parties ainsi modifiées dans leurs propriétés sont dites *hépatisées*. — Chez les malades qui succombent à une affection chronique et qui ont longtemps gardé le lit, le bord postérieur des poumons est quelquefois infiltré d'un mélange de sang et de sérosité ; ce bord revêt alors une couleur rougeâtre.

De trente à quarante ans et souvent beaucoup plus tôt, on voit s'étendre sur la périphérie des poumons des traînées de points bruns ou noirâtres qui se multiplient sous l'influence des progrès de l'âge, et qui donnent ainsi naissance à des taches, des plaques, des lignes de couleur noire. Ces taches à contour irrégulier, et de dimensions très-inégales, s'élargissent progressivement. Les lignes, en s'allongeant, se réunissent par leurs extrémités et décrivent des polygones qui encadrent la base des lobules pulmonaires. C'est sur le trajet des vaisseaux lymphatiques, et plus parti-

culièrement sur le trajet des troncs, que cette matière colorante se montre
en plus grande abondance. Elle s'accumule aussi dans l'épaisseur des
ganglions lymphatiques pulmonaires et bronchiques, qui se distinguent
entre tous ceux de l'économie par leur coloration d'autant plus noire
qu'on les observe sur un sujet plus avancé en âge.

Quelle est cette matière colorante noire? Lorsqu'on la soumet à l'examen microscopique, on remarque qu'elle est constituée par de très-petites
granulations, de couleur brunâtre, arrondies, de dimensions inégales, dont
le diamètre ne dépasse pas en général la cinquième ou la sixième partie
de celui d'un globule sanguin ou d'un globule de lymphe. Le chlore est
sans action sur elle. Elle résiste également aux acides minéraux concentrés. L'analyse chimique démontre qu'elle est formée par des molécules
de charbon. Ces molécules, entraînées par l'air inspiré, se déposent sur
la muqueuse pulmonaire, la traversent en suivant surtout le trajet des
vaisseaux lymphatiques, et nous expliquent très-bien pourquoi la matière
colorante noire des poumons forme des traînées polygonales autour de la
base des lobules; pourquoi elle s'infiltre plus spécialement dans les
parois des petites bronches, plus minces et plus faciles à traverser; pourquoi elle s'accumule en si grande quantité dans les ganglions situés autour
de la racine des poumons; pourquoi les taches, les plaques, les amas
qu'elle constitue, s'étendent de plus en plus; pourquoi ces amas sont plus
nombreux et plus considérables chez les individus qui se trouvent plus
exposés aux émanations charbonneuses; pourquoi, enfin, on observe
ceux-ci chez quelques animaux domestiques, tels que les chiens, par
exemple, et non chez le bœuf, le cheval, etc., qui sont moins exposés à
ces émanations.

En général, la pénétration de cette poussière de charbon dans le tissu
pulmonaire n'apporte aucun obstacle au passage de l'air, en sorte que
l'hématose continue de s'accomplir chez le vieillard avec la même facilité
que dans les premiers âges de la vie.

Mais quelquefois aussi elle produit des amas plus considérables, superficiels ou disséminés çà et là dans la trame pulmonaire. M. Ch. Robin a
constaté que, dans les cas de cette nature, elle remplissait sur certains
points les petites bronches, qui disparaissent brusquement au niveau de
ces amas, et qu'il y a alors dans l'épaisseur des poumons des îlots impro-
pres à la respiration.

E. — Consistance, élasticité des poumons.

La **consistance** des poumons est molle et assez analogue à celle d'une
éponge. Lorsqu'on les comprime sur un ou plusieurs points, ils s'affaissent
en raison de la quantité d'air qui se déplace, et reprennent ensuite, mais
en partie seulement, leur conformation ainsi que leurs dimensions pre-

mières, les lobules voisins cédant aux lobules comprimés une partie de l'air qu'ils contiennent.

Si la compression est brusque et plus forte, elle s'accompagne d'un bruit particulier, perceptible à l'oreille et à la main. Ce bruit, connu sous le nom de *crépitation*, est dû à la rupture d'un certain nombre d'alvéoles. Les poumons sont d'autant plus crépitants que les cellules pulmonaires sont plus grandes et plus remplies d'air ; ceux des emphysémateux tiennent le premier rang sous ce rapport.

Bien que le tissu pulmonaire soit peu consistant, il se distingue par une assez grande densité, que l'on constate très-bien lorsqu'on cherche à le déchirer ou à le distendre. Soumis à la déchirure, il résiste, à la manière du foie et de la rate. — Il résiste mieux encore à l'effort qu'on fait pour le distendre : insufflez sur le cadavre les poumons d'un adulte, en usant de toute votre puissance expiratoire, vous ne réussirez que rarement à rompre quelques cellules pulmonaires. C'est à cette force de résistance que les poumons sont redevables de la propriété qu'ils possèdent de supporter impunément les plus grands efforts auxquels nous puissions nous livrer. Les médecins qui ont prohibé l'insufflation artificielle dans la crainte de produire une déchirure des cellules pulmonaires chez l'asphyxié l'ont trop méconnue. Dans sa dissertation inaugurale sur l'anatomie des poumons, M. Le Fort donne une très-bonne démonstration théorique de leur force de résistance : « Lorsqu'on insuffle ces organes par la trachée », dit l'auteur, « l'air se répand uniformément dans leur épaisseur ; la poi- » trine est dilatée, le diaphragme est abaissé, mais dans une faible mesure, » et les poumons ne prennent qu'un léger accroissement de volume ; si, » d'un autre côté, on considère les cellules elles-mêmes, on voit que leur » distension ne peut être énorme ; car si l'air tend à les distendre, il tend » également à distendre celles qui leurs sont contiguës, et elles se soutien- » nent ainsi réciproquement » (1).

L'**élasticité** est une autre propriété des poumons, et une des plus remarquables, sans contredit. Pour s'en faire une juste idée, il suffit de dilater ces organes en les insufflant et de laisser ensuite échapper l'air qu'ils contiennent ; ils s'affaissent et reprennent alors brusquement leur volume primitif en vertu de l'élasticité dont ils sont doués.

Au moment de l'inspiration, la colonne d'air qui se précipite dans les poumons pèse sur les parois des alvéoles et lutte en quelque sorte contre leur élasticité, qu'elle met en jeu ; mais dès que le mouvement d'expiration commence, celle-ci, réagissant sur la colonne d'air qui les a dilatées, contribue à la repousser au dehors ; elle joue ainsi un rôle fort important dans le phénomène de l'expiration.

A la fin de l'expiration, l'élasticité des poumons n'est pas complétement

(1) L. Le Fort, *Recherches sur l'anatomie du poumon.* Thèse, 1858, p. 34.

satisfaite ; c'est pourquoi à l'heure suprême du dernier soupir nous voyons les parois thoraciques se déprimer au delà des limites qu'elles atteignent pendant la durée de la vie.

Après cet affaissement final, on pouvait croire que l'élasticité pulmonaire vient de s'épuiser. Il n'en est rien cependant : ouvrez en effet sur un cadavre la cavité de la poitrine, et vous verrez les poumons se déprimer instantanément en s'éloignant des côtes et du diaphragme. Alors, enfin, mais seulement alors, leur puissante élasticité se trouve entièrement satisfaite. Quelques auteurs avaient pensé que si les poumons s'affaissent lorsqu'on ouvre le thorax, c'est parce qu'ils sont comprimés par l'air qui se précipite dans la cavité pleurale. Mais P. Bérard, dans un mémoire publié en 1850, a très-bien démontré que cette opinion avait le tort grave de méconnaître les principes les plus élémentaires de la physique : lorsque la cavité pectorale est ouverte, l'air atmosphérique, en effet, pèse à la fois et sur la surface externe et sur la face interne des poumons ; il se fait donc équilibre à lui-même ; et le retrait ou plutôt la réduction de ces organes ne peut être attribué, par conséquent, qu'à leur seule élasticité.

C'est encore à cette propriété qu'il faut rapporter la voussure et la tension du diaphragme, l'une et l'autre si évidentes après l'ablation des viscères abdominaux ; aussi, lorsqu'on ouvre la cavité pleurale, l'élasticité des poumons étant épuisée, voit-on ce muscle, devenu flottant, retomber vers l'abdomen.

F. — Forme et rapports des poumons.

La forme des poumons peut être comparée, avec Haller, à celle d'un cône irrégulier, dont la base serait coupée obliquement aux dépens de sa partie antérieure pour se mouler sur le diaphragme, et dont la partie interne aurait été excavée pour permettre aux deux cônes pulmonaires de recevoir le cœur dans leur intervalle. L'affaissement dans lequel se trouvent ces organes après l'ouverture du thorax dissimule en quelque sorte leur véritable mode de configuration ; mais en les insufflant ou en injectant un liquide solidifiable dans leur cavité, on réussit sans peine à leur restituer la forme irrégulièrement conique qu'ils présentent à l'état normal. Ainsi conformés, les poumons nous offrent à étudier : deux faces, deux bords, une base et un sommet.

La **face externe** ou **costale** est convexe. Contiguë aux parois latérales du thorax, elle en reproduit très-exactement la forme. La plèvre pariétale sur laquelle elle glisse la sépare des côtes et des muscles intercostaux. Une scissure, *scissure interlobaire*, qui pénètre jusqu'à la racine des poumons, la parcourt obliquement dans toute son étendue.

La scissure interlobaire commence en arrière à 6 centimètres au-dessous du sommet du cône pulmonaire, se dirige en bas et en avant, et vient se terminer immédiatement au-dessus de sa base, qu'elle intéresse quelquefois lorsqu'elle est très-oblique. Simple pour le poumon gauche, elle se bifurque sur le poumon droit, l'une de ses branches poursuivant son trajet primitif, l'autre se portant en haut et en avant. Le premier de ces organes se trouve ainsi partagé en deux lobes qui se distinguent par leur situation en supérieur et inférieur ; et le second, en trois lobes : un lobe supérieur, un lobe inférieur, et un lobe moyen.

Les deux lobes du poumon gauche sont à peu près égaux.—Le lobe inférieur du poumon droit est le plus volumineux ; vient ensuite le supérieur, puis le moyen, beaucoup plus petit que les deux autres. Les faces par lesquelles ces lobes se correspondent sont planes, recouvertes par la plèvre, lisses et humides par conséquent. Assez fréquemment elles s'unissent entre elles sur un ou plusieurs points de leur étendue, ou par toute leur superficie, et quelquefois par leur partie périphérique seulement. Dans ce dernier cas, la sérosité qu'elles sécrètent se collecte peu à peu dans leur intervalle, refoule les lobes correspondants, et simule un kyste qui aurait pris naissance dans l'épaisseur même du poumon.

Les lobes offrent quelques variétés de nombre, de forme et de volume. Il n'est pas extrêmement rare d'observer un troisième lobe sur le poumon gauche. Le poumon droit, qui n'en possède jamais moins de trois, en présente quelquefois quatre ; le quatrième résulte alors de la division de l'un des trois lobes normaux ; j'ai observé deux fois cette division qui portait dans les deux cas sur le lobe moyen.

Plusieurs anatomistes mentionnent des poumons à cinq et six lobes. Ces derniers faits, toutefois, manquent d'authenticité ; et peut-être pourrait-on les révoquer en doute ; car les poumons à cinq lobes sont très-rares, même parmi les mammifères. Deux rongeurs, l'écureuil et l'assupan, et deux édentés, le fourmilier et le pangolin, jouiraient seuls de ce privilége, si l'on s'en rapporte au tableau très-étendu dans lequel G. Cuvier et Duvernoy ont publié les résultats de toutes les observations qui ont été faites sur ce point. On remarque dans ce tableau que le poumon du porc-épic est formé de six lobes ; que chez un autre rongeur, le paca, le poumon se compose de sept lobes. Mais chez la plupart des singes, des carnassiers, des rongeurs, des ruminants, il ne présente que quatre lobes, et le gauche deux seulement, lorsqu'il n'est pas unilobé. C'est bien à tort que quelques auteurs, avec Haller, accordent sept lobes aux poumons de plusieurs carnassiers, et sept aussi à plusieurs ruminants, tels que le bœuf, la chèvre, le cerf, par exemple. Ces organes, en général, ne sont pas beaucoup plus segmentés dans les mammifères que chez l'homme. Chez un grand nombre d'entre eux, cette segmentation est même moins accusée que dans l'espèce humaine. Dans quelques-uns, l'éléphant, l'hippopotame, le rhinocéros, et chez tous les cétacés, les poumons n'en présentent aucune trace.

Le poumon droit des quadrupèdes diffère de celui de l'homme par la présence d'un *lobe accessoire* appelé aussi *lobe azygos, lobus impar*, et généralement considéré comme l'une des conséquences de leur attitude horizontale. Ce lobe accessoire est situé entre le troisième lobe et le diaphragme; il remplit l'espace qui sépare chez eux le rachis de la veine cave

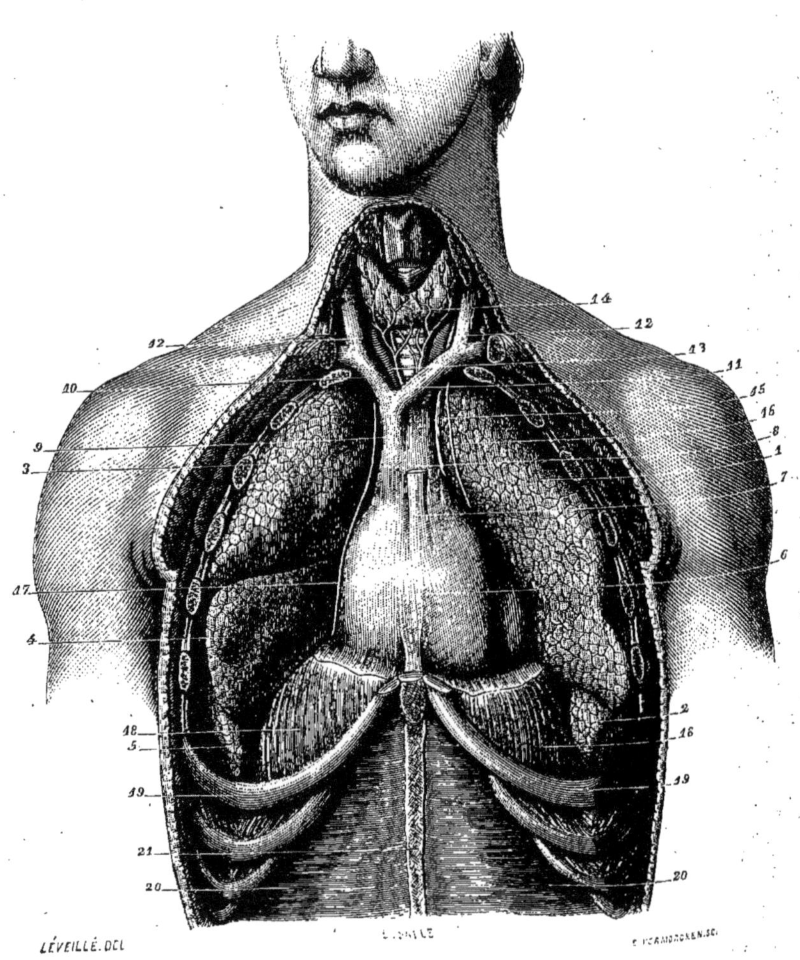

FIG. 860. — *Rapports des poumons avec le péricarde.*

1. Lobe supérieur du poumon gauche. — 2. Son lobe inférieur. — 3. Lobe supérieur du poumon droit. — 4. Son lobe moyen. — 5. Son lobe inférieur. — 6. Péricarde. — 7. Languette par laquelle l'aponévrose cervicale moyenne s'unit à cette enveloppe. — 8. Partie du péricarde qui se prolonge sur les gros vaisseaux de la base du cœur. — 9. Veine cave supérieure. — 10. Tronc veineux brachio-céphalique droit. — 11. Tronc veineux brachio-céphalique gauche. — 12, 12. Veines jugulaires internes. — 13. Artère carotide primitive droite. — 14. Glande thyroïde. — 15. Nerf pneumogastrique gauche. — 16. Nerf phrénique gauche. — 17. Nerf phrénique droit. — 18, 18. Diaphragme. — 19, 19. Septièmes côtes. — 20, 20. Muscles transverses. — 21. Ligne blanche.

inférieure. On ne le rencontre que très-exceptionnellement chez l'homme ; M. Pozzi a mentionné un exemple de cette anomalie.

La face interne ou **médiastine**, concave d'avant en arrière, adhère au médiastin par la racine ou le pédicule des poumons.

Cette racine, est constituée, ainsi que nous l'avons vu précédemment : 1° par les bronches, qui en occupent le côté postérieur et qui en forment en quelque sorte la charpente ; 2° par l'artère pulmonaire, qui répond à sa partie antérieure et supérieure ; 3° par les veines pulmonaires, qui répondent à sa partie antérieure et inférieure ; 4° par des vaisseaux lymphatiques très-nombreux et par les ganglions dans lesquels ils se terminent ; 5° par les divisions du plexus pulmonaire ; 6° enfin, par un tissu cellulaire lâche et une dépendance de la plèvre reliant en un seul faisceau toutes les parties précédentes. — Le diamètre vertical du pédicule des poumons est de 30 à 35 millimètres, et l'antéro-postérieur de 18 à 20. — Également éloigné de leur base et de leur sommet, ce pédicule se trouve situé sur la face médiastine, à l'union de son tiers postérieur, avec ses deux tiers antérieurs ; il correspond au deuxième espace intercostal.

La partie de la face médiastine qui est située en arrière de la racine des poumons se trouve en rapport avec la colonne vertébrale, le médiastin postérieur et le cordon du grand sympathique dont la sépare la plèvre pariétale. Elle répond en outre : du côté gauche, à l'aorte pectorale dont elle prend l'empreinte ; du côté droit, à l'œsophage supérieurement et à la grande veine azygos inférieurement.

La partie antérieure, d'une étendue plus considérable que la précédente, libre et unie comme celle-ci, s'applique au médiastin antérieur. On remarque sur ses deux tiers inférieurs une excavation profonde qui correspond au cœur. Cette excavation est beaucoup plus prononcée pour le poumon gauche, par suite de la situation oblique du cœur, et plus aussi pour les deux poumons au moment de l'inspiration, ces viscères s'avançant alors de chaque côté vers le plan médian et recouvrant d'une manière plus complète l'organe central de la circulation. Pour étudier ces rapports, du reste, il faut commencer par les rétablir, ce qui est facile à l'aide de l'insufflation. — Dans son tiers supérieur, la partie antérieure de la face interne est en rapport, du côté gauche avec la crosse de l'aorte, et du côté droit avec la veine cave supérieure. Chez le fœtus elle se prolonge au devant du thymus qu'elle sépare du sternum.

Bords. Le *bord antérieur* des poumons est mince, légèrement ondulé et mobile. Du côté gauche, il présente au niveau de la pointe du cœur une échancrure qui varie dans son contour selon les individus.

Le *bord postérieur* contraste avec le précédent par sa grande épaisseur et sa forme arrondie. Son volume est si considérable, qu'on pourrait le considérer comme une face. Sa longueur est presque double de celle du bord antérieur. Il remplit à lui seul toute la gouttière costo-vertébrale, si profonde et si longue. Lorsqu'on veut explorer l'état des poumons, c'est donc plus spécialement sur leur partie postérieure, c'est-à-dire sur la région dorsale, que doit porter l'exploration.

La **base** des poumons, large et concave, repose sur les parties latérales de la face convexe du diaphragme dont elle prend l'empreinte. Elle regarde très-obliquement en bas, en avant et en dedans. Sa circonférence décrit une courbe à concavité interne. — En s'unissant à la face costale, cette base forme une sorte de languette qui occupe la gouttière anguleuse

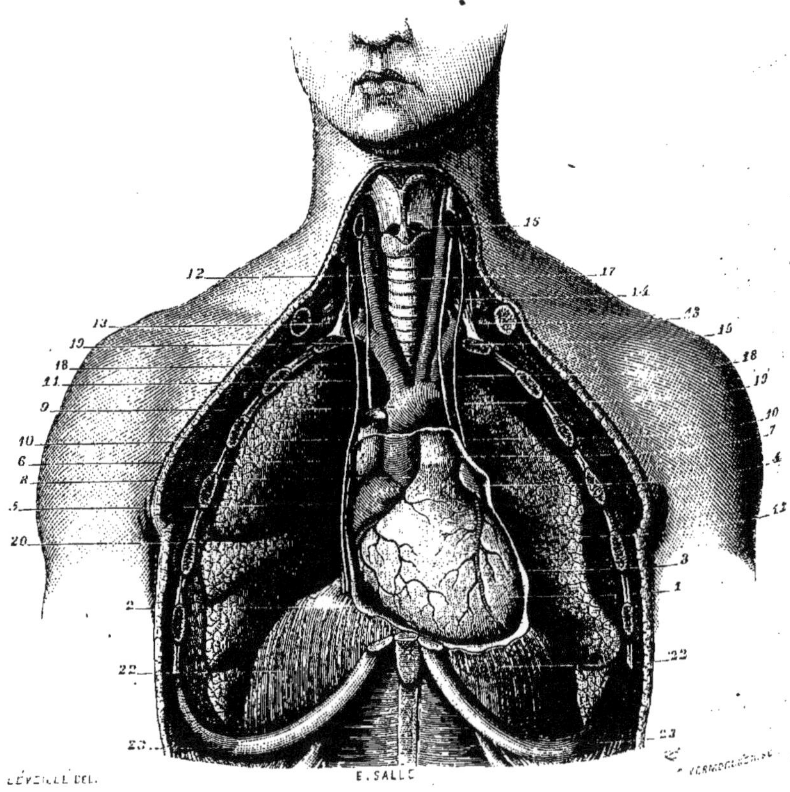

FIG. 861. — *Rapports des poumons avec le cœur.*

1. Cœur gauche. — 2. Cœur droit. — 3. Artère coronaire antérieure. — 4. Auricule gauche. — 5. Auricule droite. — 6. Veine cave supérieure. — 7. Tronc de l'artère pulmonaire. — 8. Origine de l'aorte. — 9. Crosse de l'aorte. — 10, 10. Feuillet séreux du péricarde recouvrant les gros vaisseaux de la base du cœur en formant à chacun d'eux une gaîne demi-cylindrique. — 11. Tronc brachio-céphalique artériel. — 12. Artère carotide primitive droite. — 13, 13. Artères sous-clavières. — 14. Muscle scalène antérieur. — 15. Première côte à laquelle il s'attache. — 16. Larynx. — 17. Trachée-artère. — 18, 18. Nerfs pneumo-gastriques. — 19, 19. Nerfs phréniques. — 20. Poumon droit. — 21. Poumon gauche. — 22, 22. Diaphragme. — 23, 23. Septièmes côtes.

circonscrite d'un côté par le diaphragme, de l'autre par les côtes et les muscles intercostaux, et qui descend plus ou moins bas dans cette gouttière, suivant que le poumon est plus ou moins dilaté.

Le **sommet** est arrondi. Il répond en dehors à la première côte qu'il déborde de 12 à 15 millimètres, et au niveau de laquelle il présente une dépression quelquefois à peine apparente, d'autres fois assez prononcée. En dedans, il correspond à l'artère sous-clavière qui le déprime aussi en gouttière chez certains individus, à l'origine de l'artère intercostale supérieure, au ganglion cervical inférieur du grand sympathique, et enfin à la branche antérieure de la première paire dorsale.

Attachés au médiastin par leur pédicule et le repli séreux qui a reçu le nom de ligament, les poumons restent libres et indépendants sur tous les

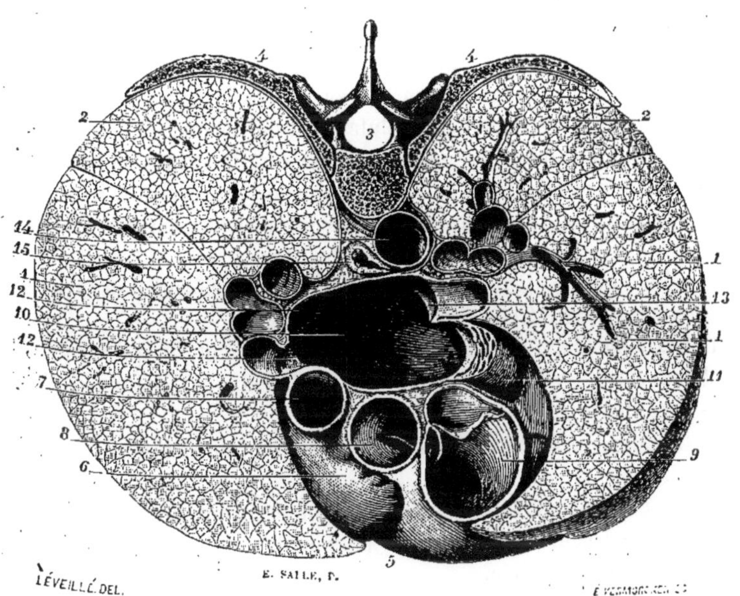

FIG. 862. — *Coupe horizontale des poumons passant par la base du cœur. Les trois viscères ont été préalablement insufflés, puis desséchés à l'aide d'un courant continu d'éther. Cette coupe montre leurs rapports; elle a été pratiquée par M. Brunetti sur la préparation qu'il a donnée au musée Orfila, à la suite de l'Exposition de 1867.*

1, 1. Lobe supérieur des poumons. — 2, 2. Leur lobe inférieur. — 3. Vertèbre dorsale. — 4, 4. Les deux côtes avec lesquelles elle s'articule. — 5. Le cœur presque entièrement enveloppé par les poumons.—6. Auricule droite.—7. Coupe de la veine cave supérieure. — 8. Coupe de l'aorte à sa sortie du cœur. — 9. Coupe oblique de l'artère pulmonaire. — 10. Coupe de l'oreillette gauche; on voit qu'elle n'est pas située à gauche de l'oreillette droite, mais en arrière de celle-ci. — 11. Auricule gauche.—12, 12. Embouchures des deux veines pulmonaires droites. — 13. Embouchure des deux veines pulmonaires gauches. — 14. Coupe de l'aorte thoracique. — 15. Coupe de l'œsophage.

autres points de leur périphérie. Ils jouissent, par conséquent, d'une certaine mobilité, à laquelle, toutefois, leur partie supérieure semble à peine participer ; car on la trouve toujours immédiatement en contact avec la plèvre pariétale, quel que soit l'état d'affaissement et de rétraction qu'ils présentent. De là, sans doute, la fréquence plus grande des adhérences qui unissent cette partie supérieure aux parties correspondantes. La base des poumons, et surtout la partie postérieure de cette base, contraste par sa mobilité avec leur sommet, de même que le bord antérieur, par sa mobilité plus grande encore, contraste avec le postérieur.

§ 2. — CONFORMATION INTÉRIEURE DES POUMONS.

La surface des poumons est recouverte de lignes brunes, très-diversement dirigées, qui s'unissent à angle droit ou obtus, et qui la partagent en un très-grand nombre de petits polygones de quatre, cinq, ou six côtés.

Lorsqu'on incise la plèvre au niveau de ces lignes, on voit qu'elles correspondent à des interstices celluleux, et que ceux-ci circonscrivent de petites pyramides dont le sommet se dirige vers le centre de l'organe. A l'aide d'une dissection suffisamment prolongée, on arrive à décomposer ainsi tout un lobe, et même la totalité du poumon, en un très-grand nombre de segments semblables ou analogues : c'est à ces segments qu'on a donné le nom de *lobules.* Considérés dans leur conformation intérieure, les poumons nous offrent donc à étudier :

1° Les lobules qui les constituent essentiellement, et qui varient, soit dans leur forme, soit dans leurs dimensions, mais qui sont tous identiques dans leur structure.

2° Les divisions bronchiques, qui fournissent un ramuscule à chacun de ces lobules.

3° Les divisions de l'artère pulmonaire, dont un ramuscule pénètre aussi dans leur épaisseur ; et les veines pulmonaires qui émanent des divers points de leur périphérie.

4° Les artères et veines bronchiques, destinées surtout aux canaux aérifères, à l'égard desquels elles jouent le rôle de *vasa vasorum.*

5° Des vaisseaux lymphatiques qui naissent non-seulement des lobules, mais de toute l'étendue des conduits aérifères ; et des ganglions lymphatiques remarquables par leur nombre, leur volume et leur couleur.

6° Des nerfs extrêmement nombreux, qui s'accolent dans toute l'étendue de leur trajet aux divisions bronchiques dans lesquelles ils s'épuisent pour la plupart, mais dont quelques ramuscules très-probablement se prolongent aussi jusqu'aux lobules pulmonaires.

7° Un tissu cellulaire assez lâche qui entoure chaque lobule et qui les unit les uns aux autres.

A toutes ces parties constituantes viennent s'ajouter encore deux vastes membranes séreuses, les plèvres, qui, tapissant d'une part les parois du thorax, de l'autre la périphérie des poumons, ont surtout pour usage de faciliter leur glissement.

A. — Lobules pulmonaires.

Chez l'enfant, ces lobules sont séparés les uns des autres par des interstices très-apparents ; ils n'adhèrent que faiblement les uns aux autres. Chez l'adulte, la couche celluleuse qui les entoure est beaucoup plus mince et plus dense. Mais, en injectant dans les bronches une solution de gélatine, l'eau s'épanchant dans le tissu cellulaire ambiant, ils deviennent plus distincts, et l'on peut alors procéder avec facilité à leur isolement : ainsi isolés, ils donnent au poumon l'aspect d'une glande en grappe.

Le *nombre* des lobules est très-grand, mais ne saurait être déterminé, même approximativement. — Leurs dimensions varient beaucoup : chez l'homme, la plupart présentent un volume qu'on peut estimer à 1 centimètre cube ; d'autres atteignent à peine la moitié de ce volume ; d'autres le dépassent, et quelques-uns même assez notablement.

Leur *forme* n'est pas moins variable. Cependant on peut les distinguer

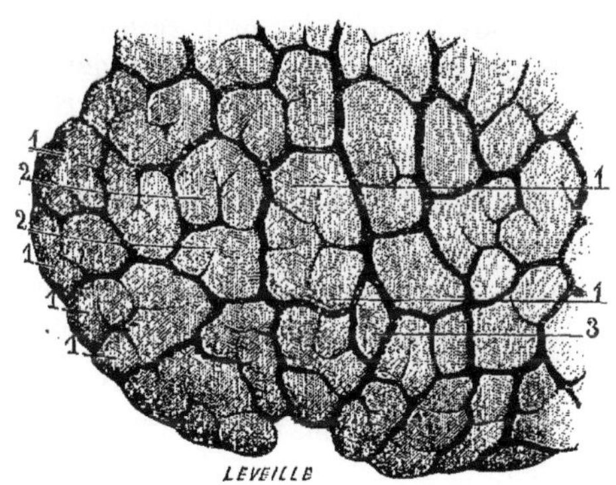

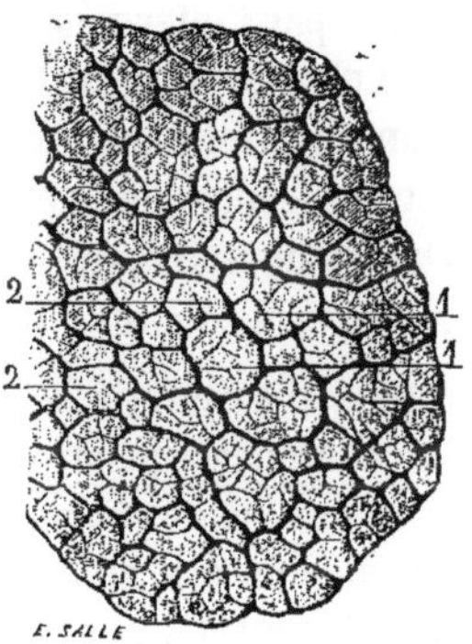

Fig. 863. — *Lobules du poumon d'un enfant de cinq ans.*

Fig. 864. — *Lobules du poumon d'un enfant naissant.*

Fig. 863. — 1, 1, 1, 1 ; 1, 1. Trois lobules volumineux, composés chacun d'un certain nombre de lobules secondaires incomplétement séparés les uns des autres. — 2, 2. Deux lobules plus petits, moins segmentés que les précédents, mais formés aussi de plusieurs lobules de second ordre. — 3. Lobule très-petit, non segmenté.

Fig. 864. — 1, 1. Deux lobules de volume moyen. — 2, 2. Deux autres lobules plus petits. On peut remarquer que tous ces lobules portent les tracés d'une segmentation plus complète que ceux du poumon de l'enfant.

sous ce rapport en trois groupes principaux : ceux qui répondent à la superficie de l'organe et aux faces par lesquelles les lobes se juxtaposent ; ceux qui occupent le bord antérieur du poumon et le pourtour de sa base, et ceux qui se trouvent situés dans son épaisseur.—Les superficiels affectent, ainsi que nous l'avons vu, la configuration d'une pyramide dont la base, circonscrite par trois, quatre ou cinq côtés, se dirige en dehors. — Les marginaux sont cunéiformes. — Les profonds, contigus entre eux et réagissant les uns sur les autres, sont taillés aussi à facettes, mais ne revêtent aucune forme régulière.

Ces trois ordres de lobules ont cependant un caractère qui leur est commun : tous sont pédiculés. Leur pédicule est constitué par une division bronchique et par une division de l'artère pulmonaire qui, juxtaposées, pénètrent dans son épaisseur. Pour quelques lobules, ce pédicule comprend un troisième élément, représenté par une veine pulmonaire.

Les *rapports* des lobules diffèrent un peu pour chaque groupe. — Les superficiels répondent par leur base à la plèvre pulmonaire, et s'appliquent les uns aux autres par les facettes qui forment leur contour. — Les marginaux, plus ou moins aplatis, adhèrent à la plèvre par leur sommet et leurs deux faces.—Les profonds se trouvent en rapport avec les divisions des bronches et des vaisseaux pulmonaires.

Malgré leur mutuelle adhérence, les lobules pulmonaires restent complétement indépendants les uns des autres. Ils ne communiquent entre eux que par l'intermédiaire des divisions bronchiques qu'ils reçoivent, de même que les lobules d'une glande ne communiquent entre eux que par le conduit excréteur qui leur est commun. Leur indépendance, du reste, n'est pas seulement anatomique ; elle se manifeste dans la plupart des maladies dont ils peuvent devenir le siége ; rien de plus fréquent que de rencontrer à côté d'un lobule malade un lobule parfaitement sain.

Après avoir étudié la conformation extérieure des lobules, nous pourrions chercher à pénétrer leur structure intime. Mais comme ils se composent des mêmes éléments que le poumon, il sera plus rationnel de passer d'abord tous ces éléments en revue ; nous verrons ensuite comment ils se combinent pour constituer le lobule.

B. — **Divisions bronchiques.**

Dans l'épaisseur des poumons, les bronches se dirigent obliquement de haut en bas et de dedans en dehors, suivant une ligne qui s'étendrait de la racine de ces organes vers la partie externe de leur base. Durant ce trajet, elles fournissent un grand nombre de divisions qui s'en détachent successivement et irrégulièrement, en sorte que leur calibre se rétrécit de plus en plus. La première branche qu'elles donnent se porte obliquement en haut et en dehors, en formant avec le tronc principal un angle obtus, et s'enfonce dans le lobe supérieur, où elle se divise et se subdivise ; cette branche est toujours volumineuse. La seconde, beaucoup plus petite, naît immédiatement au-dessous de la précédente, et quelquefois par un tronc commun avec elle, puis disparaît aussitôt dans le lobe moyen en se ramifiant. Toutes les autres se répandent dans le lobe inférieur, qui reçoit, à lui seul, plusieurs divisions de premier ordre. Il n'est pas rare toutefois de voir le conduit aérifère, au moment où il pénètre dans son épaisseur, se bifurquer ; ce lobe ne possède alors que deux branches principales aussi considérables que celles du lobe supérieur et beaucoup plus volumineuses que celles du lobe moyen (fig. 856).

Du pourtour de ces branches principales partent les divisions bronchiques secondaires qui s'en détachent très-irrégulièrement. Quelquefois, cependant, une branche principale se bifurque près de son origine ou après avoir parcouru un certain trajet. — Les divisions du troisième ordre naissent en partie comme celles du second, et en partie par voie de bifurcation. — Celles du quatrième, du cinquième et du sixième ordre naissent par ce dernier mode. Ainsi, au voisinage de la racine du poumon, le mode de ramescence des divisions bronchiques est surtout caractérisé par son irrégularité ; mais à mesure qu'on se rapproche des lobules, il tend de plus en plus à devenir dichotomique.

Les divisions principales, du reste, indépendamment des divisions secondaires qu'elles fournissent, en donnent aussi du troisième et même du quatrième ordre, en sorte que de leur pourtour émanent des bronches de calibre très-différent. Il en est de même des divisions qui leur succèdent. Sur quelques points, elles se divisent en trois, quatre ou cinq branches qui forment alors une sorte de petit bouquet.

Au niveau de chaque division, on remarque dans la cavité des bronches un éperon analogue à ceux que nous offrent les artères, et destiné à couper la colonne d'air inspirée, à peu près comme ces derniers coupent la colonne de sang que leur envoie le ventricule gauche. Dans les bronches qui naissent à angle aigu, cet éperon est très-saillant, presque tranchant.

Les divisions bronchiques représentent des cylindres complets et réguliers. Leur forme, par conséquent, diffère très-notablement de celle du tronc qui leur donne naissance. — Leurs parois, d'abord assez épaisses, s'amincissent de plus en plus à mesure qu'on se rapproche des lobules. Leur diamètre diminue aussi graduellement ; cependant, à leur entrée dans les lobules, il est encore, en moyenne, de 1 millimètre. Mais, pour en prendre une notion exacte, il faut l'apprécier sur des poumons insufflés et desséchés, ou sur des poumons injectés avec une matière solidifiable. Dans l'état normal, les bronches étant douées d'une très-grande élasticité, elles se rétractent dans tous les sens, et leur calibre se rétrécit alors au point de devenir filiforme : c'est pour n'avoir pas assez tenu compte de ce fait que quelques auteurs attribuent aux ramifications bronchiques qui supportent les lobules un calibre beaucoup trop petit.

Structure des divisions bronchiques.—En s'avançant dans l'épaisseur des poumons, les bronches subissent dans leur texture intime des modifications importantes, de telle sorte que leur partie terminale diffère beaucoup, sous ce point de vue, de leurs premières divisions.

Au point de départ de celles-ci, les cerceaux cartilagineux se partagent en plusieurs segments, qui s'écartent les uns des autres et qui embrassent tout le contour de la bronche, d'où la forme cylindrique qu'elle présente. Ces segments sont d'abord assez grands et assez nombreux pour se correspondre par leurs bords : ils forment ainsi un anneau complet, brisé de distance en distance. —Sur les divisions du second ordre, ils sont plus espacés, plus petits, d'une configuration très-variée et très-irrégulière. Lorsque le calibre des conduits aérifères se dilate ou se rétrécit, on les voit s'éloigner dans le premier cas, se rapprocher au contraire dans le second et se recouvrir en partie. —Au niveau de chaque éperon, il existe un segment analogue de forme semi-lunaire.

Tous ces segments sont reliés entre eux par une membrane fibreuse de même nature que celle de la trachée et des bronches, c'est-à-dire composée aussi de fibres de tissu conjonctif et de fibres élastiques en grand nombre. Dans les premières divisions bronchiques, l'élément cartilagineux l'emporte sur l'élément fibreux, d'où leur résistance à toutes les causes qui tendent à les comprimer, résistance supérieure à celle de la trachée, mais dont triomphent cependant quelquefois, en partie du moins, les ganglions lymphatiques voisins lorsqu'ils sont envahis par la matière tuberculeuse. Sur les divisions de troisième ordre, l'élément fibreux devient prédominant. Sur les divisions ultérieures, il prédomine plus encore, et les segments cartilagineux logés dans son épaisseur ne se montrent plus que çà et là en petit nombre, sous l'aspect de tubercules dont les dimensions descendent graduellement à celles d'un grain de millet. Réduits à ce degré de petitesse, ils atteignent souvent chez l'adulte, et surtout chez le vieillard, une dureté presque pierreuse, sans cependant s'ossifier jamais. Les plus petits, c'est-à-dire les derniers, se trouvent situés à une distance de 12 à 15 millimètres du lobule dans lequel se termine la bronche dont ils font partie ; les divisions bronchiques deviennent donc complétement membraneuses avant d'arriver à leur destination. Ces canalicules membraneux offrent encore 1 millimètre de diamètre lorsque ses parois sont modérément distendues par l'insufflation.

La couche musculaire de la portion membraneuse de la trachée et des bronches se prolonge dans toute l'étendue des divisions bronchiques. Mais ses fibres, qui étaient jusque-là rectilignes et transversales, deviennent circulaires et forment un cylindre complet, analogue à celui que constituent les fibres circulaires de l'intestin. Cette couche musculaire adhère d'une manière intime à la gaîne fibro-cartilagineuse qui l'entoure. En se contractant, elle imprime aux segments cartilagineux des mouvements qui ont pour effet de les rapprocher; et lorsque ses contractions sont énergiques, ceux-ci s'engagent les uns sous les autres, se recouvrent en partie, s'imbriquent, en un mot : d'où un resserrement actif plus ou moins considérable des canaux bronchiques.

Sur la surface interne de la couche musculaire s'étalent les faisceaux jaunes élastiques, parallèles à l'axe des canaux bronchiques, et perpendiculaires, par conséquent, aux fibres dont elle se compose. Ces faisceaux, qui, dans la trachée et les bronches, répondent, pour la plupart, à leur partie postérieure ou membraneuse, se disséminent très-régulièrement sur tout le pourtour des divisions bronchiques. Ils ne tardent pas à perdre leur disposition fasciculée pour prendre l'aspect d'une membrane réticulée à mailles longitudinales. Soumise à un grossissement de 300 diamètres, celle-ci se présente sous l'aspect du plus admirable réseau, dans lequel on distingue trois variétés de fibres élastiques : les unes très-volumineuses, d'autres de dimensions moyennes, d'autres extrêmement fines, toutes entremêlées et anastomosées.

Si, au lieu de détacher un lambeau de cette membrane, on enlève une petite bronche, préalablement incisée suivant sa longueur, et si on l'examine par sa face interne, on distingue très-nettement, immédiatement au-dessous de la tunique élastique à fibres longitudinales, la tunique musculeuse dont les fibres annulaires croisent à angle droit les précédentes.

La couche épithéliale se prolonge également sur la couche des fibres élastiques longitudinales. Elle se compose, comme celle du larynx, de la trachée et des bronches de cellules cylindriques à cils vibratiles.

Dans l'épaisseur des divisions bronchiques on observe des glandes en grappe tout à fait identiques avec celles de la trachée, mais moins abondantes, et en général aussi d'un volume plus petit.

Ces glandes sont encore très-nombreuses, très-volumineuses et par conséquent très-manifestes au voisinage de la racine du poumon. Elles deviennent déjà rares sur les divisions de troisième ordre où elles se trouvent beaucoup plus espacées et réduites pour la plupart à un petit volume. Sur les divisions de quatrième ordre on n'en trouve plus ordinairement que de très-simples; et sur les suivantes elles font en général complétement défaut. Les mucosités inhérentes aux conduits aérifères proviennent donc presque exclusivement des premières bronches. On comprend, en effet, que le mucus déposé sur les parois des divisions les plus grêles aurait pu se trouver refoulé vers l'entrée des lobules par la colonne d'air inspirée, et mettre ainsi obstacle à la respiration, tandis que sa présence sur les bronches d'un plus grand calibre n'offrait plus le même danger.

Toutes ces glandules sont recouvertes par la muqueuse dans l'épaisseur de laquelle elles pénètrent en partie. Sur les grosses bronches on en rencontre de volumineuses, de moyennes, de petites, et même de très-minimes. Les plus grosses représentent des grappes plus ou moins composées ; les moyennes des grappes à deux ou trois lobules. Les petites sont formées d'un simple lobule. Les plus minimes se composent de quelques

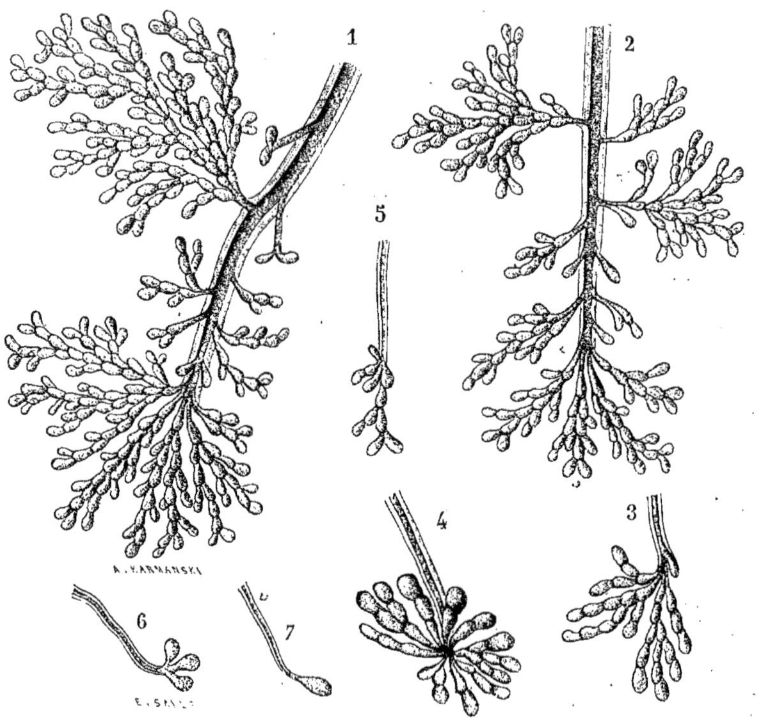

FIG. 865. — *Glandes de la trachée, des bronches et des divisions bronchiques.*

1. Glande en grappe très-composée qui a surtout pour siége la trachée, les bronches et leurs premières divisions.— 2. Glande en grappe multilobulée, un peu moins volumineuse que la précédente, offrant du reste le même siége que celle-ci. — 3. Glande en grappe de petite dimension et très-simple qu'on rencontre, soit dans les bronches où elle se trouve mêlée à des glandes plus volumineuses et plus composées, soit dans les bronches de troisième et de quatrième ordre.—4. Glandule de même volume que la précédente, dont tous les utricules convergent vers un même point du conduit excréteur. — 5. Autre glandule formée de quelques utricules irrégulièrement disposés autour de l'origine du conduit excréteur.—6. Glandule plus simple encore composée de trois utricules convergents. — 7. Glandule réduite à sa plus extrême simplicité ; ces glandules uni-utriculaires se voient dans les dernières ramifications des bronches ; mais il en existe aussi dans les divisions de grandes et de moyennes dimensions, qui sont disséminées et comme perdues au milieu de glandes plus compliquées.

utricules : parmi ces dernières il en est qui ne comprennent que quatre, trois ou deux utricules et même un seul. Leur conduit, remarquable par sa longueur et sa largeur, présente des parois très-minces.

C. — Artère et veines pulmonaires.

Artère. — Les deux branches de l'artère pulmonaire, à leur entrée dans les poumons, se divisent comme les bronches, auxquelles elles deviennent alors parallèles et qu'elles accompagnent dans toute l'étendue de leur distribution.

La branche gauche de l'artère pulmonaire, d'abord située au-devant de la bronche, puis au-dessus, se divise, au niveau du conduit aérifère du lobe supérieur, en deux branches secondaires, une ascendante, qui pénètre dans ce lobe ; l'autre descendante, qui va se distribuer dans le lobe inférieur.

La branche droite, placée aussi au-devant de la bronche, croise celle-ci à angle aigu, passe au-devant du conduit aérifère destiné au lobe supérieur, fournit alors une première branche importante qui s'accole à ce conduit, puis descend sur le côté externe de la bronche mère, donne une seconde branche moins volumineuse pour le lobe moyen et plonge ensuite dans le lobe inférieur, où elle se ramifie.

Chaque lobe reçoit donc une seule branche de l'artère pulmonaire, de même qu'il ne reçoit qu'une seule branche du tronc aérifère. Cette branche partage le mode de distribution de la bronche à laquelle elle se trouve accolée, de telle sorte que les divisions artérielles suivent toujours les divisions bronchiques. On remarque en outre que le calibre des unes est proportionnel au calibre des autres. Ce rapport intime des canaux qui apportent l'air avec les canaux qui apportent le sang mérite d'autant plus de fixer l'attention, qu'il est constant, invariable, non-seulement chez l'homme, mais chez tous les mammifères.

Dans le long trajet qu'elles parcourent de leur origine jusqu'aux lobules, les divisions de l'artère pulmonaire ne fournissent aucun ramuscule aux bronches. Elles sont exclusivement destinées aux lobules.

Veines pulmonaires.—Ces veines présentent une double origine. Elles naissent : 1° de toutes les divisions bronchiques qui succèdent à celles du troisième ou du quatrième ordre ; 2° des lobules dans lesquels elles recueillent le sang rouge pour le transmettre à l'oreillette gauche.

Les veinules qui émanent des parois des bronches sont connues depuis longtemps. Meckel, le premier, paraît les avoir signalées. Elles ont fixé plus récemment l'attention de M. Le Fort, qui les a bien observées aussi, et qui les désigne sous le nom *broncho-pulmonaires*. Ces veinules se réunissent à celles qui partent des lobules environnants, c'est-à-dire aux premières radicules des veinules pulmonaires. Elles communiquent avec la veine bronchique par des anastomoses si multipliées, qu'une injection pénétrante poussée dans les veines pulmonaires ne tarde pas à refluer jusque dans le tronc de la veine précédente. Aussi, lorsqu'on se propose d'étudier les capillaires de la muqueuse aérienne, convient-il de lier les vaisseaux bronchiques avant d'injecter les veines pulmonaires. Par ce procédé j'ai réussi à remplir tous les capillaires de la muqueuse jusqu'au niveau de la bifurcation de la trachée. Je possède quelques lambeaux de muqueuse ainsi injectés, sur lesquels les vaisseaux se montrent en si grand nombre, qu'elle en paraît exclusivement composée.

Les veinules qui émergent de la périphérie des lobules peuvent être distinguées d'après leur direction en deux groupes : celles qui naissent de

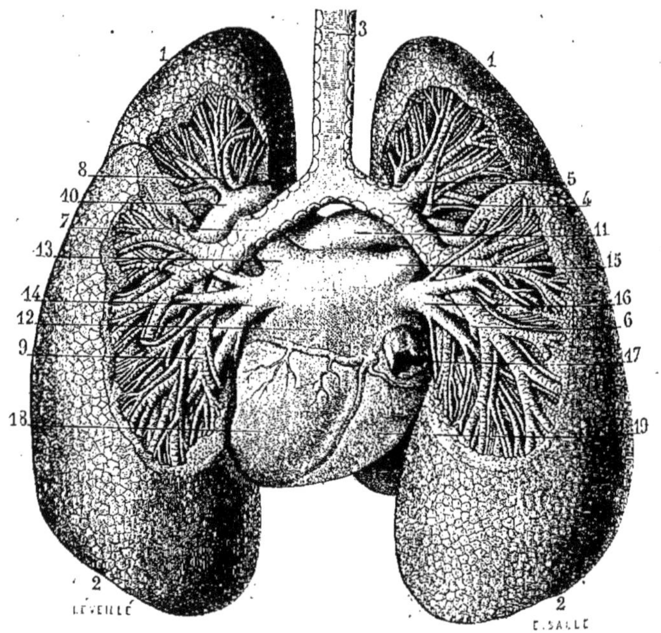

Fig. 866. — *Les bronches et les divisions bronchiques vues par leur partie postérieure, dans leurs rapports avec les divisions de l'artère et des veines pulmonaires.*

1, 1. Sommet des poumons. — 2, 2. Leur base. — 3. Moitié inférieure de la trachée-artère. — 4. Bronche droite. — 5. Division qu'elle donne au lobe supérieur du poumon. — 6. Division qui se rend dans le lobe inférieur. — 7. Bronche gauche. — 8. Division qui se ramifie dans le lobe supérieur. — 9. Division beaucoup plus importante qui se distribue au lobe inférieur. — 10. Branche gauche de l'artère. — 11. Branche droite de cette artère. — 12. Oreillette gauche. — 13. Veine pulmonaire supérieure gauche. — 14. Veine pulmonaire inférieure gauche. — 15. Veine pulmonaire droite supérieure. — 16. Veine pulmonaire droite inférieure. — 17. Partie terminale de la veine cave inférieure. — 18. Ventricule gauche. — 19. Ventricule droit.

la moitié inhérente au pédicule, et celles qui viennent de la moitié opposée. — Les premières convergent vers le pédicule et forment un petit tronc qui tantôt s'accole à l'artère et à la bronche correspondantes pour prendre part à la formation de ce pédicule, et tantôt s'en écarte pour aller se jeter dans un rameau veineux voisin. — Les secondes rampent entre les lobules, et donnent aussi naissance à des troncules, qui, se réunissant à leur tour, produisent une veine plus importante. Il existe un de ces petits troncs entre chacune des facettes par lesquelles se juxtaposent les lobules ; ce petit tronc reçoit les veinules provenant de l'une et de l'autre.

Les radicules émanées de ces diverses origines, en se rapprochant, produisent des ramuscules, des rameaux, puis des branches qui deviennent de plus en plus volumineuses et qui se réunissent au niveau de la racine du poumon pour former les deux veines pulmonaires. — Les ramuscules cheminent, ainsi que nous l'avons vu, dans le tissu cellulaire interlobulaire ; ils ne sont en rapport, par conséquent, qu'avec les lobules. — Les rameaux et les branches des divers ordres s'accolent quelquefois aux divisions bronchiques ; ils se placent alors presque toujours sur le côté opposé à celui qu'occupe l'artère. Mais, le plus souvent, ils suivent un trajet indépendant et ne se trouvent en contact par leur contour qu'avec des lobules. On voit assez fréquemment une veine volumineuse cheminer entre deux bronches, sans adhérer ni à l'une ni à l'autre. Les veines pulmonaires affectent par conséquent, avec les divisions bronchiques, des rapports beaucoup moins intimes que les artères correspondantes.

D. — Artères et veines bronchiques.

a. **Artères bronchiques.** — Ces artères, dont l'origine et le trajet nous sont déjà connus, se trouvent placées, à leur entrée dans le poumon, sur la partie postérieure des bronches. Essentiellement destinées à ces conduits, elles les accompagnent dans toute leur étendue en se divisant et se subdivisant comme eux. Elles donnent, en outre, des ramuscules aux ganglions lymphatiques du poumon, à l'artère et aux veines pulmonaires, ainsi qu'au tissu cellulaire sous-pleural et interlobulaire.

Les rameaux que ces artères fournissent aux parois des bronches sont les plus nombreux et les plus volumineux. Leur calibre toutefois varie beaucoup suivant les sujets. Ils abandonnent quelques ramuscules très-déliés à la tunique fibro-cartilagineuse. D'autres ramuscules plus importants, et surtout beaucoup plus multipliés, se distribuent dans la tunique musculaire. Mais la plupart de leurs ramifications viennent se répandre dans la tunique muqueuse, où elles sont si nombreuses et si rapprochées, qu'en les examinant à un grossissement de 40 diamètres, cette muqueuse semble transformée en un tissu exclusivement vasculaire.

Jusqu'où s'étendent les ramifications de l'artère bronchique? Des injections incomplètes m'avaient d'abord porté à admettre qu'elles ne dépassent pas les divisions bronchiques du cinquième ou sixième ordre. Mais en faisant usage de liquides plus pénétrants, j'ai pu me convaincre qu'elles s'étendent jusqu'aux lobules dans lesquels elles se terminent. Pendant ce long trajet, elles ne paraissent nulle part entrer en communication avec l'artère pulmonaire. Lorsque celle-ci est finement injectée, on voit bien, il est vrai, l'injection, en l'absence de toute rupture, passer dans quelques ramuscules de l'artère bronchique, et refluer même jusque dans son tronc. Mais ce fait ne saurait suffire pour établir l'existence d'anastomoses entre les artères pulmonaire et bronchique ; l'artère pulmonaire, en effet, ne peut devenir le siége d'une injection très-pénétrante, sans que le liquide injecté ne passe aussitôt dans les veines pulmonaires ; et comme ces dernières offrent des communications multipliées avec les artères et les veines bronchiques, l'injection est transmise à ces vaisseaux par leur intermédiaire.

Les branches que l'artère abandonne aux ganglions lymphatiques sont remarquables par leur volume. Lorsque ceux-ci s'hypertrophient, leurs vaisseaux s'accroissent dans la même proportion.

Les ramifications destinées aux vaisseaux pulmonaires se distinguent au contraire par leur ténuité et leur rareté.

Les ramuscules qui vont se distribuer dans le tissu cellulaire sous-séreux et interlobulaire ont deux origines. — Les uns naissent de l'artère bronchique, au moment où elle pénètre dans le poumon, puis rampent sous la plèvre qui revêt la face interne de l'organe, et sous celle qui tapisse les faces par lesquelles les lobes se superposent. — Les autres naissent profondément, cheminent entre les lobules et s'étendent jusqu'à la plèvre qui répond à la face costale. Ces deux ordres de ramuscules sont à la fois très-grêles et très-longs. Leurs divisions terminales s'épuisent, soit dans le tissu cellulaire interlobulaire, soit dans le tissu cellulaire sous-pleural.

***b*. Veines bronchiques.** — Comme les artères qu'elles accompagnent, ces veines sont ordinairement au nombre de deux, l'une droite et l'autre gauche. Elles tirent leur origine : 1° des bronches ; 2° du tissu cellulaire sous-pleural et interlobulaire ; 3° des ganglions lymphatiques.

Les radicules qui proviennent des bronches naissent de leurs trois ou quatre premières divisions. Celles qui émanent des divisions suivantes se rendent, ainsi que nous l'avons vu, dans les veines pulmonaires.

La surface sur laquelle la veine bronchique prend naissance est donc beaucoup moins étendue que celle dans laquelle vient se ramifier l'artère correspondante. C'est un fait tout à fait exceptionnel dans l'appareil circulatoire ; il devient facile de s'en rendre compte lorsqu'on remarque : 1° que les parois des petites divisions bronchiques sont très-minces ; 2° que le sang apporté dans ces parois par la partie terminale de l'artère bronchique est assez rapproché du courant aérien pour en subir l'influence ; 3° que s'il tend à perdre ses propriétés essentielles par le fait de la nutrition, il tend aussi incessamment à les recouvrer, et les recouvre en effet par le fait de cette influence. Or le sang qui vient se répandre dans ces petites divisions bronchiques, reprenant en quelque sorte, à mesure qu'il les perd, toutes les propriétés du sang artériel, et se trouvant dans des conditions tout à fait identiques avec celui des lobules, il semblait naturel qu'il fût recueilli aussi par les veines pulmonaires. — Au niveau des grosses bronches dont l'épaisseur est beaucoup plus grande, le sang apporté par l'artère bronchique ne subit plus l'influence de l'air atmosphérique ; il passe donc à l'état de sang veineux, et se rend dans l'appareil vasculaire à sang noir. Les radicules qui le contiennent forment par leur réunion successive un petit tronc qui suit en général l'artère bronchique, et qui se trouve situé comme celle-ci à la partie postérieure des bronches.

Les veinules émanées des ganglions lymphatiques pulmonaires se jettent presque perpendiculairement dans le tronc de la veine bronchique, dont elles augmentent notablement le calibre.

Les ramuscules qui proviennent du tissu cellulaire interlobulaire, du tissu cellulaire sous-pleural et des parois des vaisseaux pulmonaires ont pour attributs leur longueur et leur ténuité presque capillaire.

La veine bronchique droite, après avoir reçu en outre quelques rameaux nés de l'œsophage, du péricarde et des parois de l'aorte, se dirige obliquement en haut et en dedans pour se terminer dans la grande azygos, près de son embouchure. Mais il n'est pas très-rare de la voir se jeter, soit dans le tronc des veines intercostales supérieures, soit dans la veine cave, soit encore dans le tronc brachio-céphalique veineux du côté droit.

La veine bronchique gauche se termine dans la petite azygos, lorsque celle-ci vient s'aboucher dans le tronc brachio-céphalique veineux du même côté, ou dans ce tronc lui-même, plus rarement dans les veines mammaires internes. — L'une et l'autre sont dépourvues de valvules, et peuvent être injectées, par conséquent, de leur embouchure vers leur origine.

E. — Vaisseaux lymphatiques, nerfs, tissu cellulaire du poumon.

Les *vaisseaux lymphatiques* du poumon ont une double origine. Les uns naissent des lobules : ce sont ceux qui ont été vus et mentionnés par tous les auteurs. Les autres naissent de la muqueuse qui tapisse les divisions bronchiques ; l'existence de ces derniers, bien qu'elle ait été soupçonnée et même admise, restait à démontrer.

Les recherches auxquelles je me suis livré m'ont conduit à reconnaître que ces troncs existent bien réellement. Ils sont même assez nombreux. Leur volume, généralement peu considérable, est en rapport avec le réseau délié qui leur donne naissance. Leur direction est d'abord perpendiculaire aux tuniques musculaire et fibro-cartilagineuse. Arrivés sur la surface externe des bronches, ils marchent parallèlement à celle-ci et se terminent différemment. — Ceux qui proviennent des principales divisions bronchiques se rendent directement dans les ganglions pulmonaires. Ceux qui partent des divisions de troisième ou quatrième ordre et des divisions suivantes, se jettent, soit dans les troncs lymphatiques qui suivent la direction des bronches, soit dans le réseau lymphatique circumlobulaire des lobules voisins.

Les *ganglions* dans lesquels viennent se terminer tous les vaisseaux lymphatiques des poumons se trouvent disséminés autour des premières divisions des bronches, qu'ils enlacent presque complétement, en s'étendant jusqu'à l'origine des canaux bronchiques de second ordre. Par conséquent, ils ne pénètrent pas dans l'épaisseur des poumons à une profondeur de plus de 3 centimètres en général, et souvent ils sont moins profondément situés. Ces ganglions sont nombreux, mais de volume très-variable. Leur coloration est brune, noirâtre ou tout à fait noire. On les observe rarement à l'état sain ; la fréquence des maladies du poumon est pour ces organes la source de tuméfaction et d'altérations de toute nature ; lorsqu'ils deviennent le siége d'un engorgement chronique, ils dépriment les conduits qui leur servent de point d'appui ; et cette dépression a pu devenir quelquefois assez considérable pour mettre obstacle au passage de l'air. Chez les phthisiques, ils sont envahis souvent par la matière tuberculeuse qui peut s'ouvrir une issue dans les bronches ; les ganglions alors représentent de véritables cavernes.

Les *nerfs* des poumons viennent des plexus pulmonaires antérieur et postérieur. Ils ont été décrits aussi (voy. t. III, p. 356). Nous avons vu qu'ils entourent les divisions bronchiques de leurs anastomoses, qu'ils adhèrent assez intimement à ces divisions en les accompagnant dans toute leur étendue, et qu'ils se terminent, soit dans la tunique musculaire, soit dans la tunique muqueuse. J'ajouterai qu'on remarque sur leur trajet de très-petits ganglions tout à fait comparables à ceux qui forment le plexus d'Auerbach et le plexus de Messner, mais infiniment moins nombreux que ceux-ci et plus difficiles à mettre en évidence.

Le *tissu cellulaire* ne prend qu'une faible part à la constitution des poumons. C'est sur le pédicule de ces organes et autour des premières divisions des bronches qu'on le rencontre en plus grande abondance ; sur ce point, il est mêlé à une certaine quantité de tissu adipeux, comme celui du médiastin avec lequel il se continue. D'abord assez lâche, il ne tarde pas à se condenser, et fournit à chaque ganglion lymphatique une enveloppe à l'aide de laquelle celui-ci adhère d'une manière d'autant plus intime aux canaux bronchiques qu'il est plus profondément situé. — Dans l'épaisseur du poumon, on ne trouve jamais ce tissu mélangé à des vésicules adipeuses.

Il se prolonge sur les ramifications des bronches en leur formant une sorte de gaîne qui unit à ces conduits les vaisseaux pulmonaires, les vaisseaux bronchiques, les lymphatiques profonds et les lobules adjacents.

Dans l'intervalle des lobules, on observe également une lame celluleuse : peu résistante dans le jeune âge, en sorte qu'ils sont alors faciles à séparer par voie de dissection ; mince, au contraire, et d'autant plus dense chez l'adulte que l'âge est plus avancé. C'est dans ce tissu cellulaire interlobulaire que cheminent les premières radicules des veines pulmonaires et des lymphatiques profonds.

§ 3. — STRUCTURE DU LOBULE PULMONAIRE.

Tous les lobules pulmonaires présentent la même structure ; et cette structure, lorsqu'on l'envisage dans son ensemble, c'est-à-dire lorsqu'on la réduit à ses traits les plus généraux et les plus caractéristiques, n'est en quelque sorte que la répétition de celle du poumon tout entier. Chaque lobule se compose en effet :

1° De lobules secondaires, à volume décroissant, dont les plus petits, ou lobules simples, représentent autant de cavités dans lesquelles l'air vient s'épancher au moment de l'inspiration ; ces cavités ultimes constituent les *lobules primitifs ;*

2° D'un ramuscule bronchique ou *bronche lobulaire*, qui s'ouvre par ses divisions terminales dans les lobules primitifs ;

3° D'un ramuscule de l'artère pulmonaire dont les dernières ramifications s'épuisent dans les parois de ces lobules ;

4° D'innombrables radicules veineuses qui tirent leur origine des mêmes lobules et qui donnent naissance aux veines pulmonaires ;

5° De radicules lymphatiques non moins multipliées, de quelques filets nerveux très-probablement, et d'une minime quantité de tissu cellulaire.

A. — **Lobules primitifs.**

Les lobules primitifs sont de petits réservoirs aériens dans lesquels viennent s'ouvrir les dernières divisions de la bronche lobulaire. Par leur réunion en groupes de plus en plus volumineux, ils constituent les lobules pulmonaires, de même que ceux-ci, en se groupant sous une même enveloppe, constituent le poumon.

Le volume de ces lobules primitifs chez l'adulte varie de 1 à 2 millimètres cubes. Leur forme est ovoïde ou conoïde. Elle permet de leur distinguer une grosse extrémité ou base, et une petite extrémité ou sommet. — Pour ceux qui sont superficiels, la base répond à la périphérie du lobule, et pour les autres à la périphérie des lobules primitifs voisins. — La petite extrémité ou sommet est percée d'un orifice circulaire par lequel l'air atmosphérique passe de la bronche dans la cavité du lobule primitif. Le diamètre de ce sommet est à peu près le tiers et quelquefois la moitié de celui de la base.

Par leur surface externe, les lobules primitifs adhèrent de la manière la plus intime aux lobules primitifs voisins.—Leur surface interne donne naissance à des cloisons qui s'en élèvent perpendiculairement, et qui se continuent entre elles par leurs bords correspondants de manière à circonscrire des alvéoles comparables à ceux d'une ruche d'abeilles, mais moins réguliers et de capacité inégale. Ces cloisons ne s'avancent jamais jusqu'au centre de la cavité. Les alvéoles qu'elles concourent à former représentent des prismes à quatre ou cinq pans, dont une extrémité répond aux parois du lobule, tandis que l'autre s'ouvre dans sa partie centrale. Tous sont indépendants et ne communiquent que par l'intermédiaire de cette cavité centrale. Leur diamètre est équivalent en moyenne, chez l'adulte de trente à quarante ans, à un quart de millimètre. On en compte en général de douze à quinze dans chaque lobule primitif. Les uns répondent à la grosse extrémité, ou extrémité terminale du petit réservoir aérien ; les autres occupent le pourtour de sa cavité. Les premiers, ou *alvéoles terminaux,* deviennent visibles lorsqu'on coupe ce réservoir perpendiculairement à son axe ; mais on peut les voir aussi à travers l'orifice de celui-ci en l'inclinant légèrement et en faisant varier son inclinaison ; leur nombre est de quatre à cinq. Les seconds, ou *alvéoles pariétaux,* sont au nombre de huit à dix. Pour les observer dans leur ensemble, il faut enlever sur un point quelconque de la périphérie du lobule la base des réservoirs aériens correspondants. Ce sont ces alvéoles terminaux et pariétaux qui ont été généralement et improprement décrits sous les noms de *cellules aériennes,* de *cellules pulmonaires.*

D'après quelques auteurs, la capacité des alvéoles de la surface du poumon serait plus considérable que celle des alvéoles de sa partie centrale ; selon d'autres, il existerait une différence analogue entre les alvéoles du sommet du viscère et les alvéoles de sa base. Mais l'observation nous montre que dans toutes les parties du poumon, dans chaque lobule pulmonaire, dans chaque lobule primitif même, la capacité des alvéoles diffère assez notablement ; entre deux alvéoles qui se touchent, on remarque souvent cette différence de capacité. Il ne faut donc pas comparer quelques cellules prises à la base de l'organe ou à sa surface avec d'autres cellules prises à son sommet, ou dans sa profondeur, mais déterminer dans chaque région les dimensions moyennes de ces alvéoles, et établir ensuite le parallèle. Or, en procédant ainsi, on reconnaît que les cellules pulmonaires présentent une capacité moyenne à peu près égale dans toutes leurs parties ; et que, dans toutes aussi, cette capacité varie dans les mêmes limites.

L'observation nous apprend, en outre, que les alvéoles pulmonaires s'agrandissent à mesure que nous avançons en âge. Cet accroissement de capacité est très-bien établi par les recherches précises de M. Rossignol, qui l'ont conduit aux résultats suivants pour les alvéoles de dimensions moyennes :

Fœtus de 5 à 6 mois..............	0,03
Enfants nouveau-nés.............	0,05
— de 1 an à 1 an 1/2.......	0,10
— de 3 à 4 ans...........	0,12
— de 5 à 6 ans...........	0,14
— de 10 à 15 ans..........	0,17
Adultes de 18 à 20 ans..........	0,20
— de 25 à 40 ans..........	0,23
— de 50 à 60 ans..........	0,30
— de 70 à 89 ans..........	0,34

Des faits qui précèdent il semblerait résulter que l'étendue de la surface respiratoire est en raison directe des progrès de l'âge : conclusion opposée à celle de Magendie avait tirée de ses recherches sur le même sujet. Cet auteur pensait que l'accroissement de capacité des cellules était le résultat de leur fusion successive ; en sorte qu'à ses yeux le volume augmentait aux dépens du nombre. C'est ainsi qu'il avait été conduit à admettre que la surface respiratoire diminue graduellement à mesure que nous avançons en âge, pour se réduire à son minimum d'étendue dans l'extrême vieillesse. Magendie avait à la fois tort et raison : car il importe d'ajouter que, sous l'influence des progrès de l'âge, les parois des alvéoles sont en partie résorbées, qu'elles se perforent par suite de cette résorption, et que les alvéoles, d'abord indépendants, communiquent plus tard entre eux par des orifices d'autant plus larges que l'âge est plus avancé. De là il suit que la surface respiratoire, après avoir en réalité augmenté jusqu'à trente-cinq ou quarante ans, conserve pendant quelque temps la même étendue, puis commence à diminuer vers l'âge de quarante-cinq à cinquante ans, et diminue ensuite de plus en plus.

Préparation des lobules primitifs. — Pour prendre une connaissance exacte de ces lobules, de leurs alvéoles, de leurs connexions avec les ramifications terminales des bronches, il est d'une nécessité presque absolue d'injecter l'artère pulmonaire avec un liquide très-pénétrant et vivement coloré. On insufflera ensuite le poumon avec lenteur et modérément, de manière à ne pas dépasser les limites de son ampliation. Puis, après l'avoir fait sécher, on en détache une tranche mince prise sur sa périphérie, et l'on examine cette tranche par la surface de section, à la lumière réfléchie, sous un grossissement de 20 à 30 diamètres. L'injection à laquelle je donne la préférence est une solution de gomme portée à 20 ou 22 degrés de concentration à l'aréomètre Baumé. La plupart des vernis additionnés d'une certaine quantité d'essence de térébenthine peuvent être employés aussi pour cette étude. Quant à la matière colorante, l'anatomiste aura le choix entre le chromate et le carbonate de plomb, qui l'un et l'autre reflètent bien la lumière. L'injection étant faite, le poumon est immédiatement insufflé, puis placé à l'ombre dans un courant d'air.

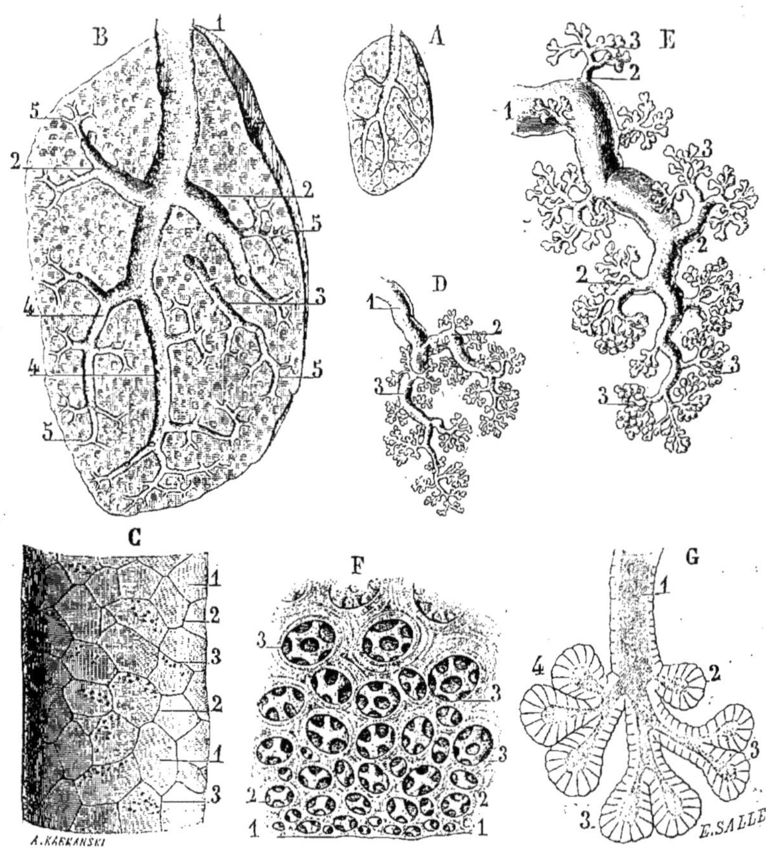

FIG. 867. — *Structure du lobule pulmonaire.*

Mode de ramescence et de terminaison de la bronche intra-lobulaire, lobules secondaires, lobules primitifs, alvéoles pariétaux et terminaux de ceux-ci.

A. — *Lobule pulmonaire d'un poumon d'adulte, injecté au mercure, et ensuite desséché puis incisé sur le trajet de la bronche intra-lobulaire pour montrer le mode de ramescence de celle-ci et l'aspect de ses parois.*

B. — *Ce même lobule vu à un grossissement de quatre diamètres.* — 1. Tronc de la bronche intra-lobulaire. — 2, 2. Ses principales divisions. — 2. Branche moins importante provenant de la partie du tronc qui a été excisée. — 4. Deux autres branches résultant de la bifurcation de celui-ci. — 5, 5, 5, 5. Ses ramifications terminales.

C. — *Paroi d'une branche de quatrième ordre, vue à un grossissement de vingt diamètres.* Elle est parfaitement unie sur toute sa superficie. — 1, 1. Base des lobules primitifs environnants. — 2, 2. Contour polygonal de ces lobules, rappelant celui des lobules de la surface du poumon. — 3, 3. Granulations de nature charbonneuse.

D. — *Deux bronches intra-lobulaires préparées par voie de corrosion.* — 1. Tronc

Au lieu d'insuffler tout un poumon, on réussit souvent mieux en insufflant seulement un lobe, ou mieux encore quelques lobules préalablement isolés, qu'on disséquera alors au moment où l'artère pulmonaire est parcourue par un courant d'eau, ce liquide s'infiltrant dans le tissu cellulaire interlobulaire et facilitant beaucoup leur séparation.

Sur les poumons qui ont été seulement hydrotomiés, insufflés et desséchés, on peut observer aussi les lobules primitifs et la disposition des alvéoles qu'ils renferment. C'est même dans cette condition que j'ai constaté d'abord leur existence. Mais étant transparents, ils se prêtent moins bien alors à l'observation : leur cavité n'apparaît qu'à travers un nuage, et l'on n'en prend par conséquent qu'une notion vague et incomplète ou erronée. Lorsqu'au contraire leurs parois sont colorées, au lieu de se laisser traverser par les rayons lumineux, elles les réflètent ; et, à l'aide de cette lumière réfléchie, on parvient à distinguer avec beaucoup plus de netteté leur forme, leurs cloisons, leurs alvéoles, etc. Pour éclairer leur cavité, on peut se servir aussi de la lumière transmise, soit seule, soit combinée avec la précédente. La première fois que j'examinai au microscope des lobules primitifs dont les parois étaient injectées, je fus vivement frappé des avantages que présentent sous ce point de vue les liquides colorants, et ensuite je continuai à faire usage de ces liquides qui constituent en résumé un simple moyen d'éclairage. Plus tard, ayant pris connaissance des recherches de M. Rossignol, j'ai vu que cet auteur avait déjà utilisé pour ses études le procédé que je viens de décrire. Ce procédé, il le conseille aussi comme supérieur à tous les autres.

Structure des lobules primitifs. — Les parois de ces lobules et les cloisons qui s'en élèvent pour former les alvéoles sont composées : 1° d'une couche dense et résistante, qui résulte d'un mélange de fibres de tissu conjonctif et de tissu élastique ; 2° d'une couche épithéliale.

Les fibres de tissu conjonctif sont beaucoup moins nombreuses que les fibres élastiques ; sur une foule de points on en trouve à peine quelque vestige. — Ces dernières, à elles seules, forment presque toute la char-

commun des deux bronches, ou bronche extra-lobulaire. — 2. Première bronche intra-lobulaire. — 3. Seconde bronche intra-lobulaire un peu plus longue.

E.—*Première bronche intra-lobulaire de la figure précédente, vue à un grossissement de trois diamètres.* — 1. Tronc de cette bronche. — 2, 2, 2. Ses divisions. — 3, 3, 3, 3. Groupe de lobules primitifs suspendus à leurs extrémités terminales.

F.—*Tranche mince d'un lobule pulmonaire insufflé et desséché, vue à un grossissement de dix-huit diamètres.*— 1, 1. Alvéoles isolés des lobules primitifs. — 2, 2. Alvéoles de la base de ces lobules dont une partie seulement a été enlevée. — 3, 3, 3. Base de quelques autres lobules primitifs dont la cavité a été plus largement ouverte.

G. — *Groupe de lobules primitifs dépendant d'une même division terminale, et incisés suivant leur grand axe, pour montrer les cloisons des alvéoles pariétaux et terminaux.* — 1. Une ramification bronchique terminale. — 2. Un lobule primitif isolé. — 3, 3. Deux lobules s'ouvrant dans la bronche par un orifice commun. — 4. Trois lobules qui communiquent avec cette bronche par l'intermédiaire du même pédicule.

pente du lobule primitif. Il en existe de tous les diamètres ; mais les plus volumineuses, si multipliées sur la surface interne des bronches, n'apparaissent qu'en petit nombre dans les parois alvéolaires.

Au milieu de ces fibres de tissu élastique, on ne découvre aucune trace de fibres musculaires lisses. Il s'agit ici de lamelles extrêmement minces, très-transparentes, d'une étude facile ; si des fibres musculaires existaient, elles n'auraient pu échapper aux recherches des micrographes ; or, presque tous s'accordent pour les nier. C'est donc bien à tort que Moleschott, s'appuyant sur de simples réactions chimiques, a cru devoir admettre leur existence.

L'épithélium qui recouvre la couche fibreuse élastique des alvéoles est de nature pavimenteuse. Il se compose de cellules pâles, polygonales, juxtaposées et disposées sur un seul plan. Je suis surpris qu'elles aient pu échapper à l'attention de Todd et Bowman, de M. Rainey et de quelques autres observateurs. La plupart des anatomistes modernes ont été plus heureux. Cet épithélium n'est plus contesté aujourd'hui.

B. — **Bronche lobulaire.**

La bronche que reçoit chaque lobule parcourt un certain trajet pour arriver jusqu'à lui, et plonge ensuite dans son épaisseur. On peut donc lui distinguer : une partie située en dehors du lobule, et une partie située dans le lobule lui-même. La première, ou *bronche suslobulaire*, concourt à former le pédicule du lobule ; aucune ligne de démarcation ne la sépare de la seconde, ou *bronche intra-lobulaire*. Le calibre de l'une, parfaitement égal au calibre de l'autre, varie selon le volume du lobule : il est d'un millimètre dans les lobules de dimensions moyennes, et de $0^{mm},5$ à $0^{mm},6$ pour les plus petits.

La bronche intra-lobulaire se dirige d'abord vers la partie centrale du lobule. Chemin faisant elle fournit une ou plusieurs branches qui naissent des divers points de son contour. Réduite alors à la moitié environ de son volume primitif, elle se partage le plus ordinairement en deux branches égales qui deviennent le point de départ d'une série de divisions semblables. Dans son trajet, la bronche intra-lobulaire se comporte, par conséquent, comme les grands conduits aérifères : les premières branches qu'elle donne se détachent de ses parois sous une incidence plus ou moins perpendiculaire ; les suivantes naissent dichotomiquement.

Les branches qui partent perpendiculairement de la bronche intra-lobulaire sont les plus volumineuses : elles constituent les divisions du premier ordre. Celles qui en naissent pour les prolonger représentent des divisions du deuxième ordre et du troisième ordre. Mais ce n'est pas là le dernier terme de leur bifurcation ; il y a des divisions de quatrième, de cinquième et quelquefois de sixième ordre. Le nombre de celles-ci de même que le diamètre de la bronche intra-lobulaire, est proportionnel aux dimensions du lobule. Dans les lobules les plus petits, les dernières divisions sont du troisième ordre.

Le calibre de la bronche ne décroît pas, du reste, en raison du nombre de ses divisions. Au point d'émergence des branches de deuxième et de troisième ordre, il diminue assez notablement. Au niveau des branches du quatrième ou du cinquième ordre il se modifie à peine. — A mesure que ces branches se multiplient, elles deviennent de plus en plus courtes et affectent toutes sortes de directions.

Aux divisions qui se détachent successivement de la bronche intra-lobulaire correspondent autant de segmentations incomplètes du lobule. Celui-ci se divise en trois, quatre ou cinq segments dans lesquels se rendent les branches principales ; puis ces derniers se partagent en autant de segments plus petits qu'il existe de branches du second ordre ; ceux-ci se subdivisent en segments de troisième ordre ; et la segmentation s'étend ainsi jusqu'aux lobules primitifs qui en représentent le dernier terme. Les lobules se comportent donc sous ce point de vue comme les lobes, en sorte qu'ils ont pu être considérés comme autant de poumons plus petits, répétant chacun la structure du poumon tout entier.

Toutefois il importe d'ajouter que les segments des lobules pulmonaires ne sont pas complétement isolables les uns des autres ; les plus petits, et surtout les lobules primitifs, bien qu'indépendants comme cavités, s'unissent par des liens indissolubles dès les premières périodes de la vie. Mais les segments plus considérables restent distincts chez le fœtus et l'enfant : dans leur intervalle il existe aussi une lame celluleuse qui les sépare et les réunit à la fois ; ils sont même si distincts, que les lobules à cet âge semblent, pour ainsi dire, n'être pas encore constitués, ou du moins ils ne se composent que de fragments épars, ainsi qu'on peut l'observer sur un poumon qui a été hydrotomié ou injecté avec la gélatine. Plus tard, le tissu cellulaire qui entoure ces segments se condense et les unit plus solidement ; ils sont alors un peu moins manifestes ; puis ils se confondent sur une partie de leur contour ; et leur fusion par voie d'adhérence devenant de plus en plus complète, on ne les distingue plus qu'imparfaitement chez l'adulte. Chez le vieillard, les lobules eux-mêmes se soudent sur quelques points. Les progrès de l'âge tendent ainsi à réaliser un mode de constitution que nous offrent quelques mammifères, le chien, par exemple, chez lequel on n'observe aucun vestige de lobules, ceux-ci, bien que réels, se trouvant soudés entre eux.

Parois de la bronche intra-lobulaires — En entrant dans le lobule, cette bronche conserve tous ses caractères primitifs. Elle reste parfaitement cylindrique, ainsi que toutes ses divisions. Ses parois sont unies comme celles de la bronche extra-lobulaire qui la précède. Lorsqu'on pratique sur un lobule préalablement insufflé et desséché une coupe parallèle à l'axe de la bronche, de manière à transformer celle-ci en gouttière, on ne remarque à sa surface aucune saillie, aucune cloison, pas la moindre inégalité ; la pointe d'une aiguille promenée sur cette gouttière glisse comme sur une lame de cristal. Si l'on examine les divisions de deuxième ordre et les suivantes, il est facile de constater qu'elles offrent le même aspect. En présence de ce fait, comment se rendre compte de l'opinion diamétralement opposée de quelques auteurs qui admettent sur les parois de la bronche intra-lobulaire d'innombrables cloisons circonscrivant des alvéoles et communiquant à sa surface externe une forme bosselée ? Très-probablement ces auteurs ont observé des lobules dont l'insufflation était défectueuse ; car la surface interne de la bronche intra-lobulaire est en effet d'autant plus polie qu'elle a été plus dilatée, d'autant plus inégale que ses parois sont plus rétractées ; ces apparences de cloisons et d'alvéoles sont donc le résultat d'une déformation, puisqu'elles ne se montrent pas sur les lobules injectés ou insufflés.

Tel est l'aspect sous lequel se présentent à nous les trois, quatre ou cinq premières divisions de la bronche intra-lobulaire. Cet aspect n'est plus le même pour les dernières, c'est-à-dire pour celles qui s'ouvrent dans les lobules primitifs. Sur leurs parois on distingue des cloisons et des alvéoles, mais à l'état naissant, qui deviennent plus sensibles à mesure qu'on se rapproche de l'entrée des lobules.

Les dernières ramifications bronchiques ne communiquent pas avec un seul lobule primitif : chacune d'elles communique avec tous les lobules primitifs qui l'entourent, les uns s'ouvrant sur ses parois et les autres à son extrémité terminale. Les parois de ces ramifications ultimes se trouvent ainsi criblées d'orifices inégalement répartis. Lorsque deux lobules sont très-près l'un de l'autre, on les voit souvent s'ouvrir dans la bronche par un orifice commun ; sur la partie moyenne de cet orifice on distingue alors un peu plus profondément un éperon qui les sépare. Quelquefois la bronche s'ouvre par sa partie terminale dans trois lobules à la fois, qui lui forment une sorte de bouquet et qui sont séparés aussi par des éperons.

Au moment où les alvéoles apparaissent sur les ramifications du dernier ordre, celles-ci se dilatent en raison directe de la hauteur de ces alvéoles, de telle sorte qu'elles conservent le même calibre.

Le sommet des lobules primitifs est moins large que le canalicule avec lequel il communique ; lorsqu'on le regarde par l'intérieur de ce canalicule, il se présente sous la forme d'un diaphragme percé à son centre d'un orifice circulaire. C'est par cet orifice que l'air s'épanche dans la cavité du lobule primitif ; et comme son diamètre est notablement plus petit que celui de cette cavité, l'air, en le traversant, produit un léger bruit perceptible à l'auscultation : ce bruit constitue le *murmure vésiculaire*.

En résumé, l'appareil aérifère des lobules pulmouaires se compose :
1° d'un conduit ramifié, dont les divisions présentent des parois cylindriques et unies jusqu'au voisinage des lobules primitifs; 2° de cavités
irrégulièrement ovoïdes qui se groupent autour des ramifications terminales de ce conduit, avec lesquelles elles entrent en large communication,
et dont les parois sont recouvertes d'alvéoles.

Ainsi constitué, ce petit appareil a pu être comparé aux poumons des
reptiles. Chaque lobule du poumon de l'homme et des mammifères n'est
en réalité qu'une agglomération de poumons infiniment plus petits que
celui des batraciens, mais d'une structure tout à fait analogue.

L'âge apporte à cette structure des modifications importantes. Presque
tous les poumons des vieillards présentent les altérations qui caractérisent
l'emphysème. Chez eux les lobules primitifs se dilatent, et la capacité
des alvéoles au début de l'emphysème augmente aussi. Plus tard les
cloisons interalvéolaires sont en partie résorbées. On voit se produire
alors des perforations circulaires, petites et peu nombreuses; mais
celles-ci se multiplient en même temps qu'elles s'agrandissent, et
certaines cloisons se transforment en véritables cribles; puis les orifices se réunissent pour en former de plus grands, et quelques cloisons à
ce degré d'altération se réduisent à une simple bride. A un degré
d'altération plus avancé, les alvéoles disparaissent, la cavité du lobule
primitif continue à se dilater, et ses parois sont d'autant moins vasculaires
qu'il est plus volumineux. Ainsi, en même temps que la surface respiratoire diminue d'étendue, les vaisseaux s'atrophient au point de disparaître :
d'où la moindre énergie de la respiration à mesure que nous avançons en
âge, et, par suite, la moindre calorification chez le vieillard.

Procédé à mettre en usage *pour l'étude de la bronche intra-lobulaire.*—
Ce procédé consiste à pratiquer des coupes parallèles aux divisions bronchiques sur des lobules injectés avec le mercure, puis insufflés et desséchés. Un instrument bien tranchant permettra de mettre à découvert les
principales divisions. Arrivé aux ramifications de plus petit calibre, on se
servira, soit du même instrument pour commencer l'opération, soit de
ciseaux fins pour inciser les parois des canalicules en partie découverts,
soit d'une aiguille pour briser ces mêmes parois. Cette préparation est délicate. Mais, après quelques essais, on parvient à triompher des petites difficultés qu'elle présente. — Pour voir les dernières divisions bronchiques
et les orifices par lesquels elles communiquent avec les lobules primitifs,
on détachera des tranches minces prises à la périphérie du lobule, et on
les examinera par la surface de section, à un faible grossissement.

Structure de la bronche intra-lobulaire.—Cette structure diffère suivant que l'on considère le tronc de la bronche et ses premières divisions,
ou ses dernières ramifications.

Le tronc et ses premières divisions se composent de quatre couches. — La plus externe, formée de fibres de tissu conjonctif et de fibres élastiques, unit les conduits bronchiques à l'artère qui les accompagne et aux lobules primitifs avec lesquels ils sont en contact. — Au-dessous de cette couche, on remarque, lorsqu'on l'observe à un grossissement de 200 ou 300 diamètres, des fibres musculaires lisses, transversalement dirigées, fibres qui se prolongent jusqu'aux dernières divisions bronchiques et qui disparaissent sur celles-ci, c'est-à-dire au voisinage des lobules primitifs. — Plus profondément se présente la couche des fibres élastiques longitudinales qui croisent à angle droit les fibres précédentes; puis une couche épithéliale constituée par des cellules vibratiles. La bronche intra-lobulaire, dans la plus grande partie de son étendue et sur toutes ses premières divisions, présente donc une structure qui ne diffère pas de celle des bronches extra-lobulaires.

Mais il n'en est plus ainsi pour les dernières divisions. Dès que les alvéoles se montrent, les fibres musculaires disparaissent; la bronche n'est plus formée alors que par une couche de tissu fibreux élastique revêtue d'une couche d'épithélium pavimenteux. Ces dernières divisions, par conséquent, présentent une texture semblable à celle des lobules primitifs.

C. **Artère et veines lobulaires.**

a. **Artère lobulaire.** — Cette artère, dans toute l'étendue de son trajet, suit la direction de la bronche intra-lobulaire dont elle partage très-exactement le mode de distribution. Elle ne paraît abandonner aucun ramuscule aux premières divisions du conduit aérifère, dans lesquelles viennent s'épuiser les ramifications terminales de l'artère bronchique. — Parvenue sur les divisions du dernier ordre, l'artère lobulaire se divise en autant de ramuscules terminaux qu'il y a de lobules primitifs s'ouvrant dans la cavité de celles-ci.

Chacun de ces ramuscules terminaux se ramifie sur la périphérie du lobule correspondant et le couvre d'un réseau dont les mailles, irrégulières, encadrent la base des alvéoles. Les mailles de ce réseau périphérique communiquent avec celles des réseaux voisins et, par l'intermédiaire de ces derniers, avec tous les autres.

Du réseau périphérique des lobules primitifs émanent des artérioles qui se répandent en grand nombre sur les parois des alvéoles et qui se divisent, se subdivisent, s'anastomosent, pour former un second réseau extrêmement délié. C'est dans ce réseau capillaire que s'accomplit le phénomène de l'hématose; c'est de ce réseau aussi que naissent les premières radicules des veines pulmonaires.

Il suit du mode de distribution de l'artère pulmonaire que l'air et le sang marchent en quelque sorte à la rencontre l'un de l'autre, puisque l'air se répand dans les lobules primitifs du centre vers la périphérie, tandis que le sang marche, au contraire, de la périphérie vers le centre.

b. **Veines lobulaires**. — Ces veines naissent : 1° de la bronche intra-lobulaire et de toutes ses divisions; 2° des lobules primitifs.

Les radicules veineuses qui émanent de la bronche se réunissent à celles des lobules primitifs environnants.

Les radicules provenant de ces lobules tirent leur origine du réseau capillaire des alvéoles. Elles se dirigent vers la périphérie des lobules primitifs en cheminant, soit dans les cloisons interalvéolaires, soit dans les angles par lesquels ces cloisons s'unissent entre elles. Parvenues sur leur périphérie elles se réunissent à celles des lobules voisins, en formant des ramuscules et des rameaux qui marchent vers les facettes du lobule pulmonaire. A leur point d'émergence de chaque facette ces veinules s'anastomosent avec d'autres veinules émanées de la facette correspon-dante du lobule pulmonaire voisin, et cheminent ensuite dans les espaces interlobulaires pour aller se jeter en définitive dans une branche plus importante des veines pulmonaires.

En comparant les canaux aérifères des lobules pulmonaires à leurs canaux sanguins, on ne saurait trop remarquer les différences importantes que ces trois ordres de conduits présentent dans leur distribution. — Les cavités aérifères des lobules restent indépendantes les unes des autres, et indépendantes aussi de celles des lobules voisins. — Les divisions termi-

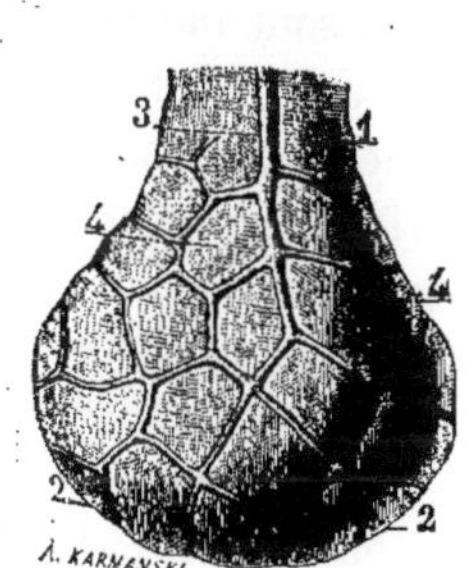

FIG. 868. — *Réseau périphérique des lobules primitifs.*

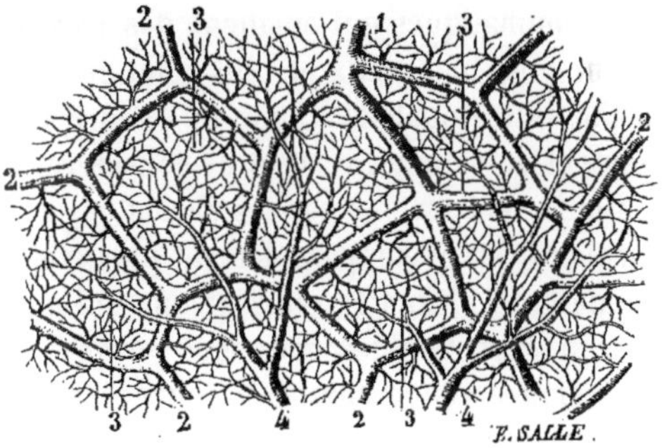

FIG. 869. — *Réseau capillaire de ces lobules et origine des veines pulmonaires.*

FIG. 868. — 1. Sommet du lobule. — 2, 2. Sa base. — 3. Un ramuscule de l'artère pulmonaire, dont les divisions suivent le contour de la base des alvéoles; de leurs anastomoses résulte un réseau à grandes mailles polygonales. — 4, 4. Les mailles de ce réseau, un peu inégales et irrégulières, les unes quadrilatères, les autres pentagones.

FIG. 869. — 1. Ramuscule de l'artère pulmonaire. — 2, 2, 2, 2. Divisions moins importantes de cette artère s'anastomosant pour former le réseau périphérique des lobules primitifs. — 3, 3, 3, 3. Réseau capillaire occupant l'épaisseur des parois des alvéoles. — 4, 4. Deux ramuscules provenant de ce réseau et convergeant pour donner naissance à l'une des radicules des veines pulmonaires.

nales de l'artère pulmonaire, en s'anastomosant, unissent entre elles toutes les parties d'un même lobule, mais restent indépendantes aussi des lobules voisins. — Les veines pulmonaires sur la périphérie des lobules s'unissent les unes aux autres et ne forment en réalité qu'un seul grand réseau embrassant le poumon tout entier. Lorsque le rameau bronchique qui se distribue dans un lobule s'oblitère, l'air cesse d'y pénétrer; lorsque le rameau artériel qui se distribue au même lobule s'oblitère, le sang cesse également d'y arriver; mais ce liquide peut toujours en sortir librement, les veinules qui le recueillent à sa source s'anastomosant avec celles de tous les lobules environnants.

D. — **Vaisseaux lymphatiques, nerfs, tissu cellulaire des lobules pulmonaires.**

Les *vaisseaux lymphatiques* des lobules du poumon n'ont pas été observés jusqu'à présent à leur origine même. L'extrême exiguïté des parois sur lesquelles ils prennent naissance ne permet pas de remonter jusqu'à leur point de départ. Mais l'origine des vaisseaux lymphatiques est partout la même; partout nous les voyons naître de la superficie des membranes muqueuses par des radicules capillaires anastomosées entre elles. En procédant du connu à l'inconnu, nous sommes suffisamment autorisé à penser qu'ici également ils naissent par des réseaux qui recouvrent d'une part la bronche intra-lobulaire et toutes ses divisions, de l'autre les parois des alvéoles.

Les lymphatiques qui émanent des parois alvéolaires sont incomparablement plus nombreux et plus volumineux que ceux qui partent de la bronche intra-lobulaire. Pour se rendre compte de cette différence de nombre et de volume, il suffit de considérer que la surface respiratoire est essentiellement formée par les parois des alvéoles; que cette surface, par conséquent, est incomparablement plus étendue que celle de l'arbre aérifère : de là le plexus si remarquable qui enlace chaque lobule; de là ces troncs si considérables que nous voyons encadrer la base des lobules périphériques; de là aussi la fréquence des altérations dont ces vaisseaux sont le siége, altérations qui prennent une part des plus importantes à la plupart des maladies du poumon, et dont l'étude mérite de fixer toute l'attention des anatomo-pathologistes et des médecins.

Les *nerfs* qui entourent les canaux bronchiques se prolongent très-probablement jusque dans les lobules. Cependant ils n'ont pas été poursuivis aussi loin, et l'on pourrait concevoir quelques doutes sur leur présence, si la tunique musculaire qu'on retrouve dans la bronche intra-lobulaire ne venait, pour ainsi dire, en attester l'existence.

Le *tissu cellulaire* qui sépare les lobules et qui joue à leur égard le rôle de moyen d'union peut en être considéré comme une dépendance; car ce tissu cellulaire ne recouvre pas seulement leur périphérie; il s'insinue dans les interstices des segments qui les composent, ou du moins dans l'intervalle de leurs principaux segments, et prend ainsi une part directe à leur constitution. C'est dans ce tissu cellulaire péri- et intra-lobulaire que cheminent les radicules veineuses et lymphatiques émanées des lobules pulmonaires.

HISTORIQUE ET CRITIQUE DES PRINCIPALES OPINIONS ÉMISES SUR LA STRUCTURE DU LOBULE PULMONAIRE.

Les anciens considéraient le poumon comme un viscère de nature charnue (*viscus carnosum*), dans lequel l'air se trouve mêlé au sang.

Malpighi, en 1661, s'attacha le premier à démontrer que les deux fluides ne se mélangent pas, et qu'ils occupent dans la trame de l'organe une place très-différente. Il fait d'abord remarquer que chacun des poumons se divise en un nombre presque infini de lobules, appendus aux dernières divisions de la trachée et des vaisseaux, et séparés les uns des autres par des interstices, « eorumque intersticia non sine voluptate vidimus » (1).

Chacun de ces lobules se compose d'innombrables vésicules ou cellules semblables aux alvéoles d'une ruche d'abeilles, et disposées de telle sorte qu'elles communiquent toutes avec la trachée et les unes avec les autres : « Hæ talem » habent situm et connexionem, ut ex trachea in ipsa mox ex una in alteram patens » sit aditus. »

Indépendamment de ces cellules qui constituent essentiellement les lobules, Malpighi en admet d'autres occupant l'intervalle de ceux-ci et communiquant aussi soit entre elles, soit avec les précédentes. Telles sont les cavités dans lesquelles s'épanche l'air inspiré.

Quant au sang, il est reçu dans un réseau qui entoure chaque cellule et qui est formé par l'anastomose des dernières ramifications de l'artère pulmonaire avec les premières radicules des veines correspondantes.

En résumé, c'est à Malpighi qu'appartient le mérite d'avoir découvert les lobules pulmonaires, d'avoir signalé le premier l'existence des cellules, d'avoir établi que l'air seul s'épanche dans les cellules, que le sang parcourt un réseau péri-cellulaire, que ces deux fluides, par conséquent, ont chacun leur siége déterminé et qu'on ne les voit nulle part se mélanger. Comparées à celles qui avaient régné jusqu'alors, ces idées représentaient évidemment un progrès considérable. La plus grande erreur du célèbre anatomiste est d'avoir assimilé les mailles du tissu cellulaire interlobulaire aux véritables cellules.

En 1675, Th. Willis confirme l'existence des lobules et des interstices qui les séparent, celle des cellules qui les composent et du réseau qui les entoure. Mais il avance que ces cellules, loin de communiquer entre elles et de former par leur agglomération une sorte d'éponge, sont toutes indépendantes. Les bronches, après s'être divisées et subdivisées, fournissent encore avant de se terminer d'innombrables ramifications, et chacune de ces ramifications vient s'ouvrir dans une cellule, en sorte que les divisions bronchiques et les cellules considérées dans leur connexion et leur ensemble représentent une grappe de raisin « et cellularum omnium aggeries uvarum racemo haud multum absimilis » videtur » (2).

Cette opinion différait très-notablement de celle de Malpighi. L'anatomiste

(1) Malpighi (*Epistolæ quæ ad Borellium, Bibliotheca anat. Mangetti*, t. I, p. 965).
(2) T. Willis, *De respirat. et usu*, 1775, et in *Bibliotheca anat. Mangetti*, t. I. p. 974.

anglais, comme moyen d'étude et de démonstration, conseille d'injecter les bronches avec divers liquides, et particulièrement avec le mercure.

En 1718, Helvétius a communiqué à l'Académie des sciences le résultat de quelques recherches sur la structure du poumon.

Mais en rapprochant son opinion de celle de Malpighi, on voit qu'elle en diffère à peine. Pour l'un et l'autre de ces anatomistes le lobule est formé par un tissu spongieux; pour l'un et l'autre les cellules, vésicules ou aréoles qui constituent ce tissu communiquent toutes entre elles ; pour l'un et l'autre le tissu cellulaire interlobulaire se compose aussi de cellules communiquant, soit entre elles, soit avec celles des lobules voisins; et pour l'un et l'autre, enfin, ces cellules interlobulaires peuvent être démontrées par voie d'insufflation. Ainsi ils sont arrivés aux mêmes résultats ; et il est digne de remarquer qu'ils ont fait usage du même procédé, l'insufflation et la dessication, et que ce procédé les a conduits à commettre la même erreur (1).

Du parallèle qui précède, il suit bien évidemment que l'opinion d'Helvétius, considérée par la plupart des anatomistes comme originale, n'est en réalité que la reproduction de celle de Malpighi. Elle est redevable en partie de la célébrité dont elle a joui à Haller qui, après avoir examiné et contrôlé toutes les recherches de ses prédécesseurs et de ses contemporains, s'est rangé à l'avis d'Helvétius (2). L'illustre physiologiste, cependant, n'admet pas dans le tissu cellulaire interlobulaire des cellules communiquant avec celles des lobules voisins. Il réfute l'erreur commise par Malpighi et Helvétius, en ajoutant que ces prétendues cellules sont très-probablement le résultat de l'insufflation, c'est-à-dire du procédé même à l'aide duquel on a cherché à les démontrer.

En 1804, l'Académie des sciences de Berlin, frappée des résultats contradictoires qu'avaient produits les recherches faites jusqu'alors sur la structure du poumon, résolut de mettre ce sujet au concours. Th. Sœmmerring et Reisseisen répondirent à son appel. Mais les travaux qui lui furent présentés ne devaient pas lever ses incertitudes ; car il y avait deux opinions en présence, et chacune d'elles trouva un défenseur.

Th. Sœmmerring, dont les recherches remontaient déjà à plusieurs années, affirme que les bronches viennent se perdre dans une trame celluleuse constituée par les cellules aériennes agglomérées, et que la membrane extrêmement délicate qui circonscrit chacune de ces cellules est formée elle-même en grande partie par le réseau des vaisseaux sanguins « et pleraque e solo vasorum sangui- » niferorum reticulo constat ». C'est l'opinion de Malpighi et d'Helvétius légèrement modifiée. Pour Malpighi, le lobule est composé de véritables cellules communiquant entre elles ; pour Helvétius, il est composé d'aréoles, c'est-à-dire de cellules à parois très-incomplètes ; pour Sœmmerring, les cellules aériennes sont plus incomplètes encore, puisqu'elles ne sont formées que par les capillaires anastomosés.

Le mémoire présenté par Reisseisen était une simple dissertation inaugurale soutenue à la Faculté de Strasbourg un an auparavant. Ce travail, il faut le reconnaître, était infiniment supérieur à celui de son compétiteur; il fut couronné par l'Académie. Cet observateur habile et consciencieux reproduit l'opinion de Willis en l'exposant d'une manière plus complète et plus heureuse, mais en l'appuyant, du reste, sur les mêmes arguments. Pour lui comme pour l'auteur anglais, la trachée-artère se divise en rameaux qui vont toujours en diminuant

(1) Helvétius, *Hist. de l'Acad. roy. des sciences*, année 1718, p. 32.
(2) Haller, *Elementa physiologiæ*, 1756, t. III, p. 178.

de diamètre et en augmentant de nombre, jusqu'aux derniers ramuscules, lesquels se terminent par une extrémité arrondie. Seulement ces derniers ramuscules, d'après Willis, se dilateraient en ampoule à leur terminaison, tandis que, d'après Reisseisen, ils se terminent par un simple cul-de-sac « in formam globu- » lorum dimidiatorum » (1).

Le procédé mis en usage par les deux anatomistes est aussi le même. L'un et l'autre ont étudié le mode de terminaison des bronches à l'aide des injections mercurielles. « Isolez », dit Reisseisen, « un lobule pris sur le bord tranchant » du poumon, introduisez du mercure dans la bronche, puis comprimez celle-ci » avec le manche d'un scalpel, et vous verrez les colonnes mercurielles s'avancer » dans des rameaux de plus en plus grêles et de plus en plus courts, jusqu'à » ce qu'elles soient arrivées sous la plèvre où elles se terminent à la » manière d'un cylindre surmonté d'une demi-sphère. » Quelquefois aussi cet anatomiste procédait autrement : après avoir isolé un lobule et introduit du mercure dans la bronche, il le plaçait entre deux lames de verre, le comprimait de manière à faire progresser le métal du tronc vers les rameaux, et examinait au microscope ce qui se passait pendant cette compression.

Il suit de ce qui précède que Reisseisen avait observé les divisions et sub-divisions de la bronche intra-lobulaire. Mais il s'est trompé sur le fait capital ; et son erreur doit être imputée uniquement au procédé qu'il a employé, procédé qui permet d'étudier les ramifications de la bronche intra-lobulaire, sans pouvoir rien nous apprendre sur leurs terminaisons, c'est-à-dire sur les cavités cloi-sonnées dans lesquelles elles viennent s'ouvrir.

Reisseisen a été plus heureux dans ses recherches sur les vaisseaux du poumon. Il a très-bien vu et décrit les vaisseaux bronchiques. Ses injections lui avaient déjà appris que l'artère bronchique se ramifie sur toute l'étendue des bronches, en se prolongeant jusque dans les lobules ; que la veine bronchique ne tire son origine que des grosses bronches et que sa distribution est beaucoup moins étendue, par conséquent, que celle de l'artère correspondante : « Errant » qui putant venam bronchialem per totum pulmonum spatium distributam ad » arteriam bronchialem respondere (2). »

Cet auteur admet entre l'artère pulmonaire et l'artère bronchique des anasto-moses ; et il invoque comme preuve le passage des injections de la première dans la seconde. Ce passage a lieu en effet ; mais nous avons vu qu'il s'opère par l'intermédiaire des veines pulmonaires. Les différentes origines de ces dernières sont du reste très-bien indiquées.

En résumé, le travail de Reisseisen est celui d'un observateur éminent ; la sagacité rare qu'on trouve dans toutes ses recherches autorise à penser que pour résoudre le problème qui lui était proposé, il ne lui a manqué qu'un procédé moins défectueux.

En 1821, Magendie s'étant livré à quelques études sur la structure du poumon, ses observations le conduisirent à admettre : 1° que les canaux aériens s'arrêtent à l'entrée des lobules ainsi que la muqueuse ; 2° que les lobules sont formés par des cellules qui communiquent entre elles, mais non avec celles des lobules voisins ; 3° que ces cellules n'affectent aucune forme, qu'elles paraissent n'avoir aucune paroi, et qu'elles sont uniquement formées par les dernières ramifica-tions de l'artère pulmonaire, par les premières radicules des veines de ce nom et par les anastomoses de ces vaissseaux (3).

(1) Reisseisen, *De fabrica pulmonum*, 1822, p. 7.
(2) *Op. cit.*, p. 15.
(3) Magendie, *Mém. sur la struct. du poumon* (*Journal de phys.* 1821, t. I, p. 80).

Cette opinion n'exprime aucune vue nouvelle ; c'est une reproduction presque textuelle de celle de Sœmmerring.

En 1836, M. Bazin, de son côté, a adressé à l'Académie des sciences un mémoire dans lequel il annonce que toutes ses recherches viennent confirmer celles de Reisseisen : « Ce que quelques auteurs, dit-il, ont considéré comme un tissu » celluleux et vésiculeux dans lequel viennent se perdre les bronches n'est que » la continuation des ramifications successives des bronches elles-mêmes. Ce » sont les extrémités de ces ramifications et les renflements qu'elles pré-» sentent lorsqu'elles sont distendues, que la plupart des anatomistes ont pris » pour des cellules ou vésicules (1). »

Quelques mois plus tard, Bourgery s'adressait aussi à l'Académie des sciences pour lui faire connaître le résultat de ses méditations sur le même sujet. Mais combien son langage est différent ! M. Bazin confirme modestement une opinion connue. Bourgery proclame que tous ses prédécesseurs se sont trompés ! Seul il a réussi à soulever le triple voile de la nature ; d'un regard d'aigle il lui a surpris son secret, et ce secret, il vient le révéler. Écoutons :

« Le capillaire aérien n'est point une cellule, ce n'est point une vésicule ; » c'est un canal ! Les canaux aériens capillaires dont l'agglomération forme les » lobules sont incurvés ou légèrement sinueux, inclinés et entrelacés en divers » sens ; ils se jettent tous les uns dans les autres de façon à donner l'idée d'un » labyrinthe : ce qui me les fait nommer *canaux labyrinthiques ! ! !* (2) »

Cette opinion, à laquelle personne jusqu'à présent n'a refusé le mérite de son originalité, était une simple vue de l'esprit. Elle ne reposait sur aucun fait, sur aucune apparence, sur aucune illusion, sur aucune considération ; elle avait au contraire contre elle tous les faits observés : aussi fut-elle accueillie par un concert de réprobation. Lorsqu'une opinion ose se produire dans de telles conditions et avec une telle assurance, la mentionner est peut-être permis, la réfuter serait un excès d'honneur.

Deux ans plus tard, un savant distingué, M. Lereboullet, fit paraître un travail étendu sur l'anatomie comparée de l'appareil respiratoire des vertébrés. Dans ce travail, l'auteur expose avec de nouveaux développements toutes les raisons qui militent en faveur de l'opinion de Reisseisen (3).

En 1845, M. Rainey a publié dans les *Transactions médico-chirurgicales de Londres* un mémoire qui accuse, au contraire, un retour vers l'opinion de Malpighi. Selon cet auteur, en effet, la bronche intra-lobulaire, ainsi que toutes ses divisions, se couvrirait de cellules pariétales ; les derniers canalicules bronchiques seraient criblés d'orifices si nombreux, qu'ils perdent leur forme tubulaire et ne sont plus constitués que par leurs cellules pariétales, dont la cavité communique avec celle de toutes les cellules environnantes (4).

Jusqu'alors, si on met de côté celle de Bourgery, il n'y avait donc que deux opinions en présence : celle de Malpighi, que s'était en quelque sorte appropriée Helvétius, et celle de Willis à laquelle Reisseisen avait attaché son nom. C'est autour de ces deux opinions que venaient se rallier toutes les autres, n'en différant que par quelques points très-secondaires.

---

(1) Bazin, *Recherches sur la structure intime du poumon (Comptes rendus de l'Acad. des sciences*, 1836, t. II, p. 284).

(2) Bourgery, *Comptes rendus de l'Acad. des sc.*, t. II, p. 496.

(3) Lereboullet, *Anat. comp. de l'appareil respiratoire des vertébrés.* Strasbourg, 1838.

(4) Rainey, *On the minute Structure of the Lungs (Trans. of the Med.-chir. Soc. of London.* 1845, vol. XXVIII p. 581).

En 1846, M. Rossignol, dans un mémoire extrêmement important, lu à l'Académie de médecine belge, émit une opinion complétement neuve, et, disons-le hautement, complétement vraie. Dans ce mémoire, qui atteste un rare talent d'observation, M. Rossignol fait une critique très-éclairée des divers procédés mis en usage pour étudier la structure intime du poumon. Après avoir montré l'insuffisance de ces procédés, il fait connaître le sien, qui consiste à colorer les parois des alvéoles à l'aide d'une injection très-pénétrante poussée dans l'artère pulmonaire, lequel, en effet, est infiniment plus avantageux (1).

Cet auteur a parfaitement décrit la bronche intra-lobulaire et toutes ses divisions. Le premier il a très-bien constaté que ses canalicules terminaux se dilatent en sorte que leur partie centrale reste toujours libre ; le premier aussi, il a parfaitement observé les lobules primitifs, lobules qu'il désigne sous le nom d'*infundibula*, et dont il donne une description aussi détaillée qu'exacte.

Cet observateur n'a pas été moins heureux dans ses études sur les vaisseaux du poumon. Il est le premier également et même le seul auteur qui ait bien vu les deux réseaux par lesquels se termine l'artère pulmonaire.

Le mémoire de M. Rossignol est sans contredit le plus remarquable qui ait été publié sur la structure du poumon. Jusqu'au moment où il parut, tous les auteurs avaient péniblement suivi tantôt l'une et tantôt l'autre des deux voies que j'ai indiquées plus haut, et ils arrivaient tous fatalement aux mêmes conclusions erronées. M. Rossignol s'est ouvert une voie nouvelle ; et il est arrivé à des résultats dont la parfaite exactitude ne laissera aucun doute à quiconque suivra la même voie et contrôlera consciencieusement ses recherches.

M. Kölliker, en 1856, a formulé ainsi son opinion sur la structure du poumon : « Les bronches se terminent en s'ouvrant dans des utricules fusiformes, et
» les parois de ces utricules sont recouvertes de cellules ou alvéoles groupés de
» telle manière, que certains d'entre eux ne communiquent point avec la cavité
» centrale, mais seulement par l'intermédiaire d'autres alvéoles (2). »
Les utricules fusiformes de M. Kölliker correspondent aux *infundibula* de M. Rossignol, c'est-à-dire aux lobules primitifs du poumon. Sur ce point fondamental les deux observateurs sont donc d'accord, ou plutôt le micrographe allemand se range à l'opinion de l'anatomiste belge. Mais pour ce dernier il n'existe sur les parois du lobule primitif qu'un seul plan d'alvéoles, c'est-à-dire que des alvéoles pariétaux, tandis que pour le premier il en existerait plusieurs plans superposés ou entremêlés. Sur ce point, l'auteur allemand est très-certainement tombé dans l'erreur.

En 1857, M. Mandl annonce avoir constaté : 1° que les dernières divisions bronchiques s'ouvrent dans des cavités terminales ; 2° que les parois de ces cavités terminales sont recouvertes de cellules. Cet auteur se rallie, par conséquent, à l'opinion de M. Rossignol ; car il appelle *cavité terminale* ce que celui-ci avait appelé *infundibulum*, et *cellules* ce qu'il avait désigné avec plus de vérité sous le nom d'*alvéoles* (3).

M. Le Fort, en 1858, dans sa dissertation inaugurale sur la structure du poumon, constate que le lobule pulmonaire est décomposable en segments plus petits, et définit ainsi sa texture intime : « La bronche arrive au sommet de la
» pyramide qui forme le lobule principal, pénètre dans son intérieur en changeant subitement de caractère ; son calibre devient plus considérable par la

(1) Rossignol, *Recherches sur la structure intime du poumon*, dans *Mém. des concours publiés par l'Acad. roy. de méd. de Belgique*.
(2) Kölliker, *Eléments d'histologie*, 1856, p. 514.
(3) Mandl, *Rech. sur la structure intime du poumon (Gaz. hebd.*, 1852, p. 327 et 329).

» formation, sur toute sa circonférence, de cellules pariétales sans communica-
» tion avec les autres cellules du lobule. Après un trajet plus ou moins long,
» cette bronche intra-lobulaire donne des bronches intra-cellulaires pour chacun
» des lobules secondaires, bronches présentant au contraire des cellules perfo-
» rées, en même temps que ses parois propres semblent disparaître, pour être
» remplacées par celles des cellules voisines. Bientôt cette bronche intra-cellu-
» laire disparaît complétement au milieu d'un grand nombre d'aréoles dont les
» cloisons s'entre-croisent en tous sens. Ces cellules, qui constituent par leur
» réunion le lobule secondaire, communiquent toutes les unes avec les autres.
» Des prolongements extrêmement minces du tissu cellulaire interlobulaire
» séparent et rendent jusqu'à un certain point indépendants ces lobules qui
» forment par leur réunion le lobule principal (1). »

Cette opinion diffère peu de celle de M. Rainey. Comme l'anatomiste anglais,
en effet, M. Le Fort admet que la bronche intra-lobulaire et toutes ses divisions sont recouvertes de cellules pariétales; comme lui aussi, il avance que
les derniers canalicules bronchiques se criblent d'orifices qui font communiquer
leurs cellules avec les cellules voisines, puis disparaissent au milieu de ces cellules. Cependant M. Le Fort a sur M. Rainey l'avantage d'avoir mieux reconnu
l'existence des lobules élémentaires.

Classification des opinions *émises sur la structure du lobule pulmonaire.* En
éliminant l'opinion de Bourgery qui considérait le lobule comme un plexus de
canalicules, on peut ramener toutes les autres à trois principales, que je formu-
lerai de la manière suivante en respectant l'ordre chronologique :

1° *La bronche intra-lobulaire par chacune de ses divisions terminales s'ouvre
dans des cellules qui communiquent entre elles : le lobule ainsi constitué a été
comparé à une petite éponge.* Cette opinion est celle de Malpighi, qui la pro-
duisit en 1661. Elle a été adoptée d'abord par Helvétius, plus tard par Sœmmerring, puis par Magendie, et plus récemment par M. Rainey. Pour Malpighi, les
cellules étaient formées par le prolongement de la muqueuse bronchique ; pour
Helvétius, elles étaient formées par un prolongement de la gaîne cellulo-fibreuse
qui entoure les bronches ; pour Sœmmerring et Magendie, leurs parois étaient
constituées presque exclusivement par les capillaires sanguins ; pour M. Rainey
et beaucoup d'autres anatomistes, elles sont simplement la continuation des
parois de la bronche.

2° *La bronche intra-lobulaire par chacune de ses divisions terminales s'ouvre
dans une cellule unique et indépendante des cellules voisines; le lobule représente une grappe.* Cette opinion, émise par Willis en 1675, a été adoptée par
Resseisen, M. Bazin, M. Lereboullet, et un très-grand nombre d'auteurs.

3° *La bronche intra-lobulaire par chacune de ses divisions terminales s'ouvre
dans une cavité dont la partie centrale reste libre et dont les parois sont recouvertes d'alvéoles juxtaposés, communiquant avec cette partie centrale; ainsi*
composées, les cavités terminales ou lobules primitifs du poumon des mammifères offrent une remarquable analogie avec le poumon des reptiles. Cette opinion, qui repose sur les faits les mieux observés, est celle de M. Rossignol. C'est
celle à laquelle nous nous sommes rallié ; c'est celle aussi qui a été adoptée en
Angleterre par Todd et Bowman, en Allemagne par Kölliker, en France par
M. Mandl et M. Milne Edwards (2).

(1) Léon Le Fort, *Recherches sur l'anatomie du poumon chez l'homme*, thèse, p. 73 et 74.
(2) Pour l'étude des poumons dans la série animale, voyez le *Traité d'anat. et de
physiol. comparées* de M. Milne Edwards, t. II.

ARTICLE IV

DES PLÈVRES

Comme tous les organes importants, les poumons sont entourés par une membrane séreuse, sac sans ouverture, dont la surface externe s'applique, d'une part, sur ces organes, de l'autre sur les parois de la cavité qu'ils occupent, tandis que l'interne, lisse, humide et recouverte d'un épithélium pavimenteux, n'entre en contact qu'avec elle-même, afin de faciliter le glissement des parties contenues sur les parties contenantes : c'est à cette membrane qu'on a donné le nom de *plèvre*.

Il existe donc deux plèvres : une plèvre pour le poumon droit et une plèvre pour le poumon gauche.

Chaque plèvre se compose de deux parties : une partie qui revêt le poumon, *plèvre pulmonaire*, et une partie qui revêt les parois de la cavité occupée par cet organe, *plèvre pariétale*. Ces deux parties se continuent entre elles au niveau du pédicule, ou racine de l'organe.

§ 1.— Disposition générale, trajet, rapport des plèvres.

La *plèvre pulmonaire* se comporte envers les poumons comme le feuillet viscéral de toutes les membranes séreuses à l'égard des viscères qu'il recouvre : elle les entoure sans cependant les contenir dans sa cavité et adhère à leur périphérie de la manière la plus intime. Elle est très-résistante, et néanmoins si mince et si transparente, qu'elle laisse voir avec la limpidité du cristal les moindres détails qui apparaissent à leur surface et toutes les nuances de coloration qu'ils peuvent offrir.

La *plèvre pariétale* s'étale très-régulièrement aussi sur toutes les parties qu'elle revêt. Mais elle n'est unie aux parties sous-jacentes que par un tissu cellulaire lâche. Elle se distingue en outre de la plèvre pulmonaire par son épaisseur plus considérable, sa résistance plus grande et le tissu cellulo-graisseux qui la double sur quelques points de son trajet.

Cette plèvre s'applique : en avant, en arrière et en dehors, aux côtes et aux muscles intercostaux; en bas, au diaphragme; en dedans, à la cloison du thorax qu'elle complète, et qui, ainsi complétée, prend le nom de *médiastin*. Elle se divise ainsi en trois départements : la plèvre costale, la plèvre diaphragmatique et la plèvre médiastine.

La **plèvre costale**, suivie de dedans en dehors et d'avant en arrière, recouvre d'abord les parties latérales du sternum, le muscle triangulaire sous-jacent et les vaisseaux mammaires internes. Plus loin, elle repose sur les cartilages costaux et les muscles intercostaux internes, puis sur ces mêmes muscles et sur les côtes. Au niveau des gouttières vertébrales, elle s'applique, dans l'intervalle des côtes, sur les vaisseaux et nerfs intercostaux. En dedans de ces gouttières, elle répond au col des côtes, au grand sympathique, aux artères et aux veines intercostales. — En haut, la plèvre costale déborde la première côte de 10 à 12 millimètres, et répond à l'artère sous-clavière, à l'origine de l'artère intercostale supérieure, au ganglion cervical inférieur du grand sympathique, et à la branche antérieure de la première paire dorsale. Toute cette partie de la plèvre pariétale qui déborde la première côte forme le sommet de la cavité pleurale ou le *cul-de-sac supérieur* de la plèvre.

Les adhérences de la plèvre costale aux côtes sont peu intimes, en sorte qu'on réussit facilement à l'en détacher.

Au niveau des espaces intercostaux, elle est doublée par une aponévrose qui la sépare en arrière des nerfs et vaisseaux intercostaux.

Çà et là, on trouve sous la plèvre costale des amas ou traînées de vésicules adipeuses distribuées sous forme de bandes, de nappes, ou d'îlots, qui soulèvent à peine la séreuse et ne paraissent apporter aucun obstacle au frottement réciproque des plèvres pulmonaire et costale.

La **plèvre diaphragmatique** revêt surtout la partie du diaphragme qui se trouve située en dehors du centre phrénique, ce centre étant recouvert sur presque toute son étendue par le péricarde, auquel l'unit un échange réciproque de liens fibreux. Elle adhère à ce muscle plus solidement que la plèvre costale n'adhère aux côtes.

La plèvre diaphragmatique, en se continuant avec la plèvre costale, forme le *cul-de-sac inférieur* de la plèvre. Ce cul-de-sac descend très-obliquement du centre phrénique vers la douzième côte, qu'il déborde en dedans d'un centimètre. Une ligne étendue du cul-de-sac supérieur de la plèvre à la partie postérieure du cul-de-sac inférieur mesure donc le plus grand diamètre de la cavité pleurale : sa longueur moyenne est de 31 centimètres chez l'homme et de 29 chez la femme.

Dans l'état ordinaire de la respiration, le poumon ne descend pas jusqu'à la limite inférieure de la cavité pleurale. Ce n'est que dans les grandes inspirations que la partie la plus déclive de l'organe s'étend jusqu'à cette limite extrême. La plèvre diaphragmatique se trouve ainsi immédiatement appliquée à la plèvre costale dans une étendue qui diminue pendant l'inspiration, qui augmente pendant l'expiration, qui varie, en un mot, selon l'état d'ampliation ou de rétraction des poumons.

Quelle est la distance qui, à la fin de chaque expiration, sépare la partie postérieure de la base des poumons du cul-de-sac inférieur de la plèvre? Dans l'étude de cette question, on pourrait faire intervenir l'auscultation et même la percussion ; mais l'anatomie seule suffit pour la résoudre. La vie, en effet, se termine par une expiration ; la partie la plus déclive des poumons reste donc, après la mort, dans la situation où la dernière expiration l'avait placée relativement au cul-de-sac inférieur de la plèvre. Or la distance qui sépare cette partie déclive de la limite inférieure de la plèvre peut être mesurée. Dans ce but, j'ai fait faire une aiguille de 32 centimètres de longueur, et après avoir passé dans cette aiguille un fil de l'étendue d'un mètre environ, je la plongeais horizontalement d'arrière en avant, d'abord dans le onzième espace intercostal, puis dans le dixième et le neuvième, et la retirant chaque fois par le point diamétralement opposé, ainsi que le fil dont elle était traversée, je coupais celui-ci à une certaine distance, de manière qu'il dépassât suffisamment l'orifice d'entrée et l'orifice de sortie. Enlevant ensuite la paroi latérale de la poitrine, je voyais quels étaient ceux de mes fils qui traversaient le poumon. Ces recherches ont été faites sur six hommes adultes et sur plusieurs fœtus à terme qui avaient respiré. — Sur les adultes, la partie la plus déclive des poumons répondait au bord inférieur de la dixième côte. La hauteur à laquelle ces viscères se trouvaient placés au-dessus du cul-de-sac de la plèvre a varié de 4 à 7 centimètres. — Chez les fœtus morts après avoir respiré, ils descendaient jusqu'à la onzième côte.

En avant, la base du poumon droit répondait, chez les adultes, au bord inférieur de la cinquième côte, et celle du poumon gauche au bord supérieur de la sixième. Chez quelques sujets, ces organes ne descendaient pas tout à fait jusqu'à cette limite moyenne, et chez d'autres ils la dépassaient un peu ; mais les variations extrêmes pour l'un et l'autre côté n'excèdent pas 12 à 15 millimètres. De ces recherches, il résulte donc :

1° Que, dans l'expiration, les poumons ne remontent pas en arrière au delà du bord inférieur de la dixième côte, et en avant au delà du bord inférieur de la cinquième à droite et de la sixième à gauche ;

2° Que la plus grande hauteur à laquelle s'élèvent ces organes au-dessus du cul-de-sac inférieur de la plèvre ne dépasse pas 7 centimètres ;

3° Que les plèvres costale et diaphragmatique se trouvent par conséquent immédiatement en contact dans une étendue égale à cette hauteur à la fin de chaque expiration, et dans une étendue moindre, mais encore indéterminée, à la fin de chaque inspiration ;

4° Qu'une plaie pénétrante de la poitrine n'intéressera pas les poumons, si elle siège sur l'un des points par lesquels la plèvre costale se trouve adossée à la plèvre diaphragmatique.

La **plèvre médiastine** est celle qui offre la disposition la plus compliquée. Elle comprend deux parties : l'une antérieure à la racine des poumons, l'autre postérieure à cette racine.

La plèvre médiastine antérieure, continue au niveau du sternum avec la plèvre costale, se dirige de la face postérieure de cet os directement en arrière en s'adossant à celle du côté opposé. Chez les individus dont la poitrine est plus ou moins aplatie, les deux plèvres médiastines se sont à peine juxtaposées qu'elles se séparent pour se porter à droite et à gauche sur les côtés du péricarde. Mais, chez ceux dont le thorax est saillant en avant, elles restent, au contraire, adossées dans l'étendue de 2 à 3 centimètres au niveau de la moitié supérieure du péricarde et dans une étendue toujours moindre au niveau de la moitié inférieure. — Parvenues sur le péricarde, les plèvres médiastines antérieures s'écartent, l'embrassent dans leur intervalle et changent alors de direction pour se porter en dehors vers la face interne des poumons, où elles se continuent sans ligne de démarcation avec la plèvre pulmonaire. — Dans l'intervalle qui s'étend de la racine des poumons au diaphragme, la plèvre médiastine antérieure se réfléchit également de dedans en dehors, forme une sorte de pont triangulaire à base inférieure curviligne, et vient s'appliquer à la partie interne du bord postérieur de ces organes, où elle se continue de même avec la plèvre pulmonaire. — Au-dessus de cette racine les deux plèvres médiastines forment un seul et même plan antéro-postérieur.

La plèvre médiastine postérieure revêt d'arrière en avant : l'aorte thoracique, l'œsophage, la partie correspondante du péricarde, et rencontre alors la racine des poumons sur laquelle elle se réfléchit pour se diriger de dedans en dehors vers la partie interne du bord postérieur de ces organes, où elle se continue avec la plèvre pulmonaire.

Entre cette racine et le diaphragme elle se réfléchit de la même manière en formant aussi une sorte de pont ou de repli triangulaire qui s'applique au repli semblable de la plèvre médiastine antérieure.—Ainsi juxtaposés, ces deux replis constituent pour chaque poumon un véritable lien qui les attache très-solidement à la paroi interne ou médiastine de la cavité pleurale, et qui offre la plus grande analogie avec les ligaments triangulaires du foie et de la rate, d'où le nom de *ligament des poumons* sous lequel ils ont été décrits. J'ai vu, chez quelques individus, une expansion fibreuse du centre phrénique s'étendre dans son épaisseur.

Les plèvres médiastines n'adhèrent aux parties qu'elles recouvrent que par un tissu cellulaire lâche et presque toujours graisseux.

§ 2. — Du médiastin.

La colonne vertébrale, par la saillie considérable qu'elle forme, tend à cloisonner la cavité du thorax dans sa partie médiane. L'œsophage et l'aorte, en descendant au-devant de cette saillie, commencent à réaliser ce cloisonnement que viennent compléter le cœur et le péricarde en bas, la trachée, la crosse aortique et l'artère pulmonaire en haut. L'espace étendu des vertèbres dorsales au sternum étant ainsi comblé, la cavité thoracique se trouve divisée par une véritable cloison en deux cavités latérales.

Complétée par les plèvres médiastines, la cloison qui sépare les deux càvités du thorax a reçu le nom de *médiastin*. On lui considère deux parties, l'une postérieure, l'autre antérieure, qui diffèrent à la fois par leur forme, par leurs dimensions et par les organes qu'elles renferment.

Le **médiastin postérieur** s'étend de la base du cou au diaphragme. Sa longueur égale à peu près celle de la colonne dorsale. Sa direction est verticale. Sa forme rappelle assez bien celle d'une pyramide à quatre pans, dont la base répond à l'orifice supérieur du thorax.

Les parois de cette pyramide sont formées : en arrière, par la colonne dorsale; en avant, par la trachée et l'origine des bronches dans son quart supérieur, par le péricarde dans ses trois quarts inférieurs; à droite et à gauche, par les plèvres médiastines postérieures qui s'écartent supérieurement pour recevoir les artères sous-clavières dans leur intervalle, et qui se rapprochent au contraire inférieurement.

Dans l'espace circonscrit par ces parois on trouve : l'œsophage, l'aorte, la carotide primitive gauche, la grande et la petite veines azygos, le canal thoracique, quelques ganglions lymphatiques et un tissu cellulaire lâche unissant toutes les parties qui précèdent.

L'œsophage et l'aorte pectorale sont situés en haut sur une même ligne transversale, celui-ci à droite, la seconde à gauche. Mais en descendant ils changent de situation relative; le conduit œsophagien s'inclinant à gauche, tandis que l'aorte s'incline à droite, le premier se trouve placé en bas directement au-devant du tronc artériel, d'où le rétrécissement graduel qui donne au médiastin postérieur sa forme pyramidale.

La grande veine azygos, située sur le côté droit de la colonne dorsale, est en partie recouverte par l'œsophage. La petite azygos, située sur le côté gauche, est sous-jacente à l'aorte. Le canal thoracique, placé entre ces deux veines, sur la partie médiane du corps des vertèbres, répond d'abord à la partie latérale droite de l'aorte, puis à sa partie postérieure qu'il croise obliquement, et, plus haut, à la carotide primitive gauche.

Le tissu cellulaire très-abondant, que l'on observe dans le médiastin postérieur, se continue en haut, avec celui de la partie médiane et profonde du cou; en bas avec celui de l'abdomen par l'orifice aortique; latéralement, avec celui des espaces intercostaux par la gaîne celluleuse qui entoure les artères et les veines intercostales.

Le **médiastin antérieur** s'étend du sommet du thorax au centre aponévrotique du diaphragme. Sa longueur a pour mesure le diamètre vertical antérieur du thorax, et diffère beaucoup, par conséquent, de celle du médiastin postérieur. Il se dirige un peu obliquement de haut en bas et de droite à gauche. Sa forme est celle d'une pyramide triangulaire, dont la base s'appuie sur le diaphragme, et dont le sommet tronqué répond à la partie la plus étroite de l'orifice supérieur du thorax. Formée de deux pyramides dont les sommets se dirigent en sens inverse, la cloison qui s'étend du sternum au rachis est un peu plus étroite dans sa partie moyenne, plus large, au contraire, et comme évasée à ses extrémités : mode de conformation qui l'a fait comparer par quelques auteurs aux deux branches d'un X, et par d'autres à un sablier.

Des trois faces que présente le médiastin antérieur, deux sont latérales, la troisième postérieure. — La face antéro-latérale droite est d'abord cachée derrière le sternum ; et, comme elle s'élargit de haut en bas, elle le déborde inférieurement au niveau des quatrième et cinquième espaces intercostaux. Le poumon droit la recouvre presque entièrement. — La face antéro-latérale gauche déborde aussi le sternum, mais dans une étendue beaucoup plus considérable que la précédente. Elle est recouverte, en partie seulement, par le bord antérieur du poumon correspondant.

En s'appliquant l'une à l'autre pour aller s'attacher à la face postérieure du sternum, les plèvres médiastines donnent naissance à une lame irrégulièrement triangulaire qui complète en avant le médiastin, et à laquelle seule Meckel donnait le nom de *médiastin antérieur*. Cette portion membraneuse du médiastin s'attache en haut à la partie médiane du sternum, et en bas au bord gauche de cet os, ainsi qu'au cartilage des sixième et septième côtes du même côté. Mais sa direction, bien qu'en général oblique en bas et à gauche, offre cependant beaucoup de variétés. Chez quelques individus, elle est très-oblique et s'étend à la manière d'une diagonale de la partie latérale droite du sternum à sa partie latérale gauche ; chez d'autres, elle est presque verticale ; chez plusieurs, je l'ai vue décrire une courbe dont la concavité était tournée à gauche et un peu en haut. Les deux feuillets qui la composent ne sont pas toujours immédiatement adossés ; entr'eux on trouve assez souvent une couche cellulo-adipeuse plus ou moins épaisse. Il n'est pas rare de rencontrer, sur le court trajet qu'ils parcourent, un ou plusieurs plis perpendiculaires à leur direction. Quelquefois des prolongements analogues aux appendices épiploïques flottent sur leurs parties latérales.

La paroi postérieure, moins large que les précédentes, répond, en haut, à l'aorte thoracique et à l'œsophage, et en bas à ce conduit seulement.

Dans l'espace circonscrit par les parois du médiastin antérieur, on observe des organes nombreux et importants : le péricarde et le cœur ; l'artère pulmonaire et ses deux branches ; la crosse de l'aorte, la veine cave supérieure ainsi que la partie terminale de la grande veine azygos et les deux troncs brachio-céphaliques veineux ; la trachée, les nerfs diaphragmatiques, les vaisseaux qui les accompagnent, et enfin le thymus, ainsi qu'un grand nombre de ganglions lymphatiques.

Le péricarde s'étend dans le sens vertical de la base de l'appendice xiphoïde à la partie moyenne de la première pièce du sternum. Son cul-de-sac supérieur n'est éloigné de la fourchette de cet os que de 15 à 18 millimètres. Dans le sens transversal, il se prolonge, du côté gauche, à 8 ou 10 centimètres au delà de la ligne médiane, au niveau des cinquième et quatrième espaces intercostaux, à 6 ou 7 au niveau du troisième, à 3 au niveau du deuxième. A droite, il s'étend, à 3 centimètres de la ligne médiane, au niveau des cinquième et quatrième espaces intercostaux, et dépasse, par conséquent, le bord corrrespondant du sternum de 12 à 15 millimètres; plus haut, il se cache derrière cet os. De ces rapports, il suit que les cinquième et quatrième espaces intercostaux du côté gauche sont ceux auxquels il faut donner la préférence dans la ponction de cette séreuse. Le quatrième, étant plus rapproché du centre de sa cavité, est celui qui me paraît le plus favorable; et comme, au niveau de cet espace, le péricarde dépasse le bord gauche du sternum de 7 centimètres chez la plupart des individus, il convient, pour rester également éloigné de sa limite externe et des vaisseaux mammaires internes, de plonger le trocart à 5 centimètres environ du bord correspondant de cet os.

La pointe du cœur répond à la partie supérieure du sixième espace: elle est distante de 8 à 10 centimètres du plan médian.

L'oreillette droite s'étend du cartilage de la troisième côte droite au cartilage de la sixième, et transversalement à 4 centimètres de la ligne médiane; un instrument piquant, plongé perpendiculairementdans le quatrième espace, à 15 millimètres du bord droit du sternum, la traverserait de part en part.

L'oreillette gauche répond, par sa moitié externe, au troisième espace gauche ainsi qu'au cartilage de la troisième côte, et par sa moitié interne, à la partie correspondante du sternum.

L'artère pulmonaire est située en arrière de l'articulation du cartilage de la troisième côte gauche avec le sternum; mais elle se prolonge à la fois un peu au-dessous et un peu au-dessus de ce cartilage.

La crosse de l'aorte sous-jacente à la partie médiane et supérieure du sternum, s'étend depuis le cartilage des troisièmes côtes jusqu'au bord inférieur des premières.

La veine cave supérieure descend du cartilage de la première côte droite à la partie interne du troisième espace correspondant. Elle est recouverte par le sternum dans ses deux tiers internes. Un stylet, rasant perpendiculairement le bord supérieur du cartilage de la deuxième côte droite, immédiatement en dehors du sternum, la blesserait.

La bifurcation de la trachée-artère a lieu au niveau de l'articulation de la première pièce du sternum avec la seconde. Les bronches correspondent à la partie antéro-interne des deuxièmes espaces intercostaux qu'elles traversent l'une et l'autre en diagonale; les branches de l'artère pulmonaire au cartilage des deuxièmes côtes, et les veines pulmonaires au cartilage des troisièmes.

Ces rapports, que je me suis attaché à déterminer avec la plus grande précision possible, offrent quelques variétés qui dépendent surtout du mode de conformation du thorax. Ainsi, ils ne sont pas tout à fait identiques chez les individus dont la poitrine est large et aplatie, et chez ceux dont la poitrine est étroite et saillante; mais les différences qu'ils présentent sont peu prononcées. — A l'aide des notions qui précèdent, on pourra dessiner sur la paroi sternale du thorax la topographie des organes contenus dans le médiastin antérieur, et trouver la solution du problème suivant : *Étant donné un point quelconque de cette paroi, indiquer l'organe qui lui correspond;* problème qui conduit lui-même à résoudre celui-ci, bien autrement important : *Étant données une plaie pénétrante du médiastin antérieur et la direction suivie par l'instrument vulnérant, indiquer l'organe qui a été lésé.*

ARTICLE V

DES GLANDES VASCULAIRES SANGUINES ANNEXÉES A L'APPAREIL RESPIRATOIRE.

Deux glandes vasculaires sanguines sont annexées à l'appareil de la respiration, et toutes deux sont situées au-devant du conduit aérifère, l'une sur la portion cervicale de ce conduit, l'autre sur la portion thoracique. La première est connue sous le nom de *corps thyroïde* et la seconde sous celui de *thymus.*

§ 1. — GLANDE THYROÏDE.

La glande thyroïde est située au devant des premiers cerceaux de la trachée et des parties latérales du larynx, auxquelles elle adhère et dont elle partage tous les mouvements.

Elle répond à l'union du tiers inférieur du cou avec ses deux tiers supérieurs. Deux ligaments latéraux et un ligament supérieur ou médian concourent à la fixer dans cette position.

Les ligaments latéraux, constitués par une simple couche cellulo-fibreuse très-dense, unissent de chaque côté les trois premiers cerceaux de la trachée, à la partie correspondante du corps thyroïde. — Le ligament médian ou transversal est formé par un prolongement de l'enveloppe fibreuse de la glande, prolongement qui vient s'attacher : 1° sur la partie antérieure du cartilage cricoïde; 2° sur la lamelle aponévrotique qui recouvre les muscles crico-thyroïdiens; 3° sur le bord inférieur du cartilage thyroïde et sur la ligne fibreuse étendue du tubercule inférieur au tubercule supérieur de ce cartilage. Ainsi uni à la trachée et au larynx, le corps thyroïde est un des organes les plus fixes de l'économie.

Le **volume** de la glande thyroïde varie selon les individus et selon le sexe. Il varierait même selon l'âge, d'après un grand nombre d'auteurs. Il varie surtout suivant l'état de santé ou de maladie.

Chez la plupart des individus, ses dimensions transversales sont de 5 à 6 centimètres, et ses dimensions antéro-postérieures de 6 à 8 millimètres pour sa partie médiane, de 18 à 20 pour ses parties latérales.

Chez la femme, son volume est en général un peu plus considérable

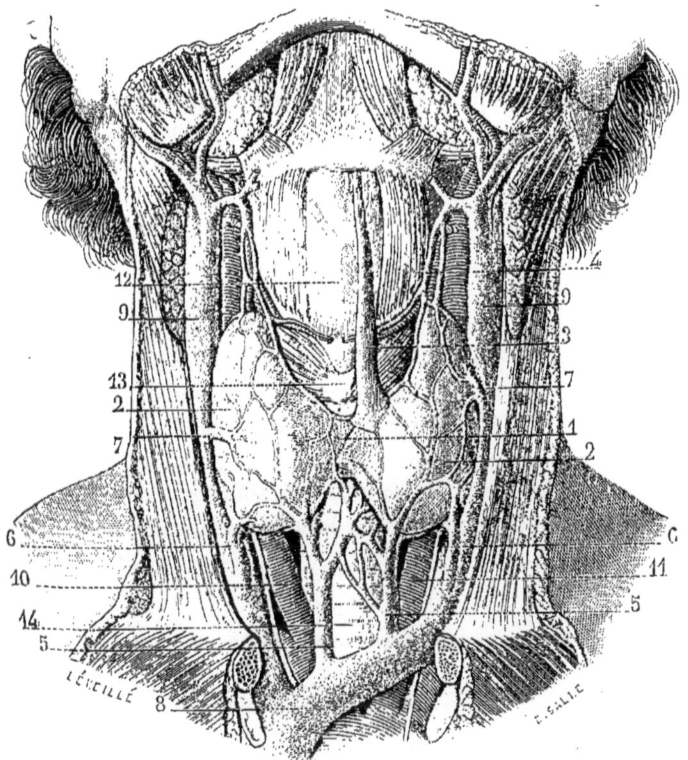

FIG. 870. — *Glande thyroïde; situation, forme, rapports; ses veines supérieures, moyennes et inférieures.*

1. Isthme de la glande thyroïde. — 2, 2. Ses lobes latéraux. — 3. Son prolongement médian. — 4. Artère et veines thyroïdiennes supérieures. — 5, 5. Veines thyroïdiennes inférieures moyennes, descendant verticalement vers le tronc brachio-céphalique veineux gauche dans lequel elles s'ouvrent. — 6, 6. Veines thyroïdiennes inférieures latérales, s'ouvrant dans les veines jugulaires internes. — 7, 7. Veines thyroïdiennes moyennes, droite et gauche. — 8. Les deux troncs brachio-céphaliques veineux, se réunissant pour former la veine cave supérieure. — 9, 9. Veines jugulaires internes, en partie recouvertes par les lobes latéraux de la glande thyroïde. — 10. Artère carotide primitive droite séparée de la veine jugulaire interne par le tronc du nerf pneumogastrique. — 11. Artère carotide primitive gauche. — 12. Cartilage thyroïde. — 13. Cartilage cricoïde, uni au précédent par le ligament crico-thyroïdien moyen et les muscles du même nom. — 14. Portion cervicale de la trachée-artère.

que chez l'homme, et la différence, bien que peu sensible, se traduit à l'extérieur, chez elle, d'une manière d'autant plus manifeste que le cartilage thyroïde est moins saillant.

Comparée aux organes voisins, elle serait relativement plus volumineuse aussi chez le fœtus et dans les premières années qui suivent la naissance, selon l'opinion presque unanime des auteurs. Mais l'observation semble attester que le volume relatif du corps thyroïde est, au début de son évolution, ce qu'il sera après son complet développement.

Les différences de volume que présente cet organe, suivant qu'on le considère à l'état sain ou morbide, sont considérables; sous ce rapport, il ne peut être comparé qu'à la rate. Chez quelques individus, on le voit s'atrophier et se réduire à de très-minimes dimensions. — Il est rare toutefois que son volume diminue ainsi. Dans la majorité des cas, il s'accroît, pour rester ensuite stationnaire; ou bien il s'accroît indéfiniment et peut arriver alors à ces proportions monstrueuses qui caractérisent certains goîtres. Cet accroissement n'est pas. le résultat en général d'une simple hypertrophie; presque constamment il reconnaît pour cause une altération qui porte sur un ou plusieurs des éléments de la glande.

Le **poids** du corps thyroïde est en rapport avec son volume, et varie, par conséquent, dans les mêmes conditions que celui-ci. Au moment de la naissance, il ne dépasse pas 2 grammes. Chez l'adulte, il s'élève en moyenne à 22 ou 24 grammes. Meckel, en le portant à 33 grammes, et M. Legendre, surtout, en l'élevant à 50 grammes, l'ont donc exagéré. Lorsque le corps thyroïde atteint ce dernier poids, il excède ses dimensions ordinaires et doit être considéré comme hypertrophié ou altéré.

A. — Forme et rapports de la glande thyroïde.

La forme de la glande thyroïde peut être comparée à un croissant dont le bord inférieur ou convexe serait échancré dans sa partie médiane.

Ainsi échancrée la partie médiane de l'organe, au lieu d'être la plus épaisse, est au contraire la plus mince. Il se compose essentiellement de deux parties latérales, volumineuses, conoïdes, unies l'une à l'autre par une portion moyenne et transversale plus ou moins grêle : cette portion moyenne constitue l'*isthme* du corps thyroïde; les parties latérales portent le nom de *lobes latéraux*.

L'*isthme* du corps thyroïde est aplati d'avant en arrière. — Son étendue transversale varie d'un demi-centimètre à un centimètre et demi. — Sa hauteur la plus ordinaire est de 12 à 14 millimètres; elle s'élève souvent jusqu'à 18 ou 20, et se réduit parfois à 8, 6, 4, et même moins : progression décroissante qui a pour terme extrême l'absence complète de l'isthme. Cette absence cependant est extrêmement rare.

Les *lobes latéraux*, volumineux inférieurement, allongés et grêles supérieurement, offrent la forme d'un cône ou d'une pyramide triangulaire à base arrondie. Ils sont obliquement couchés sur les côtés de la trachée et du larynx, de telle sorte que leur base regarde en bas et en avant, tandis que leur sommet se dirige en haut et un peu en arrière.

Indépendamment de son isthme et de ses deux lobes, le corps thyroïde présente un prolongement qui part de son bord supérieur ou concave, et qui monte au-devant du larynx. Ce prolongement, que Lalouette a décrit sous le nom de *pyramide*, varie à la fois dans son existence, dans son origine, dans sa situation et sa direction, dans sa longueur et même dans sa nature, selon quelques auteurs.

1° *Dans son existence*. Il n'est pas constant ; mais on le rencontre chez la plupart des individus. Meckel dit l'avoir presque toujours trouvé ; et Morgagni, sur un très-grand nombre de cadavres qu'il a examinés, ne l'a vu manquer que six fois.

2° *Dans son origine*. Il naît généralement de l'isthme, quelquefois du point de fusion de l'isthme avec l'un des lobes latéraux, plus rarement de l'un de ces lobes. Dans certains cas exceptionnels, il est complétement indépendant et se présente alors sous la forme d'un cordon qui s'attache par une de ses extrémités au bord inférieur du cartilage thyroïde et par l'autre à l'os hyoïde ; ou bien sous l'aspect d'une traînée de granulations située au-devant de la membrane crico-thyroïdienne : chez un enfant il se composait de six granulations qui avaient à peine le volume d'une lentille et qui ressemblaient à de petits ganglions lymphatiques.

3° *Dans sa direction et sa situation*. Lorsqu'il part de l'isthme, il s'élève plus ou moins verticalement au-devant du larynx, en se plaçant ordinairement à gauche de la ligne médiane. Lorsqu'il vient de l'extrémité de l'isthme ou de l'un des lobes latéraux, il suit d'abord une direction oblique pour atteindre le côté gauche du plan médian et devient ensuite plus ou moins vertical.

4° *Dans sa longueur*. Il se termine par un cordon fibreux résistant qui constitue pour le corps thyroïde un quatrième ligament, et qui vient s'attacher tantôt à la partie inférieure du cartilage thyroïde, tantôt à l'échancrure de son bord supérieur ou à la membrane thyro-hyoïdienne, tantôt enfin, et le plus fréquemment même, au corps de l'os hyoïde.

5° *Dans sa forme*. Lorsqu'il se prolonge jusqu'à cet os, sa forme est celle d'un cône très-allongé. Lorsqu'il s'arrête au cartilage thyroïde, il revêt l'aspect d'une languette rectiligne ou sinueuse, plus ou moins aplatie d'avant en arrière. Chez certains individus, il se renfle un peu dans sa partie moyenne, et représente alors un ellipsoïde très-allongé.

6° *Dans sa nature*. Ce prolongement est formé par un tissu identique avec celui de l'organe. Pour un grand nombre d'auteurs, il serait formé aussi quelquefois, et le plus souvent même, par des fibres musculaires.

Selon Meckel, sa partie centrale participerait de la nature de la glande, et sa partie périphérique serait constituée, au contraire, par des fibres musculaires à l'ensemble desquelles il donne le nom de muscle élévateur. Dans quelques cas, il présente, en effet, un aspect rougeâtre ; et si l'on se contentait de l'examiner à l'œil nu, on pourrait très-bien le prendre pour un petit muscle ; mais si l'on en détache une particule pour la soumettre à l'examen microscopique, on reconnaît aussitôt que sa structure est tout à fait semblable à celle du corps thyroïde dont il constitue une dépendance. C'est donc à tort qu'il a été considéré comme variant dans sa nature.

Rapports. Le corps thyroïde offrant la forme d'un croissant dont le bord convexe est échancré, on peut lui distinguer deux faces, et quatre bords, un bord supérieur concave, un bord inférieur concave aussi, et deux bords latéraux qui sont en même temps postérieurs.

La *face antérieure*, convexe, est recouverte par les deux muscles sterno-thyroïdiens dont la largeur mesure exactement celle du corps thyroïde, par les deux muscles sterno-thyroïdiens, par l'aponévrose cervicale superficielle, qui descend au-devant de tous ces muscles en fournissant une gaîne à chacun d'eux ; puis par les veines jugulaires antérieures, le bord interne des sterno-mastoïdiens, le peaucier et la peau.

La *face postérieure*, profondément excavée, représente un demi-canal qui embrasse tous les organes sur lesquels elle repose. — Sa partie moyenne, ou l'isthme du corps thyroïde, répond aux trois ou quatre premiers cerceaux de la trachée ; elle n'adhère à ces cerceaux que par un tissu cellulaire assez lâche, en sorte qu'on peut facilement l'en détacher. — Ses parties latérales sont en rapport de bas en haut : 1° avec les mêmes cerceaux, auxquels elles se trouvent étroitement unies par les deux ligaments latéraux ; 2° avec la partie correspondante de l'œsophage et les nerfs récurrents ; 3° avec le cartilage cricoïde et les muscles crico-thyroïdiens ; 4° avec le cartilage thyroïde et les parois du pharynx.

Le *bord supérieur* est mince, demi-circulaire, oblique de bas en haut et d'avant en arrière. Il repose, par sa partie moyenne, sur le bord inférieur du cartilage cricoïde, et par ses parties latérales ou ascendantes, sur le même cartilage qu'il croise à angle de 45 degrés ; sur les muscles crico-thyroïdiens et sur le cartilage thyroïde dont il est séparé par l'attache du constricteur inférieur du pharynx.

Le *bord inférieur* est épais, très-court, transversal, presque rectiligne ou légèrement concave lorsque l'isthme atteint sa plus grande hauteur, demi-circulaire et anguleux lorsque cette hauteur ne dépasse pas un centimètre : c'est de ce bord que partent les principales veines du corps thyroïde. La distance qui le sépare de l'extrémité supérieure du sternum est de 2 centimètres chez l'adulte, de 15 millimètres chez l'enfant de trois ou quatre ans. En portant la tête dans l'extension, il augmente d'un centimètre environ. Cet intervalle, que limitent l'aponévrose cervicale moyenne en avant, et la trachée en arrière, est occupé par les veines thyroïdiennes inférieures, et un tissu cellulo-graisseux plus ou moins abondant. Chez l'enfant, il est rempli aussi en partie par l'extrémité supérieure du thymus qui déborde en haut la fourchette du sternum.

Les *bords latéraux* ou *postérieurs* sont si épais qu'ils pourraient être considérés comme des faces. Pour l'étude précise de leurs rapports, il convient de leur distinguer deux lèvres et un interstice. — La lèvre interne s'appuie sur l'œsophage et le pharynx. — La lèvre externe répond à l'intervalle qui sépare la veine jugulaire interne de la carotide primitive. L'interstice repose sur cette artère dont il prend l'empreinte, en sorte qu'il offre l'aspect d'une gouttière très-superficielle lorsque le corps thyroïde est peu développé ; très-accusée, au contraire, lorsqu'il est volumineux. Il suit de ces rapports :

1° Que la trachée et le larynx, l'œsophage et le pharynx sont contenus dans un canal formé en arrière par la colonne cervicale, en avant et de chaque côté par le corps thyroïde, canal qui tend à se rétrécir d'autant plus que cet organe devient plus volumineux, d'où la compression à laquelle se trouvent exposés le conduit aérifère et le conduit digestif dans les différentes variétés de goîtres, d'où aussi la gêne de la respiration et la difficulté de déglutition qui se produisent alors si fréquemment.

2° Que la carotide primitive et la veine jugulaire interne elle-même sont recouvertes, en grande partie au moins, par le corps thyroïde sur lequel elles se creusent une gouttière plus ou moins profonde.

B. — Structure de la glande thyroïde.

La glande est formée d'un certain nombre de lobes qui se décomposent en lobes de plus en plus petits, et enfin en lobules. — Soumis à l'analyse microscopique, ces lobules sont constitués par des vésicules d'une nature spéciale, logées dans une trame cellulo-fibreuse.

La glande thyroïde, considérée dans sa structure, nous offre donc à étudier : 1° ses lobes et lobules ; 2° une trame cellulo-fibreuse qui entoure non-seulement ceux-ci, mais l'organe tout entier ; 3° des vésicules qui prennent une part importante à sa constitution et qui caractérisent essentiellement son tissu ; 4° enfin, des vaisseaux et des nerfs.

Les **lobes** les plus volumineux ou du premier ordre présentent une forme arrondie ; quelques-uns sont ellipsoïdes ou ovoïdes ; d'autres un peu aplatis et discoïdes. — Les lobes de deuxième et de troisième ordre n'affectent aucune configuration déterminée : la plupart, se correspondent par des facettes qui leur donnent un aspect plus ou moins polyédrique. Les lobules de volume inégal sont sphériques.

La **trame cellulo-fibreuse** offre une disposition remarquable. Elle s'étend sur toute la périphérie de l'organe et lui forme une véritable enveloppe très-mince et transparente, mais cependant résistante. Supérieurement, cette enveloppe se prolonge, ainsi que nous l'avons vu, pour s'attacher à la partie inférieure du larynx. En bas, elle se continue avec l'aponévrose cervicale moyenne. En arrière, elle se replie sur la paroi postérieure du pharynx et se continue avec elle-même pour embrasser toute la circonférence de ce conduit. — Sa surface libre ou superficielle n'adhère aux organes voisins que par un tissu cellulaire extrêmement lâche. — Sa face profonde donne naissance à une multitude de lames et lamelles, de faisceaux et de filaments qui pénètrent dans les interstices des principaux lobes pour leur former une enveloppe. Celle-ci devient le point de départ de prolongements analogues qui entourent les lobes secondaires ; et ces prolongements, continuant à se subdiviser à mesure que le corps thyroïde se segmente, arrivent jusqu'aux lobules à l'égard desquels ils se comportent de la même manière.

Ainsi constituée, la trame cellulo-fibreuse du corps thyroïde, réduite à elle-même, représenterait une sorte d'éponge. Elle est formée de fibres de tissu conjonctif très-multipliées et de fibres élastiques fines en petit nombre. Des cellules adipeuses, disséminées ou réunies par petits groupes, se voient en général dans ses aréoles les plus superficielles.

Les **vésicules** du corps thyroïde, *vésicules glandulaires*, ou follicules clos, sont les analogues de celles qu'on trouve dans la rate et sous la muqueuse intestinale. Elles offrent comme ces dernières une forme arrondie. Mais leur diamètre est plus petit ; il varie de $0^{mm},1$ à $0^{mm},2$. Souvent, il est vrai, on en rencontre de plus volumineuses ; elles sont alors dilatées et déjà altérées. Leur cavité contient un liquide de nature albumineuse.

Leurs parois sont extêmement minces, transparentes, peu résistantes et homogènes. Elles n'adhèrent que faiblement aux fibres de tissu conjonctif qui les entourent de toutes parts. Dans un travail récent, M. Boécliat avance que ces vésicules communiquent assez largement les unes avec les autres ; souvent elles semblent en effet se continuer entre elles. Mais cette continuité ou communication est une simple apparence ; dans la glande thyroïde, comme dans toutes les autres glandes vasculaires sanguines, les vésicules sont closes et indépendantes.

La surface interne de ces vésicules est revêtue d'une couche de cellules polygonales, suivant Kölliker, et d'un épithélium nucléaire sphérique qui ne formerait pas une couche continue, selon M. Ch. Robin.

Le liquide intra-vésiculaire est limpide et légèrement visqueux. Il tient en suspension des cellules et des noyaux de cellules. Souvent aussi il renferme, suivant la remarque de M. Ch. Robin, des *sympexions*, c'est-à-dire des corpuscules arrondis, transparents et homogènes, caractérisés surtout par leur solidité et leur friabilité. Tel est ce liquide à l'état normal. Mais on y rencontre aussi très-souvent d'autres corpuscules de forme ovoïde, d'une teinte opaline ou grisâtre, d'une consistance pulpeuse, que M. Ch. Robin a nommés *corpuscules albuminoïdes.* La présence de ces corpuscules est si fréquente dans les vésicules, qu'elle a été considérée comme normale par quelques anatomistes. Leur apparition constitue le premier degré de l'une des variétés les plus communes du goître.

Les **artères** du corps thyroïde, non moins remarquables par leur nombre que par leur volume, naissent de la carotide externe et de la sous-clavière. Leurs principales branches serpentent à la surface de l'organe. Les branches de second ordre s'engagent dans son épaisseur et cheminent dans les interstices des lobes en suivant les prolongements qui naissent de la face interne de l'enveloppe fibreuse. Leurs dernières ramifications pénètrent dans les lobules pour se répandre autour des vésicules ; elles forment sur les parois de ces vésicules un réseau à mailles fines qui les recouvre presque entièrement.

Les **veines** sont plus nombreuses et surtout plus volumineuses que les artères. Elles tirent leur origine des réseaux péri-vésiculaires ; puis, se réunissant, elles forment des ramuscules, des rameaux et des branches qui augmentent graduellement de calibre. Ces branches, situées aussi dans l'épaisseur des prolongements cellulo-fibreux qui cloisonnent l'intérieur du corps thyroïde, cheminent comme les artères, entre les divers lobes, en restant en général indépendantes de celles-ci, et arrivent à la surface de l'organe où elles se partagent, d'après leur direction, en trois ordres : les unes ascendantes ou veines thyroïdiennes supérieures, les autres transversales ou veines thyroïdiennes moyennes, les dernières descendantes ou veines thyroïdiennes inférieures.

Les veines thyroïdiennes supérieures naissent par deux branches principales qui accompagnent l'artère correspondante, mais qui se réunissent plus haut pour former un seul tronc.

Les veines thyroïdiennes moyennes ne sont pas constantes. Elles émanent de la partie externe des lobes latéraux, croisent perpendiculairement ou un peu obliquement la carotide primitive en passant au-devant d'elle, et se jettent dans la veine jugulaire interne.

Les veines thyroïdiennes inférieures, au nombre de quatre en général, deux médianes et deux latérales, émanent du bord inférieur du corps thyroïde. Les deux veines médianes, très-volumineuses, se portent plus ou moins verticalement en bas, et viennent s'ouvrir, dans le tronc brachio-céphalique veineux du côté gauche au niveau de sa partie moyenne. Les veines latérales, obliquement descendantes, se jettent dans la partie terminale des veines jugulaires internes. — Aucune de ces veines ne présente de valvules.

Les **vaisseaux lymphatiques** se rendent, les uns dans les ganglions que recouvrent les sterno-mastoïdiens, les autres dans les ganglions situés à l'entrée du thorax. Leur origine est encore problématique.

Les **nerfs** du corps thyroïde ont été peu étudiés. Ils proviennent du grand sympathique et pénètrent dans la trame celluleuse de la glande, en suivant le trajet des artères.

§ 2. — THYMUS.

Le *thymus* est une glande vasculaire sanguine qui se distingue de toutes celles du même ordre par son existence essentiellement transitoire.

Cette glande est située dans le médiastin antérieur, entre le péricarde et le sternum, qu'elle déborde un peu supérieurement pour se rapprocher du corps thyroïde. Par sa position, cet organe appartient donc à la fois au thorax et au cou. La portion thoracique, au moment de la naissance, comprend ses trois quarts inférieurs environ, et la portion cervicale son quart supérieur seulement.

La *couleur* du thymus est rosée chez le fœtus, d'un blanc grisâtre chez l'enfant, plus ou moins jaune chez l'adulte.

Sa *consistance*, très-molle, suffirait à elle seule pour le faire reconnaître entre toutes les autres glandes vasculaires sanguines.

Son *volume* varie selon les individus et selon l'époque à laquelle on le considère. Il s'accroît depuis le moment de son apparition, c'est-à-dire depuis le troisième mois de la vie intra-utérine jusqu'à la fin de la première ou de la deuxième année qui suit la naissance; puis commence alors à décroître et diminue de plus en plus à mesure qu'approche le terme de la puberté. A quinze ou seize ans il se trouve considérablement réduit; à vingt ou vingt-cinq ans il n'existe plus qu'à l'état de vestige; à trente ou quarante ans, et surtout chez le vieillard, il disparaîtrait complétement, suivant la plupart des auteurs. Mais un examen suffisamment attentif permet presque toujours d'en retrouver quelques traces, même dans la vieillesse la plus avancée.

A l'époque de la naissance, sa hauteur est en général de 5 centimètres, sa largeur de 2 à 3, et son épaisseur de 8 à 10 millimètres sur la ligne médiane. Ses dimensions verticales sont donc les plus étendues; viennent ensuite les transversales, puis les antéro-postérieures.

Son *poids*, d'après mes recherches, serait chez les nouveau-nés de 2 à 3 grammes seulement. Il varie, selon Haller, de 28 à 90 grains, et équivaudrait en moyenne, par conséquent, à 59 grains, ou un peu plus de 3 grammes. Mais l'estimation qu'en ont donnée quelques auteurs est beaucoup plus élevée. Haugsted, qui a publié en 1832 un bon travail sur le thymus, évalue le poids de cet organe en général à 2 ou 3 gros (8 à

12 grammes, et chez les nouveau-nés bien développés à 16 ou 17 grammes. D'après Meckel, il serait ordinairement de 16 grammes, et atteindrait 20 grammes chez l'enfant fortement constitué. Il y a dans ces résultats plus qu'une exagération : ils sont erronés ; alors même que le thymus

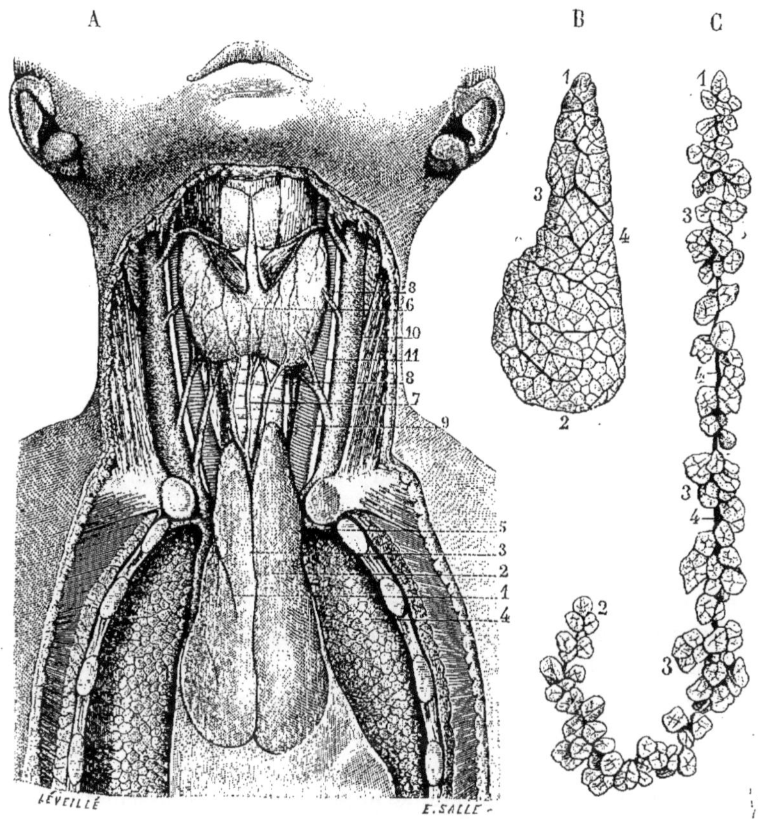

FIG. 871. — *Le thymus (enfant de six mois).*

A. *Situation, dimensions, forme, rapports de la glande; les deux lobes qui la composent.* — B. *Son lobe droit subdivisé en lobes et lobules.* — C. *Le même lobe qui a été déroulé pour montrer l'arrangement de ses lobules autour du cordon central.*

A. — 1. Lobe droit du thymus — 2. Son lobe gauche. — 3. Sillon médian qui les sépare. — 4. Poumons dont le bord antérieur a été soulevé. — 5 Extrémité terminale des veines mammaires internes. — 6. Glande thyroïde. — 7. Veines thyroïdiennes inférieures moyennes. — 8. Veines thyroïdiennes inférieures latérales. — 9. Artère carotide primitive. — 10. Veine jugulaire interne. — 11. Nerf pneumogastrique.

B. — *Lobe droit du thymus dont l'enveloppe a été enlevée pour montrer son mode de segmentation.* — 1. Extrémité supérieure de ce lobe. — 2. Son extrémité inférieure arrondie et plus volumineuse. — 3. Son bord externe inégal et très-mince. — 4. Son bord interne rectiligne et très-épais.

C. — *Mode de groupement des lobules autour du cordon central.* — 1. Extrémité supérieure du lobe. — 2. Son extrémité inférieure. — 3, 3, 3. Ses lobules polyédriques et d'aspect foliacé. — 4, 4. Son cordon central, auquel ils se trouvent tous rattachés.

présente un développement exceptionnel, son poids, le plus habituellement, ne dépasse pas 6 à 8 grammes.

Le *poids spécifique* de cet organe n'est pas le même dans les différentes périodes de son évolution et de sa décroissance. Selon Haugsted, qui a cherché le premier à le déterminer, il équivaut chez le fœtus de sept mois à 1,099 ; chez les nouveau-nés il descend à 1,071 ; chez un enfant de quatorze jours il se trouvait réduit à 1,020. — Chez l'adulte, le thymus, ainsi que l'avait déjà constaté Sauvages, est plus léger que l'eau.

A. — Forme et rapports du thymus.

Cet organe ne présente pas la même configuration chez tous les individus. Il se compose de deux lobes, l'un droit et l'autre gauche, juxtaposés sur le plan médian et presque toujours inégaux de volume. — Bien que sa forme soit variable, on peut le comparer à un segment d'ovoïde coupé suivant son grand axe, et lui considérer deux faces, l'une antérieure convexe, l'autre postérieure concave ; deux bords, l'un droit, l'autre gauche ; et deux extrémités, l'une supérieure, l'autre inférieure.

La face antérieure ou convexe répond : de chaque côté à la plèvre médiastine, qui la sépare des poumons, et aux articulations sterno-claviculaires ; sur le plan médian, au sternum dont elle se trouve séparée supérieurement par l'attache des muscles sterno-thyroïdiens. Sa portion cervicale est recouverte par les mêmes muscles.

La face postérieure ou concave repose dans ses deux tiers inférieurs sur le péricarde, qui la sépare du ventricule droit, de l'oreillette droite, du tronc de l'artère pulmonaire et des portions ascendante et horizontale de la crosse de l'aorte. Dans son tiers supérieur elle recouvre le tronc brachio-céphalique artériel, l'origine de la carotide primitive gauche, la partie antérieure de la trachée-artère, et plus haut le tronc brachio-céphalique veineux du côté gauche.

Le bord gauche répond au nerf diaphragmatique correspondant, à la crosse de l'aorte, et plus haut à la carotide primitive ; le bord droit, au nerf diaphragmatique du même côté, à la veine cave supérieure et au tronc veineux brachio-céphalique gauche qu'il croise à angle aigu.

L'extrémité inférieure du thymus descend jusqu'au niveau de la troisième ou de la quatrième côte ; elle se prolonge plus ou moins sur la face antérieure du ventricule droit dont la sépare le péricarde. Chez l'enfant qui n'a pas respiré, elle est en général plus large. Lorsque la respiration s'est établie, les poumons remontant sur cet organe et le comprimant de dehors en dedans, son extrémité inférieure devient plus étroite, plus allongée et assez semblable à une petite pyramide triangulaire dont la base, tournée en haut, se continuerait avec le corps de la glande.

L'extrémité supérieure, située entre la trachée et les muscles sterno-thyroïdiens, reste séparée dn corps thyroïde par un intervalle de 10 à 12 millimètres qui peut se réduire et se réduit même assez souvent à un demi-centimètre ; mais on voit très-rarement les deux glandes vasculaires sanguines se toucher. Cette extrémité est tantôt unique et arrondie, tantôt bifide : dans le premier cas, elle est située au devant de la trachée et des veines thyroïdiennes inférieures ; dans le second, les deux prolongements conoïdes qui la forment sont situés à droite et à gauche de la trachée ; celui du côté gauche est presque toujours plus long.

Quelquefois l'extrémité supérieure du thymus ne dépasse pas le tronc veineux brachio-céphalique gauche : elle repose alors sur ce tronc et l'organe tout entier se trouve situé dans le thorax.

B. — Structure du thymus.

Le thymus comprend dans sa structure : 1° deux enveloppes, l'une externe fibreuse, l'autre interne celluleuse ; 2° une substance propre segmentée en lobes, lobules et vésicules ; 3° des vaisseaux et des nerfs.

L'enveloppe externe ou *fibreuse* est extrêmement mince, mais cependant bien manifeste et assez résistante. Lorsqu'on la saisit avec les mors d'une pince, elle se détache de la surface des lobes, s'adosse à elle-même et devient très-apparente. Cette enveloppe, du reste, n'entoure pas tout le thymus ; elle recouvre seulement sa surface antérieure, ses bords et ses extrémités. Parvenue sur les limites de l'organe, elle ne se replie pas pour se prolonger sous sa face postérieure, mais s'unit par sa circonférence au péricarde inférieurement, à l'aponévrose cervicale moyenne supérieurement. Cette union a lieu par continuité de ses fibres avec celles des lames fibreuses correspondantes.

L'enveloppe celluleuse, située au-dessous de la précédente, entoure toute la périphérie du thymus. De sa face interne ou profonde émanent des prolongements qui pénètrent dans les interstices des lobes et des lobules, et qui constituent pour chacun de ceux-ci une enveloppe secondaire. Elle est formée par un tissu cellulaire fin et abondant. On ne trouve dans ses aréoles aucune trace de tissu adipeux chez le fœtus, et même dans les premières années qui suivent la naissance. Mais à mesure que le thymus s'atrophie, les vésicules adipeuses apparaissent, se multiplient et finissent par envahir chez l'adulte la presque totalité de l'organe.

La **substance propre** du thymus est formée de deux lobes latéraux et indépendants qui se divisent l'un et l'autre en lobes de plus en plus petits, et enfin en lobules. Les interstices qui séparent tous ces lobes et lobules permettent très-facilement de les distinguer et de les isoler. Pour obtenir ce double résultat, le procédé le plus expéditif consiste à immerger pendant quelques jours le thymus dans une dissolution acide très-diluée. La tunique celluleuse, sous l'influence de cet acide, s'infiltre, se renfle et se ramollit de telle sorte qu'à l'aide de pinces et de ciseaux on réussit sans peine à l'enlever et à mettre ainsi à nu le tissu propre de l'organe, dont le mode de segmentation devient alors très-évident. Mais ce procédé a l'inconvénient de diminuer sa consistance déjà très-faible. Aussi, lorsqu'on se propose d'isoler ses lobes et lobules, est-il préférable de le plonger dans un mélange d'eau et d'alcool ou dans une solution d'acide chromique qui ont pour effet, au contraire, de lui donner plus de fermeté.

Les deux lobes qui forment le thymus se replient sur eux-mêmes, en sorte que leur étendue réelle dépasse beaucoup leur longueur apparente. Lorsqu'on les déroule après avoir détruit le tissu cellulaire et les vaisseaux qui unissent tous leurs replis, chacun d'eux se présente sous l'aspect d'un long cordon autour duquel viennent s'échelonner et se grouper fort irré-gulièrement tous les lobules dont ils sont formés.

Ce cordon, à peine visible chez l'homme, mais plus distinct dans les grands animaux, serait creux suivant A. Cooper et selon Kölliker, et revêtu intérieurement d'une muqueuse, tandis qu'à l'extérieur il serait con-solidé par une couche de tissu fibreux. L'existence de cette cavité a été niée par Haugsted et par Simon. Pour la démontrer, A. Cooper plongeait la pointe d'un tube dans ce cordon, puis il l'insufflait, ou bien il l'injec-tait, tantôt avec du mercure, tantôt avec de l'alcool, laissait ensuite sécher la préparation, et la soumettait à différentes coupes. Mais elle est très-probablement le résultat des moyens employés pour la mettre en évidence. Chez l'homme, son existence est encore problématique.

Les lobes secondaires varient dans leur volume d'un demi-centimètre à un centimètre cube. Ils affectent les formes les plus variées, sont pour la plupart taillés à facettes et très-irréguliers du reste. Les lobes de troi-sième ordre, beaucoup plus petits, et les lobules présentent une configu-ration analogue. — Ces lobes et lobules sont-ils creux ou pleins ? A. Cooper affirme qu'ils sont creusés chacun d'une cavité, à laquelle il donne le nom de réservoir ; et il ajoute que les réservoirs lobulaires s'abouchent dans les cavités creusées au centre de chaque lobe, de même que ces derniers s'a-bouchent dans la cavité du cordon central. Haugsted nie l'existence d'une cavité dans les lobes, mais il l'admet pour les lobules. M. Simon et M. Ch. Robin ne l'admettent ni pour les uns ni pour les autres. Je me range à cette dernière opinion. La substance qui compose les lobes est si molle, qu'en la piquant avec un tube, ainsi que le faisait A. Cooper, pour l'insuffler ou y injecter un liquide quelconque, on crée de toutes pièces des cavités purement artificielles. Ajoutons que ces lobes sont formés de lobules indépendants les uns des autres, et que pour eux, par conséquent, il ne peut exister de cavité centrale. Quant aux lobules, leur cavité est seulement apparente ; car lorsqu'on a préalablement soumis le thymus à l'action de l'alcool ou de l'acide chromique, les coupes pratiquées dans leur épaisseur n'en montrent aucun vestige.

Les lobules se composent de vésicules dont le nombre, pour chacun d'eux, s'élève à dix ou quinze. Le diamètre de ces vésicules varie de $0^{mm},3$ à $0^{mm},6$. Leur forme est en général arrondie. Leurs parois, d'une extrême minceur, se déchirent sous la plus faible pression. — Elles renferment un liquide peu abondant de nature albumineuse, des cellules et des noyaux en quantité innombrable. Les cellules sont sphériques, de dimensions iné-gales et presque entièrement remplies par un noyau d'aspect granuleux. Les noyaux sont sphériques et granuleux aussi. — Ces trois éléments réu-nis, liquide, cellules et noyaux, constituent un suc d'une nature spéciale, le *suc thymique*. C'est ce suc qui s'écoule et qui inonde le champ de la préparation lorsqu'on incise un ou plusieurs lobules pour les soumettre à l'examen microscopique. Il offre une consistance légèrement visqueuse et une couleur opaline. Sa quantité est en raison du nombre et du volume des vésicules qui le contiennent.

Les *artères* du thymus émanent de sources multiples. Les plus impor-tantes viennent ordinairement des mammaires internes. — D'autres, très-variables de calibre, tirent leur origine des thyroïdiennes inférieures. Quelques-unes, plus ou moins grêles, naissent des diaphragmatiques su-périeures ou des péricardiques. — Les principales divisions de ces artères suivent le cordon central. Les divisions secondaires se répandent dans l'épaisseur des lobes et des lobules. Leurs dernières ramifications se per-dent sur les parois des vésicules, qu'ils recouvrent d'un réseau à mailles déliées et serrées.

Les *veines* sont multiples comme les artères, dont elles ne suivent ce-pendant pas le trajet. On voit quelques ramuscules veineux se rendre dans les veines péricardiques et diaphragmatiques supérieures. Une vei-nule moins déliée se jette de chaque côté dans les veines mammaires in-ternes. Mais la veine principale du thymus émane de la partie centrale de sa face profonde et se termine, après un très-court trajet, dans le tronc veineux brachio-céphalique gauche.

Les *vaisseaux lymphatiques* de cet organe ont été mentionnés par un grand nombre d'auteurs. Ils naissent des parois des vésicules autour des-quelles ils serpentent en s'anastomosant. Les troncules émanés du réseau péri-vésiculaire suivent les vaisseaux sanguins des lobules, puis se réu-nissent en deux ou trois troncs qui accompagnent le cordon central, et se jettent dans les ganglions sous-sternaux.

Les *nerfs* nombreux, mais très-déliés, proviennent du grand sympa-thique. Ils s'accolent aux artères, qu'ils entourent de leurs anastomoses, et pénètrent avec celles-ci dans le thymus.

CHAPITRE III

APPAREIL URINAIRE

L'appareil urinaire est un ensemble d'organes qui séparent du sang des principes essentiellement destinés à être rejetés au dehors, et qui contribuent par cette élimination, d'une part, à épurer ce liquide, de l'autre, à le ramener à un niveau constant.

Par la nature de ses fonctions et par son mode de constitution, cet appareil n'est en réalité qu'une simple dépendance du système glanduleux. Toutefois la haute importance de sa destination, les grandes proportions du réservoir dans lequel se dépose et s'accumule le liquide sécrété, la disposition exceptionnelle de ce réservoir auquel viennent se rallier, comme à un centre, toutes les autres parties de l'appareil, sont autant de raisons qui, réunies, nous autorisent, dans certaines limites, à le distraire du grand appareil des sécrétions pour en faire un appareil à part.

L'appareil urinaire comprend dans sa composition : 1° les *reins*, qui président à l'élaboration de l'urine et qui sont au nombre de deux, l'un droit et l'autre gauche ; 2° les *uretères*, ou conduits excréteurs des reins qui, d'abord très-écartés, se rapprochent de plus en plus pour s'ouvrir dans le même réservoir ; 3° la *vessie*, dans laquelle le liquide apporté par les conduits précédents s'accumule peu à peu jusqu'au moment où, trop distendue, elle réagira sur ce liquide pour en provoquer l'expulsion ; 4° l'*urèthre*, ou conduit excréteur de la vessie ; 5° enfin, les *capsules surrénales*, glandes vasculaires sanguines annexées aux glandes rénales.

Ainsi constitué, l'appareil urinaire est réellement double, bien que ses deux moitiés se réunissent inférieurement, ou il devient impair et médian. Sous ce point de vue, il offre une remarquable analogie avec l'appareil de la respiration : d'abord, une analogie de fonction, puisque l'un a pour attribution de régénérer le sang, et l'autre de l'épurer ; et aussi une analogie de composition, puisque, dans tous les deux, les organes essentiels, ceux qui président à la régénération et à l'épuration du sang, sont pairs et symétriquement disposés de chaque côté de l'axe rachidien, tandis que les organes d'une importance secondaire, ceux qui jouent le rôle d'agents de transmission ou conducteurs, se trouvent ramenés à l'unité par leur fusion sur la ligne médiane. Dans les deux appareils, cette disposition a pour avantage : 1° de mieux assurer la fonction ; car si l'un des poumons ou l'un des reins cesse de fonctionner, le poumon ou le rein du côté opposé pourra le suppléer ; 2° de simplifier l'écoulement du fluide transmis en le confiant à un agent unique.

Cet appareil est d'abord situé en arrière du gros intestin. Dans l'excavation du bassin il lui devient supérieur et antérieur, et contracte alors avec celui-ci des rapports importants qui ont déjà fixé notre attention.

Mais c'est surtout avec l'appareil de la génération que l'appareil urinaire se trouve en connexion; et celle-ci devient plus intime à mesure qu'on se porte des parties profondes vers les superficielles. Aussi quelques auteurs ont-il cru pouvoir faire de tous les organes qui contribuent à former ces appareils une seule et même classe, en les désignant sous la dénomination de *génito-urinaires*. Nous verrons plus loin, cependant, que les deux appareils chez la femme restent indépendants dans toutes leurs parties, et que chez l'homme le canal de l'urèthre seul est commun à l'un et à l'autre. Il importe dès lors de les étudier isolément.

Nous nous occuperons d'abord des organes qui composent l'appareil urinaire.

ARTICLE PREMIER

DES REINS

Les *reins* sont des organes glanduleux qui président à l'élaboration de l'urine : ils constituent la partie la plus essentielle et la plus élevée de l'appareil urinaire.

Ces organes sont situés dans l'abdomen, sur les parties latérales de la dernière vertèbre dorsale et des deux premières vertèbres lombaires, au devant du muscle carré des lombes, en arrière du péritoine et du tube intestinal, au-dessous du foie qui recouvre la plus grande partie du rein droit, et de la rate qui recouvre en partie aussi le rein gauche.

§ 1. — Moyens de fixité, mobilité, déplacements des reins.

Les reins sont maintenus dans la position qu'ils occupent par une enveloppe cellulo-fibreuse à laquelle se mêle une quantité variable de tissu adipeux, et qui était déjà connue au temps de Haller sous le nom de *capsule adipeuse*.

Cette capsule présente une disposition qui mérite de fixer notre attention. Elle comprend deux éléments bien distincts : un élément cellulo-fibreux et un élément adipeux.

L'élément cellulo-fibreux est une dépendance de la lame fibreuse qu revêt sur quelques points le péritoine et qui porte le nom de *fascia propria*. Parvenue au niveau du rein, cette lame se dédouble : l'un de ses feuillets passe transversalement au-devant de l'organe, comme le péritoine qu'il accompagne et auquel il adhère par un tissu cellulaire fin dépourvu de graisse ; l'autre s'engage sous la face profonde du viscère, puis sous les vaisseaux qui s'y rendent ou qui en partent, et se confond bientôt avec le précédent. — Supérieurement, ces deux feuillets s'unissent au-dessus du rein, qu'ils séparent de la capsule surrénale ; inférieurement, ils se prolongent jusqu'au détroit supérieur du bassin en s'amincissant de plus en plus. — Par celle de leur face qui répond à la glande, ils lui adhèrent à l'aide de prolongements filamenteux ; par la face opposée ils adhèrent à toutes les parties ambiantes à l'aide d'un tissu cellulaire plus ou moins lâche. De cette disposition il suit :

1° Que chaque rein occupe une loge fibreuse ou cellulo-fibreuse, d'une capacité supérieure à son volume ;

2° Qu'il ne peut se déplacer cependant ni en haut ni en dehors ; mais qu'il peut se porter, soit directement en bas, soit à la fois en bas, en dedans et en avant : c'est en effet ce que démontre l'expérimentation cadavérique et ce que vient aussi confirmer l'observation clinique.

L'élément adipeux n'est pas constant. Il n'existe pas chez le fœtus ; il fait également défaut dans les premières années qui suivent la naissance. C'est vers l'âge de huit à dix ans qu'il commence à se montrer. On le voit alors s'infiltrer dans les aréoles du tissu cellulaire et devenir peu à peu plus abondant.

Cependant sa quantité chez l'adulte est très-variable. Il acquiert chez certains individus une prédominance excessive sur l'élément cellulaire ; chez d'autres on en trouve à peine quelques vestiges ; dans le plus grand nombre il se montre en quantité modérée et présente en général une mollesse remarquable. Son apparition a pour effet de rendre l'enveloppe cellulo-fibreuse un peu moins distincte. Mais comme les lamelles, les filaments, les fibrilles qui la forment se trouvent plus étalés et plus tendus, comme, d'une autre part, la graisse a encore pour avantage de remplir tous les vides, il en résulte que le rein est mieux soutenu, plus adhérent, plus fixe en un mot. Il ne présente jamais cependant une immobilité absolue ; la graisse qui l'entoure est en général si molle, qu'elle se prête elle-même à de légères oscillations. Sur le cadavre, le rein étant contenu dans sa capsule adipeuse, on peut lui imprimer quelques mouvements dans le sens vertical ou de dehors en dedans ; pendant la vie ces mêmes mouvements se produisent sous l'influence de la respiration, au moment d'un effort, et peut-être aussi à la suite d'un simple changement d'attitude.

Les deux éléments qui entrent dans la formation de la capsule adipeuse contribuent donc à fixer le rein dans sa position. La part que prend chacun d'eux à cette fixité paraît être à peu près égale. Si l'un de ces éléments ne se développe pas, le rein ne sera plus aussi fixe. Si l'élément adipeux, après s'être développé, vient à disparaître, l'organe sera moins fixe encore, parce que l'élément cellulo-fibreux, ayant été distendu, offre plus de laxité ; et il est facile de pressentir que cette laxité deviendra d'autant plus grande que la masse adipeuse résorbée aura été plus considérable. Dans ces conditions le rein acquiert une véritable mobilité ; il peut se déplacer et se déplace en effet quelquefois. Rayer, le premier, en 1841, a établi par des observations précises la réalité de ce déplacement, dont M. Fritz, en 1859, a pu réunir trente-cinq exemples sous le nom de *reins flottants*. Il est probable que ces exemples se multiplieront lorsque les déplacement du rein auront fixé l'attention d'un plus grand

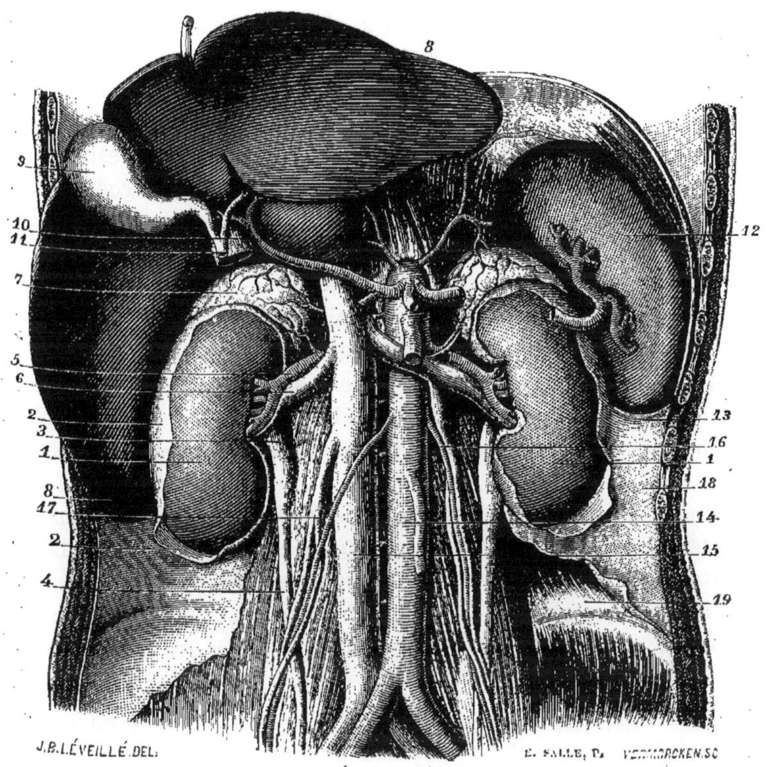

FIG. 872. — *Les reins; situation, direction, forme, rapports.*

1, 1. Les deux reins. — 2, 2. Capsule fibreuse qui les rattache à la paroi postérieure de l'abdomen. — 3. Bassinet. — 4. Uretère. — 5. Artère rénale. — 6. Veine rénale. — 7. Capsule surrénale. — 8, 8. Le foie qui a été soulevé, pour montrer les rapports de sa face inférieure avec le rein droit. — 9. Vésicule biliaire. — 10. Partie terminale du tronc de la veine porte, au devant duquel on voit l'artère hépatique à gauche, les conduits hépatique et cystique à droite. — 11. L'origine du conduit cholédoque résultant de la fusion des deux canaux qui précèdent. — 12. La rate dont la face interne a été renversée au dehors pour la montrer dans ses rapports avec le rein gauche. — 13. Repli demi-circulaire sur lequel repose son extrémité inférieure. — 14. Aorte abdominale. — 15. Veine cave inférieure. — 16. Artère et veine spermatiques gauches. — 17. Veine spermatique droite allant s'ouvrir dans la veine cave ascendante. — 18. Lame cellulo-fibreuse sous-péritonéale ou *fascia propria* se dédoublant au niveau du bord convexe des reins pour former l'enveloppe qui les fixe dans leur situation. — 19. Extrémité inférieure du muscle carré lombaire.

nombre d'observateurs. Sur vingt-quatre individus dont j'ai examiné les reins, j'ai trouvé trois fois ces organes assez mobiles pour se déplacer dans le sens vertical de 2 centimètres, et dans le sens transversal de 10 à 15 millimètres, sous la simple influence des diverses attitudes données au tronc. Dans les cas de ce genre, le viscère est seulement mobile; il se déplace et reprend ensuite sa place normale.

Mais lorsque les déplacements se répètent, ils deviennent peu à peu plus étendus, et la glande s'éloigne graduellement de sa position primitive : tantôt alors elle se porte verticalement en bas, vers la fosse iliaque; tantôt, et le plus fréquemment même, elle se porte obliquement en bas et en dedans, vers la région ombilicale, son grand axe affectant une direction d'autant plus transversale que son extrémité inférieure est plus rapprochée du plan médian. Ainsi déplacé et mobile, le rein constitue une véritable tumeur, qu'on peut reconnaître à sa forme si caractéristique, et à la dépressibilité de la région lombaire correspondante.

Les deux sexes et les deux reins ne sont pas également prédisposés à ces déplacements : sur les trente-cinq faits réunis par M. Fritz, trente se rapportent à des femmes, et cinq seulement à des hommes. Dix-neuf sont relatifs au rein droit, et quatre au rein gauche ; dans les sept autres les deux reins étaient déplacés, mais le droit l'était plus que le gauche. Il faut donc admettre chez la femme et pour le rein droit certaines prédispositions organiques. Le relâchement des parois abdominales, c'est-à-dire la moindre adhérence du péritoine et du feuillet fibreux qui le double, à la suite des grossesses répétées, paraît être dans le sexe féminin la cause prédisposante de ces déplacements. Quant au rein droit, on a invoqué, pour expliquer sa prédisposition, le volume du foie qui pèse sur lui, et la mobilité de ce viscère qui lui communique en partie ses mouvements.

Le déplacement des reins peut être la conséquence aussi d'une disposition anatomique très-exceptionnelle, dont Girard rapporte un exemple, et que M. Simpson paraît avoir également rencontrée ; dans ces deux cas, le péritoine entourait le rein droit comme il entoure le côlon ; un mésentère de deux pouces de longueur lui laissait une grande mobilité.

Déplacements congénitaux des reins. En regard des déplacements accidentels ou graduels des reins, il n'est pas sans intérêt de mettre les déplacements congénitaux ou primitifs qu'ils présentent. Ces organes, en effet, ne sont pas toujours logés dans la région lombaire ; ils peuvent être situés primitivement sur un point plus ou moins éloigné de leur siége habituel. Leur tendance alors est de se porter en dedans, ou vers des points plus déclives, comme s'ils obéissaient en quelque sorte à l'action de la pesanteur. Je ne connais aucun exemple bien authenthique de déplacement congénital dans l'épigastre et les hypochondres ; mais les reins ont été souvent rencontrés dans toutes les autres régions de l'abdomen. Quelquefois l'un de ces organes seulement est déplacé ; d'autres fois on observe un double déplacement.

Lorsque le déplacement congénital est unilatéral, le rein a été trouvé : 1° dans la région ombilicale, transversalement placé au devant de la colonne lombaire, par A. Bérard, M. Thore et d'autres observateurs ; 2° dans la région iliaque, par un grand nombre d'auteurs ; 3° sur le détroit supérieur du bassin, par MM. Mercier et Vidal ; 4° sur le côté droit de l'angle sacro-vertébral, par M. Barth ; 5° au-devant de cet angle, par MM. Broca et Caudmont ; 6° entre le sacrum et le rectum, par M. Trochon ; 7° au devant du rectum, immédiatement en arrière de la vessie, par M. Boinet ; 8° enfin, au-dessous du rein du côté opposé, par M. Chassaignac. — Dans tous ces cas, l'artère rénale émanait du tronc artériel le plus voisin, c'est-à-dire de la fin de l'aorte, ou des iliaques primitives, lorsque l'organe est situé sur l'angle sacro-vertébral ou dans l'excavation du bassin. La veine rénale allait s'ouvrir dans les veines iliaques ou à la naissance de la veine cave inférieure. Dans les déplacements congénitaux, le pédicule vasculaire de la glande ne subit donc aucun allongement. Ils diffèrent beaucoup, sous ce point de vue, des déplacements accidentels dans lesquels ce pédicule s'allonge, au contraire, en raison de l'étendue du déplacement.

Lorsque les deux reins sont congénitalement déplacés, ils se rapprochent le plus souvent par leur extrémité inférieure, de manière à former un fer à cheval dont la concavité tournée en haut et en arrière embrasse la colonne lombaire. Ils peuvent être, du reste, simplement juxtaposés, ou continus l'un à l'autre. Dans ce dernier cas, le rein est assez souvent décrit comme unique et médian ; mais l'étendue de ce rein unique, sa forme et la présence de deux uretères suffisent en général pour lui faire restituer son caractère de dualité. Il est extrêmement rare que les reins se rapprochent par leur extrémité supérieure ; dans ce mode de déplacement, leur bord concave se dirige en bas et en dedans.

Dans les déplacements, soit congénitaux, soit accidentels, le rein seul se déplace. La capsule qui le surmonte conserve sa position habituelle.

§ 2. — Nombre, volume, poids, couleur, consistance des reins.

Les reins sont au nombre de deux. Cependant, quelquefois on n'observe qu'un seul rein. Les *Bulletins de la Société anatomique* contiennent dix exemples de rein unique. Dans d'autres recueils et dans les anciens auteurs on trouve des faits analogues. C'est tantôt le rein droit et tantôt le rein gauche qui font défaut. Celui des viscères qui existe occupe en général sa place ordinaire : mais il a été rencontré aussi dans la région iliaque, dans le bassin, ou au-devant de la colonne vertébrale. L'absence de l'un des reins a été constatée le plus souvent sur des fœtus et des enfants affectés de quelque vice de conformation. Mais on l'a observée aussi chez des adultes bien constitués et bien portants : d'où il suit qu'un rein unique peut parfaitement suffire à l'entretien de la vie. Celui-ci alors s'hypertrophie, en sorte que la réduction de l'appareil urinaire est plus apparente que réelle ; et l'on conçoit très bien que dans ces conditions la fonction reste intacte.

Aucun fait ne prouve la possibilité de l'absence des deux reins. La vie n'est pas compatible avec l'absence radicale de l'appareil urinaire. M. Pigné rapporte dans les *Bulletins de la Société anatomique* qu'il a constaté cette double absence sur un fœtus à terme. Mais ce fœtus était affecté de plusieurs vices de conformation ; et il n'a pas été démontré qu'il eût vécu après la naissance.

Les capsules surrénales, qui n'accompagnent jamais les reins dans leurs déplacements, ne participent pas davantage à leur absence. Quel que soit celui de ces organes qui manque, on remarque toujours à sa place accoutumée la capsule correspondante.

Plusieurs auteurs ont observé un rein surnuméraire. Il y avait alors deux reins d'un côté, situés l'un au-dessus de l'autre, juxtaposés ou continus. D'autres fois, le troisième était placé en travers sur la colonne vertébrale, entre les deux autres, à la partie inférieure desquels il était contigu ou continu aussi par ses extrémités. — Schulze, Laurent, Marchftt, au rapport de Haller, auraient observé quatre reins ; Melinett en aurait même vu cinq. Sans repousser ces derniers faits, je ferai remarquer qu'ils n'ont pas toute l'authenticité qu'on pourrait désirer.

Volume. Les dimensions des reins varient suivant les individus. Pour apprécier avec plus d'exactitude les différences qu'elles présentent, je les ai mesurées des deux côtés, sur vingt sujets adultes, dix du sexe masculin et dix du sexe féminin, après les avoir isolés de leur capsule cellulo-adipeuse. Voici les moyennes des résultats que j'ai obtenus :

	HOMMES.			FEMMES.		
	Longueur. m.	Largeur. m.	Épaisseur. m.	Longueur. m.	Largeur. m.	Épaisseur. m.
Rein droit...	0,122	0,069	0,028	0,123	0,068	0,028
Rein gauche.	0,124	0,067	0,029	0,121	0,070	0,028
	0,123	0,068	0,028	0,122	0,069	0,028

Les résultats énoncés dans ce tableau nous montrent : 1° que la longueur moyenne des reins est de 12 centimètres, leur largeur de 6 et demi à 7, et leur épaisseur de 3 environ ; 2° que les deux reins ont un volume moyen à peu près égal ; 3° que ce volume ne présente pas non plus de différence sensible chez l'homme et chez la femme.

Des trois dimensions du rein, la seule qui offre des variétés individuelles importantes est la longueur. Chez quelques adultes elle ne dépasse pas 10 centimètres; chez d'autres elle s'élève jusqu'à 14 et très-exceptionnellement jusqu'à 15; c'est entre ces deux limites qu'elle oscille dans la très-grande majorité des cas.

Le rein, comme la plupart de nos organes, peut s'atrophier ou s'hypertrophier. Lorsqu'il est frappé d'atrophie, on l'a vu se réduire à la moitié, au tiers, au quart de son volume normal. Lenoir a montré à la Société anatomique un rein qui n'offrait plus que la sixième partie de ses dimensions primitives. M. Barth en a montré un autre qui avait à peine le volume d'une noix.

L'hypertrophie n'apporte pas dans les dimensions de cet organe des modifications aussi grandes. Les reins hypertrophiés varient dans leur longueur de 13 à 15 centimètres, dans leur largueur de 7 à 8, et dans leur épaisseur de 3 à 3 et demi. Le plus volumineux et le plus lourd qu'il m'ait été donné d'observer appartenait à un individu chez lequel le rein gauche était transformé en kyste séreux. Le rein droit, très-hypertrophié, pesait 284 grammes. On en rencontre rarement de plus considérable. Cependant M. Lemarchant a présenté eu 1860 à la Société anatomique un rein qui avait atteint le poids énorme de 759 grammes, et qui provenait aussi d'un individu chez lequel le rein opposé se trouvait transformé en kyste. Ce dernier fait, du reste, doit être considéré comme tout à fait exceptionnel. L'hypertrophie peut se montrer sur les deux reins simultanément; mais, elle est presque toujours limitée à l'un de ces viscères.

Poids. Meckel estime le poids du rein à trois ou quatre onces, c'est-à-dire à 112 grammes En évaluant celui des quarante reins dont j'ai parlé précédemment, j'ai pu me convaincre qu'il est notablement plus élevé.

Il équivaut à 170 grammes. M. Pourteyron, qui a cherché récemment à le déterminer chez 86 sujets, 65 hommes et 21 femmes, ne l'estime qu'à 141 grammes pour le premier sexe et 124 pour le second. Très-probablement cet auteur avait divisé tous les vaisseaux au niveau du hile, sans les lier préalablement; il a obtenu ainsi le poids du rein en partie vide de sang; mais pour cette glande, comme pour la rate et le foie, le poids qu'elle présente dans l'état physiologique est un peu plus élevé.

Les variations individuelles méritent également d'être signalées. Le plus léger que j'aie observé pesait 107 grammes, et le plus lourd 284; c'est donc une différence de 177 grammes entre deux reins, dont l'un, il est vrai, dépassait très-notablement ses dimensions ordinaires.

Couleur et consistance. Le rein présente une couleur qui est rouge chez quelques individus, jaunâtre chez d'autres, et qui participe de ces deux nuances dans le plus grand nombre, la première, cependant, se montrant en général prédominante. — Sa consistance est ferme et supérieure à celle de toutes les autres glandes ; c'est pourquoi on ne voit jamais le rein prendre l'empreinte du foie, mais toujours au contraire le foie se déprimer au niveau du rein et se creuser d'une fossette, la *fossette rénale*, qui en reproduit la forme. La fermeté du tissu qui le compose et la mollesse des parties qui l'entourent ne permettent pas d'admettre avec quelques auteurs qu'il puisse se dilacérer sous l'influence seule de la commotion produite par une chute d'un lieu élevé.

§ 3. — Forme, rapports, tunique propre du rein.

Le rein est allongé de haut en bas, comprimé d'avant en arrière, arrondi et convexe en dehors, échancré et concave en dedans. Ainsi configuré, il rappelle assez bien la forme d'une fève ou d'un haricot, auxquels il avait déjà été comparé par Haller et la plupart des auteurs qui l'ont précédé. Cette forme permet de lui considérer avec Winslow deux faces : l'une antérieure, l'autre postérieure ; deux bords, l'un externe, l'autre interne ; et deux extrémités, l'une supérieure, l'autre inférieure.

La *face antérieure* est convexe, régulière et unie chez l'adulte, bosselée chez l'enfant, et surtout chez le fœtus. Elle ne regarde pas directement en avant, mais en avant et un peu en dehors. Le péritoine, en se portant vers la colonne lombaire, la revêt dans toute son étendue. Ses autres rapports diffèrent suivant qu'on l'examine à droite ou à gauche. (Fig. 872.)

A droite, elle répond : 1° au foie, qui recouvre ordinairement ses deux tiers supérieurs, quelquefois ses trois quarts, rarement sa totalité ; 2° au côlon ascendant, qui ne repose en général que sur son tiers inférieur, mais qui lui devient contigu sur une plus grande partie de son étendue, lorsque le foie est petit, ou lorsque le rein se trouve abaissé ; 3° à la veine cave inférieure et à la portion verticale du duodénum.

A gauche, elle est en rapport : 1° avec la rate, qui recouvre sa moitié ou son tiers supérieur ; 2° avec le côlon descendant, qui lui correspond dans une étendue plus ou moins considérable, suivant qu'il est situé plus ou moins bas ; 3° avec le pancréas, dont l'extrémité terminale repose sur sa partie la plus élevée ; 4° avec la grosse tubérosité de l'estomac, qui s'applique à son bord interne.

Ces rapports nous expliquent comment des abcès du rein, chez quelques individus, ont pu s'ouvrir dans le côlon ; et comment aussi l'inflammation développée dans cette glande s'est propagée à la rate, et a donné naissance à des abcès simultanés dans les deux viscères contigus.

La *face postérieure* est presque plane, inclinée en dedans et un peu plus large que la précédente. Elle correspond : 1° au diaphragme, qui la sépare de la dernière côte, du dernier espace intercostal et de la partie la plus déclive de la cavité pleurale ; 2° au muscle carré-lombaire, dont elle est séparée par le feuillet antérieur de l'aponévrose du muscle transverse de l'abdomen et les deux premières branches du plexus lombaire. Il suit de ces rapports que les abcès du rein peuvent s'ouvrir non-seulement dans la région lombaire, mais aussi dans la cavité thoracique, et même dans le poumon. M. Boucher, en 1841, a montré à la Société anatomique un abcès du rein gauche, causé par la présence d'un calcul, qui communiquait par un trajet fistuleux avec le poumon du même côté ; le pus était rejeté en partie par l'expectoration. En 1853, M. Marcé a publié dans les *Bulletins* de cette Société un fait plus remarquable encore : l'abcès formé dans le rein droit s'était ouvert à la fois dans le côlon et dans le poumon.

Le *bord externe* ou *convexe* se dirige un peu en arrière. Il répond à l'angle de séparation des deux feuillets du *fascia propria* du péritoine, et repose : 1° supérieurement sur le diaphragme, qui le sépare de la douzième côte et du dernier espace intercostal ; 2° inférieurement sur l'apo-névrose du transverse, sur le bord externe du muscle carré lombaire, et sur le bord correspondant de la masse des muscles spinaux

Le *bord interne* ou *concave*, incliné en avant, est arrondi supérieure-ment et inférieurement, échancré dans sa partie moyenne. — Cette échan-crure, par laquelle la glande reçoit ses vaisseaux afférents, et par laquelle aussi sortent ses vaisseaux efférents et son conduit excréteur, constitue la *scissure* ou le *hile* du rein. Elle intéresse plus en général la partie anté-rieure du viscère que sa partie postérieure, d'où l'inégale largeur de ses deux faces. Elle est aussi un peu plus rapprochée de l'extrémité inférieure que de la supérieure. Vu antérieurement et dans l'état d'intégrité des parties qui l'occupent, le hile du rein, ainsi que le fait remarquer Haller, est limité par trois bords convexes. Vu après l'ablation du conduit excré-teur et des vaisseaux qui s'y rendent ou qui en partent, il se présente sous l'aspect d'une excavation quadrilatère circonscrite par deux bords hori-zontaux, courts et convexes, l'un supérieur, l'autre inférieur, et deux bords verticaux, dont l'antérieur est convexe comme les précédents, et le postérieur rectiligne ou légèrement concave. La longueur des deux bords verticaux varie de 3 à 4 centimètres ; elle n'égale pas tout à fait le tiers de la longueur totale de l'organe. (Fig. 872.)

Le bord interne du rein s'appuie sur le grand psoas. Inférieurement il est recouvert par les circonvolutions de l'intestin grêle ; supérieurement et à droite, par la veine cave et la seconde portion du duodénum.

L'*extrémité supérieure* est un peu plus volumineuse que l'inférieure. Elle est aussi un peu plus recourbée, et se trouve plus rapprochée de la colonne vertébrale. Une ligne horizontale qui la raserait irait traverser le corps de la douzième vertèbre dorsale, tantôt dans sa partie supérieure, tantôt dans sa partie moyenne, quelquefois dans sa partie inférieure. Chez certains individus, elle correspond au disque qui unit la douzième dorsale à la première lombaire ; mais alors le rein se trouve abaissé. Cette extrémité est recouverte par la capsule surrénale.

L'*extrémité inférieure*, plus petite, plus éloignée du rachis, répond en général au disque qui unit la seconde vertèbre lombaire à la troisième. Un intervalle de 2 à 3 centimètres la sépare de la crête de l'os iliaque.

Tous les auteurs s'accordent pour admettre que le rein droit est situé un peu plus bas que le gauche chez la plupart des individus, et tous aussi attribuent cet abaissement à la pression du foie. Mais cet abaissement a été exagéré et sa fréquence surtout a été trop facilement admise ; dans la majorité des sujets que j'ai examinés, les deux reins se trouvaient à peu près au même niveau. Lorsque le foie devient très-volumineux, il ne déplace pas le rein ; il descend au-devant de lui, le recouvre plus ou moins, et tend même à le contourner en s'insinuant sous son bord externe.

Tunique propre du rein. Le rein est revêtu sur toute sa périphérie d'une tunique propre, destinée surtout à protéger les parties qui le composent. Cette tunique, de nature fibreuse, mince, transparente et résistante, lui adhère d'une manière intime. Elle peut être comparée à celles qui recouvrent le foie et la rate ; son aspect est le même, et sa disposition tout à fait identique. Parvenue au hile du rein, elle le tapisse, et pénètre ensuite dans l'épaisseur de la glande en formant autour des vaisseaux autant de gaînes qui accompagnent leurs premières divisions. On peut donc lui distinguer aussi une partie externe et une partie interne, qui constitue la *capsule du rein*.

La portion externe ou membraneuse répond, en dehors, à l'enveloppe cellulo-fibreuse et adipeuse, à laquelle elle se trouve liée par une foule de prolongements qui rayonnent dans toutes les directions et qui sont d'autant plus courts que le rein est plus fixe, d'autant plus longs qu'il est plus mobile. Ces prolongements se montrent plus multipliés en général et plus solides aux deux extrémités de la glande, où ils se trouvent ordinairement mélangés à une certaine quantité de tissu adipeux. — De sa surface interne naissent d'autres prolongements incomparablement plus déliés que les précédents et simplement celluleux, qui pénètrent dans l'épaisseur du rein, où ils ne tardent pas à disparaître. C'est à l'aide de ces prolongements qu'elle adhère à la périphérie du viscère. Son adhérence, bien qu'intime, est peu solide. On peut la détacher assez facilement par voie d'arrachement, surtout lorsque l'organe commence à se ramollir sous l'influence de la décomposition putride.

La portion interne, ou *capsule du rein*, est plus mince que la précédente. Pour la découvrir et la suivre dans son trajet, chez l'homme, il faut procéder à sa recherche avec beaucoup de soin et d'attention. Mais chez un grand nombre de mammifères, elle est très-manifeste, et sa préparation ne présente aucune difficulté. Sur le rein de quelques quadru-

pèdes on peut la poursuivre jusque sur les divisions vasculaires de troisième ordre. Les gaines qu'elle fournit aux vaisseaux adhèrent au tissu
propre de la glande.

§ 4. — CONFORMATION INTÉRIEURE DU REIN.

Lorsqu'on incise le rein, on remarque qu'il est formé de deux substances
très-différentes par leur aspect et par la disposition qu'elles affectent.

De ces deux substances, l'une répond au bassinet, c'est la *substance médullaire;* l'autre répond à la périphérie du viscère, dont elle constitue
l'écorce, c'est la *substance corticale.*

La *substance médullaire*, appelée aussi *substance intérieure, substance
fibreuse, substance tubuleuse,* a pour attributs distinctifs : la fermeté de sa
consistance, une coloration rouge plus ou moins foncée, et son aspect
à la fois strié et rayonné. Elle se compose d'un nombre variable de
segments, indépendants les uns des autres, de volume inégal, de forme
conique ou pyramidale, tournés par leur sommet vers le hile du rein, et
offrant, par conséquent, une direction convergente : ces segments portent
le nom de *pyramides* de Malpighi.

La *substance corticale, substance extérieure, substance glanduleuse,*
diffère de la précédente, par sa consistance qui est moins ferme, par sa
couleur légèrement jaunâtre, par sa continuité et par la présence de corpuscules plus apparents dans quelques animaux que chez l'homme, mais
qu'on réussit cependant à distinguer à l'œil nu, lorsqu'une fois on en a pris
connaissance. Ces corpuscules, auxquels Malpighi a aussi attaché son
nom, constituent les *glomérules* du rein ; ils représentent l'élément glanduleux ou sécréteur de l'organe.

La substance corticale, partout continue à elle-même, recouvre et entoure les segments de la substance tubuleuse ou pyramides de Malpighi.
En pénétrant dans les intervalles de ces pyramides, elle forme autant de
colonnes, qui convergent aussi vers le hile et qui ont été bien décrites par
Bertin en 1744, d'où le nom de *colonne de Bertin* sous lequel elles sont
désignées depuis cette époque par la plupart des auteurs. Aux deux extrémités du rein et sur toute la partie des faces antérieure et postérieure qui
répondent à son bord interne, les colonnes de Bertin deviennent de plus
en plus étroites à mesure qu'elles se rapprochent du hile, de telle sorte
que chacune d'elles revêt la forme d'un cône ou d'une pyramide dont la
base répond à la surface de l'organe, et le sommet au bassinet. Sur la partie moyenne du bord convexe, elles se comportent d'abord de la même
manière ; mais après s'être graduellement rétrécies, elles s'élargissent peu
à peu et font saillie par leur partie la plus volumineuse dans l'excavation
du hile. Ces dernières, ainsi que le fait remarquer Bertin, se composent

de deux cônes qui se continuent par leur sommet tronqué. Leur disposition du reste varie un peu suivant les individus.

Pour prendre une connaissance exacte des connexions et de la disposition respective des deux substances du rein, il faut pratiquer sur ce viscère trois coupes verticales, dirigées du bord convexe vers le bassinet, l'une sur la partie moyenne de ce bord, les deux autres sur ses parties latérales. Ces coupes permettront surtout d'apprécier le nombre, le volume et la forme des segments de la substance tubuleuse, l'épaisseur de l'enveloppe que leur fournit la substance corticale, ainsi que la direction, les dimensions et la configuration des colonnes de Bertin.— Afin de compléter cette étude, il sera convenable d'enlever sur un autre rein toutes les parties qui occupent le hile de l'organe, de manière à mettre celui-ci complétement à découvert. Sur cette préparation on pourra constater que les colonnes de Bertin, parvenues au voisinage du sommet de chacun des cônes de la substance tubuleuse, s'en éloignent pour se terminer par une saillie indépendante. Il existe ainsi dans l'excavation du hile deux sortes de saillies bien différentes :

1° Des saillies petites, rouges et conoïdes, qui sont reçues dans un prolongement du bassinet, et qui ne sont autre chose que les sommets des pyramides de Malpighi : elles constituent les *mamelons* ou *papilles* du rein ;

3° Des saillies plus considérables, jaunâtres et arrondies, formées par l'extrémité libre des colonnes de Bertin. Ces dernières ont pour siége de prédilection la partie centrale de l'excavation du hile, sur laquelle il en existe constamment deux plus volumineuses. Mais à mesure qu'on s'éloigne de ce point elles diminuent, et vers les extrémités du viscère les colonnes de Bertin ne dépassent pas les cônes de la substance médullaire ; c'est au contraire le sommet de ces cônes qui les déborde ordinairement.

Ainsi constitué, cet organe peut être considéré comme formé de plusieurs petits reins groupés sous une même enveloppe, ou de plusieurs lobes composés chacun d'un noyau de substance tubuleuse et d'une couche de substance corticale. C'est à l'existence et à la forme arrondie de ces lobes que la glande est redevable de l'aspect bosselé qu'elle présente, aspect peu prononcé chez l'adulte, mais plus accusé au moment de la naissance, et d'autant plus remarquable qu'on se rapproche davantage de l'époque à laquelle les lobes commencent à se développer. Au début de leur formation les lobes du rein sont presque indépendants.

Chez quelques mammifères, ils conservent pendant toute la durée de la vie une partie de leur indépendance primitive. Chez le bœuf et l'éléphant, par exemple, ils ne s'unissent les uns aux autres que par une partie de leur contour : leur base reste libre et fait saillie à la surface du viscère qui se creuse alors de scissures profondes et circulaires. — Chez d'autres, tels que l'ours, la loutre commune, les carnassiers amphibies, et tous les cétacés, l'indépendance des lobes est si complète, que la glande a pu être comparée à une grappe. Si l'on voulait classer les reins des mammifères d'après la disposition réciproque des lobes qui les composent, il faudrait donc les diviser en quatre ordres.

Le premier comprend les reins *unilobés*, c'est-à-dire tous ceux dont la substance tubuleuse n'est pas segmentée ; la glande se compose alors de deux couches, l'une enveloppée, l'autre enveloppante, et se trouve ramenée ainsi à son expression la plus simple : tel est le rein du mouton.

Dans le second se rangent les reins *multilobés*, dont les lobes adhèrent par tout leur contour, et dont la surface, par conséquent, est unie.

Au troisième appartiennent les reins multilobés dont les lobes ne s'unissent que par une partie de leur contour et dont la surface est creusée de sillons circulaires qui encadrent leur base.

Au quatrième se rattachent les reins multilobés dont les lobes sont complétement indépendants et disposés en forme de grappe.

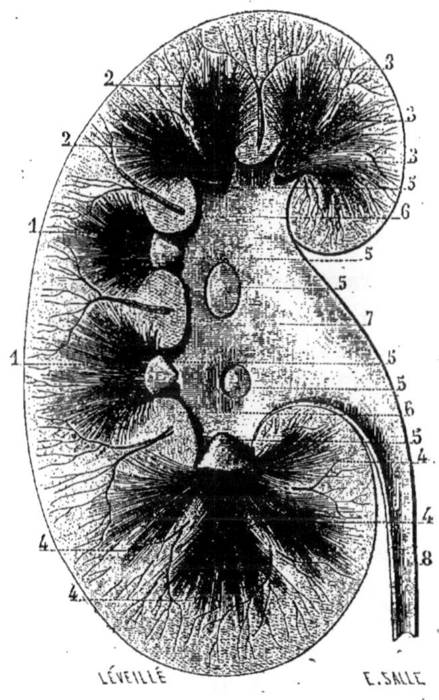

FIG. 873. — *Conformation intérieure du rein.*

1, 1. Deux pyramides de Malpighi, unilobées, se continuant par les irradiations de leur base avec la substance corticale. — 2, 2. Une pyramide bilobée. — 3, 3, 3. Pyramide trilobée. — 4, 4, 4, 4, 4. Pyramide quadrilobée. — 5, 5, 5, 5, 5, 5. Sommets des pyramides entourés chacun de leur calice. — 6, 6. Colonnes de Bertin : toutes sont formées de deux demi-colonnes juxtaposées entre lesquelles cheminent une artère et une veine. — 7. Bassinet. — 8. Origine de l'uretère.

3ᵉ ÉDIT.   IV — 34

Les lobes, du reste, sont simples ou composés : simples, lorsqu'ils ne se divisent pas; composés, lorsqu'ils se divisent en deux ou plusieurs lobes secondaires, formés chacun, comme le lobe principal, de substance tubuleuse et de substance corticale. En se subdivisant à leur périphérie ceux-ci donnent naissance à des lobes de troisième ordre ou *lobules*, composés aussi des deux substances. La partie centrale de ces lobules constituée par un prolongement conoïde de la substance médullaire porte le nom de *pyramide de Ferrein*. — Toutes les divisions partent de la base des lobes et se rapprochent plus ou moins de leur sommet.

Le nombre des lobes qui entrent dans la constitution du rein de l'homme varie de huit à onze. Quelques-uns se bifurquent ou se trifurquent. Il n'est pas rare d'en trouver un ou deux qui sont formés de quatre et même de cinq lobes plus petits. Les lobes simples correspondent à la partie moyenne du bord convexe, les lobes bifides ou trifides aux faces antérieure et postérieure, et les lobes multifides aux deux extrémités de la glande.

Leur volume présente aussi beaucoup de variétés. Il est en raison inverse de leur nombre et en raison directe des dimensions du rein. Les lobes composés sont en général plus volumineux que les lobes simples.

Leur direction diffère suivant la situation qu'ils occupent. Ceux de la face antérieure se dirigent en dedans et en arrière, ceux de la face postérieure en dedans et en avant, ceux du bord convexe directement en dedans, ceux des extrémités directement en bas ou directement en haut; tous convergent, en un mot, vers la partie profonde du hile.

Leur forme conique permet de considérer à chacun d'eux une surface, une base et un sommet.—Par leur surface ils s'unissent les uns aux autres. Leur couche corticale, en s'adossant à celle des lobes voisins, constitue les colonnes de Bertin, qui toutes par conséquent se composent de deux colonnes plus petites ou de deux demi-colonnes. C'est entre ces demi-colonnes que cheminent les vaisseaux sanguins.

Leur base, plus ou moins arrondie, adhère à la tunique propre ou fibreuse. On remarque sur sa circonférence : 1° une dépression circulaire, qui rappelle très-bien les sillons semblables, mais beaucoup plus accusés, des mammifères à lobes en partie indépendants; 2° un anneau formé par des veinules anastomosées, anneau plus ou moins apparent.

Leur sommet est libre sur une étendue de 6 à 8 millimètres. Ils portent le nom de mamelons ou papilles du rein. Selon Malpighi les mamelons seraient formés par une substance particulière, à laquelle il avait donné le nom de *substance mamelonnée*. Mais les papilles sont un simple prolongement de la substance tubuleuse; et le rein, par conséquent, n'est bien réellement composé que de deux substances.

Les papilles se disposent, ainsi que le fait remarquer Bertin, sur trois rangées : une rangée moyenne en rapport avec les lobes venus de la circonférence du rein, une rangée antérieure et une rangée postérieure dépendantes des lobes correspondants. Elles ne forment pas cependant des séries parfaitement linéaires; et, en outre, elles sont inégalement distantes. Leur nombre égale celui des lobes.

Elles diffèrent dans leur configuration suivant qu'elles répondent à des lobes simples ou composés. Celles des lobes simples sont saillantes et régulièrement coniques. Les papilles des lobes bifides sont saillantes aussi, mais allongées dans un sens, aplaties dans le sens opposé. Les papilles des lobes trifides sont moins saillantes et de forme pyramidale. Les papilles à base rayonnante sont presque planes.

Sur le sommet de chaque papille on remarque des orifices qui semblent produits avec la pointe d'une aiguille, et si rapprochés, qu'ils donnent à leur partie centrale l'aspect d'une petite pomme d'arrosoir. Ces orifices sont au nombre de 12 à 15 sur les papilles à base simple ou bifide, de 15 à 20 sur les papilles à base trifide, de 25 à 30 sur les papilles des lobes les plus composés. Quelques-uns sont assez grands pour qu'on puisse les distinguer à l'œil nu : d'autres si minimes, qu'on ne les aperçoit bien qu'à l'aide d'une loupe. Les plus apparents sont aussi les plus rapprochés du sommet ou de l'axe de la papille.

§ 5. — STRUCTURE DU REIN.

Chacun des lobes du rein se compose de deux substances essentielle-ment constituées l'une et l'autre par des conduits destinés à transmettre l'urine dans le bassinet. Mais ces conduits ne sont pas disposés de la même manière dans la substance tubuleuse et dans la substance corticale. Celle-ci, en outre, présente des corps glanduliformes qui jouent un rôle important dans l'élaboration de l'urine, ce sont les *glandules* de Malpighi. Considéré dans sa structure, le rein nous offre donc à étudier :

1° La disposition générale des conduits urinifères, suivie depuis leur origine jusqu'à leur terminaison;

2° La disposition et la structure qu'affectent ces mêmes conduits dans la substance médullaire ;

3° La disposition et la structure qu'ils présentent dans la substance cor-ticale ;

4° Les glandules de Malpighi ou glomérules du rein avec lesquelles ils affectent les connexions les plus intimes;

5° Des artères volumineuses et très-multipliées, dont la distribution diffère pour les deux substances;

6° Des veines très-multipliées aussi et plus volumineuses encore, qui se comportent également d'une manière différente dans la substance tubuleuse et dans la substance corticale :

7° Enfin des vaisseaux lymphatiques, des nerfs et du tissu conjonctif.

A. — **Trajet et disposition générale des conduits urinifères.**

Ces conduits naissent des glomérules du rein par un renflement en forme de capsule ; puis ils s'infléchissent en se contournant dans tous les sens et en se rapprochant de plus en plus des pyramides de Ferrein. On a cru longtemps qu'ils se redressent alors pour se continuer avec les tubes dont ces pyramides sont formées. Mais leur trajet est beaucoup plus compliqué.

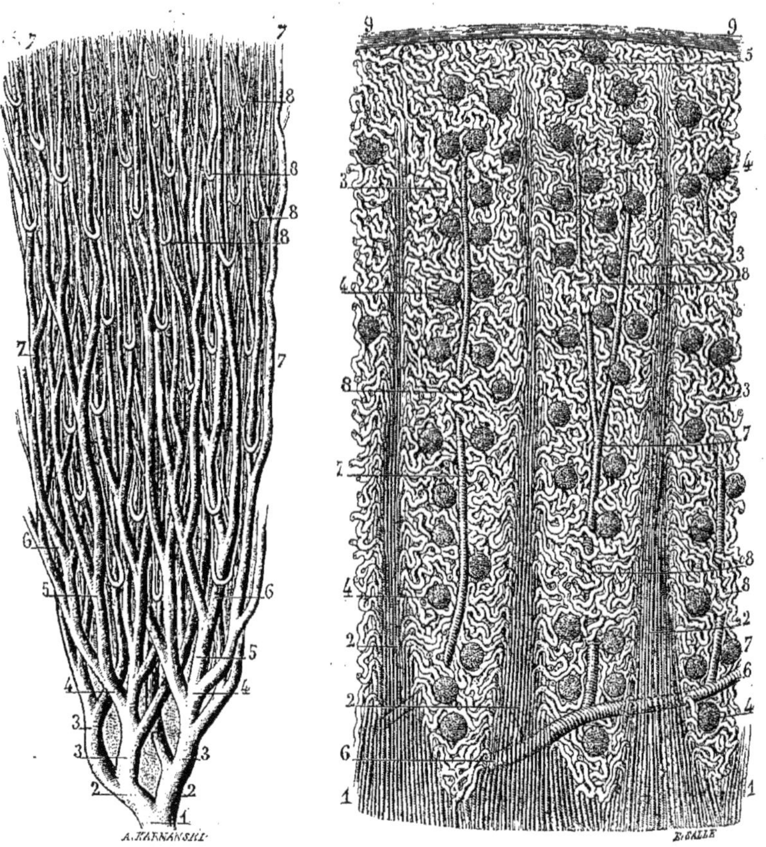

FIG. 874. — *Coupe longitudinale de la substance tubuleuse.*

FIG. 875. — *Coupe longitudinale de la substance corticale.*

FIG. 874. — 1. Tronc d'un tube collecteur. — 2, 2. Ses branches. — 3, 3, 3. Branches de second ordre. — 4, 4. Branches de troisième ordre. — 5, 5. Branches de quatrième ordre. — 6, 6. Branches de cinquième ordre. — 7, 7, 7, 7. Branches de sixième ordre. — 8, 8, 8, 8. Anses ou arcades à concavité supérieure des conduits urinifères, dont les deux branches s'entremêlent aux tubes de Bellini.

FIG. 875. — 1, 1. Limite de la substance médullaire ou base des pyramides de Malpighi. — 2, 2, 2. Pyramides de Ferrein. — 3, 3, 3, Tubes contournés. — 4, 4, 4, 4. Glan-

Arrivés sur le pourtour des pyramides de Ferrein, les tubes contournés se déroulent, s'effilent rapidement, ne tardent pas à pénétrer dans la substance médullaire qu'ils parcourent en ligne droite, et se réfléchissent ensuite à des hauteurs très-inégales pour remonter vers la substance corticale. De leur réflexion résultent des anses dont la concavité regarde la périphérie du viscère et dont les branches varient de longueur, suivant que l'anse se rapproche plus ou moins du sommet des papilles.

La branche qui succède au tube contourné, ou branche descendante, est extrêmement grêle. La seconde, ou branche ascendante, offre un diamètre un peu plus grand que celui de la précédente ; rectiligne aussi, elle remonte plus ou moins haut dans la substance corticale, se contourne à sa terminaison, et se jette dans l'un des tubes de la pyramide voisine.— Chacun de ces tubes en reçoit toujours plusieurs, d'où le nom de *tubes collecteurs* sous lequel ils sont connus. En parcourant la substance médullaire, ceux-ci s'unissent deux à deux de manière à former des conduits de plus en plus volumineux, et de moins en moins nombreux, qui viennent s'ouvrir au sommet des papilles. — Considérés dans leur trajet, les conduits urinifères se composent donc de trois parties :

1° D'une partie initiale extrêmement flexueuse, très-contournée, qui s'étend des glomérules vers les pyramides de Ferrein ; elle constitue essentiellement la substance corticale ;

2° D'une partie moyenne disposée en anse et regardant par sa convexité le sommet des papilles ; elle contribue à former les deux substances, mais plus spécialement la substance médullaire ;

3° D'une partie terminale, rectiligne, dans laquelle se jette la branche ascendante de l'anse, c'est le tube collecteur ou tube de Bellini.

De ces trois parties constituantes, la première est la plus large. Elle conserve une forme cylindrique sur toute son étendue, mais devient conique au niveau de sa continuité avec la seconde. Celle-ci, extrêmement étroite dans sa moitié descendante, un peu plus large dans sa moitié ascendante, d'un calibre uniforme sur l'une et l'autre, revêt aussi la configuration d'un cône, soit à l'union de ses deux branches, soit à l'union de sa branche ascendante avec le tube collecteur, lequel, augmentant progressivement de diamètre par la fusion de toutes ses origines, affecte dans son ensemble une forme analogue. Les conduits urinifères sont donc tour à tour cylindriques et coniques. Chacun d'eux pourrait être considéré comme

dules de Malpighi ou glomérules du rein entourés de toutes parts par les tubes précédents. — 5. Glomérule sous-jacent à l'enveloppe fibreuse du rein, situation rare, mais dont j'ai rencontré cependant plusieurs exemples. — 6, 6. Une branche provenant de la voûte artérielle sus-pyramidale, et s'élevant au-dessus de cette voûte en croisant presque perpendiculairement les pyramides de Ferrein. — 7, 7, 7. Artères radiées ou interlobulaires. — 8, 8, 8. Tubes contournés qui voilent sur une partie de leur trajet les artères radiées. — 9, 9. Coupe de l'enveloppe fibreuse du rein.

formé de deux cônes qui se continueraient par leur sommet au niveau des anses représentant leur partie moyenne, et dont la base répondrait pour l'un aux glomérules et pour l'autre au sommet des papilles.

La longueur moyenne de la portion contournée dés conduits urinifères est de 12 millimètres; celle de leur portion arciforme de 25 à 30. Quant à l'étendue de leur partie terminale, elle échappe à tout calcul approximatif, plusieurs d'entre eux se réunissant pour donner naissance au même tube collecteur, et le nombre de ceux qui se jettent dans ce tube à des hauteurs très-différentes restant d'ailleurs indéterminé. Mais en tenant compte seulement des deux premières portions, on voit que les conduits urinifères, pour se rendre des glomérules jusqu'aux pyramides de Ferrein parcourent une longueur de 4 centimètres. Nous établirons plus loin qu'à chaque lobe se trouvent annexés environ 56 000 glomérules, et que chaque rein en possède 560 000. Or, autant de glomérules, autant de conduits.

En multipliant la longueur des conduits urinifères par le nombre des glandules, on arrive à reconnaître que placés bout à bout et continus les uns aux autres, ils atteindraient une étendue de 22 000 mètres ou de 5 lieues et demie. En ajoutant aux parties contournée et arciforme leur partie rectiligne ou terminale, ils seraient assez longs pour s'étendre d'un point quelconque de notre enceinte fortifiée au point diamétralement opposé, et pourraient même, dans certains cas d'hypertrophie du rein, enlacer de leur courbe circulaire toute la Babylone moderne.

La portion contournée et la portion arciforme des conduits prennent part à l'élaboration de l'urine. Leur partie rectiligne joue le rôle d'un simple conducteur. Toutes les trois diffèrent, du reste, par leur structure, non moins que par leur calibre et leur disposition.

B. — Conduits urinifères de la substance médullaire.

La substance médullaire comprend dans sa constitution, d'une part, les tubes de Bellini, portion terminale des conduits urinifères, de l'autre la portion moyenne ou arciforme de ceux-ci.

Les tubes de Bellini s'étendent, en rayonnant du sommet des pyramides de Malpighi jusqu'à leur base au niveau de laquelle ils se partagent en groupes indépendants qui pénètrent dans la substance corticale pour former les pyramides de Ferrein. Leur direction diffère selon qu'ils occupent l'axe des lobes ou qu'ils se rapprochent de leur périphérie. Les tubes centraux sont rectilignes; les tubes périphériques se recourbent à la manière des épis excentriques d'une gerbe.

Simples à leur point de départ, ils ne tardent pas à se diviser, et les divisions se répètent dichotomiquement, en devenant moins nombreuses à mesure qu'ils se rapprochent de la substance corticale. Les premières bifurcations ont lieu à une très-petite distance des orifices dont ils naissent. Après avoir parcouru le court trajet d'un millimètre, la plupart d'entre eux se partagent en deux et quelques-uns en trois branches, lesquelles se subdivisent elles-mêmes presque aussitôt. Le nombre total des divisions successives pour chaque tube est de 8 à 10; de telle sorte qu'en arrivant à la substance corticale, celui-ci se compose de 250 à 300 branches environ, formant un faisceau radié; de là, pour les pyramides de Malpighi, l'accroissement rapide de leur volume et la forme conoïde qui leur est propre.

Mais cette cause n'est pas la seule qui détermine leur mode de configuration. En même temps que les divisions se multiplient du sommet vers la base des pyramides, les anses des conduits urinifères se raréfient au contraire de cette base vers leur sommet. C'est donc dans la partie périphérique des pyramides de Malpighi qu'on rencontre à la fois le plus grand nombre d'anses et de tubes collecteurs. Ainsi s'expliquent les larges dimensions qu'ils présentent au niveau de leur continuité avec la substance corticale, la disposition radiée qui leur est propre, et la forme du rein dont tous les éléments rayonnent dans la même direction, c'est-à-dire du hile vers la périphérie.

Le diamètre des tubes de Bellini et des anses qui les séparent est du reste bien différent. Les tubes de Bellini, très-larges à leur embouchure, diminuent de volume après leurs premières divisions et conservent dans leur trajet ultérieur à peu près le même calibre. Sur le sommet des papilles, leur diamètre, égal à celui des orifices dont ils partent, varie de $0^{mm},2$ à $0^{mm},3$. Presque aussitôt il descend à $0^{mm},1$, puis se réduit au niveau de la base des papilles à $0^{mm},05$ ou $0^{mm},06$, et ensuite ne se modifie plus d'une manière sensible. Les premières divisions sont donc plus petites que le tronc générateur; mais toutes les autres diffèrent à peine de celui-ci. Ce fait a été en général méconnu; mais on peut le constater en divisant une pyramide de Malpighi parallèlement à son axe et en piquant la surface de section avec la pointe d'un tube à injection lymphatique; les conduits, ainsi remplis, se détachent des autres par leur éclat métallique et deviennent alors très-manifestes. De cette égalité de volume il suit que les tubes collecteurs en se réunissant deux à deux, dans la première moitié de leur trajet, diminuent rapidement de capacité, disposition favorable à l'excrétion de l'urine.

Le calibre des anses interposées aux tubes n'est pas le même pour leur branche descendante et pour leur branche ascendante. Celui de la première dépasse à peine $0^{mm},01$; celui de la seconde est de $0^{mm},02$. Elles sont donc notablement plus déliées que les tubes collecteurs, et la différence devient d'autant plus sensible qu'elles descendent plus bas, ces tubes s'accroissant de la base des lobes vers leur sommet. Aussi, sur une section transversale des papilles, remarque-t-on des orifices de dimensions très-inégales : les uns larges, correspondant aux tubes collecteurs ; d'autres, plus ou moins étroits, disséminés dans leurs intervalles, représentant la coupe des branches descendante et ascendante des anses. Sur les sections transversales de la base des lobes on retrouve ces trois sortes d'orifices ; seulement ils diffèrent beaucoup moins, les tubes collecteurs ayant perdu une notable partie de leur volume. (Fig. 877, A, B.)

Les conduits urinifères se composent d'une couche externe, amorphe, de nature spéciale, et d'une couche interne ou épithéliale, présentant toutes deux quelques modifications sur leur trajet. De là des différences qui distinguent la portion terminale des conduits de leur portion arciforme, et celle-ci de leur portion contournée, différence dont les unes dérivent, soit de l'épaisseur de leurs parois, soit du diamètre de leur cavité, et les autres de leur épithélium.

Les tubes de Bellini ont pour attribut une large cavité et des parois assez minces. Leur couche externe disparaît vers le sommet des papilles ; elle se trouve remplacée sur ce point par le tissu conjonctif qui fait partie de la trame celluleuse de la glande. Leur couche interne est formée par un épithélium pavimenteux, transparent, dont les cellules bien manifestes

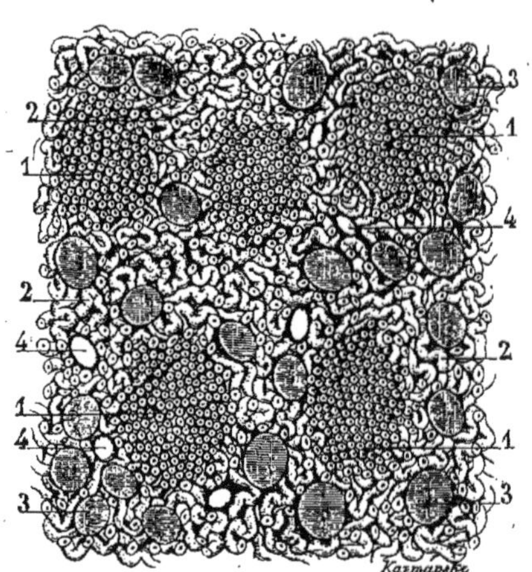

FIG. 876. — *Coupe transversale de la substance corticale.*

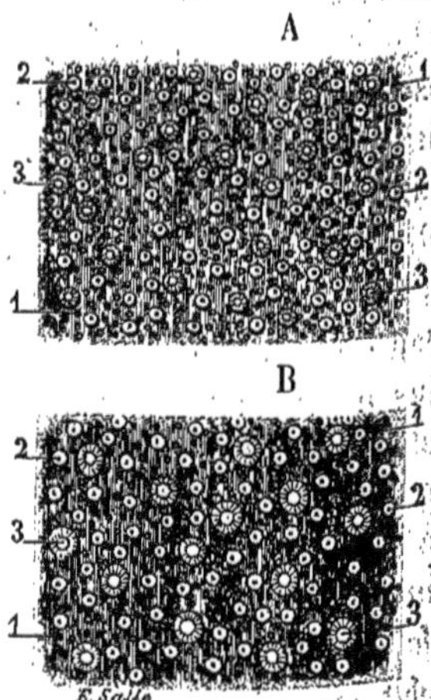

FIG. 877. — *Coupe transversale de la substance médullaire.*

FIG. 876. — 1, 1, 1, 1. Coupe transversale des pyramides de Ferrein. — 2, 2, 2. Tubes contournés entourant ces pyramides. — 3, 3, 3. Glandules de Malpighi, situées entre ces tubes, sur la limite des lobules autour desquels elles sont rangées en séries irrégulièrement circulaires. — 4, 4, 4. Coupe des artères radiées ou interlobulaires.

FIG. 877. — A. *Coupe transversale de la substance médullaire au niveau de la base des pyramides de Malpighi.*—1, 1. Coupe de la branche descendante de la portion arciforme des conduits urinifères. —2, 2. Coupe de la branche ascendante de cette même portion. — 3, 3. Coupe des tubes de Bellini.

B. — *Coupe transversale de la substance médullaire au niveau de la base des papilles.* —1, 1. Coupe de la branche descendante des anses, remarquable par sa grande ténuité.

offrent peu d'épaisseur dans les tubes de petites dimensions; mais à mesure que ceux-ci croissent en diamètre, elles s'allongent et tendent à devenir cylindriques ou plutôt prismatiques par pression réciproque. Chaque cellule renferme un noyau granuleux.

La branche descendante des anses, bien que très-grêle, présente cependant une lumière assez large. Son épithélium, pavimenteux et transparent aussi, est extrêmement mince. La tunique propre acquiert ici une épaisseur relativement beaucoup plus grande ; elle possède un double contour. — La branche ascendante est caractérisée au contraire par l'étroitesse de sa cavité et l'épaisseur considérable de sa couche épithéliale.

C. — Conduits urinifères de la substance corticale.

Nous avons vu que les conduits urinifères présentent trois portions et que deux de ces portions entrent dans la constitution de la substance médullaire. Mais toutes les trois contribuent à former la substance corticale qui comprend dans sa composition : 1° les pyramides de Ferrein, 2° les deux extrémités de la portion arciforme de chaque conduit; 3° et enfin les tubes contournés qui lui appartiennent exclusivement.

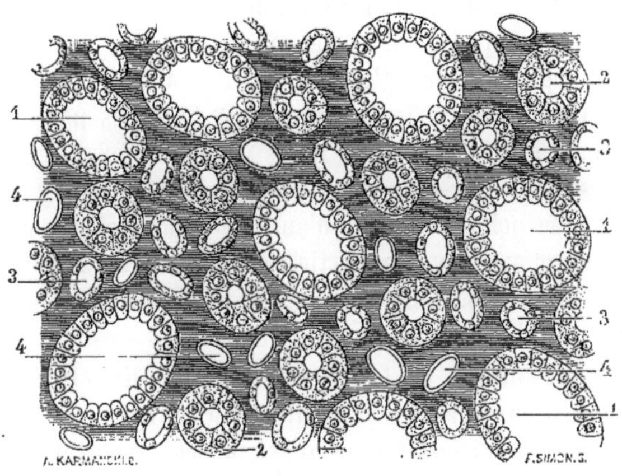

FIG. 878. — *Coupe transversale de la substance médullaire portant sur la base des papilles (grossissement de 350 diamètres).*

1, 1, 1. Coupe des tubes collecteurs; leur diamètre, leur cavité, leur épithélium. — 2, 2. Coupe de la branche ascendante de la portion arciforme des conduits urinifères; son diamètre, sa cavité, son épithélium. — 3, 3, 3. Coupe de la branche descendante de cette même portion arciforme; elle diffère de la précédente par son calibre beaucoup plus petit, par sa cavité un peu plus grande et par ses cellules épithéliales très-aplaties. — 4, 4, 4. Coupe des vaisseaux sanguins.

— 2, 2. Coupe de leur branche ascendante, un peu moins déliée. — 3, 3. Coupe des tubes de Bellini. On voit que vers le sommet des pyramides de Malpighi le diamètre de ces tubes diffère beaucoup plus de celui des deux branches des anses que sur les points plus rapprochés de la substance corticale.

Les pyramides de Ferrein, en pénétrant dans la substance corticale, s'effilent, puis disparaissent dans l'épaisseur de celle-ci. Le diamètre de leur base varie de $0^{mm},6$ à $0^{mm},8$. Chacune d'elles se compose d'un nombre variable de tubes collecteurs qui présentent un calibre de $0^{mm},04$ à $0^{mm},06$, et qui se divisent en dix ou douze branches.

Ces branches, qui forment une dépendance de la portion arciforme, se recourbent aussitôt en prenant une direction légèrement sinueuse, et en longeant la pyramide dont elles dépendent pour se porter vers la substance médullaire dans laquelle elles pénètrent; après un trajet plus ou moins long, toutes se réfléchissent, puis rentrent dans la substance corticale, où elles se continuent avec un tube contourné. Les deux branches de l'anse que décrivent les conduits urinifères dans leur long trajet sont donc situées l'une et l'autre sur le pourtour des pyramides de Ferrein; la branche qui se continue avec les tubes collecteurs fait même partie de la pyramide; celle qui se continue avec les tubes contournés en reste indépendante, mais s'en trouve toujours très-rapprochée.

Les tubes contournés entourent les pyramides de Ferrein. Ils forment une couche épaisse qui semble partout continue, mais qui se compose en réalité d'autant de segments qu'il existe de pyramides. Tous ces segments sont simplement juxtaposés; ils restent indépendants. Entre eux se voient les vaisseaux sanguins et les glomérules qui marqueraient leurs limites respectives, si les tubes ne les recouvraient de toutes parts.

La direction que présentent ces tubes échappe, du reste, à toute description. Ils se plient et se replient, se contournent en pas de vis sur certains points, se pelotonnent sur d'autres, et se croisent de mille manières en s'engrenant par les parties saillantes et rentrantes de leurs interminables méandres. C'est surtout à leurs flexuosités que la substance corticale est redevable de l'aspect qui la distingue.

Selon quelques auteurs, les tubes contournés se diviseraient et communiqueraient entre eux sur divers points de leur trajet. J'ai fait de nombreuses tentatives pour constater ces anastomoses; je n'ai pu en rencontrer aucune trace : leur existence, si elle n'est pas le résultat d'une erreur, reste au moins très-contestable.

Les tubes contournés, relativement volumineux, présentent un diamètre moyen de $0^{mm},06$ et une cavité extrêmement étroite, en sorte qu'on ne la distingue que difficilement sur les coupes perpendiculaires à leur direction. Leur tunique externe est mince. Mais ce qui les caractérise surtout, c'est la grande épaisseur de leur couche épithéliale que constituent des cellules prismatiques à contours peu accusés. Ces cellules s'altèrent et se détachent promptement après la mort; on y rencontre fréquemment des granulations graisseuses qui tendent à se multiplier avec l'âge et surtout dans certaines maladies.

Pour étudier la disposition des conduits urinifères dans les deux substances, on peut avoir recours aux injections, et à l'immersion de tranches minces dans les acides. — Les injections donnent en effet de très-bons résultats. Quelques anatomistes font cheminer le liquide injecté de l'origine vers la terminaison des conduits; dans ce but, ils remplissent les artères, et le liquide, déchirant les glomérules, passe de ceux-ci dans les tubes contournés, puis dans les anses et arrive parfois jusque dans les tubes collecteurs. — Mais ce procédé échoue le plus souvent. Aussi accorde-t-on en général la préférence à la méthode de Cayla, qui consiste à injecter le bassinet par l'uretère et à faire pénétrer ensuite le liquide dans les tubes de Bellini par le sommet des papilles.

Aux injections et à la macération dans les acides je préfère le procédé suivant, qui offre de réels avantages. Soumettez le rein à l'action de l'eau bouillante pendant une demi-heure ou une heure; il perdra à peu près la moitié de son volume et deviendra beaucoup plus ferme, mais ne sera pas encore assez dur pour se prêter à des coupes extrêmement minces : afin de lui donner toute la dureté nécessaire pour le succès des coupes, on le laissera exposé à l'air un jour ou deux ; sous l'influence d'une dessiccation incomplète, il se réduit encore très-notablement et prend alors une dureté qui permet d'en détacher des tranches de la plus excessive minceur. En immergeant ces reins durcis dans l'alcool étendu de deux parties d'eau, on pourra ensuite les conserver indéfiniment.

Tous les reins d'homme ou de vertébrés ainsi préparés sont également bons. Les reins de jeunes sujets et même de fœtus ne sont pas moins favorables à l'étude. Les derniers, se réduisant aux plus petites proportions après leur durcissement, se prêtent mieux aux coupes sur lesquelles on cherche une vue d'ensemble. Sur les tranches provenant de reins durcis par la coction et la dessiccation, on voit très-nettement les anses des tubes urinifères, les pyramides de Ferrein, les tubes contournés ainsi que les glomérules et les vaisseaux sanguins ; la disposition relative de toutes ces parties devient alors très-évidente. C'est sur des préparations de ce genre qu'ont été dessinées les figures 874, 875 et 876.

D. — Glomérules du rein.

Les glomérules du rein ou glandules de Malpighi représentent l'élément le plus important de la substance corticale dans laquelle ils semblent, au premier aspect, disséminés sans ordre. Mais une étude plus attentive nous montre qu'ils occupent une situation déterminée et qu'ils présentent avec les lobules du rein des rapports constants. Nous avons vu en effet que les lobules sont formés par trois parties concentriques : par une pyramide de Ferrein qui en constitue l'axe ou le centre, plus en dehors par les tubes contournés, et sur leurs limites par les glomérules.

De la situation périphérique des glomérules il résulte : 1° que ceux d'un lobule s'adossent à ceux des lobules voisins ; 2° que sur les coupes longitudinales de la substance corticale ils se disposent sur deux colonnes, dont l'une appartient à un lobule, et l'autre au lobule adjacent. C'est entre ces

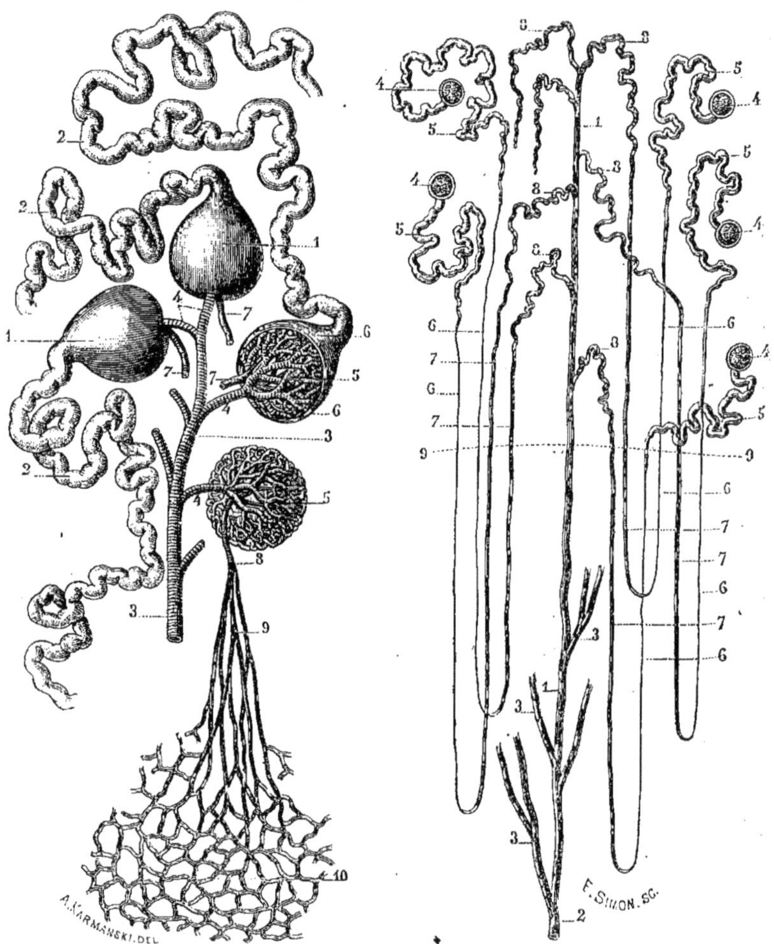

Fig. 879. — *Glomérules du rein; origine des conduits urinifères.*

Fig. 880. — *Trajet des conduits urinifères (vue schématique).*

Fig. 879. — 1, 1. Glomérules entourés de leur capsule. — 2, 2, 2. Conduits urinifères naissant des glomérules et se contournant à l'infini dans leur trajet. — 3. Artère radiée ou interlobulaire. — 4, 4, 4. Branches qui en partent ou vaisseaux afférents des glomérules. — 5, 5. Deux glomérules dans lesquels on voit les vaisseaux afférents se ramifier. — 6, 6. Enveloppe ou capsule de l'un de ces glomérules dont une partie a été excisée. — 7, 7, 7. Vaisseau efférent des glomérules.—8. Vaisseau efférent dont les divisions, 9, se perdent dans le réseau capillaire du rein, 10.

Fig. 880. — 1, 1. Conduit urinifère rectiligne, ou tube de Bellini, tube collecteur, cheminant de la périphérie des lobes vers les papilles du rein au sommet desquelles il deux colonnes que cheminent les artères ; aussi, lorsqu'elles sont injectées, voit-on leur division s'incliner à droite et à gauche pour se rendre dans les glandules environnantes et ces vaisseaux apparaître alors comme autant de branches chargées de fruits. (Fig. 875.)

Les glomérules dépendant d'un même lobule sont rangés en séries circulaires, superposées, de telle sorte qu'ils forment aussi des séries longitudinales, mais les unes et les autres peu régulières.— Les séries longitudinales se voient sur les coupes parallèles à l'axe des pyramides.— Sur les coupes perpendiculaires à cet axe, on distingue au centre le crible résultant de la section des pyramides de Ferrein, autour de celui-ci les circonvolutions des tubes contournés, et sur la limite des lobes les glandules dont le nombre pourra être approximativement évalué. En comparant les séries circulaires et les séries longitudinales, il sera facile de reconnaître que les premières, de même que les secondes, comprennent de 8 à 12 glomérules, et que le nombre total de ceux-ci, pour chaque lobule, s'élève à une centaine. (Fig. 876.)

Les coupes perpendiculaires à l'axe des lobes démontrent aussi que sur 1 centimètre carré il existe 80 lobules en moyenne ; et comme la base de ces lobes représente une surface de 7 centimètres carrés, on voit, d'une autre part, que le nombre des lobules concourant à les former s'élève à 560. Multiplions ce dernier nombre par 100, nous obtiendrons le chiffre des glomérules, qui sera de 56 000 pour chaque lobe et de 560 000 pour la totalité du rein.

Le diamètre des glomérules, trois ou quatre fois plus grand que celui des tubes contournés, varie suivant les individus de $0^{mm},2$ à $0^{mm},3$. Il varie aussi suivant les espèces animales. Parmi les mammifères, le bœuf est un de ceux chez lequel ils présentent le plus grand volume : leur calibre, chez ce quadrupède, atteint jusqu'à $0^{mm},6$ et $0^{mm},8$, en sorte qu'on les voit sans difficulté à l'œil nu.

Leur forme est sphérique. Quelques glandules cependant sont un peu allongées, ovoïdes ou conoïdes ; mais ce mode de configuration, qu'on observe après leur isolement, pourrait être le résultat d'une déformation ; car vues en place, sur des coupes minces, elles paraissent parfaitement arrondies chez l'homme et dans toute la série des mammifères.

s'ouvre. — 2. Extrémité inférieure de ce conduit qui a été divisé un peu au-dessus de son embouchure pour ne pas donner à la figure une trop grande longueur. — 3, 3, 3. Autres tubes collecteurs qui s'ouvrent dans la cavité du précédent. — 4, 4, 4, 4, 4. Glandules de Malpighi ou glomérules du rein. — 5, 5, 5, 5, 5. Tubes contournés partant de ces glandules et formant la plus grande partie de la substance corticale. — 6, 6, 6, 6, 6. Branche déliée qui succède à ces tubes et qui descend de la substance corticale dans la substance médullaire. — 7, 7, 7, 7, 7. Branche plus grosse située sur le prolongement de la précédente, formant avec celle-ci une anse dont la concavité regarde la périphérie du rein, et remontant de la substance médullaire dans la substance corticale. — 8, 8, 8, 8, 8. Autres branches ascendantes représentées seulement par leur extrémité terminale. — 9, 9. Ligne ponctuée transversale indiquant la limite qui sépare les deux substances.

Les glandules sont l'origine des conduits urinifères. De chacune part un tube; autant de glomérules, autant de tubes par conséquent. La continuité des uns et des autres est un fait hors de toute contestation. Si elle a été niée par quelques auteurs, ce n'est point parce qu'elle est douteuse ou difficile à constater; c'est parce que ces auteurs ne sont pas placés dans les conditions voulues pour l'observer.

Au niveau de leur continuité avec les glomérules, quelques tubes conservent le diamètre qui leur est propre. Mais la plupart présentent un léger rétrécissement, au delà duquel ils s'évasent pour s'appliquer aux glandules et leur former une enveloppe complète.

Considérées dans leur structure, les glandules de Malpighi se composent donc de deux parties : une contenante qui a reçu le nom de capsule, l'autre contenue qui forme le glomérule proprement dit.

L'enveloppe ou capsule des glomérules revêt la forme d'une ampoule à parois minces, unies et transparentes, entourant le glomérule et offrant le même diamètre que celui-ci, sur lequel elle se moule. Par l'un de ses pôles la capsule se continue avec le tube urinifère dont elle forme une dépendance. Par l'autre, elle répond aux vaisseaux du glomérule. Ceux-ci, au nombre de deux, sont très-rapprochés, souvent même contigus, et de volume inégal. Le plus gros pénètre dans le glomérule où il se ramifie, c'est le *vaisseau afférent;* le plus petit en sort pour aller se perdre dans le réseau capillaire du rein, c'est le *vaiseau efférent.*

La face externe ou convexe de la capsule répond aux tubes contournés, à quelques capillaires et à la trame celluleuse de la glande qui l'unit à toutes ces parties. — Sa face interne ou concave, immédiatement appliquée au glomérule est recouverte par un épithélium pavimenteux, transparent, très-mince, composé d'une seule couche de cellules polygonales; cet épithélium, par conséquent, diffère beaucoup de celui des tubes contournés, qui est au contraire granuleux, fort épais, mais qui s'arrête brusquement à l'entrée de la capsule en empiétant un peu sur les parois de celle-ci.—Chez les poissons et les reptiles il existe, à l'union de la capsule avec le tube urinifère, des cellules vibratiles dont les cils se meuvent du glomérule vers les tubes contournés. Découvertes par Bowman, elles ont été observées ensuite par plusieurs anatomistes; leur existence, jusqu'à présent, n'a pas été constatée chez les oiseaux et les mammifères.

Le glomérule proprement dit est recouvert aussi d'une couche épithéliale composée de cellules plus épaisses et plus granuleuses que celles de l'épithélium capsulaire. Au-dessous de cette couche se trouve le peloton vasculaire formé par les divisions des vaisseaux afférent et efférent.

Le vaisseau afférent est une artère relativement volumineuse, mais dont le calibre cependant égale à peine la moitié de celui des tubes contournés. Parvenu sur le point diamétralement opposé à l'origine de ces tubes il traverse l'enveloppe capsulaire, puis se partage aussitôt en plusieurs branches, qui se divisent et subdivisent à leur tour sans s'anastomoser et qui se résolvent en capillaires flexueux se continuant avec les premières radicules du vaisssau efférent.

Formé par la réunion successive de toutes ces radicules, le vaisseau efférent se dirige vers le tronc artériel en sorte qu'il se trouve placé à sa sortie du glomérule, à côté ou très-près de celui-ci. Il en diffère à peine, du reste, par sa structure et en partage aussi les attributions ; car le sang artériel, après avoir traversé les capillaires qui unissent le vaisseau afférent au vaisseau efférent, conserve encore sa couleur rouge et toutes ses autres propriétés ; en traversant les capillaires il se dépouille seulement des principaux matériaux de l'urine qui transsudent à travers leurs parois avec d'autant plus de facilité que celles-ci éprouvent alors une sorte de tension, le vaisseau efférent étant plus petit que le vaisseau afférent.

En résumé, les glomérules se composent d'une sphère pleine, formée par un peloton d'artérioles et d'une sphère creuse entourant la précédente, sphères revêtues l'une et l'autre d'un épithélium. Ainsi constitués, ils sont munis d'une véritable cavité, dont les parois, il est vrai, paraissent juxtaposées dans l'état le plus habituel, et qui n'existeraient par conséquent qu'à l'état virtuel ; mais on comprend sans peine que, lorsque la sécrétion devient plus active, ces parois peuvent s'écarter par l'interposition d'une couche mince de liquide ; la cavité devient alors réelle ; elle communique, dans tous les cas, avec celle des tubes urinifères. C'est dans cette cavité que s'épanche d'abord l'urine pour se rendre ensuite et presque aussitôt dans les tubes contournés où elle séjourne plus longtemps.

Pourquoi une cavité ainsi configurée et si différente de celle que nous présentent les autres organes sécréteurs? Elle paraît avoir pour but de permettre à la glande d'éliminer, dans un temps donné, une plus grande quantité d'urine. Les artères, ramifiées partout ailleurs dans les parois plus ou moins amincies d'une sphère creuse, se ramifiant ici dans une sphère pleine, disposent en effet pour leur distribution d'un espace beaucoup plus grand : elles sont donc à la fois plus nombreuses et plus volumineuses ; dès lors une quantité de sang plus considérable aussi pourra arriver et arrive en réalité à l'organe sécréteur. Or, le rein étant de tous les organes de cet ordre celui qui sécrète dans un temps donné la plus grande quantité de liquide, la configuration exceptionnelle des glandules de Malpighi s'expliquerait par les conditions exceptionnelles aussi qui leur sont imposées.

Du reste, l'élaboration de l'urine ne s'accomplit pas exclusivement dans les glomérules. Les tubes qui en partent ne sont si flexueux, ils ne parcourent en d'autres termes un si long trajet que pour retarder l'écoulement du liquide provenant de ceux-ci et pour concourir à sa formation en y mêlant des éléments nouveaux.

E. — **Artères rénales.**

L'artère rénale ou émulgente, très-considérable relativement au volume du rein, se trouve située, à son entrée dans ce viscère, entre la veine rénale, qui occupe un plan plus antérieur, et le bassinet, qui est en arrière. Elle se partage alors le plus ordinairement en quatre branches : deux antérieures, la troisième supérieure, la quatrième postérieure.— Des deux branches antérieures, la plus élevée se distribue à la partie moyenne de la face viscérale de l'organe, et l'autre à son extrémité inférieure. La branche supérieure, en général unique, quelquefois double et même triple, se ramifie dans l'extrémité correspondante. La branche postérieure, située d'abord immédiatement au-dessus du bassinet, puis en arrière de celui-ci, longe dans toute son étendue le bord vertical postérieur du hile, auquel elle devient parallèle. Elle est destinée aux deux tiers inférieurs de sa face pariétale.

Tel est le mode de division le plus habituel de l'artère rénale. Mais au lieu de quatre branches il n'est pas rare d'en rencontrer cinq et même six, ou de voir l'une de ces branches se porter au delà des limites du hile et pénétrer ensuite dans la glande par un point de la surface qui en est plus ou moins éloigné. Il existe donc, quant au nombre et à la répartition des premières branches qu'elle donne, beaucoup de variétés : cependant on n'en observe jamais moins de trois, rarement plus de cinq ou six.

Parvenues dans l'excavation du hile, les branches de l'artère rénale se divisent chacune en plusieurs branches secondaires qui pénètrent dans la partie moyenne des colonnes de Bertin, c'est-à-dire dans les interstices des lobes du rein. Après un court trajet, on voit celles-ci se bifurquer à leur tour, et leurs rameaux se diriger à droite et à gauche vers les pyramides de Malpighi les plus rapprochées. Au niveau de chaque pyramide tous ces rameaux s'infléchissent pour en suivre le contour, puis continuent de se diviser en recouvrant une surface de plus en plus large et en s'unissant entre eux ; ils forment ainsi une sorte de voûte dont la concavité regarde le sommet de la pyramide. C'est à travers les mailles de cette voûte que passent les pyramides de Ferrein, lesquelles, jusque-là peu distinctes, deviennent alors beaucoup plus manifestes. Au moment où elles traversent l'anneau vasculaire qui les enlace, on remarque qu'elles prennent une direction légèrement ondulée, et qu'après l'avoir franchie elles redeviennent rectilignes.

De la voûte recouvrant la base des pyramides de Malpighi partent les divisions destinées aux deux substances.

Celles qui se ramifient dans la substance corticale naissent de la convexité de la voûte artérielle et se portent en rayonnant vers la périphérie des lobes, d'où le nom *d'artères radiées* qui leur a été donné. Elles cheminent entre les lobules, d'où aussi leur nom de *branches interlobulaires*, et répondent par conséquent aux glomérules qui les entourent de tous côtés. Dans leur trajet les artères radiées donnent des rameaux à chacun de ces glomérules. Souvent les rameaux ne se divisent pas ; d'autres fois ils se bifurquent. Fréquemment aussi ils se partagent en deux ou trois rameaux secondaires qui se subdivisent pour se rendre dans autant de glandules. Tous ces rameaux, qu'ils proviennent directement ou indirectement de la branche principale, pénètrent dans les glomérules par le pôle opposé à celui qui donne naissance au conduit urinifère.

Quelques artères radiées s'étendent au delà des glomérules, traversent la tunique propre du rein, et, après avoir rampé sur sa surface, elles vont se perdre dans son enveloppe adipeuse.

Nous avons vu comment se ramifie et se termine le vaisseau afférent des glandules urinaires, et comment aussi prend naissance leur vaisseau efférent. Ce dernier, après sa sortie des glomérules, parcourt un court trajet, puis se partage en deux ou trois branches, lesquelles se subdivisent pour se perdre dans le réseau capillaire de la substance corticale. Les mailles de ce réseau entourent de toutes parts les tubes contournés.

Les vaisseaux efférents nés des glomérules les plus rapprochés de la substance tubuleuse forment des faisceaux qui traversent les aréoles de la voûte vasculaire en passant entre les pyramides de Ferrein et qui se ramifient dans cette substance à laquelle ils sont exclusivement destinés. A chacun des faisceaux descendants s'adjoignent quelques divisions parties de la concavité de la voûte artérielle. En s'avançant dans la substance médullaire, tous ces faisceaux se partagent en groupes ou faisceaux secondaires de plus en plus déliés, et enfin en artérioles indépendantes ; on voit alors celles-ci s'infléchir, se couder sur certains points, se diviser et s'anastomoser en se prolongeant jusqu'au sommet des papilles. Leurs dernières ramifications se perdent dans un réseau capillaire qui se comporte, à l'égard des tubes de Bellini, comme le réseau de la substance corticale à l'égard des tubes contournés.

F. — Veines rénales.

La veine rénale, veine émulgente, tire son origine de la capsule adipeuse du rein, de la substance corticale et de la substance tubuleuse. Les radicules émanées de ces trois sources se dirigent vers la périphérie des pyramides de Malpighi où elles forment par leur réunion une voûte rétiforme dont les mailles s'entre-croisent avec celles de la voûte artérielle. De la voûte sus-pyramidale partent des branches qui apparaissent bientôt dans l'excavation du hile, et qui se réunissent au niveau du bassinet en un seul tronc.

A l'étude de la veine rénale se rattachent donc : 1° les radicules provenant de la capsule adipeuse; 2° celles qui émanent de la substance corticale; 3° celles qui tirent leur origine de la substance médullaire; 4° la voûte rétiforme sus-pyramidale; 5° enfin les branches de la fusion desquelles résulte le tronc de la veine.

Les veinules dont le point de départ est dans la capsule adipeuse sont assez nombreuses, très-petites et cependant faciles à voir à l'œil nu, même en l'absence de toute injection. Elles rampent à la surface du rein, traversent ensuite sa tunique propre et se jettent alors dans une veine interlobulaire. Ces veinules, à l'état normal, méritent à peine d'être mentionnées. Mais lorsque la veine rénale ou la veine cave sont oblitérées, elles acquièrent une grande importance par la part qu'elles prennent alors au rétablissement de la circulation.

Les radicules qui naissent de la substance corticale forment un réseau extrêmement remarquable par son grand développement. Ce réseau présente de larges mailles circulaires qui entourent les lobules du rein, et des mailles très-petites inscrites dans les précédentes, qui enlacent sur tout leur parcours les conduits urinifères.

Des réseaux péri-lobulaires partent des veinules parallèles aux lobules et situées dans leurs intervalles : ce sont les *veines interlobulaires*. Elles accompagnent les artères de même nom, mais possèdent un volume plus considérable. Parmi ces veines il en est dont l'origine est à peine apparente à la surface des reins. Mais il en est beaucoup aussi dont les premières radicules se voient sans préparation aucune à travers l'enveloppe de la glande; elles convergent alors à la manière des rayons d'une étoile; de leur réunion résulte un troncule veineux, c'est-à-dire une veine interlobulaire. Cependant on n'observe pas autant d'étoiles que de veines. Pour le constater, il suffit de remarquer que les radicules formant les rayons de chaque étoile viennent quelquefois de fort loin, et que pour arriver à converger, elles passent sur la base de 6, 8 ou 10 lobules; certaines étoiles recouvrent de leurs rayons plus de 50 lobules. Or, dans tous les espaces qui séparent ceux-ci il y a une veine interlobulaire. Ces étoiles ont été signalées, en 1705, par Verheyen qui a été assez heureux pour leur attacher son nom.

Les veines interlobulaires recueillent dans leur trajet une multitude de veinules provenant du réseau capillaire de la substance corticale. Arrivées sur la base des pyramides de Malpighi elles s'unissent entre elles et à celles qui viennent de la substance médullaire pour former la voûte rétiforme sus-pyramidale.

Les veinules qui prennent naissance dans la substance médullaire ont pour origine le réseau dont les mailles déliées entourent les tubes de Bellini ainsi que les anses comprises dans leurs intervalles. Elles sont rectilignes pour la plupart, mais se dévient souvent comme les artérioles correspondantes, et reprennent ensuite leur direction primitive. En s'éloignant du sommet des papilles, ces veinules augmentent de volume, diminuent de nombre, puis se réunissent et forment des groupes de troncules qui s'ouvrent dans les arcades veineuses sus-pyramidales.

La voûte vasculaire veineuse qui recouvre la base de chaque pyramide de Malpighi ne diffère de la voûte artérielle que par le calibre plus considérable des branches qui la composent, et par les anastomoses plus fréquentes de ces branches, anastomoses qui lui donnent le caractère et l'aspect d'un plexus.

Du pourtour des voûtes veineuses descendent des branches de moins en moins nombreuses et de plus en plus considérables, qui occupent l'axe des colonnes de Bertin ; ce sont les *veines interlobaires*. Parvenues dans l'excavation du hile elles rampent en convergeant sur les parois du bassinet, dans l'épaisseur de la graisse molle qui l'entoure, et se réduisent à leur sortie du rein à trois ou quatre qui se réunissent à leur tour pour constituer le tronc de la veine rénale. Ce tronc plus volumineux que celui de l'artère communique assez largement avec l'une des veines lombaires avant de s'ouvrir dans la veine cave inférieure.

G. — Vaisseaux lymphatiques, nerfs, tissu cellulaire des reins.

a. — Les *vaisseaux lymphatiques* du rein sont distingués, depuis la publication du grand ouvrage de Mascagni, en superficiels et profonds. Tous les auteurs qui l'ont suivi et tous les anatomistes modernes admettent encore cette distinction. Les recherches que j'ai faites me portent cependant à mettre en doute les troncs superficiels ; il ne m'a jamais été possible d'en rencontrer le moindre vestige, ni chez l'homme, ni sur le rein du chien et du lapin. Ceux que Mascagni a fait représenter semblent ne lui être apparus qu'à travers un nuage. Ludwig et Zawarykin, en affirmant plus récemment leur existence, n'auraient-ils pas été induits en erreur par les veinules émanées de la capsule adipeuse, veinules assez nombreuses qui rampent sur la surface du rein avant de pénétrer dans son épaisseur et qui ont été généralement méconnues?

Les vaisseaux lymphatiques profonds se dirigent de la périphérie vers le hile de là glande, en suivant les vaisseaux sanguins. Leur origine est encore inconnue. Nous ne possédons aussi que des notions fort incomplètes sur la disposition qu'ils affectent dans leur trajet, sur leurs connexions avec les conduits urinifères, sur leurs anastomoses, etc.

Au moment où ils émergent du rein, ces vaisseaux sont accolés aux branches de l'artère rénale. A chaque branche correspond ordinairement un tronc lymphatique. Quelquefois sur la même branche on observe deux troncs ; leur nombre s'élève alors de quatre à cinq ou six, très-rarement à sept. Parmi ces troncs il en est un qui offre, en général, un volume beaucoup plus considérable que tous les autres.

Sortis de l'excavation du hile les vaisseaux lymphatiques se rendent aux ganglions lombaires les plus rapprochés du bord interne de la glande.

b. — Les *nerfs* du rein viennent du plexus solaire, c'est-à-dire du grand sympathique. Ils suivent le trajet de l'artère en s'anastomosant et en formant un plexus à grandes mailles elliptiques. A l'entrée du hile le plexus nerveux se divise en plusieurs faisceaux qui accompagnent les branches du tronc artériel et qui en partagent la distribution. Leurs dernières ramifications vont se perdre sans doute sur les glandules et sur les tubes urinifères ; mais l'observation ne nous a rien appris jusqu'à présent sur le point où elles se terminent et sur leur mode de terminaison.

c. — Le *tissu conjonctif* entre comme élément dans la constitution des deux substances du rein. Il ne se trouve pas uniformément réparti ; on en trouve davantage dans la substance tubuleuse, et plus aussi sur le trajet des vaisseaux. Sa destination principale est d'unir ces vaisseaux aux tubes urinifères, et ceux-ci les uns aux autres. On remarque dans son épaisseur un assez grand nombre de cellules étoilées. Dans l'excavation du hile il s'infiltre d'une graisse molle dont la quantité varie beaucoup suivant les individus.

ARTICLE II

URETÈRE

L'*uretère* est le conduit excréteur du rein. Il s'étend de l'excavation du hile, dans laquelle il prend naissance par plusieurs racines, au bas-fond de la vessie, où il se termine par un orifice étroit et parabolique.

Sa *longueur* varie de 25 à 30 centimètres. — Son *calibre*, d'abord très-considérable, se rétrécit notablement au niveau de l'extrémité inférieure du rein. Il conserve ensuite le même diamètre jusqu'à la vessie, où il se rétrécit de nouveau en traversant les parois de ce réservoir.

Les dimensions des uretères diffèrent, du reste, beaucoup suivant qu'ils sont plus ou moins perméables. — A l'état normal, où ils jouissent d'une perméabilité complète, leur calibre ne dépasse pas celui d'une plume à écrire. — A l'état morbide, c'est-à-dire sous l'influence de toutes les causes qui peuvent entraver le passage de l'urine dans leur cavité, tel qu'un calcul rénal, un cancer du bas-fond de la vessie, une tumeur qui les comprime, etc., ils se dilatent et acquièrent promptement une capacité bien supérieure à celle qu'ils avaient. On les a vus atteindre alors le volume de l'artère iliaque primitive ou de l'aorte, quelquefois même celui de l'intestin grêle. En même temps ils s'hypertrophient, s'allongent et décrivent des flexuosités d'autant plus prononcées et plus nombreuses qu'ils offrent un plus grand calibre et des parois plus épaisses.

La *direction* de ces conduits est oblique de haut en bas et de dehors en dedans; ils convergent par conséquent, sans arriver cependant à se rencontrer. Considérés sous ce point de vue, il convient de distinguer à chacun d'eux une portion abdominale et une portion pelviennne.

Leur portion abdominale, étendue de l'excavation du hile à la symphyse sacro-iliaque, est presque verticale. — Leur portion pelvienne, étendue de cette symphyse à la vessie, se dirige d'abord en bas et en arrière, puis en dedans et en avant, d'où il suit qu'en se rapprochant de plus en plus de celle du côté opposé, elle décrit une grande courbe qui reproduit, en l'exagérant, la courbure correspondante de l'excavation du bassin.

§ 1. — FORME, RAPPORTS DES URETÈRES.

L'uretère prend naissance dans l'excavation du hile par des racines toujours multiples qui ont reçu le nom de *calices*. En se continuant par leur circonférence, les calices forment une sorte de réservoir infundibuliforme connu sous le nom de *bassinet*. De la partie inférieure de celui-ci part un long conduit qui constitue l'uretère proprement dit. Chacune de ces parties offre une forme et des rapports qui lui sont propres.

1° **Calices.** Les calices sont de petits cylindres membraneux qui embrassent par une de leurs extrémités la base des papilles, et qui se réunissent par l'extrémité opposée pour former le bassinet.

La longueur de ces cylindres est d'un centimètre environ. — Leur nombre s'élève ordinairement à huit ou neuf; il égale, par conséquent, celui des papilles. On voit rarement le même calice embrasser deux papilles; jamais il n'en contient trois, et moins encore quatre ou cinq. Si la plupart des auteurs, depuis Haller, tiennent [sur ce point un langage différent, c'est parce qu'ils considèrent les papilles des lobes composés comme des réunions de deux, trois, quatre ou cinq papilles appartenant à autant de lobes différents : opinion qui ne saurait être admise, puisque les lobes secondaires sont de simples divisions des lobes principaux, dont ils font essentiellement partie, et auxquels on ne peut attribuer, par conséquent, une existence indépendante.

L'extrémité adhérente des calices est fermée par les papilles qui font saillie dans leur cavité : Fallope, pour exprimer cette disposition, comparait déjà les calices à autant de petits cylindres, et les papilles à des couvercles coniques. — Par leur extrémité opposée, les calices de la partie supérieure du rein, au nombre de trois, se réunissent en un seul tronc : ceux de la partie moyenne, au nombre de trois également, produisent un second tronc : ceux de la partie inférieure, se réunissant aussi, en forment un troisième. Ces troncs, plus nombreux chez quelques individus, se réduisent chez d'autres à deux seulement; ils se confondent presque aussitôt et donnent ainsi naissance au bassinet.

La surface interne des calices est unie, humide et d'un blanc cendré. Leur surface externe répond aux divisions des vaisseaux et des nerfs ; elle est recouverte en outre par une graisse molle dont la quantité varie, mais qu'on retrouve chez tous les individus.

2° **Bassinet**. Large supérieurement, étroit inférieurement, le bassinet revêt la forme d'un entonnoir aplati d'avant en arrière. Ses dimensions diffèrent suivant les individus : souvent il est si petit que l'uretère semble succéder immédiatement aux troncs produits par la convergence des calices. En général, il est assez développé dans le sens transversal pour déborder en dedans le hile du rein, et dans le sens vertical pour se prolonger jusqu'à l'extrémité inférieure du viscère.

Le bassinet est situé en partie dans l'excavation du hile, et en partie hors de cette excavation. — La *portion intra-rénale*, ou *base* du bassinet, regarde en dehors et un peu en arrière. Elle se trouve recouverte par les quatre bords qui circonscrivent l'excavation du hile, principalement par les bords antérieur et postérieur dont la sépare un tissu cellulaire plus ou moins chargé de graisse, et les branches vasculaires qui pénètrent dans le rein ou qui en sortent. — La *portion extra-rénale*, oblique en bas et en dedans, est en rapport en avant : avec le péritoine, le feuillet antérieur de l'enveloppe cellulo-adipeuse, la veine rénale et les branches antérieures de l'artère correspondante. En arrière, elle répond à la branche postérieure de cette artère, au feuillet postérieur de la capsule adipeuse et au grand psoas. Un tissu cellulaire extrêmement lâche l'unit à toutes les parties qui l'entourent.

3° **Uretère**. La forme de ce conduit est celle d'un long cylindre membraneux déprimé d'avant en arrière. — Sa portion abdominale correspond en avant : au péritoine, aux vaisseaux spermatiques qui la croisent à angle aigu ou utéro-ovariens qui longent son côté interne, aux circonvolutions de l'intestin grêle qui la recouvrent dans la plus grande partie de son étendue, à l'S iliaque du côlon à gauche, et à la partie terminale de l'iléon à droite. En arrière, cette même portion repose sur le grand psoas dont elle est séparée par une lame cellulo-fibreuse, plus bas sur l'angle de bifurcation de l'iliaque primitive, puis sur l'artère iliaque externe, où l'uretère se dévie pour descendre dans l'excavation du bassin.

La portion pelvienne est en rapport par sa partie antérieure ou concave, d'abord avec le péritoine et une couche cellulo-graisseuse, inférieurement avec le canal déférent qui la croise à angle droit, puis avec la tunique musculaire de la vessie dans l'épaisseur de laquelle on la voit presque aussitôt pénétrer. — Par sa convexité, cette portion répond successivement à l'artère et à la veine iliaques internes dont elle longe le côté antérieur, aux vaisseaux et nerf obturateurs, au cordon de l'artère ombilicale, et à la partie postérieure de la face supérieure des vésicules séminales; de ce dernier rapport, il suit que son extrémité terminale se trouve située, chez l'homme, entre deux réservoirs.

Chez la femme, la portion pelvienne de l'uretère est logée dans l'épaisseur des ligaments larges dont elle occupe tour à tour le bord externe, le bord inférieur et la partie la plus déclive du bord interne. Par sa concavité, elle se trouve successivement en rapport avec le péritoine, le ligament rond et le bas-fond de la vessie. — Par sa convexité, après avoir passé sur les vaisseaux obturateurs et le cordon de l'artère ombilicale, elle s'applique aux parties latérales du col de l'utérus, dont elle croise la direction à angle aigu, lui devient antérieure, répond alors à la face inférieure de la vessie, pénètre dans ses parois, et vient s'ouvrir dans sa cavité à 12 ou 15 millimètres en avant de l'extrémité libre du col.

La portion vésicale, dont la longueur ne dépasse pas 10 millimètres, chemine d'abord dans l'épaisseur de la couche musculaire de la vessie, à laquelle elle s'unit de la manière la plus intime à l'aide d'un échange réciproque de fibres. Elle rampe ensuite entre cette couche et la tunique muqueuse, et s'ouvre sur la surface libre de celle-ci par un orifice très-obliquement coupé en bec de flûte. — Il résulte de ce mode d'embouchure que l'urine passe facilement des uretères dans la vessie, et qu'une fois épanchée dans la cavité vésicale elle ne peut plus refluer vers ces conduits. Une expérience très-simple le démontre : liez l'urèthre, injectez de l'eau dans la vessie par l'un des uretères, et retirez ensuite le tube qui a servi à l'injection sans prendre la précaution de lier ni l'un ni l'autre des conduits ; quelle que soit l'ampliation de la vessie, le liquide qu'elle renferme ne refluera pas dans leur cavité. Si à l'injection on substitue l'insufflation, le résultat sera le même.

La surface interne des uretères présente le même aspect uni que le bassinet. Elle est aussi d'un blanc légèrement grisâtre.

Variétés. Les uretères ne présentent pas toujours la disposition qui vient d'être décrite. Dans certains cas exceptionnels, les deux ou trois troncs qui forment les calices, et que quelques auteurs appellent les *grands calices*, ne se réunissent pas, mais se prolongent au delà du rein, en conservant leur indépendance dans une étendue plus ou moins grande. Le bassinet alors n'existe pas ; à sa place on trouve deux conduits ; beaucoup plus rarement trois. Ceux-ci peuvent se réunir au niveau de l'extrémité inférieure du viscère ; on dit alors que l'uretère naît par une double ou triple racine. — Ils peuvent aussi se réunir un peu plus bas, ou même sur un point beaucoup plus déclive ; dans ce cas, l'uretère est considéré comme dédoublé dans une partie variable de son étendue. — Ils peuvent enfin ne pas se réunir du tout ; cette variété est la plus rare ; lorsqu'elle a lieu, le conduit est réellement double. Les *Bulletins de la Société anatomique* contiennent plusieurs exemples de ces uretères, en partie ou en totalité dédoublés. En les rapprochant, on voit en quelque sorte le dédoublement s'opérer par degrés presque insensibles. Quelquefois, les deux conduits restent indépendants jusqu'à leur entrée dans la couche musculaire de la vessie, puis se réunissent en cheminant dans les parois de cette cavité. M. Cusco, sur un individu, a pu constater qu'ils ne se réunissaient qu'au niveau même de l'orifice vésical (1). M. Broca, sur un autre, a remarqué qu'ils s'ouvraient dans la vessie chacun par un orifice distinct : mais les deux orifices situés sur le point qu'occupe l'orifice normal n'étaient séparés l'un de l'autre que par un pli de la muqueuse (2). M. Lemarchant les a vus s'ouvrir dans le bas-fond de la vessie par des orifices placés à 10 millimètres l'un de l'autre (3). Enfin chez un sujet ne possédant qu'un seul rein et observé par M. Rufz, ils étaient séparés au niveau de leur embouchure par un intervalle de 25 à 30 millimètres (4).

Indépendamment de ces variétés qu'on observe lorsque les reins occupent leur situation ordinaire, il en est d'autres qui se produisent lorsque ces viscères sont congénitalement déplacés, et soudés entre eux par une de leurs extrémités. Le plus souvent alors, il y a deux uretères indépendants dans toute leur étendue. Mais quelquefois, après avoir parcouru un certain trajet, ils se réunissent; quelquefois même il n'y a qu'un uretère et seulement deux bassinets. Enfin, l'observation a démontré que les deux bassinets peuvent aussi se confondre. En comparant ces variétés à celles qui précèdent, on arrive à reconnaître que toutes les anomalies des uretères peuvent être rapportées à deux causes principales :

Les faits relatifs au dédoublement partiel ou total de ces conduits sont des anomalies par défaut de fusion des calices.

Les faits relatifs à leur réunion partielle ou complète sont des anomalies par excès de fusion.

Mais ces deux genres d'anomalies n'offrent pas la même fréquence; les anomalies par excès de fusion sont d'une extrême rareté; les anomalies par défaut de fusion sont plus communes.

§ 2. — STRUCTURE DES URETÈRES.

Les uretères se composent de trois tuniques dans lesquelles se répandent des vaisseaux et des nerfs.

La **tunique externe** ou **celluleuse**, mince, molle, facile à déchirer, est formée surtout de fibres de tissu conjonctif groupées en faisceaux, de volumes très-divers. A celles-ci se mêlent des fibres élastiques fines, moins

(1) *Bulletins de la Société anatomique*, t. XXI, p. 51
(2) *Ibid.*, t. XXV, p. 165.
(3) *Ibid.*, 2ᵉ série, t. V, p. 113.
(4) *Ibid.*, t. VIII, p. 39.

nombreuses, occupant l'intervalle des faisceaux et s'entre-croisant comme ceux-ci dans toutes les directions

La tunique interne ou muqueuse est aussi mince que la tunique celluleuse, mais beaucoup plus résistante. Sa surface externe adhère si étroitement à la tunique musculaire, qu'elle ne peut en être détachée.—Un épithélium stratifié recouvre sa surface libre. Les cellules profondes de cette couche épithéliale sont petites et arrondies ; les moyennes cylindriques ou coniques, les superficielles aplaties et polygonales.

La tunique moyenne ou **musculaire** est la plus épaisse des trois couches superposées de l'uretère. Elle forme la moitié au moins et souvent les deux tiers de l'épaisseur de ce conduit ; c'est à elle surtout que celui-ci est redevable de sa résistance. Suivant quelques auteurs, les fibres lisses qui la composent seraient disposées sur deux plans, l'un longitudinalement dirigé et l'autre circulaire. Mais l'observation ne démontre pas l'existence de ces deux plans. Elle établit, au contraire, de la manière la plus nette : 1° que les fibres de la tunique musculeuse se groupent en faisceaux aplatis plus ou moins larges ; 2° que ceux-ci s'entre-croisent dans toutes les directions, et communiquent entre eux par des échanges réciproques de fascicules et de bandelettes ; 3° qu'ils forment une seule couche dont la texture est essentiellement plexiforme. Les auteurs qui ont méconnu cette disposition se sont trompés probablement pour avoir fait porter leur examen sur de trop petites particules. Alors, en effet, on peut n'apercevoir que deux faisceaux réciproquement perpendiculaires. Mais en examinant une coupe plus large à un grossissement de 50 à 100 diamètres, et surtout en variant les observations, on constate très-bien la disposition réticulée de la tunique musculaire. Cette tunique se prolonge en haut sur le bassinet et les calices. Au niveau de ceux-ci elle s'amincit de plus en plus en se prolongeant jusqu'à leur insertion sur la base des papilles.

Des **artères** nombreuses, mais assez grêles, viennent se ramifier dans les parois de ces conduits. Elles émanent de sources toujours multiples : de l'artère rénale, de l'artère spermatique ou utéro-ovarienne, et de plusieurs branches de l'iliaque interne, particulièrement des vésicales. Les ramuscules fournis par l'artère rénale se distribuent aux calices et au bassinet ; ceux qui viennent des artères spermatiques ou utéro-ovariennes se rendent à la portion abdominale de l'uretère ; ceux qui partent des branches de l'iliaque vont se terminer dans la portion pelvienne.

Les **veines** sont relativement assez volumineuses. Celles des calices et du bassinet se jettent, quelquefois directement dans la veine rénale, mais plus fréquemment dans l'une des veinules qui partent de la capsule adipeuse. Celles de la portion abdominale se rendent en partie dans les veines de la capsule adipeuse, en partie dans les veines spermatiques ou utéro-ovariennes ; celles de la portion pelvienne donnent naissance à un troncule obliquement ascendant et parallèle au conduit qui vient s'ouvrir dans la veine iliaque primitive.

A l'état normal, toutes ces veinules méritent à peine d'être remarquées. Mais à la suite d'une oblitération qui frappe les veines iliaques ou la partie inférieure de la veine cave, on les voit quelquefois acquérir un énorme développement, et constituer de chaque côté un grand canal collatéral par lequel le sang est transmis aux veines rénales, et de là à la partie perméable de la veine cave ascendante ; c'est chez les femmes surtout qu'elles prennent une part importante au rétablissement de la circulation par suite des anastomoses qui les unissent aux veines utérines et utéro-ovariennes.

Les *nerfs* de l'uretère suivent le trajet des artères. Ils naissent, par conséquent, de sources différentes, principalement du plexus rénal, du plexus spermatique et du plexus hypogastrique. Ils se terminent, soit dans la tunique musculaire, soit dans la tunique muqueuse.

Contractilité des uretères.—L'urine, en se portant du bassinet vers la vessie, n'obéit pas seulement aux lois de la pesanteur. Les uretères, en vertu de leur contractilité, lui impriment une impulsion qui doit être considérée comme la cause essentielle de sa progression et de son accumulation dans le réservoir vésical. Un des premiers, Muller a remarqué que ces conduits se contractent fortement sous l'influence des irritations galvaniques. Ludwig a fait des observations analogues. Donders a déterminé des contractions rhythmiques dans les uretères du chat et du lapin; ses expériences l'ont conduit en outre à reconnaître que les mouvements ont toujours lieu du bassinet vers la vessie. M. Goubeaux a observé les mêmes contractions sur le cheval.

M. Vulpian, plus récemment, a repris ces expériences sur le chien, le lapin, le cochon d'inde et le surmulot (1). Chez tous, il a reconnu que les uretères jouissent d'un mouvement rhythmique très-évident. Il a vu ces conduits se contracter chez le chien plusieurs fois par minute à des intervalles souvent réguliers. Les contractions étaient énergiques; d'aplati, l'uretère devenait alors cylindrique et plus petit, au point que sa cavité semblait s'effacer complétement. La présence de l'urine n'est même pas nécessaire, chez quelques animaux du moins, pour provoquer ces contractions. Ainsi, sur le surmulot, M. Vulpian a coupé l'uretère en deux, et après la section, les deux moitiés ont continué à se contracter; il a coupé ensuite la moitié supérieure au-dessous du rein, et la portion intermédiaire aux deux autres se contractait encore.

Ces expériences nous autorisent à penser que les uretères chez l'homme jouissent également d'une contractilité très-accusée, se propageant aussi de leur origine vers leur terminaison. Le grand développement que pré-

(1) *Mém. de la Soc. de biologie.* 2ᵉ série, t. V.

sente la tunique musculaire de ces conduits, l'hypertrophie dont ils deviennent le siége dans certains cas morbides, sont des faits qui suffiraient à eux seuls pour démontrer l'énergie de leurs contractions et la part essentiellement active qu'ils prennent à la transmission de l'urine.

ARTICLE III

VESSIE

La *vessie* est un réservoir musculo-membraneux dans lequel l'urine, versée goutte à goutte, s'accumule et séjourne jusqu'au moment où ses parois trop dilatées réagissent sur ce liquide pour en produire l'élimination définitive.

Intermédiaire aux uretères et à l'urèthre, ce réservoir est situé dans l'excavation du bassin, derrière la symphyse des pubis, au-devant et au-dessus du rectum chez l'homme, au-devant de l'utérus et au-dessus du vagin chez la femme.

Pendant la vie intra-utérine et les premières années qui suivent la naissance, les pubis étant peu développés, la vessie, dont le développement a été plus rapide et dont la forme est alors plus allongée, les déborde très-notablement, pour remonter vers l'abdomen, entre le péritoine qui la sépare des circonvolutions de l'intestin grêle et les muscles droits abdominaux auxquels elle adhère par un tissu cellulaire lâche. Mais ses dimensions verticales diminuant ensuite et celles du pubis augmentant au contraire, elle descend peu à peu dans l'excavation du bassin où elle se loge en totalité vers la fin de la deuxième année. A cette époque, son sommet, dans l'état de vacuité, répond en général à la partie la plus élevée de la symphyse pubienne.

§ 1. — MOYENS DE FIXITÉ DE LA VESSIE.

La vessie est fixée dans la position qu'elle occupe : en arrière et de chaque côté par le péritoine, en haut par l'ouraque et les artères ombilicales, inférieurement et chez l'homme par sa continuité avec la prostate, chez la femme par ses adhérences avec le vagin.

En s'unissant à la prostate de la manière la plus intime, elle participe en bas et en avant de l'immobilité de celle-ci. — Bien qu'étroitement liée aussi au vagin, elle offre cependant chez la femme beaucoup moins de fixité inférieurement, la paroi à laquelle elle adhère étant éminemment dépressible et en quelque sorte flottante.

Le péritoine, en se prolongeant de la paroi antérieure de l'abdomen dans l'excavation du bassin, passe en arrière de la vessie pour se porter sur le rectum chez l'homme, sur le col de l'utérus chez la femme. Il adhère au réservoir urinaire, par un tissu cellulaire assez dense sur la ligne médiane, plus lâche sur les parties latérales.

L'*ouraque* diffère beaucoup suivant qu'on le considère avant ou après la naissance. Il en est de même des artères ombilicales.

Chez l'embryon, l'ouraque se présente sous l'aspect d'un canal étendu de la vessie, où il prend naissance, vers l'ombilic par lequel il sort de l'abdomen, puis vers la vésicule allantoïde dans laquelle il vient s'ouvrir. Les artères ombilicales, situées à droite et à gauche, l'accompagnent dans toute sa longueur pour aller se ramifier sur les parois de cette même vésicule et se prolonger ensuite dans les villosités du chorion. — Mais sa cavité s'oblitère promptement, et l'on remarque alors qu'elle s'efface de la vésicule allantoïde vers l'ombilic et de celui-ci vers la vessie. Cette dernière partie du canal allantoïdien, plus spécialement connue sous le nom d'*ouraque*, s'oblitère ordinairement vers le milieu de la grossesse, souvent plus tôt, quelquefois un peu plus tard. Cependant il n'est pas extrêmement rare de la trouver encore perméable à la naissance. Elle peut même l'être, mais très-exceptionnellement, chez l'adulte, ainsi que plusieurs observateurs en rapportent des exemples.

Lorsque la cavité de l'ouraque n'est pas oblitérée à la naissance, si l'urèthre reste libre, l'urine est éliminée par les voies naturelles, et rien ne trahit l'existence d'une semblable anomalie. Mais si un obstacle s'oppose au passage du liquide, l'urine remonte vers l'ombilic, qui la transmet au dehors. Cabrol, en 1550, a pu constater l'existence de ce vice de conformation chez une jeune fille de dix-huit ans qui avait toujours rendu ses urines par l'ombilic, et chez laquelle cet orifice se prolongeait au-devant de l'abdomen en forme de crête de coq; (1). Littre, en 1701, en a aussi observé un exemple chez une jeune fille de douze ans (2). Cheselden, J. L. Petit, Billard, Dupuytren, citent des faits analogues.

Après son oblitération, l'ouraque revêt la forme d'un cordon arrondi, offrant une couleur blanche, une consistance ferme, une épaisseur de 2 millimètres, adhérant par une de ses extrémités à l'ombilic et aux deux artères ombilicales qui s'en écartent inférieurement, légèrement renflé et conoïde à son extrémité opposée qui se continue sans ligne de démarcation avec le sommet de la vessie. Ce cordon comprend dans sa structure une enveloppe formée de fibres de tissu conjonctif et de fibres élastiques, et une partie centrale ou un axe exclusivement constitué par des faisceaux longitudinaux de fibres musculaires lisses. Le renflement conoïde par lequel il s'unit à la vessie offre une longueur de 12 à 15 millimètres; il se compose aussi de faisceaux musculaires longitudinalement dirigés.

---

(1) Cabrol, *Al hab. anatom..* obs. XXII.
(2) Littre, *Mém. de l'Acad. des sciences*, 1701, p, 91.

Tel est l'aspect de l'ouraque pendant la dernière moitié de la vie intra-utérine et dans les deux ou trois premières semaines qui suivent la naissance. Mais vers la fin du premier mois ou le début du second, il subit, ainsi que les artères ombilicales, des modifications importantes.

La paroi abdominale continuant à se développer après la formation de la cicatrice ombilicale, l'intervalle qui sépare la vessie de l'ombilic augmente; l'ouraque et les deux vaisseaux qui l'accompagnent deviennent ainsi relativement trop courts; ils tendent par conséquent à se rétracter vers le bassin; et ils se rétractent en effet. — Par suite de cette rétraction graduelle et rapide, on les voit diminuer de longueur, à tel point que huit ou dix mois après la naissance ils dépassent à peine le bord supérieur des pubis.

En se rétractant toutefois, les trois cordons ne cessent pas de se trouver en connexion avec la cicatrice ombilicale. Ils continuent de lui adhérer, mais par l'intermédiaire de filaments élastiques, denses et résistants, d'aspect tendineux ou ligamenteux. Le mode de production de cet appareil ligamenteux n'est pas le même, du reste, pour l'ouraque et les deux cordons artériels.

Lorsque l'ouraque se rétracte, les liens celluleux qui l'unissaient à l'ombilic s'allongent; et ce sont ces filaments celluleux qui, en s'hypertrophiant, donnent naissance aux filaments tendineux par lesquels il se relie à l'ombilic. Parmi ceux-ci, on en remarque presque toujours un et souvent deux qui se continuent directement avec des faisceaux analogues venus du moignon de la veine ombilicale.

Au moment où elles commencent à se rétracter, les artères ombilicales ne sont pas encore oblitérées. Mais leur tunique celluleuse adhère déjà à la cicatrice cutanée. Leur tunique moyenne et leur tunique interne participent donc seules à la rétraction; ainsi se forme entre elles et l'ombilic un canal cellulaire dans lequel on voit quelquefois du sang s'épancher. Elles ne commencent à s'oblitérer que cinq ou six semaines après la naissance; et constamment l'oblitération débute par leur extrémité supérieure, pour se prolonger ensuite de proche en proche vers le bassin. Pendant qu'elle s'opère et après sa production, la tunique interne s'atrophiant finit par disparaître; puis la tunique moyenne s'atrophie à son tour, tandis que la tunique externe devient au contraire le siége d'une hypertrophie prononcée. La gaîne celluleuse comprise entre le bout rétracté du vaisseau et l'ombilic participe à cette hypertrophie, s'oblitère aussi par adhésion de ses parois, et en même temps elle se transforme en filaments ligamenteux, lesquels se prolongent sur le pourtour du cordon artériel dans une étendue de plusieurs centimètres.

Les trois cordons qui se sont rétractés dans le cours de la première année, au point de se trouver au niveau de la branche horizontale des pubis, sont donc reliés à l'ombilic par un ensemble de petits ligaments dont l'existence est constante, mais dont le nombre, les dimensions, la disposition réciproque, varient à l'infini. Ils restent bien rarement indépendants ; presque toujours ils s'unissent les uns aux autres ; les anastomoses qu'ils échangent sont parfois si multipliées, qu'ils forment un véritable réseau à grandes mailles irrégulières. Dans un remarquable travail lu en 1860 à l'Académie de médecine, M. Ch. Robin a signalé le premier l'existence de ces filaments dont il a donné une très-bonne description ; le premier aussi il a signalé et bien exposé les phénomènes de rétraction qui précèdent leur développement ; le même auteur a également démontré qu'ils sont constitués par un mélange de fibres du tissu conjonctif et de fibres élastiques (1).

En se rétractant et s'atrophiant, l'ouraque et les artères ombilicales perdent leur rigidité primitive. Le sommet de la vessie qu'ils tenaient suspendu et attaché à la paroi postérieure de l'abdomen chez le fœtus, n'est donc plus aussi fixe chez l'enfant et surtout chez l'adulte. Aussi voit-on ce sommet s'incliner un peu en arrière, et le péritoine, qui d'abord ne s'appliquait nullement à la face antérieure du réservoir vésical, descendre sur la partie la plus élevée de cette face et la recouvrir, dans l'état de distension, sur une étendue de 1, 2 et même 3 centimètres.

Le lien formé par l'ouraque immobilise donc le sommet de la vessie d'autant mieux que l'individu est plus jeune, et d'une manière d'autant plus faible et plus imparfaite qu'il est plus âgé.

Déplacements.—Sous l'influence de semblables conditions, on comprend facilement que la vessie puisse se déplacer. Mais que ses déplacements soient assez considérables pour lui permettre de sortir de l'enceinte pelvienne et de venir faire saillie au-dessous des téguments, c'est ce qu'on ne saurait prévoir, et c'est cependant ce qui a lieu. Dans quelques cas assez rares, on l'a vue en effet envahir l'abdomen, pénétrer dans le canal inguinal, franchir les limites de celui-ci et s'avancer jusque dans le scrotum où elle formait une tumeur plus ou moins saillante ; sa partie moyenne étant alors beaucoup plus étroite, elle affecte la forme d'un bissac recourbé en fer à cheval sur la branche horizontale du pubis. Dans d'autres cas plus rares encore, elle sort de l'abdomen à travers l'anneau crural.

Chez la femme, et ordinairement alors pendant le cours de la grossesse, ou à la suite de grossesses répétées, elle peut déprimer la paroi supérieure du vagin, au point de franchir l'orifice vaginal et de former entre les grandes lèvres une tumeur de volume variable.

Plusieurs faits exceptionnels et difficiles à expliquer attestent aussi qu'après avoir traversé le plancher du bassin chez certains individus, elle est venue faire saillie sous la peau du périnée.

(1) *Mémoire sur la rétract., la cicatrisat. et l'inflammat. des vaisseaux ombilicaux et sur le système ligamenteux qui leur succède (Mém. de l'Acad. de méd., t. XLIV, p. 391).*

Il existe, par conséquent, quatre espèces de hernies de la vessie ou *cystocèles* : la cystocèle vaginale est la plus fréquente ; vient ensuite la cystocèle inguinale, puis la crurale, et enfin la périnéale.

§ 2. — UNITÉ, CAPACITÉ, DIRECTION DE LA VESSIE.

A. Unité. — *La vessie est-elle toujours unique, et son existence est-elle constante?* L'unité de la vessie est un attribut qui lui est commun avec tous les organes impairs et médians. Les anomalies invoquées pour faire admettre sa duplicité dans quelques cas sont pour la plupart des exemples de cloisonnement de cette cavité. M. Charvet, dans une thèse soutenue en 1827 à la Faculté des sciences, a démontré par des faits parfaitement authentiques la réalité de ce cloisonnement qui est partiel ou complet, et qui partage la cavité vésicale en deux cavités symétriques. Plusieurs faits sembleraient attester que cette cloison peut être formée de deux lames, qu'elle peut être produite en d'autres termes par l'adossement de deux poches. Si cette dernière disposition était rigoureusement établie, il faudrait admettre que, dans certains cas de la plus extrême rareté, la vessie est réellement double.

On a aussi considéré quelquefois comme exemple de vessie double et même triple un état morbide dans lequel la tunique interne ou muqueuse de cette cavité fait hernie à travers sa tunique musculaire. Mais alors la cavité surajoutée ne présente d'autre orifice que celui par lequel elle communique avec la cavité mère ; et bien qu'on l'ait vue parfois égaler et même surpasser cette dernière, il est toujours facile de constater qu'elle en représente un simple diverticule. Ces diverticules, du reste, se divisent en deux ordres : les uns, plus fréquents, sont formés par un prolongement de la muqueuse ; les autres sont constitués par cette tunique, par la couche musculaire la plus superficielle et par le péritoine.

L'existence de la vessie n'est pas constante ; mais la science ne possède qu'un bien petit nombre de faits relatifs à l'absence totale de ce viscère. Je n'en connais même que deux exemples : l'un mentionné par Breschet dans le *Dictionnaire des sciences médicales*; l'autre présenté à la Société anatomique en 1853 par M. Titon. Dans ce dernier cas, qui est le plus concluant, les uretères venaient s'ouvrir isolément au-dessous de la verge, de chaque côté de la ligne médiane, par un petit orifice très-apparent.

Quelquefois la vessie n'existe qu'à l'état rudimentaire, ce qui arrive lorsqu'elle ne parcourt pas toutes les phases de son évolution : constamment alors c'est sa paroi antérieure qui fait défaut ; et comme les os ainsi que les parties molles situées au-devant de ceux-ci subissent le même arrêt de développement et restent plus ou moins écartés sur la ligne médiane, sa paroi postérieure, qui n'est plus soutenue, cède à la pression des intestins, se renverse en avant et vient faire saillie dans la région pubienne, sur laquelle l'urine est versée goutte à goutte par l'orifice béant des uretères. Ce vice de conformation, souvent observé, a été décrit sous les noms d'*inversion congénitale*, d'*exstrophie de la vessie*.

B. Capacité. — La vessie est de tous les réservoirs celui qui offre le volume le plus considérable, et qui affecte dans ses dimensions le plus de variétés. — A l'état de vacuité, elle se rétracte et se pelotonne si bien derrière le corps des pubis, qu'elle s'efface presque entièrement. — Dans l'état de moyenne dilatation elle se rapproche de l'angle sacro-vertébral

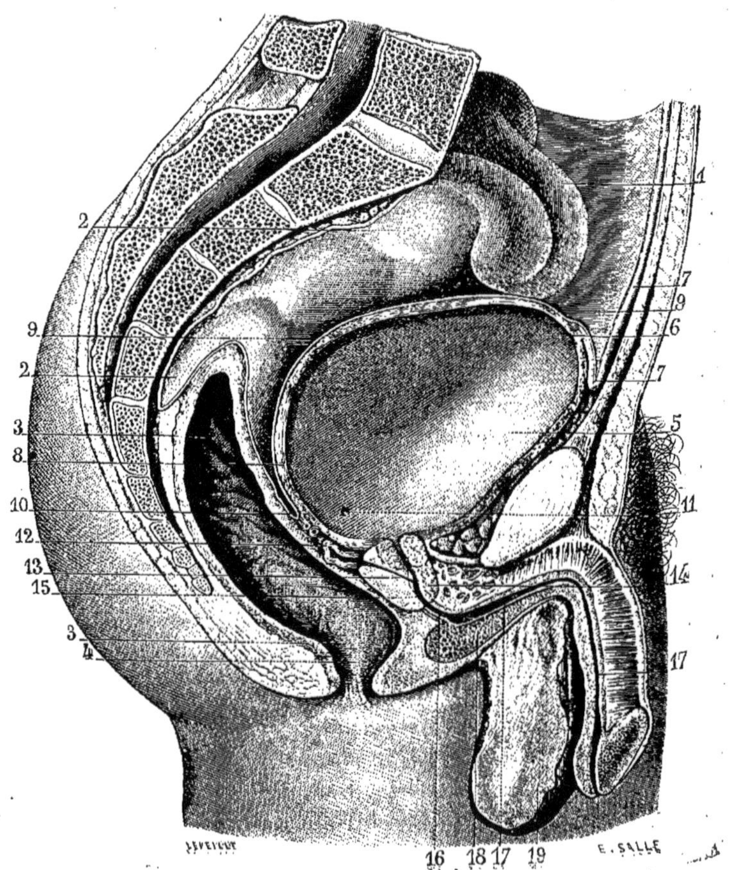

Fig. 881. — *Situation, direction, forme, rapports de la vessie chez l'homme.*

1. S iliaque du côlon. — 2, 2. Partie supérieure du rectum, obliquement dirigée en bas et en arrière. — 3, 3. Sa partie moyenne oblique en bas et en avant. — 4. Sa partie inférieure. — 5. Moitié gauche de la cavité vésicale. — 6. Son sommet dirigé en haut et en avant. — 7. 7. Ouraque décrivant un coude à concavité supérieure. — 8. Bas-fond de la vessie, en rapport avec la partie moyenne du rectum. — 9, 9. Trajet du péri-

dont elle reste peu distante, et se prolonge dans la région hypogastrique dont elle envahit la partie inférieure. Son diamètre longitudinal est alors de 12 à 13 centimètres, le transversal de 9 à 10, et l'antéro-postérieur de 8. — Dans son état de dilatation excessive, la cavité vésicale remplit d'abord la totalité de l'excavation pelvienne, puis remontant dans l'abdomen, vient remplir tout l'hypogastre. Quelques auteurs l'ont vue s'élever jusqu'à l'ombilic. Plusieurs faits attestent qu'elle a pu même s'élever plus haut encore, atteindre l'épigastre et s'emparer de la plus grande partie de l'enceinte abdominale.

La capacité moyenne de la vessie, à l'état normal, chez l'adulte, peut être évaluée à 500 ou 600 centimètres cubes : elle est assez considérable, en d'autres termes, pour permettre à ce réservoir de contenir facilement un demi-litre de liquide. Les vessies qui habituellement en contiennent moins sont de petites dimensions; celles qui admettent de 700 à 800 ou 900 grammes doivent être considérées comme offrant au contraire une grande capacité, et celles qui dépassent cette limite comme accusant un état morbide plus ou moins latent. Sous l'influence d'affections variées, et surtout à la suite de paralysie, la vessie peut acquérir en effet une capacité croissante et presque illimitée. C'est dans les cas de ce genre qu'elle devient assez vaste pour contenir jusqu'à 4, 5, 6 kilogrammes d'urine. Une observation insérée dans une thèse soutenue à Upsal, en 1777, nous apprend que chez une femme, jugée hydropique, elle en contenait dix-huit livres. Chez un jeune homme atteint de paralysie, elle était si grande, au rapport de Franck, qu'elle refoulait le diaphragme vers la cavité thoracique et ne contenait pas moins de quatre-vingts livres de liquide.

Lorsque la vessie arrive à ce degré de dilatation extrême, on remarque que les uretères se dilatent aussi. En même temps ils s'allongent très-notablement et deviennent flexueux; leurs parois augmentent d'épaisseur; ils s'hypertrophient, en un mot. J. L. Petit avait pensé qu'ils se dilatent par suite du reflux de l'urine dans l'intérieur de ces conduits. Mais il est beaucoup plus rationnel d'admettre que leur dilatation est le résultat de la difficulté qu'éprouve l'urine à pénétrer dans un réservoir déjà rempli et distendu outre mesure; cette difficulté établit en effet entre la vessie et les uretères une sorte de lutte d'abord faible, et ensuite plus accusée, qui a pour conséquence l'hypertrophie de ceux-ci.

La capacité du réservoir urinaire varie, du reste, avec l'âge, le sexe, les individus, les habitudes, le régime, l'état de santé ou de maladie, etc.

toine; son cul-de-sac vésico-abdominal.—10. Son cul-de-sac recto-vésical.—11. Embouchure de l'uretère. — 12. Canal déférent et sommet de la vésicule séminale. — 13. Partie postéro-inférieure de la prostate, traversée par le conduit éjaculateur. — 14. Sa partie antéro-supérieure. — 15. Son sommet. — 16. Portion membraneuse de l'urèthre. — 17, 17. Sa portion spongieuse.—18. Bulbe de l'urèthre.—19. Enveloppes du testicule.

Par suite de la précocité de son développement, ce réservoir offre chez le fœtus, et pendant les premières années de l'enfance, des proportions un peu supérieures à celles qu'il aura plus tard.

Chez la femme, moins libre que l'homme, plus esclave que lui des bienséances sociales, la vessie, selon la plupart des auteurs, serait plus développée. Mais cette opinion ne me paraît pas fondée sur l'observation; j'ai pu souvent comparer les dimensions de ce viscère dans les deux sexes, et je n'ai pas vu que sa capacité prédominât dans le sexe féminin; les faits viendraient plutôt attester qu'elle tend à prédominer chez l'homme.

Elle est plus grande chez les individus qui, par nécessité ou par habitude, n'urinent qu'à de longs intervalles. Probablement aussi, elle est plus considérable chez les personnes qui suivent un régime essentiellement végétal; il en est ainsi, du moins dans les mammifères : la vessie présente un volume plus considérable chez les herbivores que chez les carnivores. — Les irritations prolongées dont elle peut devenir le siége, la présence d'un calcul, l'existence de fongosités sur ses parois, et toutes les affections chroniques, en un mot, qui ont pour effet de solliciter la contraction de sa tunique musculaire, finissent, lorsqu'elles se prolongent beaucoup, par amener une diminution plus ou moins notable de sa capacité. — Celles qui viennent affaiblir cette contractilité ou porter atteinte à sa sensibilité produisent un effet opposé.

C. — *Direction*. La vessie se dirige de haut en bas et d'avant en arrière. Sa direction, plus oblique que celle de la paroi antérieure du bassin, est indiquée par une ligne qui s'étendrait de la partie inférieure de l'hypogastre vers la partie centrale du plancher de l'excavation pelvienne. Elle s'incline d'autant plus en avant et en bas qu'elle est plus rétractée, d'autant moins qu'elle se dilate davantage. Lorsqu'elle arrive à son plus haut degré de dilatation, son axe devient parallèle à celui du détroit supérieur.

§ 3. — FORME DE LA VESSIE.

Dans l'état de plénitude, la vessie présente la forme d'un ovoïde un peu aplati, dont la grosse extrémité se dirige en bas et en arrière; le diamètre qui s'étend de sa base vers son sommet est donc le plus long, et celui qui se porte de la face antérieure vers la postérieure le plus court. Quelquefois cependant, le premier ne dépasse pas le transversal ou le dépasse à peine; on remarque alors sur chacune des parties latérales et inférieures une saillie arrondie, plus ou moins prononcée, qui lui donne un aspect cordiforme. Ce mode de configuration se voit assez souvent chez la femme, plus rarement chez l'homme.

Dans l'état de vacuité, la forme de la vessie est bien différente. Elle affecte alors dans l'un et l'autre sexe, mais surtout chez la femme, la figure d'un triangle isocèle à base inférieure, en sorte qu'on peut lui distinguer deux faces, trois bords et trois angles. Les faces regardent, l'une en avant et en bas, l'autre en arrière et en haut. Les bords sont arrondis et curvilignes. Les angles inférieurs ou latéraux sont arrondis aussi; le supérieur ou médian se termine en pointe. Lorsque le réservoir urinaire se vide, sa grosse extrémité devient donc un simple bord et la petite prend la forme d'un cône plus ou moins allongé. Chez les individus dont les parois vésicales sont épaisses ou très-fortement rétractées, les bords, les angles s'arrondissent plus encore, et la vessie devient alors globuleuse.

Considérée sous un point de vue chirurgical, la vessie a été divisée en quatre parties : une supérieure, plus petite, qui en forme le *fond* ou le *sommet*; une moyenne, beaucoup plus considérable qui en constitue le *corps*; une inférieure, plus volumineuse encore, qui a reçu le nom de *bas-fond*; et enfin une antéro-inférieure, c'est le *col* de la vessie, qui a pour centre l'*orifice interne* de l'urèthre.

Considérée sous un point de vue physiologique, elle peut être divisée en quatre segments, l'un antérieur, l'autre postérieur, et deux latéraux. — Chacun de ceux-ci se trouve en quelque sorte représenté par une courbe qui s'étend à la manière d'un méridien du sommet de la cavité vers son col. Toutes ces courbes se tournent par leur concavité vers le grand axe du viscère. L'antérieure, presque rectiligne, ne dépasse pas, dans l'état de moyenne dilatation, 8 centimètres. La postérieure offre, au contraire, une concavité très-prononcée qui regarde en haut et en avant; sa longueur est de 20 à 22 centimètres; elle l'emporte donc considérablement sur la précédente; c'est à ses dépens que se fait surtout l'ampliation de la vessie. Au moment de cette ampliation, le segment postérieur s'allongeant beaucoup plus que l'antérieur, s'élève au-dessus de celui-ci, c'est-à-dire au-dessus du sommet du viscère, qu'il déborde plus ou moins, et qui s'éloigne alors des muscles droits de l'abdomen, en sorte qu'on voit se former entre ceux-ci et la vessie un angle à sinus supérieur.

B. — Surface externe, rapports de la vessie.

Afin de mieux préciser les rapports de la surface externe de la vessie, on peut la diviser, avec Boyer, en six régions :

1° Région antérieure. — Moins étendue que la postérieure, elle est limitée inférieurement par des faisceaux fibreux que traversent des veines volumineuses, et qui ont été décrits par la plupart des auteurs sous le nom de *ligaments antérieurs* de la vessie. Nous montrerons plus loin que ces faisceaux, considérés aussi comme une dépendance de l'aponévrose pelvienne supérieure, se continuent avec les fibres musculaires longitudinales de la vessie par une de leurs extrémités, s'attachent par l'autre aux pubis, et qu'ils ne représentent par conséquent ni une simple lamelle aponévrotique, ni des ligaments, mais de véritables tendons. — Supérieurement elle est limitée par cette partie du péritoine qui, des parois de l'abdomen, se porte sur la vessie. L'intervalle compris entre ces deux limites varie suivant que la vessie est vide, modérément dilatée, ou dans un état de dilatation considérable.

Vide, la vessie s'élève à peine jusqu'au détroit supérieur. Sa paroi antérieure se trouve en rapport sur la ligne médiane avec la symphyse et le corps des pubis, de chaque côté avec l'aponévrose qui recouvre le muscle obturateur interne. Un tissu cellulaire très-lâche l'unit à toutes ces parties.

Moyennement dilatée, elle déborde la symphyse pubienne, mais de 1 ou 2 centimètres seulement. La partie la plus élevée de sa région antérieure commence à se porter en arrière en soulevant le péritoine, qui se décolle de la paroi abdominale pour s'appliquer sur elle. La partie supérieure de sa région postérieure surmonte un peu le sommet du viscère en s'inclinant en avant. L'ouraque se coude à angle aigu ; et le péritoine, se coudant aussi, forme un cul-de-sac peu prononcé dont la concavité regarde en haut.

Lorsqu'elle arrive à sa plus grande ampliation, c'est-à-dire lorsqu'elle est dilatée au point de remplir toute l'excavation du bassin, sa région antérieure s'élève au-dessus des pubis à une hauteur qui varie de 3 à 4 centimètres ; en s'élevant, elle continue à se porter en arrière et à soulever le péritoine qui la recouvre sur une plus grande étendue. La postérieure, qui s'élève plus haut encore et qui continue aussi à s'incliner en avant, semble la prolonger ; réunie à celle-ci, elle constitue avec la paroi abdominale un angle à sinus supérieur ; le péritoine tapissant les deux côtés de cet angle forme un cul-de-sac d'autant plus profond que la dilatation de la vessie est plus grande. Ce cul-de-sac *vésico-abdominal* mérite de fixer toute l'attention des chirurgiens. Pour constater son existence, il suffit d'observer la vessie pendant qu'elle se dilate.

Dans ce but, liez l'urèthre à son extrémité antérieure, incisez la paroi abdominale sur sa circonférence, en la conservant intacte inférieurement, puis enlevez la masse intestinale, et injectez la vessie lentement par l'un des uretères : vous pourrez alors assister à toutes les phases de son ampliation, et reconnaître comment, sous l'influence de celle-ci, son volume, sa forme et ses rapports se modifient. Lorsqu'elle était vide, son sommet s'appliquait à la symphyse, et la région antérieure s'étendait depuis ce sommet jusqu'au col. Pendant qu'elle se remplit, le sommet ne se porte pas directement en haut, entre la paroi abdominale et le péritoine ; il se porte en haut et en arrière ; de là, un angle d'autant plus accusé que le viscère s'élève plus haut, et un cul-de-sac péritonéal qui recouvre la face antérieure du viscère d'abord dans l'étendue de quelques millimètres, puis de 2, et même 3 centimètres.

La région supérieure de la vessie qui n'existait pas encore se constitue ainsi peu à peu pendant la réplétion de cette cavité ; elle se constitue en partie aux dépens de la région postérieure, en partie aux dépens de la région antérieure. A son apparition, elle regardait en haut ; mais en s'élargissant elle s'incline en avant. Tel est le mécanisme en vertu duquel le péritoine s'insinue entre cette paroi et la vessie, pour les séparer dans une étendue qui peut atteindre jusqu'à 4 centimètres dans les cas de plénitude excessive. Sur dix-huit individus adultes de l'un et de l'autre sexe chez lesquels j'ai injecté cette cavité, j'ai vu trois fois le cul-de-sac péritonéal descendre si bas, qu'il n'était séparé des pubis que par une distance de 15 à 20 millimètres.

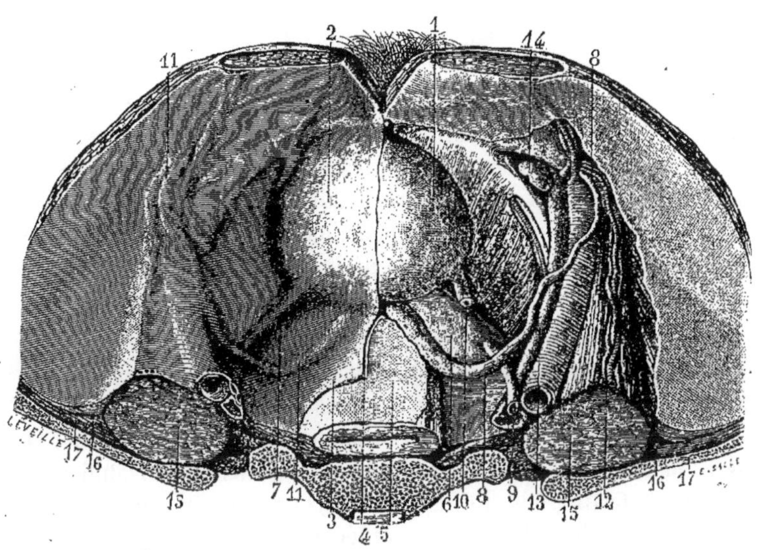

Fig. 882. — *Rapport des régions postérieure et inférieure de la vessie chez l'homme.*

1. Moitié droite de la région postérieure de la vessie. — 2. Moitié gauche de cette région recouverte par le péritoine. — 3. Repli demi-circulaire que forme cette séreuse dans l'état de vacuité. — 4. Coupe médiane de ce repli ; elle montre les deux lames qui le composent ; l'une, superficielle, remonte sur la partie postérieure de la vessie ; l'autre profonde contribue à former le cul-de-sac péritonéal qui sépare le canal déférent et la vésicule séminale d'un côté des mêmes parties du côté opposé. — 5. Paroi postéro-inférieure de ce cul-de-sac recouvrant le rectum. — 6. Vésicule séminale droite. — 7. Vésicule séminale gauche recouverte par le péritoine. — 8. Canal déférent droit passant sur l'uretère et contournant la base de la vésicule séminale correspondante, pour se placer à son côté interne. — 9. Uretère qui a été excisé au niveau de la vésicule séminale, pour la mettre en complète évidence. — 10. Partie terminale du même conduit. — 11, 11. Uretère gauche, recouvert par le péritoine. — 12. Artère et veine spermatiques. — 13. Artère et veine iliaques externes. — 14. Ganglion lymphatique situé dans l'anneau crural, sur le côté interne de l'artère fémorale. — 15, 15. Coupe des muscles psoas. — 16, 16. Coupe des muscles iliaques. — 17, 17. Coupe de l'os iliaque.

Les rapports qu'affecte la région antérieure de la vessie avec la paroi correspondante de l'abdomen sont donc beaucoup moins étendus qu'on ne le pense généralement. Les anatomistes, sur ce point, sont tombés dans l'erreur pour n'avoir pas assez étudié le mode de dilatation du réservoir urinaire. Si les chirurgiens l'eussent mieux connu, ils n'auraient certainement pas proclamé d'une voix presque unanime qu'un calcul peut être facilement extrait par cette région sans léser le péritoine, et que la ponction sus-pubienne est aussi exempte de tout danger. En conformant leur conduite à un pareil langage, je n'hésite pas à dire qu'ils s'abandonnent à une fausse sécurité : c'est ce qu'avait déjà entrevu du reste Malgaigne, qui signale les dangers de la sonde à dard dans la taille hypogastrique. M. Tillaux, qui, récemment, a repris mes recherches et qui est arrivé aux mêmes résultats, pense cependant que la ponction hypogastrique et la taille de Franco méritent d'être conservées (1). Je crois aussi qu'il n'y a pas lieu de les proscrire. En signalant une disposition du péritoine qui avait échappé aux chirurgiens, j'ai voulu seulement appeler leur attention sur l'une et l'autre de ces opérations. Pratiquées comme on les faisait autrefois avec des connaissances insuffisantes, elles étaient dangereuses ; mais faites avec la prudence et les précautions indiquées par M. Tillaux, elles peuvent être utiles, surtout la ponction ; car la taille hypogastrique ne saurait être comparée à la lithotritie périnéale imaginée par M. Dolbeau ; si les progrès de l'anatomie ne la condamnent pas absolument, les progrès de la chirurgie lui laissent bien peu de valeur.

2° **Région postérieure.** — Elle doit être étudiée aussi dans l'état de vacuité et dans l'état de plénitude. — Dans l'état de vacuité, la face postérieure, triangulaire comme la précédente, mais tournée en haut et en arrière, plane ou légèrement convexe, répond aux circonvolutions inférieures de l'intestin grêle. Elle est recouverte par le péritoine qui, parvenu au niveau de son bord inférieur, se réfléchit pour s'appliquer sur la partie moyenne du col de l'utérus chez la femme, sur la partie moyenne du rectum chez l'homme. — Dans l'un et l'autre sexe, la membrane séreuse lui adhère sur toute son étendue. — En se portant chez l'homme du réservoir urinaire sur le rectum, le péritoine rencontre latéralement les vésicules séminales et les canaux déférents qu'il recouvre. Sur la ligne médiane, il passe à 10 ou 12 millimètres en arrière de la prostate, puis s'applique à lui-même et constitue ainsi un repli demi-circulaire, transversalement dirigé. Les extrémités de ce repli ont été improprement appelés *ligaments postérieurs* de la vessie, par opposition à deux replis analogues, mais très-minimes, rectilignes et antéro-postérieurs, qui s'étendraient de la vessie au col de l'utérus et qui sont désignés par quelques auteurs sous le nom de *ligaments antérieurs*.

____

(1) Tillaux, *Traité d'anat. topographique.* 1877, p. 842.

Dans l'état de plénitude, la région postérieure, très-convexe, se rapproche plus ou moins de la concavité du sacrum. Elle est contiguë au rectum chez l'homme. Chez la femme elle répond : sur les côtés, aux ligaments larges ; sur la ligne médiane, à l'utérus, qu'elle renverse en arrière et qu'elle recouvre complétement sur toute son étendue.

3° **Régions latérales.** Elles n'existent en réalité qu'à partir du moment où la vessie commence à se dilater ; jusque-là chacune d'elles est représentée par un simple bord obliquement étendu de l'angle supérieur ou médian vers les angles inférieurs ou latéraux. Leur partie postéro-inférieure, lisse, est en rapport, dans les deux sexes, avec les circonvolutions de l'intestin grêle, et chez la femme avec les ligaments larges. Leur partie antéro-inférieure, dépourvue de péritoine, adhère par un tissu cellulo-graisseux très-abondant aux parois correspondantes de l'excavation pelvienne.—Les canaux déférents les côtoient obliquement pour se porter en arrière, en bas et en dedans. Les artères ombilicales ou le cordon résultant de leur oblitération rampent aussi sur elles ; et comme les artères se dirigent en avant, en haut et en dedans, elles croisent ces canaux à angle aigu. Lorsque la vessie se vide, les uns et les autres l'abandonnent pour s'appliquer aux parois latérales du bassin.

4° **Région supérieure.**—Nulle dans l'état de vacuité, où elle est représentée seulement par le sommet de la vessie, elle se constitue de toutes pièces dans l'état de plénitude aux dépens des faces antérieure, postérieure et latérales. Au début de son apparition, elle se dirige en haut, et répond alors aux circonvolutions les plus déclives de l'iléon. Mais comme, à mesure qu'elle s'élargit, elle s'incline en avant, ses rapports avec l'intestin grêle diminuent graduellement d'étendue. Sa partie centrale se continue avec l'ouraque, qui se couche d'arrière en avant sur la vessie, et qui ensuite remonte verticalement en décrivant un coude à concavité supérieure. — De ses parties latérales, on voit naître deux replis, qui montent vers la région hypogastrique, mais qui ne tardent pas à disparaître. Ces replis de figure triangulaire séparent la fossette inguinale interne de la fossette vésico-pubienne. Ils contiennent dans leur épaisseur les cordons résultant de l'oblitération des artères ombilicales, et les filaments ligamenteux qui unissent ceux-ci à l'ombilic. Ces replis ont été décrits par quelques anatomistes sous le nom de *petites faux* du péritoine.

5° **Région inférieure** *ou base de la vessie.* Elle diffère suivant qu'on la considère chez l'homme ou chez la femme.

A. Chez l'homme, elle est limitée en avant par la base de la prostate, en arrière par le cul-de-sac que forme le péritoine en se réfléchissant pour se prolonger sur le rectum. Sa partie médiane répond à l'intestin, ses parties latérales aux canaux déférents et aux vésicules séminales. — Lorsque la vessie se vide, ces vésicules n'abandonnent pas le rectum ; elles s'écartent légèrement, et restent appliquées sur ses parties latérales. La distance qui sépare leur grosse extrémité ou extrémité postérieure dans l'état de vacuité n'est pas moindre de 6 ou 7 centimètres; celle qui les sépare dans l'état de plénitude se réduit à 4 ou 5 centimètres; à mesure qu'on se rapproche de leur extrémité antérieure, elle diminue et devient nulle au voisinage de la prostate. La vésicule et le canal déférent d'un côté se trouvent donc séparés des mêmes parties du côté opposé par un espace angulaire, plus large lorsque la vessie est vide, un peu plus étroit lorsqu'elle est pleine. — Dans l'état de vacuité le péritoine s'enfonce dans cet espace, s'applique au rectum sur la ligne médiane, aux canaux déférents sur les côtés; puis, arrivé à 12 millimètres de la base de la prostate, il se réfléchit pour former le repli demi-circulaire précédemment décrit. — Dans l'état de plénitude ce repli s'efface, et le cul-de-sac que le péritoine formait entre les deux canaux déférents disparaît aussi.

Ces rapports de la région inférieure nous montrent : 1° qu'elle peut être explorée par le toucher rectal; 2° qu'elle est accessible aussi aux instruments chirurgicaux : de là l'idée de la taille recto-vésicale qui s'était présentée à Sanson, mais qu'il a bientôt abandonnée: de là également la possibilité de pratiquer la ponction de la vessie par le rectum.

B. — Chez la femme, la région inférieure est limitée en avant par l'origine de l'urèthre, et en arrière par le cul-de-sac que forme le péritoine en passant de la vessie sur l'utérus. Cette face répond en arrière au col utérin auquel elle n'adhère que par un tissu conjonctif lâche, et qu'elle recouvre sur toute sa hauteur dans l'état de plénitude, en partie seulement dans l'état de vacuité. Par la plus grande partie de son étendue, elle se trouve en rapport : sur la ligne médiane, avec la paroi supérieure du vagin qui lui est étroitement unie, latéralement avec les uretères et une couche cellulo-adipeuse qui la sépare du plancher de l'excavation pelvienne. — Il suit de ces rapports : que la région inférieure est plus facile encore à explorer chez la femme que chez l'homme; qu'elle est plus accessible aussi aux instruments chirurgicaux, d'où, en partie, les avantages de la taille et de la ponction vaginales; mais qu'elle est moins soutenue, d'où aussi la fréquence de la cystocèle vaginale.

§ 4. — SURFACE INTERNE DE LA VESSIE.

La surface interne de la vessie présente une coloration blanche dans les premiers temps de la vie, d'un blanc grisâtre ou cendré chez l'adulte, et plus ou moins rosée chez le vieillard, par suite de l'injection dont elle devient fréquemment le siége. Elle est remarquable par son poli semblable à celui des uretères, et par son aspect réticulé, aspect qui varie beaucoup selon l'âge et suivant les individus.

Chez le fœtus et l'enfant, on la trouve encore parfaitement unie. Mais à mesure que nous avançons en âge, la tunique musculaire tend à s'hypertrophier ; la tunique interne, qui lui adhère et qui en prend l'empreinte, se soulève légèrement sur certains points, se déprime sur d'autres ; la disposition réticulée, en un mot, commence à se manifester, et se prononce ensuite de plus en plus. C'est surtout chez les vieillards, et plus

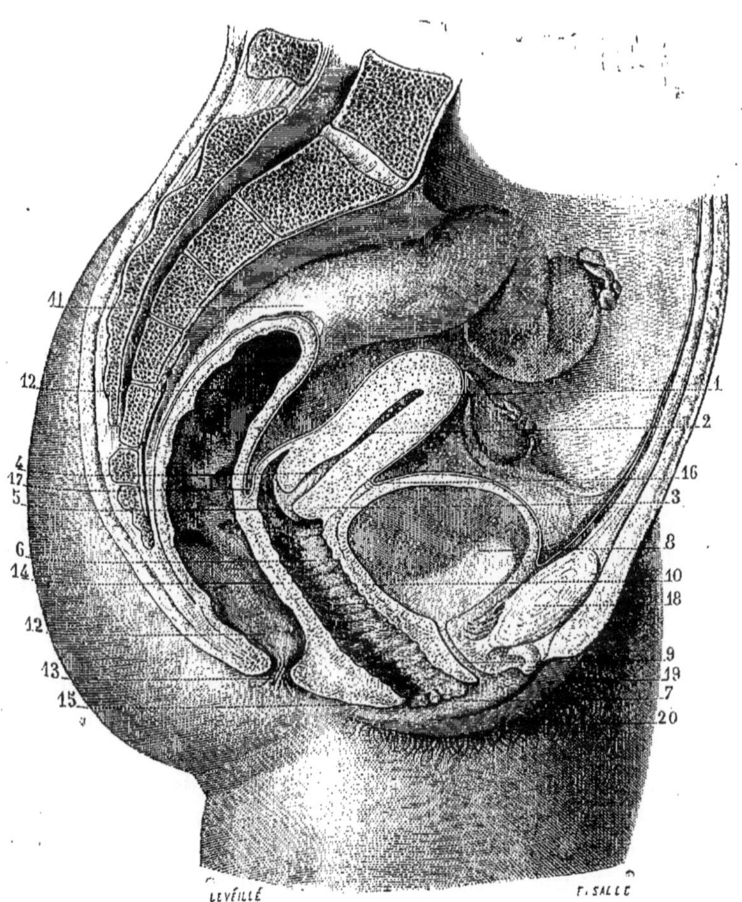

FIG. 883. — *Situation, direction, forme, rapports de la vessie chez la femme.*

1. Corps de l'utérus. — 2. Cavité du corps. — 3. Col de l'utérus. — 4. Cavité du col. — 5. Partie sus-vaginale du col ou museau de tanche. — 6. Cavité du vagin. — 7. Entrée ou orifice du vagin. — 8. Cavité de la vessie. — 9. Canal de l'urèthre. — 10. Cloison vésico-vaginale. — 11. Rectum. — 12, 12. Cavité de cet intestin. — 13. Orifice anal. — 14. Cloison recto-vaginale, constituée par l'union de la paroi antérieure du rectum et de la paroi postérieure du vagin. — 15. Périnée. — 16. Cul-de-sac vésico-utérin du péritoine. — 17. Cul-de-sac que forme cette séreuse en passant du vagin sur le rectum. — 18. Symphyse des pubis. — 19. Petite lèvre. — 20. Grande lèvre.

spécialement chez ceux dont la vessie se vide difficilement, qu'on l'observe. Elle se montre parfois si accusée que les parois vésicales ont pu être comparées, sous ce point de vue, aux parois des oreillettes. — Dans quelques cas, l'hypertrophie qui en est le point de départ n'intéresse pas également tous les faisceaux musculaires, mais plus spécialement ceux qui suivent une direction longitudinale, lesquels simulent alors des pilastres ou colonnes ; d'autres fois, la muqueuse, après s'être déprimée pour tapisser les aréoles de la couche musculaire, en écarte les faisceaux, s'insinue dans leur intervalle, et se prolonge au dehors sous la forme d'une ampoule : de là les noms de *vessie à colonnes*, de *vessie à cellules*, qui rappellent l'un et l'autre un état morbide.

Dans l'**état de vacuité**, la surface interne de la vessie présente seulement deux faces et trois bords.

Les faces, triangulaires et appliquées l'une à l'autre, sont presque horizontales. La postérieure regarde en bas. L'antérieure regarde en haut ; l'orifice interne de l'urèthre répond à son centre, et la partage en deux moitiés : l'une pubienne, qui s'étend de l'orifice uréthral au sommet de la cavité ; l'autre prostatique, étendue du même orifice au bord inférieur, ou plutôt postérieur. C'est au-devant de ce bord que viennent s'aboucher les uretères. — Très-obliquement coupés en bec de flûte, ces conduits s'ouvrent sur les parois de la vessie par un orifice ovalaire dont la grosse extrémité se dirige en dehors et en arrière. Au niveau de celle-ci, la muqueuse vésicale s'applique à la muqueuse uretérique et se continue avec elle, en formant un repli à bord concave que quelques auteurs ont comparé à une valvule, mais bien à tort, car il n'en offre ni la disposition, ni les usages. Si l'urine, après avoir pénétré dans la vessie, ne peut refluer vers l'uretère, ce n'est nullement parce que ce repli fonctionne à la manière d'une valvule, mais parce que la paroi supérieure de la portion intra-vésicale des uretères s'applique alors à la paroi inférieure, et s'y applique d'autant mieux que la vessie est plus pleine.

La distance qui sépare les orifices par lesquels les deux uretères s'ouvrent dans la vessie est à peu près égale à celle qui les sépare de l'orifice uréthral. Ils occupent les angles postérieurs d'un triangle équilatéral dont celui-ci forme l'angle antérieur. Ce triangle, désigné depuis Lieutaud sous le nom de *trigone vésical*, repose chez la femme sur le vagin, chez l'homme sur la base de la prostate et les vésicules séminales.

Le bord inférieur, qui serait mieux nommé postérieur, se présente sous l'aspect d'une gouttière horizontale et transversale, située à 3 centimètres en arrière du col de la vessie.

Dans l'état de plénitude, les trois bords se développent d'avant en arrière, et prennent alors le nom de faces ou régions. La partie antérieure de la face inférieure, ou s'allongeant de bas en haut et se redressant, constitue la région antérieure : la moitié postérieure s'allonge d'avant en arrière et représente, sous ce nouvel aspect, la région inférieure.

Cette dernière seule mérite de nous arrêter un instant. On peut lui distinguer deux parties : l'une, antérieure, plus petite, qui repose chez l'homme sur la base de la prostate et les vésicules séminales : c'est le trigone vésical ; l'autre, postérieure, plus considérable, qui répond au rectum et pour laquelle quelques auteurs réservent plus spécialement le nom de *bas-fond*. — Le trigone présente une plus grande surface ; ses trois côtés, qui offraient chacun dans l'état de rétraction une longueur de 20 à 25 millimètres, atteignent une étendue de 3 à 4 centimètres. Sa base, c'est-à-dire l'intervalle compris entre les deux uretères, forme une saillie souvent peu prononcée chez la femme, en général plus accusée chez l'homme. Toute la partie de la paroi inférieure qui est en arrière de cette saillie représente une sorte de fosse ellipsoïde, à grand diamètre trans-

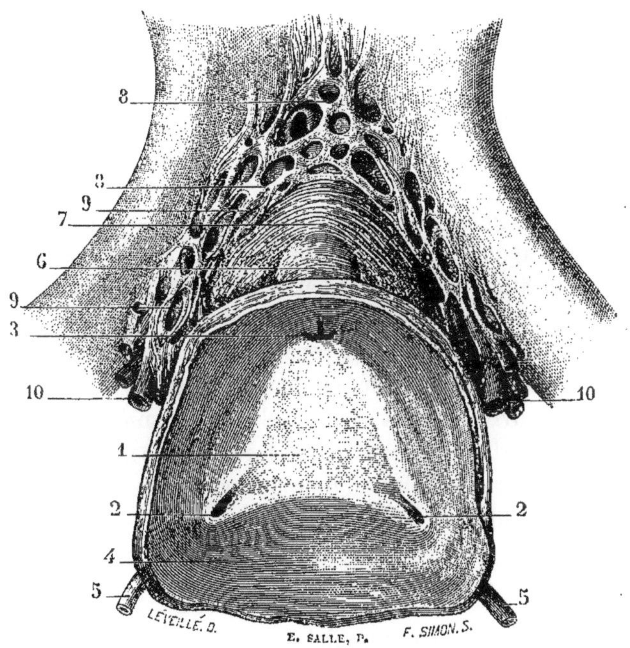

FIG. 884. — *Trigone vésical.*

1. Surface du trigone. — 2, 2. Ses angles postérieurs constitués par l'embouchure des uretères. — 3. Son angle antérieur représenté par l'orifice interne de l'urèthre. — 4. Dépression transversale située en arrière du trigone. — 5, 5. Extrémité terminale des uretères. — 6. Partie supérieure du sphincter de la vessie. — 7. Muscle constricteur de la portion prostatique de l'urèthre. — 8, 8. Coupe des veines qui forment le plexus de Santorini. — 9, 9. Coupe des veines situées sur les parties latérales de la prostate. — 10, 10 Ces mêmes veines incisées au moment où elles arrivent sur les parties latérales du bas-fond de la vessie.

versal, tantôt superficielle, tantôt plus profonde, très-variable, en un mot, suivant les individus, mais offrant toujours une forme excavée qui contraste avec la surface plane du trigone. C'est dans cette partie excavée que se collectent les premières gouttes d'urine, et que tendent à séjourner les dernières, si la vessie n'est pas légèrement inclinée en avant au moment de la miction. C'est dans cette même partie que séjournent les calculs vésicaux ; lorsqu'ils deviennent très-volumineux, ils en prennent la configuration, ainsi que l'a fait remarquer Amussat.

§ 5. — STRUCTURE DE LA VESSIE.

Trois tuniques se superposent pour former les parois de la vessie, qui comprennent en outre dans leur composition des artères, des veines, des nerfs et une certaine quantité de tissu cellulaire.

A. **Tunique séreuse.**

Nous avons vu que cette tunique est une dépendance du péritoine, et qu'elle ne recouvre qu'une partie du viscère, variable suivant qu'il est plein ou vide. — Plein, elle revêt une partie de sa face supérieure, toute sa face postérieure et le tiers de ses faces latérales, c'est-à-dire environ ses trois cinquièmes. — Vide, elle n'en revêt que la face postérieure, alors très-réduite. De celle-ci elle se prolonge : en haut, pour s'appliquer sur les muscles abdominaux et la ligne blanche ; de chaque côté, sur les parois de l'excavation du bassin ; en arrière, sur le rectum et les vésicules séminales chez l'homme, sur le col de l'utérus chez la femme.

La tunique séreuse présente par conséquent une partie fixe ou centrale qui jamais n'abandonne la vessie, et une partie périphérique ou flottante, qui tantôt la recouvre et tantôt s'en détache. La première, qui répond à la partie médiane de la face postérieure, lui adhère par un tissu cellulaire plus dense. La seconde ne lui est unie que par un tissu cellulo-graisseux plus ou moins abondant et très-lâche.

B. **Tunique musculaire.**

La tunique moyenne ou musculaire se [compose de trois couches de fibres : la première, ou la plus superficielle, est longitudinale, la seconde circulaire, la troisième plexiforme. Ces trois couches, par leur contraction simultanée, déterminent le resserrement de la vessie. Elles ont pour antagoniste un muscle non moins important qui préside à son occlusion.

1° **Couche superficielle ou longitudinale.** Les fibres qui forment cette première couche sont remarquables par leur couleur rouge. Elles peuvent être distinguées, en antérieures, postérieures et latérales.

Les *antérieures* naissent du corps des pubis et de la symphyse pubienne par deux languettes tendineuses, triangulaires, saillantes et résistantes, qui forment en s'unissant par leur bord une courte lamelle aponévrotique criblée de trous par lesquels passent des veines volumineuses. Ces languettes, improprement appelées *ligaments antérieurs de la vessie*, répondent d'abord à un plexus veineux important, le plexus de Santorini, qui les sépare de la portion moyenne ou membraneuse de l'urèthre ; elles rampent ensuite sur la face supérieure de la prostate, où elles se continuent avec les fibres musculaires. Celles-ci, groupées en faisceaux, se portent de bas en haut, en constituant un plan de plus en plus large, qui représente une sorte d'éventail. Parvenues sur la moitié supérieure du viscère, elles se terminent différemment : les latérales s'infléchissent à droite et à gauche ; les moyennes ou médianes montent jusque sur le sommet de l'organe, et se continuent avec les fibres moyennes du plan longitudinal postérieur, à l'exception de celles qui sont le plus rapprochées de l'ouraque, lesquelles l'entourent à la manière d'une écharpe. (Fig. 886.)

Les *fibres longitudinales postérieures* naissent de la base de la prostate. Elles forment un plan très-nettement limité de 3 ou 4 centimètres de largeur dans la première moitié de son trajet, mais qui s'épanouit ensuite à l'instar d'une gerbe, et recouvre alors toute la face postérieure de la vessie ainsi que la moitié supérieure de ses faces latérales.

Les *fibres longitudinales latérales* tirent leur origine des parties correspondantes de la prostate. Elles constituent un plan mince et pâle. Après un court trajet, les antérieures s'inclinent en avant pour se mêler aux fibres transversales ou circulaires ; les postérieures se portent obliquement en arrière et vont se joindre aussi aux fibres de la seconde et de la troisième couche ; les moyennes répondent aux uretères et les enlacent, en décrivant des arcades qui s'entre-croisent par leurs extrémités.

Chez la femme, les fibres longitudinales antérieures émanent aussi des pubis ; les latérales naissent de l'aponévrose périnéale supérieure ; et les postérieures du tissu cellulaire dense qui unit la vessie au vagin.

2° **Couche moyenne** ou **circulaire**. — Elle est d'un rouge en général un peu plus pâle que la précédente. Les fibres qui la composent se groupent en faisceaux comme les superficielles ; mais ceux-ci au lieu de rester parallèles s'inclinent les uns sur les autres. — Sur la face antérieure tous ces faisceaux sont transversalement dirigés, et perpendiculaires aux fibres longitudinales ; ils augmentent de volume à mesure qu'on se rapproche du col de la vessie. — Sur les faces latérales ils se confondent en partie avec les fibres superficielles ; on ne peut plus les isoler aussi complétement. Cependant, au voisinage de la prostate, on voit encore assez bien les fibres circulaires cheminer entre la couche superficielle et la couche plexiforme. — Sur la face postérieure, les faisceaux de la couche moyenne se confondent avec ceux de la couche profonde. (Fig. 887.)

3° **Couche profonde ou plexiforme.** Cette couche est celle qui donne à la surface interne de la vessie son aspect réticulé. Elle diffère des deux autres par l'extrême pâleur des faisceaux qui la composent, par la forme aplatie et comme rubanée de ces faisceaux, et surtout par les anastomoses que ceux-ci s'envoient réciproquement. Elle en diffère encore par sa continuité avec les fibres musculaires de l'ouraque et de l'urèthre, qui n'en sont qu'une dépendance ou un prolongement. Ses principaux faisceaux se dirigent du sommet de la vessie vers son col, et suivent par conséquent une direction longitudinale.

Les faisceaux longitudinaux antérieurs, au nombre de six à huit, s'écartent d'abord en descendant, deviennent ensuite parallèles, puis convergent au voisinage du col; parvenus à l'entrée de l'urèthre, les uns se perdent sur la partie correspondante de la prostate, les autres traversent cet orifice et se prolongent sur la paroi supérieure de la portion prostatique de l'urèthre. Dans leur trajet, ces faisceaux échangent des anastomoses nombreuses,

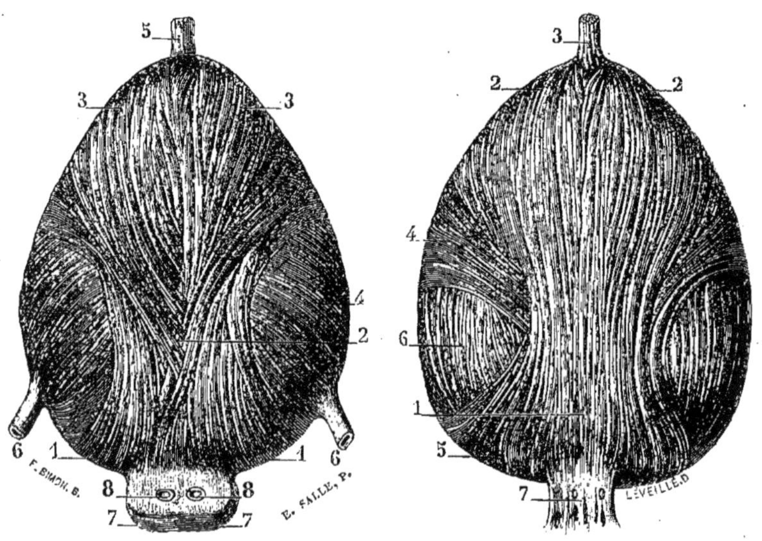

Fig. 885. — *Fibres longitudinales
postérieures de la vessie.*

Fig. 886. — *Fibres longitudinales
antérieures de la vessie.*

Fig. 885. — 1, 1. Fibres longitudinales de la face postérieure de la vessie. — 2. Entrecroisement sur la ligne médiane. — 3, 3. Leur extrémité supérieure.—4. Fibres postéro-latérales formant un plan plus mince et plus profond que les précédentes.—5. Ouraque. — 6, 6. Uretères. — 7, 7. Prostate. — 8, 8. Sa partie postérieure ou base.

Fig. 886 — 1. Fibres longitudinales de la face antérieure de la vessie. — 2, 2. Ces mêmes fibres qui vont se continuer sur le sommet de la vessie avec celles de la face opposée. — 3. L'ouraque contourné par les fibres médianes antérieures qui l'embrassent en manière d'écharpe.—4. Groupe de fibres qui se détachent du faisceau principal pour s'épanouir sur les parties latérales de la vessie. — 5. Fibres latérales du même faisceau. — 6. Fibres longitudinales antéro-latérales.—7. Aponévrose par laquelle les fibres longitudinales médianes vont s'attacher à la partie inférieure de la symphyse pubienne.

plus ou moins obliques, et constituent ainsi un plexus à mailles elliptiques dont le grand axe se dirige de haut en bas.

Les faisceaux longitudinaux latéraux offrent la même disposition, mais sont moins distincts des faisceaux plus superficiellement situés. Ils augmentent de nombre à mesure qu'on se rapproche du col de la vessie et vont s'attacher, pour la plupart, aux parties latérales de la base de la prostate ; quelques-uns se portent vers l'orifice uréthral et le traversent pour ramper ensuite sur les côtés de la muqueuse. — Les faisceaux postérieurs n'affectent aucune direction déterminée : ils s'entremêlent aux faisceaux de la couche circulaire, dont on ne peut en général les distinguer.

Fibres musculaires de l'ouraque. Nous savons déjà que ce cordon ne présente que des fibres longitudinales. Sur le sommet de la vessie, on voit celles-ci s'engager en totalité dans l'anse que forment les fibres superficielles antérieures, puis sous la couche des fibres circulaires, et se

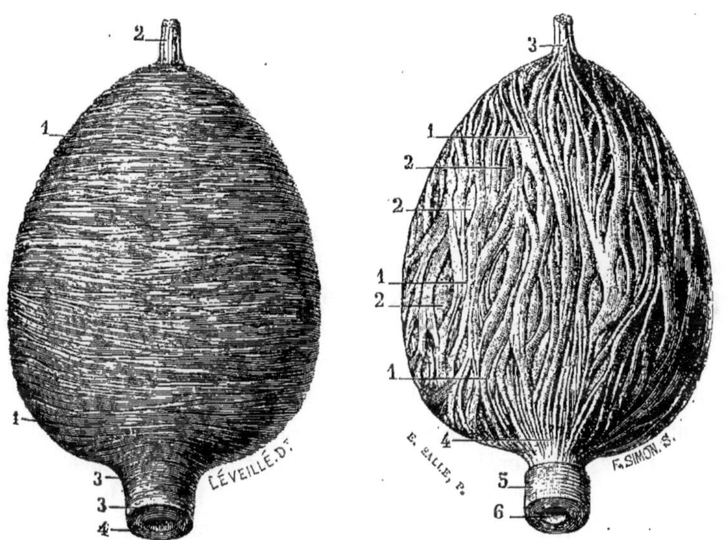

Fig. 887. — *Couche moyenne ou circulaire de la tunique musculeuse de la vessie.*

Fig. 888. — *Couche profonde ou réticulée de cette tunique.*

Fig. 887. — 1, 1. Fibres circulaires ou transversales de la vessie formant des faisceaux et fascicules qui s'engrènent les uns dans les autres. — 2. Fibres musculaires de l'ouraque. — 3, 3. Sphincter de la vessie embrassant l'origine de la portion prostatique de l'urèthre. — 4. Coupe de ce sphincter montrant son épaisseur.

Fig. 888. — 1, 1, 1. Faisceaux rubanés, s'étendant du sommet vers le col de la vessie où se divisant et s'unissant les uns aux autres. — 2, 2, 2. Mailles elliptiques à grand axe longitudinal, résultant de l'union de ces faisceaux. — 3. Faisceaux musculaires de l'ouraque se séparant inférieurement et se continuant avec les précédents. — 4. Fibres de la couche réticulée formant une gaîne cylindrique, qui se prolonge sur toute la longueur de la muqueuse uréthrale. — 5. Sphincter de la vessie. — 6. Coupe de la portion prostatique du canal de l'urèthre.

grouper alors en quatre ou cinq faisceaux qui se continuent avec les faisceaux longitudinaux antérieurs et latéraux de la couche réticulée.

Fibres musculaires des uretères. A leur entrée dans les parois de la vessie, toutes ces fibres deviennent longitudinales. La tunique qu'elles forment passe entre les faisceaux de la couche superficielle et de la couche moyenne, et se divise au niveau de la couche profonde en deux moitiés, l'une supérieure, l'autre inférieure. — La première se décompose presque aussitôt en plusieurs fascicules qui s'entremêlent aux faisceaux de la couche plexiforme, et qui unissent très-solidement les uretères aux parois de la vessie. — La seconde accompagne la tunique muqueuse de ces conduits jusqu'à leur embouchure, où elle l'abandonne pour se porter en dedans et se continuer sur la ligne médiane avec celle du côté opposé. C'est cette dernière qui a été désignée sous le nom de *muscle des uretères* et qui, dans l'état de dilatation devenant plus saillante, sépare la surface plane du trigone de la partie excavée du bas-fond de la vessie.

Les trois couches qui constituent la tunique musculaire ne sont pas complétement isolées. Sur quelques points, les fibres de la couche superficielle changent de direction, abandonnent le plan qu'elles occupaient et vont se mêler à celles de la couche moyenne; ou bien les faisceaux de celle-ci s'unissent à ceux de la couche profonde, et réciproquement. Ces couches sont donc liées entre elles, non-seulement par le tissu cellulaire qui les recouvre, mais par les faisceaux qui passent de l'une à l'autre. Plus ces faisceaux sont nombreux, plus aussi elles tendent à se confondre. Cependant elles restent toujours très-distinctes en avant; elles le sont un peu moins à droite et à gauche, bien qu'il soit facile encore de reconnaître chacune d'elles. En arrière, on n'observe réellement que deux couches, l'une superficielle longitudinale, la seconde profonde et réticulée.

La tunique musculaire de la vessie n'offre pas, du reste, une épaisseur uniforme; elle est plus épaisse à ses deux extrémités, plus mince sur ses parties latérales et inférieure. Aussi ce point est-il le siége le plus ordinaire des hernies de la tunique interne; plus fréquemment encore il présente une dilatation circonscrite qui, se manifestant à droite et à gauche, donne au réservoir urinaire l'aspect cordiforme précédemment signalé.

4° **Sphincter de la vessie.** Ce muscle est depuis deux siècles l'objet d'une assez vive controverse. Son existence, affirmée par quelques auteurs, niée par d'autres, a paru douteuse au plus grand nombre; et lorsqu'on lit les descriptions de ceux qui l'admettent, on reste frappé du peu de concordance qu'elles présentent: on serait presque tenté de croire qu'ils se sont inspirés plutôt des nécessités de la physiologie que des données de l'observation. Hâtons-nous de dire cependant que le sphincter de la vessie existe, qu'il est constant, qu'il est très-développé, et qu'il est très-manifeste aussi lorsqu'il a été convenablement préparé. Si tant d'observateurs ne l'ont point aperçu, et si ceux qui l'ont entrevu l'ont si vaguement décrit, c'est parce qu'ils n'ont pas réussi à se placer dans les conditions voulues pour le bien voir. Sa préparation présente en effet des difficultés très-réelles ; elle exige même une étude préalable et une main déjà familiarisée avec tous les procédés d'investigation dont l'art dispose.

Je dois ajouter que depuis 1860, époque à laquelle je crois en avoir donné le premier une description complète, plusieurs auteurs en Allemagne l'ont vu et représenté. S'ils ne l'ont pas découvert, par leurs recherches

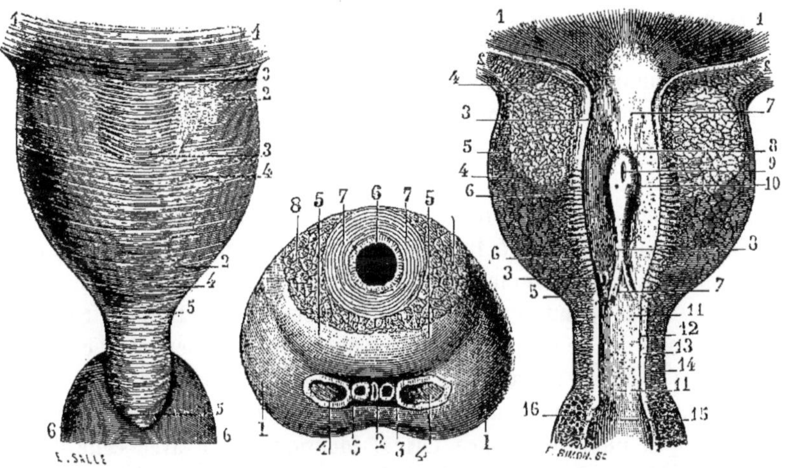

Fig. 889. — *Sphincter de la vessie.*

Fig. 890. — *Coupe transversale de ce muscle.*

Fig. 891. — *Coupe médiane du même muscle.*

Fig. 889. —Le *sphincter vu par sa partie antérieure.*—1, 1. Fibres les plus inférieures du plan circulaire de la vessie. — 2, 2. Face antérieure de la prostate. — 3, 3. Sphincter de la vessie. — 4, 4. Muscle constricteur de la portion prostatique de l'urèthre. — 5, 5. Portion membraneuse ou musculaire de l'urèthre. — 6, 6. Bulbe de l'urèthre.

Fig. 890. — *Coupe transversale du sphincter de la vessie.*—1, 1. Base de la prostate. — 2. Coupe de l'utricule prostatique. — 3, 3. Coupe des canaux éjaculateurs.—4, 4. Coupe du sommet des vésicules séminales. — 5, 5. Lobe moyen de la prostate. — 6. Canal de l'urèthre. — 7, 7. Coupe du sphincter de la vessie. —8, 8. Coupe des fibres musculaires de la vessie au niveau de leur insertion sur la prostate.

Fig. 891.—*Coupe médiane de la partie antérieure de la portion prostatique de l'urèthre destinée à montrer l'épaisseur et la situation relative du sphincter de la vessie et du sphincter de cette portion prostatique.* — 1, 1. Vessie. — 2, 2. Coupe médiane de sa partie antéro-supérieure. — 3, 3. Muqueuse de la portion prostatique de l'urèthre, doublée d'une couche musculaire à fibres longitudinales. — 4, 4. Coupe du sphincter de la vessie. — 5, 5. Coupe du sphincter de la portion prostatique. — 6, 6. Glandules prostatiques sous-jacentes à ce muscle, et s'avançant jusque dans sa couche la plus profonde. — 7, 7. Paroi inférieure de la portion prostatique de l'urèthre. — 8, 8. Verumontanum. — 9. Embouchure de l'utricule prostatique. — 10. Embouchure des conduits éjaculateurs. — 11, 11. Portion membraneuse de l'urèthre. — 12. Muqueuse uréthrale. — 13. Couche musculaire à fibres lisses et longitudinales qui l'entoure. — 14. Couche musculaire à fibres striées et circulaires qui préside à ses contractions. — 15, 15. Coupe de la partie supérieure du bulbe de l'urèthre.

confirmatives des miennes, ils ont contribué, dans une certaine limite, à le faire connaître.

Ce sphincter revêt la forme d'un large anneau qui embrasse tout le tiers postérieur de la portion prostatique du canal de l'urèthre. On peut lui considérer : deux surfaces, l'une externe, l'autre interne ; et deux extrémités ou circonférences, l'une postérieure, l'autre antérieure.

Sa surface externe répond en bas et de chaque côté au lobe moyen de la prostate, auquel elle adhère de la manière la plus intime. En haut, elle est recouverte par les fibres longitudinales antérieures de la vessie qui la croisent à angle droit et un peu par le muscle constricteur de la portion prostatique de l'urèthre. — Sa surface interne répond aux fibres musculaires longitudinales de l'urèthre et à la muqueuse uréthrale. — Son extrémité postérieure s'applique aux fibres transversales les plus inférieures de la vessie. — Son extrémité antérieure est contiguë, en bas au verumontanum, en haut au constricteur précédemment nommé.

La longueur de ce sphincter, ou l'intervalle compris entre ses deux circonférences, est de 10 à 12 millimètres, et son épaisseur de 6 à 7 ; au voisinage du verumontanum, elle diminue un peu, en sorte que sa partie antérieure est toujours la plus mince. De même que la tunique contractile de la vessie, il se compose de fibres musculaires lisses. Mais celles-ci ne sont pas groupées en faisceaux et fascicules ; elles sont réunies en un seul corps qui offre une couleur d'un blanc bleuâtre, semblable à celle de la prostate, et une consistance ferme, identique aussi avec celle de ce corps glanduleux, dont rien ne le distingue en apparence. Cependant si, après l'avoir isolé, on l'incise d'avant en arrière dans toute son épaisseur, on pourra le partager en autant de lames circulaires qu'on le voudra ; chacune de ces lamelles sera elle-même réductible en fibres.

Ainsi constitué et disposé, le sphincter est un muscle puissant qui appartient, non à la vessie, mais à la portion prostatique de l'urèthre. En vertu de l'action tonique propre à tous les muscles de cet ordre, il préside à l'occlusion de l'orifice interne de l'urèthre et remplit deux usages également importants : d'une part, il ferme l'accès de l'urèthre à l'urine, d'où l'accumulation graduelle de ce liquide dans la cavité destinée à le recevoir ; de l'autre, il ferme l'accès de la vessie au sperme, en sorte que celui-ci, ne trouvant plus qu'une seule issue, est projeté au dehors. — Après avoir vu comment le col se ferme, voyons maintenant comment il se dilate.

5° Action de la tunique musculaire de la vessie. — Chacune des trois couches qui forment cette tunique concourt à dilater l'orifice interne de l'urèthre ; mais la couche profonde ou plexiforme est celle qui prend la plus large part à ce résultat. Remarquons en effet que, dans l'état de plénitude, ses principaux faisceaux longitudinalement dirigés décrivent une double courbure : l'une qui répond à la vessie, l'autre qui répond à l'orifice interne de l'urèthre. Or toutes les courbes qui répondent à la vessie en regardent le centre par leur concavité comme autant de méridiens ; elles ont donc pour effet, lorsqu'elles se contractent, c'est-à-dire lorsqu'elles se redressent, de se rapprocher de ce centre, et de diminuer la capacité du réservoir urinaire. Toutes celles qui répondent au col de la vessie en regardent le centre par leur convexité ; elles ont par conséquent pour effet, lorsqu'elles se redressent, de s'éloigner de ce centre, c'est-à-dire de dilater l'orifice uréthral. Ainsi les principaux faisceaux de la couche réticulée ont une double action : en même temps qu'ils poussent l'urine vers le col de la vessie, ils entr'ouvrent cet orifice et le maintiennent dilaté pendant toute la durée de la miction. — La couche superficielle et la couche moyenne ne participent à la dilatation de l'orifice uréthral qu'en projetant l'urine vers cet orifice ; leur action est purement mécanique.

C. **Tunique muqueuse de la vessie.**

Nous avons vu que la surface libre de cette tunique est blanche dans le jeune âge ; que sa couleur devient un peu plus terne chez l'adulte, et surtout chez le vieillard, où les parois de la vessie sont parcourues par de nombreux capillaires plus ou moins injectés de sang veineux. On n'y remarque ni papilles, ni villosités, ni orifices : elle est aussi lisse que celle des uretères. — Sa surface adhérente se moule sur la couche plexiforme de la tunique musculaire, mais ne lui est que faiblement unie, en sorte que dans l'état de vacuité elle peut s'en détacher en partie et s'appliquer à elle-même, en formant des plis plus ou moins nombreux et inégalement saillants. Lorsque la vessie a été insufflée, si l'on enlève la couche des fibres longitudinales et celle des fibres circulaires, on voit la tunique muqueuse s'insinuer dans les aréoles de la couche réticulée sur un assez grand nombre de points ; cette tendance à faire hernie est due, comme la facilité avec laquelle elle se plisse, à la ténuité des filaments celluleux qui l'unissent à la tunique sous-jacente. Cependant, au niveau du trigone vésical et au voisinage du col, ses adhérences deviennent plus solides.

La tunique muqueuse est mince et offre néanmoins une remarquable résistance qu'elle emprunte à une trame serrée de fibres de tissu conjonctif. Sur cette trame fibreuse s'étale une couche d'épithélium stratifiée, dont les cellules profondes sont allongées et perpendiculaires aux parois de la vessie ; les superficielles sont aplaties et polygonales.

La muqueuse vésicale possède-t-elle des glandes ? Les anatomistes au temps de Haller étaient déjà partagés d'opinion sur ce point. L'illustre physiologiste fait remarquer que leur présence est fort difficile à constater. « Cependant, dit-il, j'ai vu, mais rarement, il est vrai, des follicules simples, principalement sur le col de la vessie, les uns très-petits, les autres plus grands, arrondis, semblables à des grains de millet, et agminés chez la femme. D'autres fois, je n'ai pas vu des follicules, mais seulement des orifices (1). » Ce langage est à peu près celui de tous les auteurs qui ont admis des glandes dans les parois de la vessie. Il semble-rait donc qu'il n'y a pas lieu de mettre en doute leur existence, sur-tout après les assertions très-positives de Huschke, de Kolliker et de Vir-chow. Toutefois ils ne les ont ni décrites, ni représentées, et n'en par-lent aussi qu'en termes très-vagues. J'ai procédé à leur recherche avec la plus grande attention, en employant les procédés les plus variés et ceux surtout dont l'expérience m'avait appris à connaître les avantages ; je n'ai pû en découvrir aucune trace ; rien jusqu'à présent ne démontre leur existence. Je me vois donc contraint de les nier d'une manière absolue jusqu'au moment où les anatomistes qui disent les avoir vues apporteront à l'appui de leur opinion des faits plus concluants. MM. Ch. Robin et Cadiat, qui ont repris cette étude et qui ont contrôlé mes recherches, sont arrivés aussi à des résultats complétement négatifs.

D. — **Vaisseaux et nerfs de la vessie.**

Artères de la vessie. Elles se distinguent, d'après leur distribution, en inférieures, supérieures, postérieures et antérieures. — Les inférieures naissent du tronc même de l'hypogastrique. Les supérieures tirent leur origine de la partie non oblitérée des artères ombilicales. Les postérieures émanent de l'hémorrhoïdale moyenne, de l'utérine et de la vaginale. Les antérieures sont des rameaux de la honteuse interne et quelquefois aussi de l'obturatrice. — Ces artères se ramifient d'abord dans la tunique mus-culaire en lui abandonnant un grand nombre de branches. Leurs der-nières divisions se distribuent à la tunique muqueuse.

Veines. Les veines ne suivent pas le trajet des artères. On peut les di-viser en antérieures, latérales et postérieures. — Les antérieures descendent vers le col de la vessie, se réfléchissent alors et se rendent dans le plexus de Santorini , plexus situé au-dessous et en arrière de la symphyse pubienne. —Les latérales vont se jeter dans le plexus qui longe les parties correspon-dantes de la prostate ; et les postérieures dans un autre plexus, qui entoure les vésicules séminales. Tous ces plexus communiquent entre eux. Les branches qui en partent se rendent dans la veine hypogastrique.

Les **vaisseaux lymphatiques** de la vessie sont décrits et admis par la plupart des auteurs. Cependant aucun fait jusqu'à présent n'est venu confirmer leur existence. On voit, il est vrai, des lymphatiques sur la surface externe du viscère ; mais tous proviennent de la prostate qui en possède un grand nombre, ou des vésicules séminales qui n'en sont

____

(1) Haller, *Elementa physiologiæ*, t. VII, p. 327.

pas moins richement dotées. Pour établir qu'ils tirent leur origine des parois vésicales, il faudrait les injecter sur la surface libre de la muqueuse et les suivre ensuite jusqu'aux ganglions ; or, j'ai constamment échoué dans cette tentative, et je ne connais aucun observateur qui ait été plus heureux. Le réseau représenté par Fohman est une simple infiltration de mercure dans l'épaisseur de la muqueuse. L'absence complète de glandes et de vaisseaux lymphatiques dans cette tunique est sans contredit un des traits les plus remarquables de sa constitution.

Les **nerfs** proviennent du plexus hypogastrique. Les uns se distribuent à la tunique musculaire et les autres à la tunique muqueuse. Il existe sur leurs divisions des ganglions analogues à ceux qui forment les plexus d'Auërbach et de Mesner, mais beaucoup moins multipliés.

Le **tissu cellulaire**, qui entre dans la composition de la vessie, unit entre elles ses différentes tuniques, et entre eux les divers faisceaux de sa tunique contractile. Il est médiocrement abondant et peu serré. Sous la muqueuse il s'étale en couche mince. Sur la tunique musculaire, il se trouve mêlé à une quantité très-variable des cellules adipeuses.

ARTICLE IV

URÈTHRE

L'*urèthre* est un conduit excréteur par lequel l'urine déposée dans la vessie est transmise au dehors. Il pourrait être considéré comme la portion terminale des uretères dont la vessie représenterait elle-même un simple renflement.

Ce conduit diffère suivant qu'on l'examine dans l'un ou l'autre sexe. Chez l'homme, il n'appartient pas seulement à l'appareil urinaire ; il fait partie aussi de l'appareil génital, et si essentiellement partie, qu'il y a tout avantage à l'étudier avec ce dernier. Mais chez la femme, il est indépendant, et son étude, par conséquent, doit suivre celle de la vessie.

§ 1. — URÈTHRE DE LA FEMME.

Le conduit excréteur de la vessie chez la femme repose sur la partie médiane de la paroi supérieure du vagin, qui lui adhère de la manière la plus intime et dont il recouvre seulement le tiers ou les deux cinquièmes antérieurs.

La *longueur* moyenne de ce conduit est de 30 millimètres. Chez quelques femmes, elle ne dépasse pas 25 millimètres ; chez d'autres, elle s'élève à 32, 34 et jusqu'à 36.

Son *calibre* est très-dilatable, et par conséquent assez difficile à évaluer d'une manière précise. Lorsqu'on l'incise d'avant en arrière sur toute son étendue, on constate, après avoir étalé ses parois sans les tirailler, que celles-ci offrent une largeur, c'est-à-dire une circonférence de 20 à 22 millimètres, ce qui donne pour le diamètre moyen du canal 7 millimètres. Mais comme il se laisse dilater, on peut aisément y introduire des sondes de 10 millimètres. — Il serait même facile d'en faire pénétrer de 12 à 14 millimètres si son orifice antérieur n'était tout à la fois et plus étroit et moins dilatable que les autres parties du conduit.

Sa *direction*, oblique de haut en bas et d'arrière en avant, est en général rectiligne. Quelquefois il décrit une légére courbure dont la cavité regarde en haut et en avant. Pendant la grossesse, le vagin s'élevant avec l'utérus, cette courbure devient plus prononcée, ainsi que l'obliquité du canal.

Rapports. — La *surface externe* de l'urèthre répond en avant : 1° au bulbe et au constricteur du vagin qui la séparent de l'arcade pubienne ; 2° aux tendons des fibres longitudinales antérieures de la vessie et aux veines correspondantes ; 3° et sur un plan plus profond à des fibres musculaires striées qui la contournent en s'entre-croisant et qui l'unissent étroitement à la paroi supérieure du vagin. — De chaque côté elle se trouve en rapport avec les mêmes fibres et plus bas avec le bulbe et le constricteur du vagin. Il résulte de ces connexions que l'urèthre fait, pour ainsi dire, corps avec la paroi antérieure du conduit sous-jacent.

Sa *surface interne* présente tantôt une couleur d'un blanc cendré, tantôt une couleur rouge due à l'injection des veines sous-muqueuses ; très-souvent elle est pâle dans sa partie moyenne et d'un rouge violacé à ses extrémités, surtout à son extrémité antérieure.—On y remarque des plis longitudinaux formés, dans l'état de rétraction du canal, par la muqueuse, mais qui s'effacent pendant sa dilatation et qui n'offrent rien de régulier.

Cette surface est criblée d'orifices et de simples dépressions très-variables dans leur situation respective.—Les orifices sont très-petits, circulaires, et linéairement disposés d'avant en arrière. — Ils forment plusieurs rangées qui occupent surtout la paroi inférieure et les parois latérales. Certaines rangées ne comprennent pas moins de huit à dix orifices ; d'autres seulement trois ou quatre. Sur un urèthre, le nombre total de ces rangées était de cinq, et celui des orifices de trente-cinq à quarante. Les simples dépressions, limitées par un petit repli de la muqueuse, offrent en général les dimensions d'une lentille : elles sont, du reste, toujours moins multipliées que les orifices. Pour bien voir les uns et les autres, il faut diviser le conduit dans toute sa longueur et le laisser macérer jusqu'au moment où l'épithélium se détachera.

L'*orifice postérieur* de l'urèthre, irrégulièrement circulaire, regarde directement en haut dans la station verticale. Il offre en général une coloration plus foncée que celle de la muqueuse vésicale ou de la partie moyenne du canal. — Son diamètre surpasse celui de l'orifice antérieur, dont il diffère surtout par sa dilatabilité beaucoup plus grande.

L'orifice antérieur, ou le *méat urinaire*, circulaire aussi, répond à la partie la plus profonde de la vulve. Il est situé sur la ligne médiane, entre la base du vestibule qui le limite en haut et l'extrémité antérieure de la paroi supérieure du vagin qui le limite en bas. Quelques auteurs le placent au devant du tubercule par lequel se termine antérieurement la colonne médiane de la paroi supérieure du vagin ; mais le méat se trouve situé immédiatement au-dessus. Lorsqu'un chirurgien, guidé seulement par le toucher, se propose d'introduire une sonde dans le canal de l'urèthre, il faut prendre ce tubercule pour guide ; la sonde soutenue par la pulpe du doigt, rasant la partie plus élevée du tubercule, pénétrera sans difficulté dans le conduit. La moitié supérieure du méat urinaire est lisse, comme le vestibule qui la forme. Sur sa moitié inférieure on voit des villosités semblables à celles du vagin, mais plus effilées.

Sous l'influence de la gestation, et surtout à la suite de grossesses répétées, le méat urinaire se dévie quelquefois et subit même une sorte de déplacement. Au lieu de regarder en avant, il regarde alors en bas et ne s'ouvre plus sur la vulve, mais sur la paroi supérieure du vagin.

Structure. — L'urèthre de la femme se compose d'une tunique externe ou musculaire, et d'une tunique interne ou muqueuse.

La *tunique musculaire*, très-épaisse, peut être décomposée elle-même en deux couches : l'une longitudinale et l'autre circulaire.

La couche longitudinale est la plus interne ; elle se continue avec les faisceaux longitudinaux de la couche plexiforme de la vessie, et ne comprend dans sa composition que des fibres musculaires lisses. — La couche circulaire fait suite au sphincter de la vessie et s'étend comme la précédente jusqu'au méat urinaire. Mais les fibres qui la constituent diffèrent beaucoup de celles du sphincter : ce sont des fibres striées, dont le plus grand nombre s'enroulent très-régulièrement autour de l'urèthre ; quelques-unes, parmi les plus superficielles, s'en écartent inférieurement pour se joindre à celles du vagin. — La couche circulaire, en s'ajoutant à la couche longitudinale, donne à la tunique musculaire de l'urèthre une épaisseur de 3 à 4 millimètres. Ce conduit est donc éminemment contractile.

La *tunique muqueuse*, mince et résistante, est séparée de la précédente par un plexus veineux souvent gorgé de sang. Elle n'adhère à celle-ci que par un tissu cellulaire très-lâche, en sorte qu'elle se plisse et se déplisse avec la même facilité que la muqueuse vésicale. Les orifices qu'on remarque sur sa surface libre représentent l'embouchure d'autant de glandes en grappes, semblables à celles de l'urèthre de l'homme.

Les artères de l'urèthre proviennent de la honteuse interne et des vaginales. — Les veines se rendent dans le plexus qui entoure le vagin.

Les vaisseaux lymphatiques, très-faciles à injecter sur la moitié antérieure du canal, deviennent plus rares et plus fins à mesure qu'on se rapproche du col de la vessie. Ils se rendent aux ganglions situés sur les parties latérales de l'excavation du bassin.

ARTICLE V

CAPSULES SURRÉNALES

Les *capsules surrénales* sont des glandes vasculaires sanguines dont les fonctions, encore inconnues, semblent se rattacher, comme celles du thymus, à la vie embryonnaire.

Ces glandes sont situées dans l'abdomen, immédiatement au-dessus des reins, d'où le nom qui leur a été donné, d'où aussi celui de *reins succenturiés* sous lequel elles ont été longtemps désignées. Aucun lien, cependant, ne les unit à ces organes, si ce n'est un tissu cellulaire délié et sans consistance. Les connexions qu'elles affectent avec l'appareil urinaire se réduisent, par conséquent, à un simple rapport de contiguïté, en sorte qu'elles font partie de cet appareil au même titre que le corps thyroïde et le thymus font partie de l'appareil respiratoire.

§ 1. — Conformation extérieure des capsules surrénales.

A. Moyens de fixité. — Les capsules surrénales sont immobilisées dans la situation qu'elles occupent par les vaisseaux qu'elles reçoivent ou qu'elles émettent, par les nerfs extrêmement nombreux que leur envoie le plexus solaire, par un tissu cellulaire délié qui les attache à toutes les parties voisines, et par l'enveloppe cellulo-fibreuse des reins.

Cette enveloppe, ainsi que nous l'avons vu, passe entre la capsule surrénale qui lui adhère d'une manière intime et le rein correspondant qui lui adhère au contraire à peine. Or, celui-ci est mobile : il peut même abandonner complétement sa place. Mais son enveloppe ne peut ni se mouvoir ni se déplacer ; et comme la capsule surrénale lui est solidement unie, elle participe à son immobilité. Lorsque les reins occupent une situation anormale, les capsules surrénales restent également fixées dans la place qui leur est assignée.

Parmi les organes contenus dans la cavité abdominale, il n'en est aucun qui jouisse à un plus haut degré de ce caractère de fixité.

B. Forme et rapports. — Les capsules surrénales peuvent être comparées, avec Boyer, à un casque aplati et posé sur l'extrémité supérieure du rein, de telle sorte que son sommet penche un peu en dedans. Elles nous offrent à considérer deux faces, deux bords et deux extrémités.

La *face antérieure*, légèrement convexe et tournée en dehors, présente un sillon plus ou moins accusé, quelquefois deux, et un orifice qui donne passage à une veine volumineuse. A droite, cette face répond à la facette la plus élevée du lobe droit du foie; elle adhère à ce viscère par un tissu cellulaire filamenteux. A gauche, elle est recouverte par le péritoine et se trouve en rapport avec la grosse tubérosité de l'estomac, le bord postérieur de la rate, et très-souvent aussi avec la queue du pancréas.

La *face postérieure*, plane, tournée en dedans, plus petite que la précédente, repose sur les piliers du diaphragme qui la séparent des parties latérales de la douzième vertèbre dorsale.

Le *bord supérieur* ou *convexe* s'incline en dedans, d'où il suit que sa moitié interne est presque verticale et l'externe horizontale. Du côté droit, il se trouve en rapport avec la veine cave inférieure; du côté gauche, avec le ganglion semi-lunaire.

Le *bord inférieur* ou *concave*, plus ou moins large, pourrait être considéré avec quelques auteurs comme la *base* ou comme une troisième face des capsules surrénales. Il est coupé obliquement de bas en haut et d'avant en arrière. Plus sa coupe devient oblique, et plus aussi la face postérieure diminue d'étendue; chez quelques sujets il est très-large et la face postérieure très-petite; chez d'autres il est étroit, et celle-ci alors plus ou moins grande. Ce bord s'applique à la partie antérieure et interne de l'extrémité supérieure des reins. Il descend un peu sur la face antérieure de ceux-ci, mais ne se prolonge pas sur leur face postérieure.

L'*extrémité antérieure*, verticale, est reçue à droite dans l'angle rentrant qui sépare le rein de la veine cave ascendante, et à gauche dans l'angle qui sépare le même organe de la veine rénale. — L'extrémité postérieure, horizontale, est située d'un côté entre le pilier droit du diaphragme et le foie, de l'autre côté entre le pilier gauche et la rate.

C. **Poids et volume.** — Le poids moyen des capsules surrénales est de 7 grammes. Je l'ai vu se réduire à 4 et même à 3 grammes, et s'élever chez d'autres individus jusqu'à 11. En le comparant au poids du rein, qui équivaut en général à 170 grammes, on voit que chaque capsule en représente environ la vingt-cinquième partie.

La plus grande dimension des capsules surrénales est celle qui s'étend de leur extrémité interne à l'extrémité externe : elle atteint en moyenne 55 millimètres. Vient ensuite la face antérieure, qui présente 35 millimètres de hauteur; puis la postérieure qui se réduit à 25 ; et enfin le bord inférieur, dont la largeur mesure en général 15 millimètres.

Chez le fœtus, et surtout chez l'embryon, leur poids et leurs dimensions comparés au poids et aux dimensions des reins sont relativement beaucoup plus considérables. Au début de la vie intra-utérine, elles sont plus volumineuses que ces organes. Mais peu à peu elles perdent cette prédominancé de volume. Au commencement du quatrième mois l'égalité s'établit. Dans les mois suivants, la prédominance passe du côté du rein. A la naissance, elles ne représentent déjà plus que la cinquième partie de celui-ci. A la puberté, elles en représentent la douzième, et plus tard la dix-huitième, la vingtième, la vingt-cinquième, et chez quelques individus la trentième ou quarantième partie.

§ 2. — Conformation intérieure des capsules surrénales.

Lorsqu'on divise les capsules surrénales, on remarque qu'elles sont composées, comme le rein, de deux substances : l'une superficielle, *substance corticale*; l'autre centrale, *substance médullaire*.

La première, ou *substance corticale*, est d'un brun jaunâtre et d'une consistance ferme. Elle entoure la substance médullaire de toutes parts, se moule sur celle-ci et en reproduit la configuration. Son épaisseur, cependant, varie un peu ; sur quelques points elle ne dépasse pas 1 millimètre, et sur d'autres elle égale 1 millimètre et demi ou 2 millimètres. Incisée, elle offre un aspect fibreux. Cette substance forme à peu près les deux tiers de la capsule surrénale.

La *substance médullaire*, qui constitue l'autre tiers, est d'une couleur grisâtre, lorsqu'on l'observe dans son état de parfaite intégrité ; d'une couleur brune, livide, noirâtre, et même tout à fait noire, lorsqu'elle commence à se ramollir ou a déjà subi un ramollissement complet. Elle se laisse en effet rapidement envahir par la décomposition putride ; et comme elle est très-vasculaire et surtout très-riche en veines, le sang se mêle alors à ses éléments dissociés, d'où sa coloration plus ou moins foncée. Dans le court intervalle de trente-six ou quarante-huit heures on la voit souvent se fluidifier. Si l'on ouvre alors la capsule, on remarque à son centre une cavité dont les parois sont d'autant mieux limitées que le ramollissement cadavérique de cette substance est plus avancé. — Mais si on l'étudie en l'absence de toute altération, comme on peut le faire, par exemple, sur un supplicié ou sur un mammifère, il devient facile de reconnaître que sa consistance est seulement un peu moins ferme que celle de la précédente, dont elle diffère en outre par sa plus grande friabilité.

Pour avoir une notion exacte de la disposition relative des deux substances et de leur inégale épaisseur, il convient de pratiquer sur les capsules surrénales plusieurs coupes, et surtout des coupes étendues de leur bord convexe vers leur bord concave. Ces coupes démontrent que la substance médullaire est extrêmement mince au voisinage du bord supérieur, qu'elle s'épaissit en descendant, atteint son maximum d'épaisseur au-dessous de la partie centrale de la capsule, et ne tarde pas alors à se diviser en deux lames, l'une plus longue et plus mince pour la lèvre antérieure du bord concave, l'autre plus courte et plus épaisse pour la lèvre postérieure de ce bord. Au niveau de sa plus grande épaisseur, cette substance ne mesure que 3 millimètres chez la plupart des individus. A partir de ce point, elle s'amincit rapidement et se réduit vers sa circonférence à un demi-millimètre.

§ 3. — STRUCTURE DES CAPSULES SURRÉNALES.

Les capsules surrénales comprennent dans leur structure une enveloppe celluleuse à laquelle elles sont surtout redevables de leur consistance, un tissu propre représenté par la substance corticale et la substance médullaire, et enfin des vaisseaux et des nerfs.

A. — L'enveloppe celluleuse est très-apparente et assez dense. Elle constitue, en quelque sorte, la charpente des capsules surrénales ; car elle ne les entoure pas simplement à la manière d'une tunique destinée à les protéger ; elle envoie dans leur épaisseur d'innombrables prolongements, perpendiculaires à la surface libre de la substance corticale, s'unissant les uns aux autres par leurs bords correspondants et circonscrivant ainsi des canaux à contour hexagonal qu'on a comparés aux alvéoles d'une ruche d'abeilles. Au voisinage de la substance médullaire, ces canaux deviennent flexueux et se terminent sans se prolonger dans son épaisseur.

B. — La substance corticale comprend donc deux éléments principaux : 1° des canaux formés de fibres de tissu conjonctif et jouant le rôle de parties contenantes ; 2° d'un tissu propre ou glandulaire.

Les canaux à contour hexagonal présentent un diamètre de $0^{mm},05$ à $0^{mm},07$. Leur cavité est irrégulièrement coupée par des cloisons obliques ou perpendiculaires à leur axe, de nature lamineuse aussi, et de la plus extrême ténuité. — Le tissu glandulaire contenu dans les canaux de la substance corticale affecte la forme de petits cylindres, d'une couleur brune ou fauve, d'aspect granuleux, partagés en segments inégaux par les cloisons des alvéoles. Ces segments se composent de cellules polygonales, formant des groupes et contenant des granulations moléculaires ; quelquefois elles contiennent aussi des granulations graisseuses.

La substance médullaire, dans son état d'intégrité, a pour éléments constitutifs : 1° un tissu cellulaire extrêmement délié provenant de l'extrémité terminale des canaux alvéolaires ; 2° des cellules pâles et très-petites, souvent pourvues de prolongements, simples ou ramifiées, renfermant un noyau et des granulations pigmentaires ; 3° une substance amorphe, finement granulée, qui remplit les intervalles des cellules.

C.—Chacune des deux substances est pénétrée d'un liquide ou d'un suc particulier, dont la nature est encore peu connue, mais dont l'existence se révèle sous l'influence des réactifs.

M. Colin a constaté que du persulfate de fer versé sur la substance médullaire y fait naître au bout de quelques instants une coloration bleuâtre chez le bœuf et le cheval. M. Vulpian, qui a poursuivi sur une grande échelle l'étude des réactions de ces sucs, a démontré que l'action des sels de fer sur la substance médullaire est la même non-seulement chez tous les mammifères, mais chez tous les vertébrés. Cet observateur a reconnu, en outre, que l'eau dans laquelle on a délayé la substance médullaire peut prendre une coloration rosée sous l'influence d'un grand nombre de réactifs, tels que l'iode en solution aqueuse ou alcoolique, le chlore, le brome, la potasse, l'ammoniaque, la baryte, les chlorures d'or, de platine, etc. Aucun des réactifs qui produisent la coloration blanche et rosée du suc extrait de la substance médullaire ne détermine un semblable résultat lorsqu'on les mêle avec le suc extrait de la substance corticale (1).

D. — Les *artères* des capsules surrénales se distinguent, en supérieures qui viennent des diaphragmatiques, en moyenne plus considérable qui émane de l'aorte, et inférieures qui naissent de la rénale. D'autres moins importantes tirent leur origine des artères qui se distribuent à l'enveloppe cellulo-fibreuse du rein. — Tous ces vaisseaux rampent d'abord sur leur surface. Ils pénètrent ensuite dans la substance corticale, cheminent entre les canaux alvéolaires en s'anastomosant et en formant autour de ceux-ci autant de petits plexus, puis se perdent par leurs dernières divisions dans la substance médullaire.

Les *veines* sont moins nombreuses, mais plus volumineuses. La principale prend naissance dans la substance médullaire, et vient se terminer à droite dans la veine cave, à gauche dans la veine rénale. — Aucun fait jusqu'à présent ne démontre l'existence des *vaisseaux lymphatiques* dans les capsules surrénales.

Les nerfs, très-multipliés, proviennent, pour la plupart, des ganglions semi-lunaires. Quelques-uns ont pour point de départ le plexus rénal. J'ai vu le pneumogastrique droit leur fournir un rameau assez volumineux. L'extrême multiplicité des filets nerveux qui se rendent dans ces organes est un des traits les plus constants et les plus remarquables de leur structure. Le mode de terminaison de ceux-ci n'a pas encore été déterminé.

A l'aspect de leurs divisions répandues en si grand nombre dans la substance corticale et dans la substance médullaire, on pouvait conjecturer que ces organes jouissent d'une vive sensibilité ; c'est, en effet, ce qu'ont établi les expériences de M. Brown-Séquard.

Les capsules surrénales, comme toutes les glandes vasculaires sanguines, ont pour attribution d'élaborer un liquide, de nature spéciale, qui est versé, par voie d'absorption, dans l'appareil circulatoire.

____

(1) Vulpian, *Sur les réactions propres à la substance médullaire* (*Comptes rendus et Mémoires de la Société de biologie*, 2e série, t. 5, 1858, p. 11).

CHAPITRE IV

APPAREIL DE LA GÉNÉRATION

CONSIDÉRATIONS GÉNÉRALES

Les appareils que nous avons étudiés jusqu'à présent avaient pour but la conservation de l'individu. L'appareil de la génération a pour but la conservation de l'espèce.

Les appareils affectés à la vie transitoire de l'individu sont constitués par des organes qu'unit entre eux la plus étroite dépendance. L'appareil affecté à la vie indéfinie de l'espèce est conformé sur un type bien différent : une partie des organes qui le composent a été donnée à un individu, l'autre partie à un autre individu ; le premier a reçu en partage les organes qui produiront le germe, et le second ceux qui seront appelés à le féconder.

Le germe destiné à perpétuer l'espèce est *l'œuf* ou *l'ovule*. — L'élément organique destiné à le féconder est l'animalcule spermatique. De l'action réciproque de ces deux éléments découle le principe de vie qui animera le nouvel être et qui présidera à son développement.

Quelques animaux, placés en général au plus bas degré de l'échelle, produisent des œufs et peuvent les féconder eux-mêmes ; ils sont à la fois mâle et femelle : ce sont les *hermaphrodites*, appelés aussi *animaux monoïques* ou *bisexuels*, par opposition aux vertébrés et à la plupart des invertébrés, dans lesquels les sexes sont séparés. Mais, chez les uns comme chez les autres, c'est toujours par la fécondation d'un œuf que l'animal se reproduit. Tous les animaux sont donc ovipares.

Cette proposition, G. Harvey l'avait déjà formulée. Cependant, en l'absence des faits qui la démontrent, on continua de penser que l'homme et les mammifères ne se reproduisent pas par un œuf ; et le règne animal resta scindé en deux classes, les ovipares et les vivipares.

La loi reprit le caractère de généralité que lui avait imprimé le célèbre physiologiste, lorsque de Baër, en 1827, eut découvert l'existence de l'œuf chez les mammifères ; et surtout lorsque Coste, en 1834, eut démontré que chez les ovipares et les vivipares les parties fondamentales de l'œuf sont semblables, et que les parties accessoires seules diffèrent.

Chez les ovipares, l'œuf renferme une substance nutritive (le jaune) destinée au développement de l'embryon ; chez les vivipares, cette substance fait défaut. — Portant avec eux les matériaux nécessaires à leur développement, les œufs des ovipares ne réclament pour éclore que certaines conditions de milieu et de température, en sorte qu'après avoir été fécondés, ils peuvent être éliminés ; ils peuvent même n'être fécondés qu'après leur élimination. — Réduit à ses seuls éléments germinatifs, et obligé par conséquent de demander à la mère les sucs nutritifs qui lui manquent, l'œuf des vivipares, après la fécondation, ne saurait abandonner les organes maternels ; il s'y attache, prend racine sur leurs parois, se nourrit des aliments qu'il leur emprunte, et n'est éliminé que lorsque le produit de la fécondation est assez développé pour vivre de ses propres forces.

Mais que l'œuf porte en lui-même les aliments nécessaires à son développement, ou qu'il les emprunte à la mère, qu'il soit plus ou moins volumineux, comme dans le premier cas, ou réduit aux plus minimes proportions, comme dans le second, le mode de génération n'en reste pas moins parfaitement identique dans les deux classes. Reconnaissons donc avec l'illustre promoteur de la circulation que tous les animaux sont ovipares, et proclamons avec lui que l'oviparité est le mode de génération de presque tous les êtres organisés : *Omne vivum ex ovo.*

Un organe spécial est affecté à la production de l'œuf, c'est l'*ovaire*. Un organe spécial aussi a été chargé d'élaborer le principe fécondant, c'est le *testicule.* Et afin de mieux assurer encore la perpétuité des espèces, la nature, toujours prévoyante, a doublé l'un et l'autre.

Lorsque l'œuf a atteint le terme de sa maturité, il se détache spontanément de l'ovaire, pour se porter au dehors, s'il est viable par lui-même ; pour se rendre dans la cavité qui lui est destinée, s'il doit vivre aux dépens de la mère. Dans les animaux de cette seconde catégorie, c'est-à-dire chez les mammifères et chez la femme elle-même, il existe donc aussi une *ponte* périodique qui coïncide chez eux avec l'époque du rut et chez elle avec la menstruation. Le conduit que parcourt l'œuf pour arriver au dehors, ou jusqu'à sa demeure provisoire, constitue l'*oviducte* chez les ovipares, la *trompe utérine* chez les vivipares. La cavité sur les parois de laquelle il prend racine chez ces derniers est l'utérus ou *matrice.*

Lorsque le liquide dans lequel flotte le principe fécondant ou le sperme a été élaboré, il est transporté, à l'instar de l'ovule, dans une cavité qui le reçoit aussi provisoirement et qui le tient en réserve jusqu'au moment où il sera appelé à féconder celui-ci. Le conduit qui le recueille pour le déposer dans cette cavité est le *spermiducte* ou *canal déférent.* La cavité elle-même a été désignée, d'après sa forme et la nature du liquide qu'elle contient, sous le nom de *vésicule séminale.*

L'œuf, après avoir pris racine sur les parois de la matrice, s'accroît peu à peu, et arrive, dans un laps de temps très-variable, à un degré de développement qui lui permet de vivre d'une vie indépendante. Le produit de la fécondation, expulsé alors de la cavité qui l'avait reçu, s'engage dans un canal destiné à le transmettre au dehors : ce canal constitue le *vagin.*

Le sperme, après avoir séjourné quelque temps dans les vésicules séminales, en est expulsé également par les contractions spasmodiques de ces réservoirs. A sa sortie, deux conduits le reçoivent pour le déposer dans la cavité de l'urèthre : ce sont les *canaux éjaculateurs*.

En comparant l'appareil producteur de l'œuf et l'appareil producteur du sperme, il est donc facile de reconnaître qu'ils offrent entre eux la plus remarquable analogie. Celle-ci se montre même si accusée au début de la vie, qu'on ne saurait distinguer le sexe mâle du sexe femelle.

Le testicule est évidemment l'analogue de l'ovaire ; le canal déférent, ou spermiducte, est l'analogue de la trompe, ou oviducte ; les vésicules séminales sont les analogues de l'utérus ; et les canaux éjaculateurs les analogues du vagin. — On pourrait peut-être objecter pour les vésicules séminales qu'elles sont doubles, tandis que la matrice est simple. Mais cette cavité, chez un très-grand nombre de mammifères, est double aussi ; en outre, elle est double chez tous au début de la vie embryonnaire. Et d'ailleurs, nous verrons bientôt que les vésicules séminales elles-mêmes se trouvent, en partie, ramenées à l'unité par l'enveloppe qui les entoure, enveloppe qui est l'analogue des couches musculaires superficielles de l'utérus.

Mais il ne suffit pas que l'élément germinal et l'élément fécondant soient élaborés et parcourent librement les voies qui leur sont ouvertes. Il faut encore qu'ils soient mis en présence, qu'ils réagissent l'un sur l'autre, qu'ils se pénètrent réciproquement, que la fécondation, en un mot, s'accomplisse. Dans ce but, la nature a créé pour chacun des sexes une autre série d'organes qui sont conformés de manière à permettre l'accouplement : ce sont les *organes génitaux externes*, représentés dans le sexe féminin par la *vulve*, et dans le masculin par le *pénis*.

Ces organes semblent offrir une configuration inverse dans les deux sexes. Mais l'étude de leur développement démontre qu'à l'état d'ébauche ils offrent aussi une grande ressemblance, et que si plus tard on les voit se modifier, ils ne perdent jamais cependant leur analogie primitive.

Ils sont d'abord représentés par une simple saillie et par une gouttière médiane antéro-postérieure ; jusque-là aucune différence ne distingue les deux sexes. — Vers le commencement du quatrième mois de la vie intra-utérine, on voit le vagin et l'urèthre s'ouvrir au fond de la gouttière ; les organes génitaux externes chez la femme sont dès lors ce qu'ils doivent être ; ils ne se modifieront plus, ou se modifieront à peine. La gouttière primitive prend alors le nom de vulve ; ses bords forment les *grandes lèvres* ; le tubercule situé à son extrémité antérieure constitue le *clitoris*.

Chez l'homme, ce même tubercule, en s'allongeant, produit les corps *caverneux*, c'est-à-dire la plus grande partie du pénis. En même temps le sillon dont le pénis est creusé inférieurement, au lieu de rester ouvert comme il l'est au-dessous du clitoris, se ferme, se complète; et se transforme en un long canal qui sera l'urèthre. Enfin les deux bords de la gouttière primitive, au lieu de rester écartés comme dans le sexe précédent, se rapprochent, puis se soudent sur la ligne médiane, et donnent ainsi naissance aux *bourses*.

Du rapide parallèle que nous venons d'établir, il résulte que les bourses correspondent aux grandes lèvres, que les corps caverneux du pénis correspondent aux corps caverneux du clitoris, et que l'urèthre de l'homme a pour analogue le *vestibule* et les petites lèvres.

Considéré dans son ensemble, l'appareil de la génération se compose donc, en résumé, d'organes internes ou sécréteurs, et d'organes externes ou copulateurs : les premiers remarquables par leur importance plus grande, leur existence plus constante et leurs analogies plus faciles à saisir; les seconds n'offrant qu'une importance secondaire, une existence variable, des analogies plus éloignées.

SECTION PREMIÈRE

APPAREIL GÉNITAL DE L'HOMME

L'appareil de la génération chez l'homme comprend dans sa composition : les testicules et les canaux déférents, organes préparateurs et conducteurs du sperme; les vésicules séminales et les canaux éjaculateurs, organes conservateurs et éliminateurs du liquide fécondant; et le pénis, organe d'accouplement, destiné à porter ce liquide dans les voies que parcourt l'ovule.

Les testicules sont situés dans les *bourses*, qui en constituent une dépendance. Ils nous offrent donc à étudier ces enveloppes et la glande séminale proprement dite.

ARTICLE PREMIER

ENVELOPPES DU TESTICULE

On peut les distinguer en superficielles et profondes : les premières communes aux deux testicules, les secondes propres à chacun d'eux.

§ 1. — ENVELOPPES COMMUNES AUX DEUX TESTICULES.

Ces enveloppes, plus spécialement connues sous le nom de *bourses*, sont au nombre de deux. — Appendues à la partie la plus inférieure du tronc, au-devant du périnée, plus larges à leur extrémité libre, rétrécies à leur extrémité opposée, elles ont pu être comparées, en effet, à une sorte de bourse dont l'ouverture se resserrerait au-dessus des testicules pour se continuer avec les téguments des parties voisines, et dont la cavité serait cloisonnée ou dédoublée. La dénomination qui leur a été imposée par les anciens se trouve donc justifiée à la fois et par les usages qu'elles remplissent et par le mode de conformation qu'elles présentent.

Un raphé médian, produit par la soudure de leurs parties droite et gauche, partage les bourses en deux moitiés symétriques. Ce raphé, très-accusé chez quelques individus, peu sensible chez d'autres, se prolonge en avant sur le pénis jusqu'à son extrémité et en arrière sur le périnée jusqu'au voisinage de l'anus.

Les bourses sont déprimées en avant sur la ligne médiane, et saillantes au contraire de chaque côté, d'où l'aspect bilobé qui leur est propre.

Les testicules, descendant jusqu'à la partie la plus déclive des bourses, les allongent, soit dans le sens vertical, soit dans le sens transversal; ils leur communiquent ainsi une forme aplatie d'avant en arrière. Leur diamètre antéro-postérieur ne dépasse pas en général 4 centimètres; le transversal peut être évalué à 5 et le vertical à 6. Mais ces dimensions qu'on observe de vingt à quarante ans, c'est-à-dire à l'époque ou l'homme jouit de toute sa virilité, se modifient très-notablement suivant les individus et surtout suivant les âges. Chez l'adulte jeune et bien constitué les bourses sont moins longues que le pénis; chez le vieillard elles présentent à peu près la même longueur et quelquefois une longueur plus grande.

Vues par leur face antérieure, les bourses sont larges, arrondies et bilobées dans leur moitié inférieure. Sur leur moitié supérieure, on remarque trois plis verticalement dirigés : deux latéraux, qui répondent aux cordons spermatiques; un médian, plus petit, sous-jacent au pénis. Ces plis sont séparés par deux sillons offrant la même direction. Très-souvent le pli médian n'existe pas; entre les plis latéraux on voit alors une sorte de gouttière dans laquelle se trouve reçu le pénis.

Vues par leur face postérieure, elles sont planes ou légèrement concaves. Le raphé, lorsqu'il existe, au lieu d'être déprimé comme sur la face précédente, forme une crête rugueuse plus ou moins saillante.

Vues par leurs faces latérales, elles sont limitées en arrière par une ligne droite verticale, qui représente le profil de la face postérieure, et en avant par une ligne concave supérieurement, convexe inférieurement, qui représente le profil de la face antérieure. La concavité de cette ligne répond à la partie rétrécie ou au pédicule des bourses, et sa convexité au bord antéro-inférieur du testicule sur lequel les bourses s'appliquent très-exactement, en sorte qu'en se plaçant de côté, on peut facilement reconnaître sa direction oblique de haut en bas et d'avant en arrière. La partie la plus élevée et la plus saillante de la convexité correspond à la tête de l'épididyme. Dans son travail sur l'inversion du testicule, M. Royet a bien décrit ce mode de conformation des bourses dont il a signalé aussi les principales variétés.

A. — **Appareil de suspension et cloisonnement des bourses.**

Quelles que soient les variétés que présentent les bourses, il est digne de remarque que leur partie supérieure, ou pédicule, conserve toujours ses limites, ses dimensions, sa forme primitives. Lorsqu'elles s'allongent, dans l'état normal, c'est aux dépens d'elles-mêmes, et non aux dépens des téguments qui recouvrent les parties voisines. Elles sont redevables de cette fixité de leurs limites et de leur forme à un appareil élastique, important et cependant peu connu, auquel elles se trouvent comme suspendues. Cet appareil affecte la disposition suivante :

En arrière, il est constitué par une lamelle qui part de l'aponévrose périnéale inférieure, et qui diffère de celle-ci par la multiplicité des fibres élastiques contribuant à la former.

De chaque côté, l'appareil suspenseur des bourses est représenté par une lame mince et jaunâtre qui s'attache aux branches ischio-pubiennes et qui limite les bourses en dehors, comme l'aponévrose fémorale limite en dedans les parties molles de la cuisse.

En avant, cet appareil arrive à son plus haut degré de développement. Il a pour éléments un ensemble de lamelles étroites et longues, jaunâtres aussi, qui, descendant de la partie inférieure de l'hypogastre, se rapprochent et s'unissent les unes aux autres pour former une large couche irrégulière sans limites précises. — Les parties latérales de cette couche antérieure s'avancent à droite et à gauche jusque sur le cordon des vaisseaux spermatiques qu'elles recouvrent, puis viennent s'insérer sur la face profonde des bourses au niveau de la racine de la verge. — Sa partie médiane, beaucoup plus importante, s'attache par quelques-unes de ses fibres aux téguments de la racine de la verge. Mais la presque totalité se joint à d'autres fibres semblables émanées de la partie supérieure de la symphyse pubienne, et forme avec ces dernières un faisceau aplati, triangulaire et vertical, connu sous le nom de *ligament suspenseur de la verge*.

Parvenu sur la face dorsale du pénis, le ligament suspenseur ainsi renforcé, se partage en deux lames qui embrassent toute la circonférence de l'organe et qui se comportent ensuite différemment. Un très-grand nombre de fibres s'insèrent à sa partie inférieure et l'entourent d'un puissant anneau élastique dont l'action est mise en jeu au moment de l'érection. Les autres se prolongent de la partie inférieure du pénis vers le raphé des bourses, et constituent la cloison qui divise leur cavité.

Aux fibres élastiques extrêmement multipliées qui entrent dans la composition de la partie antérieure de cet appareil, se mêlent une notable proportion de fibres lamineuses et une certaine quantité de tissu adipeux.

Ainsi cloisonnée et suspendue, la double cavité circonscrite par les bourses se trouve fermée de toutes parts, excepté en haut et en dehors, où elle donne passage au cordon des vaisseaux spermatiques. Voyons maintenant comment sont disposées les deux enveloppes qui concourent à la former.

De ces deux enveloppes, l'externe ou cutanée prend le nom de *scrotum*; l'interne ou musculaire constitue le *dartos*.

B. — **Scrotum.**

Le *scrotum* est cette partie du système tégumentaire qui forme l'enveloppe la plus superficielle et la plus importante des glandes séminales.

Elle présente une coloration en général plus foncée que celle des autres parties de la peau, mais très-variable, du reste, suivant les individus.

Son extensibilité est si prononcée, que le scrotum contraste sous ce point de vue avec toutes les autres parties du système cutané. Après s'être allongée, cette enveloppe se rétracte et peut revenir sur elle-même au point de s'effacer presque entièrement : elle passe ainsi par des alternatives assez fréquentes d'expansion et de resserrement qui modifient considérablement ses dimensions, sa forme et son aspect. Le scrotum est remarquable en outre :

1° Par l'existence de rides qui s'effacent pendant son allongement, qui deviennent plus saillantes lorsqu'il se resserre, et qui partent toutes du raphé médian, pour se porter obliquement en dehors en décrivant des courbes à concavité supérieure ;

2° Par la présence de poils semblables à ceux qui recouvrent la région des pubis, mais beaucoup plus espacés ;

3° Par la saillie des glandes sébacées qui viennent s'ouvrir dans les follicules de ces poils, saillies plus manifestes dans l'état de relâchement des bourses, à peine apparentes ou nulles dans l'état opposé.

La face profonde du scrotum répond au dartos, avec lequel elle contracte des connexions si intimes, que les deux enveloppes ne sauraient être séparées même par la dissection la plus habile. Sur les limites du dartos elle adhère aux lames élastiques de l'appareil suspenseur.

L'enveloppe scrotale est mince et demi-transparente. L'épiderme qui la recouvre, malgré sa minceur apparente, présente la même constitution que celui de toutes les autres parties de la peau; il en diffère seulement par les granulations pigmentaires en général plus développées de sa couche profonde ou muqueuse, lesquelles sont du reste peu manifestes sur certains points, et beaucoup sur d'autres qui rappellent la couche pigmentaire du nègre.

Le derme, recouvert de papilles très-développées, ne comprend dans sa composition que des fibres de tissu conjonctif et des fibres élastiques. Dans son épaisseur, on voit : 1° les follicules pileux que nous avons mentionnés; 2° des glandes sébacées volumineuses, qui s'ouvrent dans la partie moyenne de ces follicules et qui sont toutes multilobulées, bien que très-variables dans leurs dimensions; 3° des glandes sudorifères situées au-dessous des follicules pileux, immédiatement au-dessus des faisceaux musculaires du dartos.

C. — Dartos.

Le *dartos* est une enveloppe musculaire, commune aux deux testicules, et sous-jacente à l'enveloppe cutanée. Il ne s'étend pas au delà des rides du scrotum; au niveau de la peau lisse et épaisse qui succède à ces rides, on le voit brusquement s'arrêter. L'appareil élastique suspenseur des bourses établit d'une manière précise ses limites.

Sur le raphé, les deux moitiés du dartos se continuent entre elles, comme les deux moitiés du scrotum, et forment ainsi une seule et même enveloppe commune aux deux testicules.—Par sa face externe ou convexe, il adhère à l'enveloppe cutanée avec laquelle il se confond, au point de ne pouvoir en être séparé.—Par sa face interne, il répond à un tissu cellulo-graisseux et vasculaire extrêmement lâche, qui le sépare des enveloppes propres du testicule et du cordon.

Là structure du dartos a été le point de départ d'opinions très-diverses. Cruveilhier en a fait un tissu spécial qu'on retrouverait dans plusieurs autres organes et qu'il a désigné sous le nom de *tissu dartoïque*. Mais lorsqu'on soumet cette enveloppe à l'examen microscopique on reconnaît qu'elle est formée par des faisceaux de fibres musculaires lisses qu'on peut distinguer en superficiels et profonds.

Les faisceaux superficiels, plus petits et plus courts, s'attachent à la face interne de l'enveloppe cutanée. Ils n'affectent aucune direction déterminée, se superposent et se croisent dans tous les sens. Au niveau du raphé ils sont extrêmement multipliés, en sorte que c'est sur la ligne médiane que l'enveloppe musculaire atteint sa plus grande épaisseur.

Les faisceaux profonds, plus volumineux et plus longs que les précédents, se dirigent, pour la plupart, très-obliquement en dedans et en arrière, en sorte qu'ils convergent vers le raphé à la manière des barbes d'une plume, sans être cependant aussi régulièrement disposés. Ce sont eux qui déterminent les rides du scrotum. Mais tous ne s'arrêtent pas au raphé; un certain nombre se réfléchissent sur les côtés de la cloison et remontent dans son épaisseur jusqu'à l'union de son tiers inférieur avec ses deux tiers supérieurs. Ils ont pour effet de renforcer la cloison et de la raccourcir lorsque les bourses se rétractent.

Ces faisceaux musculaires réfléchis ont porté les anatomistes à considérer la cloison des bourses comme une dépendance du dartos qui s'adosserait à lui-même sur la ligne médiane, de telle sorte que cette cloison se composerait de deux lames, et le dartos serait double aussi. Bien que cette opinion ait pour elle le prestige de la tradition et l'appui unanime des auteurs, je n'hésite pas à déclarer qu'elle est tout à fait erronée. Pour le prouver, j'invoquerai seulement les faits qui suivent: 1° la cloison est essentiellement formée de fibres de tissu élastique et de fibres lamineuses entremêlées et entre-croisées; 2° elle ne peut être dédoublée; son dédoublement est purement artificiel; 3° les faisceaux musculaires venues de l'un et de l'autre côté ne se réfléchissent pas tous pour se prolonger sur cette cloison. La presque totalité se terminent au niveau du raphé, ou ceux d'un côté semblant se continuer avec ceux du côté opposé. Il faut donc admettre que le dartos forme une enveloppe unique.

Jusqu'à présent j'ai considéré cette enveloppe, avec tous les auteurs, comme une couche distincte. Mais je ne saurais terminer sa description sans faire remarquer que les deux enveloppes communes des bourses n'en forment en réalité qu'une seule; le dartos, en d'autres termes, n'est qu'une partie du scrotum. La peau, en effet, sur presque tous les points du corps, se compose de trois ordres de fibres : fibres de tissu conjonctif, fibres élastiques, fibres musculaires lisses. Or, nous avons vu que dans le scrotum on ne rencontre que les premières et les secondes; celles du troisième ordre forment le dartos. Le scrotum ne représente en réalité qu'une partie de la peau; le dartos représente l'autre partie : réunissons ces deux couches, et nous aurons une enveloppe tégumentaire complète, qui ressemblera à la peau de toutes les autres régions du corps, avec cette seule différence que l'élément musculaire, partout ailleurs rudimentaire et disséminé dans son épaisseur, a pris ici un très-grand développement, et se trouve rejeté à sa face profonde.

La peau qui recouvre et entoure les testicules n'est pas, du reste, la seule partie du système cutané sur laquelle l'élément musculaire atteigne un tel développement. Nous verrons bientôt que la peau de la verge et la peau du périnée ne sont pas moins riches en faisceaux musculaires. La peau de l'aréole du sein en est plus abondamment pourvue encore.

C'est par leur face interne que les deux moitiés de la gouttière primitive se soudent l'une à l'autre pour former le scrotum. La cloison est le résultat de cette soudure dont le raphé ne représente que la trace extérieure. Si elle est constituée par un mélange de fibres élastiques et de fibres de tissu conjonctif, c'est parce que cette face interne ne contient que ces deux espèces de fibres. — Si elle contient des faisceaux musculaires au niveau de sa continuité avec le raphé c'est parce qu'elle est formée sur ce point par l'adossement des deux bords de la gouttière, dans lesquels ces fibres existent en grand nombre. Si l'on ne trouve pas dans son épaisseur des glandes sébacées, c'est parce que, à l'époque où la soudure a eu lieu, ces glandes n'existaient pas encore.

La cloison des bourses ne forme donc pas une dépendance du dartos, mais une dépendance du scrotum ; elle atteste, non la duplicité de l'enveloppe musculaire, mais la duplicité primitive de l'enveloppe cutanée.

Des faits et des considérations qui précèdent, nous pouvons conclure que le scrotum et le dartos, si longtemps considérés comme deux couches distinctes, ne forment en réalité qu'une seule et même enveloppe, commune aux deux testicules.

D. — **Vaisseaux et nerfs des bourses.**

Les *artères* des bourses émanent de deux sources : des honteuses externes, branches de la fémorale, et de la honteuse interne, branche de l'hypogastrique.

Les rameaux qui viennent de la honteuse externe superficielle ou sous-cutanée se distribuent à leur partie antérieure et externe. Ceux qui partent de la honteuse externe profonde ou sous-aponévrotique se répandent dans leur partie postérieure et externe. Les uns et les autres s'anastomosent avec les rameaux correspondants du côté opposé. Chez un homme dont l'iliaque externe était oblitérée dans toute son étendue, j'ai vu ces anastomoses atteindre le volume d'une grosse plume de corbeau et livrer passage à des courants multiples qui se rendaient de l'artère fémorale gauche vers l'artère fémorale droite.

Les rameaux fournis par la honteuse interne proviennent de sa branche périnéale inférieure dont la partie terminale se ramifie dans la cloison des bourses. Ces rameaux, après avoir traversé la cloison, vont se perdre dans la partie médiane de l'enveloppe tégumentaire des testicules, en se prolongeant à droite et à gauche pour s'anastomoser avec les honteuses externes. Ils établissent, par conséquent, une communication importante entre l'hypogastrique et la fémorale.

Les *veines* forment trois groupes, deux latéraux et un médian. Dans chaque groupe il en est qui suivent sur toute leur étendue le trajet des artères, et d'autres qui suivent un trajet indépendant.

Ainsi, à droite et à gauche, chacune des artères honteuses externes est accompagnée de deux veines volumineuses qui vont s'ouvrir dans la saphène interne. Mais on observe en outre d'autres veines en nombre indéterminé, et quelquefois très-volumineuses, dont une ou plusieurs communiquent toujours avec les veines du cordon spermatique, tandis que les autres se jettent, soit dans la veine dorsale superficielle de la verge, soit dans l'une des veines tégumenteuses de l'abdomen.

Les veines médianes des bourses convergent vers le raphé, puis se réfléchissent pour remonter vers le pénis, et se comportent ensuite différemment. Une ou deux accompagnent l'artère périnéale inférieure. Les autres forment au-dessous du bulbe de l'urèthre un plexus dont les principales branches passent entre ce bulbe et les racines des corps caverneux pour se rendre dans le tronc des veines honteuses internes.

Les *vaisseaux lymphatiques* du scrotum, extrêmement multipliés et très-faciles à injecter, vont se terminer dans les ganglions inguinaux. La plupart se portent en haut et en dehors ; ceux qui se trouvent les plus rapprochés du raphé cheminent d'avant en arrière jusqu'à la racine de la verge, et se coudent ensuite pour se diriger en dehors.—Tous sont remarquables par le peu de résistance de leurs parois qui se rompent sous la plus faible pression, en sorte que le mercure, après avoir rempli les radicules qui leur donnent naissance, arrive assez difficilement jusqu'aux ganglions ; on voit souvent le métal s'épancher sur un point quelconque de leur trajet. Chez l'enfant, ils se laissent plus facilement injecter.

Les *nerfs* se distinguent en supérieurs ou externes, qui naissent des branches génito-crurales du plexus lombaire ; et inférieurs ou médians, qui viennent des nerfs honteux internes, branches du plexus sciatique. Ces derniers, satellites des artères et des veines périnéales inférieures, cheminent d'abord dans la cloison des bourses ; parvenus au niveau du raphé, ils se partagent en un grand nombre de ramifications qui se distribuent à droite et à gauche. — Dans l'épaisseur de la cloison, j'ai observé plusieurs fois sur leur trajet des corpuscules de Pacini.

§ 2. — Enveloppes propres du testicule.

Chaque glande séminale possède trois enveloppes qui lui sont propres. La plus superficielle, formée par l'épanouissement du crémaster, a reçu le nom de *tunique érythroïde*. — La seconde, commune au cordon et au testicule, se compose de fibres de tissu conjonctif plus ou moins condensées : c'est la *tunique fibreuse* ou *tunique commune*. — La troisième appartient à la classe des membranes séreuses : c'est la *tunique vaginale*.

A. — Crémaster et tunique érythroïde.

Le *crémaster* est un muscle dont les faisceaux longs et grêles se trouvent disséminés autour du cordon des vaisseaux spermatiques. Il a été autrefois considéré comme une dépendance du petit oblique et du transverse de l'abdomen. M. J. Cloquet, partant de cette donnée, avait cru remarquer que tous les faisceaux qui le composent décrivent des anses à concavité supérieure, et que les deux extrémités de chacune de ces anses venaient se continuer avec les fibres de ces muscles, ou plutôt qu'ils ne sont autre chose que ces fibres elles-mêmes dont la partie moyenne avait été entraînée vers les bourses au moment de la descente des testicules. Cette opinion est admise encore par quelques auteurs. Cependant, depuis long-temps déjà, l'observation a démontré de la manière la plus nette qu'aucun de ces faisceaux ne présente une semblable origine et une semblable disposition ; tous suivent une direction longitudinale et parallèle, tous dépendent du gubernaculum testis qui leur donne naissance en se retournant au moment de la descente des testicules.

Deux faisceaux principaux, l'un externe et l'autre interne, forment le crémaster. — Le faisceau externe, plus considérable, naît de la moitié externe de l'arcade crurale, au niveau de l'épine iliaque inférieure. D'abord situé au-dessous du cordon, il ne tarde pas à se diviser en plusieurs faisceaux secondaires qui s'écartent en descendant. — Le faisceau interne très-petit et dont l'existence n'est pas constante, part de la gaîne du muscle droit, au voisinage de l'épine du pubis, et quelquefois de cette épine. Unique aussi à son origine, il se bifurque plus bas.

Tous ces faisceaux secondaires, en s'écartant et se disséminant autour du cordon, lui constituent une sorte de tunique. Ils sont pâles, plus ou moins aplatis, et adhèrent à la tunique fibreuse sur laquelle ils s'appliquent dans toute leur longueur. A leur sortie du canal inguinal, ils sont recouverts par une lame cellulo-fibreuse, ou simplement celluleuse, qui fait suite à l'anneau du grand oblique.

La *tunique érythroïde* (de ερυθρὸς, rouge) est une enveloppe musculaire extrêmement incomplète, formée par la partie terminale des faisceaux du crémaster qui recouvrent seulement le tiers ou la moitié supérieure du testicule et qui sont d'ailleurs très-espacés ; elle mérite à peine la dénomination qui lui a été donnée. Ces faisceaux, en général assez manifestes, s'attachent sur la tunique fibreuse, et par l'intermédiaire de celle-ci à la tunique séreuse ou vaginale dont on ne saurait les séparer.

Le crémaster, ainsi que la tunique érythroïde, se compose de fibres striées. Ses contractions sont instantanées comme celles de tous les muscles formés par cet ordre de fibres. Sous ce point de vue, il diffère beaucoup du dartos dont les contractions sont lentes à se produire et lentes à s'éteindre. Dans les phénomènes contractiles que présentent les bourses, il est, du reste, facile de faire la part de ce qui appartient à l'un et à l'autre. Le dartos élève verticalement les testicules en resserrant la cavité des bourses et en ridant le scrotum. Le crémaster porte ces organes en haut et en dehors, les écarte par conséquent, et modifie ainsi très-notablement l'aspect des bourses, qui tantôt suivent les glandes séminales, et tantôt ne les suivent pas ; dans ce dernier cas, la face antérieure du scrotum se rapproche de la postérieure, et cette enveloppe prend la forme d'une sorte de tablier hérissé de plis irréguliers.

Le dartos se contracte sous l'influence du froid, de la douleur, du spasme vénérien, etc. Le crémaster se contracte sous l'influence de toutes les causes qui mettent en jeu les muscles abdominaux, telles que la toux, les cris, le coït, l'éternument, le vomissement, un effort quelconque; son action est intimement liée à celle de ces muscles.

B. — Tunique fibreuse.

Cette tunique s'étend de l'orifice supérieur du canal inguinal à l'extrémité inférieure du testicule, en sorte qu'elle entoure à la fois et cet organe et le cordon des vaisseaux spermatiques, d'où le nom de *tunique commune* qui lui a été donné par opposition aux tuniques érythroïde et vaginale qui n'embrassent que la glande séminale.

Elle a été considérée comme une dépendance du *fascia transversalis* déprimé et entraîné par le testicule au moment de sa descente, de même que la tunique érythroïde a été considérée comme une dépendance des muscles petit oblique et transverse déprimés et entraînés aussi jusqu'à la partie inférieure des bourses. Cette anatomie spéculative a été la source de bien des illusions. C'est elle qui a porté les auteurs dogmatiques à admettre que la tunique commune était de nature fibreuse. Il n'en est rien cependant, et il importe que les jeunes anatomistes le sachent bien ; car s'ils cherchent au-dessous du crémaster une tunique fibreuse, ils ne la trouveront pas. Chez les sujets les plus fortement constitués, ce n'est même pas une tunique cellulo-fibreuse qu'on observe, mais une simple enveloppe celluleuse.

Pour l'étudier, du reste, il convient de procéder de la manière suivante. Ouvrez le canal inguinal sur toute sa longueur en divisant sur la sonde l'aponévrose du grand oblique ; isolez le cordon, puis incisez sur un point le tissu cellulaire qui l'entoure, et introduisez dans cette incision les deux mors d'une pince que vous laisserez ensuite s'écarter. Vous apercevrez alors une enveloppe de la plus extrême minceur, transparente comme du cristal, sans aucune trace de fibres, bien manifestement et constamment celluleuse. Dans cette tunique se trouvent contenus le canal déférent et les vaisseaux qui se rendent aux testicules ou qui en partent. Sa cavité est cloisonnée par des lamelles celluleuses qui n'affectent aucune direction déterminée. — Par sa surface externe elle répond aux faisceaux du crémaster qui peuvent en être détachés, et à la lame fibro-celluleuse de l'anneau du grand oblique qui vient la renforcer.

Dans sa portion inférieure la tunique fibreuse, ou mieux celluleuse, adhère à la surface externe de la tunique vaginale avec laquelle elle se confond sur la plus grande partie de son étendue.

Cette tunique a pour usage, non de soutenir et de protéger le testicule, rôle que sa ténuité ne lui permettrait pas de remplir, mais de relier entre elles toutes les parties qui concourent à former le cordon spermatique, en leur conservant cependant une certaine indépendance.

C. — **Tunique vaginale.**

La *tunique vaginale*, ou *tunique séreuse*, est un sac-ouverture qui entoure non-seulement le testicule, mais l'épididyme et la partie la plus inférieure du cordon, sans les contenir cependant dans sa cavité. Comme toutes les membranes séreuses, elle nous offre à considérer un feuillet viscéral et un feuillet pariétal.

Le **feuillet viscéral** revêt le bord antéro-inférieur, la face interne et la face externe du testicule. Parvenu au niveau du bord postéro-supérieur de la glande, il se comporte différemment en dehors et en dedans.

En dehors, il s'introduit entre le testicule et l'épididyme, tapisse ainsi le bord supérieur du premier dans sa partie moyenne, puis la face inférieure, le bord externe et la face supérieure du second, remonte ensuite sur le cordon des vaisseaux spermatiques, à la hauteur de 8 à 10 millimètres et se réfléchit alors pour se continuer avec le feuillet pariétal. Il suit de cette disposition : 1° qu'en dehors le feuillet viscéral forme un cul-de-sac qui sépare le testicule de l'épididyme ; 2° qu'au niveau du bord interne de l'épididyme, ce feuillet s'adosse à lui-même pour constituer une sorte de petit mésentère dans lequel se trouvent contenus les vaisseaux testiculaires ; 3° que la partie moyenne, ou le corps de l'épididyme, est flottante, tandis que ses deux extrémités se trouvent au contraire immobilisées, l'antérieure par sa continuité avec la glande, la postérieure par son adhérence intime avec celle-ci.

En dedans, le feuillet viscéral répond : par sa partie antérieure, à la tête de l'épididyme qu'il recouvre entièrement, ainsi que la partie correspondante du testicule ; par sa partie postérieure, à la queue de l'épididyme qu'il croise perpendiculairement ; et par sa partie moyenne, au pédicule vasculaire de la glande. Après avoir remonté à la hauteur d'un centimètre sur ce pédicule, il se réfléchit également pour se continuer aussi avec le feuillet pariétal. Suivant quelques auteurs, il s'élèverait plus en dedans qu'en dehors ; cette disposition peut se présenter ; mais sur la plupart des testicules très-nombreux que j'ai examinés, il se réfléchissait à peu près à la même hauteur des deux côtés.

En résumé, le feuillet viscéral revêt : 1° les deux faces, le bord antéro-inférieur et l'extrémité antérieure du testicule ; 2° la tête et le corps de l'épididyme ; 3° l'extrémité inférieure du pédicule vasculaire de la glande. Vu dans son ensemble, il regarde donc par sa face libre ou convexe en avant et en haut, tandis que le feuillet pariétal regarde en arrière et en bas. Or, au moment où un épanchement se produit dans la cavité d'une membrane séreuse, les deux feuillets de celles-ci s'écartent en sens inverse : par conséquent, lorsqu'un épanchement semblable se produira dans la tunique vaginale, son feuillet viscéral, c'est-à-dire le testicule et l'épididyme, se porteront en arrière et en bas ; le pariétal se portera, au contraire, en avant et en haut : c'est en effet ce qui a lieu.

Le **feuillet pariétal** est en rapport avec la tunique celluleuse qui lui adhère, qui semble même en faire partie, et par l'intermédiaire de celle-ci avec la tunique érythroïde. Il présente une plus grande étendue que le feuillet viscéral ; de là, pour ces deux feuillets, la possibilité de glisser l'un sur l'autre, et pour les deux testicules une mobilité extrême qui leur permet de se dérober, de fuir en quelque sorte à la moindre pression.

La tunique vaginale est remarquable par son épaisseur et sa résistance. Sa structure ne diffère pas de celle de toutes les membranes du même ordre. Un fluide séreux lubrifie ses parois et facilite le jeu réciproque de ses deux feuillets. — Lorsque l'exhalation de ce fluide devient trop abondante, il s'accumule dans sa cavité, qu'on voit alors se dilater au point de former une tumeur plus ou moins considérable : d'où le nom d'*hydrocèle* (ὕδωρ, eau ; κήλη, tumeur) donné à cet épanchement dont la tunique vaginale devient assez souvent le siége.

ARTICLE II

DES TESTICULES

Les *testicules* ou *glandes séminales*, sont les organes sécréteurs du sperme. Ils comprennent dans leur composition trois parties superposées et continues, mais cependant très-distinctes : 1° une partie principale qui forme le corps de la glande, ou le testicule proprement dit ; 2° une partie accessoire qui recouvre la précédente et qui a reçu le nom d'*épididyme* ; 3° un conduit excréteur, ou le *canal déférent* qui s'étend de l'épididyme aux vésicules séminales.

Les testicules nous offrent à considérer leur mode de développement, leur conformation extérieure et leur structure.

§ 1. — DES TESTICULES CONSIDÉRÉS PENDANT LEUR DÉVELOPPEMENT.

Au début de la vie intra-utérine, le testicule et l'épididyme, sont situés dans l'abdomen, et d'abord séparés l'un de l'autre : mais ils ne tardent pas à se réunir. — Plus tard, la glande descend pour se porter vers le canal inguinal et de celui-ci dans les bourses. — Parvenue à la place qui lui est réservée, elle continue de se développer et arrive à ses proportions définitives vers l'âge de quinze à dix-huit ans. On peut donc distinguer dans son développement trois périodes très-différentes :

La première, caractérisée par la réunion du testicule et de l'épididyme ; elle s'étend du premier au troisième mois de la vie embryonnaire ;

La seconde, remarquable par la descente ou migration du testicule; elle s'étend de la fin du troisième mois à la naissance.

Dans la troisième, la glande poursuit les phénomènes ultimes de son évolution; cette dernière période s'étend de la naissance à la puberté.

A. — **Première période, ou période embryonnaire.**

Au deuxième mois de la vie intra-utérine on observe sur les côtés de la colonne vertébrale un organe glanduleux, essentiellement transitoire, dont le conduit excréteur vient s'ouvrir dans la partie terminale du tube digestif, au niveau du pédicule de la vésicule allantoïde. Cet organe, de forme très-allongée, est le *corps de Wolf*, ou *rein primitif* de Rathke.

Le testicule, à son apparition, occupe le côté interne du corps de Wolf, auquel il adhère et dont il semble faire partie. L'épididyme occupe le côté externe du même organe. Les deux parties constituantes de la glande séminale ne sont alors unies que par un très-petit ligament qui se prolonge de l'une à l'autre en passant sur le sommet du rein primitif. Elles jouissent donc d'une indépendance presque complète.

Bientôt le corps de Wolf diminue de volume, puis disparaît avant la fin du second mois. A mesure qu'il s'atrophie, le testicule et l'épididyme se rapprochent. En même temps, ce dernier, qui est ouvert à sa partie supérieure, s'allonge et vient s'aboucher avec les conduits de la glande : c'est du cinquantième au soixantième jour que s'opère cette réunion.

Jusque-là, le canal qui représente l'épididyme était rectiligne. Mais après son abouchement avec les canaux sécréteurs de la glande, il commence à décrire quelques flexuosités; et celles-ci en se multipliant le distinguent de plus en plus du canal déférent.

Dans cette première période, le testicule est situé immédiatement au-dessous du rein, au devant du psoas. Le péritoine l'entoure et lui constitue un pédicule, véritable *méso-testis* ou *mésorchide* de Seiller, qui l'attache à la paroi postérieure de l'abdomen.

Il conserve une direction verticale et se dirige de telle sorte que l'une de ses faces regarde en dehors, l'autre en dedans, l'un de ses bords en avant, l'autre directement en arrière. L'épididyme, très-volumineux, répond à son extrémité supérieure et à son bord postérieur; le canal déférent à son extrémité inférieure qu'il contourne. — De cette extrémité et de la partie correspondante du canal déférent, on voit partir un cordon vertical : c'est le *gubernaculum* ou *musculus testis* de Hunter.

Le *gubernaculum testis* s'étend de la glande dans le canal inguinal, où il se divise en trois faisceaux : l'un, externe, qui s'attache à l'arcade crurale, au niveau de l'épine iliaque antérieure et inférieure; l'autre, interne, plus petit, qui sort du canal par l'anneau du grand oblique pour s'insérer à l'épine du pubis et à la gaîne du muscle droit; le troisième, inférieur ou moyen, qui sort par le même anneau et qui vient se fixer à la partie la plus déclive du scrotum. — La portion intra-abdominale du cordon est entourée par le péritoine. Au-dessous de la séreuse on remarque une couche de fibres musculaires dont j'ai reconnu la nature striée, fait que M. Ch. Robin, du reste, avait déjà constaté, et au-dessous de celle-ci un faisceau celluleux et vasculaire qui forme en quelque sorte son axe. A leur entrée dans le canal inguinal, les fibres musculaires se partagent en deux groupes qui constitueront les faisceaux externe et interne du crémaster; l'axe cellulo-vasculaire, poursuivant son trajet primitif, s'étend jusqu'au fond du scrotum, avec lequel il se continue.

B. — Deuxième période, ou descente des testicules.

Avant la fin du troisième mois le testicule commence à s'éloigner du rein. A quatre mois il est situé à 5 ou 6 millimètres au-dessous de ce viscère, et vers la fin du cinquième mois au-dessus de l'orifice supérieur du canal inguinal. Du sixième au septième il s'engage dans cet orifice; du septième au huitième il arrive à l'anneau du grand oblique; et dans le cours du neuvième il pénètre dans les bourses, où on le trouve ordinairement au moment de la naissance.

En descendant, la glande et le gubernaculum entraînent le péritoine ainsi que les vaisseaux compris dans l'épaisseur du méso-testis; et comme le gubernaculum précède la glande, le péritoine occupe déjà l'entrée du canal lorsque celle-ci s'y présente; il lui est donc facile d'y pénétrer, d'autant plus facile qu'elle n'excède pas son diamètre. Parvenu dans le canal inguinal, le testicule continue à descendre ainsi que le péritoine, qui continue de le précéder, et tous deux arrivent ainsi jusque dans les bourses. Dans cette dernière partie de son trajet, il est suivi par le faisceau externe du gubernaculum, puis par le faisceau interne, qui l'un et l'autre se retournent à la manière d'un doigt de gant pour former le crémaster.

Il résulte des faits qui précèdent que le canal inguinal préexiste à la descente du testicule, et que la glande ne saurait éprouver aucune difficulté à le traverser. En présence de ces faits que Hunter a constatés le premier, et que M. Ch. Robin a confirmés par ses recherches, que penser de la théorie de Carus, d'après laquelle le testicule viendrait déprimer la paroi abdominale au point de refouler le *fascia transversalis* jusque dans les bourses pour s'en faire une tunique, la tunique fibreuse! et les muscles transverses et petit oblique jusqu'à la partie inférieure du cordon pour transformer leurs fibres en autant d'arcades à concavité supérieure, représentant le crémaster! Cette théorie, qui fait voyager le testicule avec la puissance et le sans-façon d'un projectile, était purement spéculative :

elle ne reposait sur aucune donnée ; elle avait contre elle toutes les observations si précises de Hunter ; et cependant elle a obtenu le plus brillant succès. Aujourd'hui encore, elle est reproduite par quelques auteurs qui semblent la ranger au nombre de ces faits sur lesquels on ne saurait élever la moindre discussion. Essayons néanmoins de la discuter et de la réduire à sa juste valeur.

Et d'abord est-il vrai que la paroi antérieure de l'abdomen soit fermée de toutes parts, et que le testicule ne puisse sortir qu'en l'enfonçant en vertu de sa toute-puissance ? Non, puisque le canal inguinal existe, et se présente béant à la glande. Et d'ailleurs cet organe, doué d'une puissance si mystérieuse, savez-vous quel est son diamètre ? 3 millimètres ! Et le gubernaculum qui l'attire a 3 millimètres aussi ! Et le canal, d'après mes recherches, en a 4, 5 et souvent 6 ! Il n'enfonce par conséquent qu'une porte ouverte et même largement ouverte, une porte tapissée par le péritoine, et à l'entrée de laquelle se trouve un organe d'égal calibre qui le prend, l'attire et l'introduit ! ! Sur ce premier point, la théorie de Carus est donc manifestement erronée. — Elle ne l'est pas moins sur tous les autres. Le testicule trouvant la voie ouverte, il n'a pas en effet à déprimer le *fascia transversalis*, pour s'entourer d'une tunique fibreuse ; il n'a pas à déprimer les fibres du petit oblique et du transverse pour les transformer en arcades musculaires. Le moment est donc venu d'abandonner enfin cette théorie indigne de l'accueil qu'elle a reçu en France, et de revenir aux saines notions que nous a léguées l'illustre Hunter.

Quant à la cause qui préside à la descente du testicule, elle n'a pas été formulée d'une manière complétement satisfaisante jusqu'à présent. — Quelques auteurs ont invoqué le poids de l'organe : le poids d'un organe de 3 millimètres ! qui, d'ailleurs, devrait au contraire le retenir dans l'abdomen, puisque le bassin est alors la partie la plus élevée du fœtus ! — D'autres ont invoqué les contractions des muscles abdominaux et du diaphragme, en sorte que pour ces derniers la descente de la glande se produirait par le mécanisme qui donne naissance à la plupart des hernies ; c'est-à-dire par le mécanisme de l'effort ; mais alors la respiration n'est pas encore établie ! — Le plus grand nombre attribue sa migration aux contractions du gubernaculum, qui l'attire vers l'anneau inguinal. Cette théorie, plus rationnelle que les précédentes, ne me paraît pas être cependant la véritable ; car le gubernaculum devrait alors se raccourcir : or, au contraire, il s'allonge.

La véritable cause de la descente du testicule me semble devoir être rapportée à l'inégal allongement du gubernaculum et de la portion sous-ombicale de l'abdomen. Rappelons, en effet, qu'au début de son développement le testicule est situé immédiatement au-dessous du rein. Pour arriver jusqu'au fond des bourses, la distance que la glande devra parcourir se réduit alors à 18 ou 20 millimètres : telle est en réalité la longueur du faisceau moyen du gubernaculum. Or, dans le cours des cinq derniers mois de la grossesse, cette distance s'allonge au point d'atteindre à la naissance une longueur de 75 à 80 millimètres. Pendant que la portion sous-ombilicale de l'abdomen s'allonge ainsi, le gubernaculum s'allonge à peine ; et comme il est attaché au fond des bourses, il se trouve entraîné et entraîne avec lui le testicule ; cet organe, en un mot, descend parce qu'il reste stationnaire dans son développement pendant que tout se développe autour de lui.

C. — Troisième période, ou phénomènes qui se produisent depuis la naissance jusqu'à la puberté.

A la naissance, les deux testicules sont généralement descendus dans les bourses. Cependant il n'est pas rare que l'un d'eux et même tous les deux n'aient pas parcouru encore toutes les étapes de leur migration. Sur 93 enfants mâles examinés par Wrisberg le jour de leur naissance, 70 avaient les deux testicules dans les bourses. Parmi les 23 autres, 18 n'avaient qu'un seul testicule dans le scrotum ; l'autre était dans le pli de l'aine ou dans l'abdomen. Chez 5, ils occupaient encore, soit le canal inguinal, soit la région iliaque. — Par contre, sur un fœtus de sept mois j'ai constaté que l'un et l'autre faisaient déjà saillie dans le pli cruro-scrotal. Sur un fœtus de six mois, le testicule gauche avait franchi l'anneau inguinal externe ; le droit était encore dans l'abdomen. Il existe donc à cet égard beaucoup de variétés.

Lorsque l'un des testicules ou tous les deux ne sont pas encore descendus dans les bourses à l'époque de la naissance, on les voit ordinairement arriver à leur destination dans les premiers jours qui suivent ; quelquefois après une durée de quelques semaines ; plus rarement après un laps de plusieurs mois ou de plusieurs années. Si un temps déjà considérable s'est écoulé sans qu'ils se soient montrés, il y a lieu de penser le plus souvent qu'ils sont définitivement fixés dans la situation qu'ils occupent. Généralement alors, c'est dans le canal inguinal qu'ils résident, et dans certains cas beaucoup plus rares, immédiatement au-dessus de ce canal ou bien dans la région iliaque, ou bien encore dans le canal crural. Presque toujours l'anomalie se montre d'un côté seulement. Sur 10 800 jeunes soldats, le docteur Marchal n'en a trouvé que 11 chez lesquels l'un des testicules n'était pas descendu, et un seul chez lequel ces organes n'étaient descendus ni à droite ni à gauche.

En passant de l'abdomen dans le scrotum, les deux faisceaux musculaires du gubernaculum se retournent, entourent le cordon des vaisseaux spermatiques, et constituent alors le crémaster.

En se prolongeant dans le scrotum, l'enveloppe que le péritoine fournit au testicule forme un long canal qui est recouvert par le crémaster, et qui s'ouvre dans la cavité de la séreuse abdominale. La tunique vaginale n'est donc, dans les premiers temps de la vie, qu'une dépendance de cette séreuse avec laquelle elle continue de communiquer après la descente du testicule, en sorte que, si un épanchement se produit dans l'abdomen, la sérosité arrivera aussi dans les bourses : de là une variété d'hydrocèle connue sous le nom d'*hydrocèle congénitale*.

Mais le canal qui fait communiquer la tunique vaginale avec le péritoine ne tarde pas à s'oblitérer par le rapprochement et la fusion de ses parois. L'oblitération commence à se produire aussitôt que les testicules sont parvenus dans le scrotum. Elle est déjà quelquefois complète au moment de la naissance ; c'est en général dans le premier mois qu'elle s'effectue. Sur 68 nouveau-nés examinés par Camper, cet auteur en a compté :

14 sur lesquels la communication n'existait déjà plus à gauche :

8 sur lesquels elle n'existait plus à droite ;

7 sur lesquels le canal était oblitéré à droite et à gauche ;

39 dont le canal de communication était encore libre des deux côtés.

L'oblitération s'opère simultanément sur tous les points du canal séreux. Celui-ci se rétrécit d'abord ; un peu plus tard ses parois arrivent au contact ; puis elles s'unissent, s'atrophient ensuite et le canal n'est plus représenté alors que par une lame mince et transparente qui constitue la tunique celluleuse du cordon spermatique.

Le mode d'oblitération du conduit séreux présente quelques variétés. Au lieu de s'opérer à la fois sur toute sa longueur, on l'a vu assez souvent débuter par un point. Mais cette déviation de l'état normal a presque toujours une origine pathologique : qu'un épanchement, par exemple, existe dans la tunique vaginale, l'oblitération ne pourra se produire que sur un point plus ou moins rapproché de l'extrémité supérieure du canal et s'effectuera ensuite de haut en bas à mesure que la sérosité sera résorbée ; qu'une anse intestinale s'engage dans sa partie supérieure, et la partie opposée pourra seule s'oblitérer. D'autres fois, et sous l'influence de circonstances encore mal définies, l'oblitération se montrera sur deux points plus ou moins éloignés ; dans ce cas, l'espace compris entre ceux-ci peut devenir le siége d'un épanchement qui constitue une variété de l'hydrocèle du cordon.

Lorsque le canal qui la fait communiquer avec le péritoine est oblitéré, la tunique vaginale présente la disposition qu'elle aura désormais. Il est assez rare qu'elle conserve jusqu'à la fin de la vie son état de parfaite intégrité. Chez un grand nombre d'adultes, des adhérences partielles unissent son feuillet viscéral au feuillet pariétal.

Le testicule, pendant la période de l'adolescence, ne participe que dans une très-faible proportion au développement général. Mais vers l'âge de quatorze à quinze ans, il s'accroît rapidement au point de doubler de volume dans un laps de temps souvent très-court. La sécrétion spermatique ne tarde pas alors à s'établir. A dater de ce moment, il offre à peu près les dimensions qu'il doit avoir. Cependant son évolution n'est réellement complète que quelques années après la puberté.

L'appareil de la génération peut être frappé d'un arrêt de développement qui persiste pendant toute la durée de la vie. Chez un homme de vingt-huit ans, d'ailleurs bien constitué, cet appareil avait conservé les proportions qu'il nous offre chez un enfant d'un an ; les testicules, descendus dans les bourses et tous les deux sains, présentaient le volume d'une petite noisette et ne pesaient que 3 grammes.

§ 2. — Conformation extérieure des testicules.

Envisagés dans leur conformation extérieure, les testicules nous offrent à étudier : leur situation et leur nombre ; leur volume, leur poids et leur consistance ; leur forme, leur direction, et enfin leurs rapports.

A. — Situation des testicules.

Ces organes sont situés dans les bourses, sur leur partie la plus déclive et la plus large, à laquelle ils donnent un aspect bilobé. En général ils n'occupent pas le même niveau ; le testicule gauche, ainsi que l'avaient déjà remarqué les peintres et les statuaires de l'antiquité, descend un peu plus bas que le droit.

Suspendus aux cordons des vaisseaux spermatiques et en quelque sorte flottants à l'extrémité inférieure du tronc, ils sont protégés sur les côtés par les membres abdominaux, mais restent très-accessibles à l'injure des corps extérieurs en avant, et seraient exposés, par conséquent, à des lésions fréquentes, s'ils ne trouvaient dans leur extrême mobilité un puissant moyen de protection. La distance qui les sépare de la racine de la verge et de l'anneau inguinal externe diffère suivant l'état de relâchement ou de resserrement des bourses, c'est-à-dire suivant que le dartos et le crémaster sont passifs ou actifs ; plus ou moins grande dans le premier cas, elle devient très-minime ou tout à fait nulle dans le second. Plus ils se rapprochent du tronc, plus ils s'immobilisent et plus aussi ils sont exposés aux lésions par cause mécanique.

Les testicules ne descendent pas constamment. On les a vus quelquefois s'arrêter dans le trajet qu'ils parcourent et rester définitivement fixés sur un point plus ou moins éloigné des bourses. Cette situation, normale chez le fœtus pour un moment donné, constitue chez l'adulte une anomalie qui a reçu le nom d'*ectopie*. On ne l'observe, en général, que d'un seul côté. Dans quelques cas exceptionnels, l'anomalie se montre à la fois à droite et à gauche : l'ectopie testiculaire, en d'autres termes, peut être simple ou double. On appelle *monorchides* les individus qui sont affectés d'ectopie simple, et *cryptorchides* ceux qui présentent une ectopie double (1).

La monorchidie et la cryptorchidie ont été l'objet de travaux importants parmi lesquels je dois surtout mentionner la thèse de M. Lecomte (2), le mémoire de MM. Goubaux et Follin (3), et celui de Godard, dans lequel on trouvera un exposé complet des nombreuses recherches qui ont été faites pour élucider ce point d'anatomie et de physiologie (4).

Le fait le plus saillant qui découle de toutes ces études est l'absence d'animalcules spermatiques dans le sperme sécrété par le testicule non descendu. Godard a examiné le sperme contenu dans les voies spermatiques à droite et à gauche chez trois monorchides ; chez tous les trois point de spermatozoaires du côté anormal, spermatozoaires abondants du côté qui correspond au testicule descendu. Follin et Goubaux citent trois observations identiques, auxquelles je pourrais en réunir quelques autres éparses dans les revues périodiques. — Ces auteurs ont pu étudier les voies spermatiques de cinq cryptorchides : le liquide recueilli, soit dans le testicule, soit dans le canal déférent, soit dans la vésicule séminale, ne contenait d'animalcules ni d'un côté ni de l'autre. — Élargissant le cercle de leurs recherches et les étendant à plusieurs espèces de mammifères : trois chevaux, deux ânes, un taureau, un porc et un chien, tous monorchides, ils ont constaté la présence des animalcules du côté où le testicule était dans les bourses, et leur absence du côté où il était resté dans l'abdomen. Sur un cheval cryptorchide, M. Bouley n'a trouvé d'animalcules ni à droite ni à gauche. Les observations faites sur les mammifères offrent donc la plus parfaite concordance avec celles qui sont relatives à l'homme. De ces faits, nous pouvons conclure :

1° Que lorsque les testicules ne descendent pas dans les bourses, le sperme ne contient pas d'animalcules spermatiques ;

2° Que les monorchides sont aptes à la fécondation ; mais ils sont redevables de cette faculté à celui de leurs testicules qui occupe les bourses ;

3° Que les cryptorchides sont inféconds.

Chez les monorchides, le testicule, arrêté dans sa migration, est à la

(1) Le mot *cryptorchidie* (de κρύπτειν, cacher, et ὄρχις, testicule) n'est pas pris dans la même acception par tous les auteurs. Pour quelques-uns, il y a cryptorchidie lorsque les deux testicules se sont arrêtés dans leur migration, ou lorsque l'un d'eux seulement n'est pas descendu ; ils admettent par conséquent une cryptorchidie double et une cryptorchydie simple. Pour d'autres, il n'y a cryptorchidie que lorsque les deux testicules ne sont pas arrivés dans les bourses. Cette dernière acception, plus précise, tend à prévaloir ; c'est pourquoi j'ai cru devoir l'adopter.

(2) Lecomte, *Des ectopies congénitales des testicules.* Thèse, 1851, n° 159.

(3) Goubaux et Follin, *De la cryptorchidie* (*Mém. de la Soc. de biologie*).

(4) Godard, *Études sur la monorchidie et la cryptorchidie* (*Mém. de la Soc. de biologie*, 1856, p. 315).

fois moins volumineux et d'une consistance moins ferme que celui du côté opposé ; mais il semble conserver du reste une complète intégrité.

Lorsque les testicules ne sont pas descendus dans les bourses, on les trouve tantôt dans l'abdomen, tantôt dans le canal inguinal ou dans le sillon cruro-scrotal, très-exceptionnellement dans le canal crural ou sous les téguments du périnée. Ces anomalies de situation constituent autant d'*ectopies* (de ἐx, hors, et τόπος, lieu). Il existe, par conséquent, cinq genres d'ectopie testiculaire : l'*ectopie abdominale*, l'*ectopie inguinale*, l'*ectopie cruro-scrotale*, et enfin les *ectopies crurale* et *périnéale*.

L'ectopie abdominale comprend trois espèces. La glande peut se fixer sur le point même où elle a pris naissance, c'est l'*ectopie sous-rénale ;* ou un peu plus bas, à une certaine distance du rein et du canal inguinal, c'est l'*ectopie iliaque ;* ou bien encore sur la paroi postérieure de ce canal, c'est l'*ectopie sus-inguinale* ou *rétro-périnéale*.

L'ectopie inguinale, la plus fréquente de toutes, se subdivise elle-même en trois variétés, suivant que l'organe occupe l'orifice supérieur du canal, son orifice inférieur, ou sa partie moyenne : d'où les *ectopies inguinale interne, inguinale externe*, et *interstitielle*.

L'ectopie cruro-scrotale ne présente pas de variétés, si ce n'est celle qui a été mentionnée par Gama. Ce chirurgien a enlevé un testicule cancéreux qui, après avoir occupé le sillon cruro-scrotal, était remonté au-devant de l'aponévrose du grand oblique.

L'ectopie crurale est extrêmement rare. Le testicule, après s'être arrêté très-probablement derrière le canal inguinal, se trouve entraîné plus tard dans l'anneau crural où il fait hernie. Vidal (de Cassis) a signalé un fait de ce genre dans lequel la glande, après sa sortie, était remontée au-devant de la paroi abdominale. M. Chassaignac a trouvé aussi cet organe fixé dans la région crurale ; mais il y était arrivé en se frayant un passage à travers la paroi antérieure du canal inguinal.

L'ectopie périnéale, bien que très-rare aussi, a cependant été observée plus souvent que la précédente. G. Hunter en a vu deux exemples et Vidal (de Cassis) deux autres ; Ledwigh, cité par Godard, en a publié un cinquième et Godard lui-même en mentionne un sixième. Le testicule est alors placé sous la peau du périnée, au-devant de l'anus, non sur la ligne médiane, mais à droite ou à gauche de celle-ci.

Toutes les variétés d'ectopie simple ou unilatérale dont il vient d'être question sont complètes. Elles portent à la fois sur le testicule, l'épididyme et le canal déférent. Mais on a vu aussi des ectopies incomplètes ou partielles dans lesquelles le testicule seul s'arrête dans son trajet, tandis que l'épididyme et le canal déférent descendent dans les bourses. Conte, Deville et Follin rapportent des exemples de ce vice de conformation que nous explique très-bien le mode de développement de la glande.

L'ectopie double est une anomalie d'une extrême rareté, puisque Marchal, sur 10 800 individus soumis à son examen, n'en a rencontré qu'un seul cas. En compulsant les annales de la science, Godard a pu néanmoins en réunir une vingtaine d'exemples parfaitement authentiques chez l'homme. Nous avons vu qu'elle a été aussi observée dans plusieurs espèces animales, chez le cheval, le taureau, etc., et que chez tous, homme et mammifères, il y avait absence complète de spermatozoaires et défaut d'aptitude à la fécondation.

L'ectopie des testicules a été attribuée à des causes multiples : aux adhérences qui les unissent quelquefois à l'intestin grêle, à l'S iliaque ou au cæcum ; au volume de ces organes trop considérable pour franchir le canal inguinal ; à l'étroitesse des anneaux de celui-ci ; à l'absence du scrotum ; à l'absence et à la paralysie du gubernaculum, etc.

Parmi toutes ces causes, une seule semble avoir une importance réelle : ce sont les adhérences établies entre la glande et les viscères voisins. Mais rien ne prouve que ces adhérences ne sont pas consécutives à l'ectopie. Pour remonter à la vraie cause d'une semblable anomalie, rappelons-nous le mécanisme qui préside à la descente du testicule, et il nous sera facile alors de comprendre pourquoi il ne descend pas dans tous les cas. Nous avons vu qu'il descend parce qu'il reste stationnaire dans son évolution tandis que tout se développe autour de lui. Que par une cause quelconque, le gubernaculum auquel il est attaché participe au développement général, il n'y aura alors aucun motif pour qu'il abandonne sa situation primitive, et nous aurons dans ce cas une ectopie sous-rénale ; que le cordon se développe un peu moins rapidement que les parties voisines, c'est une ectopie iliaque ou sus-inguinale qui se produira ; que l'inégalité de développement soit plus grande encore, il en résultera une ectopie inguinale, ou une ectopie cruro-scrotale.

Cette inégalité de développement, qui nous explique si bien la descente des testicules, nous explique donc très-bien aussi le mode de production de l'ectopie simple ou double. Plus elle sera prononcée, plus la descente de l'organe sera rapide et précoce ; moins elle le sera, plus celle-ci se ralentira ; et l'on conçoit sans peine que si la différence s'efface, la glande séminale se trouvera frappée d'immobilité. — L'ectopie périnéale seule ne saurait s'expliquer par les considérations qui précèdent ; elle ne peut être attribuée qu'à une insertion vicieuse du faisceau moyen du gubernaculum, qui, au lieu de s'attacher aux téguments de la racine de la verge, se serait fixé sur un point plus reculé.

Il est digne de remarque que chez tous les cryptorchides l'enveloppe scrotale fait défaut, et que chez les monorchides elle n'existe que du côté où le testicule est descendu. Ce qui caractérise essentiellement le scrotum, c'est l'énorme développement de ses fibres musculaires ; longtemps avant la descente de l'organe celles-ci existent. Très-probablement aussi il en est de même chez les fœtus qui seront un jour monorchides ou cryptorchides ; mais lorsque la glande ne descend pas, après quelques années, ces fibres finissent par s'atrophier, la peau s'applique sur la racine de la verge et ne diffère plus alors de celle des parties voisines.

Pour devenir aptes à la fécondation il importe donc que les testicules occupent leur situation normale ; chez l'homme et un très-grand de mammifères, ils ne possèdent cette aptitude qu'à la condition de séjourner dans les bourses. Mais dans certains animaux ces glandes séjournent toute la vie à l'intérieur de l'abdomen : tels sont l'éléphant, les carnassiers amphibies, les cétacés. — Chez d'autres, elles sont situées sous la peau de l'aine : tels sont les loutres et les chameaux. — Chez d'autres, elles viennent se placer sous la peau du périnée : c'est ce qu'on voit dans quelques pachydermes. — Chez les cheiroptères et les rongeurs, elles séjournent habituellement dans l'abdomen ; mais à l'époque du rut elles en sortent pour venir se placer sous la peau de l'aine ou du périnée.

Déplacement des testicules.—Ce n'est pas seulement lorsque ces organes subissent un arrêt dans leur migration que l'on constate leur absence dans les bourses. Quelquefois, après être descendus dans le scrotum, ils abandonnent leur situation normale pour remonter vers leur point de départ. Ces déplacements ascensionnels sont le plus souvent temporaires, et même momentanés, mais parfois aussi ils deviennent permanents. Les uns sont dus à une cause physiologique, les autres à une cause mécanique.

Les déplacements physiologiques se produisent sous l'influence de l'action combinée du crémaster et du dartos. Lorsque cette action devient trop énergique, on a vu les testicules rentrer dans le canal inguinal pendant le coït : Salmuth fait mention d'un individu chez lequel ils seraient même remontés dans l'abdomen. Arnaud a connu un jeune conseiller au parlement dont les deux glandes remontaient dans le canal inguinal chaque fois qu'il se trouvait en compagnie de personnes du sexe féminin. — Godard parle d'un étudiant dont le testicule gauche a remonté dans le canal vers l'âge de dix ans pour y rester définitivement fixé.

Dans quelques cas très-rares, le crémaster paraît jouir d'une action indépendante et peut à lui seul faire rentrer la glande dans le canal : M. H. Larrey a été témoin d'un fait de ce genre.

Les déplacements par cause mécanique sont moins fréquents que les précédents. Certains enfants s'amusent à rentrer leurs testicules dans l'anneau inguinal ; mais l'organe reprend ensuite sa place normale sans difficulté. Cependant cette manœuvre peut être suivie de conséquences graves : un enfant de sept ans, observé par Scarpa, avait fait remonter son testicule gauche jusque dans le ventre : l'organe ne ressortit pas ; trois ans plus tard, il vint former hernie à la partie supérieure de la cuisse en passant sous l'arcade crurale, et détermina un étranglement qui ne put être levé que par l'opération. — Chez l'adulte, on a vu plusieurs fois l'une des glandes séminales abandonner le scrotum et pénétrer dans le canal inguinal à la suite d'une chute ou d'un coup violent, et séjourner ensuite définitivement au-dessus de l'anneau du grand oblique.

B. — Nombre des testicules

Les testicules sont au nombre de deux. Mais quelques faits tendent à démontrer que ce nombre peut augmenter; d'autres, beaucoup plus probants, attestent que l'une des glandes séminales peut manquer, et que toutes les deux même peuvent faire défaut.

Les faits relatifs à la pluralité des testicules ne sont pas très-rares. Plusieurs auteurs, parmi lesquels je citerai particulièrement Blasius, disent en avoir observé trois; Blégny et quelques autres en auraient rencontré quatre; et Sharff en aurait même compté jusqu'à cinq. En soumettant tous ces faits à une critique un peu sérieuse, on reconnaît qu'ils sont dépourvus pour la plupart d'authenticité. Aucun d'eux n'est rapporté avec des détails assez complets et précis pour le faire accepter sans contestation. Jusqu'à présent l'existence de ces testicules multiples ou surnuméraires n'est pas démontrée.

Quant aux observations relatives à l'absence des testicules, elles ne sauraient soulever aucun doute. Cette absence constitue l'*anorchidie* (de αν privatif, et ὀρχις, testicule), qui peut être aussi simple ou double : simple lorsque l'une des glandes fait seule défaut, double lorsque ni l'une ni l'autre n'existent. — L'anorchide diffère donc beaucoup du monorchide et du cryptorchide. Chez ceux-ci, l'absence de l'organe est seulement apparente; chez le premier, elle est réelle. Le cryptorchide est infécond, mais puissant; l'homme affecté d'une double anorchidie est à la fois infécond et impuissant.

L'absence des deux testicules est du reste un vice de conformation de la plus excessive rareté. On n'en connaît qu'un très-petit nombre d'exemples. Le plus remarquable est celui qui a été recueilli par le docteur Fischer (de Boston) sur un homme de quarante-cinq ans, mort de pneumonie. Il n'existait chez cet individu aucun vestige du testicule et de l'épididyme, ni à droite ni à gauche. Les canaux déférents descendus dans le scrotum se terminaient en cul-de-sac.

L'anorchidie simple laisse à l'individu qui en est affecté la faculté de se reproduire. Elle présente plusieurs degrés qu'il importe de distinguer au point de vue anatomique :

1° La glande seule fait défaut ; l'épididyme, le canal déférent et la vésicule séminale présentent leur état normal. M. Gosselin et Follin ont observé chacun un fait semblable.

2° La glande et l'épididyme manquent ; le canal déférent et la vésicule existent. Cruveilhier, Ripault, Legendre, Godard mentionnent des exemples de ce genre.

3° La glande, l'épididyme et la plus grande partie du canal, ou même la totalité de celui-ci sont absents ; la vésicule séminale, régulièrement conformée, occupe sa situation ordinaire. Cette troisième variété a été observée par Denonvilliers.

4° Enfin il peut y avoir absence totale des organes préparateur, conducteur et conservateur du sperme, ainsi que l'attestent les faits publiés par Blandin, Velpeau et quelques autres anatomistes.

C. — **Volume, poids, consistance des testicules.**

Le volume des testicules varie selon les individus et selon l'âge. Il varierait aussi d'un côté à l'autre suivant plusieurs auteurs.

Les variétés individuelles sont assez grandes. Cependant on peut dire qu'en général les testicules les plus petits sont aux plus volumineux dans le rapport de 1 : 2. C'est entre ces limites extrêmes qu'oscillent les différences observées. Mais il est des exceptions. Chez certains individus, les glandes séminales subissent un arrêt de développement et présentent alors un volume d'autant moindre que cet arrêt remonte à une époque plus rapprochée de la naissance : tel était cet homme de vingt-huit ans chez lequel elles ne dépassaient pas le volume d'une petite noisette.

On ne peut bien apprécier, du reste, toutes ces variétés qu'en comparant entre eux les trois principaux diamètres de l'organe sur une série d'individus. J'ai donc mesuré ces diamètres à droite et à gauche sur quinze hommes de vingt-quatre à soixante-quinze ans. Voici les moyennes des résultats que j'ai obtenus :

Diamètre s'étendant de l'une à l'autre extrémité, ou longueur.... 0^m,042
Diamètre s'étendant de l'une à l'autre face, ou épaisseur......... 0^m,025
Diamètre s'étendant de l'un à l'autre bord, ou hauteur.......... 0^m,030

Dans cette double série, ceux qui occupaient les extrémités de l'échelle présentaient les dimensions suivantes :

	Longueur.	Largeur.	Hauteur.
Le plus volumineux.......	0^m,053	0^m,031	0^m,035
Le plus petit.............	0^m,032	0^m,019	0^m,024

Lorsque l'organe sécréteur du sperme atteint 5 centimètres dans sa plus grande dimension, 3 dans la plus petite et 3 1/2 dans la moyenne, il peut donc être considéré comme offrant un beau développement. S'il dépasse ces proportions, il est hypertrophié. On a quelquefois constaté cette hypertrophie chez les monorchides du côté où le testicule était descendu. Dans l'anorchidie simple, on a vu aussi cet organe acquérir un assez grand développement pour remplacer facilement celui qui faisait défaut.

Sous l'influence de causes morbides assez nombreuses, l'une des glandes, et même toutes les deux, peuvent subir une diminution qui les réduit à la moitié, au tiers, au quart de leur volume primitif.

Sous l'influence des progrès de l'âge, elles diminuent aussi de volume. Chez le vieillard, elles n'ont plus que les quatre cinquièmes des dimensions qu'elles présentaient à l'époque de leur plus grande activité.

Comparés entre eux, les deux testicules ne m'ont pas offert de différences appréciables dans leurs diamètres.

Le **poids** de ces organes est en raison directe de leur volume. Pour le déterminer, j'ai pesé les deux testicules des quinze individus dont il vient d'être question, après avoir divisé le canal déférent et le cordon vasculaire au niveau de l'épididyme, de manière à laisser celui-ci intact et en rapport avec la glande. Leur poids moyen s'est élevé à 21 grammes. Le plus lourd, c'est-à-dire celui qui avait plus de 5 centimètres de longueur, arrivait à 30, et le plus léger à 13 seulement. Ainsi, le second représentait à peine la moitié du premier. La différence serait plus grande encore dans le cas d'hypertrophie : Curling fait mention d'un jeune homme de dix-sept ans privé du testicule gauche, chez lequel le testicule droit, parfaitement sain, était si développé, qu'il avait atteint le poids énorme de 70 grammes.

Le poids moyen de l'épididyme équivaut à 4 grammes. Il est moins variable que celui de la glande.

La **consistance** des testicules présente une fermeté toute spéciale qu'on peut comparer à celle d'un kyste séreux. Elle est en rapport avec le degré de tension de leur membrane propre et non avec le degré de densité du tissu qui les compose. Lorsque les conduits de la glande se remplissent du produit de leur sécrétion, sa tension augmente, et sa consistance aussi par conséquent ; c'est au moment de l'orgasme vénérien qu'elles arrivent l'une et l'autre à leur maximum. Si, au contraire, ces conduits se trouvent dans un état de vacuité, la membrane propre se laisse plus facilement déprimer et la consistance du testicule devient plus molle. Cette propriété présente donc aussi des variétés, mais qui sont surtout inhérentes aux fonctions de la glande, et du reste peu prononcées.

D. — Forme, direction, rapports des testicules.

Les testicules revêtent la forme d'un ovoïde. — Ils se dirigent obliquement de haut en bas et d'avant en arrière, de telle sorte que leur grand axe croise la verticale sous un angle de 45 degrés. — On peut leur considérer deux faces, deux bords et deux extrémités.

La *face externe* est surtout caractérisée par sa convexité et par le cul-de-sac que forme la tunique vaginale en se prolongeant entre le bord supérieur de la glande et la face correspondante de l'épididyme.

La *face interne* offre un aspect bien différent. Presque plane, verticale, elle se continue en haut et en avant avec les vaisseaux du cordon spermatique et avec l'épididyme; d'où il suit que ce dernier, libre, saillant et très-apparent sur la face opposée, est invisible sur celle-ci.

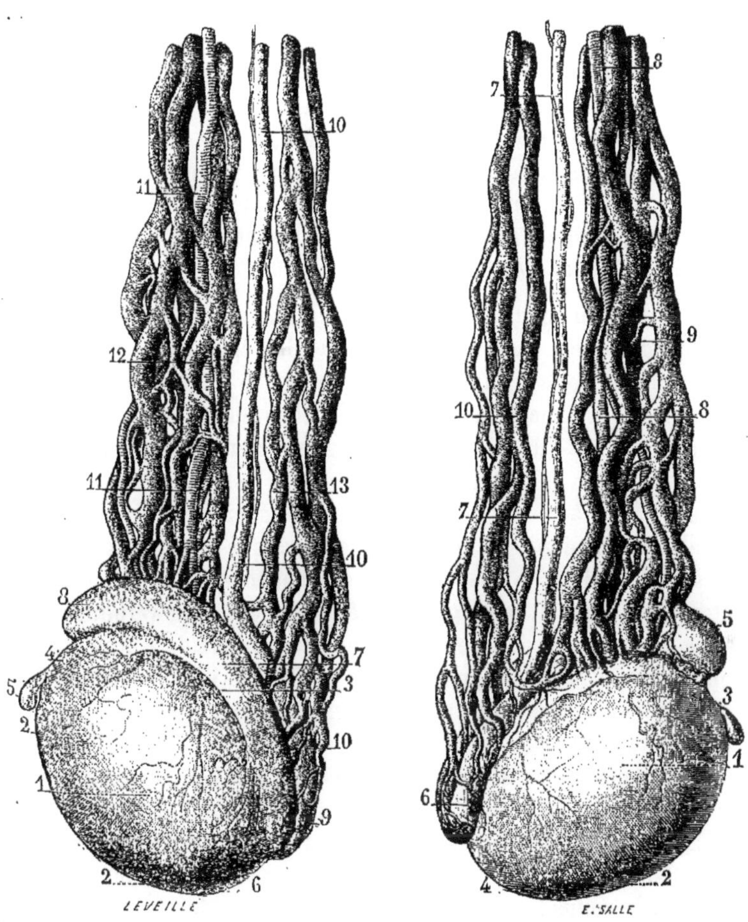

Fig. 892. — *Le testicule gauche vu par sa face externe.*

Fig. 893. — *Le même testicule vu par sa face interne.*

Fig. 892. — 1. Face externe du testicule gauche. — 2, 2. Son bord antéro-inférieur. — 3. Son bord postéro-supérieur. — 4. Son extrémité antérieure. — 5. Hydatide de Morgagni. — 6. Extrémité postéro-inférieure de la glande.— 7. Épididyme. — 8. Son extrémité antérieure ou tête.—9. Son extrémité postérieure ou terminale.—10, 10, 10. Canal déférent. —11, 11. Artère spermatique. — 12. Veines spermatiques antérieures, entourant cette artère. — 13. Veines spermatiques postérieures.

Fig. 893. — 1. Face interne du testicule gauche. — 2. Son bord antéro-inférieur. — 3. Son extrémité antérieure, surmontée de l'hydatide de Morgagni. — 4. Son extrémité postéro-inférieure.—5. Tête de l'épididyme.—6. Son extrémité postérieure.—7, 7. Canal déférent accompagné par l'artère déférentielle. — 8, 8. Artère spermatique.—9. Plexus des veines spermatiques antérieures. — 10. Veines spermatiques postérieures.

Le *bord antéro-inférieur* est convexe et uni, ainsi que les deux faces. Il constitue la partie la plus mobile du testicule.

Le *bord postéro-supérieur* répond sur toute sa longueur à l'épididyme qui ne lui adhère que par ses extrémités. C'est par ce bord que pénètrent les artères destinées à la glande et que sortent les veines et les vaisseaux lymphatiques qui en proviennent. Tous ces vaisseaux le traversent au niveau de son tiers antérieur ; le cordon qu'ils forment est situé en dedans de l'épididyme, au-devant du canal déférent.

L'*extrémité inférieure*, dirigée en arrière, repose sur la partie la plus déclive du scrotum. — L'*extrémité supérieure*, tournée en avant, correspond à la partie la plus saillante de la face antérieure des bourses. Elle est arrondie, comme la précédente, et présente une saillie pédiculée connue sous le nom d'*hydatide de Morgagni*.

Cette saillie, qu'on observe sur la très-grande majorité des individus, se voit immédiatement au-dessous de la tête de l'épididyme. Elle est pyriforme et d'une couleur tantôt blanche ou grisâtre, tantôt rouge ou rosée. Son volume, qui varie beaucoup, égale ordinairement celui d'une lentille, quelquefois celui d'un pois. Il n'est pas rare d'en rencontrer deux, attachées toutes deux à l'extrémité antérieure du testicule, ou bien l'une au testicule, l'autre à la tête de l'épididyme. J'en ai même rencontré trois d'inégales dimensions. Sa périphérie est presque toujours surmontée de saillies plus petites. — Le pédicule qui l'attache à l'organe se montre d'autant plus long et plus grêle qu'elle devient plus volumineuse. — Quant à sa structure, elle peut être comparée à celle de ces petits kystes qu'on trouve si souvent appendus à la surface de l'ovaire, de la trompe, ou des ligaments larges : une enveloppe mince, mais néanmoins très-dense et résistante, que parcourent de très-nombreux capillaires disposés en réseau, et dans la cavité de cette enveloppe un liquide transparent ou légèrement opalin, tels sont les éléments qui la composent. — L'origine de ce kyste est encore inconnue ; les traits les plus saillants de son étude sont la fixité de son siége, son existence presque constante, même chez l'enfant et le fœtus, et son analogie de forme et de structure avec les kystes qui se développent au voisinage de l'ovaire.

L'épididyme, intermédiaire à la glande proprement dite et au canal déférent, se présente sous la forme d'une anse qui serait attachée par ses extrémités aux deux pôles du testicule.

Sa face supérieure, demi-cylindrique, est recouverte par la tunique vaginale dans ses deux tiers antérieurs. L'inférieure, plane dans le sens transversal, concave d'avant en arrière, ne répond à cette séreuse que par sa partie moyenne. — Son bord externe est mince, uni et libre dans la plus grande partie de son étendue. L'interne adhère par son mésentère à la partie sous-jacente de la glande et au cordon vasculaire.

Son extrémité supérieure, ou *tête*, plus volumineuse et arrondie, repose sur la partie correspondante du testicule à laquelle l'unissent un tissu cellulaire lâche et les conduits séminifères qui passent de la glande dans l'épididyme, union assez faible, en sorte qu'on peut lui imprimer quelques légers mouvements. — Son extrémité opposée, ou *queue* de l'épididyme, adhère par l'une de ses faces à la partie inférieure du testicule à l'aide d'un tissu cellulaire dense, et par l'autre, à l'origine du canal déférent qui remonte parallèlement à elle jusqu'au voisinage des vaisseaux sanguins où il s'en détache à angle aigu pour s'appliquer au côté postérieur de ceux-ci. — Sa partie moyenne, ou *corps*, un peu flexueuse, libre et flottante, recouvre la portion lisse du bord postéro-supérieur du testicule qu'elle déborde plus ou moins pour s'avancer sur sa face externe.

A l'aide de ces rapports, il sera toujours facile de rétablir dans sa position le testicule, et de distinguer celui du côté droit de celui du côté gauche. Pour atteindre ce double but, il suffira de tourner en dehors le bord libre de l'épididyme, et en avant sa grosse extrémité.

Inversion des testicules. Les rapports qu'affecte l'épididyme avec le testicule ne sont pas toujours tels qu'ils viennent d'être exposés. Au lieu d'occuper le bord postérieur et supérieur de la glande, ce corps répond quelquefois à son bord antérieur, ou bien à ses parties latérales, et parfois à toute sa circonférence. Ces anomalies de rapports, très-bien étudiées et décrites par M. Royet (1), sont connues sous le nom d'*inversions*. On peut en admettre cinq variétés : une antérieure, deux latérales, la quatrième supérieure, et enfin l'inversion en fronde ou en anse.

L'inversion antérieure est, sans contredit, la plus fréquente. C'est celle qu'il importe le plus de connaître : elle doit toujours être présente à l'esprit du chirurgien qui se propose de pratiquer une opération sur les bourses, s'il veut éviter les accidents dont cette anomalie, trop souvent méconnue, a été le point de départ. — Dans cette première variété, le bord libre du testicule qui se dirigeait en bas et en avant se dirige en bas et en arrière ; son bord adhérent qui était tourné en haut et en arrière se tourne en haut et en avant ; l'épididyme qui le recouvre regarde donc du même côté ; sa tête répond à l'extrémité supérieure et postérieure de la glande ; le canal déférent, situé sur un plan plus antérieur encore que l'épididyme, devient sous-cutané. Si un épanchement séreux se produit, le feuillet pariétal de la tunique vaginale sera repoussé en arrière, et le feuillet viscéral, ou la glande, se portera au contraire en avant, en sorte que celle-ci, au moment d'une ponction, pourrait être traversée par l'instrument. Avant de plonger le trocart dans la tumeur, il sera donc toujours prudent, soit d'explorer les bourses à l'aide du toucher, qui permettra, en général facilement, de constater la présence du canal déférent sous les téguments, soit de les

(1) Royet, *De l'inversion des testicules.* Paris, 1859.

examiner par transparence, l'opacité du testicule dénotant alors la situation anormale qu'il occupe.

Cette anomalie n'existe ordinairement que d'un seul côté. Il est extrêmement rare qu'elle intéresse les deux testicules. Suivant M. Royet, on l'observerait une fois sur quinze ou vingt. D'après mes observations, elle serait beaucoup moins fréquente ; sur quarante-cinq individus que j'ai examinés et ensuite disséqués, je n'en ai rencontré qu'un seul exemple. Il serait possible qu'elle se produisît sous l'influence de certaines causes physiologiques ou morbides encore inconnues, et l'on expliquerait ainsi comment elle se montre plus fréquemment pendant la vie qu'après la mort. La situation du testicule semble annoncer en effet que la glande et son pédicule ont subi autour de leur axe une demi-rotation en vertu de laquelle l'épididyme a été porté d'arrière en avant.

L'inversion latérale interne est très-rare. Il en est de même de l'inversion latérale externe. L'une et l'autre se combinent le plus souvent avec l'inversion antérieure.

Dans l'inversion supérieure, le grand axe de la glande, d'oblique qu'il était, devient horizontal ; elle consiste dans une sorte de bascule qui abaisse l'extrémité antérieure en élevant la postérieure. L'épididyme, dans ce cas, devient horizontal aussi et regarde directement en haut.

Dans l'inversion en fronde ou en anse, l'épididyme est en avant ; mais le canal déférent, au lieu de rester antérieur aussi, se réfléchit sous l'extrémité inférieure du testicule et remonte ensuite sur son bord libre tourné en arrière.

§ 3. — STRUCTURE DU TESTICULE.

Le testicule comprend dans sa composition : une enveloppe, la *tunique albuginée*, à laquelle il est en partie redevable de sa consistance ; un tissu propre constitué par des canalicules qui président à la sécrétion du sperme ; des vaisseaux et des nerfs qui se rendent à ces canalicules ou qui en partent, et enfin une petite quantité de tissu cellulaire.

A. — **Tunique albuginée.**

La tunique albuginée est une membrane fibreuse, d'un blanc bleuâtre, qui entoure et protége le tissu propre du testicule. Par son aspect, sa résistance et sa destination, elle a pu être comparée à la sclérotique, avec laquelle elle affecte en effet beaucoup d'analogie. Son épaisseur, chez l'homme adulte bien constitué, mesure en général un millimètre, quelquefois un millimètre et demi.

La surface externe de cette enveloppe répond au feuillet viscéral de la tunique vaginale, qui lui donne un aspect lisse et uni. En haut et en avant, elle adhère à la tête de l'épididyme par un tissu cellulaire lâche, et en arrière, à la queue de cet appendice, par un tissu cellulaire plus ou moins dense. Son bord supérieur est criblé d'orifices destinés au passage des vaisseaux sanguins et lymphatiques.

Sa surface interne se trouve immédiatement en rapport avec le tissu propre de la glande, auquel elle se trouve unie par les vaisseaux très-multipliés et très-volumineux qui passent de l'une à l'autre. De cette surface interne naissent un grand nombre de lamelles cellulo-fibreuses, très-minces, qui contiennent dans leur épaisseur les vaisseaux précédents, et qui toutes convergent vers le bord supérieur du testicule.

Au niveau du point de convergence de ces lamelles, la tunique albuginée acquiert une épaisseur quatre ou cinq fois plus considérable : c'est cet épaississement qui a été désigné sous le nom de *corps d'Highmore*. Pour en prendre une notion exacte, il faut inciser l'enveloppe fibreuse d'avant en arrière sur toute l'étendue de son bord libre, la séparer ensuite du tissu propre en relevant chacune de ses moitiés vers l'épididyme, puis refouler

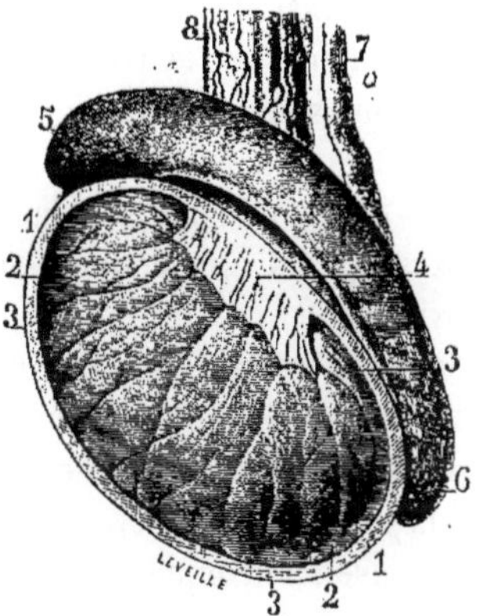

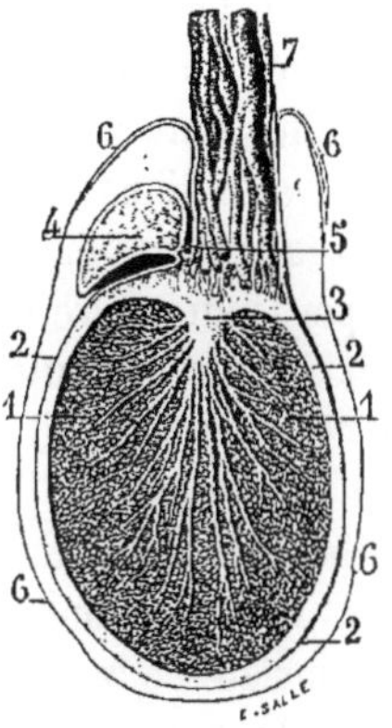

FIG. 894.—*Coupe antéro-postérieure de la tunique albuginée; le corps d'Highmore vu par sa face externe.*

FIG. 895. — *Coupe transversale de la tunique albuginée, du corps d'Highmore et de la tunique vaginale.*

FIG. 894. — 1, 1. Le testicule gauche vu par sa face externe. — 2, 2. Substance propre du testicule. — 3, 3, 3. Coupe de la tunique albuginée. — 4. Le corps d'Highmore vu par sa face externe ; pour le mettre en évidence, la substance propre de la glande qui l'entoure de tous côtés a été refoulée de haut en bas. — 5. Tête de l'épididyme. — 6. Son extrémité postérieure.—7. Canal déférent.—8. Vaisseaux spermatiques.

FIG. 895. — 1, 1. Substance propre du testicule, traversée par les cloisons fibreuses qui rayonnent vers le corps d'Highmore. — 2, 2, 2. Coupe de la tunique albuginée. — 3. Coupe du corps d'Highmore. — 4. Coupe de l'épididyme et de l'enveloppe que lui forme la tunique vaginale. — 5. Coupe du pédicule membraneux que constitue cette tunique en s'adossant à elle-même et en se réfléchissant ensuite pour se porter d'une part sur le testicule, de l'autre sur le cordon des vaisseaux spermatiques.— 6, 6, 6, 6. Coupe de la tunique vaginale.—7. Cordon des vaisseaux spermatiques sur lequel cette tunique remonte en dehors et en dedans, à peu près à la même hauteur.

ce tissu propre de haut en bas. On pourra alors distinguer les lamelles émanées de la surface interne de la tunique albuginée ; immédiatement au-dessus de ces lamelles se trouve une sorte de crête fibreuse qui leur sert de point de ralliement et qui représente le corps d'Highmore. En divisant cette crête transversalement, on voit qu'elle affecte une forme prismatique et triangulaire.

Le corps d'Highmore répond à la partie moyenne du bord supérieur du testicule, mais se rapproche en général, cependant, un peu plus de son extrémité antérieure que de la postérieure. Sa direction est parallèle au grand axe de la glande. Sa portion inférieure ou son sommet pénètre dans l'épaisseur du tissu propre à la manière d'une cloison rudimentaire, d'où le nom de *médiastin* que lui avait donné A. Cooper. Sa base, tournée vers le bord supérieur de l'organe et confondue avec la tunique albuginée, offre une largeur de 5 à 6 millimètres. Ses faces latérales, ainsi que le sommet, donnent attache aux cloisons fibreuses, ou plutôt elles sont le point de départ de celles-ci ; car le corps d'Highmore peut être considéré comme un véritable centre d'irradiation. — Toutes les lamelles qui en partent s'unissent par leurs bords et circonscrivent ainsi des loges de forme pyramidale ou conique à parois extrêmement minces et transparentes, dans lesquelles sont reçus les segments ou lobules de la glande.

Il est traversé dans une direction parallèle à son axe par les canaux spermatiques qui se dirigent vers la tête de l'épididyme, et dans une direction perpendiculaire par les vaisseaux sanguins et lymphatiques qui se rendent dans le testicule ou qui en proviennent.

Parmi ces vaisseaux, il en est cependant un certain nombre qui ne traversent pas le corps d'Highmore. Ils cheminent dans l'épaisseur de la tunique albuginée, en se rapprochant de plus en plus de sa surface interne : quelquefois même ils font relief sur certains points de celle-ci. A. Cooper, qui avait constaté cette disposition, a cru pouvoir l'invoquer pour diviser l'enveloppe fibreuse du testicule en deux couches : l'une externe, épaisse, qu'il compare à la dure-mère ; l'autre, interne, mince, se prolongeant dans la glande pour accompagner les vaisseaux, et qui représenterait la pie-mère. Mais aucun fait ne vient justifier ce rapprochement, que l'observation repousse au contraire de la manière la plus formelle.

La tunique albuginée, au niveau de la partie antérieure et supérieure du testicule, se prolonge sur l'épididyme, qu'elle revêt dans toute son étendue. Mais à mesure qu'elle s'éloigne du corps de la glande, elle devient plus mince et ne se trouve plus représentée que par une simple lamelle celluleuse vers l'origine du canal déférent. — A cette enveloppe fibreuse s'ajoute en haut et sur sa partie moyenne le feuillet viscéral de la tunique vaginale qui lui communique l'aspect uni propre aux membranes séreuses ; c'est à ce feuillet que l'épididyme est redevable aussi de son indépendance.

La tunique albuginée est exclusivement composée de fibres de tissu conjonctif. Les vaisseaux qu'elle présente ne font que la traverser; quelques rares et grêles ramuscules seulement s'épuisent dans son épaisseur.

B. — **Tissu propre du testicule.**

Le tissu propre du testicule comprend quatre parties bien distinctes : la substance glandulaire qui constitue le corps de l'organe, un réseau de canalicules qui occupe le corps d'Highmore, les *vaisseaux efférents* qui ont pour siége la tête de l'épididyme, et enfin un long canal éminemment flexueux dont les replis forment la plus grande partie de cet appendice.

a. Substance glandulaire.

La substance glandulaire du testicule se présente sous les apparences d'une pulpe jaunâtre. Elle semble, au premier aspect, constituer une masse homogène et indivise : mais en pénétrant dans son épaisseur, on ne tarde pas à reconnaître qu'elle est segmentée comme la plupart des glandes et qu'elle se partage aussi en lobes et lobules.

Ces lobes sont entourés de toutes parts par les cloisons cellulo-fibreuses qui s'étendent en rayonnant du corps d'Highmore vers les différents points de la tunique albuginée. Chacun d'eux en un mot possède une enveloppe qui lui est propre et qui ne saurait être contestée, bien que son extrême minceur et sa parfaite transparence aient porté quelques auteurs à mettre en doute son existence. Comme ces enveloppes, ils affectent une direction rayonnée, et comme celles-ci également, une forme conique ou pyramidale.

Ils ne jouissent pas, du reste, d'une indépendance complète. On les voit se continuer en partie entre eux sur plusieurs points de leur périphérie, particulièrement au niveau de leur base. C'est pourquoi la segmentation du tissu propre se montre si peu accusée à la surface de l'organe; de là aussi l'impossibilité de déterminer avec précision le nombre des lobes. On peut seulement l'évaluer d'une manière approximative à 250 ou 300. Dans ce dénombrement, il faut avoir égard à leur sommet ou à leur partie moyenne qui offrent plus d'indépendance et qu'on distingue plus facilement que leur base. J'ai pu ainsi constater qu'ils sont moins nombreux lorsque le testicule offre un petit volume, plus multipliés lorsque celui-ci est volumineux, et que leurs variétés sous ce rapport restent circonscrites dans les limites précédemment indiquées.

Le volume des lobes est extrêmement variable. Ceux qui se distinguent par leurs dimensions plus grandes se subdivisent pour la plupart en segments secondaires ou lobules. Les autres n'offrent, en général, aucune trace de segmentation. Les plus gros égalent deux ou trois fois le volume des moyens, et sept ou huit fois celui des plus minimes.

Leur longueur ou leur axe diffère suivant la situation qu'ils occupent.
Ceux qui répondent par leur base au bord inférieur du testicule sont les
plus longs, puisqu'ils parcourent tout l'espace étendu de l'un à l'autre
bord ; ceux qui correspondent aux deux faces de l'organe sont d'autant
plus longs que leur base est plus rapprochée de ce même bord, d'autant
plus courts qu'elle se rapproche davantage du bord supérieur. Il en est de
même de ceux qui se trouvent situés aux deux extrémités de la glande.

Affectant la forme de pyramides ou de cônes qui convergent de toutes
parts vers le corps d'Highmore, leur partie la plus large est toujours celle
qui regarde la périphérie de l'organe. Dans le premier tiers de leur trajet
ils diminuent à peine de largeur ; mais ensuite ils prennent une configuration beaucoup plus régulière, et leurs dimensions se réduisent alors de
plus en plus à mesure qu'on remonte vers leur sommet.

La structure de ces lobes est essentiellement tubuleuse. Tous se composent de canalicules enroulés et pelotonnés sur eux-mêmes. Ce sont ces
canalicules qui président à la sécrétion du sperme, d'où le nom de *conduits
séminifères*, sous lequel ils ont été depuis longtemps décrits.

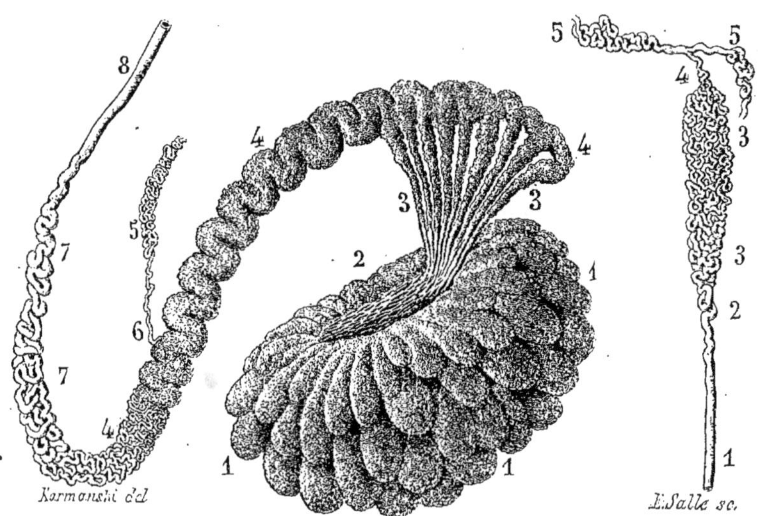

FIG. 896.—*Lobes du testicule ; rete vasculosum testis ;
vaisseaux efférents ; épididyme.*

FIG. 897.—*L'un des canaux
efférents. Grossiss. de 3 diamèt.*

FIG. 896. — 1, 1, 1. Lobes et conduits séminifères du testicule. —2. Rete vasculosum
testis. — 3, 3. Canaux efférents. — 4, 4, 4. Canal de l'épididyme. — 5. Vas aberrans.
—6. Extrémité par laquelle il vient s'ouvrir dans le canal de l'épididyme.—7, 7. Origine
ou partie sinueuse du canal déférent. — 8. Ce même canal qui a pris un volume plus
considérable et une direction rectiligne.

FIG. 897. — 1. Canal efférent ; son origine, remarquable par son calibre plus grand et
sa direction rectiligne. —2. Premières flexuosités du canal.—3, 3. Cône formé par l'entassement de ses flexuosités terminales. — 4. Ce même conduit s'ouvrant dans le canal
de l'épididyme. — 5, 5. Canal de l'épididyme redressé.

1° **Nombre, diamètre, longueur** *des conduits séminifères.* — Le nombre des conduits séminifères qui concourent à la formation des différents lobes varie avec le volume de ceux-ci. Dans les lobes les plus volumineux on en compte de 5 à 6 ; dans les moyens de 3 à 4 ; les plus petits sont formés par un seul canalicule. Mais comme les seconds sont en très-grande majorité on peut admettre qu'il existe quatre conduits séminifères pour chaque lobe. Le nombre moyen des lobes étant de 275, celui des conduits s'élèverait par conséquent à 1100. A. Monro, qui l'a évalué à 300, l'avait donc estimé beaucoup trop bas (1). Lauth s'était rapproché davantage de la vérité en le fixant à 840 (2).

Leur *diamètre* se montre, en général, proportionnel au développement du testicule. Lorsque cet organe est peu développé, il ne dépasse pas $0^{mm},12$; lorsque la glande arrive à ses plus grandes dimensions, il s'élève à $0^{mm},15$ ou $0^{mm},18$; sous l'influence de l'injection mercurielle, il peut atteindre de $0^{mm},20$ à $0^{mm},25$. Du reste, les conduits séminifères conservent un calibre uniforme dans toute l'étendue de leur trajet.

Leur *longueur* a été l'objet de laborieuses recherches et reste encore, parmi les anatomistes, un sujet de très-grandes dissidences. A. Monro, le premier, et A. Lauth plus tard, ont fondé l'un et l'autre l'évaluation de cette longueur sur un principe de géométrie. Les surfaces des cercles étant entre elles comme les carrés des diamètres, ils comparaient la masse du testicule à un cylindre, divisaient le carré du diamètre de ce cylindre par le carré du diamètre des conduits séminifères, puis multipliaient le produit de la division par la hauteur du premier cylindre : le résultat obtenu exprimait la longueur de tous les conduits séminifères supposés continus entre eux. En divisant ce résultat par le nombre des conduits, ils déterminaient ensuite facilement la longueur moyenne de ceux-ci.

A l'aide d'un tel procédé il me paraît bien difficile d'arriver à une détermination qui puisse inspirer quelque confiance. Pour en démontrer l'incertitude, il me suffira de mentionner les résultats si différents qu'en ont retirés ses deux principaux partisans : tandis que Monro estime la longueur totale des conduits séminifères à 62500 pouces anglais ou 1574 mètres, Lauth ne l'évalue qu'à 1750 pieds français ou 583 mètres. Pour le premier, la longueur propre à chaque conduit s'élève en moyenne à 12 pieds anglais ou $3^{m},64$; pour le second, elle varie de 14 à 33 pouces, et serait en général de 25. En d'autres termes, les conduits séminifères, pour l'anatomiste français, auraient à peine la cinquième partie de la longueur que leur attribue l'anatomiste anglais. Lauth a été frappé lui-même de cette différence ; aussi cherche-t-il à l'atténuer en l'expliquant. Pour

____

(1) A. Monro, *De testibus et de semine* (*Thesaurus medicus*, 1778, t. 1, p. 326).
(2) A. Lauth, *Mémoire sur le testicule humain*, p. 13.

contrôler ses calculs, il a tenté de dérouler les conduits séminifères et d'en mesurer directement la longueur ; mais ayant échoué dans tous ses essais il n'a pas tardé à abandonner ce procédé.

Ainsi que cet auteur, j'ai longtemps considéré le déroulement complet des conduits séminifères comme à peu près impossible. Mais plus tard, et contrairement à toutes mes espérances, je suis parvenu à l'opérer sur des testicules que j'avais laissés macérer longtemps dans de l'eau légèrement acidulée avec l'acide azotique. Je possède encore plusieurs de ces testi-cules, et deux entre autres, dont les conduits, plus gros et plus résistants, se prêtent si bien à l'emploi de ce procédé, que dans l'espace de quelques minutes on peut facilement en redresser un sur toute son étendue. J'en ai déroulé un grand nombre et il m'a été facile par conséquent d'en observer l'origine, le trajet et la terminaison.

Lorsqu'on se propose de suivre et de redresser les conduits qui concourent à former les lobes du testicule, il faut les saisir au moment où ils s'engagent dans le corps d'Highmore, et procéder à leur déroulement du sommet des lobes vers leur base. En procédant ainsi, on réussira souvent si la glande a subi une préparation convenable. En suivant une marche inverse, on échouera presque toujours, ou bien on n'obtiendra que des succès partiels sans importance. Il y aura avantage aussi à opérer d'abord sur les plus petits lobes qui sont formés par un conduit unique ; on passera ensuite aux lobes composés de deux ou trois canalicules.

Les nombreux conduits que j'ai mesurés dans leur état de complète intégrité m'ont offert une longueur extrêmement inégale. Ceux qui forment les lobes les plus courts et les plus minimes ne dépassent pas 30 à 35 centimètres ; les conduits appartenant à des lobes d'un volume plus considérable atteignent une longueur qui varie de 60 à 85 centimètres ; ceux des lobes les plus allongés et les plus volumineux arrivent jusqu'à 1 mètre, 1^m,20, 1^m,40 et même 1^m,75. La longueur moyenne des conduits séminifères déroulés et mesurés directement peut être évaluée, d'une manière très-approximative, de 75 à 80 centimètres. Leur nombre étant de 1100, si on les suppose placés bout à bout et formant un tube unique, on obtiendra, pour l'expression de la longueur de ce tube, 850 mètres ; et comme les canalicules spermatiques sont unis par des anastomoses, en tenant compte de celles-ci, ce tube n'aura pas moins d'un kilomètre. La mensuration démontre donc qu'il est plus long que ne l'avait pensé Lauth, et plus court que ne l'admettait Monro, en s'appuyant l'un et l'autre sur des données empruntées à la géométrie.

2° **Origine des conduits séminifères.** — Lauth s'est attaché d'une manière toute spéciale à élucider le mode d'origine de ces conduits. En cherchant à les dérouler, il a vu qu'ils communiquaient entre eux. Il a cru remarquer aussi qu'ils se résolvaient toujours les uns dans les autres, qu'ils formaient un véritable réseau ; et il considéra ce réseau comme leur commune origine. Son opinion est aujourd'hui généralement reçue. Je ne puis cependant la partager. Des observations nombreuses et précises me portent, au contraire, à admettre que les conduits séminifères naissent par des extrémités libres. Pour constater cette indépendance des conduits à leur origine, le meilleur procédé est celui que nous avons déjà indiqué, et qui consiste à les saisir à leur entrée dans le corps d'Highmore, puis à

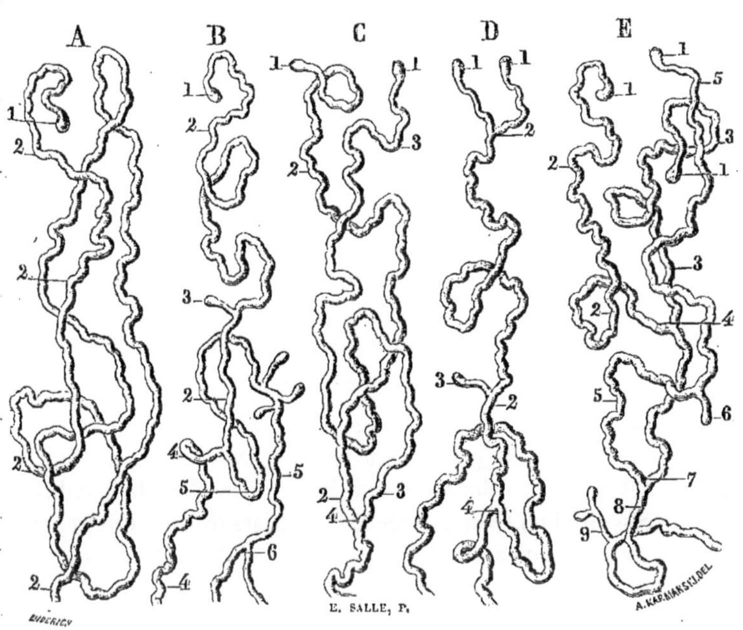

FIG. 898. — *Origine des conduits séminifères.*

A. *Conduit séminifère naissant par une seule tête.* — Origine du conduit. — 2, 2, 2, 2. Son trajet, ses flexuosités en partie redressées.

B. *Autre conduit séminifère qui naît aussi par une seule tête, mais qui, après un trajet relativement court, communique avec un conduit voisin.* — 1. Son origine. — 2, 2. Son étendue. — 3. Cæcum situé sur son trajet. — 4, 4. Conduit avec lequel il s'anastomose. — 5. Son prolongement sur lequel on remarque trois cæcums. — 6, 6. Seconde anastomose.

C. *Conduit séminifère naissant par deux têtes.* — 1, 1. Ses deux origines. — 2, 2. Conduit qui succède à l'une de ses origines. — 3, 3. Conduit qui succède à la seconde. — 4. Réunion de ces deux conduits.

D. *Conduit séminifère naissant par deux têtes auxquelles succèdent des canaux très-courts.* — 1, 1. Ses deux origines. — 2, 2. Conduit qui succède à leur réunion. — 3. Cæcum situé sur son trajet. — 4. Autre conduit avec lequel il s'anastomose.

E. *Conduit séminifère à trois têtes.* — 1, 1, 1. Ses trois têtes. — 2, 2. Conduit succédant à la première. — 3, 3. Conduit succédant à la seconde. — 4. Leur réunion. — 5, 5. Conduit succédant à la troisième. — 6. Cæcum s'ouvrant dans sa cavité. — 7. Sa réunion au conduit résultant de la fusion des deux premiers. — 8. Conduit commun aux trois canaux d'origine. — 9. Cæcum bifide naissant de ses parois.

les redresser en remontant peu à peu vers leur point de départ. En examinant au microscope ses deux extrémités, on reconnaîtra que le conduit isolé n'est pas un simple débris d'un conduit plus long; car s'il n'est qu'un simple débris, l'une et l'autre sont déchirées; s'il est complet et intact, l'une de ses extrémités offre un contour arrondi et représente un cæcum très-régulièrement configuré. Je possède un certain nombre de ces conduits ainsi extraits dans leur état d'intégrité. La plupart ont une longueur de 70 à 85 centimètres et, sur tous, leur origine par une extrémité arrondie est très-manifeste. Quelquefois, immédiatement au-dessous de son origine, cette extrémité close présente un léger étranglement qui lui donne l'apparence d'une sorte de tête; mais, en général, son diamètre ne dépasse pas celui du conduit dont elle fait partie.

Ce n'est pas à la surface du tissu propre du testicule qu'on rencontre ces extrémités libres des conduits séminifères, mais dans la base des lobes, à 1, 2 ou 3 millimètres de profondeur. C'est pour cette raison sans doute qu'elles n'ont pas été aperçues par Lauth. Une fois cependant il en rencontra une, dont il voulut d'abord douter; un examen plus attentif lui montra qu'elle était bien réellement fermée et arrondie; seulement il ne vit dans son existence qu'un fait exceptionnel.

3° Cæcums des conduits séminifères. — Indépendamment de l'extrémité libre par laquelle ils prennent naissance, les conduits séminifères présentent des cæcums échelonnés sur leur trajet. Mais le nombre de ceux-ci est très-variable. Ordinairement il en existe trois ou quatre, quelquefois deux, ou un seulement. Certains conduits, et parfois tous les conduits du même testicule, en sont privés. D'autres en sont si abondamment pourvus que j'ai pu en compter jusqu'à treize sur un tronçon de 28 centimètres de longueur.

En général, les cæcums ne se montrent que sur la première moitié des conduits; ils deviennent d'autant plus rares qu'on se rapproche davantage de leur terminaison. J'en ai cependant rencontré sur leur partie terminale, au voisinage même du corps d'Highmore. — Leur étendue est le plus habituellement de 2 ou 3 millimètres. Quelques-uns sont beaucoup plus longs; d'autres se bifurquent. En déroulant les canalicules spermatiques, on les aperçoit très-bien à l'œil nu; et lorsqu'on redresse ceux-ci dans tout leur trajet, on les compte sans difficulté. Ils présentent un calibre égal à celui de ces canalicules, dans lesquels ils se jettent constamment sous une incidence perpendiculaire.

Pour l'étude des cæcums, il n'est pas d'une absolue nécessité de redresser les conduits dont ils dépendent. Après avoir fait subir au testicule une préparation convenable, si l'on excise la base d'un lobule et si on l'étale sur le porte-objet du microscope, il sera très-facile en général de les découvrir; on pourra même le plus souvent en observer plusieurs éche-

lonnés sur un seul conduit, bien que celui-ci ait été incisé sur un point
qui ne saurait être très-éloigné de son origine.

Chez quelques individus, les cæcums se présentent sous l'aspect de
simples dilatations ampulliformes. Mais ces renflements, que j'ai surtout

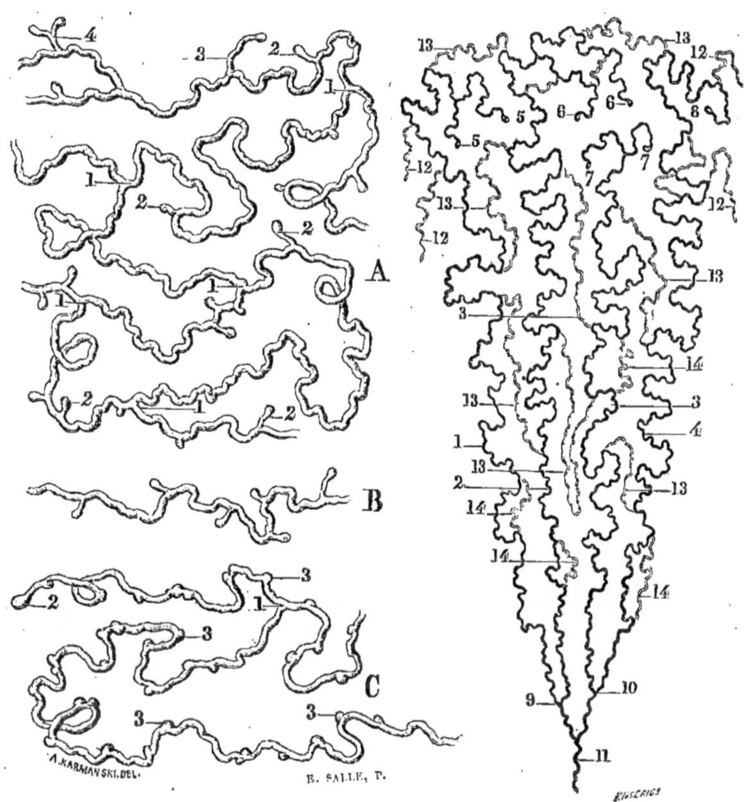

<table>
<tr><td>Fig. 899. — Anastomoses et cæcums
des conduits séminifères.</td><td>Fig. 900. — Les conduits séminifères
d'un lobe (vue schématique).</td></tr>
</table>

Fig. 899. — A. *Anastomoses et cæcums des conduits séminifères.* —1, 1, 1, 1, 1. Anastomoses. — 2, 2, 2. 2, 2. Cæcums courts. — 3. Cæcum plus long. — 4. Cæcum bifide.

B. *Tronçon très-court d'un conduit séminifère sur lequel il existe six cæcums.*

C. *Conduit séminifère offrant sur toute l'étendue de son trajet des renflements ampulliformes.* — 1. Anastomose de ce conduit avec un autre conduit qui présente des renflements semblables. — 2. Son origine. — 3, 3, 3. Ses renflements.

Fig. 900. — 1, 2, 3, 4. Les quatre conduits du même lobe. — 5, 5. Les origines du premier conduit. — 6, 6. Origines du second. — 7, 7. Origines du troisième. — 8. Origine du quatrième. — 9. Réunion des deux premiers conduits. — 10. Réunion des deux derniers. — 11. Tronc résultant de la fusion des quatre conduits. — 12, 12, 12, 12. Anastomoses par lesquelles ceux-si s'unissent aux conduits des lobes voisins. — 13, 13, 13, 13. — Anastomoses s'étendant d'un conduit à un autre conduit du même lobe. — 14, 14, 14, 14. Anastomoses s'étendant d'un conduit à une autre partie du même conduit.

rencontrés chez les hommes déjà avancés en âge, sont peu réguliers; rien ne démontre qu'ils existent à l'état normal; j'inclinerai plutôt à penser qu'ils sont le résultat d'un état morbide.

4° **Anastomoses des conduits séminifères.** — Ces anastomoses sont de trois ordres : les unes s'étendent d'un lobe à un autre lobe, d'autres d'un conduit à un autre conduit du même lobe, d'autres enfin d'un conduit à un autre point du même conduit. Lauth a découvert les premières. J'ai signalé les secondes et les troisièmes.

Les anastomoses du premier ordre sont très-nombreuses. Elles ont pour effet d'unir chaque lobe avec ceux qui l'entourent, d'où l'aspect peu segmenté que présente à sa périphérie le tissu propre du testicule.

Les anastomoses du second ordre se voient très-bien en déroulant les conduits d'un lobe de leur terminaison vers leur origine. De même que les précédentes, elles deviennent plus nombreuses à mesure qu'on se rapproche de la périphérie de la glande; cependant j'ai vu quelquefois deux conduits s'unir l'un à l'autre par une anastomose au voisinage du corps d'Highmore; l'une de ces anastomoses remontait jusqu'à la base du lobule, puis, revenant vers son sommet, se jetait dans un conduit contigu à celui d'où elle était partie. Cette anastomose n'avait pas moins de 85 centimètres de longueur. Bien qu'elles soient souvent très-longues, elles atteignent rarement cependant une semblable étendue.

Les anastomoses du troisième ordre, plus rares que les précédentes, se voient sur les conduits qu'on redresse en remontant vers leur origine; je les ai fréquemment observées, et j'en conserve plusieurs variétés. En déroulant un canalicule, on ne tarde pas en effet à rencontrer une bifurcation; et en poursuivant les deux branches de la division, on constate que tantôt l'une d'elles va se jeter dans un autre conduit et tantôt revient au premier après avoir parcouru un trajet variable, parfois très-court, d'autres fois plus ou moins long; dans le premier cas, les deux branches sont presque parallèles; dans le second cas, l'une d'elles est courte et presque rectiligne, l'autre contournée et pelotonnée.

Les anastomoses des trois ordres présentent un calibre égal à celui des conduits séminifères. Elles s'ouvrent perpendiculairement dans ces conduits. Comme ceux-ci, elles présentent des cæcums. — Leur usage paraît se rattacher à la sécrétion du sperme. Au lieu de se porter directement vers la partie terminale des conduits, ce liquide passe de l'un dans l'autre, progresse avec lenteur, oscille longtemps dans les voies où il a pris naissance, et arrive ainsi sans doute à une élaboration plus complète.

5° **Terminaison.** Les conduits séminifères de chaque lobe, après avoir parcouru une partie plus ou moins grande de leur trajet, convergent et se réunissent. C'est ordinairement vers le sommet des lobes qu'a lieu leur réunion. S'ils sont au nombre de quatre, ils se réduisent d'abord à deux, puis ceux-ci se réunissent à leur tour, au moment où ils entrent dans le corps d'Highmore. Le tronc résultant de la fusion de deux canalicules présente exactement le même diamètre que ces derniers. Il en est de même du tronc dans lequel viennent se résumer tous les conduits d'un lobe : son calibre reste égal à celui de ces conduits ou n'en diffère que très-peu. Sous ce point de vue, les tubes sécréteurs et conducteurs du sperme se comportent comme ceux de la substance médullaire du rein. Dans l'une et l'autre glande le liquide sécrété, après avoir longtemps oscillé dans sa marche, prend un cours plus rapide en arrivant dans les canaux qui jouent le rôle de simples conducteurs.

Selon Haller, les conduits spermatiques à leur entrée dans le corps d'Highmore se redresseraient subitement, d'où le nom de *ductuli recti* sous lequel il les a désignés. Ces conduits rectilignes, d'après l'illustre physiologiste, seraient au nombre de 20 environ. Mais je dois avouer n'avoir jamais vu ces conduits à direction rectiligne, admis cependant par tous les auteurs. Jusque dans le corps d'Highmore ils conservent leur direction flexueuse : si on les saisit avec les mors d'une pince pour les arracher, l'extrémité que ramène la pince offre 1 ou 2 centimètres d'étendue, ce qui prouve que dans leur trajet à travers l'épaississement de la tunique albuginée ils décrivent encore des flexuosités. D'une autre part, Haller est tombé aussi dans l'erreur, lorsqu'il réduit à 20 ces conduits terminaux : ils sont incomparablement plus nombreux, ainsi que Lauth l'a déjà fait remarquer; mais leur nombre précis est difficile à déterminer.

6° **Structure des conduits séminifères.** — Ces conduits se composent de trois couches superposées ou concentriques.

La couche externe ou lamineuse est formée de fibres de tissu conjonctif longitudinalement dirigées pour la plupart. C'est dans son épaisseur que viennent se ramifier les dernières divisions des artères et que prennent naissance les premières radicules des veines et des vaisseaux lymphatiques du testicule; c'est à elle que les conduits séminifères sont surtout redevables de la résistance qu'ils possèdent, résistance qui contraste d'une manière si remarquable avec l'extrême petitesse de leur calibre.

La couche moyenne, extrêmement mince, est une membrane hyaline, amorphe, parfaitement homogène, qui adhère en dehors à la couche des fibres lamineuses, et en dedans à la couche épithéliale.

Cette troisième tunique ou couche interne est constituée par des cellules disposées sur plusieurs plans. Celui de ces plans qui se trouve en contact immédiat avec la couche amorphe se compose de cellules aplaties, à contour polygonal. Les plans plus rapprochés de l'axe des conduits sont formés de cellules arrondies, offrant un volume très-inégal; c'est dans ces cellules que se développent les animalcules spermatiques, d'où le nom d'ovules mâles sous lequel elles sont désignées par M. Ch. Robin.

Vers l'âge de quarante à cinquante ans on voit apparaître dans les cellules de la couche épithéliale des molécules de graisse dont la présence contribue à donner aux conduits séminifères la couleur jaunâtre qui leur est propre.

b. *Réseau du corps d'Highmore.*

Le corps d'Highmore est creusé de canaux qui se portent d'arrière en avant, sans affecter cependant une direction parfaitement parallèle et qui, chemin faisant, communiquent tous entre eux : c'est à ces canaux ainsi anastomosés que Haller avait donné le nom de *rete vasculosum testis*. Ils se présentent, en effet, sous l'aspect d'un petit réseau, longitudinalement dirigé, comme l'épaississement fibreux destiné à le protéger. Ce réseau ne répond pas au centre ou à l'axe du corps d'Highmore, mais à sa moitié inférieure, en sorte que celui-ci pourrait être divisé en deux étages ; un étage inférieur occupé par le *rete testis*, un étage supérieur occupé par les vaisseaux sanguins et lymphatiques. Le nombre des canaux qui concourent à le former est de dix à douze et leur longueur de 15 à 20 millimètres. Leur diamètre varie suivant les individus, de 0^{mm},2 à 0^{mm},4. Les anastomoses qui les unissent sont extrêmement courtes, et plus ou moins obliques, de telle sorte que les mailles du réseau, s'allongeant pour la plupart d'arrière en avant, offrent une figure elliptique.

Par sa partie inférieure et par toute l'étendue de ses parties latérales, ainsi que par ses deux extrémités, le réseau du corps d'Highmore reçoit les troncs des conduits séminifères, au nombre de 200 à 300, qui viennent s'y ouvrir les uns perpendiculairement, d'autres sous une incidence oblique. — De l'extrémité antérieure du réseau part un nombre variable de troncs qui traversent la tunique albuginée pour se rendre dans la tête de l'épididyme : ce sont les *vaisseaux efférents*.

Les parois des canaux qui forment le réseau du corps d'Highmore sont tapissés intérieurement par un épithélium cylindrique. Leur tunique externe se confond avec la tunique albuginée, ou plutôt elle est constituée par cette tunique elle-même.

Ce réseau peut être considéré comme un premier réservoir où le sperme venu de tant de sources différentes se mélange et acquiert des propriétés plus identiques dans toutes ses parties.

c. *Vaisseaux efférents.*

Les vaisseaux efférents s'étendent du réseau du corps d'Highmore qui leur donne naissance, au canal de l'épididyme dans lequel ils se terminent. On en compte en général de dix à douze, quelquefois huit à neuf seulement, et d'autres fois quatorze ou quinze. Sur un grand nombre de testicules que j'ai examinés, il ne m'est jamais arrivé d'en rencontrer davantage. Cependant plusieurs auteurs en ont observé vingt et même plus ; Haller parle de trente vaisseaux efférents, et Lauth dit aussi en avoir trouvé trente chez un individu. Mais de tels faits doivent être considérés comme très-exceptionnels.

Ces vaisseaux occupent la tête de l'épididyme qu'ils constituent. Ils émergent de la partie antérieure et supérieure du testicule. Leur direction est d'abord rectiligne ; mais après avoir parcouru un trajet de 6 à 8 millimètres, ils deviennent flexueux, puis se pelotonnent de plus en plus et prennent ainsi la forme d'un cône dont le sommet répond au testicule et la base à l'épididyme, d'où le nom de *cônes vasculaires* sous lequel ils sont aussi quelquefois désignés. — La longueur de ces cônes varie de 15 à 25 millimètres. Lorsqu'on les déroule, cette longueur s'accroît considérablement ; elle arrive alors pour les plus petits et les plus courts à 15 centimètres, pour les plus volumineux à 35 ou 40, et peut être évaluée en moyenne à 25 centimètres. En ajoutant les uns aux autres tous les vaisseaux efférents et en admettant qu'ils soient au nombre de douze, on voit qu'ils formeraient un canal de 3 mètres d'étendue.

Le calibre de ces vaisseaux diminue progressivement de leur origine vers leur terminaison, en sorte qu'après avoir été redressés, chacun d'eux représente encore un cône ; seulement la base du cône répond alors au testicule et son sommet à l'épididyme. Le diamètre moyen de leur base est de $0^{mm},5$ à $0^{mm},6$, et celui de leur sommet de $0^{mm},2$. A leur point de départ, ils sont donc beaucoup plus considérables que les conduits séminifères, tandis qu'à leur terminaison ils dépassent à peine le diamètre de ceux-ci.

Les vaisseaux efférents se terminent dans le canal de l'épididyme à des hauteurs différentes. Pour prendre une notion exacte des rapports qu'ils présentent, soit entre eux, soit avec ce canal, il importe de remarquer que, sans être placés exactement sur le même plan, ils se succèdent d'avant en arrière. Or le plus antérieur, qui est aussi le plus superficiel, peut être considéré comme représentant l'origine du canal de l'épididyme ; le suivant vient s'ouvrir dans sa cavité sur un point plus reculé ; il en est de même du troisième, du quatrième, et de tous les autres qui s'unissent au canal sur des points de plus en plus éloignés de son origine, en laissant entre eux un intervalle moyen de 8 à 10 centimètres, le canal étant supposé déroulé.

Cette disposition nous explique pourquoi, lorsqu'on injecte l'épididyme, le mercure pénètre d'abord dans le conduit qui se trouve situé le plus en arrière : souvent même il s'engage uniquement dans ce conduit, arrive aussitôt dans le réseau du corps d'Highmore, et du corps d'Highmore reflue vers les autres canaux efférents qui s'injectent par récurrence, dans une partie variable de leur étendue, mais en général au niveau de leur origine seulement. Pour obtenir une injection complète de la tête de l'épididyme, il faut comprimer tous les vaisseaux efférents à leur origine, de manière à retarder l'entrée du métal dans le *rete testis* jusqu'au moment où ils sont remplis dans toute leur longueur.

Ces vaisseaux présentent fréquemment, à leur point de départ, des dilatations partielles du diamètre d'un petit grain de plomb. Sur leur trajet on trouve quelquefois des kystes qui, au début, communiquaient aussi avec la cavité des conduits, mais qui cessent de communiquer avec celle-ci dès qu'ils ont atteint le volume d'un pois.—Leur structure comprend, comme celle des conduits séminifères, une couche externe fibreuse, une couche moyenne amorphe, et une couche interne ou épithéliale. Cette dernière, qui se composait dans le *rete testis* de cellules cylindriques, est constituée dans les conduits afférents par des cellules vibratiles.

d. Canal de l'épididyme.

Ce canal prend naissance dans la tête de l'épididyme, dont il occupe la partie supérieure ou convexe, et qu'il contribue par conséquent à former. C'est dans cette première partie de son trajet qu'il reçoit tous les vaisseaux efférents. Sa partie terminale se continue avec le canal déférent.

Il est surtout remarquable par les flexuosités presque infinies qu'il présente sur toute la longueur de son trajet, et que Lauth a très-bien décrites en les divisant en quatre ordres.

Les flexuosités du premier ordre sont de simples inflexions inégales et irrégulières, dont la succession forme un cordon à peu près cylindrique de 1 millimètre d'épaisseur. — Ce cordon décrit des replis qui, reliés entre eux par du tissu cellulaire, constituent un cordon plus gros. — Celui-ci s'infléchit à son tour pour produire une bandelette de 4 millimètres de largeur et 2 millimètres d'épaisseur, laquelle, se contournant elle-même de dedans en dehors et de dehors en dedans, donne à l'épididyme le volume et la forme qui lui sont propres. Ce sont ces dernières flexuosités, transversalement dirigées, qui ont été improprement désignées sous le nom de *lobes* de l'épididyme.

Ainsi replié sur lui-même, le canal de l'épididyme offre une étendue qui surpasse à peine celle du grand axe du testicule. Mais si, après avoir enlevé son enveloppe fibreuse et dissous ou ramolli le tissu cellulaire dense qui unit ses divers replis, on entreprend de le dérouler en totalité, on reste surpris de la longueur du trajet qu'il parcourt : Monro l'avait estimée à 30 pieds et 11 pouces anglais, ou 9^m,40, et Lauth à 19 pieds 4 pouces, ou 6^m,30. Ni l'un ni l'autre n'avaient cherché à le redresser : ils s'appuyaient sur des calculs analogues à ceux qui leur avaient servi pour évaluer l'étendue des conduits séminifères. J'ai cru devoir ici encore recourir à la mensuration directe, qui donne seule des résultats positifs.

C'est pourquoi j'ai redressé l'épididyme sur deux sujets : l'un chez lequel il avait un volume moyen, l'autre chez lequel il était très-développé. Chez le premier il m'a offert une longueur de 4^m,65; chez le second il était plus long, mais ne dépassait pas 7^m,28 : la moyenne de ces deux résultats est 5^m,97. Mes observations, concordant avec celles de Lauth, me portent donc à admettre que le canal de l'épididyme offre, dans la grande majorité des individus, une étendue de 6 mètres environ, qui, ajoutée à celle des vaisseaux efférents et des conduits séminifères, donne une longueur totale de 7 mètres pour la route que parcourt le sperme depuis les extrémités closes de ces conduits jusqu'à l'origine du canal déférent.

Le diamètre moyen du canal de l'épididyme est de 0^{mm},35. Il n'est pas parfaitement égal sur tous les points de son trajet; mais les variétés qu'il présente sous ce rapport ont peu d'importance. Suivant Lauth, il diminue au niveau de la queue de l'épididyme, et ce rétrécissement expliquerait la difficulté que les injections éprouvent à le traverser sur ce point chez quelques individus. Bien que réelle, cette difficulté ne me paraît pas tenir à une plus grande étroitesse du canal. D'après mes recherches, le diamètre de celui-ci, dans sa partie terminale ou caudale, serait au contraire un peu plus grand, ainsi que le pensait Monro.

Les parois de ce canal comprennent dans leur composition une couche musculaire très-mince, constituée d'abord par des fibres longitudinales, auxquelles viennent s'ajouter vers la queue de l'épididyme des fibres circulaires, et une couche externe ou cellulo-fibreuse très-mince aussi. Elles sont tapissées intérieurement par un épithélium vibratile.

Diverticule de l'épididyme. — Ce diverticule, décrit tour à tour sous le nom de *vas aberrans* par Haller, d'*appendice* par Lauth, de *conduit déférent borgne* par A. Cooper, est un canal annexé à la partie terminale de l'épididyme, et quelquefois à sa partie moyenne.

Son existence n'est pas constante, ainsi que le pensait Haller. Monro dit l'avoir observé une fois sur quatre, et Lauth une fois sur trois. D'après mes recherches, on l'observerait seulement une fois sur six. Il est rare d'en trouver deux, plus rare encore d'en rencontrer trois. Lauth et A. Cooper ont recueilli chacun un exemple de cette dernière variété.

Sa direction est d'abord rectiligne. Mais à mesure qu'il s'éloigne du canal de l'épididyme, il devient de plus en plus flexueux et revêt ainsi la forme conique ou pyramidale des vaisseaux efférents. D'autres fois il offre l'aspect d'une bandelette ou d'un petit cordon couché sur l'un des bords de l'épididyme.

Sa longueur, qui varie de 1 à 5 centimètres, est le plus habituellement de 2 à 2 et demi. Lorsqu'il a été redressé, elle ne dépasse pas, en général, 6 à 8 centimètres, mais peut atteindre, dans certains cas exceptionnels, jusqu'à 20 et même 25.

A son origine, ce diverticule est libre, arrondi, et présente un diamètre égal ou même supérieur à celui du canal de l'épididyme.

Ses usages sont inconnus. Sur sa nature, son importance et sa signification, les auteurs sont encore très-divisés d'opinion. Monro le range au nombre des vaisseaux lymphatiques, erreur qui a été depuis longtemps réfutée. Lauth et beaucoup d'observateurs modernes le considèrent comme un débris du corps de Wolff.

Mais l'existence du diverticule de l'épididyme me semble se rattacher bien plutôt au mode même de constitution de l'appareil séminifère. Sur les conduits qui sécrètent le sperme, nous avons vu qu'on trouve des diverticules, très-courts il est vrai, pour la plupart ; sur l'origine des vaisseaux efférents on en rencontre quelquefois ; bientôt nous verrons que les vésicules séminales sont formées par un conduit hérissé aussi de diverticules larges et flexueux. Des prolongements diverticulaires se trouvent donc échelonnés, pour ainsi dire, sur toute l'étendue des voies que parcourt le sperme. Seulement sur certains points ils sont à peu près constants ; sur d'autres ils se montrent rarement. Mais, rares ou constants, ils sont de même nature, de même provenance, et présentent tous entre eux une si étroite parenté qu'ils doivent être envisagés comme des organes, sinon identiques, du moins très-analogues. Le canal annexé à l'épididyme, chez certains individus, fait partie de ce petit groupe d'organes ; il ne diffère des autres prolongements du même ordre que par son existence plus variable et plus rare.

e. *Vaisseaux, nerfs, tissu cellulaire du testicule.*

1° **Artères.** Elles naissent de deux sources : de la spermatique, branche de l'aorte ; et de l'artère déférentielle, rameau de la vésicale inférieure ou de l'hémorrhoïdale moyenne.

L'*artère spermatique*, arrivée sur les limites de la glande, se partage en deux branches très-inégales : l'une qui se porte en arrière et en bas sur l'épididyme, auquel elle est destinée ; l'autre qui pénètre dans le corps d'Highmore. Celle-ci se subdivise en rameaux superficiels ou périphériques, et centraux ou profonds.

Les rameaux périphériques ou superficiels cheminent dans l'épaisseur de la tunique albuginée en se rapprochant de plus en plus de sa face profonde, sur laquelle ils font bientôt saillie ; ils donnent dans leur trajet de nombreux ramuscules qui vont se terminer dans le tissu propre du testicule. Les plus longs s'étendent jusqu'au bord inférieur de l'organe, ou ils se réfléchissent pour cheminer ensuite dans l'épaisseur de la glande. Parmi les rameaux serpentant sur la périphérie de l'organe, il en existe presque toujours un plus considérable qui se dirige d'abord en arrière, et qui descend ensuite sur la face interne de la glande. Quelquefois on remarque un rameau analogue sur la face externe. L'un et l'autre sont accompagnés de deux veines.

Les rameaux centraux ou profonds, très-nombreux, rayonnent du corps d'Highmore vers la surface interne de la tunique albuginée, en suivant la direction des cloisons fibreuses dans l'épaisseur desquelles ils sont situés. Les divisions nées de ces rameaux, et celles qui proviennent des superficiels, se répandent sur ces cloisons, pénètrent ensuite dans les lobes et se perdent sur les parois des conduits séminifères.

L'*artère déférentielle*, après avoir accompagné le canal déférent passe de ce canal sur l'épididyme, dans lequel elle s'épuise en s'anastomosant avec la branche correspondante de la spermatique.

2° Veines. Elles tirent leur origine des conduits séminifères et cheminent d'abord dans l'épaisseur des lobes; elles s'appliquent ensuite aux cloisons qui les séparent en formant sur celles-ci, ainsi que les artères, un réseau à mailles serrées. De celui-ci partent des veinules qui affectent deux directions différentes. — Les plus rapprochées de la périphérie du tissu propre se rendent dans la tunique albuginée, et forment des troncules qui se dirigent vers le bord supérieur du testicule, les unes accompagnant les rameaux artériels, tandis que les autres en restent indépendantes. — Les profondes convergent vers le corps d'Highmore pour se réunir vers sa partie supérieure aux rameaux périphériques. De cette réunion résulte un groupe de veines qui croisent perpendiculairement le bord interne ou adhérent de l'épididyme, et qui constituent le plexus des veines spermatiques, plexus important auquel se mêlent des fibres lamineuses et de nombreux faisceaux de fibres musculaires lisses.

Indépendamment de ce groupe principal qui enlace l'artère testiculaire et qui se place au-devant du canal déférent, il en existe un autre, beaucoup moins important, auquel viennent s'adjoindre toutes les veines du corps et de la queue de l'épididyme : ce second groupe, situé en arrière du canal déférent, se jette dans les veines épigastriques.

3° Vaisseaux lymphatiques. Ces vaisseaux naissent, comme les veines, des parois des conduits séminifères. Ils sont remarquables par leur multiplicité et leur volume. On les voit cheminer d'abord entre les conduits séminifères, en s'anastomosant, puis former des réseaux autour des lobes. — Ceux qui partent de la base des lobes viennent s'appliquer à la tunique albuginée; ils cheminent ensuite dans son épaisseur en convergeant vers le bord supérieur du testicule et en s'anastomosant dans leur trajet, de manière à former un réseau qui, bien injecté, recouvre toute la périphérie de l'organe. — Ceux qui proviennent des autres parties de ces mêmes lobes suivent les veines profondes, ainsi que les cloisons fibreuses, et se portent directement vers le corps d'Highmore, au-dessus duquel ils se réunissent aux précédents. — De cette union résultent six ou huit troncs auxquels viennent se mêler ceux qui émergent du réseau de l'épididyme. Ces troncs entourent le plexus veineux, qui embrasse lui-même l'artère spermatique. Ils vont se terminer dans les ganglions lombaires.

3° **Nerfs.** Ils viennent de deux sources, du plexus qui accompagne l'artère spermatique, et du plexus qui embrasse le canal déférent. Le premier, seul, pénètre dans le testicule, où il n'a pu être suivi jusqu'à présent. Le second se prolonge jusque sur l'épididyme, où il se termine.

4° **Tissu cellulaire.** Le testicule est un des organes qui possède le moins de tissu cellulaire. Cependant on en trouve quelques vestiges dans chaque lobe, où il a pour destination de relier entre eux les conduits qui le composent. On constate également sa présence dans toute l'étendue de l'épididyme, où il se montre beaucoup plus dense. Mais c'est autour des vaisseaux qui entrent dans le testicule ou qui en sortent qu'il se montre le plus abondant; dans ce point, il est souvent mêlé à des cellules adipeuses.

§ 4. — CANAL DÉFÉRENT.

Le canal déférent, ou conduit excréteur du testicule, s'étend de l'épididyme au col des vésicules séminales. Il décrit par conséquent un long trajet et entre successivement en rapport avec des organes très-divers.

Sa longueur est de 45 centimètres. — Son diamètre varie selon le volume du testicule. Il mesure en général de 2 millimètres à 2 millimètres et demi. Je l'ai vu quelquefois dépasser à peine 1 millimètre, et atteindre, chez les individus dont le testicule est très-développé, plus de 3 millimètres. En se rapprochant de la vésicule séminale, le canal déférent augmente peu à peu de volume, en sorte que son calibre se trouve doublé et quelquefois triplé au niveau de cette vésicule.

Sa forme, très-régulièrement cylindrique sur la presque totalité de son étendue, se modifie aussi dans sa partie terminale, qui est aplatie de haut en bas, rétrécie sur certains points, renflée sur d'autres, plus ou moins bosselée en un mot.

Ce canal est surtout remarquable par sa grande consistance, qui permet au chirurgien de le distinguer facilement au milieu de toutes les autres parties du cordon spermatique et de déterminer sa situation précise. Il est redevable de sa dureté, soit à sa structure, soit surtout à l'épaisseur de ses parois, qui mesure 1 millimètre, tandis que le diamètre de sa cavité ne présente en moyenne que le tiers de cette étendue.

A. **Trajet.** — Le canal déférent se porte d'abord en haut et en avant vers le faisceau principal des veines spermatiques, au niveau duquel il se coude pour se diriger vers l'orifice externe du canal inguinal; en pénétrant dans ce canal, il s'infléchit de nouveau pour suivre la direction de celui-ci; à son entrée dans l'abdomen, nouvelle inflexion en vertu de laquelle il plonge dans l'excavation du bassin. — On peut donc lui distinguer quatre parties : une partie oblique en haut et en avant, ou *testiculaire*; une partie oblique en haut et en arrière, ou *funiculaire*; une partie oblique en haut et en dehors, ou *inguinale*, et enfin une partie oblique en bas et en dedans, ou *pelvienne*.

B. **Rapports**. — La portion testiculaire est la plus courte. Sa longueur n'excède pas 25 millimètres. Elle diffère des trois autres par ses flexuosités qui, d'abord très-prononcées, diminuent ensuite de plus en plus. — Cette première portion longe le bord interne de la moitié postérieure de l'épididyme, auquel l'unit un tissu cellulaire peu dense. En haut, elle répond au faisceau postérieur ou accessoire du plexus veineux spermatique.

La *portion funiculaire*, partie essentielle du cordon spermatique, est située entre le faisceau principal et le faisceau accessoire des veines testiculaires. Le faisceau principal enlace l'artère spermatique, qui quelquefois cependant répond à sa partie postérieure, et il est lui-même enlacé par les vaisseaux lymphatiques. Le faisceau accessoire se compose de deux ou trois veines souvent volumineuses. — Le canal déférent, situé à 6 ou 8 millimètres en arrière du premier et immédiatement au-devant du second, n'adhère à l'un et à l'autre que par un tissu cellulaire extrêmement lâche, en sorte qu'on réussit facilement à le séparer de tous deux et à l'explorer à l'aide du toucher. — Dans les cas d'inversion antérieure du testicule, le canal ne s'applique plus à la partie postérieure du faisceau principal des veines; il se place au-devant de celui-ci, immédiatement au-dessous de la peau. — Ajoutons que dans le varicocèle certaines veines acquièrent quelquefois une résistance, une dureté qui rappellent assez bien la consistance du canal déférent, et qui pourraient faire méconnaître celui-ci au grand préjudice du malade.

La *portion inguinale* est située au-dessous et un peu en arrière des vaisseaux spermatiques. Elle repose sur la gouttière que forme l'aponévrose du grand oblique en se réfléchissant pour se continuer avec le *fascia transversalis*. Les veines qui l'accompagnent, ainsi que l'artère déférentielle, la séparent seules de cette gouttière.

La portion pelvienne, à sa sortie du canal inguinal, abandonne les vaisseaux spermatiques pour former avec la précédente une arcade à concavité interne qui embrasse l'arcade à concavité supérieure de l'artère épigastrique. Elle chemine ensuite entre le *fascia transversalis* et le péritoine, puis entre cette séreuse et le *fascia iliaca*, descend alors dans l'excavation pelvienne en restant toujours sous-jacente à la séreuse, et affecte des rapports différents suivant que la vessie est vide ou pleine. — Dans le premier cas, elle s'applique aux parois latérales de l'excavation du bassin; obliquement dirigée en bas et en arrière, elle croise à angle aigu le cordon de la veine ombilicale, ainsi que l'uretère, en passant au-dessus de l'un et de l'autre. Dans le second, elle s'applique aux parties latérales de la vessie et décrit une courbe à concavité antérieure d'autant plus prononcée que cette cavité offre une plus grande dilatation.

Depuis la base jusqu'au col des vésicules séminales, cette portion se comporte aussi différemment dans l'état de vacuité et dans l'état de plénitude du réservoir urinaire. — Dans l'état de vacuité complète, elle s'écarte davantage de celle du côté opposé, et répond aux parties antéro-latérales du rectum par son côté interne, à la vésicule séminale par son côté externe. Le péritoine la recouvre en grande partie en s'appliquant surtout à son côté interne. — Dans l'état de plénitude, elle se rapproche du plan médian ; sa face inférieure repose alors sur le rectum ; la supérieure se trouve en rapport avec le bas-fond de la vessie ; l'espace

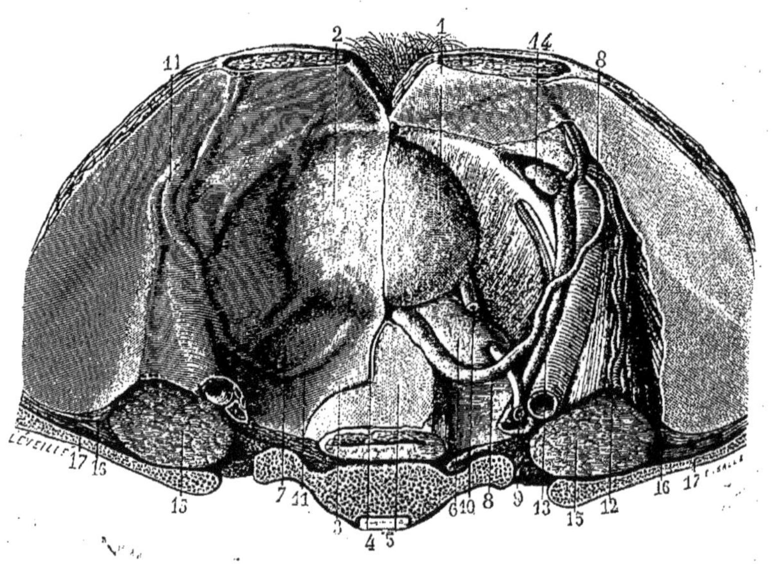

Fig. 901. — *Portion pelvienne des canaux déférents ; rapports des vésicules séminales.*

1. Moitié droite de la région postérieure de la vessie. — 2. Moitié gauche de cette région recouverte par le péritoine. — 3. Repli demi-circulaire que forme cette séreuse dans l'état de vacuité. — 4. Coupe médiane de ce repli ; elle montre les deux lames qui le composent ; l'une superficielle remonte sur la partie postérieure de la vessie ; l'autre profonde contribue à former le cul-de-sac péritonéal qui sépare le canal déférent et la vésicule séminale d'un côté des mêmes parties du côté opposé. — 5. Paroi postéro-inférieure de ce cul-de-sac recouvrant le rectum. — 6. Vésicule séminale droite. — 7. Vésicule séminale gauche recouverte par le péritoine. — 8. Canal déférent droit passant sur l'uretère et contournant la base de la vésicule séminale correspondante, pour se placer à son côté interne. — 9. Uretère qui a été excisé au niveau de la vésicule séminale, pour la mettre en complète évidence. — 10. Partie terminale du même conduit. — 11, 11. Uretère gauche, recouvert par le péritoine. — 12. Artère et veines spermatiques. — 13. Artère et veine iliaques externes. — 14. Ganglion lymphatique situé dans l'anneau crural, sur le côté interne de l'artère fémorale. — 15, 15. Coupe des muscles psoas. — 16, 16. Coupe des muscles iliaques. — 17, 17. Os iliaque.

triangulaire qui sépare celle d'un côté de celle du côté opposé s'allonge un peu d'avant en arrière, et n'est plus tapissé par le péritoine. Lorsque la vessie se vide, c'est une disposition inverse qui se produit.

C. Structure. — Le canal déférent est formé de trois couches concentriques dans lesquelles se distribuent des vaisseaux et des nerfs.

La couche externe ou fibreuse se compose de fibres de tissu cellulaire et d'un petit nombre de fibres élastiques fines. Elle est mince et adhère assez intimement par sa face profonde à la couche moyenne.

La couche interne ou muqueuse est mince aussi, étroitement unie à la couche moyenne par sa face profonde, lisse et recouverte de plis longitudinaux sur la face opposée dans la plus grande partie de son étendue. Au niveau des vésicules séminales elle devient irrégulière, se creuse de fossettes, se hérisse de saillies et revêt un aspect réticulé semblable à celui que présente la surface interne des vésicules séminales. — Cette tunique est recouverte d'un épithélium vibratile.

La couche moyenne ou musculaire forme à elle seule les quatre cinquièmes environ de l'épaisseur du canal déférent. C'est à elle que celui-ci est redevable de sa consistance. Deux plans de fibres lisses la constituent. —Le plan superficiel affecte une direction longitudinale. Le plan profond, beaucoup plus épais, est circulaire. Les fibres qui les composent l'un et l'autre sont unies entre elles par un tissu cellulaire extrêmement dense. Quelques auteurs admettent au-dessous des fibres circulaires un second plan de fibres longitudinales dont l'existence ne m'est pas démontrée.

Les artérioles qui se ramifient dans les parois du canal déférent viennent de l'artère déférentielle, rameau de l'artère vésicale inférieure. Avant de pénétrer dans les parois du canal, elles forment un réseau dont les mailles occupent l'épaisseur de la tunique fibreuse. De ce réseau partent les ramifications destinées aux tuniques musculaire et muqueuse. — Les ramuscules veineux qui naissent de ces tuniques se rendent également dans la couche fibreuse où ils s'anastomosent aussi.

Les vaisseaux lymphatiques naissent de toute l'étendue du canal déférent. Ils sont très-développés et très-manifestes à ses deux extrémités, et surtout à son extrémité terminale, plus rares et plus déliés sur sa partie moyenne, où ils n'avaient pas encore été observés, mais sur laquelle j'ai pu les voir très-nettement et les suivre dans l'épaisseur de ses parois.

Des filets nerveux émanés du plexus hypogastrique se prolongent en grand nombre de la terminaison du canal vers son origine et embrassent sa surface de leurs anastomoses multipliées. Tous ces filets ont aussi pour siège la tunique fibreuse, où le microscope révèle facilement leur existence. Mais la couche musculaire, à laquelle ils paraissent surtout destinés, est si serrée, qu'il n'a pas été possible jusqu'à présent de les poursuivre dans son épaisseur.

3ᵉ ÉDIT.   IV. — 41

§ 5. — Sperme, spermatozoïdes.

Le sperme est le liquide que sécrète l'appareil génital mâle, dans le but de féconder le germe ou l'ovule.

Ce liquide est complexe. Il provient essentiellement des conduits séminifères ; accessoirement des vésicules séminales, des glandules et de l'utricule prostatiques, des glandes de Cowper et des glandes de la muqueuse uréthrale.

Le sperme présente une couleur blanchâtre, une consistance un peu visqueuse, une odeur spéciale, une réaction légèrement alcaline.

Exposé au contact de l'air, il se dessèche et donne au linge qui en est pénétré une consistance semblable à celle que lui communique l'empois.

Le résidu de la dessiccation est une matière organique, jaunâtre, qui a reçu le nom de *spermatine*. Cette matière organique offre beaucoup d'analogie avec les substances albuminoïdes ; comme ces dernières, elle se coagule par l'alcool. Mais elle diffère de l'albumine en ce qu'elle ne se coagule pas par la chaleur.

En soumettant le sperme à l'analyse, Vauquelin a constaté qu'il comprend dans sa composition :

Eau	90
Matières extractives ou spermatine..........	6
Phosphate et chlorhydrate de chaux.........	3
Soude...........	1

Soumis à l'examen microscopique, il présente des éléments de deux ordres, les uns accessoires, les autres essentiels.

Les premiers jouent le rôle d'un simple véhicule. Parmi ces éléments accessoires viennent se ranger : 1° des cellules épithéliales pavimenteuses provenant des glandules de la muqueuse uréthrale, et des cellules cylindriques ou de simples noyaux détachés, soit du canal déférent, soit de l'épididyme ; 2° des globules muqueux et des granules arrondis, très-petits, réfractant fortement la lumière ; 3° des plaques grisâtres, de volume et de figure variables, *sympexions* de M. Ch. Robin.

Les seconds sont les agents de la fécondation. Extrêmement nombreux, ils revêtent la forme de filaments mobiles, et portent le nom d'*animalcules spermatiques* ou *spermatozoïdes*.

A. — Les **spermatozoïdes, spermatozoaires, zoospermes,** représentant le principe actif ou fécondant du sperme, existent sans exception chez tous les animaux doués de la faculté de sécréter ce liquide. On les trouve aussi manifestes chez les insectes, les mollusques, etc., que dans les quatre classes de vertébrés. Ils varient seulement dans leur nombre, leur volume et leur configuration, selon les espèces animales.

Les spermatozoïdes de l'homme sont formés, comme ceux de la plupart des animaux, d'une partie renflée qui en constitue le *corps* ou la *tête*, et d'un prolongement de plus en plus délié, dans lequel on a vu une sorte d'appendice caudal, d'où le nom de *queue* sous lequel il est généralement connu. — La tête est ovoïde et un peu aplatie. La queue part de la grosse extrémité du corps ; d'abord très-apparente elle devient ensuite plus grêle et se termine par un filament d'une extrême ténuité.

La longueur totale des spermatozoïdes est de 0^{mm},05, celle de la tête de 0^{mm},005, sa largeur de 0^{mm},003, et son épaisseur de 0^{mm},001.

B. — **Mouvements des spermatozoïdes.** — Les spermatozoïdes sont surtout remarquables par la rapidité avec laquelle ils se meuvent et par la nature de leurs mouvements. Dans le court intervalle d'une seconde ils parcourent 0^{mm},06, c'est-à-dire un espace à peu près égal à leur longueur. C'est toujours leur tête qui marche en avant. Elle reçoit son impulsion de la queue qui décrit des ondulations transversales ; leur mode de progression rappelle par conséquent celui des serpents. Répandus en très-grand nombre dans le liquide récemment éjaculé, on les voit se diriger en avant, se rapprocher, se séparer, se croiser, s'agiter en un mot comme s'ils obéissaient à une impulsion involontaire.

Dans leurs mouvements, ils semblent animés d'une certaine force ; car lorsqu'ils rencontrent sur leur passage un corpuscule, ils l'écartent et le projettent même à quelque distance.

Après la mort, les spermatozoïdes continuent à se mouvoir dans le liquide des voies spermatiques ; mais il est rare que leurs mouvements persistent au delà de trente-six ou quarante-huit heures. Si le sperme a été porté par le coït dans les organes destinés à le recevoir, ils persistent plus longtemps. Sept jours après l'accouplement, MM. Prevost et Dumas les ont trouvés encore mouvants dans les trompes utérines de chiennes et de lapines.

C'est à la température de 38° à 40° que les spermatozoïdes montrent le plus de vivacité ; à 50°, ils cessent de se mouvoir. L'eau froide les tue. L'étincelle électrique, d'après MM. Prevost et Dumas, les foudroie. Tous les liquides alcalins, à un degré moyen de concentration, sont favorables à leurs mouvements. Les acides, au contraire, même très-étendus, leur sont nuisibles. Il en est de même de l'urine chez l'homme : mais l'influence funeste de ce liquide dérive de son acidité. Le mucus du vagin n'exerce une action fâcheuse sur les spermatozoïdes que lorsqu'il devient acide. Dans le sang des règles ils conservent toute leur énergie motrice.

C. — **Nature des spermatozoïdes.** Les mouvements en apparence spontanés des spermatozoïdes, l'action de l'électricité, des narcotiques, des acides qui, en les frappant d'immobilité, semblent les priver de vie, avaient porté d'abord la plupart des observateurs, mais surtout Leeuvenhock et Spallanzani, à les considérer comme de véritables animalcules. Cette opinion une fois émise, d'autres sont venus qui ont cherché à la justifier en les douant de certains détails de structure. Se fondant sur des considérations de cet ordre, Ehrenberg les a rangés parmi les microzoaires suceurs, et Czermak parmi les infusoires. Valentin crut voir dans les spermatozoïdes de l'ours un suçoir antérieur, un anus, des vésicules stomacales et même des circonvolutions intestinales ! Gerber leur accorde des organes de génération, et Pouchet les recouvre d'un feuillet épithélial. Mais leur organisation n'est pas aussi compliquée. Elle est au contraire d'une extrême simplicité. Ils sont constitués par une substance homogène, et doivent être considérés, ainsi que M. Ch. Robin s'est attaché à le démontrer, comme des éléments organiques très-analogues par leur mobilité aux cellules vibratiles. La tête représente le corps de la cellule, et la queue l'un des cils qui en dépendent. Le nom d'animalcules ne saurait donc leur convenir. Ils ne possèdent qu'un seul des caractères de l'animalité, la faculté de se mouvoir ; or cet argument est insuffisant, puisque la mobilité appartient aussi à de simples éléments organiques auxquels on ne saurait accorder une place dans le règne animal.

D. — **Développement des spermatozoïdes; ovules mâles**. Le mode d'évolution des spermatozoïdes est resté longtemps inconnu. C'est depuis vingt-cinq ans seulement que la science s'est enrichie, sur ce point, de notions précises, dont elle est redevable surtout aux recherches de Wagner, de Kölliker et de M. Ch. Robin. Ils prennent naissance dans les cellules sphériques de l'épithélium des conduits séminifères, cellules qui se séparent les unes des autres pour flotter ensuite dans la cavité de ces conduits : on les nomme *cellules spermatiques;* M. Ch. Robin, pour rappeler les analogies qu'elles présentent avec l'ovule femelle, les appelle *ovules mâles* (1).

Ces cellules ne peuvent être bien observées que dans le sperme extrait des conduits séminifères des animaux vivants, où de l'homme qui a succombé à une mort violente, comme les suppliciés par exemple. Très-petites à leur apparition, elles s'accroissent peu à peu et atteignent, chez les mammifères, au terme de leur maturité, $0^{mm},06$.

Les cellules spermatiques, ou ovules mâles, sont d'abord remplies d'innombrables granules unis entre eux par une substance amorphe. Dans la première période de leur développement, ils ne se composent donc que de deux parties, l'une contenante, que M. Ch. Robin désigne par analogie sous le nom de *membrane vitelline,* l'autre contenue, c'est le *vitellus.* Bientôt la partie contenue se partage en deux globes d'égales dimensions, dont la périphérie se condense et ne tarde pas à prendre les caractères d'une membrane : l'ovule mâle comprend alors une enveloppe commune,

____

(1) Ch. Robin, *Dictionn.* de Nysten, 13ᵉ édit., p. 1447.

c'est la cellule mère de quelques auteurs, et deux cellules plus petites, juxtaposées, ou cellules embryonnaires, appelées aussi *cellules filles*. La segmentation continuant, le nombre de cellules filles s'élève de deux à quatre, à huit et même au delà.

Dans les cellules embryonnaires ou cellules filles, on remarque un peu plus tard une portion plus opaque, ovalaire : c'est la tête du futur spermatozoïde ; puis une partie filiforme, enroulée, adossée à la paroi de la cellule, et opaque aussi, qui en formera la queue.

Lorsque les cellules filles ont atteint leur complet développement, elles se détruisent et les spermatozoïdes deviennent libres dans la cellule mère. En partie déroulés, on les voit se rapprocher, se juxtaposer et former un seul faisceau curviligne, dont toutes les têtes se dirigent dans le même sens. Appliqué contre les parois de la cellule, celui-ci continue à s'accroître, comme la cellule elle-même, laquelle, subissant à son tour une sorte de résorption, finit aussi par s'ouvrir et disparaître. Les spermatozoïdes, dès lors, se séparent, achèvent de se dérouler, commencent à se mouvoir, et bientôt s'agitent dans tous les sens.

Envisagés dans l'ensemble de ses phénomènes successifs, l'évolution des ovules mâles comprend donc cinq périodes. La première est caractérisée par la formation du vitellus ; la seconde par sa segmentation ; la troisième par la naissance des spermatozoïdes ; la quatrième par leur réunion en un seul faisceau ; la cinquième par leur mise en liberté.

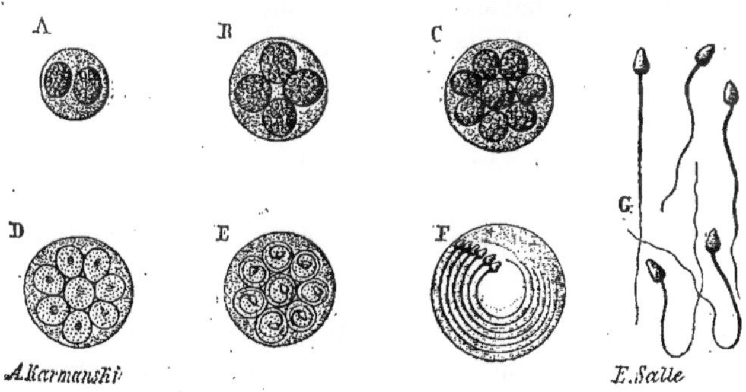

FIG. 902. — *Ovules mâles, spermatozoïdes.*

A. Ovule mâle, ou cellule mère contenant deux cellules filles. — B. Ovule mâle contenant quatre cellules filles. — C. Autre ovule dans lequel on remarque huit cellules semblables aux précédentes, mais plus petites. — D. Ovule dont les cellules filles offrent à leur centre une teinte plus foncée qui représente le vestige de la tête des spermatozoïdes. — E. Ovule dont toutes les cellules filles contiennent un spermatozoïde enroulé. — F. Ovule représenté seulement par la cellule mère dans laquelle sont groupés en faisceau les spermatozoïdes déjà très-developpés. — G. Spermatozoïdes arrivés au terme de leur développement et isolés.

Les ovules mâles apparaissent dans les conduits séminifères de quinze à seize ans, c'est-à-dire un peu après la puberté. On les trouve alors répandus en grand nombre dans ces conduits, où ils se montrent à toutes les périodes de leur évolution, les uns à l'état embryonnaire, les autres complétement développés. — Dans le canal de l'épididyme, on n'observe le plus habituellement que des spermatozoïdes isolés ou groupés en faisceaux. — Dans le canal déférent leur isolement se complète ; ils se disposent en groupes irréguliers, mais ne possèdent encore que de faibles mouvements par suite de l'insuffisance et de la viscosité du liquide qui leur sert de véhicule. Ce n'est que dans les vésicules séminales qu'ils acquièrent toute la liberté et la vivacité de leurs mouvements.

A quelle époque de la vie disparaissent dans le liquide séminal les spermatozoïdes? On a longtemps pensé qu'ils n'existaient plus dans la semence des vieillards. C'était une erreur que sont venues réfuter les recherches de M. Duplay et celles de M. Dieu. M. Duplay a examiné le sperme de 51 vieillards, pris dans les vésicules séminales. Chez 37 les spermatozoïdes existaient, et le plus souvent ils ne différaient pas de ceux de l'adulte. Dans ce nombre il y avait 8 sexagénaires, 20 septuagénaires, 9 octogénaires ; et parmi ceux chez lesquels les spermatozoïdes étaient aussi abondants que chez l'adulte, le moins âgé comptait soixantetreize ans, le plus âgé quatre-vingt deux. Les recherches de M. Dieu, faites sur les vétérans de l'hôtel des Invalides, confirment les précédentes. Sur 105 vétérans 41 lui ont présenté des spermatozoïdes. Parmi ces derniers, le plus âgé avait quatre-vingt six ans. Casper fait mention d'un vieillard de quatre-vingt seize ans chez lequel il existait des filaments spermatiques.

ARTICLE III.

VÉSICULES SÉMINALES ET CONDUITS ÉJACULATEURS.

Les vésicules séminales et les conduits éjaculateurs sont des organes de perfectionnement surajoutés à l'appareil génital de l'homme et des mammifères pour leur permettre de tenir en réserve le principe fécondant jusqu'au moment où il pourra être utilisé.

§ 1. — VÉSICULES SÉMINALES.

Les vésicules séminales ou réservoirs du sperme, au nombre de deux, l'une droite et l'autre gauche, sont situées entre la vessie et le rectum, en dehors des canaux déférents qui s'ouvrent dans leur cavité, en arrière de la prostate que traverse leur conduit excréteur.

A. — Conformation extérieure. La direction de ces réservoirs est oblique de haut en bas et de dehors en dedans. Très-écartés en arrière, presque contigus en avant, ils forment les deux côtés d'un triangle isocèle au niveau duquel la vessie repose sur le rectum. — Leur forme a été comparée à celle d'un cône dont la base serait arrondie et la surface un peu comprimée de haut en bas. — Leur longueur est ordinairement de 5 centimètres, leur plus grande largeur de 15 à 18 millimètres, et leur épaisseur de 8 à 10. — En général, leur capacité se montre proportionnelle au volume des testicules. Elle diminue un peu chez les vieillards.

Rapports. La face supérieure des vésicules séminales, bosselée et convexe, répond au bas-fond de la vessie dans l'état de dilatation de cette cavité, au péritoine dans l'état de vacuité. — La face inférieure, bosselée aussi, repose sur les parties antéro-latérales de la portion moyenne du rectum qu'elle n'abandonne jamais. — Le bord interne s'applique à la partie terminale du canal déférent. — Le bord externe est en rapport avec le plexus veineux des parties latérales de la vessie.

La base des vésicules, arrondie et bosselée, regarde en haut, en arrière et en dehors. Elle correspond, supérieurement à la partie terminale de l'uretère qui la sépare de la vessie, inférieurement au tissu cellulo-graisseux si abondant qu'on remarque sur les parties latérales du rectum.

Le sommet ou col des vésicules séminales adhère en dehors, de la manière la plus intime, à la base de la prostate. Il s'unit en dedans à l'extrémité terminale du canal déférent pour former le conduit éjaculateur, et présente ainsi deux orifices : l'un supérieur et interne, par lequel le sperme arrive dans la vésicule, l'autre inférieur, par lequel celui-ci passe de la vésicule dans son conduit excréteur. Si l'on injecte le canal déférent, le liquide pénètre dans la vésicule séminale, s'y accumule et la remplit complétement ; il reflue ensuite de la vésicule dans le canal éjaculateur.

B. — Conformation intérieure. Lorsqu'on dissèque avec soin les vésicules séminales, on reconnaît qu'elles ne sont pas constituées par une cavité pyriforme, comme la vésicule biliaire, mais par un canal plus ou moins long et replié sur lui-même. Le calibre de ce canal peut être évalué en moyenne à 6 ou 7 millimètres. Sa longueur, lorsqu'il a été redressé, varie suivant les individus de 9 à 12 centimètres. — Il est surtout remarquable par les prolongements très-inégaux et très-irréguliers auxquels il donne naissance, prolongements qui sont les analogues du *vas aberrans* de Haller et des cæcums si nombreux qu'on rencontre sur le trajet des vaisseaux séminifères. En général, il en existe de cinq à six alternativement échelonnés de chaque côté du canal. La plupart sont très-courts. Quelques-uns atteignent une étendue de 2, 3 et même 4 centimètres. D'autres, beaucoup plus rares, se divisent et manifestent une certaine tendance à se ramifier. Tous ces diverticules du canal principal s'ouvrent largement dans la cavité de celui-ci. Leurs parois, comme celles du canal dont ils dépendent, offrent un aspect réticulé.

C. — **Structure**. Les vésicules séminales comprennent dans leur composition une enveloppe qui leur est commune, des parois propres à chacune d'elles, des vaisseaux et des nerfs.

a. Enveloppe commune aux deux vésicules. Allongée d'avant en arrière, aplatie de haut en bas, cette enveloppe est formée de deux parois, l'une inférieure, l'autre supérieure. — La paroi ou couche inférieure a été décrite par Denonvilliers, sous le nom d'*aponévrose prostato-péritonéale;*

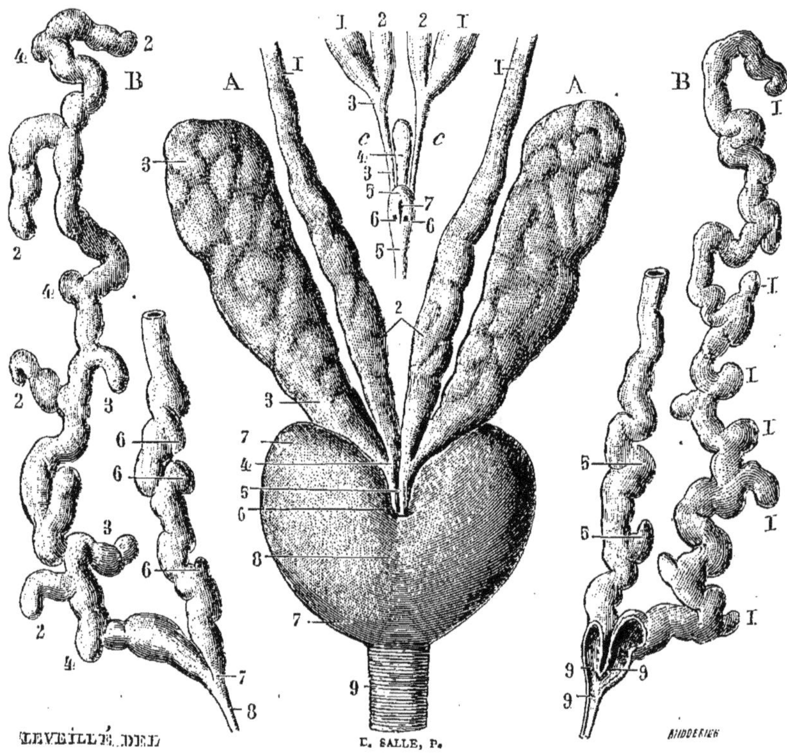

Fig. 903. — *Vésicules séminales, conduits éjaculateurs.*

A. A. *Vésicules séminales.* — 1, 1. Canaux déférents. — 2. Leur extrémité terminale plus large, aplatie et bosselée. — 3, 3. Vésicule séminale gauche. — 4. Abouchement du canal déférent dans cette vésicule. — 5. Conduits éjaculateurs juxtaposés. — 6. Excavation infundibuliforme de la prostate dont la paroi postérieure a été enlevée. — 7, 7. Lobe gauche de cette glande. — 8. Dépression médiane qui sépare ce lobe de celui du côté gauche. — 9. Portion membraneuse du canal de l'urèthre.

B. B. — *Ces mêmes vésicules dont le canal a été déroulé. Le canal formant la vésicule droite n'offre que de simples renflements; celui qui forme la vésicule gauche présente des prolongements d'inégale longueur.* — 1, 1, 1, 1, 1, 1. Renflements en forme de cæcum du canal de la vésicule droite. — 2, 2, 2, 2. Prolongements émanés du canal de a vésicule gauche. — 3, 3. Autres prolongements plus courts que les précédents. —

elle se présente, en effet, sous les apparences d'une lame fibro-celluleuse étendue de la base de la prostate au cul-de-sac que forme le péritoine entre la vessie et le rectum, et dans le sens transversal de l'une à l'autre vésicule qu'elle sépare du rectum, ainsi que la partie terminale des canaux déférents. — La couche supérieure sépare les vésicules et ces mêmes canaux déférents du bas-fond de la vessie. Elle offre, du reste, les mêmes limites que la précédente, avec laquelle elle se continue, soit en dehors pour recouvrir le bord externe des vésicules, soit en haut pour recouvrir leur base. — Dans l'intervalle triangulaire au niveau duquel la vessie s'applique au rectum, les deux couches adhèrent l'une à l'autre ou plutôt elles se confondent, en sorte qu'elles ne circonscrivent pas une cavité unique, mais deux loges très-distinctes reliées l'une à l'autre sur la ligne médiane par un plan transversal. Chacune de ces loges renferme dans sa cavité la vésicule séminale de son côté et la portion correspondante du canal déférent.

L'enveloppe commune des vésicules séminales est essentiellement formée par des faisceaux de fibres musculaires lisses qui affectent pour la plupart une direction transversale sur la ligne médiane, mais qui n'offrent aucune direction déterminée au niveau des vésicules. A ces faisceaux se mêlent : une notable proportion de fibres de tissu cellulaire et de fibres élastiques qui les unissent entre eux ; un grand nombre de ramuscules artériels ; des veines plus multipliées encore, volumineuses, de calibre très-inégal, et enfin une prodigieuse quantité de filets nerveux formant un riche plexus. Ainsi constituée, cette enveloppe n'appartient pas à la classe des membranes fibreuses ou fibro-celluleuses ; elle mérite de prendre rang au nombre des tuniques musculaires ; et comme les vésicules séminales sont les analogues de l'utérus, elle peut être considérée, avec M. Rouget, comme l'analogue des couches musculaires superficielles de cet organe. Les connexions qu'elle nous offre, en effet, avec les vésicules et la partie terminale des canaux déférents d'une part, avec la vessie et le rectum de l'autre, sont exactement celles que nous présentent les couches superficielles de la matrice. Identité de nature, identité de connexions, telle est donc la double base sur laquelle repose cette analogie.

4, 4. Simples renflements du même canal. — 5, 5. Renflements de la portion terminale du canal déférent droit. — 6, 6, 6. Renflements de la portion terminale du canal déférent gauche. — 7. Réunion du canal central ou principal de la vésicule séminale gauche et du canal déférent correspondant. — 8. Conduit éjaculateur situé sur leur prolongement. — 9, 9, 9. Canal central de la vésicule séminale droite, et canal déférent droit, ouverts au niveau de leur réunion, ainsi que l'origine du conduit éjaculateur.

C. C. — *Utricule prostatique et conduits éjaculateurs s'ouvrant sur le sommet du verumontanum.* — 1, 1. Sommet des vésicules séminales. — 2, 2. Extrémité terminale des canaux déférents. — 3, 3. Conduits éjaculateurs. — 4. Utricule prostatique. — 5. Crête uréthrale ou verumontanum. — 6, 6. Embouchure des conduits éjaculateurs. — 7. Embouchure de l'utricule prostatique.

b. Parois des vésicules séminales. Elles se composent comme celles des canaux déférents, de trois couches. — La couche externe ou fibreuse, très-mince, renferme dans son épaisseur des ramuscules artériels, un grand nombre de rameaux veineux et des filets nerveux non moins multipliés, vaisseaux et nerfs qui enlacent les couches sous-jacentes de leurs anastomoses. — La couche moyenne ou musculaire est la plus épaisse; elle égale à elle seule trois fois environ l'épaisseur des deux autres couches réunies. Les faisceaux de fibres lisses qui entrent dans sa constitution suivent, les uns une direction longitudinale, d'autres une direction transversale, d'autres une direction oblique; ils se superposent et s'entre croisent de manière à former plusieurs plans qui s'unissent par des échanges réciproques et qu'on ne saurait séparer. — La couche interne ou muqueuse, si remarquable par son aspect inégal et réticulé, a pour élément des fibres lamineuses auxquelles se mêlent des fibres de tissu élastique très-fines. Elle est recouverte par un épithélium cylindrique.

c. Vaisseaux et nerfs. Les artères des vésicules séminales émanent de la vésicale inférieure et de l'hémorrhoïdale moyenne, branches de l'hypogastrique. Leurs divisions serpentent d'abord dans l'épaisseur de l'enveloppe commune. Elles pénètrent ensuite dans les interstices des replis du canal principal et dans la couche externe de celui-ci, où l'on voit leurs rameaux s'anastomoser. Leurs dernières ramifications se perdent dans les tuniques musculaire et muqueuse. — Les veines naissent de ces mêmes tuniques. Mais elles ne deviennent très-distinctes que dans la couche fibreuse, où elles s'anastomosent. De ce réseau périphérique partent des rameaux remarquables par leur multiplicité et l'irrégularité de leur forme, qui cheminent dans l'épaisseur de l'enveloppe commune pour aller se terminer dans le plexus veineux situé sur les parties latérales du basfond de la vessie.

Des vaisseaux lymphatiques très-nombreux naissent des vésicules séminales. Après s'être anastomosés à leur surface, ils donnent naissance de chaque côté à deux ou trois troncs qui vont se jeter dans les ganglions situés sur les parties latérales de l'excavation du bassin.

Les nerfs proviennent du plexus hypogastrique. Très-multipliés aussi, ils enlacent le canal déférent. On les suit jusque dans la couche fibreuse, où le microscope révèle facilement leur présence; je les ai vus entrer dans la couche musculaire; mais là les tubes nerveux se séparent et leur ténuité ne permet pas de les suivre plus loin.

D. *Usages.* Le sperme, après avoir parcouru les innombrables flexuosités du canal de l'épididyme et les canaux déférents, s'accumule peu à peu dans les vésicules séminales destinées à le tenir en réserve.

Les vésicules paraissent douées, en outre, de la propriété de sécréter une sorte de mucus qui se mêle au fluide séminal. Hunter le premier a signalé cette propriété; il fait mention d'individus qui avaient subi la castration, et chez lesquels cependant les vésicules étaient pleines. D'autres observateurs citent des faits analogues, et ces faits sont aujourd'hui assez nombreux, assez authentiques et assez précis, pour qu'on ne puisse en récuser la valeur. Il faut donc admettre que les parois des vésicules sont la source d'un fluide particulier, probablement de nature muqueuse. Mais ce fluide est-il bien un véritable produit de sécrétion? Ne représente-t-il pas plutôt un simple produit d'exhalation? La dernière opinion semble la plus probable; car jusqu'à présent on n'a pas observé de glandes dans la tunique interne de ces organes. — Quant à leur tunique musculaire si épaisse, elle a évidemment pour usage de présider à l'excrétion du liquide contenu dans les réservoirs spermatiques; elle est secondée par l'enveloppe commune, dont la destination principale, bien manifestement, est de ramener à l'unité l'action des deux réservoirs.

§ 2. — CONDUITS ÉJACULATEURS.

Vus extérieurement, ces conduits sont situés sur le prolongement des canaux déférents et des vésicules séminales, qui semblent se réunir à angle aigu pour leur donner naissance. Vus intérieurement, ils naissent exclusivement de ces vésicules, dont ils constituent en réalité le canal excréteur (fig. 903, A A).

Les conduits éjaculateurs, conduits excréteurs des vésicules séminales, s'étendent du col de ces vésicules à la muqueuse uréthrale. Ils sont situés dans l'épaisseur de la partie postérieure de la prostate. — Leur direction est oblique d'arrière en avant et de haut en bas. D'abord accolés l'un à l'autre, ils ne tardent pas à se séparer, pour cheminer à droite et à gauche de l'utricule prostatique, puis restent parallèles jusqu'au voisinage de leur embouchure. Leur longueur mesure de 25 à 28 millimètres.—Leur forme est celle d'un cône très-allongé dont la base tournée en arrière se continue sans ligne de démarcation avec le col des vésicules.

Dans leur trajet ils traversent une excavation infundibuliforme creusée aux dépens de la prostate, limitée en haut par son lobe moyen, et se trouvent entourés d'une certaine quantité de tissu cellulaire, de quelques faisceaux de fibres musculaires lisses, d'artérioles et de veinules qui les séparent des parois de cette excavation.

Ces conduits s'ouvrent dans la portion prostatique de l'urèthre, sur les parties latérales de l'extrémité antérieure du verumontanum. Au-dessus et en arrière de leur embouchure, on aperçoit celle de l'utricule prostatique. Morgagni les a vus s'ouvrir dans cet utricule lui-même; Dolbeau a observé un fait analogue.

Les parois minces et dilatables de ces conduits se composent aussi d'une tunique fibreuse extrêmement ténue, d'une tunique musculaire relativement épaisse, et d'une tunique muqueuse blanche et unie, sur laquelle on retrouve cependant quelques vestiges de l'aspect réticulé que présente la surface interne des vésicules.

ARTICLE IV

DE LA VERGE

La *verge*, ou *pénis*, est un organe d'accouplement destiné à porter le sperme dans les voies que parcourt l'ovule.

Profondément situé à son origine dans l'épaisseur du périnée, cet organe se dirige d'abord en haut et en avant. Parvenu au-devant de la symphyse des pubis, il devient libre et s'infléchit pour se porter verticalement en bas. On peut donc lui distinguer deux parties bien différentes : une partie postérieure ou périnéale, obliquement ascendante, qui se continue en arrière avec les canaux éjaculateurs et la vessie, et une partie antérieure libre et verticale, qui constitue le pénis proprement dit.

Dans l'état habituel, ces deux parties, à peu près égales, forment un angle, l'*angle du pénis* ou *angle pénien*, dont le sommet répond au ligament suspenseur et à la symphyse pubienne. — Dans l'état d'érection, cet angle s'efface, et les deux portions se continuant en ligne droite, l'axe du pénis prend une direction presque parallèle à l'axe de la symphyse.

Le pénis présente la forme d'un cylindre un peu aplati, en sorte qu'on peut lui considérer deux faces, deux bords et deux extrémités.

La face supérieure, ou *dos* de la verge, presque plane, regarde en avant, dans l'état de flaccidité, en arrière dans l'état d'érection.

La face inférieure, tournée en arrière, répond à une dépression de la face antérieure des bourses. On y remarque une saillie longitudinale formée par l'urèthre, et sur cette saillie un raphé qui se continue avec celui du scrotum. Dans l'état de turgescence, la saillie médiane étant beaucoup plus prononcée, le pénis prend la forme d'un prisme triangulaire dont les angles seraient plus ou moins arrondis.

L'extrémité postérieure, ou racine de la verge, se perd dans l'épaisseur du périnée, en se divisant en trois branches : l'une inférieure et médiane qui va continuer avec la prostate, les deux autres supérieures et latérales qui se fixent aux branches ischio-pubiennes. C'est par l'intermédiaire de celles-ci et de son ligament suspenseur que la verge se trouve solidement attachée au pubis. — L'extrémité antérieure est formée par une saillie conoïde qui constitue le *gland*, et par un repli cylindroïde de la peau qui porte le nom de *prépuce*.

Le pénis comprend dans sa structure un grand nombre de parties différentes. Mais il est essentiellement constitué :

1° Par l'*urèthre*, canal excréteur de l'urine dans l'état de flaccidité, et du sperme dans l'état d'érection;

2° Par les *corps caverneux*, organes érectiles qui adhèrent à ce canal sur toute sa longueur et lui communiquent la rigidité nécessaire à l'exercice de ses fonctions.

A ces deux parties principales se trouvent annexés des muscles, des vaisseaux et des nerfs. — Le pénis, en outre, est entouré de quatre enveloppes qui se succèdent dans l'ordre suivant : une couche cutanée, une couche musculaire, une couche celluleuse, une couche de tissu élastique. — Ces enveloppes fixeront d'abord notre attention. Nous nous occuperons ensuite des corps caverneux et de l'urèthre.

§ 1. — ENVELOPPES DU PÉNIS.

Parmi ces enveloppes, les trois premières s'étendent à toute la longueur de la verge et contribuent à former le prépuce. La dernière ou la plus profonde recouvre seulement le corps du pénis.

A. — **Enveloppe cutanée.**

Cette enveloppe se continue en haut avec la peau de la région pubienne, en arrière et en bas avec le scrotum. Autour de la racine de la verge elle participe, par l'ensemble de ses attributs, de l'une et de l'autre. — Au-dessus de cette racine, en effet, elle est recouverte de poils, doublée d'une couche adipeuse plus ou moins épaisse, et traversée dans toute son épaisseur par de larges follicules pileux dans lesquels viennent s'ouvrir de grosses glandes sébacées à lobes multiples. — Au-dessous elle présente les caractères qui sont propres à l'enveloppe scrotale.

Mais en s'éloignant de la racine de la verge, les poils deviennent plus rares, s'atrophient et acquièrent bientôt une telle ténuité, qu'ils cessent d'être apparents à l'œil nu. On les retrouve cependant sur toute l'étendue de la peau du pénis, où ils sont beaucoup plus espacés et beaucoup plus déliés encore que sur la peau des paupières. A mesure que son système pileux s'appauvrit, cette peau s'amincit; sa couche adipeuse disparaît; sa mobilité devient de plus en plus prononcée. Parvenue au niveau du gland, l'enveloppe cutanée poursuit son trajet, recouvre la moitié, les deux tiers, ou la totalité de ce renflement, souvent même elle s'étend un peu au delà, puis se réfléchit en dedans d'elle-même pour remonter jusqu'à sa base, et se continue alors avec la muqueuse qui le recouvre. — Par sa partie terminale elle fournit donc au pénis une double enveloppe, qui constitue le prépuce et dont les deux couches en se continuant entre elles à l'extrémité de la verge circonscrivent un orifice qui tantôt entoure le sommet du gland et tantôt le déborde.

L'enveloppe tégumentaire du pénis, d'une teinte plus foncée en général que celle des parties voisines, reproduit assez fidèlement la couleur du scrotum chez la plupart des individus.

Considérée dans sa structure, elle offre aussi quelques caractères qui lui sont particuliers. Chez les hommes à peau brune, la face profonde de l'épiderme est formée, comme chez le nègre, par des cellules pigmentaires. Dans le derme on ne trouve aucun vestige de fibres musculaires; celui-ci est constitué uniquement par des fibres de tissu conjonctif et par une prodigieuse quantité de fibres élastiques fines. Sur la plus grande partie de son étendue on remarque des glandes sébacées multilobées, à chacune desquelles est annexé un très-petit follicule pileux. Sur la couche externe du prépuce on aperçoit encore quelques-uns de ces follicules; mais les glandes deviennent alors très-rudimentaires et ne tardent pas à disparaître entièrement.

B. — **Enveloppe musculaire ou muscle péri-pénien.**

Le muscle péri-pénien, dont j'ai signalé l'existence en 1860, offre la même étendue et décrit le même trajet que l'enveloppe cutanée. Il commence en arrière et en haut au niveau du point où vient s'attacher le ligament suspenseur des téguments de la verge, en arrière et en bas au niveau de l'angle du pénis. De là il se porte vers l'extrémité libre de l'organe, arrive jusqu'à l'orifice du prépuce, puis se réfléchit comme la peau, en dedans de lui-même, pour remonter vers la base du gland, où il se termine.

Ce muscle est composé d'innombrables faisceaux de fibres lisses, à direction circulaire et d'inégales dimensions. Beaucoup d'entre eux sont parallèles; d'autres s'entre-croisent sous des angles très-aigus. Tous ces faisceaux naissent de la face profonde du derme et viennent s'insérer en arrière sur le raphé du pénis.

Sur le gland, l'enveloppe musculaire, de même que l'enveloppe cutanée, forme une double couche, l'une externe, adhérente à la couche superficielle du prépuce; l'autre interne, adhérente à sa couche profonde. La première est plus épaisse; la seconde devient de plus en plus mince à mesure qu'elle remonte vers la couronne du gland. Au niveau de l'orifice du prépuce, les deux couches, en se continuant entre elles, forment un véritable sphincter, le *sphincter du prépuce*, qui préside à l'occlusion de cet orifice lorsqu'il dépasse le gland. — Les faisceaux de ce sphincter et ceux qui les précèdent viennent s'attacher au fond d'un sillon qu'on remarque sur la partie inférieure et postérieure du gland; ils forment par leur convergence une petite cloison triangulaire qui est recouverte par la couche muqueuse du prépuce, et qui constitue le *filet* ou le *frein* de la verge. Ils ne sont donc pas perpendiculaires à l'axe de l'organe, mais inclinés sur cet axe, d'autant plus obliquement que le prépuce est plus long, d'autant moins que celui-ci est plus court. Leur direction nous explique pourquoi, lorsque le prépuce est incisé au-dessus du gland, les deux lèvres de la plaie s'écartent si considérablement ; alors, en effet, tous les faisceaux musculaires divisés se rétractant avec force, attirent en bas et en arrière chacun des bords de la solution de continuité.

Le muscle péri-pénien est l'analogue du dartos. De même que celui-ci, il pourrait être considéré comme une dépendance de l'enveloppe tégumentaire : c'est un muscle peaucier à fibres lisses. Le muscle peaucier des bourses soutient les testicules ; il les soulève, les comprime doucement, et agit surtout au moment du coït. Le muscle peaucier de la verge intervient au moment de l'érection ; il joue dans la production de ce phénomène un rôle important qui sera exposé plus loin.

C. — **Enveloppe celluleuse du pénis.**

Au-dessous du muscle peaucier de la verge, on trouve une couche de tissu cellulaire très-lâche, dépourvue de graisse, dans laquelle rampent les vaisseaux émanés des couches sus-jacentes. Elle se prolonge jusqu'au sphincter du prépuce, et se réfléchit ensuite pour remonter vers la base du gland. Sa partie terminale est donc formée aussi de deux couches. Lorsque le gland est recouvert de son enveloppe, ces deux couches se superposent et se confondent ; lorsque celle-ci se retire en arrière du gland, elles se séparent, chacune d'elles restant adhérente à la couche musculaire qui lui correspond.

Cette couche celluleuse n'est pas complétement dépourvue de graisse ; le microscope y révèle la présence de cellules adipeuses sur certains points, mais en très-minime quantité. On y trouve aussi un assez grand nombre de fibres élastiques. Elle est remarquable par l'extrême facilité avec laquelle elle s'infiltre de sérosité ou de tout autre liquide épanché dans son voisinage. C'est à cette enveloppe que la peau et le muscle péri-pénien sont redevables de leur grand mobilité, et le prépuce de la facilité avec laquelle il peut tour à tour se dédoubler et se reconstituer.

Prépuce. L'enveloppe du gland, formée par un repli des trois couches qui précèdent, ne recouvre, en général, qu'une partie de ce renflement. Chez quelques individus elle le recouvre en totalité et le déborde ; chez d'autres elle ne le recouvre pas et n'existe qu'à l'état de rudiment.

L'extrémité libre ou l'orifice du prépuce présente aussi des variétés qu'il importe de connaître. Cet orifice est assez large dans l'immense majorité des cas pour laisser passer la base du gland et ensuite reprendre avec la même facilité sa situation habituelle. Mais il n'est pas extrêmement rare que son diamètre soit trop petit pour lui livrer passage. Ce vice de conformation, connu sous le nom de *phimosis*, rend le coït difficile ou douloureux ; il est souvent aussi la source d'irritations dues au séjour indéfini d'une matière sébacée plus ou moins altérée. En outre, à la suite d'efforts, le prépuce se trouve quelquefois entraîné violemment en arrière de la couronne du gland ; il devient alors une cause d'étranglement : état morbide qui constitue le *paraphimosis*.

La partie la plus longue du prépuce répond à la face dorsale de la verge ; à mesure qu'on rapproche du filet, il se raccourcit de plus en plus. — Les dimensions relatives du prépuce et du gland sont, du reste, en raison inverse avant et après la puberté ; avant, le prépuce est très-long, assez large et d'une capacité presque toujours supérieure au volume du gland ; après la puberté, le volume du gland se montre, au contraire, supérieur à la capacité du prépuce, en sorte qu'après avoir été débordé par son enveloppe, cet organe la déborde à son tour.

Le *frein* ou le *filet*, de figure triangulaire, est longitudinalement dirigé. Sa base regarde la racine de la verge. Son sommet, dirigé en avant, n'est séparé de l'orifice de l'urèthre que par un intervalle de 8 à 10 millimètres. Lorsqu'il s'en rapproche davantage, le prépuce ne peut être ramené en arrière du gland sans lui faire subir un allongement forcé qui occasionne quelquefois sa déchirure ou des tiraillements douloureux et qui nécessite alors une opération : la *section du filet*. Ses parties latérales, en se continuant avec les parties voisines, forment deux petites fossettes qui limitent à droite et à gauche la dépression circulaire de la base du gland. Nous avons vu que la charpente du filet est formée par des faisceaux musculaires. Il est remarquable aussi par la présence des troncs lymphatiques qui convergent vers lui de tous les points de la périphérie du gland et du canal de l'urèthre.

Des six couches qui composent le prépuce, il en est quatre qui nous sont suffisamment connues : ce sont les deux couches celluleuses et les deux couches musculaires. Il me suffira donc d'ajouter quelques mots sur les couches tégumentaires qui diffèrent l'une de l'autre. — La couche externe ou cutanée est recouverte par un épiderme très-mince ; elle contient quelques rares follicules pileux, quelques glandes sébacées plus rares encore. Ses papilles sont très-développées. — La couche interne a été rangée par tous les auteurs au nombre des membranes muqueuses, mais à tort, car elle est formée aussi par un prolongement de la peau ; l'épiderme qui la recouvre est plus épais que celui de la couche externe ; ses papilles sont très-évidentes aussi. Ses glandes, connues sous le nom de *glandes préputiales* ou *glandes de Tyson*, appartiennent comme celles de la peau à la classe des glandes sébacées, mais se réduisent aux plus minimes dimensions. Elles occupent une ligne circulaire, parallèle à la couronne et séparée de celle-ci par un intervalle de 2 à 3 millimètres. La plupart d'entre elles représentent de simples follicules ; quelques-unes seulement se divisent à leur extrémité profonde. Les auteurs qui les décrivent comme très-multipliées et très-développées ne les ont certainement pas observées. Elles ont pour usage de sécréter une manière caséeuse, odorante, destinée à lubrifier le gland et la surface interne de son enveloppe.

D. — **Enveloppe élastique du pénis.**

Cette enveloppe, mince et transparente, fait suite au ligament suspenseur. Nous avons vu que celui-ci est constitué principalement par des fibres élastiques, qui naissent de la partie supérieure et médiane de la symphyse pubienne, et qui forment autour de la racine du pénis un anneau complet, ou plutôt une gaîne de 3 centimètres de longueur. L'enveloppe élastique de la verge se continue en haut avec cette gaîne, dont elle pourrait être considérée comme un prolongement. Elle entoure les corps caverneux et la portion spongieuse du canal de l'urèthre. De chaque côté elle présente un épaississement prismatique et triangulaire qui remplit l'intervalle compris entre ces corps et le canal de l'urèthre, et qui devient pour les deux organes superposés un moyen d'union.

Les rapports de cette enveloppe sont importants. Par sa face interne, elle répond : 1° à la portion spongieuse de l'urèthre, à laquelle elle adhère d'une manière intime, et aux corps caverneux, auxquels elle est unie par de nombreuses lamelles émanant de sa face profonde; 2° à toutes les veines qui proviennent des parties érectiles du pénis, et par conséquent à la veine dorsale profonde, tronc commun de ces veines; 3° aux artères dorsales et aux nerfs correspondants. — Par sa face externe elle n'adhère que très-faiblement à la couche celluleuse qui la sépare du muscle peaucier et de la peau, de telle sorte que les trois couches superficielles restent très-mobiles et peuvent glisser sur elle.

Cette enveloppe est composée de fibres élastiques fines qui s'entre-croisent dans toutes les directions, et de fibres lamineuses; ces dernières ne prennent à sa structure qu'une part très-secondaire.

Ses usages sont relatifs au phénomène de l'érection. Sous l'influence de la turgescence des parties érectiles de la verge, la tunique élastique, qui n'a en moyenne que 7 à 8 centimètres de circonférence, en acquiert 10 à 11. Son élasticité se trouve donc mise en jeu ; or, comme elle recouvre toutes les veines qui viennent de ces parties érectiles, elle les comprime, et contribue ainsi puissamment à produire la stase veineuse qui constitue le phénomène principal de l'érection. — A l'élasticité de cette tunique et du ligament suspenseur viennent se joindre les contractions du muscle peaucier qui a pour attribution de comprimer les veines sous-cutanées, comme la tunique élastique comprime les veines émanées des parties érec-

tiles. Aussitôt que ses fibres se contractent, les parois des veines superficielles et profondes se dépriment et le sang les traverse avec moins de
facilité ; ainsi débute la stase sanguine qui a elle-même pour résultat une
certaine turgescence des corps caverneux. A mesure que cette turgescence augmente, les faisceaux circulaires du muscle qui sont dilatés réagissent avec plus d'énergie, tandis que le ligament suspenseur et la
tunique élastique réagissent aussi de leur côté ; de là une stase plus grande
et une érection plus complète. Ajoutons que les contractions du muscle
péri-pénien coïncident avec celles du dartos, et se produisent sous la
même influence.

E. — Vaisseaux et nerfs des enveloppes du pénis.

Les artères qui se distribuent à ces enveloppes viennent des honteuses
externes, de la périnéale inférieure et de la dorsale de la verge.

Les *veines* tirent leur origine de la peau et de la couche musculaire.
Dans le prépuce, leurs premières radicules donnent naissance ordinairement à deux troncs principaux qui descendent vers l'extrémité libre de
cette enveloppe ; au niveau de son orifice ils se réfléchissent, puis remontent vers la base du gland, où on les voit tantôt se réunir pour former un
tronc unique et médian, tantôt communiquer par une anastomose transversale et poursuivre ensuite leur trajet en restant indépendants. Chemin
faisant, le tronc médian ou les deux troncs latéraux reçoivent toutes les
veines qui naissent des enveloppes du pénis.

Parvenus à la racine de la verge, chacun de ces troncs décrit une courbe
à concavité inférieure et vient s'ouvrir dans la partie terminale de la veine
saphène interne. Si le tronc est unique, il se rend de l'un ou de l'autre
côté ; ou bien il se divise, et ses branches se terminent dans la saphène
qui leur correspond. C'est ce tronc que la plupart des auteurs considèrent
comme la veine principale du pénis, et qu'ils appellent veine dorsale ou
médiane. — Mais il existe deux veines médianes : la superficielle ou
sous-cutanée, tronc commun des veines émanées des enveloppes du
pénis ; et la profonde, tronc commun des veines provenant des parties
érectiles. Cette dernière est sous-jacente à la tunique élastique et jamais
apparente à l'extérieur.

Les deux veines dorsales diffèrent non-seulement par leur situation
et leur origine, mais par leur terminaison, puisque l'une vient toujours
s'ouvrir dans la veine saphène, tandis que l'autre se termine constamment
dans le plexus de Santorini. Le pénis, comme les membres, présente donc
deux plans veineux très-différents, un plan superficiel et un plan profond,
qui n'ont pas été suffisamment distingués jusqu'à présent et qu'il importe
cependant de ne pas confondre.

Indépendamment des veines superficielles qui rampent sur les parties supérieures et latérales de la verge, il en est d'autres qui répondent à sa face inférieure. Ces dernières vont se réunir aux veines du scrotum dont elles partagent ensuite le mode de terminaison.

Les *vaisseaux lymphatiques* suivent le trajet des veines dorsales superficielles et vont se rendre aux ganglions de l'aine.

Les *nerfs* émanent de la branche génito-crurale du plexus lombaire, et des branches dorsale et périnéale inférieure du nerf honteux interne.

§ 2. — Corps caverneux.

Les *corps caverneux* sont des organes érectiles destinés à servir de soutien ou de tuteur au canal de l'urèthre pendant l'accouplement. Ils nous offrent à considérer leur conformation extérieure et leur structure.

A. — Conformation extérieure.

Ces corps érectiles au nombre de deux, naissent de la partie interne des branches ischio-pubiennes sur lesquelles ils s'attachent à la manière des tendons. De là ils se dirigent obliquement en haut, en avant et en dedans; parvenus au devant de la partie inférieure de la symphyse pubienne, ils se juxtaposent, puis s'unissent pour former une cloison médiane et verticale, incomplète, qui les accompagne jusqu'à leur extrémité terminale, et qui leur permet de communiquer entre eux sur toute l'étendue de leur adossement. Ainsi unis et en partie confondus ils ont pu être considérés comme un organe impair et médian.

La longueur moyenne des corps caverneux dans l'état habituel est de 14 à 15 centimètres, et, dans l'état d'érection, de 20 à 21. Leur diamètre transversal dans le premier cas varie de 20 à 35 millimètres, et dans le second de 30 à 45. L'antéro-postérieur égale le tiers seulement de celui qui précède.

L'organe impair et médian constitué par leur adossement revêt la forme d'un cylindroïde aplati de haut en bas, bifide en arrière, effilé en avant, Chez la plupart des individus, il offre une légère dépression à droite et à gauche, au niveau de l'angle du pénis, c'est-à-dire à l'union des racines avec le corps. Cette double dépression, dans quelques cas, se montre assez accusée pour simuler une sorte d'étranglement; et comme l'extrémité opposée est effilée, il en résulte que les corps caverneux offrent alors une configuration fusiforme qu'on observe surtout chez les individus dont la verge est très-volumineuse.

La *face supérieure* du cylindroïde constitué par la réunion des corps caverneux présente un sillon antéro-postérieur et médian qu'occupe la veine dorsale profonde. De chaque côté elle est recouverte par l'artère dorsale de la verge et le tronc nerveux correspondant. A l'angle de réunion des deux racines, elle donne attache aux fibres médianes du ligament suspenseur.

La *face inférieure* est creusée d'une large gouttière, antéro-postérieure et médiane aussi, destinée à loger le canal de l'urèthre. Elle adhère à ce canal de la manière la plus intime sur toute sa longueur.

Les *faces latérales*, arrondies et convexes, répondent aux branches d'origine de la veine dorsale profonde qui les contournent en se portant de la face inférieure vers la face supérieure, et qui décrivent ainsi pour la plupart un trajet demi-circulaire.

L'*extrémité postérieure* est formée par les racines des corps caverneux. De leur convergence et de leur union résulte un angle dont la base regarde en arrière et dont l'aire est remplie par le ligament suspenseur, les artères dorsales, la veine dorsale profonde et quelques veinules qui émanent directement du sommet de celui-ci. En haut et en dehors, ces racines se trouvent en rapport avec les branches ischio-pubiennes sur lesquelles elles s'insèrent. En bas, elles sont recouvertes par les muscles ischio-caverneux et en avant par la languette terminale des bulbo-caverneux ; la dépression qu'on remarque à leur union avec le corps de l'organe répond exactement à cette languette dont elle représente en quelque sorte l'empreinte.

L'*extrémité antérieure* est reçue dans l'excavation de la base du gland. Une lame fibreuse épaisse et aplatie de haut en bas, irrégulièrement triangulaire, la prolonge jusqu'au voisinage du méat urinaire. De cette dernière naissent des irradiations qui unissent très-solidement l'extrémité antérieure des corps caverneux à la base du gland.

B. — Structure des corps caverneux.

Les corps caverneux sont constitués : 1° par une enveloppe fibreuse et par une cloison médiane de même nature, qui partage la cavité circonscrite par cette enveloppe en deux cavités secondaires ; 2° par une trame aréolaire ; 3° par des capillaires qui se dilatent en ampoule pour tapisser les aréoles de cette trame ; 4° par des artères, des veines et des nerfs.

a. Enveloppe fibreuse et cloison des corps caverneux.

1° Enveloppe fibreuse. Ferme, très-résistante, d'un blanc opaque, cette enveloppe entoure complétement la partie érectile des corps caverneux qu'elle a surtout pour usage de protéger. — Son épaisseur moyenne varie, suivant les individus, de 1 à 2 millimètres.

Sa surface externe répond inférieurement au canal de l'urèthre et sur les autres points de son contour à l'enveloppe élastique dont elle se trouve séparée de chaque côté, par les branches d'origine de la veine dorsale profonde, et supérieurement par le tronc de cette veine, ainsi que par les artères et les nerfs qui l'accompagnent. — Sa surface interne donne attache aux trabécules de la trame aréolaire, qui affectent à son égard les mêmes connexions que les trabécules de la rate avec sa tunique propre.

L'enveloppe fibreuse des corps caverneux présente un grand nombre d'orifices destinés au passage des radicules veineuses qui émanent de cet organe et qui forment les branches d'origine de la veine dorsale profonde.

Elle est essentiellement constituée par des fibres de tissu conjonctif, réunies en faisceaux et fascicules qui s'entre-croisent dans toutes les directions. Dans son épaisseur, on trouve aussi un certain nombre de fibres de tissu élastique déliées qui ne prennent qu'une très-faible part à sa constitution; la présence de ces fibres suffit cependant pour expliquer la facilité avec laquelle elle se laisse distendre au moment de l'érection, et revient ensuite à ses dimensions ordinaires.

2° **Cloison des corps caverneux.** De la partie postérieure et médiane de l'enveloppe fibreuse, on voit naître un très-grand nombre de cordons ou filaments, de nature fibreuse aussi, qui vont s'attacher par leur extrémité opposée à la partie antérieure et médiane de celle-ci. En s'échelonnant de haut en bas, ceux-ci donnent naissance à une cloison, incomplète, les intervalles qui les séparent égalant et, sur quelques points même, surpassant leur diamètre. Par conséquent la moitié droite des corps caverneux communique assez largement avec la moitié gauche. Ces cordons fibreux prennent leur principale insertion en arrière, où ils sont plus épais, plus rapprochés et unis par leur base. En se portant vers la face antérieure de l'organe, ils s'effilent graduellement, puis se divisent pour la plupart en quatre ou cinq filaments déliés, arrondis et légèrement divergents. Considérés dans leur ensemble, Boyer a pu les comparer avec assez de vérité à un peigne. Leur structure ne diffère pas de celle de l'enveloppe fibreuse.

La cloison des corps caverneux relie l'une à l'autre leurs deux moitiés antérieure et postérieure et conserve par conséquent à ces organes la forme aplatie qu'ils présentent, forme qui a pour avantage : d'offrir à l'urèthre une large surface d'appui, de le placer ainsi dans des conditions qui lui permettent de se dilater sous l'influence de l'érection, et de mieux assurer, en définitive, son entière perméabilité.

b. Trame aréolaire des corps caverneux.

Lorsqu'on incise les corps caverneux, on voit que la cavité circonscrite par leur enveloppe fibreuse contient un tissu d'apparence spongieuse et de couleur rouge qui la remplit complétement; si pour mieux observer ce tissu spongieux ou plutôt érectile on y fait passer un courant d'eau, le sang contenu dans ses mailles étant entraîné, il prend l'aspect d'une trame aréolaire, de coloration blanche ou rosée. Toutes les aréoles de cette trame communiquent assez largement entre elles. Plus petites et plus nombreuses vers la périphérie de l'organe, elles augmentent de capacité et diminuent de nombre à mesure qu'on se rapproche des parties les plus centrales.

Des trabécules de deux ordres contribuent à former la trame aréolaire des corps caverneux. Les unes se détachent de la face profonde de l'enveloppe fibreuse et en sont une simple dépendance; les autres viennent s'insérer sur cette enveloppe. — Les premières, ou trabécules fibreuses, communiquent à la trame dont elles font partie une plus grande solidité; elles ne tardent pas à disparaître dans cette trame. Les secondes, beaucoup plus nombreuses et plus délicates, sont formées par des faisceaux de fibres musculaires lisses auxquelles se mêle une proportion variable de fibres lamineuses et de fibres élastiques.

Les deux ordres de trabécules se portent de la circonférence au centre des corps caverneux, en se divisant, s'unissant, s'entre-croisant de mille manières. Parmi les unes et les autres, il en est de lamelliformes; il en est aussi de filiformes. De leur entre-croisement et de leur union résultent les aréoles. Ainsi circonscrites, celles-ci présentent, non-seulement une capacité très-inégale, mais aussi une forme extrêmement irrégulière. Chacune d'elles communique avec toutes celles qui l'entourent. Elles n'ont de commun que la texture de leurs parois dans la composition desquelles entrent toujours des fibres musculaires lisses, des fibres élastiques, et des fibres lamineuses. — Les auteurs, du reste, ne sont pas d'accord sur la part proportionnelle que les trois ordres de fibres prennent à leur constitution. M. Rouget affirme que les parois des aréoles sont essentiellement composées de fibres musculaires. M. Legros (1) fait une part plus large aux fibres lamineuses et élastiques; il ajoute que certaines trabécules sont même exclusivement formées par ces dernières. Cette observation est fondée. Cependant mes recherches me conduisent à admettre que les fibres musculaires dans le plus grand nombre des trabécules l'emportent assez notablement sur les deux autres.

Telle est la texture des parois des aréoles chez l'homme et la plupart des mammifères. Mais parmi ceux-ci, il en est chez lesquels les trabécules sont uniquement formées de tissu fibreux. C'est ce que M. Legros a pu constater chez le taureau. Sur un tronçon du pénis de la baleine, déposé au musée Orfila, et qui n'a pas moins de 45 centimètres de circonférence, j'ai pu faire la même observation. L'enveloppe propre du corps caverneux, extrêmement épaisse chez ce puissant vertébré, donne naissance par tous les points de sa surface interne à une multitude de faisceaux volumineux,

____

(1) Legros, *Mém. sur l'anat. et la phys. du tissu érectile* (*Journal de l'anat. et de la phys.*, par Ch. Robin, 1866, p. 13).

très-résistants, qui se divisent et s'unissent aussi les uns aux autres pour circonscrire des aréoles, mais qui sont tous exclusivement fibreux.

c. Capillaires des corps caverneux.

Les capillaires dans les corps caverneux, comme dans toutes les autres parties du système érectile, représentent l'élément essentiel ou caractéristique de la trame aréolaire. Les aréoles, en effet, ne font que consolider leurs parois. Ce qui les distingue dans le tissu érectile, c'est leur énorme calibre, leur extrême brièveté, leurs anastomoses multipliées à l'infini.

Au début de leur développement chez l'homme et chez les animaux où le tissu érectile n'existe qu'à l'état d'ébauche, ces capillaires offrent la ténuité de tous les vaisseaux du même ordre, ou en diffèrent peu par leur diamètre, et se trouvent alors séparés par des cloisons relativement très-épaisses : à mesure qu'ils se dilatent, celles-ci diminuent de largeur : et lorsque le tissu érectile arrive à son plus haut degré de développement, elles ne sont plus représentées que par de minces lamelles, et sur certains points par de simples filaments, qui, vus dans leur ensemble après insufflation, revêtent l'aspect aréolaire.

Ces vaisseaux ont une tunique propre, amorphe, transparente, qui adhère étroitement par sa surface externe aux trabécules circonscrivant les aréoles. Un épithélium pavimenteux recouvre leur surface interne sur tous les points de son étendue. Cet épithélium, bien décrit par M. Legros, se compose d'une seule couche de cellules minces, à bords irréguliers, et de figure losangique.

Les trois ordres de fibres, qui entrent dans la constitution des aréoles de cette trame, peuvent être considérées comme des parties surajoutées à la paroi propre des capillaires, pour communiquer à ceux-ci une plus grande résistance et une rétractilité plus énergique.

d. Artères des corps caverneux.

Chaque corps caverneux possède une artère qui lui est propre, et reçoit en outre de l'artère dorsale quelques ramifications.

L'artère caverneuse pénètre dans le corps caverneux correspondant par la partie supérieure et interne de celui-ci. Avant de s'engager dans sa trame érectile, elle donne une branche importante qui suit un trajet rétrograde pour aller se distribuer à la racine de l'organe. Le tronc artériel continuant ensuite à se porter d'arrière en avant, marche parallèlement à celui du côté opposé, dont il est très-rapproché, et avec lequel il échange plusieurs divisions anastomotiques, puis s'en éloigne, et se place alors au centre du corps caverneux qu'il parcourt dans toute sa longueur.

De la périphérie de ce tronc, de sa branche rétrogradé et de quelques autres branches qu'il fournit chemin faisant, naissent une multitude de rameaux qui s'en détachent, les uns à angle droit, d'autres à angle aigu, et qui, après un court trajet, donnent naissance chacun à un bouquet de ramuscules divergents. Ceux-ci, au nombre de 5 à 6 ordinairement, de 8 à 9 sur quelques points, s'enroulent en spirale, se divisent et se subdivisent en s'anastomosant, puis s'ouvrent par leurs dernières ramifications dans les aréoles du tissu érectile, c'est-à-dire dans un capillaire dilaté en ampoule ; elles représentent autant de courants filiformes qui viendraient se perdre dans un lac.

Le mode de ramescence de l'artère caverneuse, la direction spiroïde de ses dernières divisions et la terminaison de celles-ci ont été longtemps méconnus. — Muller, le premier, a fait remarquer que cette artère ne se divise pas dichotomiquement ; il a signalé la multiplicité des rameaux qui partent de son contour et les bouquets de ramuscules par lesquels ceux-ci se terminent ; le premier aussi, il a très-bien vu la direction éminemment flexueuse de ces ramuscules. Mais il s'est gravement mépris sur leur terminaison, en avançant qu'ils pénètrent jusqu'au centre des aréoles du tissu spongieux, où ils s'ouvriraient par un orifice circulaire ; et plus tard il se méprit davantage encore en admettant qu'après avoir pénétré dans les aréoles, ils se terminent en cul-de-sac à la manière de simples diverticules. — Cette erreur a été combattue par Henle et très-bien réfutée surtout par Valentin, qui l'un et l'autre ont nié l'existence de semblables diverticules. Ils ont avancé, avec raison, que les divisions de l'artère caverneuse venaient s'ouvrir, comme partout ailleurs, dans les vaisseaux capillaires. Mais Valentin a été trop loin en niant les artères hélicines, c'est-à-dire en considérant la direction flexueuse de ces divisions terminales comme le résultat de leur déchirure et de leur retrait. M. Rouget a très-bien démontré que l'enroulement spiroïde mentionné par Muller était propre, non-seulement à ces vaisseaux, mais à toutes les artères des organes érectiles. — M. Legros nous a appris en outre que les dernières divisions artérielles présentent sur une foule de points des renflements fusiformes, qu'elles sont extrêmement riches en fibres musculaires, et que quelques divisions plus grêles et moins abondamment pourvues de ces fibres se terminent dans les parois des aréoles.

Les ramifications que l'artère dorsale de la verge abandonne aux corps caverneux sont peu nombreuses et pour la plupart très-déliées.

e. Veines des corps caverneux.

Les veines des corps caverneux ne naissent pas dans l'épaisseur de leur trame érectile, ainsi qu'on l'a si longtemps pensé. Au dedans de cette trame, il n'y a que les divisions artérielles et les énormes capillaires dans lesquelles celles-ci viennent s'ouvrir. Les veines ne prennent naissance qu'au niveau des aréoles les plus superficielles. Leurs premières radicules partent de la périphérie des organes érectiles. On peut les distinguer en inférieures, supérieures, latérales, antérieures et postérieures.

Les *veines inférieures*, très-nombreuses, émanent de la gouttière des corps caverneux. Elles reçoivent, au niveau de leur origine, les veinules nées de la partie correspondante de l'urèthre, puis décrivent un trajet demi-circulaire pour se porter vers la veine dorsale profonde, dans laquelle elles se terminent. Ces veines, en général volumineuses, sont au nombre de cinq ou six pour chaque côté.

Les *veines supérieures*, beaucoup moins nombreuses et moins importantes que les précédentes, cheminent d'arrière en avant, traversent le sillon médian antérieur de la tunique fibreuse, et s'ouvrent sur la face adhérente de la veine dorsale profonde. Pour les bien voir, il faut inciser cette veine sur sa longueur, ainsi que le recommande Kobelt.

Les veines émanées des parties latérales se jettent dans les inférieures sur un point plus ou moins rapproché de leur terminaison.

Les *veines antérieures*, au nombre de deux ou trois de chaque côté, partent de l'extrémité terminale de chaque corps caverneux, s'unissent presque aussitôt à d'autres veines venues de la base du gland, et forment un ou plusieurs troncs qui cheminent entre les deux organes pour aller se terminer dans l'origine de la veine dorsale. Ces veines avaient été déjà aperçues par Bichat; elles ont été vues aussi par Kobelt, qui les a considérées comme un canal de communication étendu du gland aux corps caverneux, et qui semble avoir méconnu, par conséquent, leur véritable origine.

Les *veines postérieures*, très-volumineuses, émergent de l'angle de réunion des deux corps caverneux, passent sous la symphyse des pubis, et viennent s'ouvrir dans le plexus de Santorini, comme la veine dorsale profonde, au-dessous de laquelle elles se trouvent situées.

La **veine dorsale profonde**, tronc commun des veines émanées des corps caverneux et de toutes celles qui naissent de la portion spongieuse de l'urèthre, se porte directement d'arrière en avant, entre les deux artères dorsales légèrement flexueuses et les nerfs dorsaux plus ou moins rectilignes. A son origine, elle communique constamment avec les veines tégumentaires du pénis; cette communication a lieu immédiatement en arrière de la couronne du gland. Elle est établie à l'aide de rameaux multiples étendus de la veine dorsale profonde aux veines préputiales. Il n'est pas très-rare de voir les deux veines dorsales se continuer sur ce point à plein canal. Ces anastomoses ont pour avantage de permettre aux veines profondes et superficielles de se suppléer réciproquement.

Dans son trajet, la veine dorsale profonde présente deux ou trois valvules souvent incomplètes; en sorte qu'on peut alors l'injecter de sa terminaison vers son origine. Elle est fixée sur le sillon antérieur des corps caverneux par la tunique élastique du pénis. Parvenue au niveau du ligament suspenseur, elle traverse les faisceaux élastiques médians de ce ligament, et se trouve environnée par conséquent, ainsi que ses principales origines, d'une gaîne fibreuse élastique presque complète qui se renforce à mesure qu'elle approche de sa terminaison. L'élasticité de cette gaîne, mise en jeu pendant l'érection, contribue à déprimer ses parois et à favoriser la stase du sang dans les capillaires de la trame érectile.

A cette élasticité viennent se joindre l'action du muscle peaucier et celle des trabécules musculaires qui concourent au même résultat. Deux phénomènes principaux se produisent donc au moment de l'érection; le premier consiste dans un afflux de sang artériel provoqué par les désirs vénériens, le second dans l'affaissement momentané de toutes les veines qui partent de la trame érectile dans laquelle le sang est épanché. L'organisme vénérien qui préside à l'afflux du sang préside aussi à la contraction du muscle peaucier et des trabécules musculaires, en sorte que la même cause produit tout à la fois l'épanchement du sang et son emprisonnement. La rigidité des corps caverneux résulte de la lutte alors établie entre l'effort expansif du sang qui allonge toutes les trabécules musculaires, et les contractions de celles-ci qui réagissent sur le liquide. Plus l'afflux sanguin sera rapide et la contraction des trabécules énergique, plus aussi cette rigidité sera prononcée.

f. Nerfs des corps caverneux.

Les filets nerveux qui se rendent dans les corps caverneux sont extrêmement nombreux. Ils viennent de deux sources : du plexus caverneux et des nerfs dorsaux de la verge.

Le plexus caverneux est une émanation du plexus hypogastrique. Il longe les parties latérales de la prostate, passe sous la symphyse des pubis, s'applique à l'artère caverneuse qu'il enlace de ses mailles, pénètre avec cette artère dans le corps caverneux et l'accompagne jusqu'à son extrémité terminale. Au niveau de chacun des rameaux qui se détachent du tronc artériel, ce plexus fournit plusieurs filets qui suivent d'abord ceux-ci, mais qui ne tardent pas à en devenir indépendants et qui présentent dans leur trajet des divisions et des anastomoses multipliées. Les ramifications extrêmement déliées par lesquelles ils se terminent n'ont pu être suivies jusqu'à leur extrémité; mais elles s'épuisent très-probablement les unes sur les parois de l'artère, les autres dans les faisceaux musculaires des aréoles.

Les nerfs dorsaux de la verge émettent un nombre considérable de ramuscules, d'une grande ténuité pour la plupart. Tous accompagnent les vaisseaux artériels et veineux qui contournent les corps caverneux en se portant de sa face dorsale vers sa face postérieure ; ils traversent obliquement l'enveloppe fibreuse pour se distribuer aux parties périphériques de la trame érectile, dans l'épaisseur de laquelle ils disparaissent.

En pénétrant dans cette trame érectile, les tubes nerveux émanés des deux sources précédentes se dépouillent de leur myéline.

§ 3. — URÈTHRE.

L'*urèthre* de l'homme, destiné à transmettre au dehors, tantôt l'urine et tantôt le sperme, se distingue entre tous les conduits excréteurs, non-seulement par sa double destination, mais aussi, par les différences d'organisation qu'il présente sur les divers points de son étendue.

Né de la partie antérieure et inférieure de la vessie, on le voit s'engager, dès son origine, dans un corps glanduleux, la prostate ; puis, au sortir de ce corps, dans une gaîne musculaire ; et un peu plus loin dans une gaîne érectile, renflée à son extrémité postérieure qui a reçu le nom de *bulbe*, et à son extrémité antérieure qui constitue le *gland*. De là trois portions bien distinctes : une *portion prostatique,* une *portion musculaire* ou *membraneuse* et une *portion spongieuse.*

La direction, la longueur et le calibre de ce conduit nous occuperont d'abord. Nous étudierons ensuite les rapports et la structure qui sont propres à chacune de ses trois portions ; puis les parties qui leur sont communes. Ces dernières comprennent une tunique musculaire, une tunique muqueuse, des artères, des veines, des vaisseaux lymphatiques et des nerfs.

A. — **Direction de l'urèthre.**

L'urèthre se dirige d'abord en bas et en avant. Parvenu sous la symphyse des pubis, il devient horizontal, puis obliquement ascendant, comme les racines du corps caverneux qui le reçoivent dans leur intervalle ; au niveau du ligament suspenseur de la verge, il se réfléchit une seconde fois pour se porter verticalement en bas.

Dans son trajet, le canal de l'urèthre décrit donc deux inflexions. La première représente une courbe dont la concavité, tournée en haut et en avant, regarde la symphyse des pubis. La seconde constitue un angle, l'*angle uréthral* qui coïncide avec l'angle du pénis, et dont l'ouverture, par conséquent, regarde en bas ; cet angle disparaît dans l'état d'érection ; il disparaît également au moment de l'excrétion urinaire. Aussi est-ce cette direction que le chirurgien donne au canal de l'urèthre, lorsqu'il se propose de pratiquer le cathétérisme. La sonde arrive alors d'un seul mouvement et sans difficulté jusqu'au-dessous de la symphyse. A cette

limite, elle rencontre un obstacle dû au changement de direction du
conduit qui, descendant jusque-là, devient ascendant plus loin. Si la sonde
mise en usage décrit à son extrémité une courbure appartenant à une circonférence qui aurait 4 centimètres de rayon, il suffira d'abaisser un peu
son pavillon vers les bourses pour l'engager dans cette portion ascendante.
Si elle est droite, on réussira encore, à l'aide de la même manœuvre, à l'introduire jusque dans la vessie, mais à la condition de l'abaisser davantage;
le canal se trouvera alors complétement redressé. — Comment s'accomplit

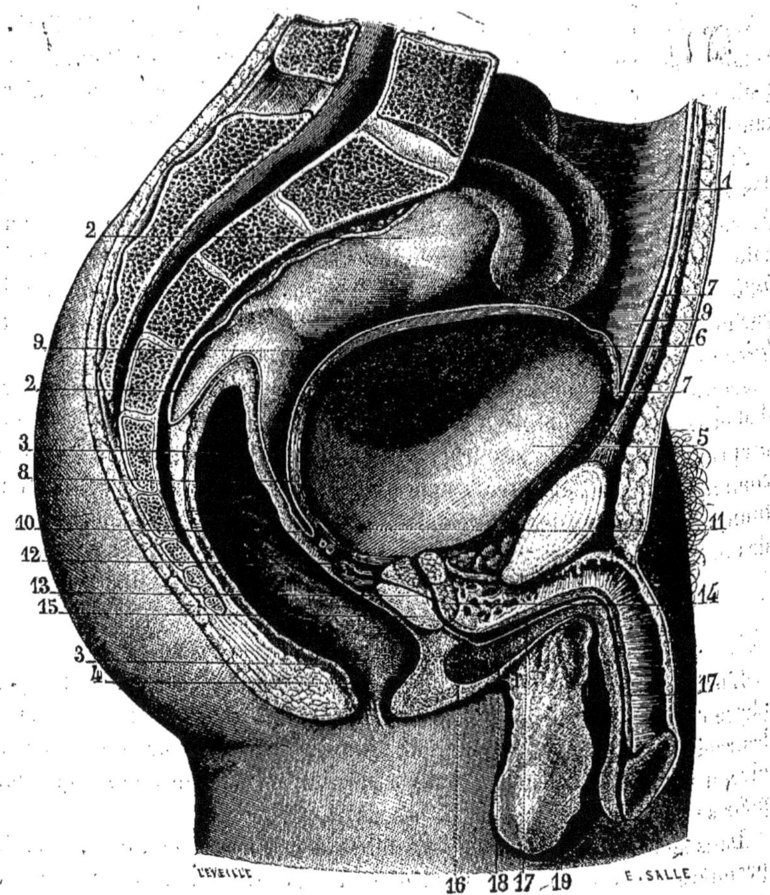

Fig. 904. — *Canal de l'urèthre; sa direction; ses rapports.*

1. S iliaque du côlon. — 2, 2. Partie supérieure du rectum, obliquement dirigée en
bas et en arrière. — 3, 3. Sa partie moyenne oblique en bas et en avant. — 4. Sa partie
inférieure dirigée, comme la supérieure, en bas et en arrière, mais beaucoup moins
oblique que celle-ci. — 5. Moitié gauche de la cavité vésicale. — 6. Son sommet dirigé
en haut et en avant. — 7, 7. Ouraque partant de ce sommet, descendant sur la vessie
dilatée, puis décrivant un coude à concavité supérieure. — 8. Bas-fond de la vessie, en
rapport avec la partie moyenne du rectum. — 9, 9. Péritoine descendant dans le coude

ce redressement? Est-il constamment réalisable? Tous les individus se prêtent-ils également bien à l'introduction des instruments lithotriteurs? Ces questions méritent de nous arrêter un instant. Pour les résoudre, il importe d'avoir une notion parfaitement exacte de la courbe que l'urèthre décrit au-dessous de la symphyse.

Dans ce but, on a mis en usage un assez grand nombre de procédés qui sont tous plus ou moins défectueux. La congélation ne donne pas des résultats aussi précis qu'on le pense généralement. — Les sections antéro-postérieures enlèvent à la prostate ses soutiens naturels; elle tombe alors en arrière, et la courbe uréthrale s'efface en partie. — Les injections poussées dans l'urèthre ne donnent pas de meilleurs résultats; trop molles, elles deviennent pour le canal un soutien insuffisant, et celui-ci se déforme; trop dures, elles se brisent. En conséquence, j'ai dû repousser tous ces procédés et quelques autres que je passe sous silence.

Deux conditions principales s'imposent à l'observateur qui veut déterminer la courbure de l'urèthre : la première, c'est de l'immobiliser; la seconde, de placer le tronc dans une position verticale.

Pour immobiliser la courbe uréthrale, j'ai fait faire deux tiges d'une longueur de 25 centimètres chacune, d'un diamètre de 4 millimètres, creusées d'un pas de vis sur toute leur longueur, terminées en pointe à une extrémité, munies à l'autre d'une poignée transversale. — Le corps étant verticalement suspendu, j'enfonce l'une de ces tiges dans la symphyse des pubis à travers toutes les parties molles, en la dirigeant du sommet de l'angle de l'urèthre vers l'orifice interne de ce conduit, qu'elle rase pour aller pénétrer dans le sacrum. Je passe ensuite dans le canal une sonde de moyen calibre que je fais cheminer du col de la vessie vers le méat urinaire; et je l'attache à ma tige, d'une part immédiatement au-dessus du col, de l'autre au niveau du sommet de l'angle uréthral, en évitant toute traction pouvant augmenter ou diminuer la courbure qu'elle décrit. Ainsi fixée, elle immobilise très-bien la courbure de l'urèthre; la partie de la tige comprise entre les deux points d'attache représente la corde de l'arc.

La seconde tige est enfoncée de la même manière à travers la symphyse, mais dans une direction horizontale et à une hauteur qui lui permette aussi de raser l'orifice interne de l'urèthre.

Mes deux tiges disposées, j'abats le quart environ de l'excavation du bassin à l'aide de deux traits de scie : l'un, antéro-postérieur, qui divise le pubis du côté droit, tout près de la symphyse; l'autre, qui passe sur le

que forme l'ouraque pour se prolonger ensuite sur le sommet et la face postérieure du réservoir urinaire. — 10. Cul-de-sac recto-vésical. — 11. Embouchure de l'uretère gauche. — 12. Canal déférent et vésicule séminale du côté droit, incisés près de leur extrémité terminale. — 13. Partie postéro-inférieure de la prostate, traversée par le conduit éjaculateur. — 14. Sa partie antéro-supérieure. — 15. Portion prostatique de l'urèthre. — 16. Sa portion membraneuse. — 17, 17. Sa portion spongieuse. — 18. Bulbe de l'urèthre. — 19. Testicule gauche entouré de ses enveloppes.

centre de la cavité cotyloïde correspondante ; puis laissant intact le muscle releveur de l'anus, je dissèque de dehors en dedans jusqu'à ce que j'arrive à l'urèthre : je mets ainsi à nu d'abord son bulbe en enlevant le muscle bulbo-caverneux, puis sa portion membraneuse, et il me devient facile dès lors de suivre sa direction. Voici les faits très-précis que l'observation m'a permis de constater.

L'orifice interne du canal est situé à 30 ou 34 millimètres en arrière de la symphyse. Parti de ce point, le canal se porte obliquement en bas et en avant, et jamais verticalement en bas, ainsi qu'on pourrait le croire en examinant les coupes médianes pratiquées sur des bassins congelés ou soumis à l'action des acides. Sa portion prostatique fait, avec la ligne horizontale conduite du col de la vessie vers la symphyse, un angle de 60 degrés, et avec la verticale, par conséquent, un angle de 30 degrés. Sa portion membraneuse est oblique aussi, mais beaucoup moins ; c'est à l'union de celle-ci avec la portion spongieuse que l'urèthre devient horizontal. L'axe de la symphyse, suffisamment prolongé, viendrait tomber sur cette union.

La partie horizontale de l'urèthre est séparée de l'extrémité inférieure de la symphyse par une distance de 18 millimètres. Cet espace est rempli par le muscle de Wilson, la veine dorsale profonde du pénis, et le plexus de Santorini. Aussi peut-on facilement soulever l'urèthre et l'amener presque au contact du ligament sous-pubien.

La ligne étendue du sommet de l'angle uréthral au col de la vessie, ou la corde de l'arc que le conduit décrit en passant sous la symphyse, est de 7 centimètres. Elle traverse la symphyse immédiatement au-dessus du ligament sous-pubien ; l'angle uréthral, par conséquent se trouve situé au devant de l'extrémité inférieure de la symphyse.

La ligne horizontalement tirée de l'orifice interne de l'urèthre vers la symphyse, et prolongée ensuite de celle-ci au dehors, est une donnée absolument nécessaire pour déterminer la direction générale de la courbe de l'urèthre. Dans ce but, j'ai placé tous les individus sur lesquels ont porté mes recherches dans une direction verticale. La symphyse des pubis offrait par conséquent, sur chacun d'eux, l'inclinaison qui lui est propre. La ligne horizontale, qui la traverse après avoir rasé le col de la vessie, a été rigoureusement déterminée. Or, cette ligne est venue tomber sur la partie postérieure de la symphyse, à l'union de son quart inférieur avec ses trois quarts supérieurs, souvent un peu au-dessus. En admettant qu'elle tombe sur la symphyse à l'union de son tiers inférieur avec ses deux tiers supérieurs chez la plupart des individus, nous serons tout à fait dans la vérité.

Prolongée à travers la symphyse, la ligne horizontale venue du col de la vessie se rapproche beaucoup de son centre, puis vient sortir en avant, à l'union de son tiers supérieur avec ses deux tiers inférieurs. —

Au delà de la symphyse, elle passe au-dessus de la racine de la verge ; et si l'on abaisse une perpendiculaire de cette ligne sur le sommet de l'angle uréthral, on constate que celui-ci est situé à 25 ou 30 millimètres au-dessous. Une autre perpendiculaire abaissée sur le point le plus déclive de la courbe uréthrale varie, suivant les individus, de 30 à 40 millimètres ; de là cette conséquence importante : *l'urèthre, après s'être abaissé de 3 à 4 centimètres au-dessous de son point de départ, ne remonte, en général, que d'un centimètre pour atteindre l'angle du pénis.*

Cette disposition nous explique le fait suivant qui vient la confirmer : le tronc étant dans l'attitude verticale, ouvrez la vessie, passez une sonde de moyen calibre dans l'urèthre, puis retirez-la aussitôt et laissez tomber un filet d'eau sur le col vésical, vous verrez le liquide s'engager dans le canal et s'échapper goutte à goutte par le méat urinaire. Or, ces quelques gouttes d'eau ne s'écoulent en vertu de leur propre poids bien évidemment que parce que l'angle de l'urèthre dépasse à peine le niveau des parties les plus déclives de la courbe uréthrale. Cette courbe, en effet, regarde en haut et en avant ; sa partie antérieure ou ascendante est presque horizontale. En se plaçant pour l'observer dans les conditions que j'ai exposées plus haut, tous ces détails deviennent très-faciles à saisir.

Étant connus les faits qui précèdent, nous pouvons maintenant nous rendre compte du mécanisme par lequel le canal se trouve redressé dans le cathétérisme rectiligne. Lorsque le pénis est relevé et maintenu dans une direction qui s'éloigne également de la verticale et de l'horizontale, la sonde introduite par le méat urinaire arrive d'emblée jusqu'à l'union de la portion spongieuse avec la portion membraneuse, c'est-à-dire jusqu'au point le plus déclive de la courbe uréthrale. Pour l'engager dans la portion membraneuse, il faut abaisser le pénis de 45 degrés, en imprimant à la sonde un mouvement de bascule. Dans ce mouvement, la portion antérieure ou bulbeuse de la courbe uréthrale se déprime de 12 à 15 millimètres et la portion moyenne ou musculaire s'élève d'une hauteur égale aux dépens du plexus de Santorini dont les veines se vident et s'affaissent ; ainsi se redresse l'urèthre, le mécanisme de ce redressement nous enseigne aussi qu'il peut être facilement obtenu, plus facilement même qu'on ne le pense en général.

L'urèthre, dans toute l'étendue de son trajet, reste situé sur la ligne médiane. A l'état normal, il ne présente aucune inflexion latérale. Lorsqu'on introduit dans sa cavité une sonde d'arrière en avant, on constate très-bien qu'il ne se dévie ni à droite ni à gauche. Les inflexions latérales qu'il présente parfois lorsqu'on l'injecte avec un liquide solidifiable sont le résultat de ces injections elles-mêmes qui ont pour effet de l'allonger ; et comme il n'est pas soutenu par la turgescence des parties érectiles, il s'infléchit alors dans divers sens, surtout dans le sens transversal ; mais si avant d'injecter le canal on remplit les corps caverneux d'un liquide solidifiable, on reconnaît qu'il est parfaitement médian et symétrique.

B. — Longueur de l'urèthre.

La longueur de l'urèthre est si importante à connaître pour le chirurgien, elle a été, de la part des divers observateurs, l'objet d'évaluations si différentes, que j'ai dû m'entourer, en procédant à sa détermination, de toutes les précautions nécessaires pour arriver à un résultat rigoureusement exact. Dans ce but, l'orifice interne du canal a été mis à nu, et j'ai introduit dans sa cavité, d'arrière en avant, une sonde de petit calibre en tenant la verge relevée, de manière à effacer l'angle uréthral. Lorsque l'extrémité de la sonde était parvenue au niveau du méat urinaire, j'en saisissais la grosse extrémité en appliquant l'ongle du pouce sur la partie qui correspondait au col de la vessie, puis, la retirant alors et l'appliquant au mètre, j'obtenais la longueur du conduit.

En 1853, à l'époque où je concourais pour la place de chef des travaux anatomiques, je mesurais ainsi dix-sept urèthres sur des hommes âgés de vingt-cinq à soixante-dix ans, et je trouvais pour leur longueur moyenne 16 centimètres. Les plus longs s'élevaient à 17, et les plus courts ne descendaient pas au-dessous de 15.

Mais, depuis lors, j'ai repris ces recherches sur une plus grande échelle, et j'ai pu observer des variétés qui ont dépassé ces limites, surtout la première. Elles ont porté sur cinquante-quatre individus dont l'urèthre était exempt de toute lésion et dont l'âge a été noté. La série complète des résultats que j'ai obtenus serait un peu longue à exposer ; je me contenterai de les résumer dans le tableau suivant :

	Longueur.	Nombre.
	14 à 15 centimètres......................	7
	15 à 16....................................	19
	16 à 17....................................	16
Urèthres de..	17 à 18....................................	5
	18 à 19....................................	4
	19 à 20....................................	1
	20 à 21....................................	1
	23 à 24....................................	1

Ces résultats individuels additionnés m'ont donné une longueur totale de 8^m,81. En divisant ce chiffre par 54, on obtient, pour la longueur moyenne de l'urèthre, 0^m,163 ou 6 pouces.

Les auteurs qui ont prêté à ce canal une longueur ordinaire de 7 à 8 pouces, de 9 pouces, de 10 pouces, et même de 12 pouces, n'avaient certainement pas mesuré son étendue ; ou s'ils ont cherché à la déterminer par voie de mensuration, c'est à l'aide d'un procédé si défectueux, qu'il n'est plus nécessaire aujourd'hui de réfuter l'erreur dans laquelle ils sont tombés. Malgaigne, avec cette mâle critique dont il a donné tant de preuves, a fait bonne justice, du reste, de toutes ces exagérations. Aux évaluations trop monumentales de ses devanciers, il a substitué celle plus modeste de 5 pouces 9 lignes ou 15 centimètres et demi. Il se rapprochait ainsi beaucoup de la vérité, mais la dépassait cependant un peu.

L'urèthre le plus court que j'aie rencontré mesurait $0^m,140$, et le plus long $0^m,233$. L'étendue énorme de ce dernier m'ayant vivement frappé, j'ai renouvelé plusieurs fois sa mensuration et j'ai ensuite constaté sa parfaite intégrité. Les variétés individuelles que présente ce conduit sont donc très-grandes, puisqu'il peut différer de 9 centimètres entre deux hommes également bien conformés. Toutefois il est très-rare de le voir atteindre ces limites extrêmes, surtout la plus élevée, puisque, sur cinquante-quatre individus, on en trouve un seulement sur lequel il arrive à cet excès de longueur. Dans ce nombre, il ne s'en est présenté aucun chez lequel il ait offert une étendue de 21 et 22 centimètres, bien que ces variétés existent aussi très-certainement.

La longueur de l'urèthre ne varie pas seulement avec les individus. Elle varie aussi avec l'âge. Pour le démontrer, j'ai divisé les mesures que j'avais réunies en deux séries égales. Les urèthres de la première série, appartenant à des individus âgés de vingt à quarante-cinq ans, m'ont présenté, en les ajoutant les uns aux autres, une étendue totale de $4^m,28$, qui, divisée par 27, donne pour leur longueur moyenne $0^m,158$. Ceux de la seconde, appartenant à des hommes de quarante-cinq à soixante-dix-huit ans, ont atteint, en les additionnant aussi, une étendue de $4^m,534$; divisée par 27, celle-ci se réduit pour chacun d'eux à $0^m,167$, presque $0^m,168$. Il faut donc admettre que, sous l'influence des progrès de l'âge, la verge s'allonge d'un centimètre environ. Cet allongement paraît être le résultat de la stase du sang veineux dans les aréoles de la trame érectile, stase qui est due elle-même à la contractilité décroissante des trabécules musculaires.

La longueur moyenne de l'urèthre nous étant connue, il nous reste maintenant à répartir les 16 centimètres qui l'expriment entre les trois portions de ce canal. La portion prostatique varie à l'état normal de 24 à 30 millimètres, et la portion membraneuse de 12 à 14. En accordant à la première, pour sa longueur moyenne, 27 millimètres, et 13 à la seconde, on voit que ces deux portions réunies ne dépasseront pas 4 centimètres. La portion spongieuse à elle seule absorbe donc 12 centimètres; c'est-à-dire les trois quarts de l'étendue totale du conduit. Sur l'urèthre le plus long qu'il m'ait été permis d'observer, cette dernière portion égalait 18 centimètres.

Au moment de la naissance, l'urèthre n'excède pas 6 centimètres.

A cinq ans, il en offre à peine 7; à dix ans, il varie de 8 à 9; à l'âge de la puberté, c'est-à-dire de quinze à seize ans, on le voit atteindre rapidement 12 et 14; mais il n'arrive à 16 qu'à dix-huit ou vingt ans.

C. — Calibre de l'urèthre.

Dans l'état normal, les parois de ce conduit sont partout appliquées à elles-mêmes. Lorsqu'on le divise perpendiculairement à son axe, on n'aperçoit pas un orifice béant, mais une simple fente, transversalement dirigée depuis l'orifice interne de l'urèthre jusqu'à la base du gland, antéro-postérieure au niveau de ce renflement.

Pour étudier le calibre de l'urèthre, il est donc nécessaire d'étaler ses parois comme elles le sont dans l'état de moyenne dilatation. Dans ce but, on a fait usage de plusieurs procédés. Amussat dépouillait la muqueuse des parties molles qui la doublent et l'insufflait ensuite; ce procédé est si manifestement défectueux, que l'énoncer c'est le condamner. Parmi les autres, je mentionnerai seulement les deux suivants, qui me paraissent mériter la préférence.

Le premier consiste à inciser le canal sur toute l'étendue de sa paroi supérieure; on épingle ensuite ses deux bords sur une plaque de liége, en évitant avec soin de le tirailler dans aucun sens, puis on mesure la largeur qu'il présente sur les divers points de son trajet; et comme celle-ci n'est autre chose que sa circonférence déroulée, il suffit d'en prendre le tiers pour avoir son diamètre. On peut reprocher à ce procédé de donner aux parois du conduit une largeur un peu arbitraire. Toutefois, en multipliant ses applications, on reconnaît qu'il donne des résultats assez concordants et qu'il présente une valeur réelle.

Dans le second, on injecte l'urèthre avec un liquide solidifiable, et l'on obtient ainsi un moule qui reproduit la forme et toutes les dimensions du conduit. Mais il faut alors laisser intactes les deux extrémités de celui-ci; c'est pourquoi je conseille de fermer le méat urinaire à l'aide d'une fine suture entortillée, de disséquer ensuite la muqueuse qui répond au col de la vessie, de l'entourer d'une ligature afin d'interdire l'entrée de cette cavité au liquide injecté, et de faire pénétrer le liquide par l'un des canaux déférents. Ce procédé offre les mêmes inconvénients que le précédent. Il dilatera plus ou moins le canal, suivant que la quantité du liquide injecté sera plus ou moins considérable. Cependant l'expérience démontre que s'il fait varier sa capacité, il ne modifie pas sa forme; celle-ci reste constante : or, si l'urèthre injecté se montre plus dilaté sur certains points, toujours les mêmes, et plus étroit sur certains autres, il faut bien admettre que ses parois ne sont pas partout également résistantes. J'ajouterai qu'une injection est le procédé de dilatation le plus naturel que nous puissions employer; car qu'est-ce que l'excrétion urinaire, si ce n'est une injection d'urine dans le canal de l'urèthre? Lorsque ce canal a été injecté, on le divise transversalement sur les divers points de sa longueur, et l'on reconnaît ainsi toutes les variétés de calibre qu'il présente.

Soit qu'on examine le moule obtenu à l'aide d'une injection, soit qu'on mesure les parois de l'urèthre longitudinalement incisées, soit qu'on mette en usage ces deux procédés, on arrive toujours à constater :

1° Que le canal de l'urèthre, chez tous les individus, est très-étroit et peu dilatable au niveau du méat urinaire ;

2° Qu'il se dilate immédiatement en arrière du méat, et d'une manière progressive, jusqu'à la hauteur du frein de la verge, et même un peu au delà ; qu'il se rétrécit ensuite graduellement, puis conserve un calibre uniforme dans l'étendue de 3 ou 4 centimètres ;

3° Qu'à partir de l'angle uréthral, il se dilate de nouveau et de plus en plus jusqu'à l'origine du bulbe, où il atteint son plus grand diamètre ;

4° Qu'à l'entrée de la portion membraneuse, il se rétrécit considérablement, pour conserver la même dimension sur toute son étendue ;

5° Qu'en traversant la prostate il se renfle encore et prend la forme d'une cavité ellipsoïde dont le petit axe est transversal ;

6° Enfin qu'il se resserre au niveau de sa continuité avec les parois de la vessie, c'est-à-dire au niveau de son orifice interne.

L'urèthre, en un mot, est dilaté sur trois points et rétréci sur quatre. Sa première dilatation correspond à la base du gland ou au frein de la verge : c'est la *fosse naviculaire* ; la seconde, au bulbe ; la troisième, à la prostate. Ces trois dilatations ont lieu surtout aux dépens de la paroi inférieure. Elles n'offrent ni la même capacité ni la même forme. — La fosse naviculaire, plus petite que les deux autres, représente un ellipsoïde comprimé de dehors en dedans et allongé d'avant en arrière, comme le méat urinaire, auquel elle succède. — Vient ensuite la dilatation prostatique, déprimée, au contraire, de haut en bas et allongée transversalement. — Puis la dilatation bulbeuse, qui diffère des précédentes par sa capacité plus grande et son contour plus régulièrement arrondi. Elle occupe la paroi inférieure de l'urèthre qui présente au-devant de la portion musculeuse une dépression très-sensible sur laquelle les sondes viennent souvent se heurter au moment du cathétérisme ; aussi cette dépression est-elle le siége le plus fréquent des fausses routes.

Des quatre parties rétrécies, celle qui répond à la portion membraneuse est cylindrique ; celle de la portion spongieuse présente sur les coupes un orifice elliptique transversal. Les deux autres occupent les orifices de l'urèthre, ou plutôt elles constituent ces orifices.

L'*orifice antérieur* ou le *méat urinaire* revêt l'aspect d'une fente. Les deux lèvres qui limitent cette fente sont planes en dedans, où elles se continuent avec la muqueuse uréthrale, curvilignes en dehors, où elles se continuent avec la muqueuse du gland. Chez certains individus, elles se trouvent limitées à droite et à gauche par un léger sillon qui ne se montre en général que sur leur moitié postérieure, et qui s'écarte de la ligne médiane en avant pour s'en rapprocher en arrière : ce sont les méats ainsi conformés qui ont été comparés par Malgaigne à un fer de lance muni d'une très-petite portion de sa hampe, et décrits par cet auteur sous le nom de *méats à quatre lèvres*.

L'orifice postérieur, orifice interne de la vessie, diffère de l'antérieur ou externe par son diamètre, notablement plus grand, par la facilité avec laquelle il se laisse dilater, et aussi par sa figure, qui est, du reste, très-variée. Mais toutes les variétés de configuration qu'il présente peuvent être rattachées à une même cause, à l'existence d'une saillie qui, d'abord nulle, s'élève peu à peu de sa partie postéro-inférieure pour proéminer de plus en plus avec les progrès de l'âge ; cette saillie est connue depuis Lieu-

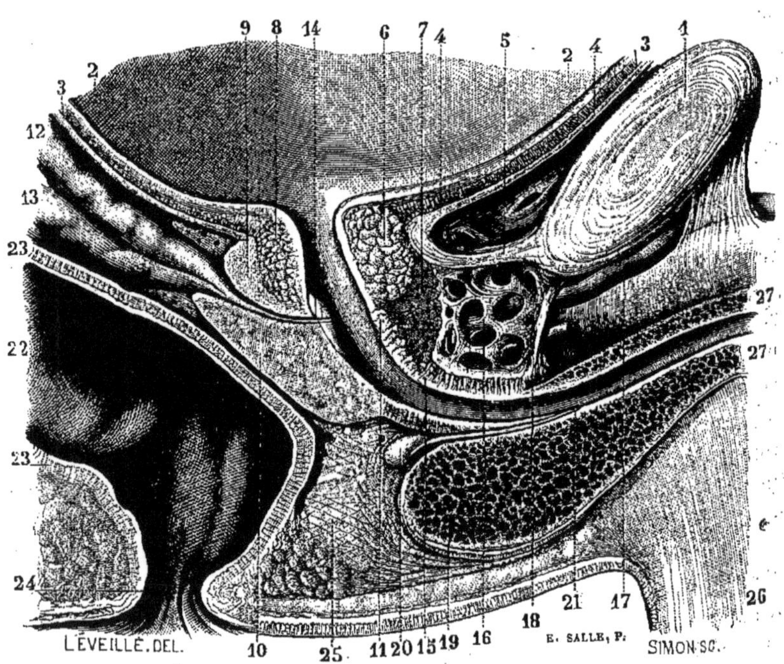

FIG. 905. — *Portions prostatique et membraneuse du canal de l'urèthre.*

1. Symphyse des pubis. — 2, 2. Vessie. — 3, 3. Parois de cette cavité. — 4, 4. Fibres longitudinales antérieures de sa tunique musculaire. — 5. Tendon par lequel elles s'insèrent à la partie inférieure et postérieure de la symphyse. — 6. Coupe médiane de la partie antérieure du sphincter de la vessie. — 7. Coupe du sphincter de la portion prostatique de l'urèthre. — 8. Coupe de la partie postérieure du sphincter vésical. — 9. Coupe du lobe moyen de la prostate. — 10. Coupe de la partie postéro-inférieure de cette glande. — 11. Glandules prostatiques de sa partie antéro-supérieure. — 12. Canal

taud sous le nom de *luette vésicale*. — Lorsqu'elle n'existe pas, l'orifice interne est circulaire. Lorsqu'elle commence à se montrer, il devient demi-circulaire. Si elle est plus développée, la luette s'appliquant par sa convexité à la demi-circonférence antérieure de l'orifice, celui-ci revêt la figure d'un croissant à concavité postérieure. Mais le plus souvent cette demi-circonférence antérieure forme deux plis qui se juxtaposent sur la ligne médiane; il prend alors un aspect étoilé.

Chez la plupart des vieillards, la luette vésicale constitue avec la paroi inférieure de la portion prostatique de l'urèthre un cul-de-sac plus ou moins profond, qui met quelquefois obstacle à l'entrée des sondes dans la vessie, et qui devient à cet âge le siége assez fréquent de fausses routes : de là, sans doute, la dénomination de *valvule* du col de la vessie qui lui a été donnée par quelques chirurgiens modernes.

A l'aide des procédés que j'ai indiqués, on arrive donc à connaître le calibre de chacune des parties de l'urèthre. Toute tentative qui aurait pour but de le déterminer par des chiffres donnerait des résultats dont la précision serait plus illusoire que réelle. Nous devons nous contenter sur ce point des évaluations très-approximatives obtenues à l'aide de ces procédés. Or, ils nous enseignent que la circonférence du conduit est de 15 à 18 millimètres pour les parties les plus étroites, à l'exception toutefois du méat urinaire. Par conséquent, on peut introduire dans l'urèthre une sonde de 5 millimètres de diamètre sans faire appel, pour ainsi dire, à la dilatabilité du canal, et l'expérience a démontré que si l'on veut user de toutes les ressources de cette dilatabilité, le calibre des sondes peut être doublé.

D. — Rapports et structure de l'urèthre.

Les rapports et la structure de l'urèthre diffèrent pour chacune de ses trois portions. Nous étudierons donc successivement la portion prostatique, la portion membraneuse et la portion spongieuse.

I. — PORTION PROSTATIQUE DE L'URÈTHRE.

Cette première portion de l'urèthre nous offre à considérer: la conformation extérieure de la glande qui l'entoure; la conformation intérieure de celle-ci, c'est-à-dire le canal obliquement descendant dont elle est

déférent gauche. — 13. Vésicule séminale correspondante. — 14. Conduit éjaculateur allant s'ouvrir au sommet du verumontanum. — 15. Portion membraneuse du canal de l'urèthre.—16. Coupe du plexus de Santorini.— 17. Veine dorsale profonde.—18. Coupe du muscle de Wilson. — 19. Bulbe de l'urèthre. — 20. Glande bulbo-uréthrale. — 21. Embouchure de son conduit excréteur. — 22. Cavité du rectum. — 23, 23. Ses parois.—24. Orifice anal. —25. Espace compris entre le rectum et le bulbe de l'urèthre. —26. Cloison des bourses. — 27, 27. Portion spongieuse de l'urèthre.

creusée dans toute sa longueur; la disposition que présente la muqueuse uréthrale au niveau de ce canal, et enfin la structure de la prostate.

a. — *Conformation extérieure de la prostate.*

La prostate est située au-devant et au-dessous de la vessie, au-dessus de l'angle que forme la portion moyenne avec la portion terminale du rectum, en arrière de la partie inférieure de la symphyse pubienne à laquelle l'attachent des liens à la fois fibreux et musculaires.

1° *Direction, forme, volume de la prostate.* — Sa direction est oblique de haut en bas et d'arrière en avant. Une ligne horizontale et antéro-postérieure s'étendant de l'orifice interne de l'urèthre vers la symphyse formerait avec son axe un angle de 50 degrés.

Sa forme est difficile à déterminer. Cependant je la comparerai, avec la plupart des auteurs, à un cône dont la surface aurait été comprimée de haut en bas et d'avant en arrière. On peut lui considérer, par conséquent, une face antéro-supérieure dirigée vers les pubis, une face postéro-inférieure contiguë au rectum, deux faces latérales sur lesquelles glisse le

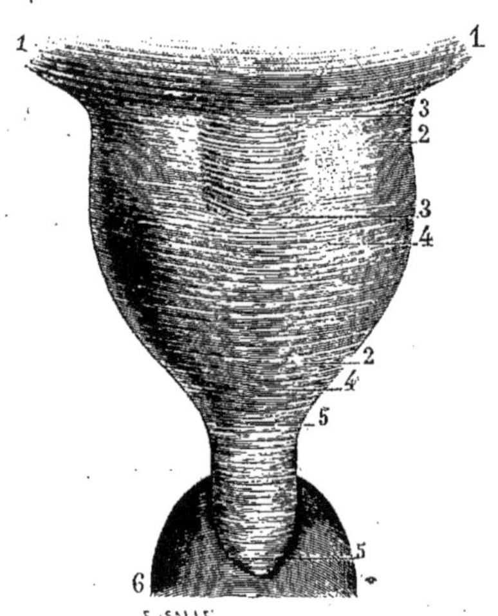

FIG. 906. — *Face antérieure
de la prostate.*

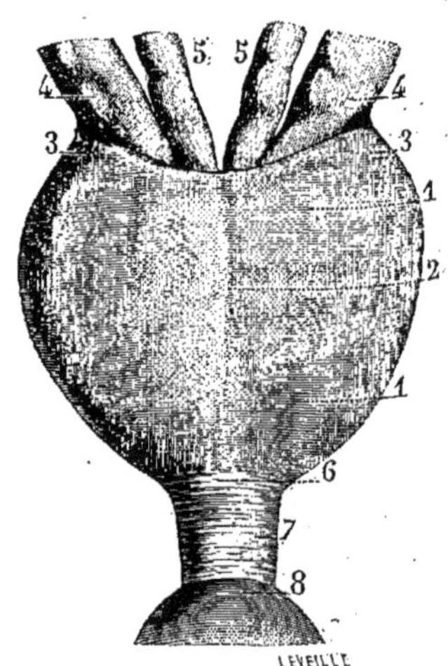

FIG. 907. — *Face postérieure
de la prostate.*

FIG. 906. — 1, 1. Fibres circulaires de la vessie. — 2, 2. Face antérieure de la prostate. — 3, 3. Sphincter de la vessie. — 4, 4. Muscle constricteur de la portion prostatique de l'urèthre. — 5, 5. Portion membraneuse de l'urèthre. — 6, 6. Bulbe de l'urèthre, dans lequel la portion membraneuse pénètre obliquement.

FIG. 907. — 1, 1. Face postérieure de la prostate. — 2. Sillon médian de cette face. — 3, 3. Son bord supérieur. — 4, 4. Extrémité terminale des vésicules séminales. — 5, 5. Extrémité terminale des canaux déférents. — 6. Sommet de la prostate. — 7, 7. Portion membraneuse de l'urèthre. — 8. Bulbe de l'urèthre.

releveur de l'anus, un sommet tronqué incliné en bas et en avant, et une base arrondie, obliquement coupée aux dépens de la partie antérieure de la glande, d'où il suit qu'elle regarde presque directement en haut, et que la face pubienne de la prostate est plus courte que la face rectale.

Son volume varie beaucoup selon l'âge et selon les individus. Chez l'enfant la prostate est rudimentaire. A l'époque de la puberté, elle se développe sans atteindre cependant les proportions qu'acquièrent les autres parties de l'appareil génital. Ce n'est qu'à vingt ou vingt-cinq ans qu'elle arrive au terme de son développement. — De vingt-cinq à quarante-cinq ans, ses dimensions se modifient à peine. J'ai mesuré ses divers diamètres chez 18 individus de cet âge; voici les résultats auxquels je suis arrivé :

Longueur de la face pubienne................. 24 millimètres,
Longueur de la face rectale................... 30
Largeur ou diamètre transversal.............. 42
Hauteur ou diamètre antéro-postérieur......... 27

Pour procéder avec exactitude à la détermination du volume de la prostate, il importe de l'isoler d'une manière complète des parties qui l'entourent, sans entamer son tissu. Cette dissection exige beaucoup de soins et quelques études préalables. Lorsque la glande a été ainsi isolée, on pourra remarquer que sa face postérieure est plus courte sur la ligne médiane que sur les parties latérales; le chiffre énoncé plus haut exprime sa longueur moyenne. On reconnaîtra aussi que, cet organe étant arrondi à la base, son plus grand diamètre transversal ne répond pas à sa partie la plus élevée, mais à l'union de son quart supérieur avec les trois quarts inférieurs.

Chez les hommes de soixante à soixante-quinze ans, le volume moyen de la prostate est plus considérable. Les modifications que l'âge apporte dans ses différents diamètres ne sont pas égales du reste pour tous. La longueur de la face pubienne varie à peine ; celle de la face rectale, peu variable aussi sur la ligne médiane, augmente assez sensiblement de chaque côté : d'où il suit que cette face paraît plus échancrée vers la base et prend alors un aspect cordiforme. Le diamètre transversal et l'antéro-postérieur sont ceux qui s'allongent le plus. Ces modifications se montrent quelquefois plus accusées d'un côté ou de l'autre, en sorte que la glande perd sa forme symétrique ; nous verrons plus loin qu'elles sont le résultat d'un état morbide et non d'une simple hypertrophie, comme on le pense communément.

2º *Rapports de la prostate.* — La *face antéro-supérieure* ou *pubienne* de la prostate, légèrement arrondie dans le sens transversal, est en rapport avec les fibres longitudinales antérieures de la vessie, qui la recouvrent dans toute sa longueur et sur toute sa largeur. Ces fibres lui adhèrent de la manière la plus intime; elles l'attachent très-solidement à la symphyse des pubis, et contribuent ainsi beaucoup à immobiliser la glande soit dans sa position, soit dans sa direction. — Cette face est recouverte aussi par les veines antérieures de la vessie, qui viennent se jeter dans le plexus de Santorini. — Sur un plan plus élevé, la face pubienne répond à une couche plus ou moins épaisse de tissu cellulo-adipeux, et à la paroi antérieure de la vessie qui se réfléchit en partie sur elle pour venir s'appliquer à la face postérieure des pubis.

La *face postéro-inférieure* ou *rectale* est plane. Elle présente sur la ligne médiane un sillon très-superficiel, et sur son bord supérieur une échancrure plus prononcée. —Une lamelle de nature musculaire recouvre toute cette face postérieure et la sépare du rectum. Cette lamelle se continue en haut avec l'enveloppe des vésicules séminales, et de chaque côté avec une lame de même nature, mais beaucoup plus épaisse, sur laquelle glisse le bord inférieur du releveur de l'anus. Elle est unie à la prostate par un tissu cellulaire, assez dense; mais elle adhère à peine au rectum, dont on la détache facilement.

Les *faces latérales* sont en rapport avec une autre lame musculaire épaisse et résistante qui renferme, dans son épaisseur, un plexus de canaux veineux. Cette lame, de figure quadrilatère, s'attache en avant à la branche descendante des pubis, se perd en arrière sur les côtés de la partie moyenne du rectum, donne attache supérieurement au muscle constricteur de la portion prostatique de l'urèthre, et se continue en bas,

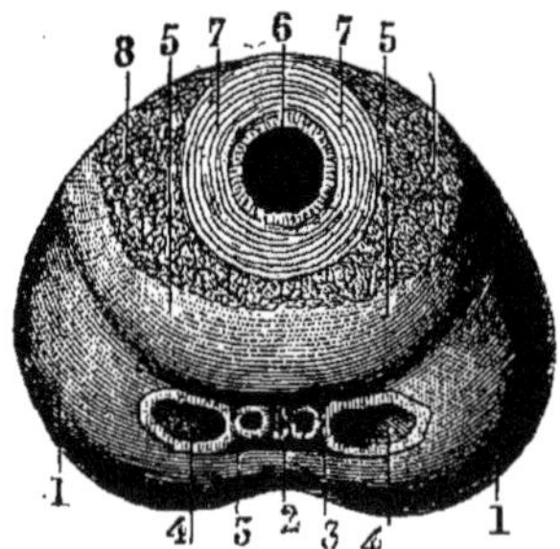

FIG. 908. — *Base de la prostate; les trois portions qui la composent.*

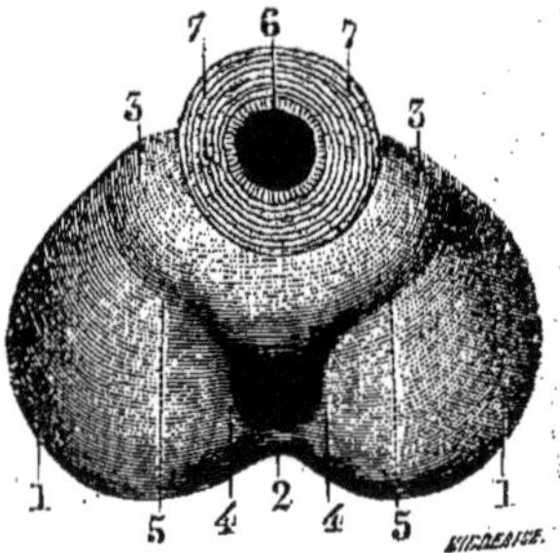

FIG. 909. — *Les trois lobes de la prostate. Excavation de sa base.*

FIG. 908. — 1, 1. Lobes latéraux de la prostate. — 2. Coupe de l'utricule prostatique. 3, 3. Coupe des canaux déférents. — 4, 4. Coupe des vésicules séminales. — 5, 5. Lobe moyen de la prostate. — 6. Canal de l'urèthre. — 7, 7. Sphincter de la vessie. — 8, 8. Coupe des fibres musculaires de la vessie au niveau de leur insertion sur la prostate.

FIG. 909. — 1, 1. Lobes latéraux de la prostate. — 2. Sillon qui les sépare. — 3, 3. Lobe moyen. — 4, 4. Excavation infundibuliforme de la base de la prostate. — 5, 5. Sillons qui séparent le lobe moyen des lobes latéraux. — 6. Canal de l'urèthre. — 7, 7. Sphincter de la vessie.

avec la couche musculaire beaucoup plus mince qui recouvre la face rectale. — Sa face externe, creusée en gouttière, correspond sur toute sa longueur au muscle releveur de l'anus. Par sa face interne, elle adhère d'une manière si intime à la glande, qu'elle semble en faire partie.

Cette lame a été décrite par Denonvilliers sous les noms d'*aponévrose latérale* de la prostate, d'*aponévrose pubio-rectale*. La description qu'il en a donnée est très-exacte; mais la dénomination qu'il lui appliquait a cessé de l'être. Elle n'est pas de nature fibreuse, en effet, mais de nature musculeuse; car elle se compose essentiellement de faisceaux de fibres lisses, qui affectent toutes sortes de directions. C'est dans l'interstice de ceux-ci que cheminent les canaux veineux situés sur les parties latérales de la prostate. — Ces canaux, si remarquables par leur volume, leur nombre et leurs incessantes communications, présentent la structure commune à toutes les veines. Sur certains points leurs parois prennent un aspect finement réticulé.

La base de la prostate, ainsi traversée supérieurement par le conduit excréteur de l'urine, et plus bas par les conduits excréteurs de la semence, se trouve donc partagée en trois parties :

1° Une partie antérieure constituée par le sphincter de la vessie et recouverte par les fibres longitudinales antérieures de cet organe;

2° Une partie moyenne formée par ce même sphincter, et par la base du lobe moyen, sur laquelle viennent s'attacher les fibres longitudinales postérieures du réservoir urinaire;

3° Une partie postérieure plus large, mais moins épaisse, qui adhère par un tissu cellulaire extrêmement dense au bord externe des vésicules séminales, et sur laquelle se trouve creusée l'excavation infundibuliforme qui livre passage aux conduits éjaculateurs.

Le *sommet* de la prostate, incliné en bas et en avant, se continue avec la portion membraneuse de l'urèthre. Inférieurement il répond à l'angle que forme la portion moyenne du rectum avec sa portion terminale, et en avant au bulbe de l'urèthre, dont il n'est séparé ordinairement que par un intervalle de 10 à 12 millimètres. Cet intervalle est rempli par des fibres musculaires qui proviennent : en arrière, du rectum, en avant, des bulbo-caverneux, à droite et à gauche des muscles transverses, et inférieurement du sphincter externe de l'anus. Toutes ces fibres s'attachent sur la ligne médiane à une sorte de raphé ou plutôt à une lame fibreuse verticale se continuant en bas avec l'aponévrose périnéale inférieure, répondant en haut à la portion membraneuse de l'urèthre. — Par sa partie supérieure, le sommet de la prostate tend à se rapprocher de la symphyse des pubis dont il reste encore éloigné cependant de 16 à 18 millimètres. L'espace compris entre la glande et la portion membraneuse de l'urèthre, d'une part, et la symphyse, de l'autre, est fermé de chaque côté par la lame musculeuse qui s'étend des parties latérales de la prostate vers les pubis, et supérieurement par l'aponévrose d'insertion des fibres antérieures de la vessie, antérieurement par le muscle de Wilson. C'est dans cet espace que se trouve situé le plexus de Santorini.

3° *Muscle de Wilson.* — Ce muscle est situé au-devant du plexus de Santorini, au-dessous de la symphyse pubienne, sur le prolongement du grand axe de cette symphyse, au-dessus et en arrière de la portion bulbeuse de l'urèthre, qu'il faut renverser en avant pour le mettre en évidence. C'est une lamelle rougeâtre, triangulaire, ou plutôt rayonnée et assez mince. — Sa base s'attache au ligament sous-pubien par une expansion fibreuse que traverse sur la ligne médiane la veine dorsale profonde de la verge et latéralement les artères dorsales et les nerfs correspondants. Le sommet du muscle, tourné en bas et en arrière, se perd sur l'extrémité antérieure de la portion membraneuse de l'urèthre.

Sa face antérieure inclinée en bas prolonge celle du muscle de Guthrie, dont il peut être considéré comme une simple dépendance. Elle est recou-

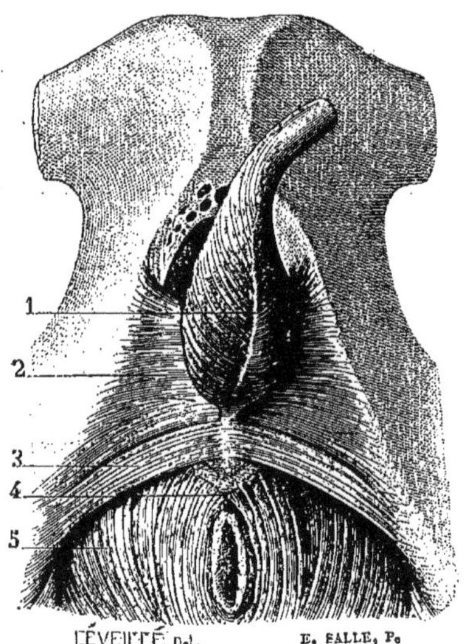

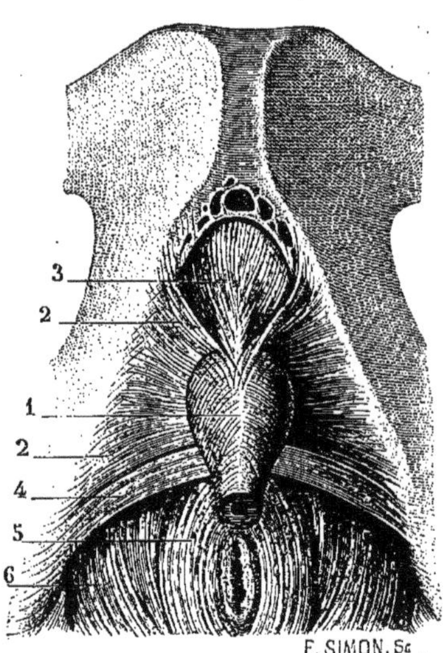

FIG. 910. — *Muscle de Guthrie.*   FIG. 911. — *Muscle de Wilson.*

FIG. 910. — 1. Muscles bulbo-caverneux embrassant le bulbe de l'urèthre. — 2. Muscle de Guthrie, ou transverse profond du périnée. — 3. Muscle transverse superficiel. — 4. Sphincter externe de l'anus, dont l'extrémité antérieure a été excisée. — 5. Muscle releveur de l'anus.

FIG. 911. — 1. Bulbe de l'urèthre, détaché et renversé d'arrière en avant, pour mettre en évidence le muscle de Wilson. — 2, 2. Muscle de Guthrie. — 3. Muscle de Wilson dont toutes les fibres convergent vers l'extrémité antérieure de la portion membraneuse de l'urèthre. — 4. Muscle transverse superficiel. — 5. Sphincter externe de l'anus. — 6. Releveur de l'anus.

verte par une lamelle fibreuse qui fait partie de l'aponévrose périnéale moyenne, et par l'urèthre. — Sa face postérieure inclinée en haut répond au plexus de Santorini.

Composé de fibres striées, de même que le muscle de Guthrie qu'il prolonge en réalité jusqu'à la symphyse, le muscle de Wilson forme avec celui-ci, au niveau du périnée, un plancher contractile qui soutient l'urèthre, comme le transverse au niveau de la région anale soutient le rectum.

4° *Plexus de Santorini.* — Il est constitué par un ensemble de veines volumineuses qui s'ouvrent largement les unes dans les autres.

Ce plexus a pour veines afférentes : 1° la veine dorsale profonde du pénis ; 2° les veines qui émanent de l'angle de réunion des corps caverneux ; 3° quelques veinules provenant de la partie supérieure du bulbe de l'urèthre ; 4° toutes les veines antérieures de la vessie, remarquables par leur calibre en général considérable ; 5° enfin plusieurs veines, de volume très-variable, qui rampent sur la paroi antérieure de l'excavation pelvienne et qui communiquent avec les veines obturatrices.

De la partie postérieure du plexus naissent quatre groupes de veines afférentes. Deux plus considérables longent les parties latérales de la prostate, et nous sont déjà connus. Les deux autres suivent les branches ischio-pubiennes et constituent l'origine des veines honteuses internes. Toutes ces veines efférentes se jettent dans la veine iliaque interne.

Les veines qui composent le plexus de Santorini sont entourées par des faisceaux musculaires lisses qui en augmentent notablement l'épaisseur et la résistance, en sorte qu'elles restent en partie béantes lorsqu'on les divise. Ces faisceaux, s'unissant entre eux au niveau des anastomoses veineuses, affectent les directions les plus variées, et représentent aussi une sorte de plexus dont les mailles, très-petites chez l'enfant, où le système veineux est peu développé, s'élargissent beaucoup chez l'adulte, où ce système acquiert une grande importance. Au début de la vie, ils forment un tissu presque compacte ; à mesure que nous avançons en âge, ils s'écartent les uns des autres, et prennent l'aspect de trabécules comparables à celle des corps caverneux. — Attachés, en avant, à la symphyse des pubis, ils se continuent, en dehors, avec les lames musculaires latérales de la prostate ; en bas ils adhèrent à la face pubienne de la glande.

b. — *Conformation intérieure du canal de la prostate.*

Ce canal, étendu de la base au sommet de la prostate, se trouve plus rapproché de la face pubienne que de la face rectale. En général, il répond à l'union du quart antérieur avec les trois quarts postérieurs de la glande, et chez certains individus à l'union du tiers antérieur avec les deux tiers postérieurs. Je l'ai vu une seule fois répondre à sa partie moyenne ou centrale.

1° Direction, forme, épaisseur des parois du canal prostatique.

La *direction* du canal prostatique n'est pas en général parallèle à l'axe de la prostate. Il se rapproche plus en haut de sa face antérieure, et davantage, en bas de la postérieure ; son axe croise celui de la glande sous un angle très-aigu. — Cet axe, du reste, n'est pas rectiligne ; il décrit une courbure dont la concavité regarde en avant et en haut, courbure peu prononcée chez les hommes jeunes, mais qui augmente sous l'influence des progrès de l'âge, en raison directe des dimensions qu'acquiert le lobe moyen de la prostate.

Renflé dans sa partie moyenne, le canal prostatique représente une cavité ellipsoïde un peu déprimée d'avant en arrière, en sorte que son diamètre transversal l'emporte sur l'antéro-postérieur. Il se resserre, non par le transport de tous les points de sa surface vers son axe, mais par l'application de sa paroi antérieure à sa paroi postérieure, ainsi que je le démontrerai plus loin.

Son *diamètre* moyen dans l'état habituel peut être évalué à 5 millimètres. Au moment du passage de l'urine, il est, en général, de 7 à 8 millimètres. Mais en dilatant le canal, il peut atteindre assez facilement jusqu'à 12 et 15 millimètres. Mes études m'avaient conduit à admettre que la prudence commandait de ne pas porter la dilatation au delà de cette dernière limite ; cependant, Dolbeau, s'appuyant sur l'expérimentation cadavérique, pense qu'on peut l'étendre jusqu'à 20 millimètres sans produire aucune déchirure, au niveau du sphincter de la vessie. Au delà de cette dilatation extrême, la déchirure deviendrait inévitable.

L'épaisseur des parois de ce canal est importante à connaître. Elle intéresse surtout le chirurgien qui, dans les divers procédés de taille périnéale, ne peut arriver à la vessie qu'en s'ouvrant une voie à travers la prostate. Pour la déterminer, il suffit de mesurer les divers rayons qui s'étendent de la surface interne du canal à la périphérie de la glande. Parmi ceux-ci, les plus longs répondent à l'union de son quart supérieur avec ses trois quarts inférieurs ; mais ils diffèrent, en réalité, très-peu de ceux de la base. Or, ces derniers, chez les hommes de vingt-cinq à cinquante ans, m'ont présenté pour étendue moyenne :

Le médian antérieur................ 5 millimètres.
Le médian postérieur............... 17
Le transversal..................... 15
L'oblique en bas et en dehors......... 23

M. Senn donne au rayon médian postérieur 15 à 18 millimètres, au transverse 20, à l'oblique 22 à 25. Les chiffres qui expriment la longueur du premier et du dernier ne diffèrent presque pas de ceux que j'ai énoncés. Mais le second, ou le diamètre transversal, a été certainement exagéré; il n'atteint jamais 20 millimètres, alors même que la prostate présente des dimensions plus considérables, comme chez la plupart des vieillards.

Telle est l'épaisseur que nous offrent les parois du canal prostatique au niveau de son origine, en l'absence de toute dilatation. — Si le canal a été dilaté, l'épaisseur de ses parois diminuent, ainsi qu'il était facile de le prévoir. Désirant connaître exactement dans quelles proportions elles diminuent, je les ai mesurées sur une dizaine de prostates avant et après la dilatation. L'observation m'a d'abord montré que les parois au canal prostatique, bien qu'également épaisses chez deux individus, ne s'amincissent pas cependant d'une manière égale sous l'influence de la dilatation; il existe à cet égard d'assez grandes variétés. Je dilatais le canal au point de lui donner 12 millimètres de diamètre. En prenant les moyennes des résultats obtenus, j'ai pu constater que les divers rayons se réduisent dans les proportions suivantes :

> Le médian postérieur.................... de 17 à 12
> Le transverse......................... 15 à 9
> L'oblique en dehors et en arrière......... 23 à 18

Le rayon transversal est donc celui qui subit la réduction la plus forte; vient ensuite le médian postérieur; puis le rayon oblique, qui se réduit, en général, d'un quart ou d'un cinquième seulement, tandis que le transverse se réduit de plus d'un tiers.

Ces faits étant établis, nous pouvons maintenant apprécier les dimensions de la voie que s'ouvre le chirurgien lorsqu'il incise la prostate dans sa plus grande épaisseur. En portant la dilatation du canal prostatique à 12 millimètres, on obtient une ouverture de 36 millimètres de circonférence. Si l'on incise la prostate en dehors et en arrière, c'est-à-dire dans la direction de son plus grand rayon, on ajoutera à cette ouverture une boutonnière dont chaque bord égalera 18 millimètres. La circonférence de l'ouverture se trouvera donc doublée, en admettant que les deux lèvres de la boutonnière s'écartent au point de prendre l'une et l'autre une direction circulaire; elle s'élèvera en un mot, à 72 millimètres, et permettra à peine d'extraire un calcul de 24 millimètres de diamètre; car en tenant compte de l'épaisseur des tenettes, ce diamètre se réduira de 24 à 20. Tout calcul offrant plus de 2 centimètres d'épaisseur ne pourra donc être retiré par la taille latéralisée qu'à la condition d'étendre l'incision de la prostate au delà de ses limites, et d'intéresser par conséquent, sur toute sa longueur, le plexus veineux qui l'entoure. — Alors même que le calcul n'excédera pas ce volume en donnant à l'incision une étendue de 18 millimètres, l'instrument tranchant franchira toujours les limites de la prostate en avant où ses dimensions sont beaucoup moindres.

Pour éviter de dépasser les limites de la glande, Dupuytren a proposé

la taille bilatérale. En incisant le canal prostatique en dehors et en arrière
de l'un et de l'autre côté, après l'avoir préalablement dilaté, on obtiendra
une circonférence de 108 millimètres, par laquelle passera un calcul de
36 millimètres de diamètre, ou plutôt de 32, résultat qui semblerait plus
satisfaisant. Mais remarquons d'abord que ce procédé n'est aussi applicable qu'à la minorité des calculs, puisque la majorité de ceux-ci, selon
Deschamps, auraient 40 millimètres. Il donne donc une ouverture encore
insuffisante. Ajoutons que ses avantages sont compensés par l'inconvénient très-grave d'intéresser le plexus veineux latéral de la prostate à
droite et à gauche, et de doubler ainsi les dangers déjà si grands de la
phlébite.

M. Senn a conseillé de diviser la glande obliquement à gauche, et transversalement à droite. La circonférence de la voie ouverte au calcul serait
alors de 36 millimètres pour le canal dilaté, auxquels il faut ajouter
36 millimètres pour la boutonnière oblique, et 18 pour la boutonnière
transversale, ce qui donne, pour le contour total de l'ouverture, 90 millimètres, et non 107, ainsi que le pensait cet auteur, qui n'avait tenu aucun
compte de la diminution d'épaisseur qu'éprouvent les parois du canal
prostatique lorsqu'on le dilate. Or, par cette circonférence on ferait passer
un calcul de 30 millimètres d'épaisseur, ou plutôt de 26 ; ce procédé serait
donc plus insuffisant encore que le précédent. L'incision transversale
aurait en outre pour inconvénient de léser le plexus veineux sur une plus
grande étendue que l'incision oblique.

De ces recherches je conclus, avec Malgaigne et avec M. Richet, que
dans la taille bilatérale comme dans la taille latéralisée, il y a nécessité
absolue pour l'opérateur de diviser dans toute son épaisseur, non-seulement la prostate, mais aussi la lame musculaire qui lui est annexée, et les
canaux veineux compris dans l'épaisseur de celle-ci. Les données plus
précises de l'anatomie moderne ne permettent plus d'admettre, avec Scarpa
et Dupuytren, qu'on peut extraire la plupart des calculs à l'aide d'une
simple incision prostatique. Cette incision limitée à la glande, aujourd'hui
encore posée en principe par un grand nombre de chirurgiens, a pour
inconvénients manifestes d'ouvrir aux calculs une voie insuffisante, de
produire la déchirure du tissu de la prostate au moment de l'extraction,
et de favoriser les infiltrations urineuses.

La nécessité où se trouve le chirurgien de dépasser les limites de la
prostate admise, il nous reste à déterminer la meilleure direction à donner
à l'incision pour rendre celle-ci le moins périlleuse possible. Sur ce
point, la réponse est facile ; car ce qu'il faut éviter surtout, ce sont les
canaux veineux : or, ces canaux occupent les parties antérieures et latérales de la glande. Plus on se rapprochera du bord qui unit les faces latérales à la face postérieure, moins on en divisera. En incisant sur ce bord
même, on n'intéressera que les veines les plus inférieures et les plus

internes; toutes les autres resteront en avant de la solution de continuité. Ainsi dirigée, l'incision passera au-dessous des attaches du releveur de l'anus, pourra être prolongée ensuite suffisamment, sans atteindre des parties importantes, et offrira une déclivité favorable à l'écoulement de l'urine. Dans ces conditions, je ne puis admettre avec M. Richet que l'incision bilatérale de la prostate sera préférable, dans tous les cas, à l'incision unilatérale; car l'incision étant faite d'un côté, et le plexus veineux étant lésé autant qu'il peut l'être, il y aura moins d'inconvénient à la prolonger qu'à la répéter du côté opposé, puisqu'en la prolongeant, on divise des parties peu importantes, tandis qu'en la répétant, on divise de nouveau la glande et le plexus veineux : dans le premier cas, l'opération ne sera pas beaucoup plus grave; dans le second, elle devient évidemment plus périlleuse.

2° *Mode de constitution du canal prostatique.*

On peut distinguer dans ce canal trois portions différemment constituées : une supérieure, qui s'étend du col de la vessie à l'embouchure des conduits éjaculateurs; une antérieure; la troisième postérieure.

La première est formée par le sphincter de la vessie, et le lobe moyen de la prostate qui double ce sphincter en arrière.

La seconde complète la paroi antérieure du canal. Elle comprend dans sa composition : 1° un muscle à fibres striées, le sphincter de la portion prostatique de l'urèthre; 2° des glandules prostatiques.

Le **sphincter de la portion prostatique** s'étend du sphincter de la vessie à la portion membraneuse de l'urèthre, et dans le sens transversal, du bord gauche de la face rectale de la glande au bord opposé. Il présente la figure d'un plan triangulaire, concave en arrière, convexe en avant, dont le sommet tronqué se confond en bas avec les fibres annulaires de la portion membraneuse, et dont la base s'adosse, sur la ligne médiane, au sphincter vésical. — Chez quelques hommes jeunes et bien constitués, sa couleur est d'un rouge assez foncé; mais, chez le plus grand nombre, d'un rouge pâle. — Au niveau de sa partie médiane, son épaisseur est de 6 à 7 millimètres; sur les parties latérales, il devient plus mince.

Les usages de ce muscle ne sont pas sans importance. Toutes ses fibres décrivant une courbe à concavité postérieure, il a évidemment pour attribution de déprimer la paroi antérieure du canal prostatique et de l'appliquer à la paroi opposée. Il entre en action au moment où le sperme est épanché dans le canal; appliquant alors vivement la paroi antérieure de celui-ci à la postérieure, il projette ce fluide dans la portion membraneuse de l'urèthre, qui intervenant à son tour, le projette dans le bulbe, d'où il est expulsé au dehors par la contraction énergique des bulbo-caverneux. Chacune des trois portions de l'urèthre possède, par conséquent, un muscle à fibres striées, préposé, dans toutes trois, au même usage. La destination spéciale de ce muscle nous explique sa présence dans un corps glanduleux où l'on ne trouve partout ailleurs que des fibres musculaires lisses ; lorsqu'une action, en effet, doit être instantanée, elle est toujours confiée à un muscle à fibres striées ; or, l'expulsion du fluide spermatique versé dans la portion prostatique de l'urèthre présente au plus haut degré ce caractère d'instantanéité.

Au-dessous du sphincter de la portion prostatique, on observe des faisceaux de fibres musculaires lisses qui suivent une direction longitudinale, et qui le séparent de la muqueuse uréthrale.

Les **glandules** de la paroi antérieure du canal sont situées dans l'épaisseur de ces faisceaux musculaires ; elles s'avancent jusque sur les limites du sphincter de la portion prostatique, dans lequel elles pénètrent même en partie, mais sans dépasser sa couche profonde. (Fig. 913.)

Telles sont les parties qui contribuent à former la paroi antérieure du canal. Ainsi constitué, il faut admettre que la prostate entoure complétement l'urèthre. Plusieurs anatomistes pensent encore, il est vrai, que, dans quelques cas, on ne trouve pas de glandules dans la paroi antérieure, et d'autres, qu'on n'en trouve jamais. La prostate formerait pour eux une gouttière ouverte en avant. L'observation donne le plus complet démenti à cette opinion, admise seulement par les auteurs qui n'ont étudié l'anatomie qu'à l'aide des coupes, de la dissection et de la macération. Mais ces procédés sont ici insuffisants. Pour distinguer les glandules logées dans l'épaisseur des faisceaux musculaires à fibres lisses, il faut faire appel aux réactifs appropriés et à l'examen microscopique. Ce qui était invisible par les vieux procédés devient alors parfaitement distinct. Ces glandules complètent le canal qui entoure la première portion de l'urèthre.

La troisième portion du canal prostatique, ou portion postérieure, se compose de glandules beaucoup plus développées que les précédentes et d'une trame musculaire à fibres lisses.

3° *Surface interne de la portion prostatique du canal de l'urèthre.*

Nous connaissons le canal qui livre passage à l'urèthre ; voyons comment ce conduit se comporte en le traversant. Les deux tuniques qui le composent, continues à leur point de départ avec la vessie, sont étroitement unies l'une à l'autre. L'externe ou musculaire, exclusivement formée de fibres lisses longitudinales, adhère de la manière la plus intime aux parois du canal dont l'urèthre prend et reproduit très-exactement la forme. L'interne ou muqueuse est blanche et unie sur toute l'étendues de sa surface libre qui présente quatre parois. — La paroi antérieure, convexe de haut en bas, est criblée d'orifices microscopiques qui représentent l'embouchure des glandules correspondantes de la prostate. — Les parois latérales, qu'on pourrait considérer comme de simples bords, offrent des orifices semblables, en général, un peu plus grands. — Sur la paroi postérieure, concave de haut en bas, on remarque :

1° De nombreux orifices glandulaires plus apparents que ceux qui précèdent, bien que très-inégaux en diamètre.

2° Deux petites gouttières latérales, l'une droite et l'autre gauche, dirigées de haut en bas et d'arrière en avant, sur lesquelles viennent s'ouvrir les principaux conduits excréteurs de la prostate.

3° La *crête uréthrale* ou le *verumontanum* : saillie médiane, antéropostérieure, de 12 à 14 millimètres de longueur; arrondie en arrière; effilée à sa partie antérieure, qui, tantôt simple et tantôt bifide, s'avance jusque sur la portion membraneuse (fig. 913).

4° L'embouchure des conduits éjaculateurs, pertuis circulaires, souvent peu visibles, situés à droite et à gauche d'un orifice beaucoup plus considérable qui occupe le sommet du verumontanum.

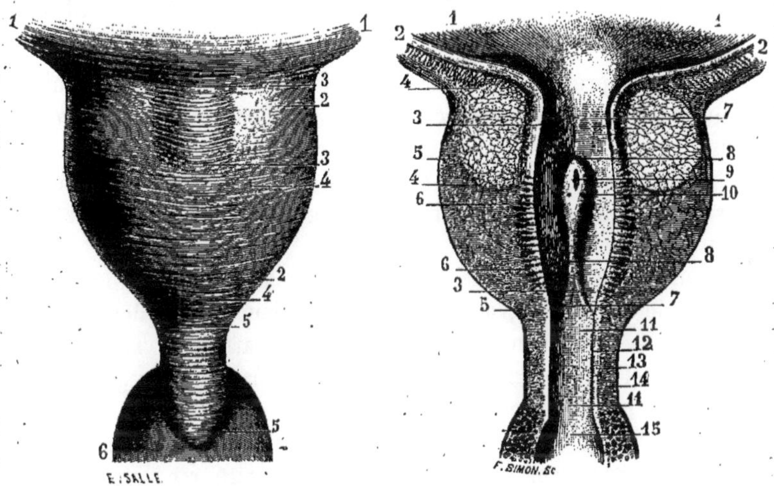

FIG. 912. — *Sphincter de la portion prostatique de l'urèthre.*

FIG. 913. — *Paroi inférieure de la portion prostatique de l'urèthre.*

FIG. 912. — 1. 1. Vessie. — 2, 2. Face antérieure de la prostate. — 3, 3. Sphincter de la vessie. — 4, 4. Sphincter de la portion prostatique de l'urèthre. — 5, 5. Portion membraneuse de l'urèthre. — 6, 6. Bulbe de l'urèthre.

FIG. 913. — 1, 1. Vessie. — 2, 2. Coupe médiane de sa partie antero-inférieure. — 3, 3. Muqueuse de la portion prostatique de l'urèthre, doublée d'une couche musculaire à fibres longitudinales. — 4, 4. Coupe du sphincter de la vessie. — 5, 5. Coupe du sphincter de la portion prostatique. — 6, 6. Glandules prostatiques sous-jacentes à ce muscle, et s'avançant jusque dans sa couche la plus profonde. — 7, 7. Paroi inférieure de la portion prostatique de l'urèthre. — 8, 8. Verumontanum. — 9. Embouchure de l'utricule prostatique. — 10. Embouchure des conduits éjaculateurs. — 11, 11. Portion membraneuse de l'urèthre. — 12. Muqueuse uréthrale. — 13. Couche musculaire à fibres lisses et longitudinales qui l'entoure. — 14. Couche musculaire à fibres striées et circulaires qui préside à ses contractions. — 15, 15. Coupe du bulbe de l'urèthre.

5° Enfin, cet orifice lui-même, qui offre l'aspect d'une fente antéro-postérieure, et qui conduit dans l'utricule prostatique. (Fig. 913, 9.)

L'utricule prostatique, décrit par Morgagni sous le nom de *sinus*, est un diverticule de la muqueuse uréthrale qui part du sommet du verumontanum, et qui se porte obliquement en haut et en arrière entre les conduits éjaculateurs. Il se trouve donc situé dans l'excavation infundibuliforme que traversent ces conduits. — Sa longueur, variable de 5 à 15 millimètres, égale en général 1 centimètre. — Sa forme, lorsqu'on le dilate, devient sphérique s'il est très-petit, ovoïde ou ellipsoïde s'il est plus développé. Lorsqu'il remonte jusqu'à la base de la prostate, il s'étale en arrière des conduits éjaculateurs, se renfle plus ou moins dans sa partie supérieure, et prend la configuration d'un cône dont le sommet tronqué se dirige en bas. — Sa surface externe en arrière adhère à peine aux conduits qu'elle sépare; mais en avant ceux-ci lui sont unis si intimement, qu'ils semblent creusés dans l'épaisseur de ses parois. — Sa cavité renferme un liquide de couleur grisâtre ou opaline qui s'épanche dans l'urèthre en même temps que dans le sperme.

L'utricule comprend dans sa structure : 1° une couche fibreuse, mince, exclusivement composée de fibres de tissu élastique qui s'entre-croisent en tous sens; 2° une couche épithéliale formée de cellules cylindriques; 3° enfin des glandules que MM. Ch. Robin et Cadiat ont cherché récemment sans les rencontrer, mais dont l'existence cependant ne peut être mise en doute.

Ces glandules sont logées dans l'épaisseur de la tunique élastique. Leur nombre varie de cent vingt à cent cinquante, et leur volume depuis $0^{mm},04$ jusqu'à $0^{mm},35$. La plupart présentent une forme arrondie. Toutes appartiennent à la classe des glandes en grappe, et offrent la plus grande analogie avec les glandes prostatiques.

Comme ces dernières, elles sont constituées par un conduit principal irrégulièrement calibré, duquel partent deux, quatre, six, huit prolongements et quelquefois plus, qui se terminent chacun par un ou plusieurs renflements très-irréguliers aussi. — Elles deviennent très-fréquemment le siège de calculs. Chez les hommes de soixante et soixante-dix ans, elles en contiennent toujours, et en si grand nombre, qu'il n'est pas rare de les compter par centaines. Chez un vieillard de soixante-quinze ans, ces calculs étaient si multipliés, qu'ils formaient un véritable pavé. Dans une seule glande, il n'en existait pas moins moins de quatorze; beaucoup en contenaient six à huit, d'autres deux ou trois seulement; quelques-unes en étaient exemptes.

La philosophie allemande a voulu voir dans l'utricule prostatique l'analogue de la matrice. Mais, dans ce rapprochement, toutes les lois de l'analogie ont été méconnues. E. Geoffroy Saint-Hilaire, au commencement de ce siècle, a eu la gloire de démontrer que, dans la recherche des parties analogues, on ne peut s'appuyer avec sécurité que sur leurs connexions. Or, en prenant pour guide ce principe des connexions, on reconnaît, que l'utérus a pour analogue les vésicules séminales.

Ce diverticule, si riche en glandes, paraît avoir pour usage de faciliter le passage du sperme à travers les canaux éjaculateurs. Au moment de l'éjaculation, en effet, ceux-ci se dilatent subitement, au point de remplir l'infundibulum que leur présente la prostate, et la cavité de l'utricule s'efface par accolement de ses parois. Dans l'état habituel, ce sont ces canaux, au contraire, qui s'effacent, tandis que la cavité intermédiaire se laisse peu à peu dilater par le liquide sécrété. Il existe, par conséquent, une sorte d'antagonisme entre l'utricule et les canaux éjaculateurs; lorsque ces derniers se remplissent, il se vide, et réciproquement. Il n'est donc, en définitive, qu'un espace que la nature a ménagé entre les deux conduits éjaculateurs pour leur permettre une libre et facile dilatation au moment de l'éjaculation. Quant au mécanisme en vertu duquel il se remplit, l'anatomie nous l'enseigne aussi, en nous montrant que son embouchure se trouve, pour ainsi dire, pincée entre les deux faisceaux de fibres musculaires qui s'adossent sur la ligne médiane pour former le verumontanum. Ainsi appliquées l'une à l'autre, les deux lèvres de cette embouchure permettent au liquide sécrété de séjourner dans la cavité de l'utricule; et celui-ci ne se vide que lorsqu'une double colonne de sperme, se précipitant dans les conduits éjaculateurs, la comprime de chaque côté.

c. — *Structure de la prostate.*

Le tissu qui forme la prostate est d'un gris blanchâtre et d'une consistance ferme. Divisé, il présente, chez les hommes jeunes, un aspect plus ou moins homogène. Si, après l'avoir incisé sur un point, on cherche à le déchirer, il résiste, et l'on ne réussit à le dilacérer qu'au prix d'un effort assez considérable. — Ce tissu est constitué par des glandules et par une trame musculaire auxquelles viennent s'adjoindre des vaisseaux, des nerfs et une petite quantité de tissu cellulaire.

Les *glandules*, très-nombreuses et de dimensions extrêmement inégales, se montrent sur tout le pourtour du canal prostatique, vers lequel elles convergent. Celles qui ont pour siége la paroi antérieure du canal sont constamment les plus petites; elles se portent dans une direction plus ou moins perpendiculaire vers la muqueuse uréthrale. Celles qui répondent à ses parties latérales diffèrent à peine des précédentes. Elles sont seulement un peu plus longues. Les inférieures, très-développées pour la plupart, se dirigent de haut en bas et d'arrière en avant.

La forme de ces glandules est remarquable par les variétés presque infinies qu'elles présentent; il n'en est peut-être pas deux qui se ressemblent. Elles dérivent cependant d'un même type, qui en fait une famille à part parmi les glandes en grappe. Elles sont caractérisées surtout par l'ampleur des utricules sécréteurs, par la variabilité et l'extrême irrégularité de leur forme, attributs que nous retrouverons dans toutes les glandes annexées à la muqueuse uréthrale, mais qu'on chercherait en vain dans celles des autres régions du corps.

Chacune de ces glandes, en effet, est constituée à son origine par de larges culs-de-sac, tantôt arrondis, tantôt allongés et incurvés, le plus souvent limités par une courbe capricieusement saillante et rentrante. A ceux-ci succède un troncule très-large aussi et non moins irrégulier; puis tous les troncules viennent s'échelonner sans ordre sur un tronc bosselé, tortueux, plus ou moins long. — Les conduits excréteurs les plus importants viennent s'aboucher dans les gouttières qu'on remarque sur la paroi inférieure de l'urèthre. Plusieurs convergent quelquefois vers un même point et se terminent au fond d'une fossette semblable à un petit crible. C'est sur le pourtour de la crête uréthrale que siégent ces fossettes cribliformes: mais, pour les bien distinguer, il faut les examiner aux rayons du soleil, à l'aide d'une loupe, après avoir dépouillé la muqueuse de son épithélium. — Le nombre total des conduits qui s'ouvrent sur les parois de la portion prostatique de l'urèthre est plus considérable qu'on ne le pense généralement; j'ai pu compter jusqu'à quarante-cinq et cinquante orifices sur ces parois, et il en existe probablement davantage.

Les glandules prostatiques sont formées par une tunique propre, que recouvre un épithélium pavimenteux, et au voisinage de leur embouchure un épithélium cylindrique. Elles sécrètent un liquide de couleur opaline ou laiteuse, auquel le sperme emprunte la coloration qui lui est propre.

Au centre des culs-de-sac sécréteurs, on voit apparaître, vers l'époque ou la glande atteint son complet développement, des concrétions arrondies, formées de plusieurs couches concentriques, dont le nombre augmente avec les années et devient considérable chez les vieillards. Ces calculs sont d'abord si minimes, qu'ils flottent librement dans le liquide des culs-de-sac glanduleux. Mais peu à peu leur diamètre s'accroît de telle sorte qu'ils finissent par se trouver en contact avec les parois des acini. Plus tard, ils dilatent ceux-ci, et les dilatent de plus en plus. Tandis que ces phénomènes se produisent sur un point, d'autres calculs se forment sur d'autres points, et passent par les mêmes phases de développement. De là il résulte que chaque glandule se dilate progressivement, et que la prostate tout entière augmente de volume. C'est cet accroissement de volume qui a été décrit sous le nom d'hypertrophie.

Mais l'hypertrophie est un phénomène essentiellement physiologique, caractérisé par un surcroît de vitalité et de nutrition : or ici rien de semblable; il s'agit d'un phénomène purement morbide. Les glandules de la prostate ne s'hypertrophient pas; elles se dilatent sous l'influence d'une affection calculeuse qui débute à vingt ou vingt-cinq ans et qui fait des progrès incessants jusqu'à la vieillesse la plus avancée. — De vingt-cinq à cinquante ans, les calculs restent microscopiques; souvent même ils conservent ces minimes dimensions pendant toute la vie; leur existence alors n'entraîne aucune conséquence fâcheuse. — Mais le plus souvent ils s'accroissent sensiblement de soixante à quatre-vingts ans : tantôt leur accroissement a lieu d'une manière égale pour tous; tantôt il est plus considérable pour ceux qui sont situés de l'un ou de l'autre côté. Dans le premier cas, la glande conserve sa forme symétrique; dans le second, elle la perd, et l'urèthre se dévie à droite ou à gauche. Si l'altération porte sur le lobe moyen, il s'élève, et l'on voit apparaître la luette vésicale. — Quelquefois elle porte presque exclusivement sur la paroi antérieure. Sur deux vieillards, j'ai rencontré dans cette paroi de nombreux et volumineux calculs formant une véritable carrière et protestant avec tout l'éclat de l'évidence contre l'opinion des anatomistes qui nient l'existence des glandules prostatiques dans cette région.

Lorsque l'affection calculeuse a pris un tel développement, ce ne sont pas seulement les origines et les conduits excréteurs des glandes qui se dilatent, mais leurs embouchures; et comme celles-ci sont taillées en bec de flûte, le repli muqueux qui les limite en arrière a été abusivement comparé aux replis valvulaires. Plusieurs auteurs ont même admis comme réelle, mais anormale, l'existence de ces valvules.

Le *tissu musculaire* tient une place importante dans la constitution de la prostate. Chez les individus jeunes, il forme environ les deux tiers de cet organe. Dans un âge plus avancé, il n'en forme plus que la moitié, et même un peu moins, si la glande est volumineuse. — Les deux ordres de fibres se trouvent ici en présence, mais elles ne sont pas mélangées. Nous savons déjà que les fibres musculaires striées occupent les faces antérieure et latérales de la prostate. — Sur sa face postérieure, on remarque une couche de fibres musculaires lisses, transversalement dirigées. — Dans son épaisseur, il existe une multitude de faisceaux composés de fibres semblables, remplissant les intervalles des glandules qu'ils séparent ou plutôt qu'ils relient entre elles pour en faire un seul corps glanduleux. Les uns marchent parallèlement aux conduits excréteurs des glandes; les autres les coupent sous une incidence oblique ou perpendiculaire; ils s'entre-croisent, en un mot, dans toutes les directions, d'où sans doute la fermeté du tissu prostatique et la difficulté qu'on éprouve à le dilacérer.

Les *artères* de la prostate émanent de l'hémorrhoïdale moyenne et des vésicales, principalement de la vésicale inférieure. — Les *veines* vont se jeter dans les canaux qui recouvrent ses parties latérales.

Les *vaisseaux lymphatiques*, dont j'ai signalé l'existence en 1854, sont extrêmement nombreux. Nés des parois de chaque glandule, ils se dirigent vers la périphérie de l'organe, plus particulièrement vers sa face inférieure qu'ils recouvrent de leurs anastomoses. — Quatre troncs principaux partent de ce plexus périphérique : deux latéraux et volumineux, qui se portent presque transversalement en dehors pour se terminer dans un ganglion situé sur les parties latérales et inférieure de l'excavation du bassin ; deux supérieurs, en général plus grêles, qui rampent sur les parties latérales de la vessie pour se rendre à un ganglion situé entre le trou sous-pubien et la partie correspondante du détroit supérieur.

Les *nerfs* proviennent du plexus hypogastrique. Ils suivent d'abord le trajet des vaisseaux artériels qu'ils abandonnent ensuite pour cheminer au milieu des faisceaux musculaires. Très-probablement ils vont se perdre, pour la plupart, dans ces faisceaux.

Le tissu conjonctif de la prostate, assez dense et peu abondant, unit les faisceaux musculaires les uns aux autres. Dans les intervalles de ces faisceaux on observe aussi des fibres élastiques, mais en général très-déliées.

II. — PORTION MEMBRANEUSE DE L'URÈTHRE.

Étendue du sommet de la prostate à la partie supérieure et postérieure du bulbe, la seconde portion de l'urèthre représente une sorte de pont tubulaire passant de l'un à l'autre renflement, et leur servant de trait d'union. Elle diffère des deux portions qu'elle réunit par son calibre beaucoup plus grêle et la minceur relative de ses parois, d'où le nom de *portion membraneuse* sous lequel elle a été désignée. Celui de *portion musculeuse* que lui avait donné Amussat a pu lui être appliqué à une époque où l'on connaissait à peine la structure intime de la prostate et celle du corps spongieux. Mais les recherches faites depuis cette époque ont démontré que le premier de ces organes renferme un très-grand nombre de faisceaux musculaires, et que sa partie antérieure en est presque entièrement composée ; il en est de même du second. Les trois portions de l'urèthre ont donc pour attribut commun la multiplicité des fibres de cet ordre ; la dénomination de portion musculeuse serait par conséquent applicable à toutes les trois, et ne saurait dès lors convenir à aucune.

La portion membraneuse de l'urèthre est d'abord légèrement oblique de haut en bas, et d'arrière en avant ; puis elle devient horizontale, et au moment où elle s'unit à la portion spongieuse de l'urèthre, elle prend une direction obliquement ascendante. Le point le plus déclive de la courbe uréthrale répond donc à cette union. L'axe de la symphyse pubienne suffisamment prolongé viendrait tomber sur ce point.

L'extrémité postérieure de la portion membraneuse est souvent plus rapprochée de la face inférieure de la prostate que de la supérieure. Son extrémité antérieure répond, au contraire, à la partie supérieure du bulbe dans laquelle elle pénètre très-obliquement. Sa paroi supérieure, devient ainsi plus longue que l'inférieure ; l'étendue de la première est de 14 millimètres ; celle de la seconde se réduit en général à 10.

a. — *Forme et rapports.* Vue intérieurement, cette portion est très-régulièrement cylindrique. — Vue extérieurement, ses limites sont vaguement accusées. En bas, elle répond : au bulbe de l'urèthre qui recouvre sa moitié antérieure ; aux glandes bulbo-uréthrales sous-jacentes à sa partie moyenne ; et postérieurement au rectum qui en est très-rapproché, mais dont elle s'éloigne presque aussitôt, l'intestin se portant en bas et un peu en arrière, et l'urèthre presque directement en avant : de là un espace angulaire à base inférieure, limité d'un côté par le rectum, antérieurement par le bulbe. C'est sur cet espace que le chirurgien pratique son incision dans le premier temps de la taille périnéale, pour arriver jusqu'au conduit situé à son sommet. Par conséquent, si l'incision s'incline trop en avant, le bulbe sera blessé ; si elle s'incline trop en arrière, la lésion atteindra la paroi antérieure du rectum. — L'espace ainsi divisé est rempli par les bulbo-caverneux en avant, le sphincter externe de l'anus en arrière, et les deux transverses à droite et à gauche. Ces muscles ne s'entre-croisent pas ; ils s'insèrent sur une lame fibreuse, médiane, antéro-postérieure, qui adhère en bas à l'aponévrose périnéale inférieure, et en haut à la portion membraneuse de l'urèthre.

Supérieurement, la portion membraneuse est en rapport avec le muscle de Wilson et le plexus de Santorini. — Son extrémité antérieure est embrassée par l'aponévrose périnéale moyenne.

b. — *Structure.* Au niveau de la portion membraneuse, la muqueuse uréthrale et les fibres longitudinales qui la doublent sont entourées, d'abord par un plexus veineux puis par une couche de fibres musculaires.

L'épaisseur de cette couche est de 6 millimètres. Les fibres qui la forment sont striées et d'une coloration rouge. Lorsqu'elles ont été soumises à l'action des réactifs appropriés, on les voit très-nettement s'enrouler autour de l'urèthre et se superposer sans jamais s'entre-croiser, de telle sorte qu'on réussit facilement à diviser le cylindre qu'elles forment en autant de segments annulaires qu'on peut le désirer. — Considérées dans leur mode d'action, elles représentent un véritable sphincter, puissant par le nombre considérable des fibres qui le constituent, et par la direction de ces fibres toutes perpendiculaires à l'axe du canal. Ajoutons que ce sphincter exclusivement composé de fibres striées, est doué d'une action instantanée. Sous l'influence de causes très-diverses, il peut se contracter avec assez d'énergie pour mettre obstacle au cathétérisme.

La portion membraneuse devient ainsi le siége des rétrécissements spasmodiques. Après la mort, elle conserve parfois une rigidité qui peut
encore s'opposer au passage de la sonde.

III. — PORTION SPONGIEUSE DE L'URÈTHRE.

A. — **Conformation extérieure.**

Sur toute l'étendue de cette troisième portion, les tuniques muqueuse
et musculeuse de l'urèthre sont entourées par une gaîne érectile qui se
renfle en arrière pour former le *bulbe*, et en avant pour former le *gland*:
cette gaîne constitue le *corps spongieux* de l'urèthre.

Ainsi renflé à ses deux extrémités, le corps spongieux peut être considéré comme composé de trois parties : d'une partie postérieure ou bulbeuse, qui s'étend jusqu'à l'angle uréthral; d'une partie moyenne plus
longue, étendue de cet angle à la base du gland; et d'une partie antérieure
représentée par ce renflement. (Fig. 904.)

La première revêt la forme d'un cône très-allongé, dont le sommet
tronqué se dirige en haut et en avant. La seconde est cylindrique. La
troisième est configurée aussi à la manière d'un cône, mais dont l'axe
serait très-court. — Ces trois parties se continuent entre elles, du reste,
sans autre ligne de démarcation que la différence de leur diamètre.

La gaîne érectile forme autour du conduit circonscrit par les tuniques
muqueuse et musculeuse un autre conduit qui vient se surajouter à
celui-ci, comme le canal prostatique se surajoute à la première portion de
l'urèthre, et une enveloppe musculaire à la seconde. Mais les axes des
deux conduits ne coïncident pas; ils se croisent à angle aigu.

Rapports. — Ils diffèrent très-notablement pour chacune des trois
parties du corps spongieux de l'urèthre.

Le *bulbe* est embrassé par les bulbo-caverneux qui lui forment une
gaîne contractile; il est en outre en rapport : 1° en bas, avec l'aponévrose périnéale inférieure, 2° en haut, avec le muscle de Wilson et le
muscle ischio-uréthral; 3° à droite et à gauche, avec la racine des corps
caverneux dont le sépare un espace anguleux à sinus postérieur.

La base du bulbe, dirigée en bas et en arrière, est sous-jacente au canal
de l'urèthre. Elle représente une saillie arrondie et pleine qui a pour
limite antérieure la dépression qu'on remarque au-dessous de l'entrée de
la portion membraneuse. Elle répond en haut à cette même portion, et
aux glandes bulbo-uréthrales. Un intervalle de 12 à 15 millimètres chez
l'adulte, et de 10 à 12 chez le vieillard, la sépare de l'anus. On remarque
sur cette base un sillon médian qui la partage en deux hémisphères.
Quelquefois le sillon se bifurque à sa partie supérieure; elle se divise
alors en trois parties, deux latérales et une médiane triangulaire.

La partie moyenne de la portion spongieuse est recouverte immédiatement par la tunique élastique de la verge. En haut, elle adhère à la gouttière des corps caverneux. — Sa paroi inférieure se divise au niveau du
frein de la verge, pour se continuer par chacun de ses bords avec le renflement antérieur du corps spongieux.

Le gland est coupé très-obliquement aux dépens de sa partie inférieure,
et profondément excavé à sa base pour s'adapter à l'extrémité antérieure
des corps caverneux. D'un diamètre plus considérable que ceux-ci, il
déborde leur surface par toute la circonférence de cette base, qui a reçu le
nom de *couronne*. — A son sommet se voit le méat urinaire précédemment décrit, et en arrière de celui-ci un léger sillon auquel succède le
frein de la verge. C'est au niveau de ce sillon que la surface du gland
ainsi que la couronne se trouvent interrompues par suite de la division
que présente, sur ce point, la paroi inférieure du corps spongieux. Les
deux lèvres de la solution de continuité sont réunies par les tuniques
muqueuse et musculeuse de l'urèthre. — La surface du gland est revêtue
d'un épiderme très-épais. Mais elle est remarquable surtout par les
papilles très-multipliées et très-développées qui la recouvrent. La disposition de celles-ci diffère pour le sommet et pour la base. En remontant vers
le sommet, on les voit se disposer en séries linéaires qui toutes convergent
vers le méat urinaire; sur la base, c'est-à-dire sur la couronne, où elles
atteignent leur plus grand développement, elles offrent une certaine tendance à se disposer en séries circulaires; leur arrangement cependant
n'est jamais régulier. Le volume de ces papilles varie beaucoup suivant
les individus.

B. — Structure du corps spongieux.

Le corps spongieux comprend dans sa structure une enveloppe musculaire, une cloison médiane et musculaire aussi; une gaîne érectile; des
capillaires, des artères, des veines, des nerfs; et enfin deux glandes qui
vont s'ouvrir sur la paroi inférieure du bulbe de l'urèthre, d'où le nom
de *glandes bulbo-uréthrales*, sous lequel elles sont connues.

a. — Enveloppe, cloison, aréoles du corps spongieux.

L'*enveloppe* musculaire, extrêmement mince, ne recouvre que les deux
premières parties du corps spongieux. On n'en trouve aucun vestige sur
le gland, où elle est suppléée par une membrane muqueuse qui a pour
charpente un réseau de fibres élastiques. — Cette enveloppe se compose
de faisceaux de fibres, très-déliés, circulaires, séparés ordinairement les
uns des autres par un intervalle égal à leur épaisseur, et en général plus
développés ou plus serrés sur la partie moyenne de la portion spongieuse.

Sur le bulbe, ils deviennent plus ténus, plus espacés et plus difficiles à distinguer. Cependant à l'union de la portion membraneuse avec la portion spongieuse, il existe un faisceau plus accusé qui forme une bride demi-circulaire, décrite par Amussat sous le nom de *collet fibreux* du bulbe. Au-dessus de cette bride plus musculaire que fibreuse on remarque l'entrée de la portion membraneuse ; au-dessous se voit un léger cul-de-sac, plus large, contre lequel la sonde peut se heurter au moment du cathétérisme, en sorte qu'il est, de tous les points du canal, celui qui se trouve le plus exposé aux violences, et celui aussi qui devient le plus souvent le siége des fausses routes.

L'enveloppe du corps spongieux est intimement unie en dehors à la tunique élastique, et en dedans à la trame érectile.

La *cloison* ne s'étend pas au delà de la partie moyenne du corps spongieux. Elle appartient surtout à la portion bulbeuse qu'elle partage en deux moitiés symétriques. Son extrémité postérieure, arrondie, répond au sillon médian de la base du bulbe. Son bord inférieur se continue avec l'enveloppe musculaire. Son sommet se perd insensiblement au niveau de l'angle uréthral. Par ses faces, elle elle se continue avec les trabécules de la trame aréolaire. Cette cloison est formée de fibres musculaires lisses auxquelles se mêlent des fibres lamineuses et des fibres élastiques.

La *trame aréolaire de la gaîne érectile* de l'urèthre offre la plus grande analogie avec celle des corps caverneux. An niveau du bulbe, les aréoles s'ouvrent largement les unes dans les autres. Sur la partie moyenne de la portion spongieuse et dans le gland elles sont plus allongées et plus étroites. Les trabécules qui les constituent, entre-croisées et unies entre elles, se composent aussi de fibres lisses, de fibres lamineuses et de fibres élastiques ; mais les premières qui prédominaient dans la trame aréolaire des corps caverneux se montrent ici moins nombreuses.

b. — *Capillaires, artères, veines, nerfs du corps spongieux.*

Les *capillaires* qui concourent à former le corps spongieux de l'urèthre affectent la disposition qui leur est propre dans toutes les autres dépendances du système érectile. Ils ont aussi pour attributs distinctifs : leur calibre considérable en rapport avec les dimensions des aréoles, leur brièveté qui a pour mesure le diamètre de celles-ci, les étranglements qu'ils présentent au niveau des orifices par lesquels elles communiquent entre elles. Leur surface externe adhère aux parois alvéolaires qui les renforcent. Leur surface interne est unie. Leur structure comprend : 1° une membrane amorphe, hyaline, homogène ; 2° une couche épithéliale, composée d'un seul plan de cellules, allongées et à contour irrégulier.

Les *artères* proviennent du tronc de la honteuse interne, elles sont au nombre de deux : la bulbeuse et la dorsale de la verge.

L'artère bulbeuse ou transverse du périnée pénètre dans le bulbe par sa partie supérieure, à 12 ou 15 millimètres au-devant de sa base. Elle est quelquefois double; dans ce cas, l'artère supplémentaire se trouve très-rapprochée de l'extrémité postérieure du bulbe et pourrait être facilement divisée dans la taille latéralisée. A son entrée, cette artère fournit un ou deux rameaux qui se dirigent d'avant en arrière et qui s'épuisent dans la base du bulbe. Elle est d'abord séparée de celle du côté opposé par la cloison à travers laquelle les deux troncs artériels communiquent entre eux. L'un et l'autre, après s'être coudés à angle droit, se prolongent jusqu'au voisinage du frein de la verge; ils répondent sur toute cette étendue aux parties inférieure et latérales du corps spongieux, auxquelles ils sont destinés.—Dans ce trajet, chaque artère bulbeuse donne un nombre très-considérable de rameaux qui, chacun, se divisent presque aussitôt en un bouquet de ramifications flexueuses. Celles-ci pénètrent dans l'épaisseur des trabécules et viennent s'ouvrir dans la cavité des aréoles, c'est-à-dire dans les capillaires, où elles versent le sang rouge au moment de l'érection. Quelques divisions se ramifient dans les trabécules; d'autres traversent le corps spongieux pour venir se répandre dans les tuniques muqueuse et sous-muqueuse de l'urèthre.

L'artère dorsale de la verge présente, avec la précédente, des connexions qui n'avaient pas encore été signalées. Née de la partie terminale de la honteuse interne, elle passe en dedans de la racine des corps caverneux, chemine dans l'épaisseur du ligament suspenseur de la verge, parcourt ensuite toute la face dorsale du pénis en décrivant des flexuosités qui disparaissent dans l'état d'érection, puis se dévie un peu au voisinage du gland pour pénétrer dans celui-ci par sa partie postérieure et latérale.

Dans ce trajet, l'artère dorsale fournit, par son côté externe, une série de six à huit branches, très-grêles, demi-circulaires, qui contournent le corps caverneux et qui se rendent dans la partie supérieure du corps spongieux, où elles se divisent alors en rameaux antérieur et postérieur; ceux-ci s'anastomosant par leurs extrémités forment à droite et à gauche un petit tronc artériel supplémentaire. Le mode de ramescence et de terminaison de ces troncs accessoires ne diffère pas de celui des artères bulbeuses.

Indépendamment des rameaux émanés des artères dorsales, il en est d'autres moins nombreux, mais quelquefois beaucoup plus considérables, qui naissent des artères caverneuses : ceux-ci traversent perpendiculairement la gouttière des corps caverneux, puis se ramifient dans le corps spongieux où ils se terminent comme les précédents. — Les dernières divisions des artères dorsales se répandent dans la trame érectile du gland, dans sa membrane muqueuse et dans la partie correspondante de la muqueuse uréthrale. Celles qui se distribuent à la trame érectile se comportent comme les artères hélicines des corps caverneux.

Les *veines* du corps spongieux, ont aussi pour point de départ les gros capillaires que circonscrivent les aréoles. Elles ne prennent naissance qu'à sa périphérie. On les distingue en supérieures et inférieures.

Les veines supérieures se subdivisent en trois groupes : celles du gland, celles de la partie moyenne, celles du bulbe. — Les veines du gland émanent de la partie excavée de sa base ; elles forment, entre cette base et l'extrémité correspondante des corps caverneux, un plexus dont les principales divisions se dirigent en haut et en arrière, en se réunissant pour former des branches de plus en plus volumineuses. Parvenues au niveau de la couronne, les dernières branches convergent à leur tour, et donnent naissance à la veine dorsale profonde. — Les veines moyennes s'unissent à celles qui naissent de la gouttière des corps caverneux, lesquelles contournent les parties latérales du pénis pour aller se jeter dans la veine dorsale profonde. — Les veines émanées du bulbe passent entre les racines des corps caverneux, et vont se terminer dans le plexus de Santorini.

Les veines inférieures, peu nombreuses et de petit volume, se dirigent en arrière ; elles se terminent dans les veines honteuses internes.

Les *nerfs* de la portion spongieuse proviennent de la branche périnéale superficielle et de la branche dorsale du nerf honteux interne.

Parmi les rameaux que fournit la branche périnéale inférieure, il en est un qui traverse le muscle bulbo-caverneux. Ce rameau, d'abord accolé à celui du côté opposé, se sépare de celui-ci lorsqu'ils arrivent à l'extrémité antérieure du muscle qui les recouvre ; reprenant ensuite une direction parallèle, l'un et l'autre des deux rameaux arrivent jusqu'au voisinage du frein de la verge, où ils disparaissent en se ramifiant dans la partie correspondante du corps spongieux. Logés sur toute cette étendue dans l'épaisseur de la tunique élastique de la verge, ils fournissent, chemin faisant, une série de ramuscules qui plongent dans le corps spongieux, et qui se terminent ensuite, pour la plupart, dans les trabécules musculaires. Plusieurs divisions franchissent les limites du corps spongieux, et vont se répandre, soit dans la tunique muqueuse de l'urèthre, soit dans la tunique musculaire sous-jacente.

Les nerfs dorsaux, parvenus au devant du ligament suspenseur de la verge, se partagent en un grand nombre de rameaux divergents dont les uns se rendent à la peau et au muscle sous-jacent. Les autres se distribuent dans les parties érectiles de la verge et peuvent être divisés : 1° en ceux qui se ramifient dans le corps caverneux et la partie moyenne du corps spongieux ; 2° en ceux qui vont se ramifier dans le gland.

Les premiers, au nombre de quatre ou cinq de chaque côté, descendent sur les parties latérales du pénis, en suivant le trajet des artères et veines correspondantes, émettent dans ce trajet une foule de ramifications extrêmement déliées qui plongent dans les corps caverneux ; puis arrivés au niveau du sillon qui sépare cet organe du corps spongieux, ils pénètrent dans ce dernier en se divisant en plusieurs filets. Ceux-ci se subdivisent,

s'anastomosent et vont se terminer aussi, soit dans les trabécules musculaires correspondantes, soit dans les tuniques muqueuse et sous-muqueuse
de l'urèthre.

Les rameaux destinés au gland se portent directement en avant, s'insinuent entre la base de ce renflement et le plexus veineux si remarquable
qui recouvre l'extrémité antérieure des corps caverneux, échangent entre
eux des anastomoses nombreuses au-dessus de ce plexus, et se divisent en
une multitude de filets qui pénètrent dans le gland en rayonnant dans
toutes les directions. Se subdivisant à leur tour, ces filets forment un
autre plexus à mailles serrées, duquel partent deux ordres de divisions
terminales : les plus ténues sont destinées aux trabécules musculaires ;
les autres, plus nombreuses, s'étendent au delà de la trame érectile,
rampent sous la membrane muqueuse où elles s'anastomosent de nouveau, et se prolongent jusqu'aux papilles qui hérissent sa surface.

c. — *Glandes bulbo-uréthrales.*

Les *glandes bulbo-uréthrales*, signalées par Méry en 1684, décrites
par Cowper en 1702, et mieux étudiées ensuite par plusieurs auteurs, ont
été en 1849, de la part de M. Gubler, l'objet de recherches très-exactes
et très-complètes.

Ces glandes sont situées sur la base du bulbe, dans l'angle rentrant qui
le sépare de la portion membraneuse de l'urèthre. — Leur volume est
extrêmement variable ; les plus grosses ne dépassent pas les dimensions
d'une noisette. Chez quelques individus elles restent si petites, qu'elles
atteignent à peine celles d'une lentille ; dans ce cas, elles se dérobent
facilement à la vue, et l'on a cru alors à leur absence. On peut dire
avec Haller qu'elles égalent ordinairement le volume d'un pois, ou, avec
Winslow, celui d'un noyau de cerise. — La distance qui les sépare est de
4 à 5 millimètres, lorsqu'elles présentent un développement moyen ; plus
grande, si elles sont peu développées ; plus petite, au contraire, si elles le
sont beaucoup. Dans ce dernier cas, elles peuvent arriver au contact et
semblent se confondre sur la ligne médiane. Ce sont probablement des
faits de ce genre qui ont porté quelques auteurs à admettre que, chez
certains individus, il n'existe qu'une seule glande bulbo-uréthrale. —
Leur coloration est blanche, leur forme plus ou moins arrondie, et leur
consistance ferme, en sorte qu'on peut assez facilement les reconnaître en
palpant les muscles bulbo-caverneux dans l'épaisseur desquels elles sont
situées. (Fig. 905, 20.)

Les glandes bulbo-uréthrales se trouvent en rapport : en arrière, avec
les muscles qui précèdent ; en haut, avec la portion membraneuse de
l'urèthre ; en bas, avec le bulbe qu'elle recouvrent en partie.

Par leur structure, elles se rangent dans la classe des glandes en grappes les plus parfaites. Elles se composent, en effet, de granulations qui se groupent en lobules, lobes secondaires et lobes principaux. De ces granulations partent des conduits déliés qui s'unissent pour former des rameaux, des branches, puis un tronc unique. — Celui-ci émerge de la partie antérieure et inférieure de la glande ; il pénètre, après un court trajet, dans la couche musculaire longitudinale ou sous-muqueuse du bulbe de l'urèthre qu'il parcourt d'arrière en avant, en suivant une direction parallèle à celui du côté opposé, et vient s'ouvrir sur la paroi inférieure de ce conduit par un orifice extrêmement petit, et en général invisible. On peut distinguer, par conséquent, à chacun de ces conduits, une portion bulbeuse et une portion sous-muqueuse. La première, longue de 8 à 10 millimètres, est quelquefois accompagnée de petits lobules disposés sans ordre sur ses parties latérales. La seconde, dont la longueur varie, suivant les individus, de 2 à 3 centimètres, décrit assez souvent une légère courbure à concavité interne. Les deux conduits peuvent offrir une longueur égale ; ils s'ouvrent alors l'un à côté de l'autre. Mais presque toujours ils sont inégaux ; dans ce cas ils s'ouvrent ordinairement sur la ligne médiane, l'un au-devant de l'autre. Je les ai vus une seule fois s'ouvrir sur la muqueuse par un orifice commun.

Les glandes bulbo-uréthrales sécrètent un liquide légèrement opalin et d'une consistance visqueuse ; ce liquide contribue, avec celui de la prostate, de l'utricule prostatique et des glandes uréthrales, à lubrifier le conduit que doit parcourir le sperme.

IV. — PARTIES COMMUNES AUX TROIS PORTIONS DE L'URÉTHRE.

Les trois portions de l'urèthre ont pour attributs communs une couche musculaire et une couche muqueuse qui s'étendent à toute sa longueur.

A. — Tunique musculaire de l'urèthre.

La tunique musculaire de l'urèthre, sous-jacente à la tunique muqueuse, est formée de faisceaux de fibres lisses qui affectent tous une direction longitudinale. Ces faisceaux se continuent en arrière avec ceux de la couche réticulée de la vessie. A leur point de départ, ils croisent à angle droit le sphincter vésical ; sur la moitié antéro-supérieure de ce sphincter, ils forment une couche continue. Mais sur sa moitié postérieure ils sont ordinairement séparés les uns des autres par de très-minimes intervalles au niveau desquels la muqueuse se déprime ; ce sont ces faisceaux reliés entre eux par la tunique interne de l'urèthre qui constituent les freins du verumontanum. — En parcourant les portions membraneuse et spongieuse, ils produisent, par leur juxtaposition, une tunique cylindrique, régulière et complète, qui s'étend sans se modifier d'une manière sensible jusqu'au méat urinaire où elle se termine en s'amincissant.

L'épaisseur moyenne de cette tunique est d'un demi-millimètre. Dans la fosse naviculaire et la cavité du bulbe, elle devient un peu moindre. Dans la portion membraneuse et la portion prostatique, elle est au contraire un peu plus grande. — Sa surface externe adhère d'une manière intime au sphincter uréthral, à la prostate et au corps spongieux, en sorte qu'elle reste exactement appliquée sur leurs parois. Bien qu'elle subisse comme celles-ci des alternatives très-grandes d'allongement et de raccourcissement, elle n'offre jamais aucune tendance à se plisser en travers. Sa surface interne est unie à la tunique muqueuse par des liens plus étroits encore ; c'est en vain qu'on tenterait d'isoler cette dernière ; lorsqu'on cherche à la détacher, on emporte toujours avec elle une mince couche de fibres musculaires qu'on ne peut en séparer par voie de dissection.

Dans son épaisseur on trouve : 1° des fibres de tissu élastique fines, en grand nombre, qui unissent entre eux tous les faisceaux dont elle se compose, et ceux-ci à la tunique muqueuse ; 2° des filets nerveux qui s'y épuisent en partie, tandis que d'autres ne font que la traverser ; 3° quelques artérioles grêles ; 4° des veines très-multipliées et assez volumineuses différemment disposées dans chaque portion. Elles sont intramusculaires dans la portion spongieuse, et sous-musculaires pour la plupart dans la portion membraneuse où elles forment un plexus entre les fibres lisses ou longitudinales et les fibres striées ou circulaires ; lorsque ce plexus, à la suite d'une irritation quelconque, devient le siége d'une congestion, il tend à rétrécir encore le calibre déjà si étroit de la seconde portion du canal. Dans la portion prostatique, les veines sont à la fois intra et sous-musculaires ; elles forment aussi un plexus, mais beaucoup plus délié, et continu en arrière avec le plexus si développé qu'on remarque sur le col de la vessie.

La tunique musculaire longitudinale de l'urèthre, en réagissant, au moment de l'érection, sur la cause qui l'allonge, a pour usage de tendre la tunique muqueuse, d'en régulariser la surface, de communiquer, en un mot, aux parois du canal un aspect parfaitement uni. Dans l'état de flaccidité, elle concourt à la rétraction de la verge et au maintien de cet état de rétraction.

Pendant le cathétérisme, on voit quelquefois la sonde remonter vers le méat, alors qu'elle n'a pas encore dépassé les limites de la portion spongieuse et qu'elle n'est pas soumise à l'influence du sphincter uréthral : ce phénomène est dû à la tunique musculaire longitudinale qui, en se rétractant, laisse la sonde à découvert ; ce n'est donc pas la sonde qui est repoussée du canal comme on le pense généralement ; c'est le canal qui se rétracte sur la sonde. Deux conditions sont nécessaires pour la production du phénomène : il faut, d'une part, que l'extrémité profonde de la sonde trouve un point d'appui sur les parties situées immédiatement en arrière ;

de l'autre, que l'irritation produite par la présence de la sonde soit assez vive pour solliciter les contractions de la tunique musculaire.

B. — Tunique muqueuse de l'urèthre.

La membrane muqueuse de l'urèthre est extrêmement mince et demi-transparente. Elle nous offre à étudier sa couleur, sa consistance, ses deux surfaces et sa structure.

a. *Couleur, consistance, surfaces de la muqueuse uréthrale.*

Presque toujours blanche dans la portion prostatique, plus ou moins rouge, au contraire, dans la portion membraneuse et dans le bulbe, cette muqueuse prend une teinte pâle au niveau de l'angle uréthral, et une teinte foncée dans la fosse naviculaire. Elle présente, en un mot, une couleur d'un blanc grisâtre sur les parties les plus élevées du canal, qui sont en général exsangues, et une couleur rouge, rosée, ou livide, sur les parties déclives où le sang se précipite et séjourne. Mais si l'on fait passer un courant d'eau dans les veines, la muqueuse de l'urèthre retrouve sa couleur normale et se montre sur toute son étendue uniformément blanche.

La consistance de cette tunique est assez ferme. Cependant un stylet promené à sa surface la traverse facilement; et comme, après l'avoir traversée, il entre dans une couche à fibres longitudinales, on peut, sans efforts, le faire cheminer sous la muqueuse. Les instruments métalliques qu'on introduit dans l'urèthre doivent donc offrir un volume en rapport avec le calibre du canal : ce volume est une condition d'intégrité.

Par sa surface externe, la muqueuse uréthrale s'unit à la tunique musculaire, et lui adhère si solidement qu'elle ne saurait en être séparée. De là il suit que ces deux tuniques s'allongent et se raccourcissent, se dilatent et se resserrent simultanément. Elles se plissent et se déplissent ensemble, et se comportent par conséquent d'une manière bien différente de la plupart de celles qui concourent à former les organes creux, la vessie par exemple. Ici les deux tuniques sont indépendantes; pendant que la profonde se resserre et se dilate, la plus superficielle se plisse et se déplisse. Mais dans l'urèthre, les deux couches étant inséparables, l'une ne peut se rétracter ou se plisser sans que l'autre ne se rétracte et ne se plisse également.

Ce premier fait étant établi, voyons comment sont disposés les replis que forment les deux tuniques. Constatons d'abord qu'ils suivent tous une direction longitudinale ; on n'observe jamais sur les parois de l'urèthre ni plis transversaux, ni plis obliques, ni par conséquent ces replis valvulaires dont quelques anatomistes ont tant abusé et abuseront encore. L'absence de tout repli transversal est due en partie à la tonicité de la tunique musculaire qui se rétracte d'avant en arrière d'autant plus facilement que ses faisceaux sont très-longs, en partie à la grande élasticité de la tunique muqueuse. — Quant aux plis longitudinaux, ils existent, mais sont peu saillants et souvent à peine appréciables, ainsi qu'on peut le constater à l'aide de simples coupes transversales; ces plis, qui disparaissent au moment du passage d'une sonde et pendant la miction, ont pour destination de rendre plus facile et plus rapide l'ampliation du conduit.

La surface interne ou surface libre de la muqueuse forme les parois du canal de l'urèthre. Elle présente des papilles et des orifices.

Les *papilles* sont très-manifestes dans la fosse naviculaire; au delà elles deviennent plus difficiles à distinguer. Cependant j'ai constaté leur existence sur toute l'étendue de la muqueuse uréthrale. Leur disposition n'est pas régulière ni constante comme sur le gland. On peut reconnaître toutefois qu'elles sont échelonnées pour la plupart en séries linéaires. Ce sont ces papilles qui communiquent aux parois de l'urèthre la sensibilité exquise qu'elles présentent. Lorsque l'épithélium qui les recouvre se détache, ce qui arrive sous l'influence de l'inflammation, dans la blennorrhagie par exemple, elles deviennent le siége d'une vive douleur au moment de la miction.

Les *orifices* qu'on observe sur les parois de l'urèthre existent en grand nombre. Ils diffèrent beaucoup par leur siége, par leur diamètre, par leur figure. Mais ils se rapprochent par un caractère qui leur est commun; chacun d'eux représente l'embouchure d'un conduit excréteur. Leur étude se rattache, par conséquent, à celle des glandes uréthrales dont ils forment une simple dépendance.

b. Structure de la muqueuse uréthrale.

La tunique interne de l'urèthre est constituée par une lame épithéliale et par une lame fondamentale. A celle-ci sont annexés des glandes, des artères, des veines, des vaisseaux lymphatiques et des nerfs.

Épithélium. — La lame épithéliale, bien qu'extrêmement mince, est réductible en plusieurs couches. La plus profonde se compose de cellules arrondies. Les couches superficielles sont formées de cellules cylindriques ou plutôt prismatiques se juxtaposant par leurs facettes.

La lame fondamentale comprend dans sa texture : 1° une lamelle amorphe, hyaline et superficielle, récemment signalée par MM. Ch. Robin et Cadiat (1); 2° une prodigieuse quantité de fibres élastiques fines qui

(1) Ch. Robin et Cadiat, *Recherches sur la structure intime de la muqueuse et des glandes uréthrales.* — *Journal de l'Anatomie et de la Physiologie.* Septembre 1874.

s'entremêlent de mille manières et qui se présentent sous l'aspect d'un très-élégant réseau ; 3° des fibres lamineuses réunies en faisceaux ou isolées, mais incomparablement moins nombreuses.

Pour mettre en évidence les fibres élastiques, il faut préalablement enlever l'épithélium, puis soumettre la lame sous-jacente à l'action des réactifs, et l'examiner ensuite à un grossissement de 300 diamètres ; on pourra alors distinguer très-nettement les myriades de fibres élastiques qui entrent dans sa composition et les aréoles si déliées qu'elles circonscrivent. Ces fibres s'étendent de la tunique muqueuse à la tunique musculaire ; elles occupent les interstices des faisceaux longitudinaux de celle-ci, et entourent ces faisceaux de toutes parts en les unissant les uns aux autres. Ainsi unis entre eux et à la muqueuse, il devient facile de comprendre pourquoi ces deux tuniques ne peuvent être isolées, pourquoi elles sont solidaires dans tous les phénomènes d'allongement et de rétraction qu'elles éprouvent. On comprend aussi pourquoi elles se dilatent et se resserrent si facilement : elles sont redevables de cette propriété aux fibres élastiques si nombreuses qui contribuent à les former.

Les **glandes** annexées à la muqueuse uréthrale sont extrêmement multipliées. Elles se divisent en trois groupes : celles de la portion prostatique, celles de la portion membraneuse, et celles de la portion spongieuse. Dans chacune de ces régions elles occupent le même siége : ce n'est jamais dans l'épaisseur de la tunique muqueuse qu'elles sont situées, mais dans l'épaisseur de la tunique musculaire sous-jacente. Elles se trouvent donc entourées de toutes parts par des fibres musculaires lisses qui les masquent en partie et qui rendent leur étude difficile. J'ai réussi cependant à les distinguer avec netteté. Elles ont été plus récemment bien observées et bien décrites par MM. Ch. Robin et Cadiat. Je les désignerai sous le terme générique de *glandes muqueuses*.

Les glandes muqueuses de la portion prostatique se voient sur toute la périphérie du canal. Le mode de conformation qu'elles présentent est semblable à celui des glandes qui font partie de la prostate. Elles sont seulement beaucoup plus petites. Leur analogie avec ces dernières est si grande, que, sur certains points, elles s'ouvrent dans les conduits de celles-ci. Mais la plupart viennent s'ouvrir directement sur les parois de l'urèthre par des orifices semés sans ordre en avant, disposés linéairement en haut et en arrière. Nous avons vu que les freins du verumontanum, au nombre de quatre ou cinq, sont séparés par autant de petits sillons superficiels ; or, à chacun de ces sillons correspond une série d'orifices.

Les glandules inhérentes à ces orifices, de même que toutes les autres glandules muqueuses de la portion prostatique, contiennent souvent des calculs qui les dilatent. Leur embouchure alors se dilate aussi ; et comme celles-ci reposent sur un plan obliquement ascendant, elles peuvent, dans certains cas, mettre obstacle au passage de la sonde, la détourner du col vésical, et devenir le point de départ d'une fausse route; elles tendront d'autant plus à arrêter la sonde qu'elles seront plus dilatées et que le lobe moyen sera plus saillant. C'est le bord supérieur de ces orifices qui a été pris trop souvent pour un repli valvulaire.

Les glandes de la portion membraneuse sont plus connues sous le nom de *glandes de Littre*, qui a signalé leur existence en 1700, mais en termes peu explicites. Elles occupent aussi toute la périphérie de l'urèthre, sans être cependant uniformément réparties. C'est sur la paroi supérieure qu'on les trouve en plus grand nombre; inférieurement elles deviennent plus rares. Elles appartiennent à la classe des glandes en grappe et sont conformées exactement comme les glandes muqueuses de la portion prostatique. — Leur volume présente de très-grandes différences; les plus grosses égalent quinze ou vingt fois les plus minimes. Leur direction est en général perpendiculaire aux parois de l'urèthre. L'orifice par lequel elles s'ouvrent sur la muqueuse est circulaire pour les petites, ovalaire ou elliptique pour les moyennes et les plus volumineuses. — Ces glandes, comme les précédentes, ont une certaine analogie avec celles de la prostate. Il n'est pas rare d'y rencontrer des calculs tout à fait semblables à ceux qui envahissent ces dernières; seulement, dans les glandes muqueuses de la portion membraneuse, ils n'existent qu'en petit nombre et restent presque toujours à l'état microscopique.

Les glandes de la portion spongieuse ont aussi pour siége de prédilection la paroi supérieure du canal. Elles sont assez nombreuses encore sur les parois latérales, plus clair-semées sur la paroi inférieure. C'est surtout dans la partie moyenne qu'on les observe; elles deviennent rares et très-petites dans la partie bulbeuse. Ces glandes ont pour caractères communs : 1° la longueur considérable de leur conduit excréteur ; 2° leur direction très-oblique et presque parallèle à la muqueuse ; 3° leur embouchure tournée vers le méat urinaire et dont la configuration rappelle celle des uretères dans la vessie. — Comme les glandes muqueuses des deux premières portions, elles font partie de la classe des glandes en grappe ; comme celles-ci elles sont conformées sur le même type que les glandules prostatiques : elles se composent, en d'autres termes, d'un large conduit excréteur, duquel partent des divisions larges aussi qui se terminent toutes par un ou plusieurs gros utricules, tantôt allongés, tantôt arrondis, mais toujours plus ou moins inégaux et irréguliers. Quelquefois leur conduit excréteur et ses divisions sont comme échancrés ou découpés sur leurs bords ; elles présentent alors un aspect foliacé. Une variété extrême préside, en un mot, à leur configuration. Ce qui les caractérise, je ne crains pas de le répéter, c'est l'ampleur de leur cavité, l'irrégularité de leur forme, la grande inégalité des utricules sécréteurs.

Les orifices par lesquels les glandes de la portion spongieuse versent le produit de leur sécrétion sur les parois de l'urèthre ont depuis longtemps fixé l'attention des observateurs. Ils ont été signalés en 1668 par de Graaf, et mieux observés en 1706 par Morgagni, qui les a comparés à des *lacunes*, d'où le nom de *lacunes de Morgagni*, sous lequel ils sont encore connus. L'illustre anatomiste italien les a divisés en deux ordres : les grands et les petits, les *foramina* et les *foraminula* ; mais à ces deux catégories il faut ajouter les moyens qu'il a oubliés et qui sont, sans contredit, les plus nombreux. Il fait remarquer, avec raison du reste, que les grands occupent surtout la partie médiane de la paroi supérieure sur laquelle ils sont linéairement disposés. Les moyens, rangés aussi en séries linéaires, sont situés : 1° à droite et à gauche ; 2° sur la partie médiane inférieure. — Les petits se voient entre les grands et les moyens ; ils se trouvent du reste très-inégalement disséminés.

Tel est ordinairement le mode de répartition des trois ordres d'orifices. Mais il existe, à cet égard, des variétés nombreuses. La série médiane supérieure est seule constante. Les orifices qui forment la série médiane inférieure et les séries latérales sont en général disposés d'une manière beaucoup moins régulière.

Les petits orifices sont circulaires. Les moyens, appartenant à des glandes plus obliquement dirigées sont ovalaires ou elliptiques. Les plus grands, rencontrant la muqueuse uréthrale sous une incidence presque parallèle, sont allongés d'avant en arrière. Il en est dont le grand axe atteint jusqu'à 4 millimètres. Dans ce cas, l'une des parois du conduit excréteur est beaucoup plus longue que l'autre ; elle représente une petite gouttière au fond de laquelle s'ouvrent des orifices plus petits qui constituent l'embouchure d'autant de lobules dépendants de la même glande. La paroi la plus courte est limitée par un bord demi-circulaire ou parabolique, au niveau duquel elle s'applique à la muqueuse uréthrale ; c'est au repli muqueux ainsi constitué que quelques auteurs ont appliqué le nom de *valvule*. A 2 ou 3 centimètres du méat urinaire, on observe, sur la partie médiane de la paroi supérieure de l'urèthre, un très-grand orifice limité en arrière par un repli semblable et très-accusé, sur lequel M. Alphonse Guérin a particulièrement appelé l'attention. Lorsqu'on introduit dans le canal une sonde de petit diamètre, une bougie surtout, le bec de la sonde ou de la bougie peut pénétrer dans cet orifice et se trouver arrêté alors par le repli qui le limite en arrière. A 6 ou 8 millimètres du méat, on en rencontre quelquefois un second, mais qui est généralement un peu moins développé. Ces replis méritent donc de fixer l'attention du chirurgien. Pour les éviter, le moyen le plus sûr consiste à suivre la paroi inférieure du canal sur laquelle on ne trouve jamais d'orifices assez grands pour mettre un obstacle au cathétérisme.

Les glandes muqueuses de l'urèthre sont tapissées sur toute l'étendue dé leur conduit excréteur par un épithélium cylindrique qui prend peu à peu le caractère pavimenteux sur les utricules sécréteurs. Elles possèdent une tunique propre, transparente, homogène, hyaline, entourée par un réseau de fibres élastiques et de fibres lamineuses.

Les nerfs et les artères de la muqueuse uréthrale proviennent des divisions nerveuses et artérielles qui se distribuent à la prostate, au sphincter de la portion membraneuse et au corps spongieux. Les veines vont se réunir à celles qui cheminent dans l'épaisseur de la tunique musculaire. Les vaisseaux lymphatiques se rendent dans les ganglions inguinaux.

SECTION II

APPAREIL GÉNITAL DE LA FEMME

L'appareil génital de la femme est plus profondément situé que celui de l'homme, et moins exposé, par conséquent, à l'injure des corps extérieurs. Il comprend dans sa composition :

1° Les *ovaires* et les *trompes utérines*, organes producteurs et conducteurs des ovules ;

2° La *matrice*, organe gestateur sur les parois duquel l'ovule fécondé prend racine, et dans lequel il séjourne jusqu'au moment où le nouvel être pourra vivre de ses propres forces ;

3° Le *vagin*, organe copulateur qui reçoit en dépôt le liquide fécondant et qui transmet ensuite au dehors le produit de la fécondation ;

4° La *vulve* ou vestibule du vagin, organe de sensualité, destiné aussi à livrer passage au pénis dans l'accouplement, et au fœtus lorsqu'il est parvenu au terme de son évolution (fig. 914).

La vulve, le vagin et la matrice, en se continuant entre eux, forment un canal dans lequel viennent s'ouvrir supérieurement les deux trompes ou oviductes. L'appareil de la génération dans le sexe féminin se présente, par conséquent, sous l'aspect d'un long conduit, simple et volumineux à son extrémité inférieure, pour se prêter à une double destination, bifide à son extrémité opposée, pour recevoir dans sa cavité les œufs qui se détachent périodiquement de la surface des ovaires.

La matrice, couronnant la partie médiane de ce conduit et reliant l'une à l'autre ses deux parties latérales, occupe en quelque sorte le centre de l'appareil et en a été généralement considérée comme l'organe principal. En réalité, cependant, elle n'est qu'un simple renflement du conduit excréteur des ovaires, une sorte de réservoir dans lequel le produit de la fécondation séjourne temporairement. Le premier rang ne saurait donc lui convenir. Il appartient aux glandes elles-mêmes. Celles-ci, en effet, par la haute importance de leurs fonctions dominent tout l'appareil génital de la femme ; elles en constituent les organes essentiels. Tous les autres sont sous leur dépendance. Lorsqu'elles s'atrophient, ceux-ci se flétrissent également. Lorsque l'un des ovules qu'elles renferment arrive à maturité, elles éprouvent un surcroît de vie, qu'elles communiquent à tout ce qui les entoure.

ARTICLE PREMIER

DES OVAIRES.

Les *ovaires* sont les organes dans lesquels se forment les ovules. Produisant l'un des deux éléments nécessaires à la perpétuité des espèces, ils tiennent, dans l'appareil génital de la femme, le rang qu'occupent les testicules dans l'appareil génital de l'homme : d'où le nom de *testes muliebres* que leur avaient donné les anciens.

§ 1. — CONFORMATION EXTÉRIEURE DES OVAIRES.

A. Situation. — Ces organes sont situés dans l'aileron postérieur des ligaments larges, sur les côtés de la partie la plus élevée de l'utérus, en arrière des trompes utérines et des ligaments ronds qui les séparent de la vessie, en avant du rectum, dont ils se trouvent ordinairement séparés par les circonvolutions les plus déclives de l'iléon.

Un cordon arrondi et résistant, le *ligament de l'ovaire*, les relie en dedans à l'utérus. Deux replis du péritoine, les *ligaments larges*, continus à droite et à gauche avec le même organe, et transversalement dirigés, les attachent en dehors aux parois latérales de l'excavation pelvienne. Ainsi logés dans l'épaisseur d'une cloison qui divise la cavité du petit bassin en deux moitiés, l'une antérieure destinée à la vessie, l'autre postérieure occupée par le rectum et dont le bord supérieur seul est libre, ils jouissent à la fois d'une certaine fixité et d'une certaine mobilité.

Leur fixité a pour avantage de les maintenir en rapport avec les trompes, et de prévenir l'égarement des ovules.

Leur mobilité, d'une autre part, permet à chacun d'eux de se prêter à tous les déplacements que leur impriment les organes voisins.

Ces déplacements sont très-variés. On peut cependant les distinguer en quatre ordres, suivant qu'ils sont dus à la laxité de l'aileron postérieur, à la laxité des ligaments larges, à l'ampliation de l'utérus pendant la grossesse, ou à une cause accidentelle et morbide.

Les déplacements qui dérivent de la laxité de l'aileron postérieur sont en général très-limités. Les ovaires, entraînés par leur propre poids ou refoulés par les circonvolutions de l'intestin grêle, oscillent alors de haut en bas et de bas en haut ; ils peuvent aussi se mouvoir de dehors en dedans et de dedans en dehors. Ces mouvements transversaux, en s'associant aux verticaux, acquièrent quelquefois assez d'étendue pour mettre la glande en contact, soit avec la face postérieure de la matrice, soit avec les parois

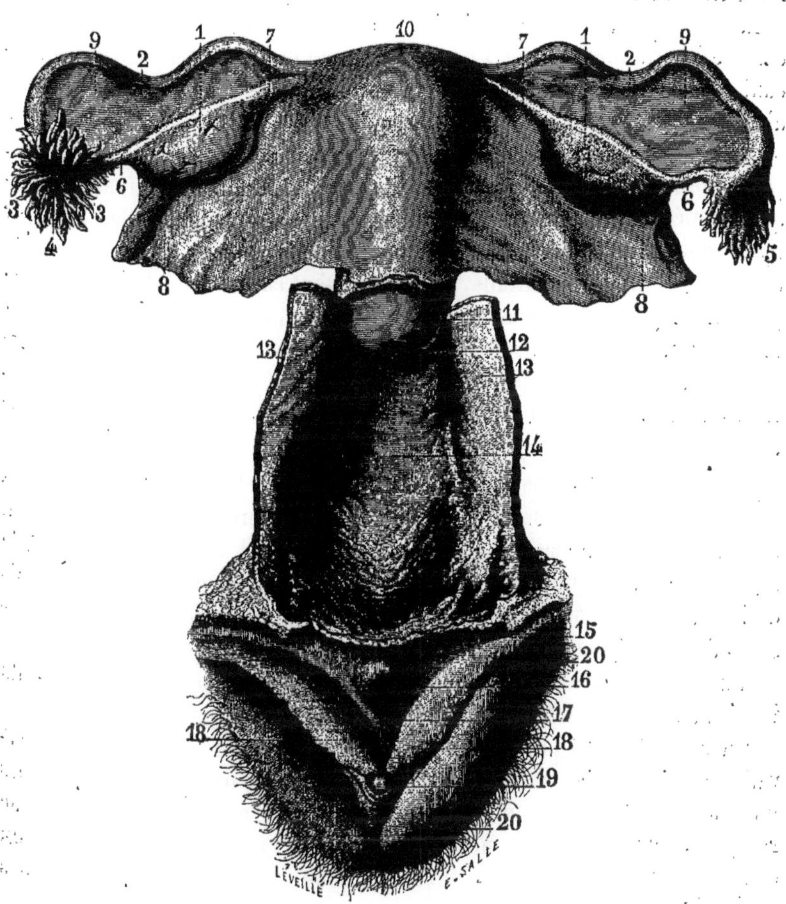

FIG. 914. — *Appareil génital de la femme vu par sa face postéro-inférieure.*

1, 1. Ovaires. — 2, 2. Trompes utérines ou oviductes. — 3, 3. Pavillon de la trompe utérine gauche vu par sa concavité. — 4. Orifice par lequel la trompe s'ouvre au centre du pavillon. — 5. Pavillon de la trompe utérine droite vu par sa partie postérieure. — 6, 6. Frange qui unit le pavillon des trompes aux ovaires. — 7, 7. Ligament de l'ovaire. — 8, 8. Ligaments larges. — 9, 9. Aileron moyen de ces ligaments contenant dans son bord libre la trompe utérine. — 10. Utérus. — 11. Col de l'utérus ou museau de tanche. — 12. Orifice du col, qui est ici étroit et arrondi, l'appareil dont il fait partie appartenant à une femme vierge. — 13, 13. Parois postéro-latérales du vagin. — 14. Paroi antéro-supérieure de ce conduit. — 15. Limite antérieure du même conduit, établie ici par la membrane hymen, qui est peu apparente parce qu'elle est déroulée et vue seulement par son bord libre. — 16. Méat urinaire. — 17. Vestibule. — 18, 18. Petites lèvres. — 19. Clitoris. — 20. Grandes lèvres.

latérales de l'excavation pelvienne. Si elle contracte des adhérences pendant la durée de cette contiguïté, son déplacement devient définitif ; elle perd ses rapports naturels avec la trompe, et les ovules qui en proviennent n'arrivent plus à leur destination. Si le déplacement est double, la femme reste frappée de stérilité.

Les déplacements dus à la laxité des ligaments larges sont momentanés comme les précédents. Mais ils sont beaucoup moins connus dans leur mécanisme. La vessie, en se dilatant, refoule en arrière et en bas la matrice ainsi que les ligaments larges ; lorsqu'elle est pleine, elle renverse ces organes qui deviennent parallèles au plancher de l'excavation pelvienne, passe alors sur leur face antérieure devenue supérieure, et vient s'appliquer immédiatement au rectum, ainsi qu'on peut facilement le constater en injectant de l'eau dans sa cavité par l'un des uretères. Pendant toute la durée de cet état de plénitude, les ovaires sont couchés sur les côtés de la portion moyenne de l'intestin, au-dessus des ligaments utéro-sacrés. A mesure que la vessie se vide, ils se relèvent avec l'utérus et les ligaments larges, pour reprendre leur situation ordinaire. Ces déplacements temporaires nous rendent compte des adhérences qui s'établissent quelquefois entre les ovaires et le rectum.

Les déplacements occasionnés par l'ampliation de l'utérus permettent aux ovaires d'occuper successivement cinq régions différentes. Situés au début dans l'excavation du bassin, ils répondent plus tard à l'hypogastre et à la région ombilicale, puis aux régions lombaires dans les deux derniers mois de la grossesse, et après l'accouchement aux régions iliaques. Dans chacune de ces régions, ils peuvent aussi contracter des adhérences. Mais comme c'est surtout après l'accouchement que se développent des accidents inflammatoires, il en résulte que c'est avec les régions iliaques que ces organes s'unissent le plus souvent. Lorsque la matrice rentre dans l'excavation pelvienne, le ligament de l'ovaire et la trompe utérine subissent alors un allongement plus ou moins considérable ; quelquefois même ils se rompent. Sur une femme qui avait eu plusieurs enfants, j'ai trouvé l'un et l'autre adhérant à la région iliaque gauche et complétement détachés de l'utérus.

Les déplacements accidentels et morbides sont extrêmement variés. Je ne puis ici les passer tous en revue. Je dirai seulement qu'on a vu les ovaires s'échapper par le canal inguinal, plus rarement par le canal crural, plus rarement encore par l'échancrure ischiatique. Camper a trouvé l'un d'eux engagé dans cette échancrure et l'autre dans l'anneau ombilical. — Dans le prolapsus de l'utérus, ils s'abaissent avec cet organe ; — si le vagin se renverse, ils se précipitent avec celui-ci dans l'infundibulum que leur présente ce conduit. — Toute tumeur développée dans leur voisinage, telle qu'un abcès, un polype, un kyste, etc., aura aussi pour effet de leur imprimer un déplacement proportionnel à son volume.

B. **Direction, volume, poids.** — La *direction* des ovaires est transversale, comme celle du cordon qui les rattache à l'utérus.

Leur *volume* diffère suivant les individus. Il diffère aussi, sur une même femme, suivant qu'on observe l'ovaire dans l'état ordinaire ou au moment de la maturité d'un ovule. — Dans l'état le plus habituel, son diamètre transversal ou sa longueur est de 38 millimètres, son diamètre vertical ou sa hauteur de 18, et l'antéro-postérieur ou son épaisseur de 15. Le premier varie de 30 à 50, le deuxième de 15 à 22, et le troisième de 12 à 18.—Lorsqu'un ovule touche au terme de sa maturité, la glande peut doubler de volume et devient même plus considérable encore si l'ovule a été fécondé.

Le *poids* des ovaires est en raison directe de leur volume. Il équivaut à 6 ou 8 grammes dans l'état normal.

C. **Forme.** — La *forme* des ovaires est ovoïde comme celle des testicules, mais un peu aplatie d'avant en arrière ; elle permet de considérer à chacune de ces glandes deux faces, deux bords et deux extrémités.

Les faces conservent leur coloration blanche et un aspect uni jusqu'à l'époque où la ponte périodique et la menstruation s'établissent. Après la puberté, elles commencent à se couvrir de cicatrices qui deviennent de plus en plus nombreuses. Cependant, chez les jeunes femmes, on voit encore des parties unies alterner avec des parties inégales et irrégulières. Chez les femmes de trente à quarante ans, on les trouve ordinairement criblées de ces cicatrices, de couleur brune ou jaunâtre, de figures linéaires ou étoilées et déprimées pour la plupart, cicatrices qui leur donnent un aspect rugueux, comme crevassé, bien différent de celui que nous présentent les testicules.— Leur direction n'est pas verticale : l'une regarde en haut et en avant, l'autre en bas et en arrière. La supérieure répond à l'aileron moyen des ligaments larges et aux circonvolutions de l'intestin. L'inférieure est en rapport avec la face postérieure des ligaments larges et quelquefois avec les ligaments utéro-sacrés.

Les bords se dirigent transversalement de dedans en dehors. — Le bord libre, convexe offre le même aspect que les faces avec lesquelles il se continue ; il répond aussi le plus habituellement aux circonvolutions intestinales.—Le bord adhérent, rectiligne, donne attache au repli du péritoine qui forme l'aileron postérieur. Il représente le hile de la glande. C'est par ce bord, en effet, que pénètrent les artères qui lui sont destinées, et que sortent les veines et les vaisseaux lymphatiques qui en partent. C'est aux deux extrémités de ce bord aussi que viennent s'attacher, en dedans le ligament de l'ovaire, en dehors le ligament de la trompe.

D. **Ligaments.**—Le *ligament de l'ovaire* est un cordon de 30 à 35 millimètres de longueur et de 3 à 4 millimètres de diamètre, essentiellement composé de fibres musculaires lisses, parrallèles, qui se continuent en dedans avec celles de la face postérieure de l'utérus, et en dehors avec

l'extrémité interne de la glande. Il occupe le bord libre de l'aileron postérieur, et adhère étroitement au péritoine qui l'entoure.

Le *ligament de la trompe* est constitué par l'une des franges du pavillon, qui se prolonge de la partie inférieure de celui-ci vers l'extrémité
externe du bord adhérent de l'ovaire. Cette frange, creusée en gouttière
et large supérieurement, s'effile de plus en plus en se rapprochant de son
point d'attache. Elle contient dans son épaisseur un faisceau musculaire,
dont quelques fibres se continuent au niveau du hile de l'organe avec celles
du ligament précédent, tandis que les autres, plus nombreuses, pénètrent dans son épaisseur. — Pour prendre une notion exacte des rapports
du ligament de la trompe et du ligament de l'ovaire avec cette glande, il
faut observer celle-ci sur un fœtus à terme. A cet âge son bord adhérent
ne fait pas encore saillie ; il est creusé en gouttière, et l'on voit très-bien
le premier de ces ligaments passer sous la glande, puis remonter ensuite
pour s'attacher à l'extrémité externe de la gouttière ; le second se comporte
de même pour se fixer à l'extrémité opposée.

Le *ligament rond postérieur* ou *lombaire* est l'analogue du ligament
rond antérieur ou pubien. Il a été signalé et décrit par M. Rouget. Les
faisceaux musculaires qui le composent ne sont pas rassemblés sous la forme
d'un cordon. Nés supérieurement du fascia sous-péritonéal, ils descendent
parallèlement aux vaisseaux ovariques qu'ils recouvrent et entourent en
grande partie. A leur entrée dans les ligaments larges, ils s'épanouissent en
membrane sur son feuillet postérieur, et leurs fibres, affectant alors une
direction ascendante et rayonnante, se rendent : les internes sur la face
postérieure du corps de l'utérus, les externes au pavillon de la trompe, et
les moyennes en partie dans le hile de l'ovaire pour se prolonger ensuite
dans l'épaisseur de la glande, en partie, dans l'aileron de la trompe.

Les extrémités de l'ovaire sont libres comme les faces et le bord postérieur. L'interne se continue au niveau du bord adhérent avec le ligament
de l'ovaire, et l'externe avec le ligament de la trompe.

§ 2. — STRUCTURE DE L'OVAIRE.

L'ovaire, jusqu'en 1862, était formé pour tous les auteurs d'une enveloppe superficielle de nature séreuse, d'une enveloppe propre de nature
fibreuse et d'une substance spongieuse dans laquelle se développent les
ovules. Autant d'assertions, autant d'erreurs. L'observation atteste en effet :

1° Que l'enveloppe séreuse n'est représentée que par une simple couche
d'épithélium, et n'existe par conséquent qu'à l'état de vestige ;

2° Que l'enveloppe fibreuse, considérée jusqu'à présent comme l'analogue de l'albuginée, n'existe pas ;

3° Que la substance spongieuse ne contient ni vésicules de de Graaf, ni
ovules. Ma surprise a été grande lorsque des faits irrécusables sont venus

me démontrer que ces ovules, objets de tant et de si remarquables travaux depuis quarante ans, étaient encore à peu près complétement inconnus dans leur siége.

Tel est le langage que je tenais en 1861 et 1862 dans mes cours à l'école pratique ; telle est l'opinion aussi que j'exposais dans le dernier fascicule de mon *Traité d'anatomie*, qui parut au mois d'octobre 1863, mais qui, par antidate, porte le millésime de 1864. Vers la fin de l'année 1862, un anatomiste allemand, dont le nom et le travail m'étaient alors inconnus, avait déjà en partie réfuté l'erreur universellement admise sur la structure de l'ovaire. Dans son mémoire, Schrœn établit en effet très-nettement que les vésicules ovariennes ont pour siége unique la périphérie de la glande. Mais ses études ont eu seulement pour objet l'ovaire du chat, celui du chien, du renard, du cochon, de la vache, de la brebis et de la taupe.

La priorité appartient donc à l'histologiste allemand pour les mammifères. Elle m'appartient pour l'ovaire de la femme (1).

Les anatomistes du reste n'ont encore répudié qu'en partie les erreurs qui ont si longtemps régné dans la science. Je me suis attaché à démontrer en 1862 et 1863 que l'ovaire de la femme ne présente pas de tunique albuginée ; que ce qu'on avait pris jusqu'alors pour une simple enveloppe fibreuse était une couche glanduleuse qui avait pour analogue les conduits séminifères ; et je lui donnai le nom de *couche ovigène*, aujourd'hui généralement adopté. Mais tel est l'empire des erreurs séculaires qu'elles survivent à l'évidence des faits les plus probants. Les auteurs qui les ont partagées ne les abandonnent que difficilement, partiellement et comme à regret. Tous persistent à admettre une tunique albuginée. Pour eux elle serait seulement plus mince qu'on ne l'avait pensé ; je me vois donc contraint de répéter que cette tunique fait absolument défaut ; les vésicules ovariennes s'avancent jusqu'à la superficie de la couche ovigène.

Lorsqu'on divise l'ovaire dans toute son épaisseur, on constate qu'il se compose de deux parties bien différentes :

1° D'une partie superficielle, de couleur blanche, de consistance ferme et d'apparence homogène ;

2° D'une partie centrale, de couleur rougeâtre et de consistance spongieuse, manifestement formée d'éléments très-divers.

La partie superficielle est le siége exclusif des vésicules ovariennes. La

---

(1) Ayant enseigné depuis 1861 dans mes cours à l'école pratique tous les faits exposés plus tard dans mon *Traité d'anatomie*, je pourrais réclamer peut-être une plus large part dans la découverte qui est venue modifier si essentiellement toute l'histoire de la structure de l'ovaire. Mais je reste convaincu que Schrœn et moi nous avons vu les mêmes faits, chacun de notre côté : le premier, il a parlé en bons termes de cette structure considérée chez les mammifères ; le premier, incontestablement, je l'ai décrite dans l'espèce humaine. L'Académie des Sciences en a jugé ainsi lorsque, sur la proposition de son rapporteur, M. Coste, elle a bien voulu honorer mes recherches d'une récompense en 1864.

partie profonde ou centrale est constituée par des vaisseaux, des fibres musculaires et des fibres lamineuses : j'appellerai la première *portion glandulaire* ou *ovigène*, et la seconde *portion bulbeuse*.

L'observation directe ainsi que l'analyse anatomique établissent très-nettement la ligne de démarcation de l'une et de l'autre. — La portion glandulaire a un millimètre d'épaisseur en moyenne, quelquefois un millimètre et demi, et chez quelques femmes un demi-millimètre seulement. Elle revêt l'aspect d'une écorce qui recouvrirait les deux faces, les deux extrémités et le bord libre de l'ovaire : c'est elle qui, méconnue dans sa nature et ses usages, a été plus spécialement décrite sous les noms de *tunique propre*, de *tunique fibreuse*. — La portion centrale ou bulbeuse forme donc la presque totalité de la glande ; elle en constitue les sept huitièmes environ.

Cette dernière fixera d'abord notre attention. Nous nous occuperons ensuite de la portion glandulaire. Puis nous passerons à l'étude des ovules et des phénomènes qui caractérisent la ponte périodique.

A. — **Portion bulbeuse de l'ovaire.**

La portion bulbeuse ou le *bulbe* de l'ovaire constitue le corps de la glande et communique à celle-ci le mode de configuration qui lui est propre. C'est sur elle que repose et s'étale en quelque sorte la couche glandulaire ou ovigène. — Sa consistance, comparée à celle de la couche précédente, offre une certaine mollesse. — Sa couleur est en général rougeâtre, mais très-inégale, rosée sur certains points, rouge, rouge brun et presque noire sur d'autres, grise et même blanche sur quelques-uns. Elle varie avec le degré de congestion du bulbe. On la trouve toujours plus foncée au moment de la maturité d'un ovule, et surtout après l'expulsion d'un ovule qui a été fécondé.

Le bulbe de l'ovaire comprend dans sa structure des fibres musculaires lisses, des fibres de tissu conjonctif, des vaisseaux et des nerfs.

Les *fibres musculaires*, très-multipliées, sont disposées en faisceaux. Leur existence a été signalée en 1858 par M. Rouget. Elles proviennent du ligament de l'ovaire, du ligament de la trompe, du ligament rond postérieur et de l'aileron postérieur des ligaments larges. Les fibres émanées de ces diverses sources se dirigent de bas en haut en rayonnant dans toutes les directions. Elles s'entre-croisent en partie, celles du ligament de l'ovaire cheminant de dedans en dehors, celles du ligament de la trompe de dehors en dedans, celles de l'aileron postérieur de bas en haut.

Ces fibres n'existent pas seulement chez la femme. M. Rouget les a observées chez tous les vertébrés. Elles sont même en général plus multipliées et groupées en faisceaux plus distincts chez les poissons, les reptiles et les oiseaux que dans les vertébrés supérieurs.

Les *fibres de tissu conjonctif* suivent surtout le trajet des vaisseaux, qu'elles relient entre eux et aux faisceaux musculaires.

Les artères tirent leur origine des branches utéro-ovariennes. Elles sont nombreuses et d'un volume relativement considérable. Toutes pénètrent dans la glande par son bord adhérent; elles se portent ensuite de ce bord vers les divers points de sa périphérie.

Ces artères présentent une direction éminemment flexueuse. La plupart s'enroulent autour d'un axe fictif, et décrivent une spirale dont les tours se rapprochent à tel point, que, fortement comprimées entre deux lames de verre et très-allongées, elles conservent encore la forme d'un tire-bouchon. En les allongeant, on ne fait qu'écarter leurs spires et les rendre plus distinctes. Les injections démontrent qu'elles sont déjà enroulées à la manière d'une hélice avant d'entrer dans l'ovaire.

Chemin faisant, les divisions artérielles s'anastomosent. Leurs divisions terminales, spiroïdes aussi, se répandent dans la couche ovigène.

Les *veines* se distinguent à la fois par leur multiplicité et par l'ampleur de leur calibre. Elles entrent donc pour une large part dans la constitution de la portion bulbeuse. Ces veines naissent, du reste, comme dans toutes les autres parties du corps, par des radicules qui se continuent à leur point de départ avec les capillaires. Mais elles grossissent très-rapidement, deviennent noueuses, comme variqueuses sur certains points, et forment par leurs anastomoses un plexus à mailles très-irrégulières, dans toute l'épaisseur de la portion bulbeuse, plexus qui acquiert un remarquable développement au niveau du hile de l'organe. De celui-ci partent des troncules, puis des troncs, qui marchent parallèlement aux divisions artérielles pour venir se terminer dans la veine utéro-ovarienne.

Les *vaisseaux lymphatiques*, remarquables aussi par leur volume, ont été peu étudiés. Leur point de départ est encore inconnu. De la convergence de leurs radicules résultent six ou sept troncs, lesquels cheminent vers le hile de la glande pour se rendre aux ganglions lombaires.

Les *nerfs* proviennent du plexus ovarique, qui, en passant sous le bord adhérent de l'ovaire, lui abandonne la plupart de ses filets. Ceux-ci pénètrent avec les divisions artérielles dans l'épaisseur de l'organe. Il n'a pas été possible, jusqu'à présent, d'observer leur mode de terminaison.

Le bulbe de l'ovaire a été rangé par M. Rouget au nombre des organes érectiles. Essentiellement constitué par une trame musculaire, par des artères hélicines et par un plexus veineux rétiforme, il semble offrir en effet une certaine analogie de structure avec les corps caverneux et le corps spongieux de l'urèthre. Cependant, entre les organes érectiles et le bulbe de l'ovaire, il y a une différence qui ne semble pas avoir frappé M. Rouget et qui mérite d'être signalée. Le tissu érectile est surtout formé par de gros capillaires, très-courts et anastomosés, que soutiennent des trabécules musculaires, et dans lesquels s'ouvrent les dernières divisions des artères; or dans le bulbe ce ne sont pas de simples capillaires qu'on rencontre, mais de véritables veines, offrant leur disposition habituelle. Il n'y a ici ni capillaires dilatés, ni aréoles, ni trabécules. L'analogie signalée par M. Rouget est donc beaucoup plus apparente que réelle.

Le bulbe de l'ovaire a pour usage : 1° de supporter les vésicules ovariennes et les ovules en les étalant en quelque sorte au contact du pavillon de la trompe ; 2° de fournir aux unes et aux autres les éléments de leur nutrition et de leur développement. Sous ce dernier point de vue, il peut être comparé à l'utérus; car, avant leur fécondation, les ovules répondent à sa périphérie et vivent à ses dépens, de même qu'après leur fécondation ils adhèrent aux parois de l'utérus pour lui emprunter aussi leur nourriture. Tous les deux jouent le rôle d'un organe nourricier; mais, d'un côté, cet organe s'épanouit en saillie pour offrir aux ovules une plus large surface d'habitation; de l'autre, il se creuse en réservoir pour entourer l'œuf de toutes parts et le mieux protéger.

B. — **Portion périphérique de l'ovaire.**

La portion périphérique, ou portion ovigène, *tunique fibreuse* des auteurs, considérée jusqu'à présent comme une simple enveloppe, représente la partie fondamentale de l'ovaire; elle le constitue essentiellement. C'est elle aussi qui se développe la première. La portion bulbeuse, qui plus tard l'emportera sur elle au point de l'égaler sept ou huit fois, lui est donc bien manifestement subordonnée au début de la vie. Lorsqu'elle deviendra à son tour prédominante, elle lui restera subordonnée encore par ses attributions.

Cette portion périphérique se distingue, au premier aspect, de la portion sous-jacente, à sa couleur blanche, à son apparente homogénéité, à la fermeté de sa consistance.

Elle a 1 millimètre d'épaisseur, rarement plus, et souvent moins. Cette épaisseur est uniforme chez les jeunes filles et les jeunes femmes. Lorsque l'ovaire se couvre de cicatrices, sa surface devient inégale, la couche ovigène se déprimant et s'amincissant au niveau de celles-ci. Appliquée sur le bulbe, elle en reproduit très-exactement le mode de configuration, et s'arrête sur les limites du hile de l'organe.

Considérée dans sa structure, la portion périphérique se compose de parties qui lui sont communes avec d'autres organes et de parties qui lui sont propres. — Les premières comprennent l'épithélium de l'ovaire, une trame fibreuse, des corps fibro-plastiques fusiformes, des vaisseaux et des nerfs. — Les secondes sont représentées par les *vésicules ovariennes*, appelées aussi *vésicules de de Graaf* ou *ovisacs*.

a. Parties communes.

1° *Épithélium*. — La couche épithéliale qui recouvre la surface de l'ovaire présente la même étendue que la couche ovigène. Elle ne fait défaut qu'au niveau du hile de l'organe. Cet épithélium, très-mince, est formé d'une seule couche de cellules prismatiques, par pression réciproque et perpendiculaires à la couche sous-jacente.

2° *Trame fibreuse, corps fibro-plastiques fusiformes*. — La couche ovigène a pour charpente des faisceaux de fibrilles lamineuses, diversement dirigées et fortement pressées les unes contre les autres, d'où la solidité qu'elle possède et la difficulté qu'on éprouve à la déchirer. Lorsqu'on soumet cette trame fibreuse à l'action des acides très-dilués, on remarque dans son épaisseur un très-grand nombre de corpuscules allongés et renflés à leur partie moyenne : ce sont de simples noyaux de fibres lamineuses à l'état naissant, noyaux auxquels M. Ch. Robin a donné le nom de corps fibro-plastiques fusiformes. — Par sa surface externe, la trame fibreuse de la couche ovigène adhère à la lame épithéliale. Par sa face profonde, elle se continue sans ligne de démarcation bien arrêtée avec les fibres lamineuses du bulbe de l'ovaire. — Ce qui la distingue surtout de celui-ci, c'est sa coloration blanche, qui contraste avec la couleur plus ou moins foncée de la couche sous-jacente.

3° *Vaisseaux et nerfs*. — Un grand nombre de vaisseaux sanguins se répandent dans la couche ovigène. Les artérioles qui viennent se ramifier dans son épaisseur sont enroulées comme celles de la substance spongieuse qu'elles prolongent. Leurs ramifications terminales se perdent sur le pourtour des vésicules ovariennes. — Les veines se continuent avec celles du bulbe, dont elles constituent l'une des principales origines.

Les vaisseaux lymphatiques naissent de la couche périphérique. Ils ont très-probablement pour point de départ les vésicules ovariennes.

Les nerfs qui pénètrent dans le bulbe de l'ovaire suivent pour la plupart le trajet des artères. L'observation jusqu'à présent ne nous a rien appris sur leur distribution et leur terminaison.

b. Vésicules ovariennes et ovules.

Les vésicules ovariennes sont les enveloppes des œufs ou ovules, d'où le nom d'*ovisacs* que leur a donné Barry. Leur existence a été mentionnée par Vésale, Fallope, Riolan, Wharton et plusieurs autres anatomistes. Mais elles n'ont été bien décrites qu'en 1672, par de Graaf, en sorte qu'on les désigne aussi quelquefois sous le nom de *vésicules de de Graaf*.

1° *Siége et dénombrement des vésicules ovariennes*. — Toutes sont situées dans la portion périphérique. — Pour constater leur existence, leur situation et leur multiplicité, il suffit de soumettre l'ovaire tout entier, ou une partie seulement de la glande, à l'action des réactifs, et de détacher ensuite de sa périphérie une tranche verticale et mince qu'on examine au microscope ; aussitôt les ovisacs apparaissent avec une netteté parfaite. Quelques-uns flottent dans le liquide et s'isolent du groupe principal ; les autres se touchent, se recouvrent, se superposent, s'entassent. On reconnaît alors qu'après avoir méconnu leur siége les anatomistes avaient méconnu aussi leur nombre.

En 1672, de Graaf avance qu'il a pu en compter jusqu'à vingt. Depuis cette époque, presque tous les auteurs ont répété, avec l'illustre physiologiste hollandais, qu'il en existe ordinairement de quinze à vingt. Selon Rœderer, chaque ovaire en renfermerait de trente à cinquante. Les médecins qui se livrent plus spécialement à l'art des accouchements ont fait remarquer que la femme pond un ovule par mois pendant trente ou trente-cinq ans ; et de ce calcul ils ont conclu qu'elle devait en posséder de trois cent à trois cent cinquante. Telles sont les notions que nous ont léguées sur ce point nos prédécesseurs. Consultons maintenant l'observation.

Sur l'ovaire d'une fille de deux à trois ans, j'ai pris 1 millimètre carré de la couche ovigène, et, l'examinant à un grossissement de 200 diamètres, je tentai de procéder au dénombrement des vésicules ovariennes ; mais elles s'offrirent à ma vue plus nombreuses que les étoiles du firmament. — Prenant un autre millimètre carré, j'imaginai de le diviser en quatre parties ; dans chacune de ces parties, elles restèrent encore innombrables. — Je divisai alors un autre millimètre carré en trente particules que je disposai sur une même ligne pour les passer ensuite successivement en revue. Grâce à ce fractionnement, je réussis enfin à trouver une base pour mes calculs approximatifs.

En additionnant mes trente résultats, j'ai constaté que le nombre de vésicules ou des ovules contenus dans ce millimètre carré s'élevait à 1767. Sur un second millimètre divisé aussi en trente parties, il s'éleva à 1921, et sur un troisième à 1594. Chez cette enfant, leur nombre moyen, pour 1 millimètre carré, était donc de 1750.

Pour arriver à évaluer le nombre total des ovisacs situés dans la couche ovigène du même ovaire, il ne me restait plus qu'à déterminer son étendue superficielle. Je procédai à cette détermination avec le plus grand soin, et j'ai reconnu qu'elle équivalait à 250 millimètres carrés. Or, $1750 \times 250 = 422400$. Chez cette enfant, chaque ovaire portait donc à sa superficie plus de 400 000 vésicules ovariennes. Pour les deux ovaires, c'était un total de 844 000 vésicules. En répétant ces recherches sur d'autres ovaires du même âge, j'ai constaté que quelquefois leur nombre est plus considérable encore. Je l'ai vu atteindre et même dépasser un million. Chez une fille de quatre ans, dont les ovaires offraient un très-beau développement, il s'élevait à 1 150 000. Ce sont les plus riches de tous ceux qu'il m'ait été donné d'observer. Ceux qui étaient le plus pauvrement dotés ne contenaient pas moins de 600 000 ovisacs.

Si, au lieu de prendre pour sujet de ces recherches les ovaires d'une jeune fille, on prend ceux d'un fœtus de huit mois, de sept mois ou plus jeune encore, on remarque que sur un millimètre carré le nombre des ovisacs excède les chiffres qui précèdent. Si, au contraire, on prend les ovaires d'une jeune femme, il se réduit considérablement. Des observations multipliées m'ont démontré que dans les premières années qui suivent la puberté il peut être évalué en moyenne à 280 par millimètre carré ; c'est à peu près le tiers de celui qu'on observe dans les premières années qui suivent la naissance. Mais l'étendue superficielle de l'ovaire est alors beaucoup plus grande ; elle équivaut, d'après mes recherches, à 1200 millimètres carrés ; or, 1200 × 280 = 336 000. A l'âge de dix-huit à vingt ans, lorsque l'ovaire est exempt de toute trace d'altération, le nombre des ovisacs et des ovules s'élève donc à plus de 300 000 pour chaque glande, à près de 700 000 pour chaque femme.

Les faits qui précèdent nous enseignent que ce nombre est, au début de la vie, ce qu'il sera à l'époque où les ovaires entrent dans la plénitude de leurs fonctions. A l'état embryonnaire, la femme est déjà en possession de tous les ovisacs qu'elle doit posséder. Leur nombre ne s'accroît donc pas au moment de la puberté ; il reste ce qu'il était. Et plus tard, lorsque les cicatrices se multiplient, il diminue. Les inflammations dont ces organes deviennent si fréquemment le siége contribuent encore à le réduire. Mais avant toute réduction, les ovaires renferment en moyenne de 600 000 à 700 000 germes. — Chez les mammifères, ces germes se pressent sur la périphérie des ovaires avec la même abondance.

La nature, qui a veillé avec tant de soin à la reproduction des espèces les plus infimes, n'a donc pas montré moins de sollicitude pour les espèces les plus élevées. Ces dernières, et à leur tête l'espèce humaine, qu'on a pu croire jusqu'à présent déshéritées sous ce rapport, ont été douées avec la même profusion de toutes les conditions qui pouvaient assurer leur perpétuité. Si tous les œufs que porte une jeune fille à la surface de ses ovaires étaient fécondés, et si ces œufs fécondés parcouraient ensuite toutes les phases de leur développement, une seule femme suffirait pour peupler quatre villes comme Lyon, Marseille, Bordeaux et Rouen, et deux pour peupler une capitale de 1 600 000 âmes comme Paris.

De ces faits, il me sera permis, je pense, de conclure qu'il existe des vésicules ovariennes dans la portion périphérique de l'ovaire. Établissons maintenant qu'il n'en existe pas dans la portion bulbeuse.

2° *Absence des ovisacs dans la portion bulbeuse.* — Elle est facile à constater sur l'ovaire, avant la puberté. Alors, en effet, les deux substances sont très-distinctes. Tous les ovisacs sont encore à l'état embryonnaire ; aucun n'a franchi les limites de la couche ovigène ; et suivant qu'on examine une particule de la portion périphérique ou une particule de la portion bulbeuse, on voit des milliers de vésicules apparaître, ou bien on n'en rencontre aucune.

Après la puberté, l'absence des ovisacs dans la portion bulbeuse est un peu moins facile à démontrer. Lorsque les ovaires sont entrés en fonction, les vésicules ovariennes restent à l'état embryonnaire. Quelques-unes seulement se développent et atteignent des dimensions relativement considérables. On voit alors ces dernières déborder la face adhérente de la couche ovigène, et pénétrer dans la portion bulbeuse d'autant plus profondément qu'elles deviennent plus volumineuses. Chez la femme adulte, il existe donc des ovisacs dans cette portion ; mais ils n'y existaient pas primitivement ; et alors même qu'ils ont pénétré dans son épaisseur, ils ne s'y trouvent pas complétement renfermés. Par une partie de leur surface, ils se continuent avec la couche ovigène qu'ils n'abandonnent jamais : ce sont ces ovisacs appendus à la face profonde de la portion glandulaire, et logés dans la partie correspondante de la portion spongieuse, que tous les anatomistes ont vus et décrits.

Ainsi, avant la puberté, point d'ovisacs dans le bulbe. Après la puberté, on en rencontre ordinairement quelques-uns dans sa partie superficielle. Mais leur mode de développement et leur continuité constante avec la couche ovigène attestent clairement qu'ils ont pris naissance dans cette couche. Par conséquent, nous sommes pleinement autorisé à admettre que celle-ci est le siége ou le point de départ exclusif des vésicules ovariennes et des ovules.

Ce siége connu, il nous devient facile maintenant d'étudier les unes et les autres. Pour en prendre une notion exacte et complète, il importe de les considérer avant, pendant et après la menstruation.

1° *Des vésicules ovariennes et des ovules avant la menstruation.*

Depuis le moment de la naissance jusqu'à la puberté, les ovisacs et les ovules se modifient à peine. Ils sont encore chez la jeune fille de douze à quatorze ans ce qu'ils étaient à la fin du neuvième mois de la vie intra-utérine. Leur volume cependant s'est un peu accru. Cet accroissement est très-sensible pour quelques-uns.

La forme des ovisacs est sphérique. — Leur diamètre n'excède pas $0^{mm},03$ à $0^{mm},04$. — Leurs parois comprennent deux couches, l'une interne, l'autre externe. La première, ou tunique propre, est constituée par un réticulum délicat, dans les mailles duquel se voient des cellules arrondies et des cellules fusiformes. La tunique externe ou tunique fibreuse diffère peu du tissu conjonctif environnant. Plus épaisse et plus résistante que la précédente, elle contient aussi des cellules et des corps fibro-plastiques fusiformes ; elle présente en outre des capillaires sanguins assez nombreux, disséminés dans son épaisseur. Cette couche fibreuse se continue par sa surface externe avec la trame celluleuse de la couche ovigène par échange réciproque de fibres conjonctives.

La cavité des ovisacs est remplie par des cellules épithéliales qui en tapissent les parois, et par l'ovule qui en occupe le centre.

Les cellules épithéliales destinées à fixer l'ovule dans sa situation forment plusieurs couches qui se superposent concentriquement ; elles comblent tout l'intervalle compris entre l'ovule et les parois de l'ovisac. Chacune d'elles renferme un gros noyau ovoïde et granuleux.

L'*ovule* a été découvert chez les mammifères et dans l'espèce humaine en 1827 par E. de Baer. Il occupe le centre des vésicules. Sa forme est sphérique aussi. Son diamètre est à celui de l'ovisac : : 2 : 5. Il varie de $0^{mm},01$ à $0^{mm},02$. — Chaque ovule se compose de trois parties : d'une

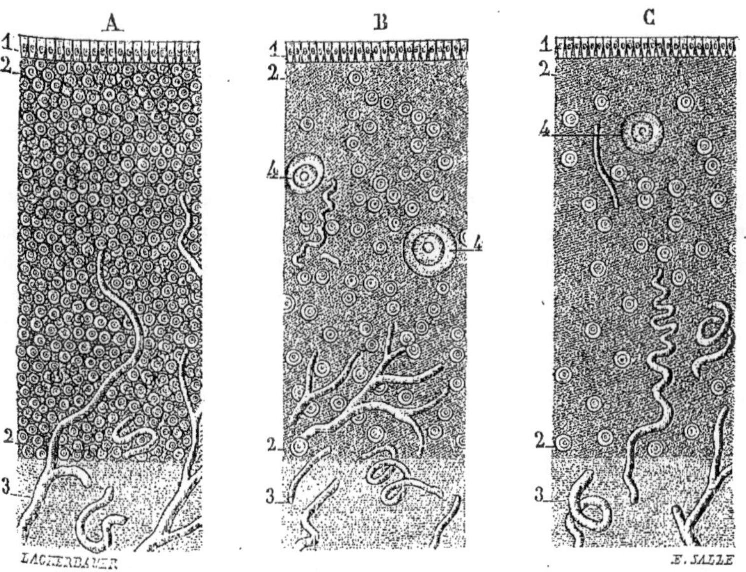

Fig. 915. — *Coupe perpendiculaire de la couche ovigène montrant les ovisacs et les ovules chez l'enfant naissant, chez une fille de quatre ans et une femme de vingt ans.*

A. Enfant naissant. — B. Fille de quatre ans. — C. Femme de vingt ans. — 1, 1, 1. Couche épithéliale composée d'un seul plan de cellules prismatiques. — 2, 2. Couche ovigène se prolongeant jusqu'à l'épithélium de l'ovaire. Les ovisacs situés dans son épaisseur semblent beaucoup plus nombreux chez le fœtus A, parce qu'ils sont condensés à cet âge sur une très-petite surface. Chez la fille de quatre ans B, ils sont déjà plus espacés, et plus encore chez la femme de vingt ans C. — 3, 3, 3. Partie sous-jacente du bulbe de l'ovaire. — 4, 4, 4. Vésicules plus développées que les ovisacs environnants, et dans lesquelles l'ovule est très-apparent.

enveloppe, la *membrane vitelline*, d'un liquide granuleux, le *vitellus*, et d'une vésicule transparente, la *vésicule germinative*.

La membrane vitelline est épaisse, élastique, résistante, transparente, d'aspect homogène et de nature amorphe. On n'y découvre jamais ni fibres, ni vaisseaux, ni granulations; et cependant elle possède une vitalité qui ne tardera pas à se manifester. C'est elle, en effet, qui, après l'arrivée de l'œuf dans la matrice, se couvrira de villosités, à l'aide desquelles elle prend racine sur les parois de l'organe gestateur. Elle constituera la plus externe des membranes de l'œuf.

Le vitellus se présente sous l'aspect d'un liquide légèrement jaunâtre, transparent aussi, composé d'innombrables granulations de nature graisseuse, et d'une matière amorphe, visqueuse, qui unit entre elles toutes ces granulations. — Ce liquide est l'analogue du jaune des oiseaux. Il remplit les mêmes usages. En attendant que l'œuf ait pris racine sur les parois de la matrice, il lui fournit les moyens de nutrition nécessaires à son développement.

La vésicule germinative, signalée chez les oiseaux par Purkinje, a été découverte chez les mammifères, en 1834, par Coste, qui, à l'aide de cette nouvelle donnée, a pu établir la parfaite identité de l'œuf des ovipares et des vivipares. — Cette vésicule, remarquable par son excessive ténuité et sa parfaite transparence, se place le plus habituellement à égale distance du centre du vitellus et de la membrane vitelline. Son volume est plus petit que celui du noyau des cellules de l'ovisac dont elle se distingue en outre par sa forme arrondie et son aspect brillant. Elle est formée par une membrane amorphe qui contient un liquide aussi limpide que le cristal. Dans sa cavité, Wagner a observé un corpuscule particulier auquel il a donné le nom de *tache germinative*. — La destination de la vésicule et de la tache germinative n'a pas encore été reconnue; mais, elle paraît peu importante, car l'une et l'autre disparaissent très-rapidement après la fécondation.

2° *Des vésicules ovariennes et des ovules pendant la menstruation.*

A l'époque de la puberté et pendant toute la durée de la menstruation, c'est-à-dire de quatorze ou quinze ans à quarante-cinq ou cinquante, l'immense majorité de ces vésicules et des ovules conservent les mêmes dimensions; leur accroissement du moins est à peine sensible pour la plupart d'entre elles.

Mais quelques-unes, dont le nombre peut s'élever à plusieurs centaines, acquièrent le volume d'un grain de millet, d'un grain de plomb et même d'un pois. Ces dernières, franchissant les limites de la couche ovigène, se creusent une fossette à la périphérie de la substance bulbeuse, dans laquelle elles entrent d'autant plus profondément qu'elles deviennent plus volumineuses. — Parmi celles-ci, il en est une qu'anime une plus grande vitalité, et qui, poursuivant son évolution, ne tarde pas à dépasser toutes les autres. Dans un laps de trois semaines ou un mois, elle arrive au terme de son développement, se rompt alors, et livre passage à l'ovule qu'elle contient. Le mois suivant, une autre vésicule se développera pour abandonner aussi son ovule à la trompe ; et le même phénomène physiologique se reproduira périodiquement pendant toute la durée de la menstruation ou de la fécondité de la femme.

Lorsque les vésicules ovariennes entrent dans la période de leur complète évolution, elles deviennent plus vasculaires. La tunique propre revêt plus nettement les caractères du tissu réticulé. Les cellules étoilées contenues dans son épaisseur se développent ; elles s'unissent entre elles par des prolongements plus manifestes. Un liquide s'épanche dans leur cavité, entre l'ovule et la partie de l'ovisac qui correspond au bulbe ; à mesure qu'il augmente de quantité, l'ovule se rapproche de cette partie de la vésicule qui correspond à la périphérie de l'ovaire et que j'appellerai son *pôle périphérique*, par opposition au point diamétralement opposé qui représentera son pôle bulbaire.

Pendant que ce déplacement s'accomplit par suite de l'épanchement de plus en plus considérable du liquide, l'épithélium entourant l'ovule se modifie profondément. Il n'est plus représenté alors que par une couche mince adhérente aux parois de la vésicule. Sous cette forme nouvelle il constitue la *membrane granuleuse* ou *proligère* et présente au niveau du pôle périphérique un épaississement dans lequel siége l'ovule. Lorsqu'on examine celui-ci au microscope, il semble entouré alors d'une sorte de couronne, d'où le nom de *disque proligère* donné à cette partie renflée. Des deux faces du disque celle qui correspond au pôle périphérique est en général la plus mince.—Dans les premiers temps, la membrane proligère est encore unie au disque par des traînées d'épithélium qui ont été décrites sous la dénomination de *retinacula*. Plus tard, ces traînées disparaissent. Mais on trouve toujours dans l'ovisac une notable proportion de cellules et de noyaux qui flottent au milieu du liquide. Celui-ci est limpide, visqueux, coagulable par la chaleur, les acides et l'alcool.

La vésicule qui doit arriver prochainement au terme de sa maturité présente deux séries de phénomènes bien différents: ceux qui précèdent et accompagnent sa déhiscence, et ceux qui la suivent.

1º Phénomènes qui précèdent et accompagnent la déhiscence des vésicules ovariennes. La vésicule destinée à parcourir toutes les phases de son développement dans un laps de trois ou quatre semaines se couvre de vaisseaux plus considérables, plus ramifiés, qui forment à sa surface et dans son épaisseur un réseau à mailles serrées. Le liquide contenu dans sa cavité est sécrété en plus grande abondance, en sorte qu'elle augmente rapidement de volume. Par suite de son expansion progressive, elle fait une saillie de plus en plus considérable, d'une part dans le bulbe, de l'autre à la surface de l'ovaire. Pour arriver au dehors, les ovisacs n'ont donc pas à se déplacer. Les supposant situés dans l'épaisseur du bulbe, la plupart des auteurs avaient admis qu'en vertu d'une sorte de migration ils se portent des parties profondes vers la partie périphérique. Mais nous savons aujourd'hui qu'ils se trouvent logés dans cette partie périphérique. Le petit voyage qu'on leur faisait entreprendre afin de les mettre en rapport avec la trompe n'est donc plus nécessaire ; pour atteindre ce but, il leur suffit de se développer.

La vésicule en voie de développement arrive peu à peu à un diamètre qui égale un demi-centimètre, un centimètre et même une étendue plus grande. En même temps elle diminue d'épaisseur au niveau de son pôle périphérique ou ovulaire. Les vaisseaux disparaissent sur ce point qui semble s'atrophier. Il devient bientôt si mince, que la rupture de l'ovisac est imminente. Le moindre ébranlement imprimé à ses parois suffit alors pour déterminer sa rupture, qui se produit aussi spontanément à la suite d'une légère augmentation dans la quantité du liquide sécrété. — Mais que sa déhiscence soit spontanée ou provoquée, son mécanisme ne diffère pas sensiblement ; elle reconnaît toujours pour cause première la turgescence du bulbe, dans lequel le sang afflue avec d'autant plus d'abondance que la vésicule est plus volumineuse. Au début de son évolution, le bulbe se laisse déprimer. A mesure qu'elle s'accroît, l'afflux sanguin devenant plus considérable, et les faisceaux musculaires, d'une autre part, se contractant, il réagit avec plus d'énergie; refoule au dehors la vésicule, qui de son côté tend à le refouler en sens contraire pour satisfaire à son mouvement d'expansion. De cette sorte de lutte établie entre deux organes qui se repoussent mutuellement, résultent la déchirure de celle-ci et l'expulsion de l'ovule : cette expulsion constitue la *ponte* ou l'*ovulation spontanée,* appelée aussi *ponte périodique.*

Le spasme ou de simples désirs vénériens, en provoquant la turgescence du bulbe, peuvent rendre sa réaction plus vive et hâter le moment de la ponte. La frayeur, un effort, une chute, une pression quelconque, produiront un résultat semblable en déterminant une tension plus grande des parois de l'ovisac.

Tandis que ces phénomènes se passent dans la vésicule ovarienne et dans le bulbe, d'autres se montrent dans les trompes et la matrice.

Les trompes de Fallope, d'un blanc grisâtre dans l'état le plus habituel, prennent une coloration rosée ou rouge, quelquefois presque livide. Leurs fibres musculaires se contractent, ainsi que celles de l'aileron dans lequel elles sont situées et celles du ligament rond postérieur. Sous l'influence de cette contraction, le pavillon s'applique à la surface de l'ovaire pour recouvrir la vésicule dont la déhiscence est imminente. Au moment où elle se déchire et où les parties qui l'entourent réagissent sur ses parois pour en expulser le contenu, les rapports de la glande avec son conduit excréteur sont donc tels que leur continuité se trouve, pour ainsi dire, rétablie. L'ovule passe immédiatement de l'ovisac dans l'oviducte.

La matrice, subissant aussi l'influence de la surexcitation fonctionnelle qui rayonne de l'ovaire vers tous les points de l'appareil génital, devient le siége de modifications plus remarquables encore. Le sang afflue dans ses parois; il remplit ses artères et surtout ses énormes veines, en sorte qu'elle se trouve dans un état très-analogue à celui du bulbe de l'ovaire. D'une autre part, la muqueuse utérine augmente d'épaisseur et d'étendue; elle se plisse; ses vaisseaux se développent; et bientôt il s'en exhale un liquide d'abord peu abondant et de couleur rosée qui se mêle au mucus utérin et au mucus vaginal. A cette exhalation succède une véritable hémorrhagie qui persiste trois, quatre ou cinq jours, et qui, diminuant ensuite, ne tarde pas à se supprimer pour se reproduire spontanément chaque mois pendant toute la période de fécondité de la femme.

C'est à cet écoulement qu'on a donné le nom de *menstruation*. Il coïncide toujours avec la ponte périodique. Négrier le premier, en 1831, a signalé cette coïncidence. Tous les faits recueillis depuis cette époque sont venus la confirmer. Ils ont démontré, en outre, que la menstruation est subordonnée à la ponte, en d'autres termes, que la déhiscence des vésicules ovariennes se traduit au dehors par l'éruption des règles. Cette hémorrhagie est le signe extérieur des modifications que subit l'utérus pour se préparer à recevoir le germe et à l'entourer des conditions les plus favorables à son développement.

La rupture de la vésicule ovarienne peut s'opérer pendant toute la durée de l'écoulement. Mais il résulte de l'ensemble des faits observés qu'elle a lieu en général à la fin des règles. Ce moment est donc celui où l'aptitude à la fécondation est portée chez la femme à son plus haut degré.

2° Phénomènes qui se produisent dans les vésicules ovariennes après leur déhiscence; formation des corps jaunes. La petite solution de continuité qui s'est produite sur le pôle périphérique de la vésicule devient le siége ou le point de départ d'une inflammation plus ou moins vive qui a pour conséquence l'épanchement d'une lymphe plastique à laquelle se mêle presque toujours une certaine quantité de sang. Les deux bords de la déchirure participant à cette inflammation se tuméfient aussi, se juxtaposent, et après une durée de trente-six ou quarante-huit heures, adhèrent déjà assez l'un à l'autre pour que le liquide séro-sanguinolent se trouve emprisonné dans la cavité de l'ovisac. — Pendant que ces phénomènes se produisent, le tissu conjonctif qui entoure la vésicule, et qui avait été refoulé par son expansion, se rétracte de la périphérie vers le centre. La vésicule, dont les parois ont acquis plus d'épaisseur et sont moins rétractiles, se plisse; et ses replis se prononcent d'autant plus que la réaction de la couche celluleuse ambiante est elle-même plus considérable. Deux causes concourent donc à diminuer sa cavité.

Si une notable proportion de sang s'est épanchée dans cette cavité, ce qui serait constant d'après M. Raciborski, exceptionnel et purement accidentel d'après Coste, il se coagule, diminue peu à peu de volume, et, en se décomposant, deviendrait, suivant le premier de ces auteurs, la cause de la coloration jaunâtre que présentent les ovisacs en voie de cicatrisation. Mais nous savons aujourd'hui que cette coloration est due à des granulations qui ont leur siége dans les parois mêmes de la vésicule ovarienne. L'examen microscopique démontre, en effet, dans ces parois la présence de granulations graisseuses, quelquefois très-abondantes, que M. Ch. Robin a signalées et bien décrites. La vésicule ovarienne, ainsi épaissie, repliée en dedans d'elle-même et envahie par ces granulations, fait saillie en partie à la surface de l'ovaire : c'est à cette tumeur, consécutive à la rupture d'une vésicule et décrite pour la première fois par Malpighi, qu'on a donné le nom de *corps jaune, corpus luteum.*

Lorsqu'on incise ce corps jaune, on remarque que non-seulement la vésicule se replie pour le constituer, mais aussi qu'elle continue à augmenter d'épaisseur, d'où il suit que ses replis, en s'avançant de la périphérie vers le centre, s'appliquent les uns aux autres par leurs faces correspondantes. La lymphe plastique épanchée dans sa cavité, diminuant et se condensant, ne tarde pas à unir entre eux tous ces replis ; puis la rétraction de la couche celluleuse continuant, ceux-ci finissent par arriver jusqu'au centre de l'ovisac ; ils se touchent alors par leur sommet comme par leurs faces, et se soudent enfin de manière à former une masse compacte qui, logée dans l'épaisseur du bulbe, se continue avec la couche ovigène ; plus tard cette masse compacte diminue de plus en plus, et finit par se réduire à une simple cicatrice linéaire ou rayonnée plus ou moins déprimée.

Les phénomènes consécutifs à la déhiscence des vésicules peuvent donc être divisés en deux groupes, les uns relatifs à la formation des corps jaunes, les autres relatifs à la disparition de ceux-ci : épanchement de lymphe plastique, retrait de la couche celluleuse environnante, plissement et hypertrophie de la vésicule, infiltration de granulations graisseuses dans ses parois, tels sont les phénomènes relatifs à leur formation ; soudure des replis de la vésicule, oblitération de sa cavité, résorption de ses parois et des granulations graisseuses, cicatrice étoilée et déprimée, tels sont ceux qui se montrent lorsqu'ils disparaissent.

Les corps jaunes présentent, du reste, de très-grandes différences, suivant que leur formation a lieu dans l'intervalle de deux menstruations ou pendant le cours d'une grossesse.

Les *corps jaunes de la menstruation* n'atteignent jamais un volume aussi considérable que ceux qui se forment pendant le cours d'une grossesse.

Ils parcourent rapidement toute la série de leurs métamorphoses, et disparaissent dans l'espace de trente à trente-cinq jours, laissant à peine quelques traces de leur existence. — Les *corps jaunes de la grossesse* constituent une tumeur souvent aussi volumineuse que l'ovaire lui-même. Les parois de la vésicule s'hypertrophient beaucoup plus ; elles décrivent des replis si nombreux, si saillants, si pressés les uns contre les autres, qu'ils rappellent par leur ensemble la disposition des circonvolutions du cerveau. Ces corps jaunes grossissent pendant les deux ou trois premiers mois de la gestation, puis diminuent ensuite, et ne se réduisent à leur plus simple expression que quelque temps après l'accouchement.

3° Des vésicules ovariennes et des ovules après la menstruation.

A l'époque où cesse la menstruation, quarante-huit ou cinquante ans, les vésicules ovariennes, dont le nombre avait déjà beaucoup diminué, s'atrophient, et ne tardent pas à disparaître sans laisser dans la couche ovigène aucune trace de leur existence. A cinquante-cinq ans et souvent plus tôt, on les chercherait en vain. On ne trouve plus alors à la périphérie de l'ovaire que la trame fibreuse dans laquelle elles étaient situées, et les cicatrices qui ont succédé à leur déchirure.

Dans la portion bulbeuse, elles laissent, au contraire, jusque dans l'extrême vieillesse, des débris assez nombreux et très-apparents qui attestent leur passage. Ces débris présentent beaucoup de variétés qui ont été peu étudiées. J'en indiquerai seulement quelques-unes.

Presque constamment, on rencontre dans le bulbe des vésicules de couleur blanche, épaisses et résistantes, présentant un diamètre de 3, 5, 6 millimètres, et des plis irréguliers sur leurs parois : ce sont d'anciens corps jaunes dont les replis, au lieu de se souder, sont restés en partie indépendants, en sorte que leur cavité ne s'est pas complétement oblitérée.

Quelquefois la cavité seule de l'ovisac persiste, et ses parois se recouvrent de saillies ou végétations surmontées de saillies plus petites, comparables, pour leur aspect, à une tête de chou-fleur.

Souvent aussi on observe dans cette partie de la glande de petits kystes de 3 à 5 millimètres de diamètre, transparents, remplis d'un liquide jaunâtre, qui ont été pris pour de véritables ovisacs et qui sont aussi des restes de corps jaunes sur les parois desquels il n'y a ni plis, ni saillies.

Telles sont les trois principales variétés de corps jaunes, en partie persistants, qu'on rencontre dans la portion bulbeuse de la glande. Elles nous montrent combien la partie ovigène et la partie bulbeuse des ovaires diffèrent l'une de l'autre au début et au déclin de la vie : au début, il n'existe de vésicules ovariennes que dans la première ; au déclin, la seconde seule en contient encore quelques vestiges sur sa périphérie.

§ 3. -- Développement de l'ovaire.

L'ovaire, comme le testicule, se forme sur le côté interne du corps de Wolff. Comme cet organe aussi, il présente dans son développement trois périodes très-distinctes : l'une qui s'étend du premier au troisième mois de la vie intra-utérine, l'autre du troisième mois à la naissance, la dernière de la naissance à la puberté.

Ire période. Formation de la couche ovigène et des ovisacs.

Vers la fin du premier mois, on distingue sur le côté interne du corps de Wolff une ligne blanchâtre qui constituera la couche ovigène. — Sur le côté externe apparaît en même temps une autre ligne qui représente la trompe utérine à l'état d'ébauche. — Immédiatement en dedans de cette ligne, se présente le conduit excréteur du corps de Wolff, dans lequel viennent s'ouvrir, sous une incidence perpendiculaire, les canaux sécréteurs qui en dépendent, canaux horizontalement dirigés de dedans en dehors, plus ou moins parallèles et flexueux, formés par une tunique propre que tapisse un épithélium pavimenteux.

Comment se développent les ovisacs et les ovules? La couche épithéliale des canaux glandulaires du corps de Wolff se prolonge dans la couche ovigène en constituant autant de tubes qui s'anastomosent. Ces tubes épithéliaux, signalés par His, sont formés de cellules aplaties et juxtaposées par leurs bords. Dans leur cavité se trouvent les ovules, échelonnés en série linéaire. Chaque tube, ainsi que l'ont très-bien constaté Billroth d'abord, et ensuite Pflüger, ne tarde pas à s'étrangler de distance en distance, en sorte qu'il représente alors une sorte de chapelet. Les étranglements se prononçant de plus en plus au niveau des espaces compris entre les ovules, ceux-ci tendent à s'isoler; et bientôt, en effet, ils deviennent indépendants.

Avant leur complet isolement, on voit se produire sur la périphérie des tubes épithéliaux une membrane mince, qui se forme aux dépens de la trame fibroïde de la couche ovigène, et qui, participant à l'étranglement des tubes, s'avance progressivement dans les espaces interovulaires. Au moment où ils deviennent indépendants, les ovisacs se trouvent ainsi en possession de leurs trois parties constituantes.

L'égrènement des tubes s'opère de la face profonde vers la face superficielle de la couche ovigène. Il n'est pas encore tout à fait terminé à la naissance; aussi, lorsqu'on soumet à l'examen microscopique une tranche mince prise à la superficie de cette couche, remarque-t-on sur l'ovaire du nouveau-né des segments de tubes épithéliaux, plus ou moins courts et anastomosés, les uns à contour cylindrique, les autres d'aspect moniliforme, d'autres interrompus de distance en distance et formés par des ovisacs ovoïdes se disposant en série.

Considérés dans leur développement, les ovules femelles et les ovules mâles offrent une remarquable analogie. Les uns et les autres naissent dans des tubes glandulaires anastomosés et sont formés des mêmes éléments. Entre eux, il y a seulement cette différence, que les premiers naissent tous à la fois, diminuent progressivement de nombre et disparaissent vers l'âge de quarante-cinq ou cinquante ans. Les ovules mâles n'apparaissent qu'à l'époque de la puberté, se reproduisent d'une manière continue et persistent jusqu'à la fin de la vie chez la plupart des individus.

Plusieurs anatomistes admettent, il est vrai, que les ovisacs et les ovules peuvent se reproduire aussi pendant toute la période de fécondité de la femme. Kölliker assigne pour point de départ à ces ovules secondaires un bourgeonnement des ovisacs primitifs. Selon Pflüger, des prolongements émanés de l'épithélium de l'ovaire leur donneraient naissance. Mais ni l'une ni l'autre de ces opinions ne me paraît fondée. Aucun fait ne démontre l'aptitude des ovisacs à se reproduire. L'observation établit, au contraire, très-nettement que leur nombre, porté chez l'embryon à son maximum,

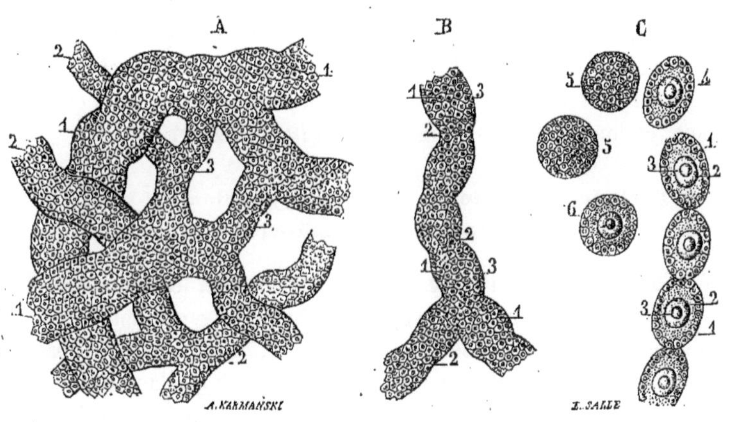

FIG. 916. — *Développement des ovisacs et des ovules.*

A. *Tubes épithéliaux provenant des conduits du corps de Wolff et formant par leurs anastomoses un réseau.* — 1, 1, 1. Tubes volumineux. — 2, 2, 2. Tubes plus petits. — 3, 3. Anastomoses de ces tubes.

B. *Un tube épithélial dont l'enveloppe propre commence à paraître; avec son apparition coïncident les étranglements qui séparent les ovisacs.* — 1, 1, 1. Ovisacs allongés et prenant une forme ovoïde. — 2, 2, 2. Étranglements qui les séparent. — 3, 3. Membrane propre du tube recouvrant sa couche épithéliale.

C. *Un tube dont les ovisacs s'égrènent.* — 1, 1. Segment du tube dont les ovisacs ne sont pas encore complétement séparés. — 2, 2. Ovules occupant le centre de ces ovisacs. — 3, 3. Vésicule germinative. — 4. Ovisac isolé, mais conservant encore sa forme ovoïde. — 5, 5. Ovisacs plus anciens de forme sphérique. — 6. Ovisac sphérique au centre duquel on distingue l'ovule.

tend sans cesse à diminuer. Chez quelques femmes de vingt-cinq à trente ans, il est déjà très-notablement réduit. L'inflammation qui trop souvent frappe de stérilité les organes producteurs de l'élément fécondant peut entraîner la même conséquence pour ceux qui produisent le germe.

La couche ovigène, dont la trame fibreuse chez l'embryon est exclusivement formée de cellules rondes et de cellules fusiformes, augmente rapidement d'étendue et d'épaisseur. Elle est déjà très-apparente au commencement du troisième mois et revêt alors la forme d'une lame semi-ellipsoïde, très-allongée ; sa concavité tournée en dehors embrasse l'origine des canaux sécréteurs du corps de Wolff. Vers le milieu de la grossesse, sa surface libre ou convexe se creuse d'une multitude de sillons superficiels et flexueux qui, vus à la loupe, rappellent l'aspect du vermicelle. Cet aspect est dû à la saillie des tubes épithéliaux qui sont alors très-développés ; il disparaît lorsque les tubes s'égrènent.

La trompe, devenue aussi plus distincte, se renfle à son extrémité supérieure ; et ce renflement infundibuliforme, qui formera le pavillon, reste indépendant de l'ovaire, auquel il ne s'unit que par un seul point de sa circonférence. — Le corps de Wolff, intermédiaire à la couche ovigène et à l'oviducte, s'atrophie à mesure que ceux-ci se développent. Bientôt il n'est plus représenté que par son canal excréteur extrêmement délié, et par ses canalicules, beaucoup moins flexueux, qu'un intervalle sensible sépare les uns des autres. Sous cette forme, il n'est plus que l'ombre de lui-même, et constitue le *corps de Rosenmüller*. (Fig. 917, 7, 7.)

**2ᵉ période. Descente de l'ovaire, apparition du bulbe,
corps de Rosenmüller.**

Après l'atrophie des corps de Wolff, les ovaires et les trompes, situés jusque-là dans la région lombaire, au-dessous des reins, en arrière du péritoine qui les recouvre et les entoure en partie, commencent à s'abaisser. Vers le quatrième mois, ils répondent à la hauteur de l'angle sacro-vertébral, et du cinquième au sixième, à la partie moyenne de la région iliaque, où leur direction devient horizontale et transversale. Dans les trois derniers mois de la grossesse, les ovaires se rapprochent de l'excavation du bassin sur les bords de laquelle ils reposent à la naissance.

Pendant que ce déplacement et ce changement de direction s'opèrent, la couche ovigène, toujours très-allongée, se replie vers sa face concave, et revêt alors la forme d'une gouttière fermée à ses deux extrémités. — Au fond de celle-ci, on remarque une substance molle, d'un gris cendré, dans laquelle viennent se ramifier des artères et des veines : c'est le rudiment du bulbe qui prendra plus tard un si grand développement.

Le *corps de Rosenmüller* est situé dans l'aileron de la trompe. On le voit s'élargir à mesure que cet aileron se développe. Son étendue, qui ne mesurait d'abord que 2 à 3 millimètres, arrive graduellement à 5, 6 et 7. A la naissance, elle est en général de 8 à 9. Pour en prendre une notion exacte, il faut le faire macérer quelque temps dans un acide étendu, l'étaler ensuite sur une plaque de verre bleue ou noire, le comprimer à l'aide d'une lame de verre transparente, puis l'examiner à la loupe, ou mieux encore au microscope. Dans ces conditions, on réussira facilement à constater qu'il se compose de quinze à dix-huit canalicules d'une ténuité capillaire, qui tous se dirigent du hile de l'ovaire vers la trompe pour se jeter dans un conduit perpendiculaire à leur direction.

Ces canalicules naissent par une extrémité arrondie. Ils sont flexueux à leur point de départ, beaucoup moins à leur partie moyenne et à leur terminaison.

Le conduit dans lequel ils se terminent répond par son origine à l'extrémité externe de l'ovaire. Il décrit une courbe parallèle à celle de la trompe. J'ai pu le suivre dans quelques fœtus jusqu'au voisinage de l'utérus, où il disparaissait au milieu des vaisseaux. Mais ce conduit collecteur ne dépasse pas en général les limites du corps de Rosenmüller. Les canalicules qu'il reçoit s'unissent quelquefois deux à deux et s'ouvrent ensuite dans sa cavité par un troncule commun. — Leurs parois sont constituées par une enveloppe fibreuse que revêt un épithélium vibratile. Ils ne contiennent qu'une très-minime quantité de liquide transparent.

3° période. Le bulbe s'accroît, la couche ovigène s'étend, la glande prend sa forme et ses dimensions définitives.

Au moment de la naissance, l'ovaire est très-allongé dans le sens transversal. Il représente une sorte de ruban arrondi à ses extrémités, offrant une face supérieure plane et unie, quelquefois légèrement convexe, une face inférieure concave, un bord antérieur et un bord postérieur très-minces. Pendant trois ou quatre ans encore, il conserve ce mode de configuration. — Mais à mesure que le bulbe s'accroît, la forme de l'ovaire se modifie très-notablement : peu développé, c'était un ovoïde aplati de haut en bas; plus volumineux, c'est encore un ovoïde, mais aplati d'avant en arrière. En outre, son diamètre transversal se montre moins prédominant ; la couche ovigène s'étend en surface; son épaisseur n'augmente pas.

Le corps de Rosenmüller subit de nouvelles modifications. Son conduit excréteur se raccourcit, et tous les canalicules qu'il reçoit semblent converger vers un même point. Ces derniers, moins régulièrement calibrés, renflés sur certains points, étranglés sur d'autres, diminuent aussi de longueur, et la plupart ne répondent plus au hile de l'ovaire par leur origine. — Quelquefois des kystes se forment sur leur trajet. Très-souvent l'un de ceux-ci occupe l'origine du conduit principal. Il n'est pas très-rare de voir ce kyste s'accroître de plus en plus, se détacher en partie de l'aileron postérieur, et se constituer aux dépens de celui-ci un pédicule par lequel il reste suspendu aux bords du pavillon.

Pendant toute la durée de la menstruation, l'ovaire conserve la même forme et les mêmes dimensions. Lorsque la ponte périodique a cessé, le bulbe s'atrophiant en partie et diminuant beaucoup de volume, la couche périphérique se plisse. Chez les femmes de soixante à quatre-vingts ans, ces replis deviennent encore plus manifestes. Pour les observer, il suffit d'inciser la glande; on voit alors que la couche superficielle est alternativement saillante et rentrante. — A cet âge, le corps de Rosenmüller est en général atrophié; cependant je l'ai rencontré encore si développé chez une femme de soixante et dix ans, que le conduit principal était sinueux comme le canal déférent à son origine; redressé, il n'avait pas moins de 12 centimètres de longueur.

ARTICLE II

TROMPES UTÉRINES.

Les *trompes utérines*, *trompes de Fallope* ou *oviductes* (1), au nombre de deux, l'une droite et l'autre gauche, sont des conduits qui transportent les animalcules spermatiques de la cavité utérine à la surface des ovaires, et les ovules de la surface des ovaires dans la cavité utérine.

Bien qu'ils jouent à l'égard des ovaires le rôle de conduits excréteurs, ils restent presque indépendants de ces glandes. Cette indépendance est sans contredit un des traits les plus remarquables de leur constitution : elle suffirait à elle seule pour leur assigner une place à part parmi tous les autres conduits du même ordre.

§ 1. — Situation, direction, dimensions des trompes utérines.

A. *Situation*. — Les oviductes sont situés dans l'aileron moyen des ligaments larges, dont ils occupent le bord libre, sur les côtés de l'utérus avec lequel ils se continuent. Ils ne peuvent ni s'élever, ni osciller en totalité dans le sens transversal. Mais ils conservent assez de mobilité pour se porter en avant et surtout en arrière : en avant, lorsque les circonvolutions de l'intestin grêle se pressent en trop grand nombre dans le compartiment postérieur de l'excavation pelvienne; en arrière, lorsque la vessie se dilate. Nous avons vu déjà que sa dilatation a pour effet de renverser

(1) Depuis que l'identité de l'œuf des vivipares et des ovipares a été démontrée, il n'y a plus de raison pour donner un nom différent au conduit excréteur de l'ovaire dans ces deux ordres de vertébrés : dans l'un et l'autre il joue le rôle d'un organe conducteur de l'œuf; les dénominations de *trompe* et *oviducte* sont aujourd'hui synonymes.

l'utérus en arrière et de placer cet organe au-dessous du réservoir vésical. Les trompes utérines, dans cet état d'ampliation, se couchent sur les ovaires, qui eux-mêmes se couchent sur les ligaments utéro-sacrés.

L'extrémité externe de l'oviducte en représente la partie la plus mobile. Cette mobilité lui permet de se rapprocher de l'ovaire au moment de la ponte et de s'appliquer aux divers points de sa surface.

Unies de chaque côté à la partie la plus élevée de l'utérus, les trompes participent à tous les déplacements que peut subir cet organe. Dans l'état de grossesse, elles s'élèvent avec lui pour séjourner temporairement dans l'hypogastre et dans la région ombilicale, d'où elles se prolongent jusque dans les flancs. Après l'accouchement, elles reposent sur les régions iliaques; puis, à mesure que la matrice diminue de volume, elles rentrent peu à peu dans l'excavation pelvienne.

B. *Direction.* — Les oviductes s'étendent horizontalement des parties latérales de la matrice vers les parties latérales de l'excavation pelvienne. Si l'utérus s'abaisse, ce qui est fréquent, leur extrémité interne subissant le même abaissement, ils deviennent ascendants de dedans en dehors. Pendant le cours de la gestation, leur extrémité interne s'élevant, au contraire, plus que l'interne, ils sont obliques en sens opposé.

Dans l'état le plus habituel ils se dirigent d'abord transversalement de dedans en dehors et parallèlement au grand axe de l'ovaire. Mais parvenus au niveau de la partie moyenne de cet organe, ils commencent à s'infléchir pour s'incliner en arrière et en dedans; puis, faisant un retour sur eux-mêmes, les oviductes se portent presque directement en dedans. De cette direction il suit :

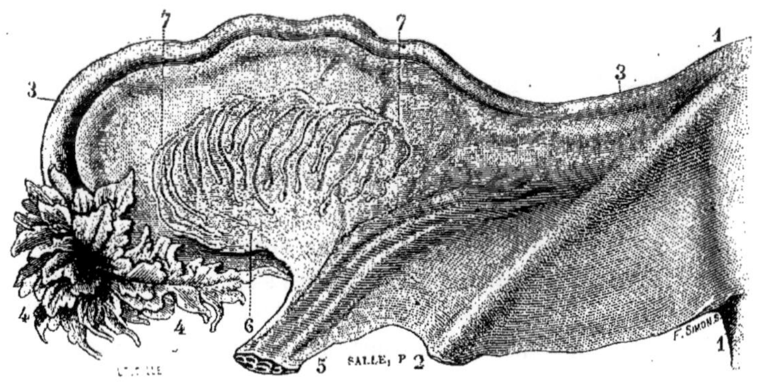

Fig. 917. — *Corps de Rosenmüller.* — *Trompe utérine.*

1, 1. Bord droit de l'utérus. — 2. Ligament rond. — 3, 3. Trompe utérine. — 4, 4. Pavillon de la trompe. — 5. Ligament rond postérieur ou lombaire. — 6. Saillie de l'ovaire qui est vu ici par transparence. — 7, 7. Corps de Rosenmüller.

1° Que leur moitié externe décrit une courbe dont la concavité regarde en arrière, en dedans et en bas;

2° Que le renflement par lequel se termine cette moitié externe se tourne vers l'ovaire, et que la glande et son conduit se trouvent ainsi dans les conditions les plus favorables pour s'appliquer l'une à l'autre.

L'axe des trompes, du reste, n'est pas rectiligne. En partant de l'utérus elles marchent à peu près en ligne droite. Après un trajet de 2 à 3 centimètres, elles deviennent légèrement flexueuses, et présentent des flexuosités très-prononcées au niveau de l'extrémité externe de l'ovaire. Ces flexuosités, comparées avec raison à celles qu'on observe sur l'origine du canal déférent, sont plus multipliées au début de la vie et dans les premières années qui suivent la naissance; elles diminuent dans l'âge adulte. Chez les femmes qui ont eu plusieurs enfants, elles tendent à s'effacer, sans disparaître cependant d'une manière complète.

C. *Dimensions.* — La longueur des oviductes ne dépasse pas, en général, 12 centimètres. Leur diamètre s'accroît de l'utérus vers l'ovaire. Au voisinage de l'utérus, il est de 4 millimètres, sur leur partie moyenne de 5 à 6, au niveau de leur orifice externe ou abdominal de 7 à 8. Leur calibre varie du reste selon les individus. Il varie très-notablement surtout selon que la trompe reste perméable ou se trouve oblitérée.

Si elle s'oblitère à ses deux extrémités, ce qui n'est pas extrêmement rare, sa cavité devient le siége d'un épanchement et par suite d'un accroissement presque indéfini. Je l'ai vue, à la suite d'épanchements semblables, atteindre un diamètre de 3, 4, 6 et même 8 centimètres. Elle atteindrait une capacité bien autrement considérable s'il était démontré qu'elle a pu contenir jusqu'à 110 et 115 litres de liquide, ainsi que l'avancent quelques auteurs cités par Haller.

§ 2. — FORME ET RAPPORTS DES TROMPES UTÉRINES.

Les trompes utérines ont été comparées par Fallope à une trompette. C'est en effet le mode de configuration qu'elles présentent. Si, après les avoir redressées, on distend légèrement leur cavité, soit en les insufflant, soit en les injectant, on remarque qu'elles augmentent peu à peu de calibre jusqu'à leur extrémité externe, où elles s'épanouissent subitement et largement. Vues extérieurement, on peut donc leur considérer deux parties : une partie tubuleuse qui en constitue le corps, et une partie infundibuliforme ou *pavillon* de la trompe.

A. — Le *corps* de la trompe se continue à son point de départ avec les angles de l'utérus. Il est situé, par conséquent, à peu près sur le même plan que l'extrémité supérieure de ce viscère, au-dessus et un peu en arrière du ligament rond, au-dessus et un peu en avant du ligament de l'ovaire. Ce conduit se trouve en rapport avec les circonvolutions de l'iléon, dans l'état de vacuité de la vessie; avec ce réservoir d'une part, et l'ovaire de l'autre, dans l'état de plénitude.

La cavité de la trompe s'ouvre par son extrémité interne dans la matrice, et par l'externe dans le pavillon. — L'*orifice interne* ou *utérin* se voit au sommet de l'infundibulum qui prolonge ou plutôt qui constitue les angles latéraux de cette cavité. Son diamètre est d'un millimètre. Parti de cet orifice, le canal traverse les parois de la matrice dans une direction légèrement ascendante, en sorte que cette première portion de la trompe, ou *portion utérine*, fait un coude avec la suivante. Chez les femmes nullipares, elle conserve le même calibre sur toute son étendue qui est d'un centimètre seulement; chez les multipares, elle se dilate un peu. — L'*orifice externe* ou *abdominal* répond au sommet de l'entonnoir que forme le pavillon. Son diamètre varie de 3 à 6 millimètres. Il est circulaire comme le précédent, et se laisse facilement dilater.

Sur toute l'étendue des parois de la trompe on observe des plis longitudinaux que l'insufflation ne fait pas disparaître. Ces plis se montrent déjà sur la portion utérine sous la forme de crêtes déliées que séparent de très-petits sillons; ils augmentent tellement de hauteur et de nombre à mesure que l'oviducte se dilate, qu'ils remplissent sa cavité. Arrivés à son orifice externe, ils le traversent pour se prolonger jusqu'à la circonférence du pavillon. On peut les distinguer en grands, moyens, petits et très-petits. Les principaux et souvent aussi les moyens se divisent et subdivisent.

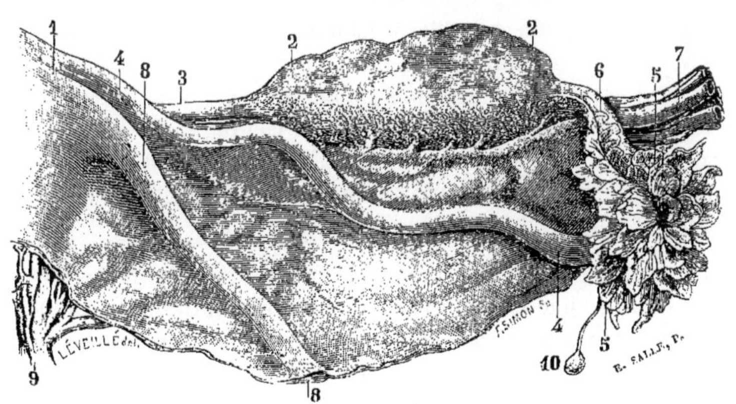

Fig. 918. — *Les trois ailerons des ligaments larges; pavillon de la trompe utérine; frange par laquelle il s'unit à l'ovaire.*

1. Partie latérale gauche de l'utérus. — 2, 2. Ovaire. — 3. Son ligament. — 4, 4. Trompe utérine. — 5, 5. Son pavillon. — 6. Frange par laquelle le pavillon se continue avec l'ovaire. — 7. Vaisseaux utéro-ovariens. — 8, 8. Ligament rond. — 9. Vaisseaux de l'utérus. — 10. Kyste pédiculé appendu à la surface externe du pavillon de la trompe.

Pour en prendre une notion exacte, il convient d'inciser la trompe dans toute sa longueur et de l'observer ensuite sous l'eau (fig. 919).

B. — Le *pavillon*, ou partie terminale, partie infundibuliforme de la trompe, répond, de chaque côté, aux parois latérales de l'excavation du bassin. Doué d'une grande mobilité, il flotte pour ainsi dire, dans la situation qu'il occupe, en sorte qu'on le voit tantôt se porter en avant, tantôt se porter en arrière ou en dedans vers la face postérieure de l'utérus, ou bien retomber presque verticalement sur l'ovaire.

Dans chacune des positions qu'il occupe, le pavillon peut contracter et contracte assez souvent des adhérences ; celles-ci ne lui permettant plus de s'appliquer à la surface de la glande au moment de la ponte, l'ovule s'égare dans l'interstice des organes voisins et ne tarde pas à se détruire, ou bien à se greffer sur l'un d'eux. Dans ce dernier cas, il s'altère presque toujours ; le germe qu'il contenait disparaît ; un liquide transparent le remplace, et à l'ovule succède un kyste. Chez la femme dont le pavillon est ainsi immobilisé par des adhérences, ces kystes se montrent sur la partie postérieure du corps de l'oviducte, sur la partie correspondante du pavillon, sur la face postérieure de l'aileron de la trompe, sur tous les points, en un mot, qui se trouvent immédiatement en contact avec l'ovaire, et seulement sur ces points. Il n'est pas rare d'observer, sur les parties qui entourent la glande, dix, quinze, vingt de ces kystes *ovulaires*, et même un plus grand nombre. En se multipliant, ils forment des chapelets, ou bien çà et là de petites grappes. Leur volume varie, le plus ordinairement, de celui d'un grain de millet à celui d'un pois. On ne voit aucune trace de vaisseaux sur leurs parois. Sous ce point de vue, ils diffèrent beaucoup des kystes consécutifs à une altération du corps de Rosenmüller et des vésicules ovariennes remarquables, au contraire, par leur grande vascularité et par le volume plus considérable qu'ils peuvent atteindre.

Le diamètre du pavillon présente de très-grandes variétés ; mesuré à sa base, il est, en général, de 18 à 20 millimètres.

Sa forme, toujours très-évasée, permet de lui considérer une face externe, une face interne et une circonférence. — La surface externe se continue avec le corps de la trompe ; recouverte aussi par le péritoine, elle est lisse et unie. — La surface interne ou concave se dirige en arrière, en dedans et en bas, vers l'extrémité correspondante de l'ovaire. L'orifice abdominal en occupe le centre ; il est un peu plus étroit que la partie terminale du corps de la trompe, laquelle, au moment de s'ouvrir dans l'abdomen, subit un rétrécissement constant et plus ou moins accusé. De l'orifice du pavillon partent une multitude de replis qui font suite aux replis longitudinaux du corps de l'oviducte et qui s'étendent en rayonnant vers sa circonférence. Ces replis diffèrent considérablement les uns des autres par leurs dimensions et leur disposition plus ou moins compliquée. Les grands se subdivisent aussi pour la plupart en replis secondaires. Examinés sous l'eau, ils se redressent, s'écartent et simulent alors très-bien les feuillets d'un livre entr'ouvert.

La base ou circonférence du pavillon n'est pas circulaire ; son diamètre antéro-postérieur offre moins de longueur que le vertical, qui se prolonge quelquefois jusqu'à l'ovaire. Elle est profondément découpée en un grand nombre de languettes, dentelées elles-mêmes sur leur bord, et de forme lancéolée pour la plupart, auxquelles on a donné le nom de *franges*. Quelques-unes de ces franges sont arrondies à leur extrémité libre ; d'autres allongées et découpées en ruban irrégulier. De même que les replis des parois de la trompe, elles diffèrent beaucoup de longueur et de largeur. Leur face externe, revêtue par le péritoine, présente un aspect uni et une couleur blanchâtre. Leur face interne, recouverte par les replis du pavillon qui s'étendent jusqu'à leur extrémité, présente une couleur rosée.

Très-souvent les franges contractent des adhérences ; on les voit s'unir alors tantôt par leur sommet, tantôt par leurs bords. Si deux franges voisines s'unissent par leur sommet, elles circonscrivent un orifice. Si l'union a lieu entre deux franges diamétralement opposées, il en résulte une sorte de pont membraneux, très-long et ordinairement aussi très-étroit. Si plusieurs franges d'un côté s'unissent à plusieurs franges du côté opposé, ce pont sera assez large pour recouvrir l'orifice abdominal de la trompe et jouera alors le rôle d'un obturateur au moment où le pavillon s'applique à l'ovaire. Chez une femme de soixante et dix ans, qui n'avait pas eu d'enfants, cette disposition existait à droite et à gauche ; les ovules n'ayant pu pénétrer dans la trompe s'étaient disséminés sur toutes les parties voisines de l'ovaire et formaient de petits groupes ; il n'existait pas moins de quarante-huit kystes ovulaires du côté droit et trente-cinq du côté gauche.

Pavillons accessoires. Sur le tiers externe du corps de la trompe, on observe quelquefois des pavillons accessoires dont l'existence a été signalée par G. Richard, qui en a rencontré cinq exemples sur trente femmes, en sorte que cette anomalie se présenterait une fois sur six. Sur 42 femmes et 67 fœtus que j'ai examinés en 1863, je l'ai observée dix fois. D'après mes premières recherches elle serait donc un peu moins fréquente, puisqu'elle n'existerait qu'une fois sur onze. Mais cette proportion est encore trop élevée, car dans le courant de l'été dernier j'ai renouvelé mes explorations sur 27 femmes et 20 fœtus ; M. Ch. Nélaton, sur ma demande, en a observé 8 dans les hôpitaux ; or, sur ce total de 53 faits, nous n'avons pas vu sur les trompes un seul pavillon accessoire. Cette anomalie ne se produirait donc en définitive qu'une fois sur seizé. Elle est loin par conséquent d'être aussi commune que l'avait pensé G. Richard.

Lorsqu'elle se présente, le pavillon accessoire est constitué sur le même type que le pavillon principal. Il représente un entonnoir communiquant avec la cavité de l'oviducte par un orifice situé à son sommet et découpé aussi à sa base en plusieurs languettes. On n'en trouve ordinairement qu'un seul. Mais il peut aussi en exister deux sur la trompe; G. Richard en a même vu trois. Cette anomalie doit être considérée comme fâcheuse; car l'ovule, après avoir passé de l'ovaire dans la trompe, pourrait retomber de celle-ci dans la cavité du péritoine.

§ 3. — Structure des trompes utérines.

Ces conduits se composent : d'une tunique externe ou séreuse, d'une tunique moyenne ou musculaire, et d'une tunique interne ou muqueuse.

A. — *Tunique séreuse.* Elle forme une dépendance du péritoine, et n'entoure que les trois quarts de la circonférence des trompes. Un tissu cellulaire peu dense l'unit à la couche sous-jacente. Parvenue sur le pavillon, cette tunique, après avoir tapissé la face externe des franges, se termine sur leur bord libre; un petit liséré gris blanchâtre indique assez bien sa limite. — Elle a pour destination de laisser à la trompe toute la liberté de ses mouvements, et d'assurer ainsi les rapports qui doivent s'établir entre la glande et son conduit au moment de la ponte.

B. — *Tunique musculaire.* Cette tunique comprend deux plans de fibres, les unes longitudinales, les autres circulaires. — Le plan longitudinal est formé par un prolongement des fibres de l'utérus. De la partie la plus élevée ou du fond de ce viscère, naît un faisceau qui s'étend sur la partie supérieure de l'oviducte : des faces antérieure et postérieure partent des faisceaux semblables qui recouvrent les faces correspondantes du conduit, et qui, en se joignant aux fibres supérieures, entourent tout son contour. Le plan ainsi constitué s'applique exactement aux parois de la trompe, en suit les flexuosités, et se termine sur le pavillon en s'épanouissant sur sa face externe, mais sans se prolonger jusqu'aux franges.

Le plan circulaire est propre à la trompe. Il commence au niveau de l'orifice abdominal, qu'il entoure à la manière d'un sphincter, et s'étend jusqu'à l'utérus où il disparaît. La portion utérine de l'oviducte est représentée seulement par sa tunique muqueuse qui adhère d'une manière intime à la trame musculaire du viscère.

C. — La *tunique muqueuse* est surtout remarquable par les plis très-considérables qui la recouvrent. Ces plis, persistants et longitudinalement dirigés, remplissent presque toute la cavité de la trompe, de telle sorte qu'on pourrait la considérer comme subdivisée en une foule d'interstices ou canaux capillaires. C'est en suivant l'un de ces interstices que les ovules arrivent de l'ovaire dans l'utérus. La face profonde de la tunique muqueuse adhère par un tissu cellulaire très-dense à la tunique musculaire.

Elle se continue par son extrémité interne avec la muqueuse utérine. Par son extrémité externe, elle s'épanouit sur la face concave du pavillon et se prolonge jusqu'à sa base, c'est-à-dire jusqu'aux limites de la tunique péritonéale : seul point de l'économie, nous disent tous les auteurs, où l'on voie une muqueuse se continuer avec une séreuse. Cette continuité les aurait sans doute moins vivement frappés, s'ils avaient pris soin de l'observer dans toute sa simplicité et de la formuler dans ses véritables termes. La séreuse abdominale se compose de fibres de tissu conjonctif; la muqueuse de la trompe est constituée par des fibres de même nature ; en se dirigeant vers la base du pavillon, les deux plans de fibres se confondent en un seul que recouvre en dehors un épithélium pavimenteux, en dedans un épithélium vibratile. Cette continuité d'une membrane muqueuse avec une membrane séreuse se réduit donc, en définitive, à la continuité d'un épithélium avec un autre épithélium. Or, les exemples d'une semblable continuité abondent dans l'économie.

L'épithélium de la trompe est formé de cellules cylindriques sur la base desquelles on remarque six à huit cils qui s'altèrent assez rapidement, mais que j'ai pu cependant observer encore sur des femmes mortes depuis quarante-huit heures. C'est à ces cils qu'est confiée la mission de conduire les ovules à leur résidence provisoire; ils se meuvent, en effet, de l'ovaire vers l'utérus. Les replis si nombreux et si considérables de la muqueuse paraissent avoir pour avantage d'en multiplier le nombre et de les mettre en regard les uns des autres, de telle sorte que l'ovule, cheminant dans un conduit capillaire, se trouve pour ainsi dire suspendu entre tous les

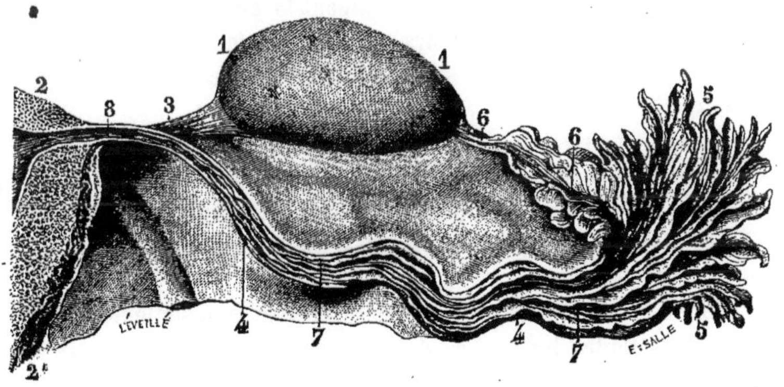

FIG. 919. — *Plis longitudinaux de la trompe utérine.*

1, 1. Ovaire. — 2, 2. Utérus dont une partie seulement a été conservée. — 3. Ligament de l'ovaire. — 4, 4. La trompe utérine dont les parois ont été incisées sur toute sa longueur pour montrer ses plis longitudinaux. — 5, 5. Pavillon de la trompe sur la surface interne duquel tous ces plis se prolongent. — 6. 6. Frange unissant le pavillon à l'ovaire. — 7, 7. Plis longitudinaux de la trompe s'étendant à toute sa longueur. — 8. Extrémité interne de la cavité de la trompe se continuant avec le sommet des angles latéraux de l'utérus.

cils qui convergent vers l'axe du canal. Leur influence sur la progression de l'ovule paraît être grande ; dès qu'ils arrivent au contact de ceux-ci, ils sont entraînés comme s'ils entraient dans un courant.

D'. — *Vaisseaux et nerfs.* L'artère utéro-ovarienne, en longeant le bord adhérent de la trompe, lui abandonne un grand nombre de divisions qui se répandent dans son épaisseur. Lorsque ces divisions artérielles arrivent dans la tunique musculaire, elles deviennent très-flexueuses ; beaucoup d'entre elles s'enroulent en tire-bouchon et constituent de véritables artères hélicines. — Les veines, indépendantes pour la plupart des artères, viennent se terminer dans la veine utéro-ovarienne. Deux fois j'ai vu l'une de ces veinules offrir sur son trajet un renflement variqueux qui égalait le diamètre d'une petite noisette. — Les vaisseaux lymphatiques vont se joindre à ceux de la matrice et à ceux de l'ovaire pour se rendre aux ganglions lombaires. — Les nerfs, très-nombreux, viennent du plexus qui accompagne l'artère utéro-ovarienne.

Mécanisme par lequel le pavillon s'adapte à l'ovaire. La trompe a pour usage de recueillir les ovules à leur sortie des vésicules ovariennes et de les transmettre dans l'utérus. Pour remplir cette destination, le pavillon s'applique à la surface de l'ovaire. Par quel mécanisme se produit cette adaptation ? Quelques auteurs l'attribuent à un état de turgescence ou d'érection de la trompe ; et d'autres aux mouvements vermiculaires du conduit, à une sorte de reptation de celui-ci, en vertu de laquelle son extrémité libre entrerait en contact avec la glande. Mais ni l'une ni l'autre de ces opinions ne nous expliquent comment la glande et le pavillon se rapprochent. La première, d'ailleurs, a contre elle tous les faits observés ; car ils nous démontrent que la structure de la trompe n'est pas celle des organes érectiles.

Ce rapprochement était donc encore inexpliqué lorsque M. Rouget, dans une série de recherches poursuivies avec talent sur les quatre classes de vertébrés, est parvenu à en pénétrer le mécanisme : il est le résultat de l'action combinée des fibres rayonnantes du ligament de l'ovaire et du ligament rond postérieur.

Les fibres du ligament de l'ovaire se portent non-seulement vers la glande et dans toutes les parties de l'aileron qu'elle occupe, mais aussi dans l'aileron de la trompe situé sur un plan plus antérieur et plus élevé. Parmi ces dernières, il en est qui s'étendent jusqu'au pavillon, et qui décrivent, au niveau de celui-ci, une courbe dont la concavité regarde en bas, en dedans et en arrière ; toutes ces fibres se contractant simultanément ont pour effet d'attirer le corps de la trompe en arrière vers la surface de la glande, et d'appliquer la base du pavillon sur cette surface. Les fibres du ligament lombaire, en attirant la trompe en bas et en arrière, exagèrent sa courbure, rapprochent ses deux extrémités et concourent aussi à établir la continuité entre la glande et son conduit. Selon M. Rouget, ces deux muscles se comportent, à l'égard de l'ovaire et de la trompe, comme les deux cordons d'une bourse à l'égard de son orifice lorsqu'on les tire en sens contraire.

ARTICLE III

UTÉRUS

L'*utérus* ou *matrice* est l'organe dans lequel se rendent les ovules pour s'attacher à ses parois, se nourrir à ses dépens et séjourner dans sa cavité jusqu'au moment où le nouvel être pourra vivre de ses propres forces : il constitue en un mot l'*organe de la gestation*.

Cet organe se retrouve chez tous les animaux dont les œufs ne portent pas en eux-mêmes les éléments nutritifs nécessaires au premier développement du fœtus. Il existe chez les mammifères, où ces éléments nutritifs font défaut ; il n'existe pas chez les oiseaux, les reptiles et les poissons, où ces éléments sont surajoutés à l'ovule.

La matrice est formée par un renflement des oviductes dont elle représente, par conséquent, une dépendance. Pour la constituer, les deux renflements se rapprochent, s'unissent et se confondent.

Dans quelques rongeurs, le lièvre et le lapin par exemple, ces renflements sont seulement juxtaposés et unis ; il existe chez eux deux matrices qui s'ouvrent chacune dans le vagin par un orifice distinct.

Dans les autres rongeurs, les pachydermes, les ruminants, les solipèdes, les cétacés, les carnassiers, ils se confondent par leur partie inférieure et conservent leur indépendance supérieurement ; chez la plupart des mammifères, la matrice est donc unique, mais bifide à la base.

Dans les quadrumanes, ils se confondent sur toute leur étendue ; la bifidité disparaît ; la matrice reste seulement plus ou moins allongée.

Chez la femme, la matrice est unique aussi, mais plus globuleuse. Elle contraste tellement par sa forme et son volume avec les conduits qui précèdent, que ceux-ci en ont été considérés comme de simples annexes.

§ 1. — Situation ; moyens de fixité de l'utérus.

L'utérus est situé dans l'excavation du bassin, entre la vessie et le rectum, au-dessus du vagin avec lequel il se continue, au-dessous des circonvolutions de l'intestin grêle qui flottent sur sa périphérie.

Six ligaments contribuent à le maintenir dans cette position : deux latéraux, les *ligaments larges*, qui l'attachent aux parois latérales de l'excavation du bassin ; deux antérieurs, les *ligaments ronds*, qui l'attachent aux pubis ; et deux postérieurs, qui l'attachent au sacrum.

A. — **Ligaments larges.**

Après avoir tapissé la face postérieure de la vessie, le péritoine revêt successivement la face antérieure de l'utérus, son extrémité supérieure, sa face postérieure, puis s'applique ensuite au vagin et au rectum. Dans son trajet, il décrit donc un repli qui contient la matrice dans son épaisseur. De chaque côté ce repli se prolonge jusqu'aux parois de l'excavation pelvienne : c'est à ces prolongements ou replis latéraux qu'on a donné le nom de *ligaments larges*. En se continuant avec l'utérus, ceux-ci constituent une cloison transversale qui partage le petit bassin en deux parties, l'une antérieure, destinée à la vessie, l'autre postérieure, occupée par le rectum.

Les ligaments larges, comparés par les anciens aux ailes d'une chauve-souris, sont verticaux et irrégulièrement quadrilatères. — Leur face antérieure répond à la vessie ; la postérieure au rectum, aux circonvolutions de l'iléon et souvent aussi à celles de l'S iliaque.

Leur bord supérieur se divise en trois ailes plus petites ou *ailerons*, distingués en postérieur, antérieur et moyen. — L'aileron postérieur, ainsi que nous l'avons vu, renferme l'ovaire et son ligament ; l'antérieur, le ligament rond ; et le dernier ou moyen, plus élevé et plus large que les deux autres, la trompe de Fallope.

Le bord inférieur des ligaments larges se rapproche beaucoup du plancher du bassin sans arriver jusqu'à lui, les deux lames qui le composent se séparant pour se porter, l'antérieure sur la vessie, la postérieure sur les ligaments utéro-sacrés. Le cul-de-sac que forme la première, en se portant sur la vessie, occupe un plan très-supérieur à celui qui résulte de la réflexion de la seconde ; il se montre d'autant plus élevé que la vessie est plus pleine.

Leur bord interne se continue avec l'utérus, et l'externe avec le péritoine, qui revêt les parties correspondantes de l'excavation du bassin.

Lorsqu'on procède à l'étude des ligaments larges par voie de dissection, on remarque qu'ils se composent de deux lames et d'une couche celluleuse dans laquelle cheminent des vaisseaux et des nerfs. Soumise à l'examen microscopique, chacune de ces lames comprend un feuillet superficiel ou séreux et un feuillet profond ou musculaire.

Les feuillets séreux ou péritonéaux se continuent entre eux supérieurement, en formant un repli au niveau de chaque aileron. En bas et en avant ils se continuent avec l'enveloppe péritonéale de la vessie ; en bas et en arrière avec celle des ligaments utéro-sacrés ; en dedans avec celle de l'utérus, en dehors avec le péritoine des parties latérales du bassin.

Les feuillets musculaires, signalés par M. Rouget, adhèrent aux feuillets séreux d'une manière si intime, qu'il est impossible de détacher un lambeau de ceux-ci sans emporter le lambeau correspondant du feuillet musculaire. — Tous deux sont constitués par des faisceaux de fibres lisses qui s'entre-croisent, mais dont la direction la plus générale cependant est transversale. — Ceux qui forment le plan musculaire antérieur convergent en dehors vers le ligament rond, qu'ils concourent à former : en dedans ils se continuent avec les fibres musculaires superficielles de la face vésicale de l'utérus, fibres dont ils représentent un simple prolongement.— Ceux du plan musculaire postérieur se continuent en dedans avec les fibres superficielles de la face rectale et se prolongent en dehors jusqu'à la symphyse sacro-iliaque. — Pendant la grossesse, ces deux plans musculaires s'hypertrophient et deviennent si manifestes, qu'il n'est plus nécessaire de recourir au microscope pour les distinguer.

.La lame cellulo-vasculaire située dans leur intervalle est mince supérieurement. Mais elle s'épaissit de haut en bas et de dehors en dedans, en sorte que c'est au niveau du plancher du bassin et des bords de l'utérus qu'elle offre sa plus grande épaisseur. — En dehors elle se divise en deux lamelles cellulo-fibreuses, entre lesquelles cheminent les vaisseaux utérins. En dedans, elle est formée par un tissu cellulaire lâche qui se continue supérieurement avec celui de l'utérus et des parties latérales du vagin, inférieurement avec celui des parties latérales du rectum. — Cette lame celluleuse est traversée de dehors en dedans :

1° Par l'artère utérine et ses premières divisions qui s'étalent en éventail sur les côtés de l'utérus, où on les voit déjà s'anastomoser entre elles ;

2° Par la veine utérine dont les principales branches forment sur les parties latérales du même organe un plexus volumineux ;

3° Par les vaisseaux lymphatiques utérins et des rameaux nerveux.

Ainsi constitués, les ligaments larges doivent être considérés, non comme un simple repli du péritoine, mais comme une expansion des parties latérales de l'utérus. Dans l'état de grossesse, ils se dédoublent pour recevoir dans leur épaisseur l'organe de la gestation, et en font alors manifestement partie. Dans l'état de vacuité, les deux lames dont ils sont formés se réappliquant l'une à l'autre, ils se reconstituent et concourent par les connexions qu'ils conservent avec cet organe à le maintenir dans la situation qu'il occupe, ou à l'y ramener lorsqu'il s'en est écarté.

Lorsque la vessie se remplit, la matrice se renversant en arrière, la lame antérieure des ligaments larges se tend, tandis que la postérieure se relâche ; à mesure que le réservoir urinaire se vide, la première se relâche ; mais la seconde, qui se tend, l'empêche de tomber en avant. D'une autre part, le ligament large d'un côté contre-balançant celui du côté opposé, l'utérus ne peut se porter ni à droite ni à gauche. Leur influence sur la situation et la direction de ce viscère est donc très-grande, mais seulement chez les jeunes filles et chez les jeunes femmes qui n'ont pas encore été mères. Car les grossesses, et surtout les grossesses répétées, ont pour effet de les allonger ; l'extrémité supérieure de la matrice devient alors plus mobile, et presque flottante si le relâchement est considérable.

B. — **Ligaments ronds.**

Ces ligaments s'étendent des parties antérieure et latérales de l'utérus, dont ils tirent leur origine, vers l'orifice externe du canal inguinal, où ils se terminent. — Leur moyenne longueur est de 14 centimètres. — Aplatis d'avant en arrière et assez larges à leur point de départ, ils deviennent cylindriques plus loin, puis s'effilent à leur extrémité terminale. On peut leur distinguer trois portions : une portion postérieure ou pelvienne, une portion moyenne ou iliaque, et une portion antérieure ou inguinale.

La portion pelvienne répond à la lame antérieure des ligaments larges avec laquelle elle se confond au niveau de sa continuité avec l'utérus, mais qui l'entoure bientôt en s'appliquant à elle-même pour former l'aileron antérieur. La saillie que présente cette première portion est, en général, peu accusée, souvent presque nulle ; l'aileron alors n'existe pas. Dans quelques cas assez rares, je l'ai trouvée, au contraire, très-prononcée. La figure de cette première portion est celle d'un triangle dont la base extrêmement mince se prolonge sur la face antérieure de l'utérus, et dont le sommet plus ou moins arrondi se continue avec la portion moyenne du ligament au niveau du détroit supérieur du bassin. — Elle répond en avant à la vessie, en arrière à l'ovaire, en haut à l'aileron de la trompe.

La portion iliaque, de forme cylindrique, se porte obliquement du détroit supérieur à l'orifice abdominal du canal inguinal. Dans ce trajet, elle croise à angle aigu le cordon de l'artère ombilicale, le muscle psoas, les vaisseaux iliaques externes, le *fascia iliaca*, le *fascia transversalis*, et les vaisseaux épigastriques, au niveau desquels elle décrit une courbe à concavité interne qui embrasse la courbe à concavité supérieure de ceux-ci.

La portion inguinale, déjà plus grêle que la précédente, s'effile de plus en plus, s'attache par quelques fibres sur la paroi inférieure du canal inguinal, par d'autres sur l'épine du pubis, puis franchit l'orifice externe du canal et se termine dans la partie supérieure des grandes lèvres.

Les ligaments ronds comprennent dans leur composition : une enveloppe qui leur est fournie par le péritoine, des fibres musculaires striées, des fibres musculaires lisses, une artère, des veines, des fibres du tissu élastique et des fibres du tissu conjonctif.

L'enveloppe qu'ils reçoivent du péritoine ne recouvre d'abord que leur partie antérieure, puis elle les entoure ensuite à la manière des trompes. Parvenue sur l'orifice supérieur du canal inguinal, cette enveloppe les abandonne en formant sur ce point une légère dépression qui constitue la fossette inguinale externe. Chez l'adulte, la partie terminale des ligaments ronds se trouve donc dépourvue de toute enveloppe séreuse.   -

Chez le fœtus, au contraire, le péritoine se prolonge jusqu'à leur extrémité, et forme un canal intra-inguinal connu sous le nom de *canal de Nuck*. Pour se rendre compte du mode de développement de ce canal, il suffit de remarquer que le péritoine adhère sur toute son étendue au ligament rond, et qu'au début de la vie intra-utérine l'orifice interne du canal inguinal est situé en arrière de l'orifice externe. La séreuse abdominale arrive donc jusqu'au voisinage de celui-ci. Plus tard, l'orifice interne se porte en dehors ; or, à mesure qu'il s'éloigne de l'externe, il entraîne avec lui le ligament rond et la séreuse qui l'entoure. Ainsi se forme le canal de Nuck. Du quatrième au sixième mois il est très-manifeste et offre alors une étendue de 6 millimètres. Son mode d'évolution est, du reste, exactement le même pour les deux sexes. Car le gubernaculum testis qui, chez l'homme, traverse les mêmes orifices pour se porter dans les bourses, est entraîné aussi en haut et en dehors, à mesure que ces orifices s'écartent l'un de l'autre : d'où il suit que le canal inguinal est déjà occupé par le péritoine lorsque le testicule se présente, et que celui-ci, d'un volume égal au gubernaculum, y entre et le traverse sans difficulté. Chez la femme, le canal séreux qui entoure la partie intra-inguinale du ligament rond n'a reçu aucune destination ; aussi le voit-on rapidement s'atrophier. A la naissance il n'existe plus. Souvent, au huitième mois, il a déjà disparu.

Les fibres musculaires striées naissent, soit de la paroi inférieure du canal, soit de l'épine du pubis ; après avoir franchi le canal inguinal, elles s'étendent jusqu'à la portion pelvienne des ligaments ronds dans laquelle elles disparaissent tantôt au voisinage du détroit supérieur, le plus souvent à égale distance de ce détroit et de l'utérus, sans arriver jamais jusqu'à cet organe. — Se groupant et suivant un trajet parallèle, ces fibres constituent un petit muscle qui a pour analogue, chez l'homme, le faisceau interne du muscle crémaster.

Les fibres musculaires lisses du ligament rond naissent des parties latérales de la matrice, particulièrement de sa moitié supérieure. Elles forment un faisceau d'abord aplati, qui s'arrondit ensuite. Dans son trajet ce faisceau rencontre bientôt le muscle strié ; il l'entoure alors, et recouvre toute sa moitié terminale. — Le ligament rond, exclusivement formé de fibres lisses à son origine, et de fibres striées à sa terminaison, se compose donc, dans sa partie moyenne, de ces deux cordes de fibres.

L'artère de ce ligament provient quelquefois directement du tronc de l'épigastrique, mais le plus souvent de la crémastérine. Elle occupe sa partie centrale et se prolonge jusqu'à l'utérus, auquel elle est principalement destinée. De ses parties latérales partent des artérioles qui se ramifient dans les faisceaux musculaires environnants.

Plusieurs veines accompagnent cette artère. L'une d'elles, ordinairement plus considérable, en représente le tronc principal. Toutes communiquent entre elles et forment un plexus déjà très-manifeste chez le fœtus. Elles sont situées aussi au centre de la couche musculaire. Les plus grosses contiennent des valvules dont le bord concave regarde le pli de l'aine ; le sang qui les parcourt se porte par conséquent de l'utérus vers la veine fémorale. Parvenue dans le canal inguinal, la principale d'entre elles vient se jeter directement dans l'origine de la veine iliaque externe, ou bien dans l'une des veines épigastriques ; les autres traversent le canal inguinal, sortent par son orifice inférieur et se terminent en s'anastomosant avec les veines du pénil et des grandes lèvres. — Ces veines n'offrent aucune importance dans l'état habituel. Mais elles en acquièrent une très-grande pendant le cours de la grossesse. Alors, en effet, les veines iliaques primitives et la veine cave inférieure se trouvent comprimées par l'utérus ; le sang apporté par les veines utérines ne pénètre que difficilement dans les veines iliaques internes ; aussi voit-on alors les veines utéro-ovariennes se développer pour suppléer à leur insuffisance. Pour la même raison, les veines du ligament rond se développent aussi ; et comme la veine iliaque externe n'est pas plus libre que l'interne, le sang, au lieu de pénétrer dans ce tronc, reflue vers le plexus des veines sous-cutanées, qui s'hypertrophie considérablement. Chez la plupart des femmes arrivées au huitième ou au neuvième mois de la gestation, ce plexus est en général très-développé. — A la suite de plusieurs grossesses rapprochées, il peut devenir le siége de varices ; j'ai observé deux faits de ce genre.

Les nerfs qui président à la contraction des fibres musculaires du ligament rond émanent du rameau génital de la branche génito-crurale ; ils peuvent être suivis jusqu'à l'extrémité du muscle strié.

Les parties qui précèdent sont reliées entre elles par des fibres de tissu conjonctif et par des fibres de tissu élastique qui se montrent sur toute l'étendue du ligament, mais principalement sur sa partie terminale.

Le ligament rond contribue à ramener la matrice en avant lorsque la déplétion de la vessie lui permet de reprendre sa direction normale.

C. — Ligaments postérieurs ou utéro-sacrés.

Ces ligaments s'étendent de la partie postérieure et inférieure de l'utérus aux parties latérales et inférieure du sacrum. Leur direction est perpendiculaire à l'axe de l'organe qu'ils soutiennent, et parallèle à la direction du vagin. Ils présentent la forme d'un croissant dont le bord libre ou concave contourne le rectum.

L'extrémité antérieure de ces ligaments correspond à l'union de la face postérieure de la matrice avec la paroi postérieure du vagin, d'où il suit qu'en soutenant l'organe de la gestation ils soutiennent aussi le conduit qui le précède. Au niveau de cette union, chacun d'eux se continue non-seulement avec l'utérus, mais aussi avec celui du côté opposé. Ainsi unis et en partie confondus, les deux croissants forment une saillie demi-circulaire qui embrasse le rectum, et divise le compartiment postérieur de l'excavation du bassin en deux étages : l'un supérieur, plus grand ; l'autre inférieur, très-petit. — L'extrémité postérieure des ligaments utéro-sacrés s'attache aux troisième et quatrième vertèbres sacrées, immédiatement en dedans de la symphyse sacro-iliaque. — Leur face antérieure, inclinée en haut, se continue avec la lame postérieure des ligaments larges, et contribue à former par cette continuité une fossette au-dessus de laquelle l'ovaire est comme suspendu dans l'état de vacuité de la vessie, sur laquelle il repose immédiatement dans l'état de plénitude, et que j'appellerai *fossette rétro-ovarienne*. Il n'est pas rare d'observer sur ces fossettes des inflammations circonscrites, provoquées par la présence du sang qui s'échappe des vésicules ovariennes au moment où elles se déchirent. — Leur face postérieure, tournée en bas, répond à la partie moyenne du rectum, qu'elle recouvre en partie.

Les ligaments utéro-sacrés sont formés par un repli du péritoine, et par des fibres musculaires lisses, très-nombreuses, qui se continuent en avant avec celles de la matrice. En passant sur les côtés du rectum, quelques-unes de ces fibres se perdent dans les parois de l'intestin, d'où le nom de ligaments *recto-utérins* que leur ont donné quelques auteurs.

Ils renferment en outre, dans leur épaisseur, du tissu cellulaire qui prend une part importante à leur formation, des fibres élastiques, des vaisseaux sanguins et quelques filets nerveux.

Ces ligaments contribuent très-puissamment à maintenir la matrice au centre du bassin. Lorsqu'on la saisit avec des pinces ou des érignes pour l'attirer vers la vulve, ce sont eux qui s'opposent à son abaissement. Dans la grossesse ils s'allongent considérablement, comme tous les autres du reste, et ne reviennent pas toujours à leurs dimensions primitives après l'accouchement. Chez les femmes multipares, leur longueur est habituellement plus grande : et comme ils constituent le principal soutien de l'organe, celui-ci acquiert alors une plus grande mobilité, et s'abaisse plus ou moins sous la pression des viscères abdominaux.

En comparant entre eux les six ligaments de l'utérus, on voit que s'ils diffèrent assez notablement par leur forme et leurs dimensions, ils se rapprochent beaucoup par leur structure. Tous, en effet, sont formés par un repli du péritoine, par des faisceaux musculaires et des vaisseaux. Leurs fibres musculaires sont une émanation de celles de la matrice, de même que leur enveloppe séreuse et leurs vaisseaux. Chacun d'eux représente par conséquent une véritable expansion qui se détache de cet organe pour aller prendre, en quelque sorte, un point d'appui sur les parois de l'enceinte pelvienne. Chacun d'eux, en d'autres termes, constitue un lien actif qui prête son concours à l'utérus en agissant, tantôt par sa résistance à la manière des ligaments, tantôt par sa rétractilité à la manière des muscles, et le plus souvent par l'une et l'autre de ces propriétés à la fois.

Aux six ligaments qui précèdent, quelques auteurs ajoutent deux plis qui s'étendraient de la vessie à la matrice, et qui limiteraient de chaque côté le cul-de-sac formé sur ce point par le péritoine ; mais ces ligaments *vésico-utérins* n'existent pas ou sont si rudimentaires, qu'en réalité ils méritent à peine d'être mentionnés.

§ 2. — Unité, forme, direction de l'utérus.

A. Unité, duplicité. — Organe impair et médian, l'utérus est unique et symétrique. Son existence paraît constante. Quelques faits bien rares tendraient à attester cependant qu'il peut faire défaut ; et d'autres, beaucoup plus probants, démontrent qu'il peut être double.

L'absence de l'utérus a été mentionnée par plusieurs auteurs qui l'auraient constatée, les uns pendant la vie, les autres après la mort. — On a vu le vagin se terminer en cul-de-sac à une distance variable de la vulve. Chez les femmes ainsi conformées, en introduisant un doigt dans le rectum et une sonde dans la vessie, on a pu sentir quelquefois très-nettement la sonde immédiatement en arrière du cul-de-sac ; et de ce fait on a conclu que la matrice n'existait pas. Mais elle peut exister cependant ; car l'organe de la gestation, à l'état rudimentaire, permet au doigt de sentir le relief de la sonde. Chez une jeune fille de vingt ans, qui avait présenté ce vice de conformation et chez laquelle il y avait aussi absence apparente de l'utérus, M. Alby a trouvé, à l'autopsie, entre le rectum et la vessie, une membrane fibro-musculaire située sur le prolongement du vagin, et se terminant en arrière par deux angles latéraux d'où partaient les trompes utérines. Cette membrane, mince et triangulaire, adhérente à la face inférieure de la vessie, représentait bien manifestement la partie terminale du vagin et l'utérus (1).

La science ne possède qu'un très-petit nombre de faits d'absence totale recueillis après la mort ; et parmi ces faits il n'en est aucun qui soit exposé en termes assez explicites pour lever tous les doutes.

Mais un grand nombre d'observations disséminées dans les annales de la science établissent que la matrice peut n'exister qu'à l'état de vestige. M. Le Fort les a réunies, pour la plupart, dans sa thèse sur les vices de conformation de l'utérus (2).

Les observations relatives à la duplicité de l'utérus sont assez nom-

(1) Alby, *Bulletin de la Société anatomique*, 1854, t. XXIX, p. 115.
(2) Le Fort, *Des vices de conformation de l'utérus*, thèse, p. 30 et suiv.

breuses. Pour s'en rendre compte, il faut remonter aux premières périodes de la vie intra-utérine ; on reconnaît alors que cette duplicité a constamment pour cause un arrêt de développement.

B. **Forme**. — L'utérus présente la forme d'un cône aplati d'avant en arrière, dont la base regarde en haut et le sommet tronqué en bas. Sur la surface de ce cône on remarque, immédiatement au-dessous de sa partie moyenne, une légère dépression circulaire qui la divise en deux parties : la partie supérieure, plus volumineuse, constitue le *corps* de l'organe ; la partie inférieure porte le nom de *col*.

Ces deux parties n'offrent pas la même configuration. Le corps seul est conoïde ; le col est cylindroïde, mais un peu renflé ordinairement vers sa partie moyenne. — Le sillon qui les sépare, ou l'*isthme* de l'utérus, est plus prononcé en avant et sur les côtés qu'en arrière.

C. **Direction**. — L'axe de la matrice varie dans sa direction suivant le degré d'ampliation que présente la vessie. Lorsque celle-ci est médiocrement dilatée, il se dirige de haut en bas et d'avant en arrière, et se trouve alors parallèle à l'axe du détroit supérieur.

Si la vessie est vide, l'utérus s'incline plus en avant ; la base du cône, qui était tournée vers l'ombilic, s'abaisse vers l'hypogastre ; le sommet se porte vers la concavité du sacrum, s'éloigne de la vulve et devient, par conséquent, plus difficile à explorer par le toucher vaginal, plus difficile aussi à saisir à l'aide du spéculum : dans cet état, la matrice forme avec le vagin un angle droit.

Si la vessie est pleine, la base de l'utérus est repoussée en arrière, vers le rectum, qui la sépare du sacrum ; son axe s'incline de haut en bas et d'arrière en avant ; il s'abaisse d'autant plus qu'elle est plus dilatée, et tend ainsi à se rapprocher de celui du vagin, avec lequel je l'ai vu même se confondre dans l'état de dilatation extrême ; son sommet se dirige en bas et en avant, se rapproche de l'orifice vulvaire et se présente en quelque sorte de lui-même, soit au doigt qui l'explore, soit au spéculum, qui la saisit alors sans difficulté.

Pendant mon passage à l'hôpital de Lourcine en qualité d'interne, je passais chaque matin douze ou quinze femmes au spéculum, et j'avais acquis une grande habitude de la manœuvre de cet instrument. Il m'arrivait cependant quelquefois de ne saisir que difficilement un col qui, la veille, s'était présenté sans effort à mon examen. J'étais alors très-surpris de cette difficulté. Elle reconnaissait évidemment pour cause l'état de vacuité de la vessie et un mouvement de bascule de l'utérus portant son corps en avant et son col en arrière. Ainsi dirigé, le col peut devenir presque insaisissable si l'introduction du spéculum provoque quelque douleur ; car dans ces conditions on voit parfois les muscles de l'abdomen se contracter, abaisser plus encore le col de l'utérus, exagérer l'inclinaison de son axe, et l'immobiliser dans la direction exceptionnelle qu'il présente. En conseillant aux malades d'éviter cet état de vacuité, les difficultés que je signale disparaîtront, au moins en partie.

L'axe du col est situé sur le prolongement de l'axe du corps. On rencontre cependant assez souvent des utérus dont l'axe n'est pas tout à fait rectiligne ; il s'infléchit alors vers la vessie par sa partie supérieure, et décrit une courbe dont la concavité regarde en bas et en avant. M. Boulard, en 1854, a avancé que l'inflexion du corps sur le col est assez prononcée pour former avec celui-ci un angle à sinus antérieur, et que l'antéflexion est l'état le plus habituel de l'organe. Il s'est fait beaucoup de bruit autour de cette nouveauté. Quelques jeunes observateurs, la prenant pour un progrès, se sont empressés de l'adopter et l'ont vivement défendue. C'était accorder à une erreur légèrement avancée des encouragements trop flatteurs. J'ai observé un très-grand nombre d'utérus de tous les âges, et dans ce nombre je n'ai rencontré, jusqu'à présent, que deux exemples d'antéflexion ; mais j'ai vu souvent le corps de l'organe s'infléchir un peu en avant sur le col, et l'axe utérin décrire ainsi une courbure plus ou moins prononcée. Cette inflexion est due à trois causes :

1° A l'état de vacuité de la vessie et au mouvement de bascule qui porte alors l'extrémité supérieure de l'utérus en avant ; celle-ci, n'étant plus soutenue, tend à retomber sur l'organe qui se dérobe en se vidant ;

2° Aux viscères abdominaux, qui poussent cette partie supérieure du côté vers lequel elle tend à tomber ;

3° Enfin à l'état de mollesse que présentent les parois de la matrice pendant la vie. — Je reprends brièvement ces trois propositions :

Influence de la vessie sur la direction de l'utérus. Les considérations que j'ai exposées précédemment ont déjà mis en lumière cette influence qui a été méconnue. L'observation démontre que la vessie imprime à cette direction des modifications très-grandes : lorsqu'elle se dilate, la courbure que présentait l'axe de l'utérus s'efface ; le corps, qui s'inclinait en avant, s'incline en arrière ; l'angle utéro-vaginal, qui était droit, s'ouvre de plus en plus, au point de s'effacer presque entièrement dans quelques cas de dilatation extrême.

Pression des viscères abdominaux. Cette pression est démontrée par les empreintes que laissent les circonvolutions intestinales sur la base et la face postérieure de l'utérus. Dans une discussion qui s'éleva sur ce sujet à la Société anatomique, en 1854, M. Depaul signalait déjà l'existence de ces empreintes, et les objectait à M. Boulard comme une preuve sans réplique de la pression qu'exercent les intestins sur cet organe, et de la part qu'ils prennent à son inflexion momentanée lorsque la vessie se vide.

Consistance des parois de l'utérus. Elle n'est pas la même pendant la vie et après la mort. Sur le cadavre, cet organe nous offre une certaine rigidité qui lui est commune avec les autres muscles de l'économie.

Pendant la vie, il participe à la mollesse de ceux-ci. La facilité avec laquelle il se laisse déprimer par les circonvolutions intestinales suffirait déjà pour le démontrer. Si on le plonge dans un bain à 40°, il retrouve en partie sa mollesse primitive et se redresse spontanément. Lorsqu'il est infléchi, si on l'injecte sans distendre beaucoup ses vaisseaux, on le voit se tuméfier aussitôt et toujours alors son axe se montre parfaitement rectiligne.

En résumé, l'utérus ne possédant pas, pendant la vie, le degré de consistance qu'il offre après la mort, il se prête à toutes les inflexions que tend à lui imprimer le jeu des organes voisins; et comme c'est surtout en avant que ceux-ci le poussent; comme, d'une autre part, sa partie supérieure est moins bien soutenue que l'inférieure, on voit alors son corps s'infléchir sur le col, d'où une légère antéflexion ou plutôt une courbure disparaissant avec la cause qui l'a produite.

De cette discussion, je conclus que l'axe de l'utérus est rectiligne dans l'état normal; qu'il tend à reprendre cette direction lorsqu'il l'a perdue; que les inflexions curvilignes ou anguleuses déterminées par les organes voisins sont, en général, momentanées pendant la vie, mais peuvent persister après la mort, par suite de la rigidité de la matrice.

§ 3. — VOLUME ET POIDS DE L'UTÉRUS.

Le volume de l'utérus varie suivant que la femme a été ou n'a pas été mère, suivant qu'elle est encore ou qu'elle n'est plus vierge, et selon que l'on considère cet organe au moment de l'ovulation ou dans l'intervalle de deux menstruations; il varie aussi avec l'âge.

Pour apprécier les différences qui tiennent à l'influence de la grossesse et du coït, j'ai mesuré ses trois principaux diamètres chez 24 femmes âgées de seize à cinquante ans: 8 étaient vierges; 8 ne l'étaient plus, mais n'avaient pas eu d'enfants, et 8 en avaient eu un ou plusieurs.

Le diamètre étendu de la base au sommet de l'organe, ou son *axe*, diamètre longitudinal ou vertical de quelques auteurs, a varié chez les vierges de 49 à 66 millimètres, chez les multipares de 50 à 71, et chez les unipares ou multipares de 55 à 76. Toutes ces mesures ont été prises à l'aide d'un compas d'épaisseur.

Le plus grand diamètre transversal, c'est-à-dire celui qui s'étend d'une trompe à l'autre, m'a présenté comme termes extrêmes : chez les femmes vierges, 33 et 44 millimètres; chez les multipares, 32 et 46; chez les multipares, 36 et 50.

Le diamètre antéro-postérieur, mesuré au niveau de la partie la plus épaisse du corps, varie beaucoup moins que les précédents. Il est de 20 à 23 millimètres pour les femmes de la première série, de 20 à 26 pour celles de la seconde et de 20 à 30 pour celles de la troisième.

Voici, du reste, pour chacun de ces diamètres et pour chacune de ces
trois séries, les moyennes que j'ai obtenues :

	Vierges.	Nullipares.	Multipares.
Longueur de l'utérus......	0^m,060	0^m,062	0^m,068
Largeur...............	0^m,038	0^m,040	0^m,043
Épaisseur...............	0^m.022	0^m,023	0^m,026

Ces résultats diffèrent assez notablement de ceux qui ont été publiés
par d'autres auteurs, ainsi qu'on pourra le voir en comparant le tableau
suivant à celui qui précède :

		HUSCHE.	P. DUBOIS.	RICHET.	ARAN.
Longueur......	Nullipares..	0^m,067	0^m,067	0^m,.63	0^m,070
	Multipares .	0^m,091	0^m,075	0^m,068	0^m,070
Largeur........	Nullipares..	0^m,040	0^m,046	0^m,045	0^m,044
	Multipares .	0^m,060	0^m,049	0^m,047	0^m,032

Les moyennes qui découlent de mes recherches sont inférieures à celles
qu'ont publiées ces quatre auteurs. Mais l'étendue que Huschke attribue
au diamètre longitudinal est manifestement erronée ; celle que lui accorde
P. Dubois est exagérée. Mes observations concordent avec celles de
M. Richet, qui portent sur quarante femmes âgées de dix-huit à cinquante ans. — Quant au diamètre transversal, cet observateur me semble
l'avoir exagéré, ainsi que P. Dubois. L'étendue qu'il lui donne est exceptionnelle ; il est, du reste, plus difficile à déterminer que le précédent,
par suite du défaut de limites précises.

En comparant les trois diamètres de l'utérus chez les femmes vierges,
nullipares et multipares, on peut voir qu'ils augmentent peu d'étendue en
passant de la première colonne à la seconde, et qu'ils s'allongent sensiblement en passant de la seconde à la troisième. L'influence qu'exerce la
grossesse sur le volume de la matrice est donc manifeste ; celle du coït est
beaucoup moins prononcée.

Le volume de l'utérus s'accroît pendant la menstruation et diminue
ensuite. Mais les modifications qu'il subit alors n'ont pas été déterminées
encore d'une manière bien nette. M. Rouget a fait remarquer que lorsqu'on
injecte tout le système vasculaire de l'organe, ses dimensions se trouvent
plus que doublées. La turgescence qu'il éprouve au moment de l'ovulation,
sous l'empire d'une cause toute vitale n'est pas aussi grande ; mais elle est
plus considérable cependant qu'on ne le pense généralement. Sous l'influence de cette congestion physiologique, ses deux faces deviennent plus
convexes, ses bords plus épais ; tout l'organe s'arrondit, en sorte que son
accroissement porte plus sur les diamètres transverse et antéro-postérieur
que sur le vertical.

Lorsque l'ovulation et la menstruation cessent, vers l'âge de quarante-
huit à cinquante ans, l'ovaire commençant à s'atrophier, l'organe de la
gestation, après avoir progressivement augmenté de volume, diminue aussi

dé plus en plus ; j'invoquerai sur ce point les recherches de M. Aran, bien qu'elles ne soient pas à l'abri de toute objection.

	Longueur.	Largeur.
Vierges de 17 à 27 ans..................	0^m,060	0^m,030
Nullipares de 22 à 27 ans...............	0^m,064	0^m,039
Multipares de 45 à 55 ans..............	0^m,077	0^m,048
Unipares ou multipares de 21 à 30 ans....	0^m,075	0^m,044
Unipares ou multipares de 31 à 40 ans...	0^m,071	0^m.041
Unipares ou multipares de 50 à 60 ans....	0^m,065	0^m,040
Unipares ou multipares de 76 à 88 ans...	0^m,057	0^m,042

Les dimensions respectives du corps et du col diffèrent chez la femme qui n'a pas eu d'enfants et chez la femme mère. Chez les nullipares, la longueur de l'organe étant de 60 millimètres, celle du corps varie de 30 à 34, et celle du col, par conséquent, de 26 à 30. Le corps, en d'autres termes, représente un peu plus de la moitié de l'étendue totale du diamètre longitudinal. — Chez les femmes unipares et multipares, il s'allonge davantage, et représente environ les 2/3 ou les 3/5es de ce diamètre.—La largeur du col est de 30 millimètres pour sa partie moyenne. — Son épaisseur ne diffère pas sensiblement de celle du corps.

Chez le fœtus, à la naissance et dans les premières années qui la suivent, les dimensions relatives du corps et du col sont inverses. Le col forme alors les 3/5es de l'organe : il est beaucoup plus volumineux ; son diamètre antéro-postérieur est triple de celui du corps. La différence est moins grande pour le diamètre transverse.

Poids. Le poids moyen de l'utérus équivaut à 42 grammes. Le plus petit et le plus léger que j'aie rencontré était de 32 et le plus lourd de 55. Au neuvième mois de la grossesse, ce poids s'élève à 900 ou 950 grammes.

§ 4. — SURFACE EXTERNE ET RAPPORTS DE L'UTÉRUS.

L'utérus, affectant la forme d'un cône aplati d'avant en arrière, on peut lui considérer deux faces, deux bords et deux extrémités.

A. — La *face antérieure* est convexe. Libre et unie au niveau du corps, elle adhère au niveau du col à la partie inférieure et postérieure de la vessie. Le péritoine, en se réfléchissant de cet organe sur l'utérus, établit les limites respectives de la partie unie et de la partie adhérente. Bien que le cul-de-sac vésico-utérin réponde habituellement au tiers supérieur du col, il existe cependant à cet égard des variétés qu'il importe de connaître. Il n'est pas rare de le voir descendre jusqu'à sa partie moyenne ou son tiers inférieur ; je l'ai même vu s'abaisser deux fois jusque sur l'origine de la paroi antérieure du vagin. Les différences qu'on observe à cet égard sont dues en partie à l'influence de la multiparité, qui a pour effet de développer la partie supérieure de l'organe, mais surtout aux variétés individuelles, qui sont très-grandes : étant données deux femmes multipares du même âge, le cul-de-sac vésico-utérin pourra descendre plus bas chez l'une que chez l'autre.

La partie unie ou libre de la face antérieure s'applique à la face postérieure de la vessie, sur laquelle elle s'infléchit dans l'état de vacuité, en sorte qu'elle forme avec la partie adhérente une courbe peu prononcée dont la concavité regarde en bas et en avant. — Lorsque la vessie se di-

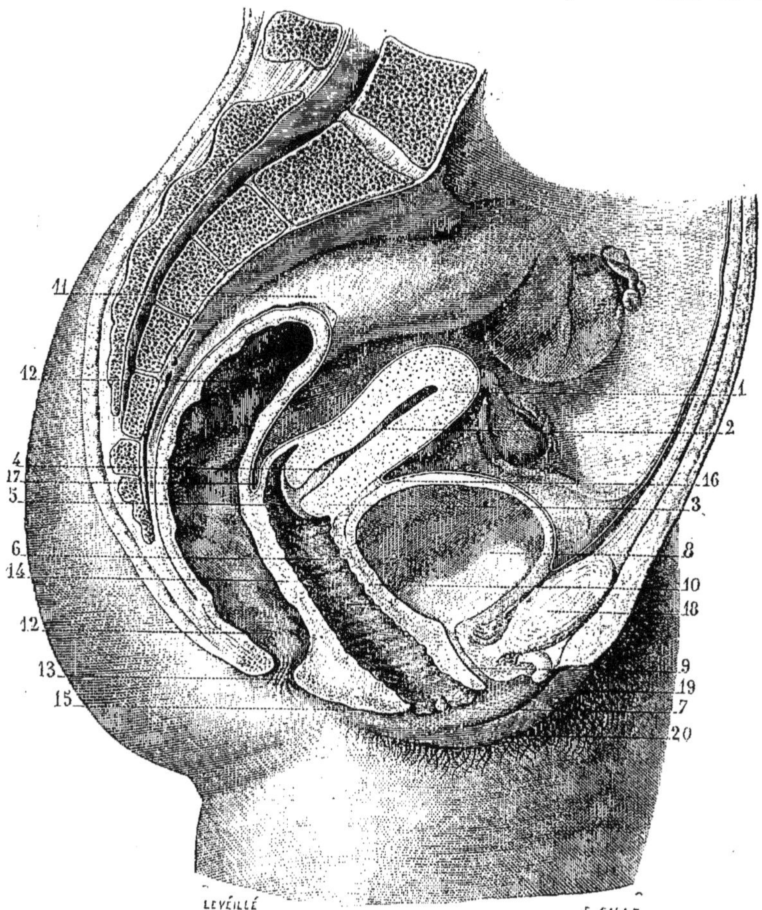

FIG. 920. — *Direction, rapports de l'utérus dans l'état de vacuité de la vessie.*

1. Corps de l'utérus. — 2. Cavité du corps. — 3. Col de l'utérus. — 4. Cavité du col. — 5. Partie sus-vaginale du col ou museau de tanche. — 6. Cavité du vagin.— 7. Entrée ou orifice du vagin. — 8. Cavité de la vessie. — 9. Canal de l'urèthre. — 10. Cloison vésico-vaginale, formée par l'adossement du bas-fond de la vessie et de la paroi antérieure du vagin. — 11. Rectum. — 12, 12. Cavité de cet intestin. — 13. Orifice anal. — 14. Cloison recto-vaginale, constituée par l'union de la paroi antérieure du rectum et de la paroi postérieure du vagin. — 15. Périnée. — 16. Cul-de-sac vésico-utérin du péritoine. — 17. Cul-de-sac que forme cette séreuse en passant du vagin sur le rectum. — 18. Symphyse des pubis. — 19. Petite lèvre. — 20. Grande lèvre, qui est vue ici, comme la précédente, par sa face interne.

ate, nous savons déjà que cette face se relève et se dirige tour à tour, en avant, en avant et en haut, et, dans quelques cas, directement en haut. Pour constater ces changements de direction, je rappellerai qu'il suffit d'injecter la cavité vésicale par l'un des uretères et que, lorsque cette cavité s'élève à 5 centimètres au-dessus des pubis, elle remplit toute l'excavation du bassin. Parvenue à ce degré d'ampliation, elle devient supé-

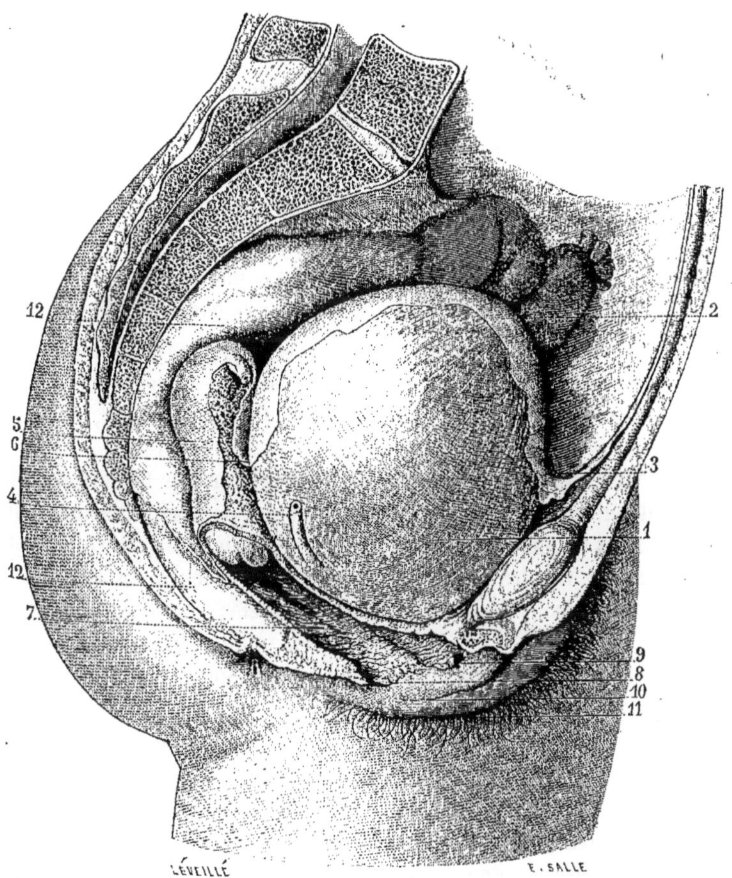

Fig. 921. — *Direction, rapports de l'utérus dans l'état de plénitude de la vessie.*

1. Cavité vésicale dans laquelle ont été injectés par l'urètre 450 grammes d'eau. — 2. Sommet de la vessie s'élevant à 5 centimètres au-dessus de la symphyse pubienne et restant situé bien en arrière de la paroi abdominale antérieure. — 3. Cul-de-sac que décrit le péritoine en passant de cette paroi sur la vessie; on peut remarquer qu'il se rapproche beaucoup de la symphyse. —4. Partie terminale de l'urèthre droit.—5. Utérus très-fortement refoulé en arrière et en bas, et dont la direction diffère peu de celle du vagin. — 6. Cul-de-sac utéro-vésical du péritoine. — 7. Cavité du vagin. — 8. Son extrémité antérieure. — 9. Méat urinaire. — 10. Petite lèvre. — 11. Grande lèvre. — 12, 12. Rectum fortement déprimé par l'utérus et séparant cet organe de la concavité du sacrum.

rieure à l'utérus, dont la base se renverse en arrière, vers la concavité du sacrum.

Le mode de production de ce renversement nous explique très-bien comment l'utérus en état de gestation a pu quelquefois s'enclaver dans l'excavation du bassin. Au troisième ou quatrième mois de la grossesse, son axe étant déjà très-allongé, après avoir été renversée sous la pression de la vessie, la matrice se dirige d'arrière en avant, s'applique par son extrémité postérieure sur le rectum, qu'elle comprime contre le sacrum, et par l'antérieure au bas-fond de la vessie, qu'elle comprime contre la symphyse pubienne. Les deux réservoirs ainsi comprimés se dilatent au-dessus de l'utérus et l'immobilisent d'autant mieux dans la position qu'il occupe que leur dilatation est plus grande.

Après l'accouchement, l'organe de la gestation, alors très-volumineux, peut se renverser par le même mécanisme, et comprimer assez fortement le rectum pour que celui-ci, en se dilatant, l'immobilise aussi. Le renversement et l'enclavement de l'utérus dans ces conditions sont un fait, du reste, extrêmement rare. M. Comte en a publié un remarquable exemple (1).

B. — La *face postérieure* est plus convexe que la précédente. Elle présente sur sa partie médiane une crête mousse qui la partage en deux facettes symétriques inclinées l'une à droite, l'autre à gauche, et qui se terminent au niveau de l'attache des ligaments utéro-sacrés.

Cette face est recouverte dans toute sa longueur par le péritoine, lequel se prolonge sur la paroi inférieure du vagin, pour se réfléchir ensuite sur le rectum et former le cul-de-sac recto-utérin, ou mieux recto-vaginal.

Dans l'état de vacuité de la vessie, la face postérieure est séparée du rectum par les circonvolutions de l'intestin grêle ; elle regarde alors en haut et en arrière. Dans l'état de plénitude, elle se dirige en arrière et en bas, se rapproche de plus en plus du rectum, puis s'applique immédiatement à cet organe.

C. — Les *bords* sont convexes d'avant en arrière, légèrement concaves de haut en bas. Ils présentent deux lèvres et un interstice. La lèvre antérieure et la lèvre postérieure se continuent avec les lames correspondantes des ligaments larges, et l'interstice avec la couche cellulo-vasculaire comprise entre ces deux lames. Chacun d'eux est limité supérieurement par la trompe utérine. Inférieurement ils se continuent avec les parties latérales du vagin.

D. — L'*extrémité supérieure* ou *fond* de l'utérus, *bord supérieur* de quelques auteurs, constitue la partie la plus volumineuse du viscère. Elle est arrondie d'avant en arrière et convexe aussi dans le sens transversal chez les femmes qui ont eu une ou plusieurs grossesses. Chez les vierges et les nullipares, elle est presque rectiligne, dans ce dernier sens, ainsi

_____

(1) Comte, *Bulletins de la Soc. anat.*, 1826, t. I, p. 49.

que P. Dubois a pris soin de le faire remarquer. De là, entre la femme qui a été mère et celle qui ne l'a pas été, une différence qui suffit quelquefois au premier coup d'œil pour distinguer l'utérus impare de l'utérus unipare ou multipare. — Sur le premier, le fond se trouve au niveau des trompes; en s'unissant aux bords latéraux, il forme deux angles dont le sommet se continue avec les oviductes; et la matrice, vue en avant ou en arrière, offre une figure triangulaire. — Sur le second, le fond est plus élevé que les trompes; les angles latéraux existent à peine; l'organe prend une forme globuleuse. Ces différences, toutefois, ne sont bien tranchées que lorsque l'on compare l'utérus d'une vierge à celui d'une femme multipare; et encore faut-il que la dernière grossesse ne remonte pas à une époque très-éloignée, car il conserve toujours une certaine tendance à revenir à sa forme primitive.

Le fond de l'utérus se dirige en haut et en avant lorsque la vessie est médiocrement dilatée, directement en avant lorsqu'elle est vide, en haut et en arrière lorsqu'elle est pleine. Dans l'état le plus habituel, il est en rapport avec les circonvolutions de l'intestin grêle.

Sa situation relative au plan du détroit supérieur a été différemment appréciée. Il s'élèverait au niveau de ce plan pour quelques auteurs; le dépasserait ou ne l'atteindrait pas pour d'autres. L'observation démontre que chez la très-grande majorité des femmes il ne l'atteint pas, et qu'il en reste séparé en général par un intervalle de 2 centimètres à 2 centimètres et demi. Malgaigne, rapportant sa position à un plan horizontal qui raserait la partie supérieure des pubis, pense qu'il s'élève toujours beaucoup au-dessus de ce plan. Pour bien juger de sa situation et de sa direction, j'ai placé le corps entier dans une direction verticale; puis, appliquant une tige rectiligne à la partie supérieure de la symphyse pubienne, je la dirigeai horizontalement d'avant en arrière. Ces recherches ont porté sur six femmes : une seule fois la tige a traversé le corps de l'organe à sa partie inférieure; deux fois à sa partie moyenne; deux fois à sa partie supérieure; une fois elle a passé au-dessus. Il résulte de ces faits que l'utérus est moins élevé qu'on ne le pense généralement.

E. — L'*extrémité inférieure de l'utérus, angle inférieur* de quelques auteurs, ou *museau de tanche*, fait saillie dans la cavité du vagin. Par la circonférence de sa base le museau de tanche se continue avec les parois de cet organe.

La tunique muqueuse du même conduit, en se réfléchissant sur sa surface pour la recouvrir, forme un cul-de-sac circulaire qui divise le col en deux parties très-distinctes, une partie inférieure ou *portion vaginale*, une partie supérieure ou *portion sus-vaginale*.

Ces deux portions n'offrent pas la même étendue. Le cul-de-sac de la muqueuse répond en général à l'union du tiers inférieur avec les deux tiers supérieurs du col; et comme la longueur moyenne de celui-ci atteint près de 3 centimètres, il en résulte que l'étendue de la portion sus-vaginale est de 18 à 20 millimètres et celle de la portion vaginale de 9 à 10.

La portion sus-vaginale est libre de toute adhérence en arrière. En avant, elle adhère à la partie inférieure de la face postérieure de la vessie, à l'aide d'un tissu cellulaire peu dense, dans lequel on trouve quelques fibres musculaires lisses et des vaisseaux assez nombreux, mais très-déliés. L'étude attentive de ces connexions a suggéré à Jobert (de Lamballe) la pensée de diviser le cul-de-sac du vagin au-devant du col, de séparer ensuite par voie de dissection ou de simple décollement la vessie de l'utérus, puis d'attirer en bas la paroi antérieure du vagin et d'affronter ainsi les deux bords d'une fistule vésico-vaginale. Treize cas de guérisons obtenues par ce procédé nous montrent combien les notions les plus simples peuvent devenir utiles lorsqu'elles sont fécondées par l'esprit d'application.

La portion vaginale, ou museau de tanche, présente la forme d'un

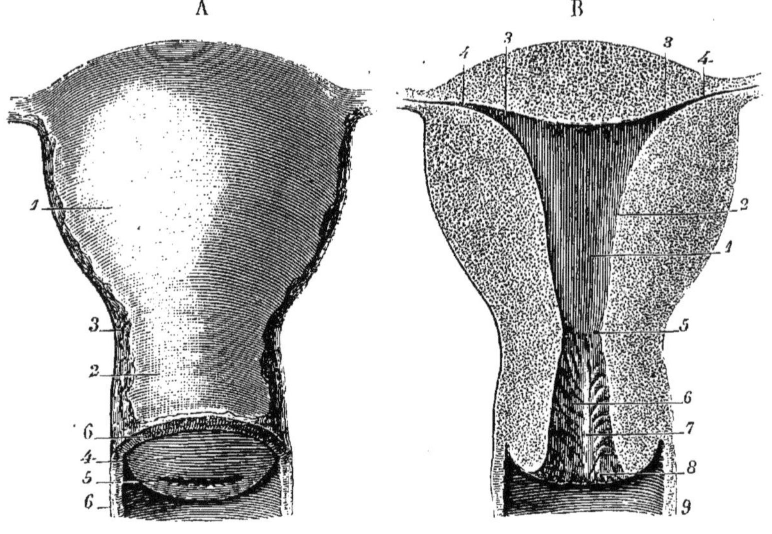

Fig. 922. — *Utérus multipare (femme de 26 ans).*

A. *Face antérieure de l'utérus.* — 1. Corps de l'utérus remarquable par son volume très-supérieur à celui du col. — 2. Son col dont la longueur est moins grande que celle du corps. — 3. Isthme. — 4. Museau de tanche. — 5. Orifice externe ou vaginal du col affectant chez la femme multipare la figure d'une fente transversale, à bords fendillés, crevassés. — 6, 6. Extrémité supérieure du vagin se continuant avec le col au niveau de la base du museau de tanche.

B. *Cavité utérine.* — 1. Cavité du corps. — 2. Son bord latéral gauche. —3, 3. Son bord supérieur ou sa base.—4, 4. Ses angles supérieurs ou latéraux infundibuliformes, se continuant par leur sommet avec l'extrémité interne des trompes utérines.—5. Son angle inférieur formant l'orifice supérieur ou interne du col. — 6. Cavité du col. — 7. Arbre de vie de sa paroi postérieure. — 8. Lèvre postérieure de son orifice externe. — 9 Extrémité supérieure du vagin.

cône à sommet tronqué et arrondi. — Ses diamètres transverse et antéro-postérieur, pris au niveau de la base, diffèrent à peine l'un de l'autre; ils mesurent ordinairement de 20 à 24 millimètres. — Sa surface est unie et sa couleur rosée. — Son sommet se dirige en bas et en arrière lorsque la vessie est vide, en bas et en avant lorsqu'elle est pleine. — Sur ce sommet on remarque un orifice, l'*orifice inférieur* ou *externe* du col, très-petit et circulaire chez la femme nullipare, beaucoup plus grand, ovalaire et transversalement dirigé chez la femme qui a eu un ou plusieurs enfants. — On considère à la portion vaginale deux lèvres. La lèvre antérieure est courte et la postérieure d'une longueur presque double. Lorsqu'on explore le col à l'aide du toucher, si la vessie est vide, le doigt rencontre d'abord la lèvre antérieure, puis l'orifice et la lèvre postérieure; si elle est pleine, il rencontre le sommet ou l'orifice, et en lui imprimant un mouvement de circumduction, il peut facilement circonscrire le col.

La forme et les dimensions de la portion vaginale du col se modifient assez notablement sous l'influence des grossesses répétées. — L'orifice de-

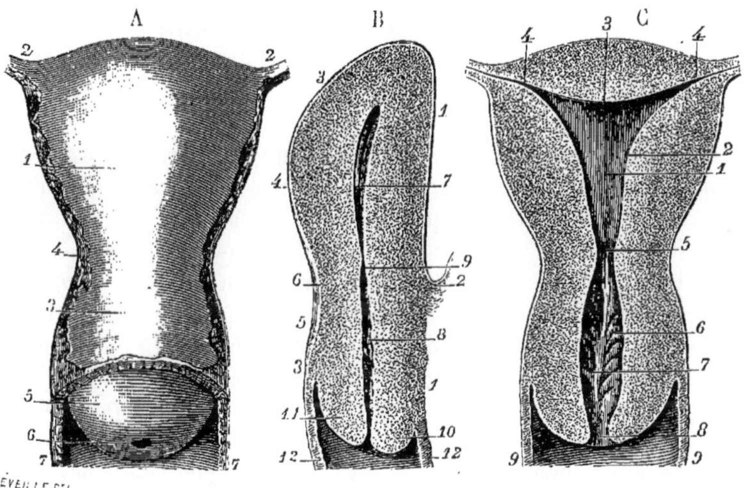

FIG. 923. — *Uterus virgineus (femme de 22 ans).*

A. *Face antérieure de l'utérus.*—1. Son corps.—2, 2. Ses angles supérieurs. — 3. Son col. — 4. Isthme. — 5. Portion vaginale du col. — 6. Son orifice inférieur très-petit et circulaire. — 7. Vagin.

B. *Coupe médiane de l'utérus.* — 1, 1. Profil de sa face antérieure. — 2. Cul-de-sac vésico-utérin du péritoine partageant cette face en deux parties à peu près égales. — 3, 3. Profil de la face postérieure. — 4. Corps de l'utérus. — 5. Son col. — 6. Isthme. — 7. Cavité du corps. — 8. Cavité du col. — 9. Son extrémité supérieure. — 10. Lèvre antérieure du museau de tanche. — 11. Sa lèvre postérieure. — 12, 12. Vagin.

C. *Coupe transversale de l'utérus.*—1. Cavité du corps. — 2. Son bord latéral gauche. —3. Son bord supérieur. — 4, 4. Ses angles latéraux infundibuliformes.—5. Son angle inférieur. — 6. Cavité du col. — 7. Arbre de vie de sa paroi postérieure. — 8. Son extrémité inférieure — 9. Vagin.

vient souvent assez grand pour laisser pénétrer l'extrémité du doigt; il représente alors une fente de 10 à 14 millimètres d'étendue, fendillée à ses deux extrémités. — Ses diamètres antéro-postérieur et transverse augmentent. — Sa longueur au contraire diminue au point qu'il forme à peine saillie. Chez les femmes qui ont eu un grand nombre d'enfants le museau de tanche disparaît même complétement, et à sa place on ne trouve plus au fond du vagin qu'une dépression hémisphérique percée au centre d'un orifice. Cazeaux a vu deux femmes dont l'une avait eu dix-sept enfants et l'autre dix-neuf; chez toutes les deux on ne rencontrait plus aucune saillie à la partie supérieure du vagin.

§ 5. — CONFORMATION INTÉRIEURE DE L'UTÉRUS.

La cavité de l'utérus affecte la forme d'un canal aplati d'avant en arrière, plus large au niveau du corps, étroit au niveau du col, plus étroit encore et comme étranglé au niveau de l'isthme. On peut lui considérer, par conséquent, trois parties : une partie supérieure ou *cavité du corps*, une partie inférieure ou *cavité du col*, et une partie intermédiaire qui a reçu le nom d'*orifice interne* du col, par opposition à son orifice vaginal, appelé aussi orifice externe.

La longueur de cette cavité chez les femmes nullipares équivaut en moyenne à 52 millimètres, qui se répartissent de la manière suivante : 22 pour la cavité du corps, 25 pour la cavité du col, et 5 pour le canal intermédiaire. — Chez la femme multipare elle s'élève à 57 millimètres : 27 pour le corps, 24 pour le col, 5 pour l'orifice interne. Elle augmente donc sous l'influence de la grossesse; et à mesure qu'elle s'allonge, l'axe de la cavité du corps, d'abord moins étendu que celui de la cavité du col, devient égal à celui-ci, puis acquiert la prédominence.

La capacité de la cavité utérine a été en général exagérée. Pour l'évaluer, j'ai fermé l'orifice externe du col, puis j'ai lié l'une des trompes à son origine, et j'ai injecté ensuite la cavité à l'aide d'un tube à injection lymphatique adapté à l'autre trompe. Ces injections ont été répétées sur une douzaine de femmes. Après chacune d'elles, je liais la seconde trompe à son entrée dans l'utérus; j'incisais ensuite celui-ci pour recueillir le métal et j'en évaluais le volume en le versant dans une cavité d'un centimètre cube. La quantité du liquide injecté a varié chez les nullipares de 2 à 3 centimètres cubes, et chez les multipares de 3 à 5.

A. — La *cavité du corps* revêt une figure triangulaire qui permet de lui considérer deux faces, trois bords et trois angles.—Les faces sont planes, appliquées l'une à l'autre et séparées quelquefois par une mince couche de mucus. —Les bords, chez les femmes qui n'ont pas eu d'enfants, sont convexes et leur convexité regarde le centre de la cavité. Le supérieur s'étend de la trompe droite à la trompe gauche ; les latéraux, de l'embouchure des trompes à l'orifice interne du col. Leur longueur diffère à peine ; elle s'élève en moyenne à 24 millimètres.—Les angles se distinguent en supérieurs ou latéraux et inférieur ou médian. Les premiers résultent de la convergence du bord supérieur et des bords latéraux. Chacun d'eux représente un canal infundibuliforme au sommet duquel la trompe vient s'ouvrir. Ils ont été considérés avec raison comme un dernier vestige de la bifidité que l'utérus présente à sa base chez le plus grand nombre des mammifères. L'angle inférieur, formé par la convergence des bords latéraux, est moins aigu que les précédents ; il se continue avec le détroit ou partie intermédiaire de la cavité utérine.

Chez la femme qui a été mère, la cavité du corps conserve sa figure triangulaire. Seulement, au lieu de représenter un triangle à bords convexes ou rentrants, elle représente un triangle à bords rectilignes. Il existe cependant à cet égard quelques variétés ; assez souvent les bords conservent encore leur convexité, mais celle-ci est alors beaucoup moins prononcée. Ils sont un peu plus longs et offrent une étendue moyenne de 27 à 28 millimètres (fig. 922 B).

Les parois de cette cavité n'offrent pas sur tous les points une épaisseur égale. Au niveau du fond de l'utérus, elle est de 10 millimètres en moyenne, et au niveau de l'embouchure des trompes, de 8 seulement ; sur les faces et les bords latéraux, elle atteint 12 à 15 millimètres.

B. — La *cavité du col* diffère beaucoup de celle du corps. Elle affecte la forme d'un canal légèrement renflé à sa partie moyenne, un peu aplati d'avant en arrière, et nous offre à étudier par conséquent deux parois, deux bords et deux extrémités ou orifices.

Les parois sont remarquables par la présence d'une saillie longitudinale de laquelle naissent à droite et à gauche des saillies secondaires, obliquement ascendantes, qui ont été comparées aux branches d'un arbre et qui sont connues aujourd'hui encore sous le nom d'*arbre de vie*. Il existe donc deux arbres de vie, l'un antérieur, l'autre postérieur ; et chacun d'eux se compose d'une saillie principale longitudinale, qui en représente l'axe, et de saillies accessoires qui partent de cet axe comme les nervures d'une feuille de leur tige commune.

L'axe des arbres de vie a été placé par tous les auteurs sur la partie médiane des parois du col. Inférieurement, ils sont en effet assez rapprochés de la ligne médiane. Mais M. Guyon a très-bien observé qu'en s'élevant ils s'en écartent de plus en plus, en sorte qu'ils sont latéralement situés. — L'axe postérieur ne commence qu'à quelques millimètres au-dessus de l'orifice externe ; il augmente de volume et se dévie à gauche à mesure qu'il se rapproche de l'orifice interne. L'axe antérieur, plus volumineux aussi supérieurement, se dévie à droite. — Parvenus au niveau de la partie intermédiaire, tous les deux la traversent en conservant leur situation relative et disparaissent à l'entrée de la cavité du corps. De cette disposition découle une conséquence que M. Guyon a bien mise en évidence : les deux parois du col, au lieu de s'appliquer simplement l'une à l'autre comme celles du corps, s'emboîtent d'autant mieux qu'on les examine sur un point plus élevé.

Les saillies qui se détachent à droite et à gauche de ces axes se dirigent de bas en haut et de dedans en dehors. Leur bord libre s'incline en bas. Elles se recouvriraient à la manière des tuiles d'un toit si elles étaient suffisamment prolongées. Arrivées sur les bords de la cavité du col, elles ne se continuent pas avec les saillies de la paroi opposée, mais s'entre-croisent avec celles-ci. Quelques-unes se divisent dans leur trajet.

Les axes des arbres de vie et toutes les divisions qui en dépendent sont essentiellement musculaires. On peut les comparer aux colonnes charnues du cœur qui s'appliquent à la manière de pilastres sur les parois des ventricules ; la muqueuse leur adhère d'une manière intime.

Les bords de la cavité du col sont concaves ; ils regardent non pas directement en dedans, mais en dedans et un peu en bas.

C. — *L'orifice interne* du col offre une étendue de 5 à 6 millimètres. Il forme donc une sorte de détroit par lequel les cavités du corps et du col communiquent entre elles et non un simple orifice. Son diamètre transversal est de 4 millimètres et l'antéro-postérieur de 3.

Les arbres de vie se prolongent jusqu'à la partie supérieure de cet orifice, mais en se dépouillant de leurs branches. Ils ne sont plus représentés à cette hauteur que par leurs axes situés, le postérieur à gauche, l'antérieur à droite ; et comme l'orifice interne est très-étroit, ces axes, ainsi que le fait remarquer M. Guyon, le remplissent. Ils jouent à son égard le rôle d'un obturateur et nous expliquent la difficulté qu'on éprouve souvent à traverser cette partie intermédiaire aux deux cavités, alors même qu'on n'emploie qu'une sonde de très-petit calibre.

A quarante-cinq ou cinquante ans, et surtout à un âge plus avancé, le détroit intermédiaire aux deux cavités subit des modifications remarquables, que Mayer de Bonn, en 1826, avait déjà fait connaître, mais qui étaient un peu oubliées et sur lesquelles M. Guyon a cru devoir rappeler l'attention. Ces modifications consistent dans un resserrement graduel qui peut avoir pour terme une oblitération définitive. Sur 20 femmes âgées de cinquante-cinq à soixante-dix ans, cet auteur a constaté 13 fois son oblitération. Je dois avouer cependant qu'elle serait moins fréquente, si j'en crois mes recherches. Sur douze femmes, qui avaient de soixante à soixante-quinze ans, j'en ai rencontré deux seulement chez lesquelles l'orifice interne était oblitéré. Il serait utile, pour juger la valeur des faits observés sur ce point, de connaître le procédé à l'aide duquel ils ont été constatés ;

c'est ce que les observateurs ne nous ont pas appris. Celui que j'ai employé me paraît à l'abri de tout reproche : il consiste à lier l'une des trompes et à injecter l'autre au mercure. S'il y a oblitération, rien ne s'écoule par l'orifice vaginal; si elle n'existe pas, le métal s'échappe presque aussitôt.

§ 6. — STRUCTURE DE L'UTÉRUS.

L'utérus est formé d'une tunique externe ou séreuse, d'une tunique moyenne ou musculaire et d'une tunique interne ou muqueuse. Il comprend en outre dans sa composition des vaisseaux, des nerfs et une petite quantité de tissu cellulaire.

A. — Tunique séreuse de l'utérus.

La *tunique externe* ou *séreuse* est une dépendance du péritoine. Après avoir tapissé la face postérieure de la vessie, nous avons vu que la séreuse abdominale se réfléchit pour s'appliquer à la partie antérieure du corps, au fond et à toute la face postérieure de la matrice, en se prolongeant à droite et à gauche sur les feuillets musculaires des ligaments larges. L'enveloppe que le péritoine lui fournit ne recouvre donc ni la partie antérieure du col, ni les bords latéraux. — Elle adhère à la tunique moyenne d'une manière si intime, qu'il est impossible d'en enlever un lambeau, si minime qu'il soit, sans enlever aussi une mince couche de fibres muscu-

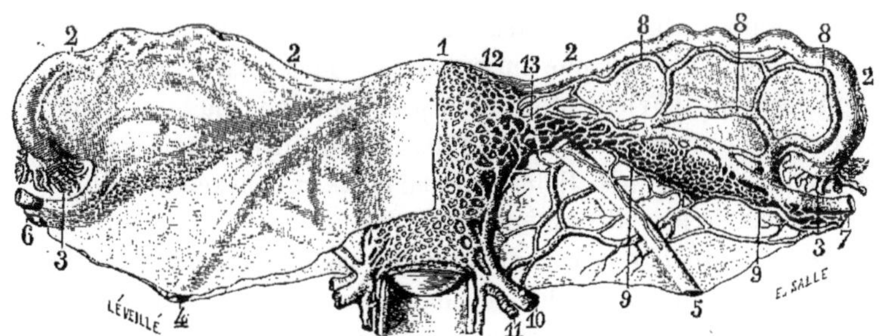

FIG. 924. — *Tunique séreuse de l'utérus; veines utérines et utéro-ovariennes..*

1. Utérus vu par sa face antérieure; sa moitié droite est recouverte par le péritoine; sur sa moitié gauche on remarque le plexus des veines utéro-ovariennes. — 2, 2. Trompes utérines. — 3, 3. Pavillon des trompes. — 4. Ligament rond du côté droit, recouvert par le péritoine. — 5. Ligament rond du côté gauche excisé à son origine pour laisser voir les anastomoses des veines utérines et utéro-ovariennes. — 6. Vaisseaux utéro-ovariens recouverts par le péritoine. — 7. Ces mêmes vaisseaux mis à nu. —8, 8, 8. Veines comprises dans l'épaisseur de l'aileron moyen. — 9. Plexus veineux du hile de l'ovaire. — 10. Veine utérine — 11. Artère utérine. — 12. Plexus veineux recouvrant les bords de l'utérus. — 13. Anastomoses des veines utérines avec les veines utéro-ovariennes.

laires. La plupart des auteurs avancent, il est vrai, qu'elle se montre faiblement unie à la couche sous-jacente sur les parties latérales. Mais ils
n'avaient pas connaissance des plans musculaires qui s'étendent de cette
couche dans les ligaments larges. M. Rouget, en nous révélant l'existence
de ces prolongements, nous a montré aussi que le péritoine leur adhère
étroitement : les parties latérales de l'organe de la gestation ne diffèrent
donc pas sous ce point de vue de la partie médiane de celui-ci.

C'est à son enveloppe séreuse que l'utérus est redevable de la facilité
avec laquelle il se prête à tous les mouvements que lui impriment les organes voisins, et surtout la vessie par ses alternatives d'ampliation et de
retrait. En assurant son indépendance, elle lui permet en outre de s'élever
temporairement dans l'abdomen pendant la durée de la gestation et de
reprendre ensuite sa place normale lorsque la mission qui lui était confiée
se trouve accomplie.

B. — **Tunique musculaire de l'utérus.**

Cette tunique, qui forme à elle seule presque toute l'épaisseur des parois de l'utérus, a été l'objet de recherches extrêmement nombreuses; et
de tant d'efforts réunis, la science n'a pu recueillir encore qu'un petit
nombre de notions positives. Nous avons une formule de la texture musculaire du cœur; mais elle nous fait défaut pour la texture musculaire de
l'utérus.

Cette tunique diffère beaucoup, du reste, suivant qu'on la considère dans
l'état ordinaire ou dans l'état de gestation. — Hors l'état de grossesse elle
se présente sous l'aspect d'un tissu de couleur grisâtre, très-dense et
d'apparence plutôt fibreuse que musculaire. — Dans l'état de grossesse les
fibres qui en forment l'élément essentiel prennent une coloration rouge et
deviennent beaucoup plus distinctes. Elles ont été mieux étudiées dans ces
dernières annnées par MM. Hélie et Chenantais qui ont réussi à élucider
plusieurs points de leur disposition.

La tunique musculaire se compose d'une couche superficielle, d'une
couche profonde et d'une couche moyenne beaucoup plus épaisse que les
deux autres. Mais ces trois couches ne sont pas indépendantes; sur une
foule de points elles se continuent entre elles, de la manière la plus
intime, par échange réciproque de faisceaux et de fascicules.

a. **Couche superficielle.** — Elle comprend un faisceau médian à
fibres longitudinales et des faisceaux transversalement dirigés.

Le faisceau médian ou longitudinal, dans l'état de non-gestation, est
très-mince et n'offre qu'une largeur de 10 à 12 millimètres. Sur une femme
morte quelques jours après l'accouchement, cette largeur peut atteindre
jusqu'à 8 et 10 centimètres. Il se compose alors de gros faisceaux aplatis

et très-distincts. Ce plan à fibres longitudinales commence, en arrière, au niveau de l'isthme, par des fibres transversales se coudant à angle droit pour lui donner naissance. En s'élevant il en reçoit de nouvelles qui s'infléchissent de la même manière et qui le renforcent.—Arrivées sur le fond de l'utérus, ces fibres se comportent différemment : les médianes s'entre-croisent, en sorte qu'elles passent de droite à gauche et réciproquement ; les latérales s'inclinent en dehors pour se prolonger sur les trompes et dans les ligaments larges ; les autres, plus nombreuses, poursuivent leur trajet, descendent sur la face antérieure du corps de l'organe, puis chemin faisant se coudent à angle droit et deviennent aussi transversales. Le faisceau médian, *faisceau ansiforme* de MM. Hélie et Chenantais, s'épuise ainsi progressivement en descendant sur la face antérieure et disparaît en général un peu au-dessus de l'isthme. Il est plus mince dans cette dernière partie de son trajet. Très-souvent il se décompose en plusieurs plans superposés qui alternent avec les fibres transversales.

Ces dernières, de même que le faisceau ansiforme, appartiennent exclusivement au corps de l'utérus. Elles forment la plus grande partie de la couche superficielle. — Sur la ligne médiane, celles d'un côté se continuent avec celles du côté opposé en passant sous le faisceau précédent. — En dehors, les plus superficielles se prolongent dans les ligaments larges et plus spécialement dans le ligament de l'ovaire, dans le ligament rond et sur la trompe. Les profondes contournent les bords de l'utérus en formant des anneaux elliptiques autour des vaisseaux qui les traversent, puis se continuent avec celles de la face opposée.

Au niveau du col, la couche superficielle est formée uniquement de fibres transversales qui s'entre-croisent sur la ligne médiane. De cette couche annulaire partent : deux prolongements latéraux très-minces qui se rendent dans les ligaments larges et deux postérieurs, beaucoup plus importants, qui vont former les ligaments utéro-sacrés. Inférieurement elle se continue avec la couche musculaire du vagin.

b. **Couche moyenne.**—La couche moyenne représente la moitié environ de la tunique musculaire. C'est dans cette couche qu'on rencontre les principaux troncs vasculaires de l'utérus. Les faisceaux qui la composent ne suivent aucune direction déterminée. Ils se croisent dans tous les sens en échangeant de continuelles communications et en circonscrivant des aréoles que traversent les vaisseaux sanguins. Ces faisceaux, si minces qu'ils soient, sont constitués eux-mêmes par des faisceaux plus petits ou fascicules qui se comportent de la même manière les uns à l'égard des autres. La couche moyenne est donc essentiellement plexiforme et se prête ainsi admirablement au rôle que la matrice est appelée à remplir au moment de l'expulsion du fœtus. Elle nous explique très-bien le retrait uniforme qu'éprouve le corps de cet organe après l'accouchement. Inférieurement.

on ne la voit sur aucun point se prolonger dans le col ; celui-ci se compose seulement d'une couche externe et d'une couche interne.

c. **Couche interne.**—Sur le corps de l'utérus elle offre une disposition qui n'est pas sans analogie avec celle de la couche externe. Elle se compose aussi : 1° de fibres longitudinales superficielles et médianes, formant deux faisceaux triangulaires à base supérieure et situés l'un en arrière, l'autre en avant ; 2° de fibres transversales, plus profondes et beaucoup plus nombreuses.

Le faisceau longitudinal postérieur de la couche interne a pour origine des fibres transversales du côté gauche qui s'infléchissent à angle droit, pour se porter de bas en haut, et auxquelles se joignent successivement d'autres fibres du même côté, se comportant de la même manière. Du bord opposé du faisceau se détachent des fibres qui, se coudant aussi, se portent transversalement à droite. Chacune des fibres contribuant à former le faisceau médian postérieur est donc longitudinale dans la partie moyenne de son trajet et transversale à ses extrémités ; chacune, en un mot, affecte la figure d'un Z. — Le faisceau longitudinal antérieur présente une disposition semblable ; seulement les fibres d'origine viennent de droite et les fibres terminales se portent à gauche.

Les fibres profondes ou transversales se dirigent de l'un à l'autre côté en passant sous les faisceaux médians.—Au niveau de l'orifice interne du col, elles forment un anneau assez épais qu'on pourrait considérer comme un sphincter, et qui nous explique la tendance de cet orifice à se resserrer.

Dans le tiers supérieur de la cavité du corps les fibres annulaires se partagent en deux faisceaux conoïdes dont le sommet se prolonge jusqu'à l'orifice interne des trompes ; ces faisceaux conoïdes s'adossent par leur base en s'entre-croisant sur la ligne médiane. Ils étaient déjà connus de Ruysch qui leur attribuait pour usage de détacher le placenta.

Sur les parois de la cavité du col les axes des arbres de vie sont formés par des fibres longitudinales et les branches qui en partent par des faisceaux superposés en arcades. Plus profondément se présente la couche des fibres annulaires qui fait suite à celle du corps et qui se prolonge jusqu'à l'orifice externe ou inférieur.

La tunique contractile de l'utérus se compose de fibres lisses ou fusiformes, dont le volume diffère beaucoup suivant qu'on les considère avant ou pendant la grossesse. — Avant, elles sont réduites à leur plus simple expression, c'est-à-dire au dernier degré d'atrophie. — Sous l'influence de la grossesse, elles acquièrent une longueur six ou huit fois plus grande et une épaisseur proportionnelle. En même temps qu'elles s'hypertrophient, elles se multiplient. Ce double phénomène nous explique l'énorme accroissement de l'utérus, dont le poids, après l'accouchement, égale vingt ou vingt-cinq fois celui qu'il offre dans son état le plus habituel. Ces fibres diffèrent, du reste, très-notablement. Entre celles qui n'existent qu'à l'état d'ébauche et celles qui ont acquis leur plus grand développement, on trouve toutes les dimensions intermédiaires, non-seulement dans la première moitié, mais jusqu'à la fin de la grossesse. La génération des fibres nouvelles ne s'arrête donc pas au sixième mois ainsi que le pense Kölliker ; car chez la femme récemment accouchée l'examen microscopique nous montre encore des fibres musculaires à toutes les périodes de leur évolution. Aussi longtemps que l'enfant habite la cavité utérine, ce phénomène de génération continue. Après son expulsion, il cesse et les fibres qui s'étaient hypertrophiées reviennent progressivement à leur atrophie primitive.

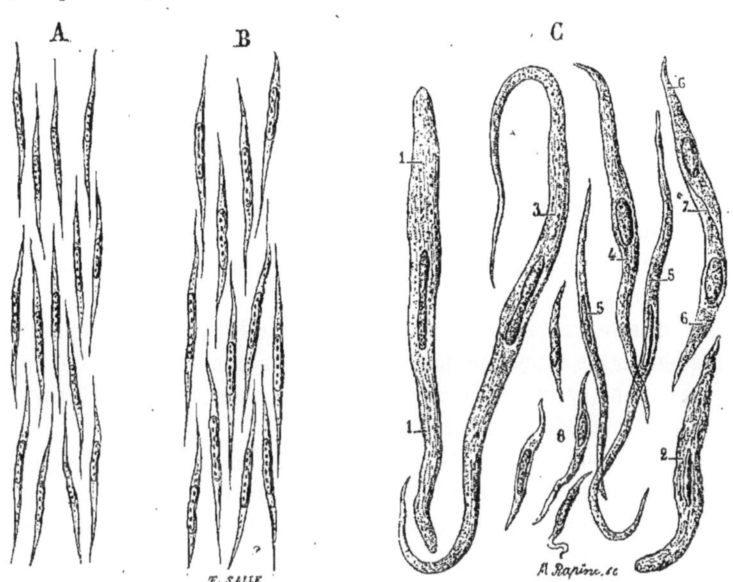

Fig. 925. — *Fibres musculaires de l'utérus (grossissement de 450 diamètres).*

A. *Fibres musculaires de l'utérus chez l'enfant naissant.* — B. *Ces mêmes fibres chez une femme dans son état le plus habituel.* — On voit que chez le fœtus et chez la femme qui n'est pas en état de gestation les fibres musculaires de l'utérus diffèrent à peine de diamètre et de longueur. Si l'utérus est plus volumineux dans l'âge adulte, c'est parce que ces fibres sont beaucoup plus nombreuses. De même que les vésicules ovariennes, elles restent à l'état fœtal.

C. *Fibres musculaires de l'utérus d'une femme récemment accouchée.* — Après la fécondation et sous l'influence de la grossesse, elles acquièrent un énorme développement ; en même temps elles se multiplient ; et cette génération de fibres nouvelles continue jusqu'au moment de l'expulsion du fœtus, en sorte que chez la femme récemment accouchée on trouve encore une foule de fibres à l'état naissant.—1, 1. Fibres de moyenne longueur. — 2. Fibre plus jeune et plus courte. — 3. Fibre parvenue à son complet développement. — 4, 5. Fibres qui se terminent en pointe comme la précédente, mais qui n'ont pas encore atteint le terme de leur évolution. — 6, 6. Deux fibres d'origine récente, se continuant par leurs extrémités coupées en biseau. — 7. Intersection celluleuse, qui les unit l'une à l'autre. — 8. Groupe de petites fibres à l'état naissant.

C. — **Tunique muqueuse de l'utérus.**

La tunique muqueuse revêt tous les points de la surface interne de l'utérus. Cette tunique est constante. C'est donc bien à tort qu'elle avait paru douteuse à un grand nombre d'anatomistes, et qu'elle a été niée par d'autres. Elle diffère du reste pour le corps et pour le col.

a. **Muqueuse du corps.** Sa couleur dans l'état normal, c'est-à-dire pendant la vie, ou immédiatement après la mort, est d'un blanc rosé. Si la mort remonte à quelques jours, et surtout à six ou huit, elle devient grisâtre ; d'autres fois elle offre une teinte ardoisée, piquetée de points noirs.

Son épaisseur sur la partie centrale des deux faces serait, d'après les observations de Coste, de 6 à 8 millimètres. Je dois avouer que je n'ai jamais vu cette épaisseur dépasser 2 millimètres. En général elle s'élève à 1 millimètre et demi, quelquefois à un millimètre seulement. D'après mes recherches faites sur un grand nombre de femmes, la muqueuse du corps de l'utérus, dans sa partie la plus épaisse, varie donc de 1 à 2 millimètres, dans l'état de vacuité de l'organe et dans la période intermenstruelle. Pendant la menstruation elle augmente un peu, sans jamais dépasser cependant 3 millimètres.

Cette dissidence prend sa source dans la difficulté qu'on éprouve à distinguer sur les coupes ce qui appartient à la muqueuse et ce qui appartient à la tunique musculaire, ces deux tuniques adhérant étroitement l'une à l'autre et offrant la même teinte.

Les observateurs qui ont attribué une épaisseur aussi considérable à la muqueuse lui ont évidemment rattaché une couche musculaire qui n'en fait pas partie. La première condition à remplir pour déterminer cette épaisseur consiste donc à mettre en évidence la ligne de démarcation des deux tuniques ; j'y suis parvenu à l'aide de réactifs qui, sans altérer ni l'une ni l'autre, communiquaient à chacune d'elles une teinte différente ; alors très-distinctes, il m'était facile d'évaluer leur épaisseur relative. — Au niveau des angles supérieurs, cette épaisseur diminue ; elle mesure à peine un demi-millimètre à l'embouchure des trompes. Au voisinage de l'orifice inférieur elle se réduit aussi, mais beaucoup moins.

La surface libre de la muqueuse du corps est plane et unie. Elle ne présente ni papilles, ni villosités. On y remarque seulement une multitude d'orifices qui représentent l'embouchure d'autant de glandules. — La surface opposée adhère étroitement à la couche sous-jacente.

Cette muqueuse comprend dans sa composition une couche superficielle ou épithéliale et une couche profonde qui renferme des glandes, des vaisseaux et probablement aussi des nerfs.

La couche épithéliale se compose d'un seul plan de cellules vibratiles. La base ou extrémité libre de chacune de ces cellules est recouverte de six à huit cils dont les mouvements s'opèrent de l'orifice vaginal de l'utérus vers les trompes. Comme toutes les cellules de cet ordre, elles s'altèrent rapidement après la mort.

La couche profonde, ou la muqueuse proprement dite, est constituée, ainsi que l'a démontré M. Ch. Robin, par un tissu conjonctif à l'état embryonnaire, c'est-à-dire plus riche en noyaux, en cellules et en corps fibro-plastiques fusiformes qu'en fibres lamineuses. Elle est humide et d'une assez faible consistance, en sorte qu'elle pourrait être facilement lésée par les instruments introduits dans la cavité utérine.

Les glandes offrent beaucoup d'analogie avec celles du gros intestin ; elles appartiennent aussi à la classe des glandes en tube. Mais elles sont moins rapprochées que ces dernières et plus longues. Leur direction est rectiligne ou légèrement flexueuse, leur forme cylindrique, leur extrémité profonde, arrondie, et en général simple, quelquefois bifide ou trifide. Elles s'ouvrent sur la surface libre de la muqueuse par un orifice circulaire un peu évasé. Le mucus que contient leur cavité est transparent, à peine visqueux. Pendant la période menstruelle ces glandes participent à la turgescence générale de l'utérus et deviennent alors plus apparentes.

b. **Muqueuse du col.** La muqueuse du col diffère de celle du corps par sa couleur qui est plus blanche, par sa consistance qui est plus ferme et par sa moindre épaisseur. Elle en diffère aussi par les deux couches qui la forment, par ses papilles et par ses glandes.

Sa couche épithéliale revêt les mêmes caractères que celle du corps dans ses deux tiers supérieurs. Mais inférieurement elle se modifie et passe progressivement de la forme vibratile à la forme pavimenteuse qu'elle conserve sur toute l'étendue des parois du vagin.

Sa couche profonde ou fondamentale est constituée par un tissu conjonctif fibrillaire dans lequel on ne rencontre qu'un petit nombre de cellules arrondies et de cellules fusiformes. — Les papilles qui la recouvrent sont très-petites. Elles ne se montrent du reste que sur sa moitié inférieure. La couche épithéliale les voile complétement.

Les glandes annexées à la muqueuse du col n'appartiennent pas à la classe des glandes en tube, mais à celle des glandes en grappe. Elles ont échappé jusqu'à présent à la sagacité des observateurs, qui s'accordaient à les considérer comme de simples follicules. J'ai pu constater qu'elles se prolongent jusqu'à la tunique musculaire et sont beaucoup plus composées qu'on ne l'avait pensé. Chacune d'elles est constituée par un conduit qui se divise en deux ou plusieurs branches, et celles-ci se subdivisent elles-mêmes pour se terminer chacune par un cul-de-sac. — Les orifices par lesquels elles s'ouvrent sur la muqueuse du col se voient au fond des sillons qui séparent les branches des arbres de vie. — Le mucus qu'elles sécrètent est épais et visqueux. En se collectant, il forme chez le fœtus, et souvent aussi chez la femme adulte, un cylindre gélatineux remplissant toute là cavité du col.

Ces glandes deviennent fréquemment le siége d'une dilatation partielle ou totale qui a pour effet de les transformer en kystes : ce sont ces kystes que Naboth avait pris pour des œufs tombés de la cavité du corps dans la cavité du col, et que beaucoup d'auteurs ont décrits plus tard sous le nom d'*œufs de Naboth*. Leur dilatation débute constamment par les culs-de-sac ; et comme ceux-ci répondent à l'union de la muqueuse avec la tunique musculaire, le kyste s'enfonce dans cette dernière, en sorte qu'on en trouve à une profondeur de 2, 3, 4 et même 5 millimètres. Chez les femmes de soixante à quatre-vingts ans, on rencontre presque toujours un certain nombre de ces kystes.

Les artères et les veines de la muqueuse du corps et du col sont très-déliées dans l'état de vacuité, et pendant la période intermenstruelle ; elles se développent au moment de la menstruation, et surtout dans les premiers mois de la gestation.

Les vaisseaux lymphatiques et les nerfs de cette muqueuse n'ont pas encore été observés. Leur existence cependant est très-probable.

D. — **Vaisseaux et nerfs de l'utérus.**

a. **Artères.** L'utérus puise le sang qu'il reçoit à six sources différentes et très-éloignées les unes des autres. Ses deux artères les plus importantes proviennent du tronc des hypogastriques : ce sont les artères utérines. Deux autres naissent de l'aorte, ce sont les artères utéro-ovariennes. Les deux dernières, relativement grêles, naissent des épigastriques, ce sont celles qui occupent le centre des ligaments ronds.

Il résulte de cette multiplicité d'origine que l'utérus est, parmi les organes de la femme, un de ceux dont la circulation est le mieux assurée contre toutes les influences physiologiques ou morbides qui tendraient à détourner de ses parois les colonnes confluentes du sang artériel. Que l'une de ces colonnes, que deux ou trois d'entre elles soient supprimées par le fait d'une compression ou d'une oblitération, les autres suffiront pour apporter les matériaux nécessaires à son développement et à celui du fœtus. Pour le nombre et le volume des courants artériels qui affluent vers lui, l'organe de la gestation peut être comparé au cerveau.

Sur ces six troncs artériels, il y en a trois qui arrivent à l'organe par son bord droit, et trois qui le pénètrent par son bord gauche. L'utérus se trouve donc pourvu, en quelque sorte, de deux hiles ou d'un double pédicule vasculaire. Sous ce point de vue sa circulation est mieux assurée encore que celle du cerveau, qui reçoit toutes ces artères par sa partie inférieure. Ajoutons que celles d'un côté communiquent largement avec celles du côté opposé, d'où la possibilité, pour chacune d'elles, de se suppléer si un obstacle temporaire ou permanent l'exigeait.

Les artères utérines situées à la partie inférieure des ligaments larges se dirigent presque transversalement vers la partie inférieure du col, se réfléchissent alors pour se porter obliquement en haut, et se terminent au niveau de l'origine des trompes en s'anastomosant à plein canal avec les artères utéro-ovariennes. De cette anastomose résulte une grande arcade appliquée par sa convexité aux bords de l'utérus, et remarquable surtout par les flexuosités très-nombreuses et très-prononcées qu'elle présente. Du côté interne ou convexe de cette arcade partent une multitude de branches qui pénètrent dans l'épaisseur de la tunique musculaire et qui se répandent dans toutes les parties du viscère.

Parmi celles-ci, il en est deux qui passent l'une en avant, l'autre en arrière du col, pour s'anastomoser avec les branches semblables venues du côté opposé. Toutes ces divisions artérielles et l'ensemble des ramifications qui en proviennent suivent une direction éminemment flexueuse; elles s'enroulent en tire-bouchon, et affectent cette direction, non-seulement pendant l'état de vacuité, mais aussi dans l'état de gestation.

b. **Veines.**—Le sang apporté par les artères est recueilli par de nombreuses veines qui s'anastomosent entre elles. Les parois de ces veines adhèrent par un tissu cellulaire très-dense à la trame musculaire de l'organe. Volumineuses pour la plupart, elles acquièrent surtout dans la grossesse un énorme calibre et prennent alors le nom de *sinus.*

Aux veines intra-utérines succèdent des branches qui s'anastomosant aussi à leur point d'émergence, constituent sur les bords latéraux du viscère deux vastes plexus, recouverts par les lames des ligaments larges. — Quatre groupes de troncs partent de ces plexus : deux inférieurs, qui suivent les artères utérines et qui vont se jeter dans les veines hypogastriques ; deux supérieurs, qui accompagnent les artères utéro-ovariennes pour se terminer à droite dans la veine cave inférieure, à gauche dans la veine rénale correspondante. — A toutes ces veines, il faut ajouter encore celles qui cheminent dans l'épaisseur des ligaments ronds pour se rendre dans les veines épigastriques ou dans les veines iliaques externes.

c. **Vaisseaux lymphatiques.**—Un très-grand nombre de vaisseaux lymphatiques naissent des parois de l'utérus. Les uns rampant à sa superficie, les autres cheminant dans son épaisseur, ils ont pu être distingués en superficiels et profonds. Aucun cependant ne tire son origine de la tunique séreuse. Ils émanent, soit de la tunique muqueuse très-probablement, soit surtout de la tunique musculaire dont ils partagent l'hypertrophie dans l'état de grossesse. Les uns et les autres sont remarquables par leur volume; ils se dirigent de dedans en dehors, puis pénètrent dans les ligaments larges, où ils se divisent en inférieurs et supérieurs.

Les premiers, peu nombreux, suivent les veines utérines et se jettent dans les ganglions pelviens latéraux. —Les seconds, beaucoup plus multipliés et plus volumineux pour la plupart, accompagnent les veines utéro-ovariennes, pour aller se terminer dans les ganglions lombaires.

d. **Nerfs.**—Les nerfs de l'utérus émanent du plexus hypogastrique et du plexus ovarique. D'abord satellites des artères, ils pénètrent avec celles-ci dans la tunique musculaire, à laquelle ils paraissent spécialement destinés. En soumettant cette tunique à l'action des réactifs appropriés, on réussit facilement à constater leur présence dans son épaisseur. J'ai pu ainsi reconnaître qu'ils existent dans le col comme dans le corps. Ils cheminent indépendamment des artères.

Leur nombre et leur diamètre ne sont nulle part, du reste, proportionnés au volume du viscère. Les tubes nerveux qui les forment sont dépourvus de myéline. Ils s'hypertrophient aussi dans la grossesse.

§ 7. — DÉVELOPPEMENT ET ANOMALIES DE L'UTÉRUS.

L'utérus ainsi que le vagin se développent aux dépens de la partie inférieure des trompes ou oviductes.

Au deuxième mois de la gestation, ces conduits, situés en haut sur le côté externe des corps de Wolf, s'ouvrent inférieurement dans un cloaque qui leur est commun avec l'intestin, les uretères et le pédicule de la vésicule allantoïde. Leur indépendance est alors complète. Dans cette première période, il existe donc en réalité deux vagins et deux matrices.

Bientôt les oviductes se rapprochent, puis se soudent par leur extrémité inférieure. Cette soudure achevée, il n'y a plus qu'un seul vagin, dont la cavité est cloisonnée sur la ligne médiane dans toute sa longueur; mais il existe encore deux utérus indépendants.

A un degré plus avancé, les deux utérus se soudent à leur tour, en sorte qu'il n'existe plus aussi qu'un seul utérus à cavité cloisonnée.

Plus tard cette cloison disparaît de bas en haut et les deux cavités vaginales se confondent; puis, la cloison continuant à disparaître, la cavité utérine se trouve également ramenée à l'unité.

Tel est le mode d'évolution du vagin et de l'utérus. Que leur évolution, au lieu de parcourir toutes ses phases successives, s'arrête subitement et définitivement, nous aurons un vice de conformation qui variera suivant la période à laquelle correspondra l'arrêt de développement.

Si l'évolution s'arrête au début, on observera deux vagins et deux utérus entièrement indépendants : M. Depaul a publié un exemple de ce vice de conformation. — Si l'arrêt de développement survient lorsque les deux vagins sont déjà unis, on trouvera un seul vagin à cavité cloisonnée et deux utérus encore indépendants. Le même observateur rapporte un fait de ce genre. — Ou bien les deux utérus seront déjà réunis intérieurement et la bifidité alors portant sur la moitié supérieure rappellera une disposition qui est normale chez la plupart des ruminants : des faits semblables ont été mentionnés par divers auteurs. — Si le développement s'arrête lorsque les deux vagins et les deux utérus sont soudés, il existera un seul vagin et un seul utérus, l'un et l'autre cloisonnés sur la ligne médiane. — S'il se montre enfin lorsque la cloison a déjà commencé à disparaître, la cavité du vagin sera unique et celle de l'utérus sera double ; ou bien la cavité utérine sera unique en bas et double supérieurement.

La duplicité, la bifidité, le cloisonnement total ou partiel de l'utérus, reconnaissent pour cause, en définitive, la persistance d'un état provisoire. Un utérus n'est double, bifide ou cloisonné que lorsque ses deux moitiés ne se sont pas réunies ou se sont réunies en partie seulement. Ramenée ainsi à sa véritable expression, cette duplicité est plus apparente que réelle ; jusqu'à présent on n'a pas vu coexister deux utérus complets, de même qu'on n'a jamais observé quatre trompes et quatre ovaires.

Lorsque la cloison qui divise la cavité utérine disparaît, la matrice est arrondie et volumineuse inférieurement, aplatie et quadrilatère à son extrémité supérieure. Elle conserve cette forme jusqu'à la naissance et dans les premières années qui la suivent. Bien qu'elle semble alors avoir perdu toute trace de bifidité, il est cependant facile de constater qu'elle est réellement formée de deux moitiés dans sa partie la plus élevée. Fermez, en effet, l'orifice vaginal, liez une des trompes et injectez l'autre au mercure, vous verrez la cavité du corps de l'organe se partager, pour ainsi dire, en deux cônes qui se continuent par leur sommet avec les oviductes, et qui rappellent l'utérus bicorne de la majorité des mammifères.

A la naissance, le col épais et arrondi forme les deux tiers ou les trois cinquièmes de l'utérus. Le développement de l'organe s'effectuant de bas en haut, le corps, dans toute cette première période, en représente donc la partie la plus petite ; il participe de la ténuité des trompes.

La cavité utérine est bien différente aussi de ce qu'elle sera plus tard. Sa partie supérieure revêt la figure d'un petit triangle équilatéral, sa partie intermédiaire celle d'un cylindre, et sa partie inférieure celle d'un cône, dont la base répond à l'orifice vaginal, alors très-large.

Les parois de cette cavité sont recouvertes, sur toute leur longueur, par les arbres de vie. A l'entrée de la cavité du corps, chacun de ceux-ci se divise ordinairement en trois parties, l'une médiane et deux latérales. Ces dernières disparaissent quelques années après la naissance. La saillie médiane du corps s'atrophie, mais ne disparaît que beaucoup plus tard ; quelquefois on en rencontre encore un vestige chez la femme adulte.

Vers l'âge de huit à dix ans, et surtout à l'époque de la puberté, le corps prend une figure triangulaire ; il augmente de hauteur et d'épaisseur. Le col perd sa forme arrondie ; sa cavité se rétrécit à son extrémité inférieure et passe ainsi de la forme conique à la forme cylindrique. Son orifice externe, qui était très-grand, se resserre et devient circulaire.

ARTICLE IV

DU VAGIN

Le *vagin* est un conduit musculo-membraneux étendu de la vulve à l'utérus. Considéré dans ses connexions avec la vulve, il constitue un organe de copulation qui reçoit en dépôt le liquide fécondant ; considéré dans ses connexions avec l'utérus, il représente un canal excréteur qui transmet au dehors le produit de la fécondation. (Fig. 920.)

§ 1. — CONFORMATION EXTÉRIEURE DU VAGIN.

Ce conduit est situé dans l'excavation du bassin, au-dessus du rectum, au-dessous de la vessie et de l'urèthre.

Il se dirige obliquement de bas en haut et d'avant en arrière. Dans l'état de vacuité de la vessie, son axe forme avec celui de l'utérus un angle droit ; dans l'état de réplétion de la cavité vésicale, il forme avec ce dernier un angle obtus dont l'ouverture regarde en haut et en avant.

a. Sa **longueur** diffère pour la paroi antérieure et pour la paroi postérieure. L'étendue moyenne de la première est de 8 à 9 centimètres, celle de la seconde de 9 à 10. Aussi, lorsqu'on pratique le toucher, arrive-t-on en général très-facilement jusqu'à la lèvre antérieure du col. Pour explorer la lèvre postérieure, il faut introduire le doigt plus profondément ; souvent même il devient nécessaire alors de déprimer le périnée à l'aide du médius. Cette différence de longueur, il est vrai, se trouve en partie rachetée par une disposition inverse des dimensions de la vulve qui, supérieurement, sont de 2 centimètres et qui se réduisent inférieurement à 8 ou 10 millimètres. De là il résulte que la paroi antérieure du conduit vulvo-vaginal égale à peu près la postérieure et que l'une et l'autre mesurent le plus habituellement 10 centimètres : étendue à peu près égale à celle que la verge présente chez la majorité des individus dans l'état d'érection. Lorsque le canal de l'urèthre atteint une longueur de 18, 20, 21 centimètres, celle du pénis dans l'état de flaccidité étant de 9 à 10, s'élève pendant l'érection à 12 et 14. Chez un sujet dont l'urèthre offrait, dans l'état habituel, 23 centimètres, la partie spongieuse seule en avait 18, 5 de son origine à l'angle uréthral, 13 de l'angle uréthral au méat urinaire ; or si le pénis, dans l'état ordinaire, avait déjà 13 centimètres, dans l'état d'érection il devait en avoir au moins 16 à 18. Il est évident que dans de telles conditions l'accouplement peut entraîner pour la femme des conséquences fâcheuses si les individus ainsi conformés n'apportent dans cet acte les plus grands ménagements.

Les parois du vagin présentent une épaisseur qui n'est pas égale sur tous les points de son étendue et de son contour, mais qu'on peut évaluer en moyenne à 3 ou 4 millimètres.

b. Son **calibre** varie pour les différents points de son étendue. C'est au niveau de sa continuité avec la vulve qu'il offre sa plus grande étroitesse. Immédiatement en arrière de l'orifice qui sépare le conduit vaginal de l'anneau vulvaire, il commence à se dilater et augmente ensuite progressivement de bas en haut. Il est donc en général plus considérable au voisinage de l'utérus ; et le vagin pourrait être comparé, par conséquent, à un cône plutôt qu'à un cylindre. Ce rétrécissement si prononcé qu'on remarque à sa partie inférieure a pour but de permettre l'adaptation plus parfaite des deux organes pendant la durée de l'accouplement. La dilatation de sa partie supérieure contraste avec l'exiguïté de la cavité utérine lorsqu'on la considère dans l'état de vacuité ; mais elle se trouve en harmonie avec elle lorsqu'on l'examine dans l'état de gestation. Cette cavité réunie à la cavité vaginale forme alors un cône dont la base arrondie se dirige vers le diaphragme, et dont le sommet répond à l'anneau vulvaire ; aussi dès que la tête du fœtus a franchi la cavité utérine, ne rencontre-t-elle aucun obstacle à la partie supérieure du vagin ; ce n'est qu'à la partie inférieure de celui-ci qu'elle se trouve momentanément arrêtée.

La cavité du vagin n'existe, du reste, qu'à l'état de parois. Il est facile de constater, au moment de l'introduction du spéculum, que celles-ci sont partout immédiatement en contact.

Chez les femmes vierges, le calibre du vagin est plus petit. Chez celles qui ont usé et abusé du coït, il offre de plus grandes dimensions, et la dilatation porte sur toute sa longueur. Chez celles qui ont été mères, on le trouve plus considérable encore.

Ses parois sont très-extensibles. Mais elles ne le seraient pas assez cependant pour laisser passer la tête du fœtus au moment de l'accouchement, si le vagin ne participait, pendant la grossesse, à l'hypertrophie de la matrice, et si, en s'hypertrophiant, il ne se dilatait aussi pour se préparer à remplir le rôle de conduit excréteur qui lui est dévolu. Si donc la tête du fœtus le traverse alors avec facilité, ce n'est pas seulement parce qu'il est très-dilatable, mais aussi parce que sa cavité, de même que celle de l'utérus, avait déjà subi une ampliation considérable.

c. **Surface externe et rapports.**—Situé entre deux réservoirs, qui l'un et l'autre le compriment lorsqu'ils se dilatent, le vagin est aplati d'avant en arrière et de haut en bas. Vu extérieurement, on peut donc lui considérer deux faces, deux bords et deux extrémités.

La face antéro-supérieure répond, en arrière, au bas-fond de la vessie qui lui adhère par un tissu cellulaire peu dense, en sorte que cette cavité s'en laisse facilement détacher ; elle répond aussi à la partie terminale des uretères.—Par sa moitié antérieure et médiane, elle se trouve en rapport : 1° avec le canal de l'urèthre, qui lui est uni de la manière la plus intime à l'aide d'un échange réciproque de fibres musculaires ; 2° avec la face antérieure de la cavité vésicale, qui se réfléchit sur elle pour venir s'appliquer au pubis. — Ces rapports nous expliquent : la facilité avec laquelle on explore la vessie par le toucher vaginal ; la dépression que présente la paroi antérieure du vagin lorsque le réservoir urinaire est plein ; et la saillie que forme cette paroi dans l'intérieur du conduit, saillie qui peut devenir assez considérable pour franchir l'anneau vulvaire, et qui prend alors le nom de *cystocèle vaginale.*

La face postéro-inférieure est recouverte en arrière par le péritoine dans une étendue qui a été, en général, un peu exagérée et qui n'excède pas, dans l'immense majorité des femmes, 12 à 15 millimètres. Au-dessous du cul-de-sac recto-vaginal, elle correspond au rectum, lequel lui adhère par un tissu cellulaire moins dense encore que celui qui unit la paroi antérieure à la vessie. Il suit de cette faible adhérence que tout liquide épanché dans la cavité du péritoine peut déprimer le cul-de-sac péritonéal ; la séreuse recouvre alors le vagin dans une plus grande étendue. — De l'adossement du rectum et du vagin résulte une cloison, la *cloison recto-vaginale,* dont les deux lames ne se terminent pas en bas au même niveau : la lame rectale se termine d'abord, et la lame vaginale, après avoir dépassé la précédente de 10 à 12 millimètres, se termine à son tour. En se prolongeant ainsi, cette dernière a pour effet de reporter plus en avant l'extrémité inférieure de l'anneau vulvaire et d'augmenter l'intervalle qui le sépare de l'anus. Cet intervalle constitue le périnée de la femme.

Les bords du vagin, qu'on pourrait aussi considérer comme des faces, répondent de haut en bas : à la partie la plus déclive des ligaments larges ; au tissu cellulo-adipeux très-abondant qui surmonte le plancher de l'excavation du bassin ; à l'aponévrose pelvienne supérieure et aux muscles releveurs de l'anus qui prennent en bas des insertions sur le vagin. Inférieurement ces bords sont recouverts par les bulbes du vagin.

L'extrémité supérieure du conduit embrasse le col de l'utérus avec lequel elle se continue. Cette continuité répond, en général, à l'union du tiers inférieur avec les deux tiers supérieurs du col. Elle a lieu par l'intermédiaire des fibres musculaires lisses qui appartiennent à ces organes et qui se prolongent de l'un dans l'autre.

L'extrémité inférieure se continue avec la circonférence postérieure de l'anneau vulvaire. Elle revêt la figure d'un orifice. Vus dans leur ensemble les organes génitaux externes forment un cône dont le sommet tronqué répond à cet orifice. Le vagin, d'une autre part, forme aussi un cône dont le sommet tronqué répond au même orifice. Situé au point de soudure des deux cônes, celui-ci représente donc une sorte de détroit qui seul, pendant l'accouplement, peut apporter quelque obstacle à l'introduction du pénis, et qui, pendant l'accouchement, résiste encore après que la tête du fœtus a parcouru déjà la plus grande partie du vagin. Le coït le dilate; mais il reste toujours la partie la plus étroite du conduit vulvo-vaginal.

L'orifice du vagin est assez régulièrement ovalaire. Lorsqu'on l'entr'ouvre, on remarque à sa partie supérieure : 1° un tubercule rugueux, arrondi, plus ou moins saillant, situé sur le prolongement de la paroi antérieure du vagin; 2° au-dessus de ce tubercule l'orifice externe ou antérieur de l'urèthre. Inférieurement l'orifice du vagin répond à une dépression qui le sépare du périnée et qui porte le nom de *fosse naviculaire*. (Fig. 926.)

d. — **Membrane hymen.**—Chez la femme vierge, cet orifice est rétréci encore par la présence d'une membrane qui se trouve ordinairement déchirée dans le premier accouplement, d'où le nom d'*hymen*, sous lequel elle a été depuis longtemps désignée. Sa forme est très-variable. Mais toutes ses variétés peuvent être ramenées à trois principales, suivant qu'elle représente un croissant, un anneau ou un plan circulaire.

Lorsque l'hymen offre une forme semi-lunaire, il se continue par son bord convexe avec la moitié, les trois quarts postérieurs ou la totalité de l'orifice vaginal; celui-ci est d'autant plus étroit, que le bord concave, tourné en avant, se rapproche davantage de l'urèthre. —Si les deux extrémités du croissant se rejoignent et se continuent, la membrane située à l'entrée du vagin rappelle un diaphragme qui serait perforé dans sa moitié antérieure. C'est presque toujours immédiatement au-dessous du méat urinaire que les extrémités du croissant sont situées lorsqu'elles se réunissent; le méat, dans ce cas, reste parfaitement libre; mais quelquefois aussi elles montent sur les côtés du méat urinaire, le recouvrent en partie, et circonscrivent alors un orifice allongé d'avant en arrière.

La forme annulaire, plus fréquente que la précédente, est remarquable surtout par la direction que présente l'hymen. Son bord libre, au lieu de se porter en dedans, se dirige presque directement en avant, ou bien en avant et en dedans; cette membrane prend alors la forme d'un anneau membraneux allongé de haut en bas, s'appliquant à la vulve par sa face externe et à lui-même par sa face interne. De ces deux faces la première est lisse, la seconde légèrement plissée. —Les bords diffèrent aussi : le bord adhérent est épais; le bord libre très-mince, irrégulièrement dentelé et recouvert de villosités.—La largeur de l'anneau peut se réduire à quelques millimètres, ou se montrer beaucoup plus considérable; elle peut être uniforme ou plus petite sur un point, et plus grande sur le point opposé.

La troisième disposition est la plus rare. Elle doit être considérée comme une anomalie ou plutôt comme un vice de conformation. Car l'hymen ferme alors l'orifice vaginal; il y a une imperforation complète du vagin, et le chirurgien, au moment de la puberté, est appelé à en pratiquer l'incision, afin d'ouvrir une voie à l'écoulement du sang menstruel. Quelquefois cependant la membrane présente un petit orifice central, ou deux orifices latéraux séparés par une languette médiane, ou même plusieurs orifices inégaux et irrégulièrement disposés.

L'hymen est formé par un repli de la muqueuse vaginale. Dans son épaisseur, on observe quelques fibres musculaires lisses, des fibres de tissu conjonctif, des vaisseaux et des filets nerveux.

Chez la femme qui n'est plus vierge, l'hymen n'est représenté que par quelques débris disséminés sur le pourtour de l'orifice vaginal : ces derniers vestiges, parfois assez manifestes, très-souvent à peine apparents, ont reçu le nom de *caroncules myrtiformes*.

e. **Surface interne du vagin** — La surface interne du vagin est remarquable par les saillies qui la surmontent, saillies d'autant plus volumineuses et plus multipliées qu'elles appartiennent à une partie plus rapprochée de l'orifice vulvaire. La moitié supérieure du conduit contraste, sous ce rapport, avec sa moitié inférieure. Les deux faces et les bords présentent aussi à cet égard quelques différences. — Sur les faces, ces saillies affectent, pour la plupart, une direction transversale ; mais, au niveau de la ligne médiane, elles offrent plus d'épaisseur, et constituent, en s'échelonnant de bas en haut, une sorte de colonne rugueuse. La colonne de la paroi antérieure est toujours beaucoup plus prononcée que celle de la paroi postérieure. Toutes deux sont plus proéminentes à l'entrée du vagin, où elles se montrent sous l'aspect d'un renflement, deviennent ensuite de moins en moins accusées à mesure qu'on remonte vers l'utérus, et disparaissent en général un peu au-dessus de la partie moyenne du conduit. Après avoir formé ces colonnes par la plus grande épaisseur de leur partie médiane, les saillies transversales se portent à droite et à gauche en s'amincissant; souvent aussi elles s'interrompent, puis reparaissent; et les solutions de continuité se multipliant, elles dégénèrent sur les bords en simples tubercules qui tantôt se succèdent en séries linéaires, et tantôt sont irrégulièrement disposés.

Ces saillies ont été considérées comme de simples rides de la muqueuse destinées à s'effacer pendant le coït et surtout pendant l'accouchement. Mais elles ne sauraient être assimilées à des replis. Ce sont des prolongements qui surmontent les parois du conduit à la manière de pilastres et de tubercules. Leur usage ne se rattache donc nullement à l'ampliation de la cavité du vagin, mais à l'accouplement, qu'elles favorisent en multipliant les frottements.

Toutes les saillies de la surface interne du vagin sont hérissées de saillies plus petites, qui appartiennent à la classe des papilles.

§ 2. — STRUCTURE DU VAGIN.

Les parois du vagin sont formées : d'une tunique externe cellulo-fibreuse, d'une tunique moyenne musculaire et d'une tunique interne ou muqueuse, dans lesquelles se répandent des vaisseaux et des nerfs.

A toutes ces parties viennent se surajouter, inférieurement, deux renflements érectiles qui portent le nom de *bulbes* du vagin.

La *tunique externe* ou cellulo-fibreuse, très-mince, adhère aux parties environnantes et les unit au vagin. Elle se compose de fibres de tissu conjonctif auxquelles se mêlent un certain nombre de fibres élastiques.

La *tunique musculaire* est la plus épaisse. Elle forme à elle seule les deux tiers de l'épaisseur totale des parois du vagin. Il serait impossible de la diviser en deux ou plusieurs couches ; mais on réussit facilement à constater que ses fibres superficielles suivent, pour la plupart, une direction longitudinale, et vont s'insérer en avant sur les branches ischio-pubiennes. En arrière, ces mêmes fibres se continuent avec la couche externe de la tunique musculaire du col de l'utérus. Au-dessous de ce premier plan on en trouve un second dont les faisceaux s'entre-croisent sous des angles divers, en sorte qu'il affecte une disposition plexiforme. — La tunique musculaire est formée de fibres lisses qu'unissent entre elles des fibres de tissu conjonctif.

La *tunique muqueuse* présente une épaisseur qui varie d'un millimètre à un millimètre et demi.—Sa couleur est d'un gris cendré ou rosé.—Sa face profonde adhère étroitement à la tunique sous-jacente dont aucune ligne de démarcation nette ne la sépare. Au niveau de la continuité du vagin avec l'utérus, elle se réfléchit sur la portion vaginale du col, recouvre celle-ci et se continue, au niveau de son orifice externe, avec la muqueuse utérine. — Sa surface libre est revêtue d'un épithélium pavimenteux stratifié assez épais pour voiler les papilles qui en dépendent.

Cette tunique se compose de fibres de tissu conjonctif et de fibres élastiques.—Quelques auteurs, et particulièrement Huschke, avancent qu'elle est riche en glandes mucipares ; malgré de longues et attentives recherches, il ne m'a pas été donné d'en rencontrer le moindre vestige. M. Ch. Robin et Cadiat en nient aussi formellement l'existence.

Les *artères* du vagin naissent directement des hypogastriques, qui lui fournissent chacune une branche importante, la vaginale. Il reçoit en outre divers rameaux provenant des artères utérines, vésicales inférieures et honteuses internes. Ces artères cheminent dans l'épaisseur des tuniques externe et moyenne, en se divisant et subdivisant, puis se perdent par leurs dernières ramifications dans la muqueuse, dans les saillies si multipliées qui la recouvrent, et enfin dans ses papilles.

Les *veines* sont nombreuses et volumineuses. Leurs premières radicules partent des papilles, dans lesquelles elles forment une ou plusieurs anses. — Dans l'épaisseur de la muqueuse on voit naître d'autres radicules qui s'anastomosent, et dont le nombre ainsi que le volume nous expliquent très-bien la coloration violacée de cette tunique chez les femmes en état de grossesse. Toutes ces veines superficielles s'unissent à celles de la tunique musculaire et vont se jeter dans le plexus veineux qui longe les parties latérales du vagin.

Les *vaisseaux lymphatiques* se rendent dans les ganglions latéraux de l'excavation pelvienne. Cependant quelques troncules émanés du quart inférieur du vagin se portent en avant et s'unissent à ceux de la vulve pour se terminer avec ces derniers dans les ganglions du pli de l'aine.

Les nerfs partent des plexus hypogastriques. Ils se distribuent les uns à la tunique musculaire, les autres à la tunique muqueuse.

Bulbes du vagin. — On désigne sous ce nom deux organes érectiles, situés sur les parties latérales et antérieure de l'orifice du vagin, au-dessous et en dedans des branches ischio-pubiennes. — Chacun d'eux peut être comparé à un segment d'ovoïde coupé parallèlement à son grand axe. — Leur longueur moyenne, dans l'état d'injection ou d'érection, est de 35 millimètres, leur largeur de 15 et leur épaisseur de 10 à 12.

Leur face inférieure concave s'applique au pourtour de l'orifice vaginal. — La face supérieure, légèrement convexe, répond au muscle constricteur de la vulve. — Le bord antérieur mince est le point de départ de nombreuses veines qui communiquent avec celles des petites lèvres et qui vont se jeter dans le plexus intermédiaire aux bulbes et aux corps caverneux. Le bord postérieur, en général plus épais, ne donne naissance à aucune veine. — L'extrémité inférieure ou grosse extrémité du bulbe descend un peu au-dessous du diamètre transversal de l'orifice vaginal; elle est arrondie. — L'extrémité supérieure, plus mince et plus effilée, répond au conduit de l'urèthre et au clitoris. Elle s'unit à celle du bulbe opposé par des veines et des fibres musculaires lisses qui se portent transversalement de l'une à l'autre, en sorte que quelques auteurs ont pu considérer les deux bulbes comme un organe impair et médian.

La structure des bulbes du vagin est identique avec celle des corps caverneux et de la portion spongieuse de l'urèthre.

Ces organes ont pour analogue chez l'homme le bulbe de l'urèthre. Entre les deux sexes, il existe seulement cette différence que le bulbe, unique dans l'un, a été dédoublé dans l'autre.

Mais rappelons que dans celui où il est unique, il offre une cloison médiane et que cette cloison représente un vestige de dédoublement. Or, si dans le sexe où il se trouve dédoublé nous rapprochons ses deux moitiés pour les juxtaposer, nous aurons aussi un bulbe unique avec une cloison médiane. Si nous partageons, au contraire, en deux moitiés symétriques le bulbe uréthral, nous reproduirons la disposition qu'on observe à l'entrée du vagin. Qu'on ramène à l'unité les bulbes latéraux de la femme, ou qu'on dédouble le bulbe médian de l'homme, on arrive donc toujours à conclure que ces organes se correspondent dans les deux sexes.

ARTICLE V

DE LA VULVE

La *vulve*, ou vestibule du vagin, comprend l'ensemble des organes génitaux externes. Elle revêt la configuration d'un anneau infundibuliforme allongé d'avant en arrière et de haut en bas. Les organes qui entrent dans sa composition forment trois plans :

1° Un plan superficiel, constitué en avant par le *pénil*, en arrière par les *grandes lèvres*.

2° Un plan moyen, plus profondément situé, représenté par les *petites lèvres* et le *clitoris*.

3° Un plan plus profond encore auquel se rattachent : le *vestibule*, le *méat urinaire*, l'*orifice vaginal*, et deux glandes conglomérées dont le conduit excréteur vient s'ouvrir immédiatement au devant de cet orifice.

§ 1. — PÉNIL ET GRANDES LÈVRES.

Le *pénil*, ou *mont de Vénus*, est cette saillie arrondie qui surmonte le corps des pubis et qui se trouve limitée, en haut par l'hypogastre, à droite et à gauche par le pli de l'aine, en bas par les grandes lèvres. Ainsi que ces dernières, il se couvre, au moment de la puberté, de poils abondants qui semblent n'apparaître sur ces organes que pour les voiler.

Les *grandes lèvres* sont deux replis de la peau, étendus de la partie inférieure et médiane du mont de Vénus à la partie antérieure et médiane du périnée. En se réunissant par leurs extrémités, ces replis constituent les *commissures* de la vulve. — La commissure antérieure, plus arrondie, surmonte le clitoris, qu'elle recouvre et protége. La postérieure, plus aiguë, forme, avec la partie correspondante du périnée, un repli assez mince qui se déchire fréquemment dans l'accouchement, si l'on ne prend soin de le soutenir au moment où il supporte la pression de la tête du fœtus. Ce repli, connu sous le nom de *fourchette*, est séparé de l'entrée du vagin par une dépression qui constitue la *fosse naviculaire*.

La face externe des grandes lèvres est convexe et ombragée de poils semblables à ceux du pénil, mais moins rapprochés. Un sillon très-accusé et constant les sépare de la partie correspondante de la cuisse. — La face interne, plane, s'applique à celle du côté opposé ; elle diffère de la précédente par sa couleur rouge ou rosée, et par ses poils assez nombreux en avant, mais qui deviennent bientôt de plus en plus rares, et qui disparaissent complétement vers sa partie moyenne. — Le bord antérieur, ou bord libre, est arrondi, légèrement convexe d'avant en arrière, de couleur blanche comme la face externe, et recouvert aussi de poils.

Les grandes lèvres sont fermes, unies, exactement appliquées l'une à l'autre chez les enfants, les vierges et les jeunes femmes douées d'un certain embonpoint. Chez les multipares, chez les femmes amaigries ou âgées, elles n'offrent ni la même fermeté, ni une forme aussi régulière, mais prennent l'aspect de replis plus ou moins flottants.

Le pénil et les grandes lèvres sont formés : par la peau, par un appareil élastique qui a pour analogue l'appareil de suspension des bourses, par des fibres musculaires lisses qui rappellent le dartos, par un tissu cellulo-adipeux plus ou moins abondant, et enfin par des vaisseaux et des nerfs.

A. Peau. — Elle se distingue de celle des parties voisines par le grand développement de ses bulbes pileux et de ses glandes sébacées.

Les bulbes pileux présentent, ici, une disposition qu'on voit très-rarement dans les autres parties du système tégumentaire : quelques-uns d'entre eux se réunissent deux à deux, et viennent s'ouvrir à la surface de la peau, tantôt par un orifice unique, tantôt et le plus souvent par un conduit commun. Dans ce dernier cas, les deux bulbes se confondent au-dessus de l'embouchure des glandes.

Ces glandes sébacées se montrent, pour la plupart, volumineuses et multilobées. Entre toutes les parties du système cutané qui sont recouvertes de poils, la région pubienne est celle où l'on voit les plus grosses glandes sébacées s'ouvrir dans les plus gros follicules pileux. Sur la moitié postérieure de la face interne des grandes lèvres, ces follicules disparaissent ; les glandes sébacées s'ouvrent directement sur la peau. — Les glandes sudorifères, remarquables aussi par leurs dimensions et leur nombre, répondent à la base des follicules pileux qu'elles entourent en partie.

B. Appareil élastique du pénil et des grandes lèvres. — Il diffère à peine de l'appareil de suspension des bourses. De même que ce dernier, en effet, il se compose d'une partie antérieure, de deux lames latérales et d'une partie postérieure. — La partie antérieure, qui est aussi la plus considérable et la plus importante, comprend un ensemble de lames et lamelles descendant obliquement de l'hypogastre et du bord supérieur des pubis vers le pénil et les grandes lèvres. Ces lames et lamelles, extrêmement multipliées et séparées les unes des autres par des couches celluloadipeuses, se terminent différemment. Les plus élevées s'attachent ou plutôt se perdent dans la peau du pénil qu'elles immobilisent dans sa situation. Les autres se partagent en trois groupes, l'un médian et deux latéraux. Le médian se comporte comme le ligament suspenseur de la verge : il forme le *ligament suspenseur* du clitoris, et se prolonge ensuite à droite et à gauche sur le bulbe du vagin et le muscle constricteur de la vulve, jusqu'au périnée où il se confond avec la lame élastique mince qui en provient. Les lamelles latérales descendent au-devant de l'orifice ingui-

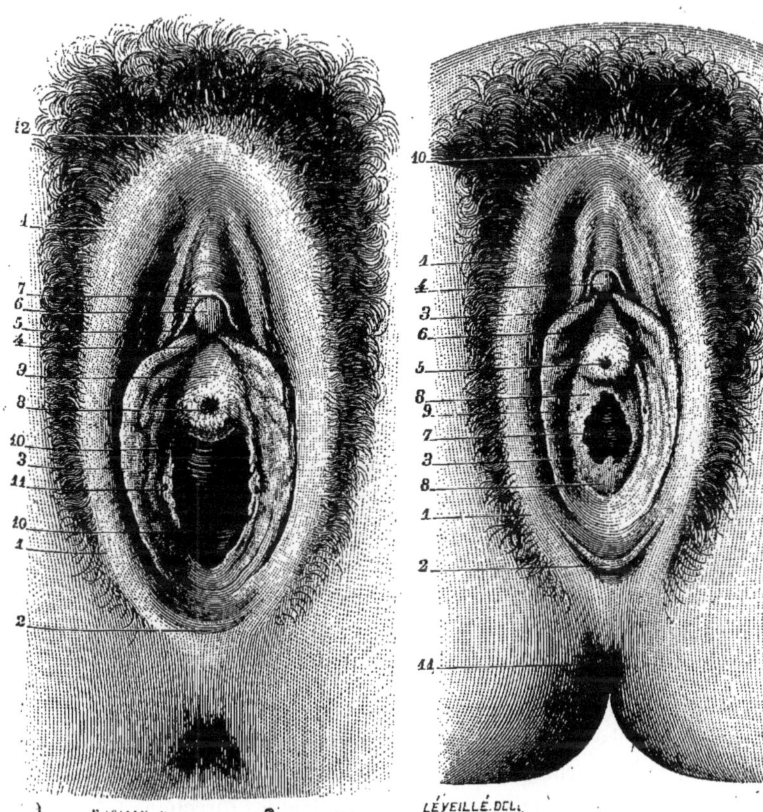

FIG. 926. — *Organes génitaux externes d'une femme multipare.*

FIG. 927. — *Organes génitaux externes d'une femme vierge.*

FIG. 926. — 1, 1. Grande lèvre. — 2. Fourchette. — 3. Petite lèvre. — 4. Sa branche inférieure par laquelle elle s'unit au clitoris. — 5. Sa branche supérieure se continuant avec l'enveloppe du clitoris. — 6. Clitoris. — 7. Prépuce. — 8. Méat urinaire. — 9. Vestibule. — 10. Orifice du vagin. — 11. Embouchure de la glande vulvo-vaginale. — 12. Pénil ou mont de Vénus.

FIG. 927. — 1, 1. Grandes lèvres.—2. Fourchette. — 3, 3. Petites lèvres. — 4. Clitoris. — 5. Méat urinaire. — 6. Vestibule. — 7. Orifice du vagin. — 8, 8. Membrane de l'hymen dont le bord libre, irrégulièrement dentelé, circonscrit cet orifice. — 9. Embouchure des glandes vulvo-vaginales. — 10. Mont de Vénus. — 11. Orifice anal.

3e ÉDIT.

nal externe, s'unissant en dedans avec les lamelles médianes, en dehors avec les lames latérales.—Celles-ci naissent des branches ischio-pubiennes. Minces et résistantes, de teinte jaunâtre, elles se confondent, en haut et en avant, avec les lamelles antérieures, et en bas avec la lamelle élastique, très-mal délimitée, qui vient du périnée.

Par leur union et leur continuité, les lamelles élastiques médianes, antérieures et externes, forment, dans l'épaisseur de chacune des grandes lèvres, un sac membraneux pyriforme, dont la grosse extrémité regarde en bas et en arrière, tandis que la petite se dirige en haut, en avant et un peu en dehors vers l'orifice externe du canal inguinal.

La partie antérieure de ce sac a été aperçue par quelques anatomistes, qui l'ont décrite sous le nom d'*aponévrose périnéale superficielle*. D'autres, Huschke par exemple, l'ont comparée au dartos. M. Broca, qui a vu le sac entier et qui en a donné une bonne description, s'est surtout attaché à démontrer son analogie avec le dartos de l'homme. Mais cette analogie ne saurait être admise. Le dartos est un muscle; l'observation sur ce point ne laisse aucun doute. Le sac logé dans la grande lèvre est exclusivement composé de fibres élastiques s'entre-croisant et formant un riche réseau; sur ce point encore, l'examen microscopique repousse toute contestation. Or, il n'y a aucune analogie à établir entre un muscle et un sac membraneux élastique. Ce sac a pour analogue chez l'homme l'appareil élastique auquel se trouvent suspendus les bourses et le pénis. Les usages de cet appareil sont identiques de part et d'autre. Dans le sexe masculin, il marque la limite précise des bourses, conserve à celles-ci leur forme normale, et oppose au poids des glandes séminales, qui tend à les allonger, une force permanente qui résiste à cet allongement. Dans le sexe féminin, l'appareil suspenseur sépare nettement les grandes lèvres de la partie interne des cuisses, assure aussi la permanence de leur forme, et s'oppose également à l'allongement qu'elles pourraient subir.

C. **Fibres musculaires lisses ou dartos des grandes lèvres.** —Les fibres musculaires lisses annexées à la peau des grandes lèvres ne répondent qu'à leur face externe et à leur bord antérieur.

Ces fibres se groupent par faisceaux qui affectent les directions les plus variées, et qui rampent sous la face profonde du derme à laquelle ils s'insèrent par leurs deux extrémités. Tous ces faisceaux ont pour caractères communs leur extrême minceur et leur transparence, d'où la difficulté de leur étude.

Considérés dans leur ensemble, les faisceaux musculaires sous-jacents à la peau des grandes lèvres et intimement unis à celle-ci rappellent parfaitement le dartos de l'homme : ils constituent le dartos de la femme. Ce dartos ne diffère du précédent que par son moindre développement dû à l'atrophie des faisceaux et des fibres qui le composent. Il achève de nous démontrer la complète identité des organes génitaux externes dans les deux sexes pendant la vie embryonnaire. On avait depuis longtemps reconnu l'analogie que présentent ces organes dans leur conformation extérieure ; l'histologie établit péremptoirement qu'ils offrent aussi la même structure. En poursuivant leur évolution ils se modifient à peine chez la femme, mais très-notablement chez l'homme. Dans ce dernier sexe les deux moitiés de la gouttière primitive se soudent l'une à l'autre : de leur soudure résulte la cloison du dartos dépourvue de fibres musculaires : de la fusion des deux bords antérieurs de la gouttière résulte le raphé du scrotum, dans lequel ces fibres abondent, et par lequel la couche musculaire droite se continue avec la couche musculaire gauche, en sorte qu'il n'y a qu'un dartos chez l'homme, tandis qu'il en existe en réalité deux chez la femme, mais à l'état de simple vestige.

Le tissu cellulo-adipeux, si abondant dans les organes génitaux externes, est différemment disposé supérieurement et inférieurement. — Dans le pénil il forme des couches successives qui alternent avec les lames élastiques. — Dans la grande lèvre, on trouve une première couche adipeuse sous-jacente à la peau et à la couche musculaire qui la double. Mais c'est surtout dans l'intérieur du sac élastique qu'il s'accumule en grande abondance. Il remplit ce sac d'une manière complète chez les femmes jeunes et bien portantes, incomplète chez les femmes maigres ou âgées. De la distension et de la réaction élastique de celui-ci résulte la fermeté des grandes lèvres. Lorsque cette élasticité n'est plus mise en jeu, ces organes se déforment et semblent se flétrir.

Les artères du pénil et des grandes lèvres viennent de la branche périnéale inférieure et des honteuses externes. — Les veines forment deux plans : les unes accompagnent ces artères ; les autres se dirigent en arrière, s'unissent aux veines du bulbe correspondant, puis rampent avec celles-ci sur les parties latérales du vagin.

Les vaisseaux lymphatiques, extrêmement multipliés, se rendent exclusivement aux ganglions du pli de l'aine.

Les nerfs proviennent de la branche génito-crurale du plexus lombaire et de la branche périnéale du nerf honteux interne.

§ 2. — PETITES LÈVRES ET CLITORIS.

Les *petites lèvres* sont deux replis cutanés situés entre les grandes lèvres, sur les côtés du vestibule, du méat urinaire et de la partie supérieure de l'orifice vaginal. Réunies au niveau du clitoris, elles se portent obliquement en bas, en arrière et en dehors, et affectent par conséquent une direction divergente.

Leur longueur est de 30 à 35 millimètres, leur largeur de 10 à 12, leur épaisseur de 3 à 4. Les petites lèvres présentent du reste des dimensions variables. Chez la plupart des femmes, elles sont recouvertes par les grandes lèvres et offrent une couleur rosée. Mais quelquefois elles les dépassent; et il est digne de remarque qu'elles prennent alors une coloration brune et revêtent tous les attributs du tégument externe. — Dans certaines peuplades de l'Afrique, chez les femmes boschimanes par exemple, ces replis acquièrent une étendue de 10, 12, 15 centimètres; parvenus à ce degré extrême d'allongement, ils constituent le *tablier* des Hottentotes.

Leur forme peut être comparée à un segment de cercle, ou, avec Boyer, à une crête de coq, en sorte qu'elle permet de leur considérer deux faces, deux bords et deux extrémités.

La face externe, plane, répond à la face interne des grandes lèvres, dont un sillon profond et rectiligne la sépare. La face interne, plane aussi, s'applique en partie à celle du côté opposé; elle recouvre le vestibule et le méat urinaire. — Le bord libre est convexe et irrégulièrement dentelé. Le bord adhérent se dédouble pour se continuer en dehors avec les grandes lèvres, en dedans avec le vestibule et le pourtour de l'orifice vaginal.

L'extrémité postérieure des petites lèvres ne dépasse pas ordinairement le diamètre transversal de cet orifice; elle s'effile, puis se perd insensiblement sur les parois de la vulve.

L'extrémité antérieure, plus large et plus épaisse, se divise en deux branches : l'une inférieure, très-courte, qui s'unit au-dessous du clitoris, avec la branche correspondante du côté opposé; l'autre, supérieure, longue, qui s'unit aussi à celle du côté opposé, mais au-dessus du clitoris, pour former à cet organe une enveloppe connue sous le nom de *prépuce*.

Structure: Les petites lèvres sont formées par un repli de la peau, dans lequel viennent se distribuer des vaisseaux et des nerfs.

Le repli cutané est recouvert, comme toutes les autres parties de la vulve, d'un épithélium pavimenteux stratifié. Au-dessous de l'épithélium on remarque des papilles, volumineuses pour la plupart et irrégulièrement disséminées sur la face externe, mais disposées ordinairement en séries linéaires sur la face interne. Ces dernières sont plus développées que les précédentes, qui sont elles-mêmes plus développées que celles de la face interne des grandes lèvres. A mesure qu'elles se rapprochent de l'entrée du vagin, les papilles augmentent donc graduellement de volume. Au devant de cet orifice, elles égalent en dimensions celles du gland, et peuvent leur être comparées aussi pour leur grande vascularité.

Les petites lèvres ne sont pas moins remarquables par le nombre considérable et la structure compliquée de leurs glandes sébacées. MM. Martin et Léger, qui les ont étudiées dans mon laboratoire et qui en ont donné une bonne description, ont constaté que sur la face interne on n'en compte pas moins de 120 à 150 par centimètre carré, tandis que, sur la face externe, il en existe une centaine seulement. Sur la face interne des grandes lèvres, ce nombre descend à une quarantaine, et sur l'externe à 25 ou 30 (1). De même que les papilles, les glandes sébacées se multiplient donc des parties superficielles vers les parties profondes de la vulve. Ajoutons toutefois que cet accroissement de nombre et de volume, pour les uns comme pour les autres, n'a pour siége que les parties latérales de la vulve ; les papilles et les glandes qu'on observe sur la ligne médiane, en avant et en arrière de l'orifice du vagin, sont plus rares et sont loin aussi d'atteindre le même développement.

Les glandes sébacées des petites lèvres comprennent plusieurs lobes subdivisés en lobules ; et chacun de ceux-ci se compose d'un nombre très-variable de culs-de-sac. Bien préparées et isolées, elles rappellent l'aspect d'une petite tête de chou-fleur, lorsqu'on les observe par leur extrémité profonde. Toutes s'ouvrent directement sur la surface de la peau.

On ne trouve dans les petites lèvres ni bulbes pileux, ni glandes sudorifères, ni fibres musculaires lisses. Une couche celluleuse riche en fibres élastiques relie l'une à l'autre les deux moitiés du repli qui les constitue. Les artères qu'elles reçoivent proviennent de la même source que celles des grandes lèvres. — Les veines nombreuses et volumineuses forment un plexus logé dans l'épaisseur de la couche moyenne. Elles se dirigent de bas en haut et d'avant en arrière pour s'unir à celles des bulbes du vagin et du clitoris. — Les vaisseaux lymphatiques, non moins nombreux que ceux des grandes lèvres, se rendent aussi aux ganglions de l'aine. — Les nerfs émanent de la branche périnéale du tronc honteux interne.

Les usages des petites lèvres sont relatifs à l'accouplement et à l'accouchement. L'extrême développement de leurs papilles en fait pour la femme des organes de sensualité. Par leur dédoublement, elles concourent à l'ampliation de la vulve au moment où le fœtus abandonne les organes maternels. — Situées à droite et à gauche du méat urinaire, les anciens pensaient qu'elles étaient destinées à diriger le jet de l'urine, d'où le nom de *nymphes* sous lequel ils les désignaient. C'est à tort aussi que beaucoup d'auteurs les ont crues douées de la propriété d'entrer en érection, car elles ne présentent aucun des attributs propres aux organes érectiles.

D. Clitoris. Cet organe a pour analogues les corps caverneux de l'homme, qu'il reproduit très-exactement, sous des proportions plus minimes. Comme ceux-ci, il naît par deux racines qui s'attachent aux branches ischio-pubiennes et qui se réunissent au-devant de la symphyse pour constituer un corps unique cloisonné sur la ligne médiane.

Les racines du clitoris, très-grêles et obliquement ascendantes, sont situées entre l'arcade pubienne et les bulbes du vagin, qu'elles surmontent.

Le corps caverneux, formé par leur convergence, est uni aussi à la par-

____

(1) *Recherches sur les appareils sécréteurs des organes génitaux externes de la femme* (*Archives générales de médecine*, janv. et févr. 1862).

tie inférieure et antérieure de la symphyse par un ligament suspenseur. Les grandes lèvres le recouvrent et le protégent contre les irritations de toute nature auxquelles le prédisposait son exquise sensibilité. En les écartant, on remarque qu'il est situé en arrière de la commissure antérieure, au devant du vestibule, entre les petites lèvres qui lui adhèrent par leur extrémité supérieure.

Ainsi entouré, le clitoris conserve la position qu'il occupe et la courbure qu'il décrit : lié à la symphyse par le ligament suspenseur, il ne peut s'abaisser; continu avec les petites lèvres par son extrémité libre, il ne peut s'élever. L'érection, qui modifie si notablement la direction des corps caverneux chez l'homme, ne saurait donc modifier leur direction chez la femme; sous ce point de vue, ils diffèrent beaucoup dans les deux sexes.

L'extrémité libre du clitoris, très-petite et arrondie, est recouverte par le *prépuce*, supérieurement et de chaque côté; en bas, elle se continue avec la courte branche des petites lèvres.

La partie libre et arrondie qu'entoure le prépuce a été comparée au gland, et décrite sous ce nom par presque tous les auteurs. Mais rien ne justifie cette analogie que M. Lacuire, le premier, a parfaitement réfutée (1). Cet auteur a fait remarquer avec raison que, les corps caverneux chez l'homme étant unis à l'urèthre, le renflement terminal de celui-ci peut s'appliquer à leur extrémité antérieure ; que, chez la femme, ils sont entièrement indépendants du canal urinaire : qu'ils en sont même assez éloignés ; qu'aucun renflement comparable au gland, par conséquent, ne peut se surajouter à leur extrémité; que l'analogie, loin de plaider en faveur de ce renflement, tend au contraire à le faire repousser ; que la dissection et les injections enfin montrent sa non-existence. Je me range à cette opinion, qui est non-seulement la mieux raisonnée, mais l'expression la plus exacte des faits. Le gland n'existe pas chez la femme. Dans ce sexe, l'extrémité libre du corps caverneux n'est recouverte que par la peau de la vulve, qui contribue à lui donner une forme arrondie.

Isolé des parties voisines, le corps caverneux est cylindrique. On observe quelquefois, à sa partie inférieure, un léger sillon qui se prolonge jusqu'à son extrémité libre, laquelle paraît alors bifide.

La structure du clitoris ne diffère pas, du reste, de celle des corps caverneux de l'homme : même enveloppe fibreuse, même cloison, même trame aréolaire constituée par des trabécules musculaires, par des capillaires dilatés et anastomosés, par des artères hélicines s'ouvrant dans ces capillaires, par des veines qui partent de la périphérie de la trame érectile, et par des ramifications nerveuses qui se distribuent aux trabécules.

Les artères sont aussi au nombre de quatre, deux pour la moitié gauche et deux pour la moitié droite. Les artères caverneuses se distribuent à la

(1) Lacuire, *Appareils érectiles chez la femme*, thèse, 1856, p. 20.

trame érectile. Les artères dorsales rampent sur la face supérieure de l'organe; elles donnent quelques divisions très-grêles au corps caverneux; toutes les autres se terminent dans la peau.

Les veines se distinguent en supérieures, inférieures, antérieures et postérieures. — Les supérieures ou dorsales forment deux plans : 1° un plan sous-cutané qui tire son origine du prépuce, et qui donne naissance à deux veines principales, l'une droite et l'autre gauche, dont la partie terminale vient s'ouvrir dans les veines saphènes internes; 2° un plan profond représenté par la veine *dorsale profonde*, qui, après avoir communiqué avec le plexus intermédiaire, se réunit aux veines vésicales antérieures. Ces deux plans veineux correspondent parfaitement à ceux qu'on observe chez l'homme. — Les veines inférieures, très-petites, naissent de la partie médiane de l'organe et se jettent presque aussitôt dans le plexus intermédiaire. — Les veines antérieures partent de l'extrémité libre de chacun des corps caverneux, se dirigent en bas et en dehors et s'unissent à celles des bulbes du vagin. — Les veines postérieures émanent des racines du clitoris et de l'angle de réunion de ces racines; elles s'unissent également aux veines bulbaires.

Les nerfs proviennent des troncs honteux internes. Ils rampent sur la face dorsale de l'organe, fournissent dans ce trajet quelques fines ramifications qui pénètrent dans les corps caverneux, puis se perdent par leurs principales divisions dans le prépuce, siége spécial de la sensibilité du clitoris.

Le prépuce possède des glandes, mais très-minimes, qu'on ne met que difficilement en évidence, et qui sécrètent, comme toutes celles de la vulve, une matière grasse odorante.

§ 3. — VESTIBULE, MÉAT URINAIRE, GLANDES VULVO-VAGINALES.

Le *vestibule* est une surface triangulaire limitée à droite et à gauche par les petites lèvres, en haut et en avant par le clitoris. Sa base, dirigée en arrière, répond sur sa ligne médiane au méat urinaire et, de chaque côté, à l'orifice du vagin. Cette surface est rectiligne de haut en bas, concave transversalement. Elle présente des papilles très-manifestes, mais beaucoup moins développées cependant que celles des petites lèvres. Dans la peau du vestibule, on n'observe qu'un petit nombre de glandes sébacées très-simples et toutes de très-minimes dimensions.

Le *méat urinaire* nous est déjà connu (voy. p. 583). J'ajouterai seulement qu'on remarque sur les côtés de cet orifice, immédiatement au devant de l'entrée du vagin, plusieurs pertuis, tantôt très-manifestes, tantôt moins apparents, mais constants, qui représentent l'embouchure d'autant de glandes. Ces glandules sécrètent une matière muqueuse. Elles sont de même nature que celles du canal de l'urèthre et offrent le même mode de conformation.

L'orifice du vagin ne répond pas au centre de la vulve. Il est beaucoup plus rapproché de la commissure postérieure que de l'antérieure. La fosse naviculaire seule le sépare de la première; le méat urinaire, le vestibule, le clitoris, et un intervalle de 12 à 15 millimètres le séparent de la seconde.

Les *glandes vulvo-vaginales*, observées déjà par Duverney, Bartholin, Morgagni, Winslow, etc., étaient restées complétement inconnues aux auteurs modernes, lorsque Huguier, dans un travail publié en 1841, vint de nouveau les signaler à l'attention des anatomistes. Ces glandes sont situées sur les parties latérales et antérieure du vagin, à 1 centimètre environ au-dessus de son orifice, dans l'espace angulaire que présente de chaque côté la cloison recto-vaginale. — Leur volume varie de celui d'un pois à celui d'une petite noisette. — Leur forme est très-variable aussi. Le plus souvent cependant, elle représente un ovoïde aplati de dehors en dedans. — La face externe de cet ovoïde, tournée en bas, est recouverte par la branche périnéale du nerf honteux interne et le constricteur du vagin. L'interne, dirigée en haut, adhère au vagin.

Leur structure est identique avec celle des glandes bulbo-uréthrales auxquelles elles correspondent. Ces glandes se composent aussi de lobes, de lobules et de granulations. De celles-ci partent des canalicules de plus en plus gros et de moins en moins nombreux, puis un canal unique dont la longueur moyenne peut être évaluée à 15 ou 18 millimètres. Ce canal s'ouvre immédiatement au devant de l'hymen, dans l'angle rentrant que forme cette membrane avec les parois de la vulve, et chez les femmes dont l'hymen est déchiré, dans l'angle que forment les caroncules myrti-formes postérieures avec ces mêmes parois. Jamais il ne s'ouvre au devant des caroncules latérales et antérieures (fig. 926 et 927).

ARTICLE VI

DES MAMELLES

Les *mamelles* sont des organes glanduleux qui sécrètent un liquide destiné à servir d'aliment au nouveau-né, et qui l'unissent encore à la mère par les liens les plus étroits pendant toute la première période de la vie extra-utérine. A ce titre, les glandes préposées à la sécrétion du lait ont été considérées avec raison comme des annexes de l'appareil gé-nital.

De même que l'utérus, les mamelles n'existent que chez les animaux dont les œufs ne portent pas en eux-mêmes les éléments nécessaires à leur développement. On constate leur présence chez tous les vivipares.

Elles font défaut chez tous les ovipares, c'est-à-dire chez les oiseaux, les reptiles et les poissons, où le nouvel être trouve dans l'œuf qu'il habite des éléments nutritifs si abondants, qu'il peut se développer sans rien emprunter à la mère. Leur existence est donc un fait de la plus haute importance, qui suffit à lui seul pour caractériser les vertébrés de la première classe, et pour légitimer le nom de *mammifères* qui leur a été donné.

§ 1. — CONFORMATION EXTÉRIEURE DES MAMELLES.

Les glandes mammaires, au nombre de deux, sont situées sur les parties antérieure et supérieure du tronc, à droite et à gauche du sternum, au devant du grand pectoral, dans l'espace qui s'étend de la troisième à la septième côte.

Rudimentaires chez l'homme, rudimentaires aussi chez la femme pendant l'enfance, elles participent chez elle, à l'époque de la puberté, à l'évolution des organes génitaux, augmentent de volume pendant la grossesse et arrivent à leur complet développement après l'accouchement, sous l'influence de l'incitation que provoque la sécrétion laiteuse.

Leur forme est hémisphérique, mais présente cependant des variétés. En général, leur diamètre transversal dépasse un peu le vertical; et presque constamment alors on constate que leur partie externe est plus allongée et plus mince, en sorte que la glande, vue par sa partie postérieure, représente un ovale dont la grosse extrémité répond au sternum. L'étendue moyenne de ce diamètre est de 11 à 12 centimètres, celle du vertical de 10 et celle du diamètre antéro-postérieur de 5 à 6. Si ce dernier devient plus long, la glande prend une forme conique; s'il est plus court, elle prend une forme discoïde. Son mode de configuration se modifie, du reste, selon la consistance ou la mollesse qu'elle présente, selon l'état d'embonpoint ou de maigreur, selon l'état de l'ovaire et de l'utérus, selon que la femme est unipare ou multipare.

Leur volume est plus variable encore. Il n'est aucune glande dans l'économie qui puisse leur être comparée sous ce point de vue. Elles s'atrophient chez quelques femmes au point de disparaître presque entièrement, et arrivent chez d'autres à un tel degré d'hypertrophie, qu'on les a vues peser 6, 8, 10, 15 kilogrammes, recouvrir l'abdomen, tomber sur les cuisses, et se prolonger même jusqu'aux genoux.

La *surface antérieure* ou *convexe* de la mamelle, *surface libre*, *surface cutanée*, présente trois parties ou zones bien distinctes : une partie périphérique, blanche, unie, douce et souple au toucher, qui en forme la presque totalité, et qui est recouverte sur toute son étendue de poils de duvet très-espacés ; une partie moyenne, circulaire, qui constitue l'*aréole;*

et une partie centrale, saillante, qui reproduit sous des proportions plus réduites la forme de la mamelle entière, c'est le *mamelon*.

L'**aréole** est rosée chez les jeunes filles et les femmes vierges, de couleur en général plus foncée et souvent brune chez les femmes qui ont eu des enfants. Mais elle varie beaucoup dans les nuances qu'elle présente, d'où le nom d'auréole sous lequel elle est aussi désignée.

La zone colorée se confond graduellement en dehors avec la zone blanche. Sur leur limite, on voit les parties brunes disparaître çà et là et former des anneaux qui sont blancs à leur centre. Ceux-ci s'amoindrissent peu à peu ; puis s'interrompent ; et se réduisent sur l'extrême limite de l'aréole à de simples points qui disparaissent à leur tour. Chez les femmes à peau brune et récemment accouchées, où le contraste des deux zones est plus tranché, on observe très-bien tous les degrés de cette zone de transition, qui constitue l'*aréole mouchetée* ou *tachetée* de quelques auteurs.

Le diamètre de l'aréole est de 4 à 5 centimètres. — Sa surface n'est pas unie. On y remarque des saillies, peu apparentes dans l'état habituel et irrégulièrement disséminées. Quelquefois cependant un certain nombre d'entre elles sont à peu près également éloignées du mamelon et semblent avoir été rangées sur une ligne circulaire. Ces saillies deviennent plus accusées pendant la grossesse et après l'accouchement. A chacune d'elles correspond un poil qui peut être très-manifeste, mais qui n'est ordinairement visible qu'à la loupe ou au microscope. A chacune d'elles correspond aussi une glande sébacée dont elle n'est que le relief extérieur. Ces saillies ou tubercules mamillaires sont donc de même nature que celles qu'on observe à la base des poils sur toutes les autres parties du corps. Si elles en diffèrent, c'est seulement par leur volume plus considérable. La peau de l'aréole est moins unie que celle de la partie périphérique, moins douce au toucher, moins souple surtout et moins dépressible. Le doigt qui l'explore en rapporte l'impression d'un corps granuleux.

Le **mamelon** ou *papille*, situé sur la partie la plus culminante de la mamelle, au centre de l'aréole, se présente sous l'aspect d'une saillie cylindroïde ou conoïde, arrondie à son extrémité libre. Son diamètre est de 10 millimètres, et sa hauteur ou son axe, de 9 à 11. Mais leur étendue relative varie considérablement. L'axe, qui, dans un mamelon bien conformé, l'emporte un peu sur le diamètre, est souvent moins long que celui-ci : le mamelon offre alors une forme hémisphérique. Dans quelques cas qui ne sont pas très-rares, il se déprime à son sommet ; si la dépression augmente, il se retourne à la manière d'un doigt de gant et rentre en partie et parfois en totalité dans la mamelle, en sorte qu'au lieu d'une saillie, on ne trouve au centre de l'aréole qu'une excavation à contour circulaire. — Son volume est en rapport avec celui de la glande mammaire.

Il devient plus considérable pendant la grossesse. Chez un grand nombre de femmes, il acquiert, au moment de chaque menstruation, une sensibilité plus vive et une rigidité qui ne tarde pas à disparaître, et qui l'ont fait ranger, par la plupart des auteurs, au nombre des organes érectiles. Nous verrons plus loin que sa structure ne justifie pas cette opinion.

La surface du mamelon est recouverte de papilles extrêmement développées. Sur la périphérie de sa base, elles sont peu apparentes ; mais en remontant vers son sommet, on les voit augmenter de volume, se multiplier et se presser les unes contre les autres. Ainsi hérissé de saillies, le mamelon prend un aspect inégal et rugueux qui suffirait pour le distinguer de l'aréole et de toutes les autres parties du système cutané.

La *face postérieure* des mamelles est plane. Une lame celluleuse ou cellulo-fibreuse la recouvre et la sépare du grand pectoral auquel elle n'adhère qu'à l'aide d'un tissu cellulaire assez lâche.

Leur *circonférence*, amincie, se trouve, pour ainsi dire, encadrée dans la couche cellulo-graisseuse environnante, qui constitue leur principal moyen de fixité ; plus cette couche est épaisse et mieux aussi elles sont immobilisées.

§ 2. — STRUCTURE DES MAMELLES.

La mamelle est constituée par la peau, par la couche cellulo-graisseuse qui la double et par la glande mammaire.

A. — **Enveloppe cutanée et couche cellulo-graisseuse.**

Cette enveloppe, considérée dans son aspect et sa texture, diffère beaucoup, suivant qu'on examine sa partie périphérique, sa partie aréolaire ou sa partie mamelonnée.

La *partie périphérique* partage la structure de la peau du tronc et des membres. Son derme se compose des mêmes éléments semblablement disposés. Il contient des follicules pileux, auxquels sont annexés : 1° des glandes sébacées rudimentaires, très-rapprochées de leur extrémité inférieure ou profonde ; 2° des faisceaux musculaires qui s'attachent aussi à leur partie inférieure et qui contournent ces glandes. Parmi les diverses parties du tégument externe, il n'en est aucune où ces faisceaux acquièrent un aussi grand volume, et où les rapports qu'ils affectent avec les follicules pileux soient plus évidents.

La couche cellulo-graisseuse forme une dépendance de la partie périphérique des téguments de la mamelle. C'est à son existence que celle-ci est redevable de la souplesse spéciale qu'elle présente. Remarquons, du reste, qu'elle n'a pas seulement pour avantage de la mieux étaler, d'en rendre la surface plus unie, la couleur d'un blanc plus mat, et de donner au sein une forme plus arrondie ; elle a surtout pour usage d'amortir les chocs et les pressions de toute nature qui pourraient compromettre l'intégrité de la glande proprement dite. Son existence est constante, mais son épaisseur très-variable ; elle atteint un centimètre, en général, vers la circonférence et diminue en se rapprochant de l'aréole.

La *partie aréolaire* de la peau, plus mince et plus délicate que la précédente, ne repose pas, comme celle-ci, sur un coussinet adipeux ; elle recouvre immédiatement la glande mammaire, dont la partie centrale, par conséquent, est moins bien protégée contre les chocs et les pressions que la partie périphérique. — La couche profonde de son épithélium se compose de cellules contenant des granulations pigmentaires auxquelles l'aréole emprunte sa coloration brune. — Son derme est exclusivement formé de fibres de tissu conjonctif et de fibres élastiques. Il possède des follicules pileux, des glandes sébacées, des glandes sudorifères, et adhère à un muscle peaucier que j'appellerai *muscle sous-aréolaire*.

Les follicules pileux ne donnent jamais attache à des faisceaux musculaires ; ils sont en général rudimentaires. Chacun d'eux s'ouvre dans une glande sébacée.

Les glandes sébacées ont pour siége la couche la plus superficielle du derme, d'où les saillies qu'on observe sur la surface de l'aréole. Elles sont multilobées pour la plupart et acquièrent un remarquable développement vers la fin de la grossesse.

Les glandes sudorifères, comme les précédentes, participent à l'hypertrophie générale de la mamelle au moment où la lactation s'établit. Quelques-unes alors se distinguent par leur volume et l'extrême enroulement du tube qui les compose. On les trouve sur la face profonde du derme, entre la peau et le muscle sous-jacent. Ces glandes peuvent être divisées, du reste, en grosses, moyennes et petites. Les plus grosses, rappellent celles du creux de l'aisselle ; vers la fin de la grossesse, elles présentent des varicosités sur leur conduit excréteur : disposition qu'on ne rencontre dans aucune autre région, même sur les glandes axillaires.

Le *muscle sous-aréolaire* appartient à la classe des muscles peauciers à fibres lisses. Il s'étend jusqu'aux limites de l'aréole, où ses faisceaux se disséminent, se raréfient, puis disparaissent. Il forme, par conséquent, un plan circulaire. — Son épaisseur est de 2 millimètres, et sa couleur d'un blanc grisâtre. — Les faisceaux qui le constituent décrivent des anneaux concentriques au mamelon, et ne sont pas cependant parallèles ; en se superposant, ces faisceaux s'entre-croisent sous des angles très-aigus. Tous adhèrent à la peau, dont ils sont en réalité une dépendance. — Considéré dans son mode d'action, le muscle sous-aréolaire comprime la base du mamelon et les parties qui l'entourent. Or, comme tous les conduits excréteurs convergent vers ce point central, comme d'une autre part ils présentent dans ce point un très-grand calibre, il est évident que ce muscle, en les comprimant, favorise l'excrétion du liquide qu'ils contiennent.

Le *mamelon* est recouvert par un épithélium un peu plus épais que celui des autres parties de la peau du sein.

Cette lame épithéliale enlevée, les papilles deviennent plus distinctes ; on peut très-bien constater alors leur multiplicité, leur volume si considérable, et leur mode de configuration. La plupart sont composées.

Le derme sur lequel sont implantées ces papilles est formé aussi de fibres de tissu conjonctif et de fibres élastiques. Il ne contient ni fibres musculaires, ni follicules pileux, ni glandes sudorifères.

Mais il renferme un très-grand nombre de glandes sébacées que quelques auteurs ont vaguement mentionnées sous le nom de follicules. Aucun d'eux cependant ne paraît les avoir vues, car elles ne se présentent jamais sous l'aspect d'un simple follicule. Ce sont des glandes en grappes dont le nombre varie de quatre-vingts à cent quarante ou cent cinquante. Leur volume est assez considérable pour qu'elles se touchent et forment une couche en apparence continue. Elles se composent de trois, quatre ou cinq lobes, qui se partagent en deux ou trois lobules, lesquels se terminent par un groupe de gros utricules. Leur conduit excréteur s'ouvre sur la surface du mamelon dans les sillons interpapillaires, autour de l'embouchure des conduits lactifères. Ces glandes répandent sur toute la périphérie du mamelon un liquide onctueux qui le protége contre l'action irritante de la salive de l'enfant. Aussi peut-on remarquer que les gerçures du sein ne siégent pas sur le mamelon, mais sur la ligne circulaire qui le sépare de l'aréole, ligne au niveau de laquelle les glandes sébacées ont déjà presque entièrement disparu.

Au-dessous du derme et dans toute la partie centrale du mamelon, on

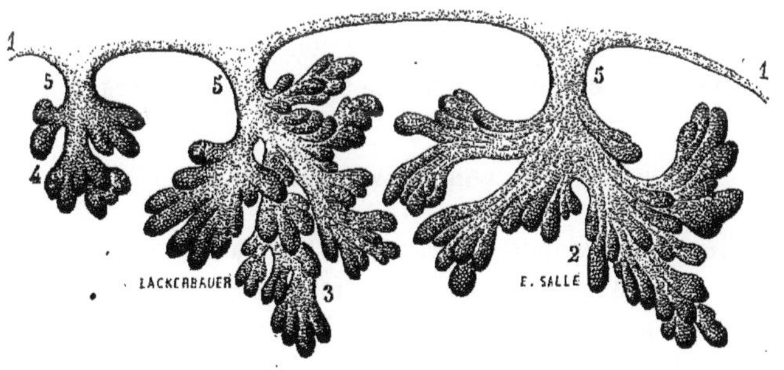

Fig. 928. — *Glandes sébacées du mamelon (grossissement de 100 diamètres).*

1, 1. Une partie de la surface du mamelon. — 2. Glande sébacée composée de trois lobes comprenant chacun deux lobules. — 3. Autre glande aussi composée que la précédente. — 4. Glandule plus petite et beaucoup plus simple. — 5, 5, 5. Conduit par lequel ces trois glandes s'ouvrent à la surface du mamelon.

observe des fibres de tissu conjonctif et une forte proportion de fibres élastiques, des faisceaux musculaires, des vaisseaux, des nerfs, et enfin les conduits galactophores, qui cheminent au milieu de tous ces éléments.

Les faisceaux musculaires sont très-nombreux. Ils n'affectent aucune direction déterminée. Quelques-uns sont parallèles à l'axe du mamelon ; en se contractant, ils en dépriment le sommet et le raccourcissent. D'autres sont perpendiculaires à cet axe ; ils ont pour destination d'attirer de la circonférence au centre tous les points de son enveloppe cutanée, d'affaisser et de juxtaposer les parois des conduits qui le traversent ; ils suspendent ainsi l'effusion du liquide contenu dans leur cavité. Sans avoir la disposition d'un sphincter, ils en remplissent les attributions, et peuvent être considérés comme les antagonistes du muscle sous-aréolaire.

Les artères du mamelon sont très-grêles ; ses veines, peu volumineuses aussi et peu nombreuses, à l'exception cependant de celles des papilles, qui forment un petit plexus dans leur épaisseur. — Un réseau lymphatique à mailles extrêmement serrées recouvre toute sa périphérie. —Des divisions nerveuses cheminent dans les insterstices des conduits lactifères et pénètrent dans le derme, auquel elles sont destinées.

En comparant cette structure à celle des organes érectiles, on voit que le mamelon ne saurait être rangé parmi ces derniers : car un organe véritablement érectile est essentiellement constitué par de gros capillaires dont les parois adhèrent à des trabécules musculaires, et dans lesquels viennent s'ouvrir des artères hélicines. Ici les faisceaux musculaires existent, il est vrai ; mais on n'observe ni les gros capillaires, ni les trabécules qui les soutiennent. Les artères se terminent comme dans toutes les autres parties du corps. Le mamelon ne présente donc pas les attributs anatomiques des organes érectiles. — Il n'en diffère pas moins au point de vue physiologique, car ceux-ci n'acquièrent la rigidité qui accompagne l'érection qu'à la condition d'augmenter de volume. Le mamelon, au contraire, ne l'acquiert qu'aux dépens de son volume ; il en est redevable à la contraction pure et simple de ses faisceaux musculaires.

B.. — Glande mammaire.

La mamelle est une glande en grappe destinée à suppléer l'utérus après la naissance, et associée, par la nature même de ses fonctions, à toutes les alternatives d'atrophie et d'hypertrophie par lesquelles passe cet organe. Son aspect et ses dimensions diffèrent donc beaucoup, suivant qu'on l'examine pendant la grossesse ou hors de l'état de gestation.

Vers la fin de la grossesse, elle arrive à ses plus grandes dimensions. Toutes les parties qui en dépendent sont aussi très-développées.

Dans son état le plus habituel, elle subit au contraire une telle réduction de volume, son aspect se modifie si profondément, qu'elle devient à peine reconnaissable. Ainsi atrophiée, elle ne diffère pas moins de la glande mammaire en état de lactation que l'utérus vide d'un utérus en état de gestation. Nous l'étudierons d'abord dans son complet développement; nous verrons ensuite les modifications qu'elle présente lorsqu'elle s'atrophie.

a. De la glande mammaire considérée pendant la lactation.

Isolée des parties qui l'entourent, cette glande revêt la forme d'un disque irrégulièrement circulaire, nettement limité en dedans, plus vaguement en dehors. Sa face postérieure est plane et unie. L'antérieure, convexe, très-inégale, est surmontée d'aspérités sur certains points, profondément déprimée sur d'autres; mais la couche adipeuse qui la recouvre en dissimule les anfractuosités. — Sa couleur est d'un rouge pâle ou jaunâtre, sa consistance ferme, son aspect granuleux.

La glande mammaire se divise en lobes principaux, lobes secondaires, tertiaires, et enfin en lobules. Les lobules sont eux-mêmes réductibles en culs-de-sac glandulaires ou granulations.

Vues au microscope, ces granulations représentent des vésicules ovoïdes dont la grosse extrémité est libre, tandis que la petite se continue avec un canalicule. En s'unissant entre eux, les canalicules d'un même lobule forment un conduit plus considérable. Les conduits émanés des lobules et des lobes de second ordre, s'abouchant à leur tour, constituent le canal excréteur des lobes principaux. — Tous les canaux partis des divers points de la glande convergent vers le mamelon, dans lequel ils pénètrent pour venir s'ouvrir isolément sur son extrémité libre. La nature du liquide qu'ils transportent les a fait désigner sous les noms de *conduits lactifères* ou *galactophores*. Leur indépendance nous montre que la glande mammaire n'est pas constituée par une seule glande, mais par un groupe de glandes s'ouvrant chacune sur le mamelon par un conduit distinct.

Le *nombre* des conduits galactophores varie de dix à douze. Pour le déterminer, j'ai lié le mamelon à sa base; et isolant sur la face postérieure un canalicule lactifère, près de son origine, je l'injectais au mercure. Le métal arrivait presque aussitôt dans l'un des conduits principaux, et refluait ensuite de celui-ci dans tous ses affluents. Usant du même procédé, j'injectais successivement les lobes voisins. A l'aide de cinq ou six injections on parvient à remplir tous les lobes de la face postérieure de la mamelle. Sur la face antérieure, le nombre de ces lobes est de quatre à cinq.

Le *calibre* des conduits lactifères est très-considérable. A leur sortie des lobules, on peut déjà les apercevoir à l'œil nu, lorsqu'ils sont pleins. Leur diamètre augmente rapidement. Vers le centre de la glande, mais surtout au voisinage du mamelon, ils se dilatent et atteignent une capacité si grande, que chaque tronc semble constituer un petit réservoir où le lait s'accumule et séjourne temporairement. Ces renflements portent le nom de *sinus*. Ils n'existent que dans l'état de réplétion. A mesure que le liquide s'écoule, les conduits diminuent de calibre; et si à l'état de plénitude succède une complète vacuité, leur cavité s'efface entièrement.

Quelques anatomistes, et particulièrement Nuck et Verheyen, ont pensé que ces conduits s'anastomosent sur leur trajet. Leur opinion est admise encore par plusieurs auteurs; elle a été adoptée surtout par le professeur Paul Dubois, qui déclare les avoir vus très-nettement. Lorsqu'on découvre les conduits lactifères, on voit, en effet, assez souvent des branches qui se portent transversalement de l'un à l'autre et qui semblent établir entre eux une communication directe. Mais cette communication n'est qu'apparente; car, si l'on poursuit ces branches transversales avec beaucoup d'attention, on remarque qu'elle passe en arrière ou en avant du conduit dans lequel elle semblait s'ouvrir, et qu'elle en est réellement indépendante. L'illusion est due alors à la présence du lait plus ou moins consistant qui remplit cette branche dans l'intervalle étendu de l'un à l'autre conduit et qui fait défaut au delà; les parois étant transparentes et le liquide seul manifeste, on voit dans ces conditions deux colonnes parallèles et une troisième colonne qui semble les réunir à la manière d'une anastomose.

La dissection et les injections ne laissent d'ailleurs sur ce point aucun doute. J'ai souvent injecté les conduits lactifères, soit des troncs vers leurs radicules, soit des radicules vers les troncs, et j'ai vu constamment le liquide se répandre dans tous les conduits du même lobe, les dilater, les distendre fortement, sans jamais passer dans les conduits des lobes voisins. Or, s'il existait des anastomoses d'un lobe à l'autre, elles donneraient passage au liquide qui se propagerait de proche en proche dans toutes les parties de la glande, et une seule injection suffirait pour les remplir tous. Mais il n'en est pas ainsi; tous les lobes sont indépendants. Je n'hésite donc pas à repousser comme erronée l'existence de ces anastomoses.

Les conduits galactophores, parvenus au-dessous du muscle sous-aréolaire, sont recouverts par des lobules de très-petites dimensions, sous-jacents à ce muscle; les canalicules qui en partent vont s'ouvrir dans leur cavité au moment où ils entrent sous la base du mamelon.

Dans cette partie terminale de leur trajet, tous les conduits deviennent parallèles, sans toutefois se juxtaposer. Un certain intervalle les sépare les uns des autres; et c'est dans ces intervalles que se trouvent logés les faisceaux musculaires correspondants. A mesure qu'ils se rapprochent du derme leur calibre diminue; ils s'effilent en quelque sorte, puis s'ouvrent par un orifice étroit, mais très-dilatable dans les sillons interpapillaires, entre les glandes sébacées qui entourent leur embouchure.

Conduits galactophores et glandes mammaires accessoires. — Indépendamment des conduits qui vont se terminer au sommet du mamelon, il en est d'autres, beaucoup moins importants, qui s'ouvrent sur l'aréole elle-même et qui n'avaient pas encore été signalés.

Ces conduits, que j'appellerai *accessoires*, sont de deux ordres : les uns sont formés par une simple division qui se détache d'un conduit principal; les autres ont pour point de départ une glandule mammaire isolée.—Leur mode de terminaison diffère aussi. Quelques conduits s'ouvrent dans le canal excréteur d'une glande sébacée. Mais la plupart s'abouchent sur l'aréole par un orifice indépendant.

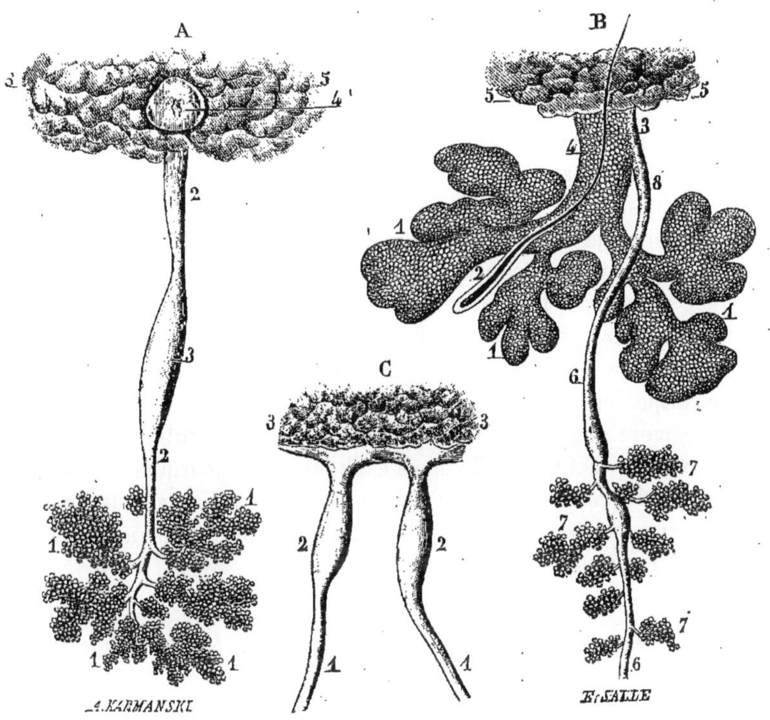

FIG. 929. — *Glandes mammaires et conduits galactophores accessoires; glandes sébacées de l'aréole (grossissement de 60 diamètres).*

A. — *Conduit galactophore accessoire partant d'une glandule indépendante de la glande mammaire et s'ouvrant sur la surface de l'aréole.* — 1, 1, 1, 1. Glandule mammaire isolée. — 2, 2. Son conduit excréteur. — 3. Renflement fusiforme de ce conduit. — 4. Son embouchure. — 5, 5. Surface pigmentée de l'aréole.

B. — *Conduit galactophore accessoire naissant de l'un des canaux de la glande principale et s'ouvrant dans le conduit d'une glande sébacée de l'aréole.* — 1, 1, 1. Lobes et lobules de cette glande. — 2. Follicule pileux annexé à celle-ci. — 3. Poil contenu dans ce follicule. — 4. Conduit excréteur de la glande sébacée. — 5, 5. Surface pigmentée de l'aréole.—6, 6. Conduit galactophore accessoire, émané de l'un des canaux de la glande mammaire. — 7, 7, 7. Lobules annexés à ce conduit.

C. — *Deux conduits galactophores accessoires partant aussi des conduits de la glande mammaire et allant s'ouvrir sur l'aréole, très-près l'un de l'autre* — 1, 1. Conduits accessoires. — 2, 2. Renflement de ces conduits. — 3, 3. Surface de l'aréole.

3ᵉ ÉDIT.   IV. — 51

Le nombre des conduits accessoires varie beaucoup. Il en existe toujours plusieurs, quelquefois huit à dix et même davantage. Lorsqu'ils naissent d'un conduit galactophore, le lait ne les traverse pas en général, ce liquide trouvant dans le conduit principal une voie d'écoulement plus facile. Lorsqu'ils proviennent d'une glandule isolée, le liquide que sécrète celle-ci se répand sur la surface de l'aréole et leur existence devient alors manifeste.

Les parois des conduits galactophores se composent de trois tuniques.— Leur tunique interne est formée par une substance amorphe, de nature spéciale, sur laquelle on ne trouve aucune trace d'épithélium pendant la lactation, ainsi que l'a constaté M. Ch. Robin; mais elle est tapissée, suivant le même auteur, par un épithélium nucléaire avant que la sécrétion laiteuse s'établisse et lorsqu'elle cesse.

La tunique moyenne, de nature musculaire, est exclusivement constituée par des fibres lisses longitudinales qu'on voit apparaître sur les premières radicules, et qui se multiplient à mesure que les conduits se rapprochent du mamelon. J'ai vu de la manière la plus manifeste ces fibres longitudinales, et j'ai pu constater aussi qu'elles acquièrent une grande importance sur la partie terminale des conduits. Au niveau du derme, elles s'attachent à la face profonde de celui-ci.

La tunique externe est formée par des fibres de tissu élastique anastomosées et disposées en réseau.

Cette structure nous explique la dilatabilité et la rétractilité si prononcées des conduits lactifères. Elle nous explique aussi pourquoi le mamelon rentre chez quelques femmes dans l'intérieur de la mamelle; cette rétraction est due évidemment à l'action des fibres longitudinales si multipliées et, par conséquent, si puissantes.

b. *De la glande mammaire considérée dans son état le plus habituel.*

Dans cet état, elle est atrophiée ou considérablement réduite de volume. Sa couleur n'est plus d'un rouge jaunâtre, mais d'un blanc bleuâtre. Son aspect granuleux a complétement disparu. Si on la soumet à l'examen microscopique, on reconnaît, ainsi que M. Ch. Robin l'a très-bien remarqué, que les culs-de-sac glandulaires n'existent plus. C'est sur eux surtout que porte l'atrophie. Elle est essentiellement caractérisée par le retrait de tous les conduits galactophores. Tel conduit qui s'étendait jusqu'à la circonférence de la glande s'est tellement rétracté, que son origine correspond à sa partie centrale, et quelquefois se trouve plus rapprochée encore du mamelon. Dans un degré plus avancé d'atrophie, les conduits excréteurs se rétractent tellement, qu'ils viennent se grouper au-dessous du mamelon. Si l'on examine l'un de ces conduits, on constate que la rétraction ne porte pas seulement sur le conduit principal, mais sur tous ses affluents, devenus si courts, que les lobules s'appliquent immédiatement sur ses parois. Ces lobules eux-mêmes s'atrophient, puis disparaissent.

Chez les jeunes femmes, des phénomènes inverses à ceux qui viennent d'être décrits se produisent lorsque la lactation doit s'établir. Les conduits s'allongent, leurs branches reparaissent, les rameaux naissent de celles-ci ; il semble, en un mot, que chaque conduit lactifère pousse des racines de plus en plus profondes ; et pendant qu'ils s'étendent du centre à la circonférence, des lobes et lobules se forment à leur extrémité libre et se multiplient de plus en plus à mesure que la glande se développe.

Vaisseaux, nerfs, tissu cellulaire. Les artères de la mamelle viennent de la thoracique longue ou mammaire externe ; quelques-unes émanent de la mammaire interne et des intercostales. Elles occupent la couche graisseuse sous-cutanée, et se partagent, dans leur trajet, en rameaux antérieurs ou tégumentaires, et rameaux postérieurs ou glandulaires.

Les veines vont s'ouvrir, les unes dans les mammaires internes, les autres dans les mammaires externes ou thoraciques longues.

Les vaisseaux lymphatiques, extrêmement nombreux, forment deux plans : 1° un plan superficiel ou cutané, constitué par un réseau très-délicat qui recouvre le mamelon et l'aréole ; 2° un plan profond ou glandulaire d'une prodigieuse richesse, qui enlace de ses radicules chacun des lobules et des lobes de la glande. Tous les troncs émanés de ce réseau se dirigent de la face postérieure et de l'épaisseur de la glande vers l'aréole, où ils forment un plexus remarquable par l'énorme volume des vaisseaux qui le composent. Du plexus sous-aréolaire partent deux et quelquefois trois troncs volumineux qui se jettent dans les ganglions de l'aisselle.

Les nerfs tirent leur origine des intercostaux et des branches thoraciques du plexus brachial.—Au tissu cellulaire très-abondant de la glande mammaire, se mêlent un grand nombre de fibres élastiques et une proportion variable de tissu adipeux.

CHAPITRE V

DU PÉRITOINE

Le péritoine, comme toutes les membranes séreuses, est un sac sans ouverture, qui revêt d'une part les parois de l'abdomen, de l'autre la plupart des viscères contenus dans cette cavité.

La séreuse abdominale nous est déjà connue dans ses principaux détails. Mais il nous reste à la considérer dans son ensemble. Pour en prendre une notion complète nous aurons à l'envisager sous plusieurs points de vue : 1° comme cavité ; 2° comme moyen d'indépendance des viscères ; 3° comme moyen de connexion de ces mêmes organes.

§ 1. — DU PÉRITOINE CONSIDÉRÉ COMME CAVITÉ.

Envisagé comme cavité, le péritoine présente : deux surfaces, l'une adhérente, l'autre libre; deux feuillets, l'un qui répond aux parois de l'abdomen ou *feuillet pariétal*, l'autre qui répond aux organes abdominaux ou feuillet viscéral; et enfin deux cavités, l'une principale, c'est la cavité péritonéale proprement dite; l'autre accessoire, formant une sorte de diverticule de la précédente, c'est l'*arrière-cavité des épiploons*.

A. **Surfaces du péritoine.**—Par sa surface externe, la séreuse abdominale répond aux parois de la cavité abdominale et aux viscères qu'elle contient. Sur un grand nombre de points elle s'adosse à elle-même.

Sur les parois abdominales elle s'étale très-régulièrement et ne leur adhère dans une grande partie de leur étendue que par un tissu cellulaire assez lâche, en sorte qu'on peut l'en détacher facilement. Son adhérence est surtout très-faible en arrière. Le tissu conjonctif qui l'unit au diaphragme est un peu plus dense. Cependant on peut encore séparer le péritoine de ce muscle par voie de simple décollement. Sur les côtés, les connexions de la séreuse avec le muscle transverse ont lieu par l'intermédiaire d'une lame cellulo-fibreuse, appelée *fascia propria*. En avant, elles deviennent plus intimes, surtout au niveau de la ligne médiane et de la région ombilicale. Toutefois, dans la région hypogastrique, le tissu cellulaire sous-péritonéal conserve une grande laxité.

En passant des parois de l'abdomen sur les viscères abdominaux, le péritoine, avant de les atteindre, parcourt un certain trajet pendant lequel il s'applique à lui-même par sa surface externe; il constitue ainsi un grand nombre de replis membraneux, de figure et de dimensions très-différentes. Les deux lames qui forment ces replis membraneux n'adhèrent l'une à l'autre que par un tissu conjonctif lâche, d'où la facilité avec laquelle ils se prêtent à toutes les variations de volume de certains viscères. Si ce volume augmente ils s'écartent; s'il diminue ils se réappliquent l'un à l'autre, se raccourcissant et s'allongeant ainsi tour à tour, les immobilisant davantage dans le premier cas, leur laissant dans le second une plus grande liberté.

Parvenu sur les viscères, le péritoine leur adhère d'abord faiblement. Mais, en s'avançant, il s'unit à leur périphérie par des liens de plus en plus étroits, et bientôt si intimes qu'il ne peut en être détaché.

La surface interne du péritoine présente l'aspect uni qu'on remarque sur les parois de toutes les membranes séreuses. Elle est humide, polie, et partout en contact immédiat avec elle-même. C'est à elle que les viscères sont redevables de leur indépendance et de la facilité avec laquelle ils se déplacent en glissant les uns sur les autres.

B. **Feuillets pariétal et viscéral du péritoine.** — Ces deux feuillets diffèrent très-notablement et sous plusieurs points de vue.

Le feuillet pariétal est beaucoup moins étendu que le viscéral. La superficie du premier n'excède pas ou excède à peine celle des parois de l'abdomen. Celle du second la surpasse considérablement; il se déprime pour pénétrer dans tous les intervalles des viscères;. il se plie et replie non-seulement pour former à chacun d'eux une enveloppe, mais pour leur constituer un pédicule, et aussi pour les unir entre eux. La superficie du premier est quatre ou cinq fois moins grande que celui du second.

Le feuillet pariétal offre une certaine épaisseur; il· est résistant; il adhère à peine aux parties sous-jacentes, en sorte qu'on peut le détacher de celles-ci, sur presque tous les points. — Le feuillet viscéral est mince, très-adhérent, beaucoup plus faible et même sans résistance aucune sur une notable partie de son trajet, particulièrement sur les épiploons.

Tous les deux présentent des replis de figure membraneuse, dans· le bord libre desquels se trouve contenu un viscère, et quelquefois un conduit, ou un simple cordon. Mais les replis qui dépendent du feuillet pariétal sont pour la plupart très-courts et très-étroits. Ceux que forme le feuillet viscéral se distinguent des précédents par leur longueur, leur largeur et leur plus grande importance.

Tous ces replis ont pour caractères communs de jouer le rôle de moyen d'union et de protection. Plus loin nous étudierons leur disposition.

C. **Cavités du péritoine.**—La *grande cavité* du péritoine a pour limite ou paroi antérieure le feuillet pariétal, et pour limite ou paroi postérieure le feuillet viscéral. Comme celle de toutes les autres séreuses, elle n'existe qu'à l'état virtuel. Pour l'étudier il faut donc l'insuffler ou la considérer chez un hydropique. On peut constater alors qu'elle est antérieure aux viscères. De cette situation cependant il ne faudrait pas conclure que chez les malades affectés d'hydropisie ascite les deux feuillets s'écartent en raison directe de l'abondance du liquide exhalé.

La plupart des viscères de l'abdomen sont creux et en partie dilatés par des gaz. Or, lorsqu'un épanchement séreux se produit, les organes ainsi distendus par un fluide aériforme se comportent à la manière d'un appareil aérostatique. Si le malade est couché sur le dos, ils occupent la région ombilicale et l'abdomen est sonore à la percussion; s'il est couché sur l'un des côtés, les viscères se portent du côté opposé; s'il est debout ils s'élèvent vers l'épigastre. La sérosité, en un mot, se précipite toujours vers la région la plus déclive, de telle sorte que le feuillet viscéral, sur une partie plus ou moins grande de son étendue, reste en contact avec le feuillet pariétal.

La *petite cavité* du péritoine, plus connue sous le nom d'*arrière-cavité*, est constituée par un diverticule de la cavité principale, qui part de la paroi postérieure de celle-ci et qui s'allonge de haut en bas. Ce diverticule prend naissance au-dessous du foie par un orifice circulaire, *l'ouverture de Winslow*; il sépare le pancréas de l'estomac, passe entre ce viscère et l'arc tranverse du côlon, et se prolonge ensuite au devant des circonvolutions de l'intestin grêle pour descendre en général jusqu'à l'hypogastre.

L'arrière-cavité du péritoine a pour destination de compléter l'indépendance de l'estomac, et de lui assurer toute la liberté nécessaire pour l'exercice de ses fonctions.

§ 2. — DU PÉRITOINE CONSIDÉRÉ COMME MOYEN D'INDÉPENDANCE ET DE MOBILITÉ DES VISCÈRES.

Pour assurer l'indépendance des viscères ainsi que leur mobilité, le péritoine fournit à chacun d'eux une enveloppe pédiculée; et toutes ces enveloppes se continuant entre elles, elles forment une seule et même membrane, tour à tour saillante et rentrante, se repliant et se contournant sans cesse, affectant une disposition assez simple sur quelques points, mais très-compliquée sur d'autres. Afin de suivre plus facilement la séreuse abdominale dans son trajet et sa continuité, nous la diviserons avec Bichat en trois zones : une zone moyenne ou ombilicale, une zone inférieure ou hypogastrique, et une zone supérieure ou épigastrique.

A. — **Zone moyenne ou ombilicale du péritoine.**

Dans toute cette portion moyenne de son trajet le péritoine affecte une disposition très-simple. Suivi de droite à gauche, à partir de l'ombilic, il revêt d'abord la moitié gauche de la région ombilicale, puis le flanc gauche, et passe transversalement au devant du bord convexe du rein. Arrêté alors par les vaisseaux du côlon descendant, il se réfléchit, longe leur côté gauche et arrive ainsi jusqu'à l'intestin, revêt successivement sa partie latérale gauche, sa partie antérieure, sa partie latérale droite, et se réapplique à lui-même derrière le côlon pour former le feuillet interne du mésocôlon descendant, repli membraneux très-court ou nul dans l'état de dilatation, plus long dans l'état de retrait de l'intestin.

Après avoir constitué ce repli, le péritoine, poursuivant son trajet de gauche à droite, recouvre l'artère, la veine et le conduit excréteur du rein, ainsi que les vaisseaux coliques gauches, et s'avance jusque sur l'aorte abdominale. A cette limite il rencontre l'artère mésentérique supérieure, et toutes les branches qui en partent, pour se rendre à l'intestin grêle. Arrêtée de nouveau, la séreuse se réfléchit une seconde fois pour se porter d'arrière en avant jusqu'à l'intestin grêle, contourne son côté gauche, son bord libre, puis son côté droit, se réapplique ensuite aux vaisseaux et redescend vers la colonne lombaire, formant ainsi un grand repli qui rattache l'intestin grêle à cette colonne, c'est le *mésentère*.

Revenue sur le rachis, la zone ombilicale se coude au devant de la veine cave inférieure et se dirige alors vers le côlon ascendant, en passant sur les artères et veines coliques droites qui se rendent à cet intestin. Trouvant un nouvel obstacle dans la présence de ces vaisseaux, elle les accompagne, chemine comme eux d'arrière en avant, contourne ensuite le côlon, puis se réapplique aux mêmes vaisseaux pour former aussi à cet intestin un pédicule membraneux, le *mésocôlon ascendant*.

Au delà du côlon le péritoine revêt le flanc droit et la moitié droite de la région ombilicale, pour venir se continuer sur la ligne médiane avec celui de la moitié gauche.

Cette première zone, en résumé, figure un segment de cylindre sur lequel on remarque trois parties rentrantes : deux latérales, les mésocôlons, et une médiane, le mésentère ; les premières très-courtes, la dernière beaucoup plus longue ; composées chacune d'une portion intestinale ou enveloppante, et d'une partie membraneuse dans laquelle cheminent les vaisseaux et les nerfs destinés aux parois de l'intestin.

B. — Zone inférieure ou hypogastrique du péritoine.

Continue en haut avec la zone ombilicale, la zone hypogastrique descend verticalement sur la paroi abdominale antérieure, en formant chez le fœtus trois replis divergents, un médian et deux latéraux, qui constituent les *petites faux du péritoine*. Chez l'adulte, ces trois replis existent aussi ; mais c'est à peine s'ils s'élèvent au-dessus de la branche horizontale des pubis. Le repli médian embrasse l'ouraque ; les replis latéraux entourent les artères ombilicales.—A droite et à gauche cette zone recouvre les vaisseaux épigastriques. En dehors de ceux-ci elle se déprime au niveau de l'orifice supérieur du canal inguinal ; en dedans et en arrière de l'anneau inguinal inférieur, elle offre une autre dépression moins prononcée que la précédente : la première porte le nom de *fossette inguinale externe*, et la seconde celui de *fossette inguinale interne*.

Arrivée au-dessus du pli de l'aine, la zone inférieure du péritoine passe sur l'anneau crural, puis sur les vaisseaux iliaques externes, et se comporte ensuite différemment à gauche, à droite et au milieu.

a. **Région iliaque gauche.**—A gauche, la séreuse remonte sur le fascia iliaca, se continue en haut avec le feuillet externe du mésocôlon descendant et rencontre alors les vaisseaux destinés à l'S iliaque. Ne pouvant poursuivre son trajet ascendant, elle se réfléchit sur ces vaisseaux, les accompagne jusqu'à l'intestin, qu'elle contourne, et recouvre ensuite leur partie antérieure pour s'unir en haut, soit avec le feuillet interne du mésocôlon descendant, soit avec le feuillet gauche ou mésentère. En un

mot, elle se comporte dans la région iliaque gauche, comme la zone
ombilicale dans la région lombaire correspondante. De même que celle-ci
entoure le côlon en lui formant un pédicule membraneux, de même aussi
elle entoure l'S iliaque en lui formant un repli, le *mésocôlon* iliaque, qui
fait suite au précédent, mais qui est beaucoup plus long, d'où la mobilité
plus grande aussi de la portion iliaque de l'intestin.

b. **Région iliaque droite** — La disposition qu'affecte le péritoine dans
la fosse iliaque droite diffère peu de celle qu'il présente dans la fosse iliaque gauche. Il fournit au cæcum une enveloppe tantôt complète, tantôt
incomplète, et quelquefois aussi un pédicule membraneux. L'enveloppe
est complète lorsque l'intestin est vide et plus ou moins rétracté. Dans ce

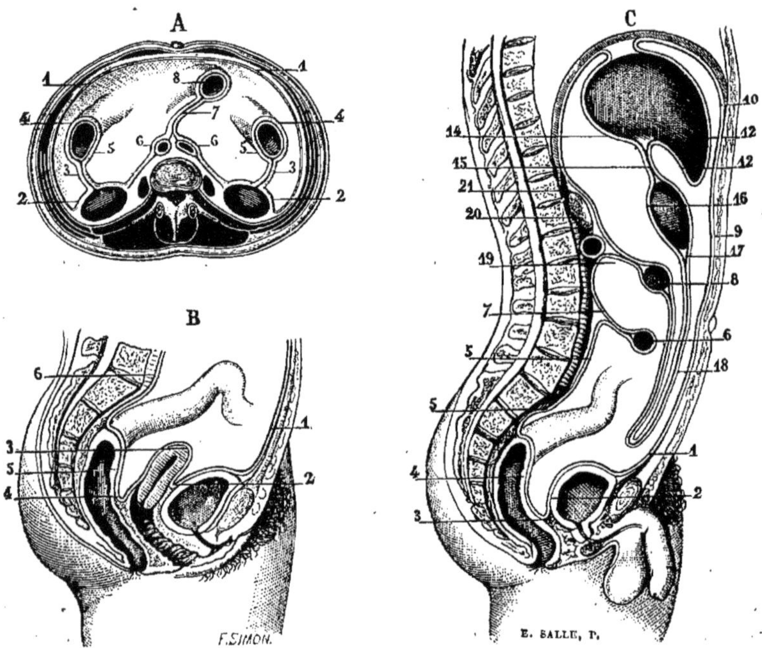

FIG. 930. — *Trajet du péritoine dans les régions ombilicale, hypogastrique
et épigastrique.*

A. — *Trajet du péritoine dans la région ombilicale.* — 1, 1. Péritoine pariétal. —
2, 2. Le péritoine au-devant des reins. — 3, 3. Feuillet externe des mésocôlons ascendant et descendant.—4, 4. Enveloppe séreuse de l'intestin.—5, 5. Cette même enveloppe
revenant vers les mésocôlons pour en former le feuillet interne. — 6, 6. Le péritoine se
réfléchissant au-devant de l'aorte et de la veine cave inférieure pour former le mésentère. — 7. Mésentère. — 8. Enveloppe séreuse de l'intestin grêle.

B. — *Trajet du péritoine dans la région hypogastrique chez la femme.* — 1. Péritoine
pariétal. — 2. Cul-de-sac vésico-utérin. — 3. Enveloppe séreuse de l'utérus. — 4. Cul-
de-sac recto-vaginal. — 5. Coupe de l'enveloppe séreuse du rectum. — 6. Le péritoine
remontant de la région hypogastrique vers la région ombilicale.

C. — *Trajet du péritoine dans la région épigastrique.* — 1. Péritoine passant de la

dernier cas, à l'enveloppe se joint un pédicule en général court. Lorsque
le cæcum est dilaté, l'enveloppe fait défaut en arrière. Les deux feuillets du
mésocæcum se continuent avec ceux du mésocôlon ascendant.

c. **Région de l'hypogastre**. — Dans cette région le péritoine revêt les
viscères intra-pelviens, mais incomplétement. Sa disposition diffère du
reste selon qu'on l'étudie chez l'homme ou chez la femme.

Suivi, dans les deux sexes, de la paroi abdominale antérieure sur la
vessie en état de complète vacuité, il recouvre seulement la paroi postérieure et une partie de ses parois latérales. La tunique séreuse de cet
organe figure par conséquent une sorte d'hémisphère à concavité antéro-
inférieure, se continuant par sa circonférence avec le péritoine des parties
voisines; elle contribue ainsi à le fixer dans sa position et ses rapports en
lui laissant toute la liberté nécessaire pour son ampliation. — Lorsque la
vessie est pleine, la séreuse, après avoir suivi un trajet descendant, remonte
pour atteindre son sommet; elle décrit par conséquent au-dessus de la
symphyse des pubis une courbe à concavité supérieure, d'autant plus prononcée que la cavité vésicale est plus dilatée: c'est le *cul-de-sac vésico-
abdominal* du péritoine, dont j'ai signalé ailleurs l'existence et toute
l'importance au point de vue chirurgical.

De la vessie cette membrane, chez la femme, se prolonge sur l'utérus,
et sur les feuillets musculaires des ligaments larges, feuillets qui en
forment une dépendance.

Au devant de l'utérus elle se réfléchit de bas en haut, revêt le tiers supérieur de son col, la face antérieure de son corps, son bord supérieur ou
base, toute sa face postérieure, puis la paroi inférieure du vagin dans
une étendue de 12 à 15 millimètres, et se coude une seconde fois pour
s'appliquer à la partie moyenne du rectum. En remontant sur cet organe
la séreuse ne recouvre d'abord que sa face antérieure. Mais bientôt elle
embrasse aussi ses deux parties latérales, un peu plus haut tout son
contour, et lui constitue supérieurement un pédicule membraneux, de
figure triangulaire, le *mésorectum* qui se continue par une de ses lames
avec le mésocôlon iliaque et la lame gauche du mésentère, et par l'autre
avec la lame droite de ce repli.

En passant de la vessie sur les ligaments larges, le péritoine forme

paroi abdominale sur la vessie. — 2. Enveloppe séreuse de la vessie. — 3. Cul-de-sac
recto-vésical. — 4. Enveloppe séreuse du rectum. — 5, 5. Le péritoine remontant vers
le mésentère. — 6. Enveloppe séreuse de l'intestin grêle. — 7. Continuité du mésentère
avec le feuillet inférieur du mésocôlon transverse. — 8. Coupe du côlon transverse et des
deux feuillets qui l'entourent. — 9. Péritoine pariétal de la région épigastrique. —
10. Le même tapissant la face inférieure du diaphragme. — 11. Le même recouvrant la
face convexe du foie. — 12. Le même sur la face interne de ce viscère. — 14. Le même
sur la partie postérieure de cette face. — 15. Coupe de l'épiploon gastro-hépatique. —
16. Feuillet séreux postérieur de l'estomac. — 17. Son feuillet séreux antérieur. —
18. Grand épiploon. — 19. Mésocôlon transverse. — 20. Coupe du pancréas. — 21. Feuillet
supérieur du mésocôlon passant au-devant de cette glande.

aussi un cul-de-sac transversal qui se continue en dedans avec le cul-de-sac vésico-utérin. Dans son trajet ascendant il recouvre successivement la lame musculaire antérieure de ces ligaments, plus haut le ligament rond qu'il entoure en dehors, puis la trompe utérine, à laquelle il donne un large pédicule membraneux. Arrivé sur le bord supérieur des ligaments larges, il devient descendant, s'applique à la lame musculaire postérieure, entoure l'ovaire ainsi que son ligament, embrasse un peu plus bas les ligaments utéro-sacrés, en formant avec ceux-ci, de chaque côté du rectum, un repli demi-circulaire, et s'unit en dedans à l'enveloppe séreuse de l'intestin. Il se prolonge en dehors sur la moitié postérieure des parois latérales du petit bassin, pour s'unir plus haut à la lame inférieure du mésocôlon iliaque.

Dans le trajet qu'il décrit de la paroi antérieure vers la paroi postérieure de l'excavation pelvienne, le feuillet viscéral de la séreuse forme donc en définitive un grand repli transversal, embrassant l'utérus et les deux lames musculaires des ligaments larges. Au devant de ce repli se trouve le cul-de-sac *vésico-utérin*, transversal aussi ; en arrière se voient trois autres culs-de-sac : un médian ou *recto-vaginal*, demi-circulaire, très-profond ; et deux latéraux plus élevés, séparés du précédent par les replis utéro-sacrés, ce sont les *fossettes rétro-ovariennes*. A ceux-ci s'en joint, dans l'état de plénitude de la vessie, un cinquième, le *cul-de-sac vésico-abdominal*.

Chez l'homme, le péritoine se comporte à l'égard de la vessie et du rectum comme chez la femme. En passant du premier de ces organes sur le second, il forme, dans l'état de vacuité du réservoir vésical, un repli demi-circulaire, à concavité postérieure ; au-dessous de celui-ci on voit le cul-de-sac *recto-vésical*, limité de chaque côté par les canaux déférents et les vésicules séminales. Dans l'état de plénitude de la vessie il existe au devant de son sommet une autre dépression plus ou moins avancée, le *cul-de-sac vésico-abdominal*, semblable ou très-analogue à celui qui se produit chez la femme dans les mêmes conditions.

C. — Zone épigastrique du péritoine.

Des trois zones du péritoine, l'épigastrique ou supérieure est celle qui offre la disposition la plus compliquée. Suivie de bas en haut sur la paroi abdominale antérieure, elle rencontre au-dessus de l'ombilic la veine ombilicale, où le cordon résultant de son oblitération l'entoure et lui forme un pédicule membraneux, de figure triangulaire, qui constitue la *grande faux du péritoine*. Du bord tranchant du foie ce repli membraneux se prolonge sur la face convexe du viscère pour l'unir au diaphragme ; il prend alors le nom de *ligament suspenseur*. — A droite et à gauche de celui-ci le feuillet pariétal passe de la paroi abdominale antérieure sur la face inférieure du diaphragme, et remonte jusqu'au centre phrénique sur lequel il se réfléchit pour suivre un trajet descendant. Sa disposition diffère ensuite suivant qu'il répond à la rate, à l'œsophage ou au foie.

Dans l'hypochondre gauche la séreuse, après avoir recouvert tout le diaphragme, se dirige de dehors en dedans, où elle se trouve bientôt arrêtée par les vaisseaux spléniques et la queue du pancréas. Elle se réfléchit alors en s'appliquant à leur partie postérieure, puis revêt le bord postérieur de la rate, toute sa face externe, son bord antérieur et la moitié correspondante de sa face interne. Arrivé au hile du même viscère, les vaisseaux courts ne lui permettant pas de se porter plus loin, le péritoine se coude à angle droit, pour suivre leur direction et se prolonge avec eux jusqu'à la grosse tubérosité de l'estomac et sur la face antérieure de celui-ci. Dans ce long trajet il fournit donc une enveloppe presque complète à la rate, et forme en outre : 1° le feuillet postérieur de l'épiploon pancréatico-splénique ; 2° le feuillet antérieur de l'épiploon gastro-splénique ; 3° un repli horizontal, en forme de nid de pigeon, qui reçoit l'extrémité inférieure de la rate, et qui la sépare du gros intestin.

Au devant de l'œsophage le péritoine se coude de même à angle droit, descend sur ce conduit, puis sur la grosse tubérosité de l'estomac, où il se réunit à celui qui forme la lame antérieure de l'épiploon gastro-splénique.

Au-dessus du foie le feuillet pariétal se réfléchit et constitue la lame antérieure du ligament coronaire, et des ligaments latéraux de cet organe. Il s'étend ensuite sur sa face convexe, mais se comporte différemment à gauche et à droite du ligament suspenseur. — A gauche, il recouvre la face supérieure du lobe moyen, son bord antérieur, sa face inférieure, s'adosse à lui-même pour compléter son ligament triangulaire gauche, rencontrant au niveau du sillon transverse les vaisseaux afférents et excréteurs de la glande, il s'infléchit de nouveau, descend jusqu'à l'estomac, forme ainsi la lame antérieure de l'épiploon gastro-hépatique, et se prolonge sur toute la surface antérieure du viscère et de la première portion du duodénum, où il retrouve d'une part le feuillet viscéral qui a suivi l'œsophage, de l'autre le feuillet antérieur de l'épiploon gastro-splénique.

Toute la portion du péritoine qui s'étend de l'hypochondre gauche au ligament suspenseur du foie, après s'être une ou plusieurs fois réfléchie, arrive donc en définitive au-devant de l'estomac qu'elle recouvre en descendant jusqu'à sa grande courbure.

De cette grande courbure toute la portion du feuillet viscéral située à gauche du ligament suspenseur du foie se prolonge au devant des circonvolutions de l'intestin grêle jusqu'au niveau du détroit supérieur du bassin, et souvent jusqu'à la symphyse pubienne. A cette limite elle se recourbe d'arrière en avant, remonte verticalement vers le côlon transverse, revêt sa moitié inférieure, puis se porte vers la paroi postérieure de l'abdomen, où elle se coude une dernière fois afin de se continuer avec l'extrémité supérieure du mésentère, c'est-à-dire avec la zone ombilicale. Dans ce long trajet, le péritoine présente donc deux parties continues, l'une qui se porte de la grande courbure de l'estomac à l'arc transverse du côlon, l'autre qui s'étend de cet arc vers le rachis. — La première a été comparée par Winslow à une sorte de gibecière; c'est une grande poche à concavité supérieure; elle représente la lame superficielle de l'épiploon gastro-colique ou grand épiploon, composée d'un feuillet antérieur et d'un feuillet postérieur. — La seconde, beaucoup plus simple et moins

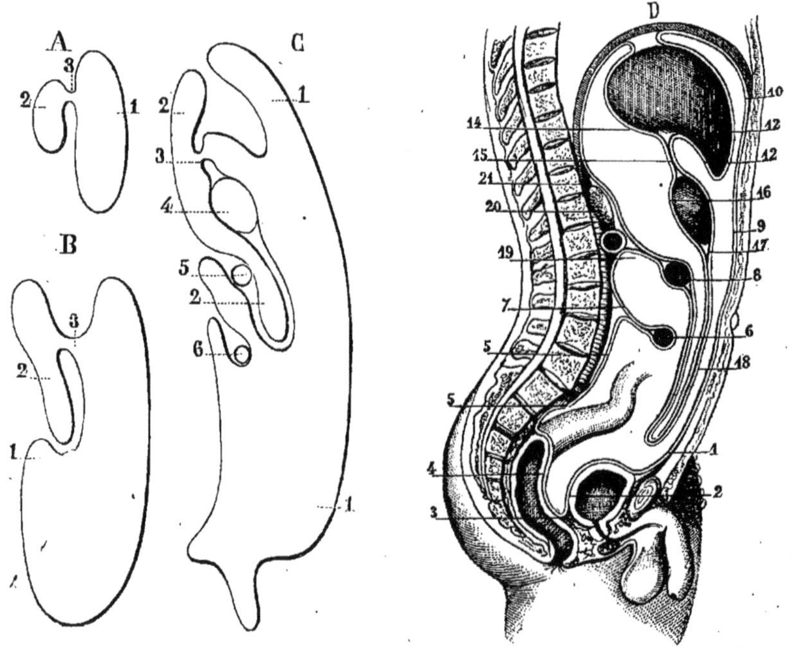

FIG. 931. — *Arrière-cavité des épiploons.*

A. — *Les deux cavités du péritoine ramenées à leur plus simple expression.* — 1. Grande cavité péritonéale. — 2. Petite cavité. — 3. Orifice par lequel elle communique avec la précédente.

B. — *La petite cavité du péritoine s'allongeant et commençant à s'invaginer dans la plus grande.* — 1. Grande cavité qui remonte en arrière de la plus petite. — 2. Petite cavité s'enfonçant dans le cul-de-sac que lui présente la précédente. — 3. Orifice de communication.

C. — *La petite cavité, plus allongée encore, déprime par sa moitié inférieure la plus grande, et sépare alors l'estomac du côlon transverse et du pancréas.* — 1, 1. Grande cavité. — 2, 2. Petite cavité. — 3. Orifice qui les met en communication. — 4. Coupe de l'estomac. — 5. Coupe du côlon transverse. — 6. Coupe de l'intestin grêle.

D. — *Coupe verticale des deux cavités du péritoine faite sur la ligne médiane, en* étendue, figure un plan horizontal, demi-circulaire ; elle représente le feuillet inférieur du mésocôlon transverse.

A droite du ligament suspenseur, le péritoine recouvre, d'une part tout le lobe droit ou grand lobe du foie, de l'autre les parois de l'hypochondre droit. — Sur la face convexe du grand lobe, il se réfléchit d'arrière en avant, forme ainsi la lame antérieure du ligament coronaire, et celle du ligament triangulaire droit, recouvre ensuite cette face dans toute son étendue en se continuant en dedans avec la lame droite du ligament suspenseur, revêt le bord antérieur du lobe et son bord droit, s'avance sur sa face inférieure, tapisse sa fossette colique et sa fossette rénale, complète en arrière le ligament triangulaire droit en formant sa lame inférieure, puis recouvre la vésicule biliaire et l'éminence porte antérieure. Au niveau du col de la vésicule il se contourne de manière à circonscrire en haut l'orifice par lequel communiquent les deux cavités du péritoine, orifice généralement connu sous le nom d'*ouverture* ou d'*hiatus* de Winslow. — Dans l'hypochondre droit le péritoine se prolonge de la face inférieure du diaphragme sur sa face latérale droite et sa partie postérieure, pour se continuer en bas avec l'extrémité supérieure du mésocôlon. En dedans il s'avance jusqu'à l'hiatus de Winslow, au niveau duquel il se continue aussi avec l'arrière-cavité des épiploons.

Si cette arrière-cavité n'existait pas, le péritoine tapissant les parois de l'hypochondre droit se continuerait donc au-dessus de la première portion du duodénum, avec le bord droit de l'épiploon gastro-hépatique, et en haut avec celui qui revêt la face inférieure du foie. Mais alors la face postérieure de l'estomac adhérerait à la face supérieure du côlon transverse, et au pancréas, puisque ces trois organes se trouveraient immédiatement en contact ; et leur mutuelle adhérence aurait pour résultat de priver les deux premiers de toute indépendance et par conséquent de la mobilité nécessaire à l'exercice de leurs fonctions. C'est pour restituer à l'un et à l'autre cette indépendance et cette mobilité que la nature a surajouté à la cavité principale du péritoine une cavité accessoire, une sorte de diverticule qui remplit en effet parfaitement cette destination.

L'orifice par lequel communiquent les deux cavités est situé au-dessous du col de la vésicule biliaire, au-dessus de la première portion du duodénum, au devant de la veine cave ascendante, en arrière du tronc de la veine porte. Il est un peu allongé de haut en bas, irrégulièrement circulaire et assez grand pour admettre facilement le doigt indicateur. En introduisant dans cet orifice un tube on peut insuffler toute la cavité accessoire du péritoine ou arrière-cavité des épiploons, dont l'existence devient alors évidente et l'étude plus facile.

Ainsi insufflée on remarque : 1° qu'elle se prolonge de la face inférieure du foie jusqu'au fond de la poche, en forme de gibecière, constituée par la lame superficielle du grand épiploon, et qu'elle sépare par conséquent l'estomac du pancréas et du côlon transverse ; 2° qu'elle représente une poche semblable à la précédente, contenue dans celle-ci, et offrant également deux feuillets, l'un antérieur et l'autre postérieur, juxtaposés et continus par leur contour.

Le feuillet antérieur de l'arrière-cavité épiploïque contourne d'abord les canaux qui répondent au bord droit de l'épiploon gastro-hépatique, c'est-à-dire le tronc de la veine porte, le conduit cholédoque et l'extrémité terminale de l'artère hépatique. Il s'applique ensuite au petit lobe du foie ou lobe de Spigel, puis se porte vers la petite courbure de l'estomac, en constituant le feuillet postérieur de l'épiploon gastro-hépatique. De la petite courbure il s'étend sur la face postérieure du viscère à laquelle il adhère étroitement, se prolonge à gauche jusqu'au hile de la rate, pour former le feuillet postérieur de l'épiploon gastro-splénique, revêt la moitié postérieure de la surface interne de la glande, puis forme le feuillet interne du repli par lequel elle se trouve rattachée à la paroi postérieure de l'abdomen, ainsi que le feuillet antérieur de l'épiploon pancréaticosplénique. Il descend ensuite de la grande courbure du même organe, derrière le feuillet antérieur du grand épiploon, jusqu'à l'extrémité inférieure de celui-ci, où il se continue avec le feuillet postérieur de l'arrière-cavité. — Ce second feuillet remonte au devant du feuillet postérieur du grand épiploon, passe au-dessus de l'arc du côlon, complète le mésocôlon transverse en formant son feuillet supérieur, se réfléchit ensuite de bas en haut sur la troisième portion du duodénum, passe sur la face antérieure du pancréas, recouvre plus haut l'artère splénique, la veine cave inférieure et se continue sur le bord postérieur de l'hiatus de Winslow, avec les parois de la grande cavité péritonéale.

Ce trajet des deux feuillets de l'arrière-cavité des épiploons nous montre que le grand épiploon est formé de quatre feuillets : deux superficiels, l'un antérieur, l'autre postérieur, qui dépendent de la grande cavité du péritoine ; et deux profonds distingués aussi en antérieur et postérieur, appartenant à l'arrière-cavité épiploïque. Il nous montre en outre que cette arrière-partie se termine en bas par un long cul-de-sac, demi-circulaire et transversal, qui sépare les deux feuillets antérieurs des deux feuillets postérieurs. En haut elle a pour limite un cul-de-sac qui s'adosse à la moitié postérieure de la face interne de la rate, et qui sépare l'épiploon gastro-splénique de l'épiploon pancréatico-splénique. A droite elle est limitée par un cul-de-sac vertical qui répond à la seconde et à la première portion du duodénum.

Ainsi disposé, ce diverticule de la grande cavité du péritoine communique à l'estomac et à l'arc transverse du côlon une complète indépendance, une grande mobilité et toute la liberté nécessaire pour leurs mouvements alternatifs d'ampliation et de retrait.

§ 3. — DU PÉRITOINE CONSIDÉRÉ COMME MOYEN DE FIXITÉ ET DE CONNEXION DES VISCÈRES.

Le péritoine n'a pas pour unique usage d'isoler les divers organes abdominaux et de lubrifier leur surface afin qu'ils glissent plus facilement les uns sur les autres. Il a aussi pour attribution de les fixer dans la situation qu'ils occupent. Pour les maintenir dans leur situation relative, il forme des replis destinés à les rattacher aux parois de l'abdomen, et à les unir entre eux. Parmi ces replis, les uns dépendent de son feuillet pariétal, les autres de son feuillet viscéral.

Les replis provenant du feuillet pariétal se partagent en deux groupes. Ceux du premier groupe relient à la paroi abdominale antérieure de simples canaux qui partent en divergeant de sa partie centrale. Ils affectent une disposition falciforme et portent le nom de *faux du péritoine*. Ceux

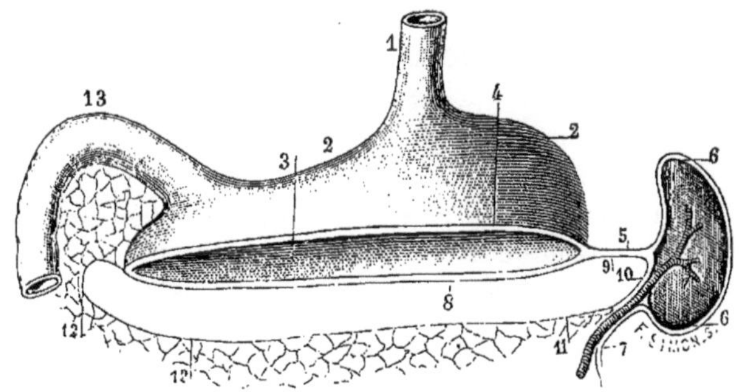

Fig. 932. — *Coupe transversale de l'arrière-cavité des épiploons, de l'épiploon gastro-splénique, et de l'épiploon pancréatico-splénique.*

1. Œsophage. — 2, 2. Estomac dont la moitié inférieure a été transversement excisée. — 3. Sa cavité. — 4. Feuillet antérieur de son enveloppe. — 5. Feuillet antérieur de l'épiploon gastro-splénique. — 6, 6. Enveloppe séreuse de la rate. — 7. Feuillet postérieur de l'épiploon pancréatico-splénique. — 8. Feuillet postérieur de l'enveloppe péritonéale de l'estomac. — 9. Feuillet postérieur de l'épiploon gastro-splénique.—10. Feuillet antérieur de l'épiploon pancréatico-splénique. — 11. Paroi postérieure de l'arrière-cavité des épiploons. — 12, 12. Coupe du pancréas. — 13. Duodénum.

du second unissent aux parois supérieure et inférieure de l'abdomen les viscères qui ne font pas partie du tube digestif; ils sont connus sous le nom de *ligaments*.

Les replis inhérents au feuillet viscéral se divisent également en deux groupes : ceux qui relient le tube intestinal à la paroi abdominale postérieure : on les désigne par le terme générique de *mésentères*; et ceux qui s'étendent d'un viscère à un viscère voisin : ce sont les *épiploons*.

A. **Faux du péritoine.** —Les replis falciformes, au nombre de quatre, un supérieur et trois inférieurs, naissent de l'ombilic. Le supérieur ou ascendant se dirige vers le bord tranchant du foie, les inférieurs vers la branche horizontale des pubis. En s'éloignant de leur point de départ ils s'élargissent et prennent ainsi la figure d'un triangle.

De ces quatre replis le supérieur, beaucoup plus large, représente la *grande faux du péritoine*. Il répond par son bord antérieur ou adhérent à la ligne blanche. Son bord postérieur, libre et légèrement concave, contient dans son dédoublement la veine ombilicale ou le cordon résultant de son oblitération, un petit groupe de veines portes accessoires et un rameau de l'artère hépatique. Par sa base, la grande faux du péritoine se continue avec le ligament suspenseur du foie.

Les replis inférieurs aux *petites faux du péritoine* diffèrent beaucoup suivant qu'on les considère chez le fœtus ou chez l'adulte. — Chez le fœtus, et quelque temps encore après la naissance, chacun d'eux figure aussi un petit triangle, mais à base inférieure. Le repli médian renferme l'ouraque dans son bord libre ou postérieur; les replis latéraux entourent les artères ombilicales. Ces derniers sont plus saillants et se prolongent sur la paroi antéro-latérale de l'excavation du bassin. — Chez l'adulte, l'ouraque et les artères ombilicales se sont rétractées jusqu'aux pubis et ne se trouvent plus représentées au-dessus de ceux-ci que par un appareil ligamenteux, fort irrégulier et fort délié, qui ne fait aucune saillie. A cet âge les petites faux du péritoine n'existent donc plus sur la portion sous-ombilicale de l'abdomen; mais au niveau du détroit supérieur on les retrouve encore, et surtout les latéraux, qui souvent même sont très-accusés.

B. **Ligaments.** — Ces replis remplissent en effet l'office de moyens d'union. Les uns répondent aux viscères qui occupent la région épigastrique, et les autres aux viscères situés dans la région de l'hypogastre. On peut donc les distinguer en supérieurs et inférieurs.

Les ligaments supérieurs, au nombre de quatre, unissent le foie au diaphragme. Trois occupent son bord adhérent ou convexe : ce sont le ligament coronaire, dont les deux lames restent séparées par un certain intervalle, et les ligaments triangulaires, dont les lames s'appliquent au contraire immédiatement l'une à l'autre.—Le quatrième, ou ligament suspenseur, s'insère à la face convexe du viscère; entre ses deux lames juxtaposées cheminent quelques veines portes accessoires, et quatre ou cinq gros troncs lymphatiques qui vont traverser le diaphragme pour suivre ensuite les vaisseaux mammaires internes.

Les ligaments inférieurs, au nombre de six, ont pour commune destination de relier l'utérus aux parois de l'excavation du bassin. Deux sont latéraux et transversalement dirigés, ce sont les ligaments larges; deux antérieurs et deux postérieurs, ce sont les ligaments ronds et utéro-sacrés.

Ces ligaments ne représentent pas, comme les précédents, un simple prolongement du feuillet pariétal. Dans leur épaisseur nous avons constaté la présence de nombreux faisceaux musculaires à fibres lisses. Comme eux sans doute ils jouent le rôle de moyens d'union. Mais leur résistance n'est pas purement mécanique ou passive; par leur contraction ils réagissent sur la cause qui tend à les allonger.

C. **Mésentères.** — Ces replis, formés comme les épiploons, aux dépens du feuillet viscéral, sont une dépendance du tube intestinal, dont ils maintiennent les diverses parties dans leur situation relative, en leur laissant cependant une mobilité très-grande pour quelques-uns, beaucoup moins prononcée pour d'autres.

Ceux qui dépendent du gros intestin se succèdent en série circulaire, et se continuent par leur extrémité, en sorte qu'on pourrait les considérer comme un seul et même pédicule membraneux, représenté à droite par le mésocæcum et le mésocôlon ascendant, en haut par le mésocôlon transverse, à gauche par le mésocôlon descendant et le mésocôlon iliaque, en bas par le mésorectum. — Dans la courbe circulaire résultant de leur continuité se trouve inscrit le repli auquel est suspendu l'intestin grêle. Ce repli se distingue entre tous les autres par ses larges dimensions et son importance plus grande; il peut en être regardé comme le type le plus parfait, d'où sans doute le nom générique qui lui a été donné.

Les mésentères diffèrent par leur longueur, leur largeur, leur direction, leur forme, etc., mais ils se rapprochent par un certain nombre de caractères qui dérivent de leur mode de constitution.

1° Ils renferment dans leur épaisseur les vaisseaux qui se rendent à l'intestin et ceux qui en proviennent : ce sont des pédicules membraneux essentiellement vasculaires, et ils jouent à l'égard de ces vaisseaux le rôle d'organes protecteurs.

2° Les deux lames qui se juxtaposent pour les former ne sont unies que par un tissu cellulaire extrêmement lâche; elles peuvent donc s'écarter et ensuite se rapprocher, d'où l'avantage, pour les diverses parties du tube intestinal, d'une facile dilatation et d'un facile retrait.

3° Leurs dimensions sont subordonnées au calibre du tube intestinal; elles se modifient à chaque instant et varient toujours en sens inverse. Lorsque la cavité de l'intestin se dilate, les mésentères diminuent de largeur; lorsqu'elle se resserre, c'est une disposition inverse qui se produit. Dans le premier cas ils perdent une notable partie de leur mobilité; dans le second ils deviennent au contraire plus mobiles.

D. **Épiploons**. — Les replis membraneux auxquels s'applique le terme générique d'épiploon se présentent au premier aspect sous la forme de simples liens unissant entre eux certains viscères. Mais si on les envisage sous un point de vue plutôt physiologique qu'anatomique, on remarque qu'ils sont surtout appelés à favoriser l'ampliation de l'estomac. Considérés comme liens, quelle serait en effet leur utilité ? Ils n'offrent aucune résistance. Considérés comme moyen d'ampliation pour un viscère passant par de rapides et considérables variations de volume, leur utilité au contraire est réelle, manifeste et très-grande. C'est donc à l'estomac qu'on doit les rattacher; ils en dépendent au même titre que les mésentères dépendent du tube intestinal. L'organe de la chimification en est le point de départ, et pour ainsi dire le centre d'irradiation. Étendus de cet organe central aux organes voisins, ils l'unissent à chacun de ceux-ci.

L'un d'eux se porte de la petite courbure du viscère vers la face inférieure du foie, un autre de la grande courbure vers le côlon transverse, le dernier de la grosse tubérosité vers la rate, d'où les noms de gastro-hépatique, gastro-colique et gastro-splénique qui leur ont été donnés. Le premier, ou gastro-hépatique, est appelé aussi petit épiploon, et le second, ou gastro-colique, grand épiploon. De même que les mésentères, ils diffèrent en outre par leur forme et leurs rapports; mais comme ceux-ci également ils présentent des caractères qui leur sont communs.

1° Tous les trois se composent de deux lames, l'une superficielle, qui fait partie de la grande cavité du péritoine, l'autre profonde, qui dépend de la petite cavité; si le grand épiploon comprend quatre feuillets, c'est parce que ces lames d'abord descendantes, deviennent ensuite ascendantes.

2° Pour tous ces deux lames sont d'une extrême minceur, d'une transparence parfaite et sans résistance aucune, en sorte qu'elles diffèrent considérablement sous ce point de vue de celles qui forment les mésentères et tous les autres replis membraneux du péritoine.

3° Tous les trois, par leur lame profonde, contribuent à circonscrire l'arrière-cavité épiploïque.

4° Tous contiennent dans leur épaisseur des vaisseaux de trois ordres, des ganglions lymphatiques, un tissu conjonctif lâche et une quantité variable de tissu adipeux.

5° Tous trois s'allongent lorsque l'estomac se resserre, et se raccourcissent au contraire lorsqu'il se dilate; l'épiploon gastro-splénique, sous l'influence de cette dilatation, finit même par disparaître entièrement.

L'épiploon pancréatico-splénique diffère des précédents. Il participe à la fois des épiploons et des mésentères : des épiploons, puisqu'il unit deux viscères l'un à l'autre ; des mésentères, puisqu'il rattache la rate à la paroi postérieure du tronc.

Sur les parties latérales du gros intestin on voit des prolongements de sa tunique séreuse, en forme de saccules. Ces prolongements sont connus sous la dénomination d'*appendices épiploïques*, dénomination qui semble accuser quelque analogie entre eux et les épiploons. Mais en réalité ils n'en présentent aucune. Leur nombre et leurs dimensions sont en raison

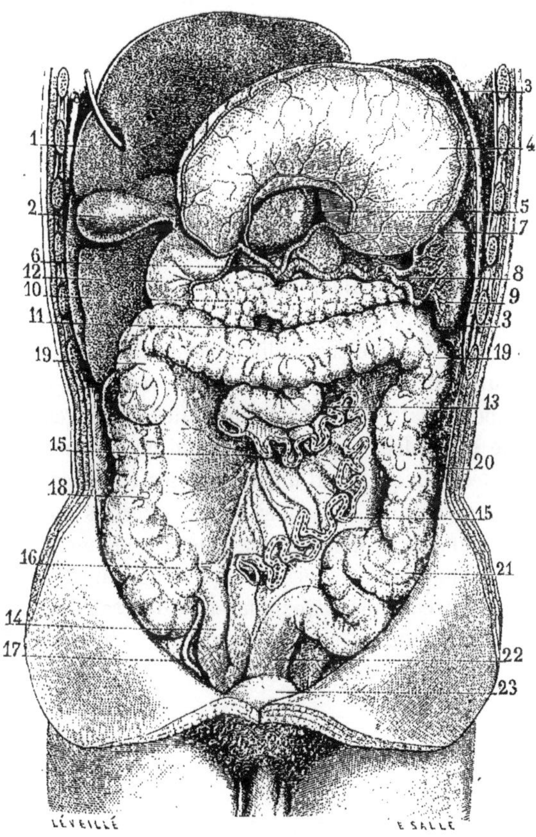

Fig. 933. — *Les mésentères.*

1. Face inférieure du foie. — 2. Vésicule biliaire. — 3, 3. Coupe du diaphragme. — 4. L'estomac soulevé et vu par sa face postérieure. — 5. Petit lobe du foie. — 6. Tronc cœliaque. — 7. Artère coronaire stomachique. — 8. Artère splénique. — 9. Rate. — 10. Pancréas. — 11. Vaisseaux mésentériques supérieurs. — 12. Duodénum. — 13. Extrémité supérieure de l'intestin grêle.— 14. Son extrémité inférieure. — 15, 15. Le mésentère, dont l'intestin grêle a été détaché. — 16. Cæcum. — 17. Appendice cæcal. — 18. Côlon et mésocôlon ascendant.— 19, 19. Côlon transverse. — 20. Côlon et mésocôlon descendant. — 21. S iliaque et mésocôlon iliaque. — 22. Rectum. — 23. Vessie.

directe de l'abondance du tissu adipeux, pour lequel ils constituent autant
de petits réservoirs. Il est digne de remarque qu'on n'en rencontre jamais
sur l'intestin grêle dont la tunique séreuse est beaucoup plus adhérente.

§ 4. — STRUCTURE DU PÉRITOINE.

La séreuse abdominale se compose de fibres lamineuses réunies en
faisceaux entrecroisés, et de fibres élastiques disposées en réseau. Ces
deux ordres de fibres se montrent en très-grand nombre sur les régions où
le péritoine est épais et résistant. Elles deviennent relativement rares sur
celles où le feuillet viscéral est réduit à sa plus extrême minceur, comme
sur les épiploons.

La couche fibreuse ou fibro-celluleuse constituée par ces fibres est recouverte sur sa face libre par un épithélium pavimenteux, formé d'un seul
plan de cellules polygonales.

Les artérioles qui viennent se perdre dans le péritoine et les veinules
qui en partent sont très-clair-semées; elles font même défaut sur certains
points, particulièrement sur une grande partie des épiploons. Les vaisseaux disséminés dans l'épaisseur de ceux-ci ne leur appartiennent pas;
ils se rendent aux viscères que ces replis unissent l'un à l'autre.

Quelques auteurs attribuent au péritoine des vaisseaux lymphatiques.
Mais la séreuse abdominale, de même que toutes les autres, ne possède
aucun vaisseau de cet ordre; ceux qui semblent en provenir naissent des
parties sous-jacentes, auxquelles il importe de les restituer.

Sous la tunique séreuse de l'estomac et des intestins on observe une
multitude de filets nerveux et de ganglions microscopiques. Ces nerfs font
partie du plexus d'Auerbach; ils forment une dépendance de la tunique
musculaire. Peut-être cependant quelques-uns de ces filets nerveux se
terminent-ils dans la tunique séreuse; mais aucun fait ne le démontre
bien clairement.

EMBRYOLOGIE

CONSIDÉRATIONS GÉNÉRALES

Dans le règne organique, la nature a développé partout, à côté de la vie individuelle, la vie de l'espèce. Les individus naissent, s'accroissent, puis s'éteignent et disparaissent. Mais chacun d'eux a reçu le don de transmettre la vie qui va lui échapper à un être, transitoire aussi, qui la transmettra à son tour : ainsi se perpétue la vie de l'espèce.

Les espèces se présentent donc à nous comme autant de séries sans fin d'êtres parvenus à leur pleine maturité et reliés entre eux, d'un côté par des êtres en voie de décrépitude, de l'autre par des êtres en voie de développement.

L'embryologie a pour objet la connaissance de tous les faits relatifs à l'évolution de ces êtres nouveaux.

Nous avons vu que ceux-ci naissent de l'action réciproque de deux germes, l'animalcule spermatique et l'ovule. Aussitôt que ces germes ou réagi l'un sur l'autre, l'animalcule spermatique disparaît; reste l'ovule qui alors, fécondé, se modifie presque aussitôt et profondément dans sa constitution.

Les phénomènes immédiats dont l'ovule devient le siége, après la fécondation, sont multiples; mais l'un d'eux domine tous les autres : c'est la segmentation du vitellus, qui a pour but la formation d'une membrane sphérique, tapissant la surface interne de la membrane vitelline, et connue sous le nom de *blastoderme*.

Sur un point du blastoderme on ne tarde pas à voir apparaître une tache circulaire, composée de deux parties ou zones très-distinctes : l'une centrale, transparente; l'autre périphérique, plus large et opaque. C'est sur l'axe de la zone transparente que l'embryon prend naissance; c'est aux dépens des cellules situées sur cet axe que vont se former, puis se développer les divers appareils destinés à le constituer. Les autres parties de la membrane blastodermique, bien que plus étendues et en apparence plus importantes, ne seront cependant qu'une simple dépendance de celui-ci : elles en formeront les *annexes*.

Les faits si nombreux et de nature si variée qui rentrent dans le cadre de l'embryologie peuvent donc être rattachés à trois principaux chefs que nous allons étudier dans l'ordre suivant :

1° Phénomènes relatifs à la formation du blastoderme ;

2° Phénomènes relatifs au développement général de l'embryon ;

3° Phénomènes relatifs au développement de ses annexes.

SECTION PREMIÈRE

PHÉNOMÈNES QUI PRÉCÈDENT ET ACCOMPAGNENT LA FORMATION DU BLASTODERME

Ces phénomènes présentent quelques différences, selon que l'on considère l'ovule des mammifères ou l'ovule des oiseaux. Nous passerons d'abord en revue ceux qui sont relatifs à l'ovule des mammifères ; nous nous occuperons ensuite de ceux qui ont pour siége l'ovule des oiseaux.

Après avoir pris connaissance des uns et des autres, nous pourrons comparer les deux ovules. Cette étude comparative est aujourd'hui d'une absolue nécessité ; car presque toutes les notions que nous possédons sur le mode de développement de l'embryon sont empruntées à l'embryologie des oiseaux.

ARTICLE PREMIER

OVULE ET BLASTODERME DES MAMMIFÈRES

Parmi les phénomènes qui précèdent et accompagnent la formation du blastoderme chez les mammifères, quelques-uns sont communs aux ovules non fécondés et aux ovules fécondés ; d'autres sont propres à ces derniers.

§ 1. — PHÉNOMÈNES COMMUNS AUX OVULES FÉCONDÉS ET NON FÉCONDÉS.

On peut les diviser en deux groupes : ceux qui se passent en dehors de l'ovule, et ceux qui se produisent à l'intérieur de celui-ci.

A. Phénomènes extra-ovulaires. — Au moment où l'ovule s'échappe de la vésicule de de Graaf, il emporte avec lui le disque proligère, mais s'en dépouille en parcourant le tiers externe de la trompe. Il chemine ensuite dans la partie tubuleuse de l'oviducte, et s'entoure alors d'une couche d'albumine, laquelle l'abandonne à son tour sur les limites de la matrice. En arrivant dans cette cavité, l'ovule se trouve donc réduit à ses seuls éléments; il entre ainsi en rapport immédiat avec la muqueuse utérine, qui bientôt l'entoure de tous côtés.

Le disque proligère est une dépendance de la membrane granuleuse qui tapisse la surface interne des vésicules ovariennes à l'époque de leur maturité. Comme celle-ci, il est formé de cellules à noyau, ordinairement arrondies ou elliptiques, quelquefois cylindriques, enveloppant complétement l'ovule. Quelquefois aussi ces cellules sont coniques, et forment deux ou trois couches superposées qui donnent à l'ovule l'aspect d'une fleur radiée. Dès que celui-ci entre en contact avec les parois du pavillon, elles commencent à se désagréger, de telle sorte que le disque, après avoir peu après diminué d'épaisseur, ne tarde pas à disparaître.

L'ovule, débarrassé de son enveloppe celluleuse, se trouve alors directement en rapport avec les cils vibratiles des parois de l'oviducte, lesquels, selon Valentin et Purkinje, auraient pour usage de présider à sa migration; ils suffiraient, selon ces auteurs, pour le conduire du pavillon de la trompe jusque dans la cavité de l'utérus. Mais s'ils le font ainsi progresser de dehors en dedans, comment ne s'opposent-ils pas à la progression des animalcules spermatiques qui cheminent de dedans en dehors pour arriver en grand nombre jusque sur la surface de l'ovaire où s'opère la fécondation? Et d'ailleurs, comment se rendre compte du mécanisme de leur action? car l'ovule, placé entre deux plis de l'oviducte, ne saurait être comparé à un épi placé entre deux surfaces se mouvant l'une sur l'autre : l'épi monte, parce que tout mouvement de l'une des surfaces le fait monter, tandis qu'aucun ne peut le faire descendre. Lorsque les cils vibratiles s'inclinent de dehors en dedans, on comprend qu'ils puissent pousser l'ovule vers l'utérus; mais, en se relevant, ils le ramèneront vers l'ovaire; ils lui imprimeront, par conséquent, de simples mouvements d'oscillation et non des mouvements de translation. Ajoutons qu'ils n'ont aucune action sur les poussières déposées dans leurs intervalles. Leur influence sur la marche des ovules reste donc problématique.

Pour expliquer la migration de ceux-ci, on a invoqué aussi les contractions de l'oviducte, contractions observées par M. Colin sur des brebis tuées à l'époque du rut. Très-probablement, en effet, ces contractions sont la cause réelle du phénomène. Voici alors comment on pourrait en concevoir le mécanisme. La trompe, stimulée par la présence de l'ovule, se contracte de dehors en dedans, et renverse dans le même sens les cils vibratiles qui ont pour effet de s'opposer à tout mouvement de recul; comprimé sur sa circonférence, ne pouvant rétrograder, ne rencontrant sur son contour qu'une seule porte qui lui reste ouverte, l'ovule s'y engage, se porte vers l'utérus, s'en rapproche davantage au retour de chaque contraction vermiculaire, et enfin pénètre dans cette cavité.

Vers le tiers externe de la trompe, l'ovule commence à s'entourer d'albumine qui se dépose à sa périphérie par couches successives. Cette enveloppe albumineuse, d'abord très-mince, augmente peu à peu d'épaisseur à mesure qu'il se rapproche de l'extrémité interne de l'oviducte. Mais avant d'avoir atteint celle-ci, elle cesse de croître, puis décroît ensuite si rapidement, qu'on n'en trouve plus aucune trace sur la membrane vitelline, dans la cavité de l'utérus. Selon Coste, cette albumine serait absorbée en partie pour servir à la nutrition de l'ovule pendant son séjour dans la trompe; mais alors on devrait la rencontrer chez tous les animaux; or, si on l'observe, en effet, dans le plus grand nombre, comme par exemple le lapin, le chevreuil, le cerf, etc., elle fait défaut chez quelques-uns, parmi lesquels je dois mentionner le chien et le cochon. Il n'a pas encore été possible de constater son existence chez la femme.

Le laps de temps qu'emploie l'ovule pour parcourir la trompe varie beaucoup selon les espèces animales. Chez la femme, la durée de sa migration est en général de dix à douze jours. Arrivé dans la cavité utérine, il se comporte très-différemment selon que l'ovule a été ou n'a pas été fécondé. S'il n'est pas fécondé, il se flétrit, s'altère et se détruit sans laisser aucun vestige. S'il a été fécondé, il se loge dans un des sillons de la muqueuse utérine, alors considérablement hypertrophiée, très-vasculaire, très-épaisse, et remarquable surtout par les replis onduleux qu'elle présente. Immobilisé par ces replis, l'ovule continue à croître, en même temps qu'il se hérisse de prolongements villeux irréguliers. La muqueuse sur son contour s'accroît plus rapidement encore; elle s'avance sur sa partie libre en circonscrivant un orifice, lequel se rétrécit de plus en plus, et, finalement, s'oblitère. L'ovule n'est plus situé alors dans la cavité de l'utérus, mais dans l'épaisseur même de la muqueuse utérine, qui lui forme une enveloppe complète, et qui lui adhère par l'intermédiaire des prolongements émanés de sa surface. Cette enveloppe fait partie de la *membrane caduque;* elle sera étudiée plus loin, avec les autres enveloppes du fœtus. Il nous suffira, pour le moment, de montrer que par elle s'établissent des connexions intimes entre l'utérus et l'ovule, et qu'aussi étroitement unis l'un à l'autre, le futur embryon se trouve dans les meilleures conditions pour emprunter à la mère, par voie d'endosmose, tous les matériaux nécessaires à son développement.

B. **Phénomènes intra-ovulaires.** — Ces phénomènes sont caractérisés par des modifications qui portent sur chacune des parties contenues dans l'ovule. Or nous savons que la cavité circonscrite par la membrane vitelline contient, d'une part, le vitellus, qui la remplit presque entièrement; de l'autre, deux vésicules d'une extrême petitesse, la vésicule germinative et la vésicule embryogène, qui en occupent la partie centrale.

A peine l'ovule a-t-il pénétré dans l'oviducte que la vésicule germinative, jusque-là si manifeste, commence à se dérober à la vue, puis disparaît entièrement. Comment s'opère cette disparition? Est-elle le résultat d'une simple liquéfaction ou d'une atrophie suivie de rupture? Selon Van Beneden, qui l'a observée sur des œufs de lapine en 1875, elle se porterait du centre vers la périphérie de l'ovule, pour s'appliquer contre son enveloppe; ses parois alors s'aminciraient et finiraient par se rompre, en laissant échapper leur contenu, qui se perd dans le vitellus environnant, tandis que la tache germinative ou noyau de la vésicule s'aplatit et se soude à la membrane vitelline.

La vésicule embryogène, signalée par M. Balbiani, serait destinée à fournir la matière plastique qui servira au développement du nouvel être. Elle n'a pas été observée dans toutes les espèces animales. Sa disparition est plus rapide encore que celle de la vésicule germinative.

Lorsque l'ovule passe du pavillon dans la partie tubuliforme de la trompe utérine, il ne contient donc plus qu'un seul élément, le vitellus. On voit alors toute la masse vitelline se condenser, se déformer, se mouvoir autour de ses divers axes, et des globules s'en échapper pour se porter tous vers le même pôle.

a. *Retrait et condensation du vitellus.* — Pendant la progression de l'ovule dans la partie externe de la trompe, le vitellus se rétracte de la périphérie vers le centre. De là entre sa surface et la membrane vitelline un espace que remplit un liquide transparent. Ce liquide, selon Bichoff, tirerait son origine de l'enveloppe albumineuse, et passerait de dehors en dedans par voie d'endosmose. Selon M. Ch. Robin, il proviendrait, au contraire, du vitellus, qui le rejetterait vers sa périphérie pour permettre à ses granulations de se rapprocher.

b. *Déformations et mouvements giratoires du vitellus.* — Après s'être condensé, le vitellus se modifie aussi dans sa configuration; il devient successivement pyramidal, conoïde, ovoïde, prend, en un mot, les formes les plus diverses, pour revenir ensuite à sa forme primitive ou sphérique. En même temps qu'il se déforme, on le voit tourner autour de l'un de ses axes, et décrire une rotation complète en cinquante ou cinquante-cinq minutes. Ces déformations et mouvements giratoires sont le résultat de contractions amyboïdes ou sarcodiques. Ils durent de quatre à cinq heures, se suspendent alors, et le vitellus reprend sa forme arrondie. Après un court repos surgit une saillie aux dépens de laquelle va se produire le premier globule polaire. Lorsque cette saillie arrive à sa plus grande dimension, les déformations, et souvent aussi les mouvements rotatoires se renouvellent; puis le premier globule polaire se détache, et pendant un quart d'heure toute la masse vitelline reste immobile. Ces phénomènes recommencent ensuite pour se succéder dans le même ordre pendan la formation du second globule polaire et pendant celle du troisième; ils se reproduisent même encore au début de la division du noyau vitellin.

c. *Globules polaires*. — Pendant le retrait du vitellus, on voit se produire sur un point de sa périphérie une série linéaire de globules transparents qui s'en détachent successivement, et qui portent le nom de *globules polaires*. Ils proviennent aussi de la partie liquide de la masse vitelline. Au niveau du point que le premier globule doit occuper, les granulations du vitellus font défaut. En même temps le liquide qui les reliait entre elles augmente de quantité, et forme une saillie d'abord hémisphérique, ensuite conoïde, puis cylindrique et piriforme; bientôt la saillie n'adhère plus au vitellus que par un mince pédicule qui finit par se rompre. Elle se présente alors sous l'aspect d'un globule plein, régulièrement arrondi, constitué par une matière amorphe dans laquelle flottent quelques rares granulations. Après l'achèvement de celui-ci, un autre se montre sur le même point et passe par les mêmes phases, en repoussant de bas en haut celui qui l'a précédé; un troisième, un quatrième surgissent et se comportent comme les premiers. Lorsque tous ont paru, ils se réunissent le plus souvent en un seul, qui présente une paroi et une cavité distinctes, et qui reste sous la membrane vitelline, tout à fait étranger à la formation du noyau vitellin. Cependant il n'est pas sans intérêt de remarquer que le point sur lequel naissent les globules polaires répond constamment au premier sillon de segmentation.

Les globules polaires ont été découverts en 1828, par Carus, dans l'œuf des limnées. En 1837, Dumortier a confirmé leur existence en les observant dans l'œuf des gastéropodes. Plus tard, Bichoff les a vus sur l'œuf de la lapine et de la chienne. Mais c'est à M. Ch. Robin que nous sommes redevables de nos connaissances les plus précises sur ces globules; selon cet auteur, qui a pris pour sujet de ses recherches les œufs de néphélis, de limnées, d'ancyles, etc., ils commencent à se former de quatre à six heures après la ponte.

§ 2. — PHÉNOMÈNES PROPRES AUX OVULES FÉCONDÉS.

L'ovule fécondé présente tous les phénomènes qui précèdent; mais à ceux-ci viennent s'en joindre d'autres qui ne se montrent que sous l'influence de la fécondation. Lorsque le dernier globule polaire a paru, on voit se produire le noyau vitellin; au développement de celui-ci succède la segmentation du vitellus; puis les débris de cette segmentation se disposent en membrane pour constituer le blastoderme.

A. **Noyau vitellin.** — Ce noyau prend naissance au centre du vitellus, et se présente, selon M. Ch. Robin, sous l'aspect d'un corps solide, arrondi et transparent, qui grossit rapidement. Il est dépourvu de parois, de cavité et de granulations; sa masse est homogène, d'une densité égale dans toute son épaisseur. Le liquide visqueux interposé aux granulations semble s'être condensé pour le former. On y remarque quelquefois un nucléole qui le précéderait, selon Coste. — Mais les recherches récentes de Bütschli, d'Auerbach, de Strasburger, de Van Beneden et de Balbiani tendent à démontrer que le noyau vitellin ne se développe pas ainsi. D'après Van Beneden, qui a fait ses observations sur des œufs de lapine, il serait formé par la fusion de deux noyaux, dont l'un est situé au centre et l'autre à la périphérie du vitellus, lesquels se rapprochent et finissent par se toucher et s'unir. Pour cet auteur, le noyau périphérique se constitue en partie aux dépens de l'animalcule spermatique qui a fécondé l'ovule, tandis que le noyau central se compose exclusivement d'éléments fournis par l'œuf. Dans le noyau résultant de leur fusion, il existerait donc des éléments appartenant à l'un et à l'autre sexe. Ce noyau prend naissance pendant que l'ovule parcourt la moitié interne de la trompe.

La production du noyau est en réalité le premier phénomène par lequel l'être nouveau annonce sa prochaine apparition. Pourvu de son noyau, l'ovule subit une modification profonde : il devient une cellule qui représente, sous sa forme primordiale, le lien par lequel tous les individus de la même espèce se trouvent rattachés les uns aux autres. Dans cette cellule, tout est préparé pour une transformation complète du vitellus qui va se modifier rapidement, soit dans sa forme, soit dans sa nature : dans sa forme, en passant de celle de sphère pleine à celle de sphère creuse ; et dans sa nature, en s'élevant de l'état de simple protoplasma à l'état de membrane organisée.

B. Segmentation du vitellus. — Lorsque le noyau vitellin a acquis tout son développement, il s'allonge, et son grand diamètre prend une direction perpendiculaire à celle que suivra le premier sillon de segmentation. En même temps qu'il s'allonge, une dépression se montre à la surface du vitellus, au-dessous des globules polaires ; de ce pôle elle s'étend vers le pôle opposé, en passant par le petit axe du noyau qui se rétrécit et bientôt simule un étranglement. Le premier sillon circulaire se creusant de plus en plus, et cet étranglement se prononçant aussi davantage, le vitellus ne tarde pas à se diviser en deux globes, d'abord ovoïdes, puis sphériques, contenant chacun un noyau à leur centre. A peine formés, ceux-ci deviennent le siége de phénomènes semblables : une dépression se creuse sur un point de leur surface ; elle s'étend de même vers le pôle opposé en passant par leur noyau, et ils se partagent aussi en deux globes plus petits, lesquels se subdivisent à leur tour, en sorte que la masse vitelline se décompose en un très-grand nombre de corps sphériques qui tous rappellent sa constitution. Ainsi décomposée en très-petites sphères, elle revêt un aspect qui simule assez bien celui d'une mûre, d'où le nom de *corps mûriforme* qui a été donné au vitellus segmenté.

Tel serait le mode suivant lequel s'opère le travail de la segmentation, suivant Bichoff, Coste et Ch. Robin. Mais il présente quelques particularités qui ont été observées par Van Beneden, et qui méritent d'être mentionnées. Les deux premiers globes n'ont pas les mêmes dimensions, et ils se comportent en outre d'une manière différente sous l'influence des réactifs. L'un d'eux est plus volumineux et plus transparent que l'autre. Après leur division, il existe quatre globes, deux grands d'une couleur claire et deux petits d'une couleur foncée; une ligne passant par le centre des premiers, que Van Beneden appelle *globes ectodermiques*, croiserait à angle droit celle qui passe par les seconds, ou *globes endodermiques*. Ces quatre globes se divisant aussi, leur nombre s'élève à huit, et ceux-ci affectent la disposition suivante : l'un des globes endodermiques devient central; les trois autres et les quatre globes ectodermiques l'entourent et restent par conséquent superficiels. Dans la phase suivante de segmentation, il ne se produit pas seize globes, mais douze seulement; il résulte, en effet, des observations de Bichoff sur le chien et de Van Beneden sur le lapin, que les globes ectodermiques se multiplient plus rapidement que les globes endodermiques, d'où il suit que dans cette phase les premiers sont au nombre de huit, et les seconds au nombre de quatre.

Vient ensuite la division en seize sphères, qui rétablit l'égalité de nombre entre les grandes et les petites; puis la division en vingt-quatre, qui rend la prédominance aux plus grandes. Dans les phases suivantes, les globes ectodermiques et endodermiques se comportent sans doute de la même manière; mais à mesure que leur nombre augmente, il devient de plus en plus difficile, puis tout à fait impossible, de faire le dénombrement des uns et des autres

Ces sphères sont d'abord dépourvues de parois. Un peu plus tard, lorsque leur volume, sous l'influence de la segmentation, a notablement diminué, elles s'entourent d'une enveloppe qui les transforme en cellules. Bientôt elles réagissent les unes sur les autres, et prennent alors une forme polyédrique. En même temps les granulations qu'elles contiennent se raréfient, ce qui les rend plus transparentes.

Quant à leur situation relative, elle reste ce qu'elle était au début de la segmentation. Les cellules ectodermiques se disposent en couche superficielle, sphérique, s'appliquant à la membrane vitelline. Les cellules endodermiques constituent une masse centrale. Mais la couche superficielle est incomplète sur un point au niveau duquel on n'observe que des cellules endodermiques; cette solution de continuité a été désignée par Ray Lankester sous le nom de *blastophore*; les cellules qui la comblent forment le *bouchon endodermique* ou *bouchon de Ecker* (1).

La segmentation du vitellus dans l'ovule des mammifères a été découverte par Bichoff; elle s'accomplit dans la moitié interne de la trompe, au moment où l'ovule se recouvre d'une couche d'albumine.

____

(1) Tarnier et Chantreuil, *Traité de l'art des accouchements*, 1878, p. 264.

C. **Formation de la vésicule blastodermique.** — Après que les cellules ectodermiques se sont disposées en membrane sphérique et les cellules endodermiques en masse centrale, le blastophore disparaît. Chez le lapin, selon Van Beneden, c'est vers la fin du troisième jour qu'a lieu sa disparition. Presque en même temps la couche superficielle commence à se séparer de la masse sous-jacente; une simple fissure s'étendant sur tout le contour de l'œuf, à l'exception du point qu'occupait le blastophore, annonce d'abord cette séparation; mais comme la sphère ectodermique s'accroît et acquiert une capacité plus grande, tandis que la masse endodermique s'amincit au contraire de plus en plus, la fissure s'élargit dans la même proportion, et si notablement qu'elle se transforme bientôt en une large cavité : cette cavité constitue la *vésicule blastodermique*. Par suite de son amincissement progressif, la masse endodermique finit par prendre la forme d'une lentille biconvexe, que Van Beneden appelle *gastro-disque*. La partie centrale de celui-ci diffère de la partie périphérique : la partie centrale comprend deux couches de cellules arrondies, beaucoup plus petites que les cellules cuboïdes de l'ectoderme; la partie périphérique est formée de cellules semblables, mais disposées sur une seule couche; en se multipliant et se juxtaposant, ces dernières président à l'extension graduelle du gastro-disque.

D. **Feuillets blastodermiques; aire embryonnaire.** — Vers le cinquième jour, le gastro-disque est déjà beaucoup plus développé, et en s'étendant, il s'est modifié : les cellules de sa périphérie et les cellules profondes de sa partie centrale se sont transformées en cellules plates; de leur union résulte une couche continue qui représente le feuillet interne du blastoderme. Le feuillet externe est constitué par l'ectoderme. Entre ces deux feuillets existe une couche formée par les cellules superficielles de la partie centrale de l'endoderme; c'est aux dépens de cette couche à cellules arrondies que se développe le feuillet moyen. A cette époque, il existe donc un point sur la vésicule blastodermique où celle-ci est réductible en trois feuillets; c'est sur ce point que va naître l'embryon, d'où les noms d'*aire* et de *tache embryonnaire*, d'*aire germinative*, qui lui ont été donnés. Cette aire représente la *région tridermique* de Van Beneden; au delà de l'aire embryonnaire, sur la partie périphérique du gastro-disque, on ne rencontre plus que deux feuillets : c'est la région *didermique*, remarquable par sa figure annulaire; et, plus loin, un seul feuillet : c'est la *région monodermique*, incomparablement plus étendue que les deux précédentes (1).

Sur les œufs de sept à huit jours, le gastro-disque a pris un tel développement qu'il s'étend à la plus grande partie du blastoderme; mais c'est seulement la région didermique qui s'est prolongée. La région trider-

(1) Tarnier et Chantreuil, *Traité de l'art des accouchements*, 1878, p. 168.

mique, ou aire embryonnaire, ne prend qu'une faible part à cette extension en surface; elle s'accroît surtout en épaisseur par suite de la prolifération des cellules du feuillet moyen. Un peu plus tard, le feuillet interne et même le feuillet moyen s'étendent à toute la périphérie du blastoderme, qui devient ainsi tridermique dans sa totalité. Alors l'aire embryonnaire, dont la superficie reste toujours très-minime, ne se distingue des parties environnantes que par sa teinte plus sombre et sa plus grande épaisseur.

E. **Aire transparente, aire obscure.** — L'aire ou tache embryonnaire est d'abord circulaire et uniformément opaque; ensuite elle s'éclaircit à son centre. On lui considère alors deux parties bien distinctes par leur aspect et par les attributions qui leur sont propres : l'une centrale, qui prend le nom d'*aire transparente;* l'autre périphérique, opaque, appelée *aire obscure.*

C'est dans l'aire transparente que va naître l'embryon; il en occupera le centre seulement. La partie excentrique de cette aire transparente, l'aire obscure, et tout ce qui se trouve au delà de celle-ci, c'est-à-dire la presque totalité du blastoderme, serviront au développement de ses annexes.

La tache embryonnaire ne conserve pas longtemps son contour circulaire. Lorsque les deux aires qui la composent sont nettement délimitées, elle s'allonge et devient ovale. Tout est préparé alors pour l'apparition des premiers linéaments de l'être nouveau; ces premiers vestiges sont représentés par la ligne primitive et le sillon médullaire, dont l'étude se rattache à celle de l'embryon.

La tache embryonnaire se manifeste lorsque l'œuf est arrivé dans la matrice. Nous avons vu que la muqueuse, en s'élevant sur toute sa périphérie, lui forme une loge qui, avant de se clore, communique avec la cavité utérine par un orifice circulaire. C'est à cet orifice que correspond l'aire germinative. Son apparition et celle des trois feuillets qui en dépendent coïncident avec le développement des villosités à l'aide desquelles l'ovule se greffe sur les parois de l'utérus.

ARTICLE II

ŒUF, OVULE ET BLASTODERME DES OISEAUX.

L'œuf et l'ovule des oiseaux, au premier coup d'œil, semblent différer beaucoup de l'ovule des mammifères. Mais en laissant de côté les faits secondaires pour comparer seulement entre eux les plus importants, on reconnaît qu'il existe sous ce point de vue la plus grande analogie entre les vivipares et les ovipares.

Afin de rendre la comparaison plus facile, nous procéderons pour les seconds dans le même ordre que nous avons suivi pour les premiers.

Ainsi nous prendrons l'œuf des oiseaux dans l'ovaire ; nous verrons ensuite comment il se modifie en parcourant l'oviducte ; puis nous étudierons toute la longue série des transformations qu'il subit sous l'influence continue de l'incubation.

§ 1. — ŒUF ET OVULE DES OISEAUX CONSIDÉRÉS DANS L'OVAIRE.

L'ovaire, chez les oiseaux, est situé dans l'abdomen, au-dessous des vertèbres lombaires, en arrière du diaphragme thoraco-abdominal. Ses dimensions et même son mode de configuration varient selon les espèces. Mais chez toutes il présente la disposition générale d'une grappe, aux dernières divisions de laquelle sont suspendus les œufs en voie de développement. Ceux-ci diffèrent très-notablement de volume : les uns venant de naître, d'autres étant plus ou moins avancés dans leur évolution, et d'autres, en nombre variable, ayant atteint le terme de leur maturité.

Si l'on ouvre sur l'ovaire de la poule l'une des capsules qui recouvrent ces œufs en pleine maturité, ils paraissent très-régulièrement sphériques. Mais un examen plus attentif démontre qu'en réalité ils offrent la forme d'un ellipsoïde dont les deux axes diffèrent à peine.

L'œuf ovarique comprend deux parties qu'il importe de bien distinguer soit au double point de vue de leur constitution, soit au point de vue de leur destination : l'une en forme la presque totalité, c'est l'œuf proprement dit ; l'autre est relativement très-minime, c'est l'ovule.

Œuf des oiseaux. — L'œuf des oiseaux se compose d'une très-mince enveloppe et d'un contenu granuleux, le jaune.

L'enveloppe est transparente, amorphe, parfaitement homogène et assez résistante ; elle est considérée avec raison comme l'analogue de la membrane vitelline des mammifères.

Le jaune, appelé aussi, mais improprement, vitellus, remplit la cavité que circonscrit cette membrane. Vu à l'œil nu, il paraît homogène comme celle-ci. Mais si on le soumet à l'action de l'eau bouillante, il passe de l'état liquide à l'état solide, et l'on remarque alors qu'il est formé de couches concentriques ; les unes jaunes, beaucoup plus épaisses ; les autres blanches, très-minces. Il existe donc un vitellus jaune et un vitellus blanc.

Le vitellus jaune est constitué par d'innombrables petites sphères que remplissent des granulations très-fines et fortement réfringentes. Durcies à l'aide de la coction ou des réactifs, ces sphères prennent une forme polyédrique par pression réciproque.

Le vitellus blanc s'étale au-dessous de la membrane vitelline en couche mince, s'épaissit au-dessous de l'ovule, et se prolonge ensuite par un canal étroit jusqu'au centre de l'œuf, où il se renfle en masse sphérique. Entre la couche périphérique et cette masse centrale se trouvent d'autres couches minces alternant avec les couches du vitellus jaune. Durci, le vitellus blanc ne prend pas une consistance aussi ferme que le précédent. Il est constitué également par des sphères, mais plus petites, qui contiennent un petit corps assez semblable à un noyau, et renferment en outre des sphérules en nombre variable et d'inégal diamètre.

Ovule. — L'ovule des oiseaux est situé au-dessous de la membrane vitelline, entre cette membrane et la couche la plus superficielle du vitellus blanc, qui s'épaissit un peu sur ce point. Il répond dans l'ovaire, à l'extrémité libre du petit axe de l'œuf, l'autre donnant insertion au pédicule de la capsule fibreuse. Quelle que soit la position donnée à l'œuf, après la ponte, il occupe sous la membrane vitelline l'extrémité supérieure du diamètre, qui devient alors vertical; en d'autres termes, il flotte toujours au-dessus du jaune. Ce phénomène reconnaît pour cause la densité moindre du vitellus blanc sur lequel il repose. Trois attributs le caractérisent au premier coup d'œil : son extrême petitesse, sa forme aplatie et son contour circulaire. Ce mode de configuration lui a mérité le nom de *disque germinatif* (1). Les éléments qui le composent ne diffèrent pas de ceux qui forment le vitellus de l'ovule des mammifères; ce sont aussi des granules opaques, auxquels vient s'ajouter, en proportion infinitésimale, un liquide visqueux. Au centre de la petite masse lenticulaire que forment ces granules, on voit un corps sphérique fortement réfringent, la *vésicule germinative*, découverte par Purkinje, et dans la cavité de celle-ci un corpuscule, la *tache germinative*.

Ainsi constitué, l'ovule des oiseaux rappelle avec une frappante analogie

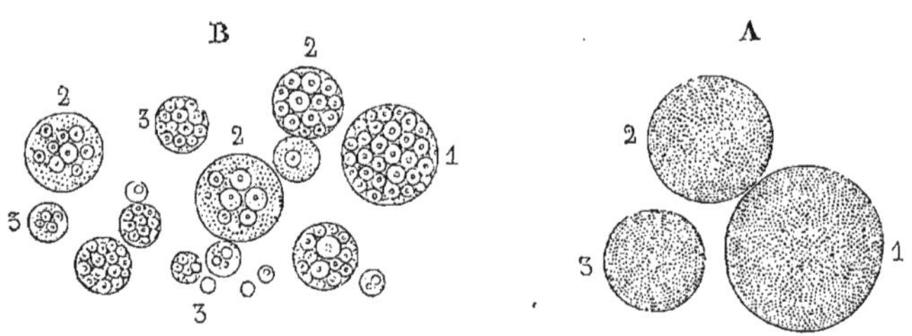

Fig. 934. — *Sphères du vitellus jaune et du vitellus blanc.*

A — *Sphère du vitellus jaune.*— 1. Grosse sphère remplie de très-fines granulations. — 2. Sphère de moyenne dimension. — 3. Sphère de petite dimension.

B. — *Sphère du vitellus blanc.* — 1. Grosse sphère remplie de sphérules. — 2, 2, 2. Sphères de moyennes dimensions. — 3, 3, 3. Petites sphères.

(1) On l'appelle aussi *disque proligère.* Mais nous éviterons d'employer cette dénomination qui est usitée également pour désigner l'enveloppe celluleuse de l'ovule des mammifères, et qui a l'inconvénient par conséquent de prendre deux acceptions bien différentes suivant qu'on l'applique aux vertébrés de la première ou de la seconde classe.

celui des vivipares. De part et d'autre il se distingue par l'exiguïté de son volume; de part et d'autre il est formé par un protoplasma granuleux, au centre duquel se trouve la vésicule germinative. Chez les uns comme chez les autres, ce protoplasma ou vitellus est sous-jacent à la membrane vitelline. Celle-ci, il est vrai, l'entoure complétement chez les mammifères, tandis qu'elle recouvre seulement l'une de ses faces chez les oiseaux, l'autre face de l'ovule répondant au jaune.

L'existence du jaune chez les ovipares, sa non-existence chez les vivipares, telle est donc la seule différence qui distingue en réalité l'œuf des premiers de celui des seconds. Or qu'est-ce que ce jaune? une simple provision d'éléments nutritifs que la nature tient en réserve pour le développement du futur embryon. Elle était nécessaire à l'oiseau, dont l'œuf ne séjourne pas dans les organes maternels, mais inutile au mammifère, dont l'œuf au contraire se greffe sur les parois de la matrice. C'est donc par un étrange abus de langage que les deux parties constituantes du jaune sont désignées par le terme de vitellus, car elles ne présentent ni la composition, ni les attributions du véritable vitellus, c'est-à-dire du protoplasma granuleux qui constitue essentiellement l'ovule chez les ovipares et les vivipares. Enlevons cette masse nutritive, et l'œuf de l'oiseau, qui nous étonne par son volume si considérable, va se réduire aux plus minimes proportions. Par la pensée, introduisons au contraire cette même masse dans l'ovule des mammifères, elle repoussera le vitellus vers un point de la membrane vitelline, qui se dilatera largement, et nous aurons l'œuf des ovipares. Cette hypothèse se réalise du reste dans la nature. Chez ces der-

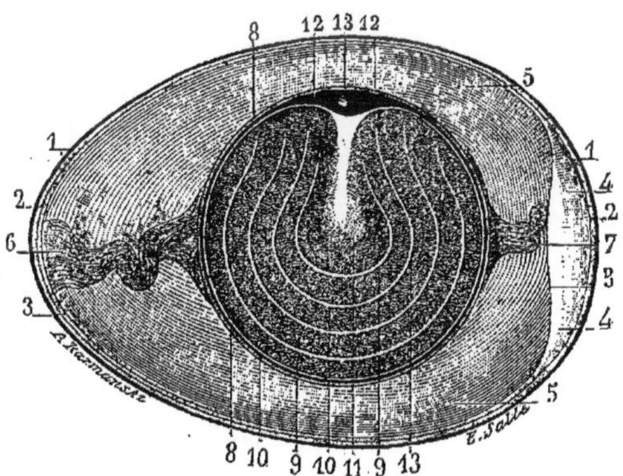

FIG. 935. — *Parties constituantes de l'œuf des oiseaux.*

1, 1. Coquille. — 2, 2. Feuillet externe de la membrane coquillière. — 3, 3. Feuillet interne de cette membrane. — 4, 4. Chambre à air. — 5, 5. Albumen ou blanc de l'œuf. — 6. Chalaze répondant à la petite extrémité de l'œuf. — 7. Chalaze répondant à la chambre à air. — 8, 8. Membrane vitelline. — 9, 9. Couches concentriques du jaune. — 10, 10, 10. Couches concentriques du vitellus blanc. — 11. Masse centrale de ce vitellus. — 12, 12. Disque germinatif ou ovule de l'oiseau. — 13. Vésicule germinative.

niers, au début de sa formation, l'œuf n'est représenté que par le véritable vitellus, et dans cette période il est extrêmement petit. Mais bientôt apparaît la réserve nutritive; l'œuf prend alors des dimensions de plus en plus grandes.

L'ovule des ovipares, lorsque la masse nutritive n'existe pas encore, offre donc la plus parfaite analogie avec l'ovule des vivipares. Il reste également très-analogue à celui-ci lorsqu'elle existe, puisque les deux ovules ne diffèrent alors que par la présence dans l'un et l'absence dans l'autre d'un élément d'importance secondaire. En le suivant dans sa migration à travers l'oviducte, nous verrons cette analogie se confirmer d'une manière éclatante par la segmentation dont il devient le siége.

§ 2. — Modifications que subissent l'œuf et l'ovule des oiseaux en parcourant l'oviducte.

Parmi ces modifications, il en est qui sont extérieures et d'autres qui sont intérieures. Les premières sont relatives à l'œuf et les secondes à l'ovule.

Avant d'aborder l'étude de ces modifications, il ne sera pas inutile de jeter un coup d'œil rapide sur le mode de conformation de l'oviducte. Ce conduit est relativement un peu plus long chez les oiseaux que chez les mammifères. On lui considère quatre parties. — La première, ou partie supérieure, est évasée à la manière du pavillon des trompes utérines. — La seconde diffère des trois autres par son étendue plus grande; elle revêt la forme d'un tube; sur les parois de sa cavité, on remarque des plis et sillons qui affectent une direction spirale. — La troisième est très-large et pourvue de glandes, de même que la précédente; quelques auteurs lui donnent le nom de *matrice*. — La quatrième, étroite et courte, conduit de la matrice dans le cloaque.

Des cils vibratiles surmontent la couche épithéliale qui recouvre la muqueuse de l'oviducte sur toute sa longueur. Ces cils ne mettent aucun obstacle à la migration des animalcules spermatiques qui remontent sur les parois du conduit jusqu'à l'ovaire, et qui peuvent agir simultanément sur plusieurs des œufs qui en dépendent. Ce fait nous explique comment la poule, après un seul accouplement, peut pondre, dans l'espace de quinze à dix-huit jours, de cinq à sept œufs fécondés.

A. **Modifications extérieures, ou relatives à l'œuf.** — La première portion ou portion infundibuliforme de l'oviducte, n'exerce sur l'œuf qu'une action purement mécanique; elle le saisit à l'instant où sa capsule éclate, et le transmet à la portion tubuleuse. En parcourant celle-ci, il s'entoure d'albumine. Dans le passage étroit par lequel elle communique avec la suivante, on voit se produire une membrane très-mince qui recouvre l'enveloppe albumineuse. Dans la matrice, une troisième enveloppe se forme et se superpose aux deux autres : c'est la coquille.

1.º *Enveloppe albumineuse.* — Cette enveloppe, ou *albumen*, blanc de l'œuf, est surtout caractérisée par sa grande épaisseur, sa transparence et sa viscosité. La substance semi-liquide qui la constitue, se déposant à la surface de l'œuf par couches successives, elle présente une disposition stratifiée que la coction et les réactifs mettent en pleine évidence. Coupée par tranches, après son durcissement, elle se laisse décomposer en couches concentriques alternativement opaques et translucides. Les couches opaques sont formées d'albumine très-fluide, et les couches translucides, d'albumine beaucoup moins liquide, remplissant les mailles d'un réseau de fibrilles entrecroisées. La couche la plus externe, surtout dans les œufs qui ne sont pas frais, se distingue des couches sous-jacentes par sa fluidité plus grande; cependant celle qui s'applique immédiatement au jaune est plus fluide encore. Toutes ces couches affectent une légère disposition spiroïde résultant du mode de progression de l'œuf, qui suit la direction des plis et sillons de la portion tubuliforme de l'oviducte.

Dans l'épaisseur de l'enveloppe albumineuse, on voit deux cordons contournés aussi en hélice, et composés de la même substance, seulement un peu plus dense : ce sont les *chalazes*. Ils partent de deux points opposés du jaune, pour se diriger, l'un vers la grosse extrémité de l'œuf dont le sépare la chambre à air, et l'autre vers la petite. Ils n'arrivent pas tout à fait jusqu'à la couche la plus superficielle du blanc.

L'albumen paraît avoir une double destination : d'une part, il protége l'œuf en se moulant sur les inégalités des parois de l'oviducte et en supportant la première impulsion résultant de ses contractions; de l'autre, il contribue à la nutrition de l'embryon, en pénétrant par voie d'endosmose dans la cavité de la membrane vitelline; c'est une seconde réserve alimentaire; absorbée à son tour elle permet au nouvel être de se rapprocher peu à peu de la coquille, qu'il brisera lorsque cette dernière enceinte sera devenue trop étroite.

2.º *Membrane coquillière.* — La membrane coquillière enveloppe le blanc de l'œuf à peu près comme la membrane vitelline enveloppe le jaune. Elle est transparente, très-mince, et comprend cependant deux feuillets, l'un interne ou profond, l'autre externe ou superficiel, un peu plus épais que le précédent. Tous les deux sont formés de fibres s'entrecroisant sous les angles les plus divers. Ils restent en contact immédiat sur la plus grande partie de leur superficie. Au niveau de la grosse extrémité, ils s'écartent et limitent ainsi un espace dans lequel l'air pénètre : c'est la *chambre à air*. Sur l'œuf récemment pondu, cet espace n'existe pas encore; mais il ne tarde pas à se produire.

La membrane coquillière s'oppose à la diffusion des couches liquides sous-jacentes, fournit une surface d'adhésion à la coquille, et joue en outre le rôle d'un réservoir aérien dans lequel les premiers capillaires sanguins iront puiser l'oxygène nécessaire à l'entretien de la vie.

3° *Coquille.* — La coquille, à la fois résistante et fragile, est formée par une substance organique dans laquelle se déposent des sels calcaires. Sa surface interne, lisse, adhère, mais assez faiblement, à la membrane coquillière; l'externe présente de très-petites saillies qui lui donnent un aspect plus ou moins rugueux. Cette enveloppe est surtout remarquable par ses porosités, qui permettent l'échange des gaz entre l'air intérieur et l'air extérieur; le phénomène de l'hématose s'établit ainsi dès qu'apparaissent les premiers rudiments de l'embryon, et se continue ensuite jusqu'à la fin de l'incubation avec une activité de plus en plus grande.

L'œuf ovarique, qui à l'époque de sa maturité avait atteint déjà de grandes dimensions, prend donc un volume beaucoup plus considérable encore dans l'oviducte, non parce qu'il se développe en parcourant ce conduit, mais par suite des parties accessoires qui viennent se surajouter aux éléments primitifs. L'utilité de ces parties surajoutées peut être résumée en trois mots : protection, nutrition, respiration.

B. **Modifications intérieures ou relatives à l'ovule.** — La première de ces modifications intérieures se manifeste au moment où l'œuf passe de sa capsule fibreuse dans l'oviducte ; en ce moment, la vésicule germinative disparaît; on la chercherait vainement sur l'œuf déjà engagé dans la portion tubuleuse du conduit. En parcourant cette seconde portion, le disque germinatif ne subit aucune autre modification. — A son entrée dans la troisième, c'est-à-dire dans la cavité où se forme la coquille, il se comporte comme l'ovule des mammifères dans la seconde moitié de la trompe; pour l'un et l'autre commence alors le grand phénomène de la segmentation. Elle débute par un sillon transversal qui répond à son centre, et qui s'étend bientôt à toute sa largeur. A ce premier sillon en succède un second dont la direction lui est perpendiculaire. La surface supérieure du disque se partage ainsi en quatre segments; chacun de ceux-ci est divisé en deux autres par des sillons se dirigeant de la circonférence vers le centre, en sorte que leur nombre s'élève à huit, quelquefois à sept seulement, et d'autres fois à neuf. — Puis la segmentation continue, mais ne procède plus selon le même mode. Les sillons, qui suivaient une direction rayonnante, deviennent parallèles au contour du disque, en sorte que les nouveaux segments se distinguent en périphériques, plus larges et centraux très-petits. Elle se poursuit ensuite à l'aide de sillons qui ne semblent plus avoir aucune direction déterminée.

La segmentation marche avec plus de rapidité au centre, d'où il suit que les segments centraux sont, non-seulement plus petits, mais aussi plus nombreux. Les coupes, vues au microscope, démontrent que les divisions s'étendent à toute la masse du vitellus, et qu'elles s'opèrent à la fois, soit dans le sens vertical, soit dans le sens horizontal.

Cette longue série de divisions successives a pour effet de partager le disque germinatif en un très-grand nombre de petites sphères dont le volume s'accroît du centre à la circonférence. Les supérieures sont plus petites que les inférieures.

a. *Transformation du disque germinatif en blastoderme.* — Arrivé à cet état de division, le disque germinatif prend le nom de *blastoderme* (1). La couche épaisse du vitellus blanc, sur laquelle il reposait, s'en trouve alors séparée par un espace clair assez semblable à celui que circonscrit le verre d'une montre. Cet espace, rempli de liquide, s'accroît dans tous les sens; on l'appelle *cavité de segmentation.*

A mesure que le blastoderme se développe, la segmentation, rapidement complète au centre, se continue à la périphérie; et les sphères excentriques, jusqu'alors plus grosses, se réduisent au volume des sphères centrales. En même temps les sphères supérieures s'allongent, puis se disposent sur un même plan, en sorte qu'elles forment une couche distincte composée de cellules cylindriques, pourvues d'un noyau. Les

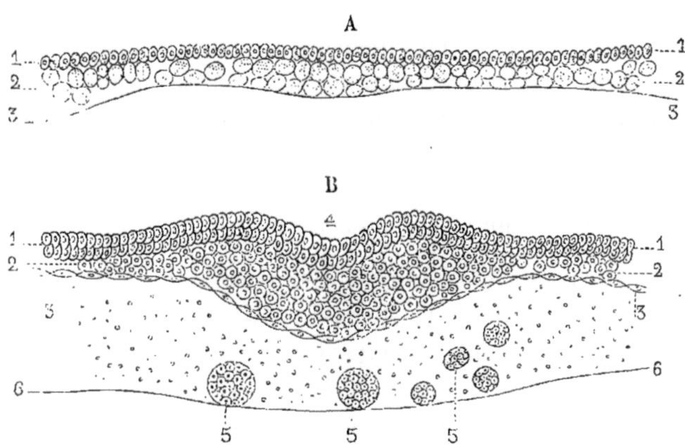

FIG. 936. — *Coupes du blastoderme.*

A. — *Coupe du blastoderme d'un œuf de poule au début de l'incubation.* — 1, 1. Couche supérieure composée de cellules cylindriques. — 2, 2. Couche inférieure composée de cellules arrondies plus grosses que les précédentes. — 3, 3. Limite du vitellus blanc.

B. — *Coupe transversale de l'aire transparente au niveau du sillon primitif.* — 1, 1. Épiblaste ou feuillet externe. — 2, 2. Mésoblaste ou feuillet moyen, très-épais au niveau du sillon primitif. — 4. Sillon primitif. — 5, 5, 5. — Cellules formatives disséminées dans la cavité de segmentation. — 6, 6. Limite de cette cavité.

(1) Le disque germinatif segmenté est aussi appelé *cicatricule;* mais quelques auteurs appliquent également cette dénomination au disque. Pour éviter toute confusion j'éviterai d'en faire usage, l'expression de blastoderme étant nettement définie et très-préférable

sphères inférieures restent plus volumineuses; elles conservent leur forme arrondie, ainsi que leur aspect granuleux, et n'affectent aucune disposition déterminée.

Au-dessous de ces grosses cellules il en existe quelques-unes, d'un volume plus considérable encore, qui se trouvent disséminées en petit nombre dans la cavité de segmentation : leur cavité est remplie de sphérules à noyau ou de fines granulations; elles sont dites *cellules formatives*.

Lorsque le blastoderme est parvenu à ce degré de développement, il comprend donc deux couches de cellules très-distinctes, et se voûte à la manière d'un verre de montre, d'où la production de la cavité qui le sépare du vitellus blanc. Cette séparation, cependant, n'est pas complète. Par sa partie excentrique, il repose encore sur ce vitellus, et si on l'observe sur un œuf récemment pondu, on voit qu'il présente une zone périphérique opaque, un point central opaque aussi, et une zone claire intermédiaire. La première est redevable de son opacité au vitellus sousjacent, et la seconde à l'espèce de détroit ou canal par lequel la couche superficielle de ce même vitellus se continue avec la masse centrale. La troisième emprunte sa teinte claire au liquide contenu dans la cavité de segmentation. Mais cette division en trois zones est seulement apparente; car si l'on enlève le blastoderme, on reconnaît, en l'examinant à l'œil nu ou au microscope, qu'il est uniformément opaque sur toute sa surface.

Les modifications extérieures et intérieures que la seconde et la troisième portion de l'oviducte impriment à l'œuf sont alors complètes. Le rôle de ce conduit se termine par une série de contractions à la suite desquelles l'œuf s'engage, par sa petite extrémité, dans le canal étroit et court qui s'ouvre dans le cloaque; puis, de cette cavité, il arrive au dehors.

b. *Aire transparente, aire opaque, feuillets du blastoderme.* — Sur l'œuf qui vient d'être pondu, le blastoderme n'est pas encore divisé en deux zones, ou bien celles-ci sont à peine distinctes. Mais les aires transparente et opaque se montrent dans les premières heures qui suivent le début de l'incubation, et en même temps elles s'étendent; leur contour est circulaire. La première modification qu'elles présentent consiste dans une très-légère opacité qui se montre au milieu de la zone transparente : c'est la *tache embryonnaire;* elle annonce la formation dans le blastoderme, d'une troisième couche.

Nous avons vu que le blastoderme de l'œuf, avant l'incubation, comprend une couche supérieure, à cellules cylindriques, verticales, pourvues d'un noyau, et une couche inférieure, à cellules arrondies, plus grosses, dont le noyau n'est pas encore visible. Parmi les cellules de cette seconde couche, celles qui sont les plus rapprochées des cellules formatives s'aplatissent de haut en bas; un noyau se produit dans leur cavité; elles s'accolent les unes aux autres, et forment une mince membrane.

Le blastoderme présente alors trois feuillets : 1° un feuillet supérieur, ou *feuillet externe, feuillet séreux, feuillet animal;* 2° un feuillet moyen, plus connu sous le nom de *feuillet vasculaire;* 3° un feuillet inférieur, appelé aussi, par opposition au premier, *feuillet interne, feuillet muqueux, feuillet organique* ou *viscéral.*

Foster et Balfour, abandonnant toutes ces dénominations, appellent le feuillet externe *épiblaste;* le moyen, *mésoblaste;* et l'interne, *hypoblaste.*

Vers la huitième heure de l'incubation, le blastoderme a déjà acquis une notable extension; l'aire opaque et l'aire transparente ne prennent pas, du reste, une part égale à son accroissement; la première s'élargit beaucoup plus rapidement que la seconde.

De la huitième à la douzième heure, l'aire opaque reste circulaire, mais l'aire transparente devient ovale. Son grand axe croise, à angle droit, le grand axe de l'œuf. Si celui-ci est situé sur un plan de telle sorte que sa grosse extrémité se trouve à droite de l'observateur, la petite extrémité de la zone transparente sera la plus rapprochée de lui; elle correspondra à la partie postérieure ou caudale de l'embryon; la grosse extrémité répondra à la tête.

c. *Ligne primitive, sillon primitif.* — Aussitôt que l'aire transparente s'est allongée, on voit paraître, sur les deux tiers postérieurs du grand axe de l'aire transparente, une ligne sombre, étroite, mal limitée; elle représente la *ligne primitive,* qui bientôt se déprime sur toute sa longueur, et

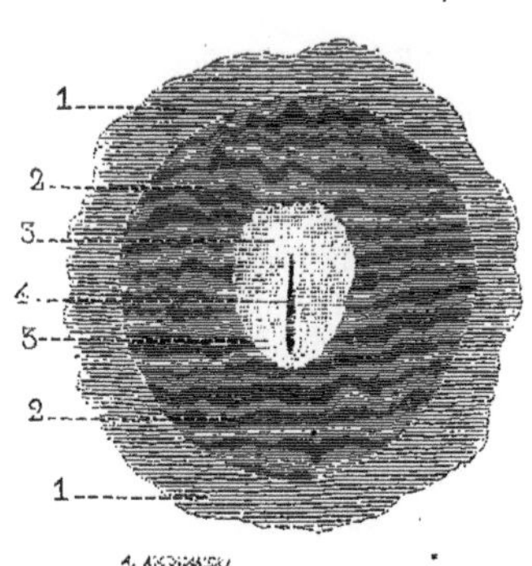

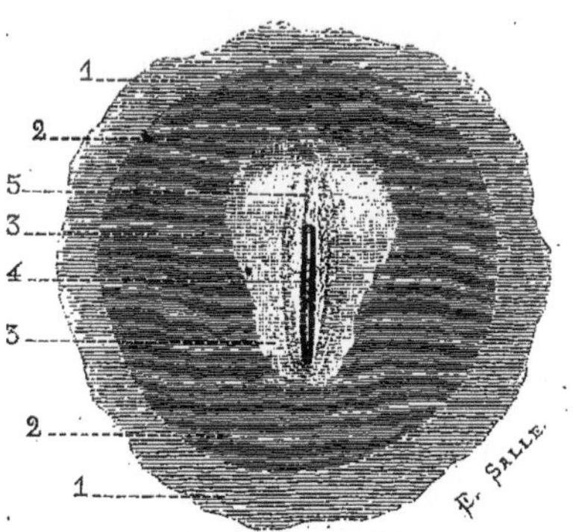

FIG. 937. — *Aire transparente déjà allongée ou ovalaire.* — *Aire opaque circulaire.* — *Ligne primitive.*

FIG. 938. — *Aire transparente piriforme.* — *Sillon primitif.* — *Premier vestige du sillon médullaire.*

FIG. 937. — 1, 1. Partie du blastoderme qui entoure l'aire opaque. — 2, 2. Aire opaque. — 3, 3. Aire transparente ovalaire. — 4. Ligne primitive.

FIG. 938. — 1, 1. Partie du blastoderme qui entoure l'aire opaque. — 2, 2. Aire opaque. — 3, 3. Aire transparente piriforme. — 4. Sillon primitif. — 5. Premier vestige du sillon médullaire.

qui prend alors le nom de *sillon primitif*. Les coupes transversales nous montrent que la teinte sombre de la ligne primitive est due à l'épaississement du feuillet moyen ou mésoblaste, dont les cellules, sur ce point, se sont multipliées. L'épiblaste est aussi plus épais; au centre il comprend deux ou trois plans de cellules, tandis que sur l'aire opaque celles-ci forment un plan unique. L'hypoblaste ne s'est pas modifié. Quant au sillon primitif, il résulte d'une dépression linéaire de l'épiblaste.

Vers la seizième ou dix-huitième heure de l'incubation, une autre ligne opaque se montre au-dessus du sillon primitif; et cette seconde ligne, qui semble prolonger la première, mais qui en est tout à fait indépendante, se creuse aussi très-rapidement d'un sillon : c'est le *sillon médullaire*, premier rudiment de l'embryon.

Les divers phénomènes qui précèdent le développement de l'embryon, chez les mammifères et les oiseaux, nous sont maintenant connus. Pour faire de nouveaux progrès dans cette étude, et suivre, au milieu de ses infinies complications, l'évolution même de l'être nouveau, il importe de l'observer heure par heure, en multipliant les observations. Dans ce but, les embryologistes ont mis à contribution un très-grand nombre d'animaux; mais le poulet est celui qui se prête le mieux à l'observation. A l'aide de l'incubation artificielle, on peut assister à toutes les phases de son développement; l'observateur voit se produire, en quelque sorte sous ses yeux, et souvent dans leurs moindres détails, les divers phénomènes qui s'y rattachent.

§ 3. — INCUBATION ARTIFICIELLE; PROCÉDÉS A METTRE EN USAGE POUR SUIVRE DANS SES PHASES SUCCESSIVES LE DÉVELOPPEMENT DU POULET.

a. *Couveuses.* — Quelques embryologistes préfèrent à l'incubation artificielle l'incubation naturelle, qui donne en effet des résultats plus satisfaisants. Sous la poule, les différentes périodes de l'évolution se succèdent avec plus de régularité, tandis que sur des œufs placés dans une couveuse artificielle, en même temps, l'embryon peut se montrer et se montre en effet le plus habituellement très-inégalement développé. Une poule bonne couveuse reste sur ses œufs pendant un mois, alors même qu'on les change tous les jours. Sa nourriture sera placée à proximité, mais à une certaine distance, afin qu'elle les quitte au moment où elle en fait usage. Elle sera dans un lieu chaud et un peu sombre. Les œufs couvés porteront chacun leur date écrite sur la coquille. Mais ce n'est guère qu'à la campagne qu'on peut avoir recours à l'incubation naturelle; dans un laboratoire, l'incubation artificielle est la seule réellement possible.

On a imaginé plusieurs couveuses artificielles qui paraissent avoir chacune leurs avantages; celle dont je me suis servi porte le nom de son inventeur : c'est la *couveuse d'Arsonval;* elle donne d'excellents résultats. Pour en faire usage, un bec de gaz est nécessaire. On le laisse ouvert jour et nuit, en graduant l'écoulement du gaz, de manière à obtenir une température constante de 38 à 40 degrés.

A défaut de gaz, on adoptera une couveuse pour le fonctionnement de laquelle on emploiera une veilleuse ordinaire, placée à une distance convenable au-dessous de l'étuve.

Les œufs, portant chacun sur la coquille la date de leur incubation, sont déposés dans l'étuve ; leur grand axe sera horizontal. La durée de leur séjour varie pour chacun d'eux, selon la période à laquelle on se propose d'observer l'embryon. Il importe de s'assurer qu'ils sont frais et fécondés.

b. *Ouverture de l'œuf.* — Quelques auteurs ne procèdent à l'ouverture de l'œuf qu'en usant de précautions peut-être un peu minutieuses. Le mode le plus simple est celui qu'a adopté depuis longtemps M. Dareste. L'œuf étant dans la main gauche, sa grosse extrémité dirigée en haut, on brise la coquille au sommet, en la frappant d'un coup sec avec un corps dur ; ensuite, avec le pouce et l'index de la main droite, on agrandit la solution de continuité en enlevant circulairement des débris plus ou moins larges de l'enveloppe calcaire ; et lorsqu'elle se trouve réduite à ses deux tiers inférieurs, l'ouverture étant alors très-large, on verse le contenu de l'œuf dans un vase rempli d'eau à la température de 40 degrés. Le jaune se sépare de l'albumen, et l'on voit à son pôle supérieur le blastoderme, si l'incubation a duré seulement de dix, douze ou quinze heures, et l'embryon si elle remonte à une date plus éloignée. Dans l'un et l'autre cas, il convient de les observer d'abord en place, soit à l'œil nu, soit à la loupe. Ce premier examen aura surtout pour avantage de montrer si l'incubation a produit un bon résultat, car assez souvent elle reste sans effet.

c. *Séparation de l'embryon.* — L'incubation ayant produit le résultat attendu, il s'agit d'exciser circulairement le blastoderme. Pour cette opération, le jaune restant toujours immergé, on plonge la pointe de l'une des lames de ciseaux fins et bien tranchants dans le jaune, puis on divise simultanément la membrane vitelline et la couche sous-jacente, en faisant porter l'incision sur l'aire opaque, et en contournant à une distance convenable l'aire transparente.

Après l'excision périphérique du blastoderme et de la membrane vitelline, la lame circulaire, constituée par ces deux membranes superposées, flotte dans le liquide. Avec une pince fine, on saisit alors par son bord la seconde de ces membranes, et on lui imprime des mouvements assez rapides de fluctuation ; dans un espace de temps qui n'excède pas ordinairement une minute, elle commence à se détacher du blastoderme, puis l'abandonne entièrement. Avec la même pince, celui-ci est ensuite amené sur une lame de verre qu'on plonge dans le liquide ; on l'essuie après l'avoir retirée, et l'on porte la préparation sur le porte-objet du microscope.

d. *Durcissement et coupes de l'embryon.* — Pour durcir la préparation obtenue à l'aide de l'incubation, on peut faire usage de l'acide chromique, de l'acide picrique et de l'acide osmique.

L'acide chromique est une solution au millième. L'embryon est immergé dans cette solution pendant vingt-quatre heures ; on le place ensuite dans une solution au trois centième. S'il est suffisamment durci, on le laisse d'abord pendant une journée dans de l'alcool ordinaire, auquel on ajoute pour 70 parties 100 parties d'eau distillée ; puis pendant deux jours dans une autre solution composée de 90 parties d'alcool et de 100 parties d'eau ; et finalement on le dépose dans l'alcool absolu, où il pourra rester jusqu'au moment où il sera utilisé pour les coupes.

Pour durcir l'embryon à l'aide de l'acide picrique, on prend une solution saturée à froid de cet acide. A 100 parties de cette solution on ajoute 2 parties d'acide sulfurique ; on filtre et on ajoute au liquide filtré trois fois son volume d'eau. La préparation est plongée pendant cinq heures dans cette solution ; on l'immerge ensuite dans l'alcool faible, puis dans l'alcool fort, et enfin dans l'alcool absolu.

Le durcissement par l'acide osmique est plus simple et plus expéditif. On emploie une solution au deux-centième. Lorsque l'embryon a séjourné deux jours et demi dans cette solution, on le place dans l'alcool absolu.

Mais il ne suffit pas de durcir l'embryon. Pour retirer des coupes tout l'avantage qu'on peut en attendre, il faut les colorer. Le carmin et l'hématoxyline sont les substances qu'on emploie dans ce but le plus habituellement.

SECTION II

DÉVELOPPEMENT DE L'EMBRYON

La partie du blastoderme aux dépens de laquelle se développe l'embryon et celle beaucoup plus étendue qui en formera les annexes sont d'abord situées sur le même plan, et aucune ligne de démarcation ne les sépare. Mais une dépression circulaire, partielle et très-superficielle au début, ensuite totale, puis de plus en plus accusée, ne tarde pas à établir leurs limites respectives.

Nous avons donc à étudier : 1° les modifications qui se produisent avant et pendant la formation de cette dépression circulaire ; 2° le développement de l'embryon proprement dit ; 3° le développement de ses annexes.

CHAPITRE PREMIER

APPARITION, INCURVATION DE L'EMBRYON

Le blastoderme, qui dans les premiers jours de l'incubation ne recouvre qu'une très-petite portion du jaune, prend ensuite une extension de plus en plus grande, puis s'avance circulairement sur sa périphérie, et l'entoure complétement lorsqu'il arrive au pôle opposé ; sa superficie est égale alors à celle de la membrane vitelline, qu'il sépare de la masse nutritive sous-jacente. L'inclusion de celle-ci toutefois ne se complète que tardivement, en sorte que l'ampliation progressive du blastoderme doit être considérée comme un phénomène qui se poursuit pendant toute la durée de l'incubation.

L'aire transparente ne prend qu'une faible part à son accroissement ; c'est l'aire opaque surtout qui s'élargit et qui joue le principal rôle dans l'inclusion du jaune.

Bien avant que le blastoderme ne forme une vésicule complète, la partie de l'aire opaque qui confine à l'aire transparente revêt un aspect marbré particulier, résultant du mode de groupement des cellules correspondantes; ces groupes de cellules formeront les *îlots sanguins*, lesquels donneront naissance aux vaisseaux; de là, pour cette partie interne de l'aire opaque, le nom d'*aire vasculaire*.

L'aire transparente, après s'être allongée pour devenir ovalaire, s'élargit à l'une de ses extrémités, celle qui répondra à la tête de l'embryon, et prend une figure piriforme; c'est alors qu'apparaît la ligne primitive, à laquelle succède très-rapidement le sillon primitif.

Avant d'aborder l'exposition des phénomènes si variés qui vont fixer notre attention, il importe de bien définir la direction que nous devons attribuer à l'aire transparente et à l'embryon situé sur son grand axe. Tous les embryologistes leur donnent une direction horizontale; de là un langage bien différent de celui qui est usité pour décrire nos organes dans l'état de complet développement, et une certaine confusion qui vient compliquer encore une étude déjà fort difficile. Pour échapper à ce reproche, nous pensons, avec MM. Tarnier et Chantreuil, qu'il est préférable de donner à l'embryon l'attitude verticale que nous donnons à l'homme; nous éviterons ainsi d'employer deux expressions différentes pour définir la situation ou la direction du même objet, et, le lecteur ne rencontrant dans nos descriptions que des termes avec lesquels il est depuis longtemps familiarisé, nous pouvons espérer qu'il nous suivra avec moins d'efforts.

Étant admise cette attitude, la grosse extrémité de l'aire transparente et de l'embryon deviendra leur *extrémité supérieure* ou *céphalique;* la petite représentera leur *extrémité inférieure* ou *caudale*. La face supérieure, tournée vers la membrane vitelline, prendra le nom de *face postérieure* ou *dorsale*, et la face opposée en rapport avec le jaune celui de *face antérieure* ou *abdominale*.

§ 1. — GOUTTIÈRE MÉDULLAIRE.

Lorsque le sillon primitif a paru, on voit le mésoblaste s'épaissir et une ligne sombre se former sur son prolongement. Cette ligne, très-courte et vaguement limitée sur les côtés, s'allonge; en même temps elle se creuse d'un sillon longitudinal qui s'élargit inférieurement en embrassant la partie la plus élevée du sillon primitif. Elle prend alors le nom de *sillon médullaire :* c'est le premier rudiment de l'axe cérébro-spinal, et par conséquent de l'embryon. On a longtemps considéré le sillon primitif comme représentant ce premier vestige. Mais les recherches de Dursy, confirmées par celles de Foster et de Balfour, ont démontré qu'il disparaît à mesure que le sillon médullaire se développe; il marque la place que va occuper l'embryon, il indique la direction que va prendre le nouvel être, mais ne participe pas à sa formation (fig. 945, 946, 951, 952).

De chaque côté du sillon médullaire le feuillet moyen ou mésoblaste s'épaissit. Le sillon présente alors deux parois qui sont appelées *lames médullaires, lames dorsales.* Le feuillet superficiel ou l'épiblaste, après s'être déprimé pour constituer la gouttière, se prolonge à droite et à gauche; ces parties latérales de l'épiblaste portent le nom de *lames épidermiques* ou *lames cornées.* En se continuant entre elles, les lames médullaires et les lames épidermiques constituent deux vives arêtes longitudinales qui forment les bords du sillon; on les nomme *crêtes dorsales* (fig. 939, 946).

La partie médiane ou profonde du sillon est d'une teinte plus claire que les parties latérales, par suite de l'amincissement du feuillet moyen.

A mesure que la gouttière médullaire s'allonge de haut en bas, le sillon primitif se raccourcit dans la même proportion, de telle sorte que celui-ci, dont la longueur couvrait d'abord les deux tiers du grand axe de l'aire transparente, ne répond plus bientôt qu'à son tiers, puis à son quart inférieur, et finit par se réduire à une simple tache qui s'efface à son tour.

L'extrémité supérieure ou céphalique de la gouttière diffère assez notablement de son extrémité inférieure ou caudale. Les lames médullaires, au lieu de se renverser en dehors, se renversent en dedans; elles tendent à se rapprocher par leurs bords; et bientôt en effet elles arrivent au contact, puis se soudent l'une à l'autre. L'union, commencée au niveau de la tête, se continue ensuite de haut en bas, mais avec plus de lenteur. Ainsi s'opère la transformation de la gouttière médullaire en un véritable canal, qui sera plus tard le canal central de la moelle épinière.

Lorsque les deux lames médullaires ou dorsales se sont soudées entre elles sur la ligne médiane, elles se confondent au niveau de cette union avec les lames cornées pour former une seule et même couche. Mais

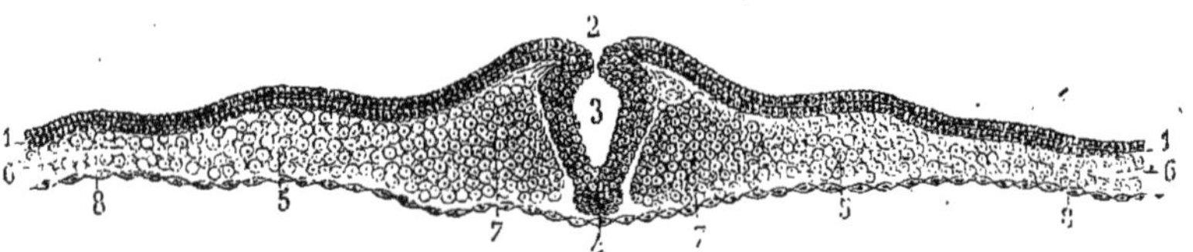

Fig. 939. — *Coupe du sillon médullaire* (préparation de M. Mathias Duval).

1, 1. Épiblaste ou feuillet externe. — 2. Les deux bords du sillon médullaire très-rapprochés et sur le point de se souder. — 3. Gouttière médullaire sur le point de se transformer en canal. — 4. Corde dorsale nettement limitée en avant et sur les côtés, mais incomplétement en arrière. — 5, 5. Mésoblaste ou feuillet moyen composé de cellules arrondies. — 6, 6. Vestige de son dédoublement. — 7, 7. Vestige de deux proto-vertèbres. — 8, 8. Hypoblaste ou feuillet interne composé de cellules fusiformes.

celle-ci ne tarde pas à se diviser en deux plans, qui s'écarteront de plus en plus : le plan profond forme les parois du canal médullaire ; le plan superficiel forme l'épiderme.

§ 2. — CORDE DORSALE, DÉDOUBLEMENT DU FEUILLET MOYEN.

Les phénomènes qui précèdent se passent tous dans le feuillet superficiel, aux dépens duquel se forment l'axe cérébro-spinal et l'épiderme. Pendant que l'épiblaste se modifie ainsi, d'autres modifications non moins importantes se produisent dans le feuillet moyen.

Sur la partie médiane du sillon médullaire ce feuillet est très-aminci ; il n'est plus composé que d'un petit nombre de cellules. En se groupant sous la forme d'un cordon arrondi ces cellules constituent la corde dorsale ou *notocorde* (fig. 940).

La corde dorsale se montre lorsque la gouttière médullaire est encore ouverte, mais sur le point de se transformer en canal. Le fond de la gouttière étant plus mince que ses parties latérales et d'une teinte plus claire, on l'entrevoit par transparence, et on la distingue d'autant mieux qu'elle offre elle-même une teinte sombre de plus en plus accusée.

Pendant que le canal médullaire se complète, ou immédiatement après sa formation, le feuillet moyen se dédouble. Mais le dédoublement ne s'étend pas jusqu'à la corde dorsale ; il s'opère à une petite distance de celle-ci, en sorte qu'on observe à droite et à gauche de la ligne médiane une longue bande longitudinale non dédoublée : elle est appelée *lame vertébrale*. On nomme *lame latérale* celle qui a subi le dédoublement.

La lame latérale comprend donc deux lames secondaires, l'une externe, c'est la *lame musculo-cutanée*, et l'autre interne, c'est la *lame fibro-intestinale*.

En s'accolant au feuillet externe, la lame musculo-cutanée donne nais-

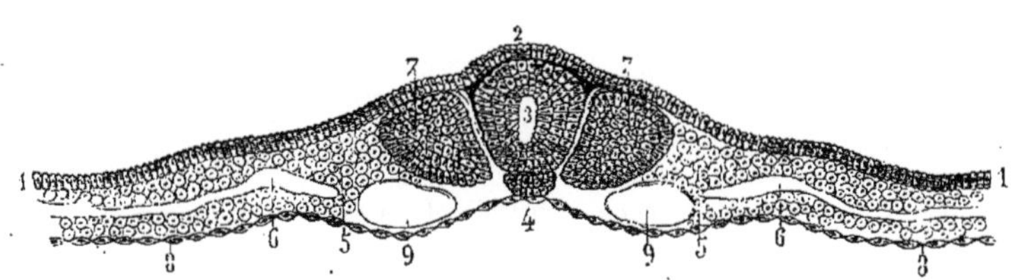

Fig. 940. — *Coupe tranversale du canal médullaire* (préparation de M. Mathias Duval).

1, 1. Épiblaste. — 2. Ce même feuillet passant sur la moelle épinière, dont il est devenu indépendant. — 3. Canal de la moelle épinière dont les parois sont formées de cellules cylindriques rayonnées. — 4. Corde dorsale. — 5, 5. Feuillet moyen. — 6, 6. Cavité pleuro-péritonéale résultant du dédoublement de ce feuillet. — 7, 7. Protovertèbres. — 8, 8. Feuillet interne. — 9, 9. Aortes primitives.

sance à la *somatopleure*. De l'union de la lame fibro-intestinale avec le feuillet interne résulte la *splanchnopleure*. L'espace qui sépare la somatopleure de la splanchnopleure, espace d'abord très-limité, prend le nom de *cavité pleuro-péritonéale* ou *cœlome*.

Parvenu à cette période de son développement, l'embryon se compose donc d'une partie médiane et de quatre lames, les deux somatopleures et les deux splanchnopleures.

§ 3. — REPLIS CÉPHALIQUE, CAUDAL ET LATÉRAUX.

Le sillon circulaire qui sépare l'embryon de ses annexes se montre en même temps que la gouttière médullaire, ou suit de très-près l'apparition de celle-ci. Il est le résultat de l'incurvation de l'aire embryonnaire, incurvation en vertu de laquelle son extrémité supérieure s'incline en avant et en bas, l'inférieure en avant et en haut, et les lames latérales en avant et en dedans, de telle sorte que l'embryon revêt la forme d'un écusson, selon Coste, et celle d'une petite nacelle, d'après la plupart des auteurs. Mais la dépression qui le circonscrit ne se dessine pas simultanément sur tous les points de son contour. Elle s'accuse

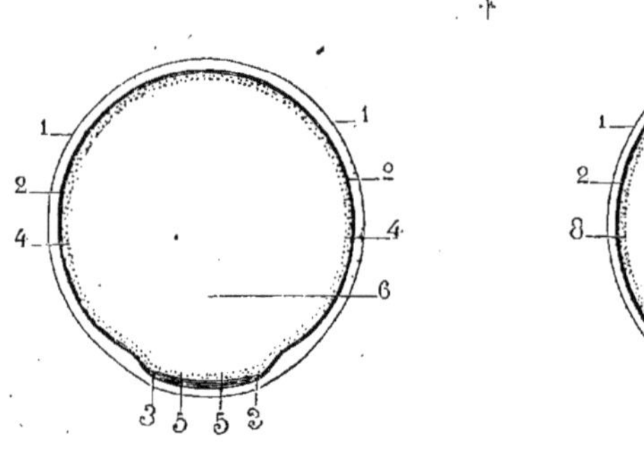

Fig. 941. — *Dépression circum-embryonnaire commençante.*

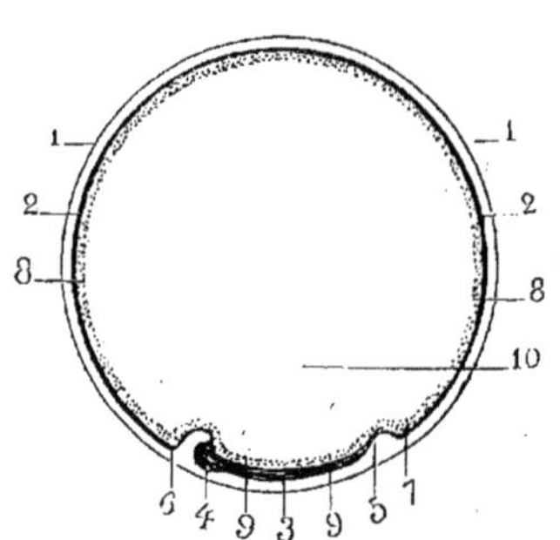

Fig. 942. — *Capuchons amniotiques, céphalique et caudal.*

Fig. 941. — *Coupe de l'œuf parallèle au grand axe de l'embryon.* — 1, 1. Membrane vitelline. — 2, 2. Feuillet externe du blastoderme. — 3, 3. Embryon se recourbant sur son grand axe et déterminant par cette incurvation la dépression qui commence à le séparer de ses annexes. — 4. Feuillet interne formant la vésicule ombilicale. — 5, 5. Premier vestige de la gouttière intestinale qui se continue au niveau de l'étranglement circulaire commençant avec cette vésicule. — 6. Vésicule ombilicale constituant à cette époque la presque totalité de l'œuf.

Fig. 942. — *Coupe de l'œuf parallèle au grand axe de l'embryon.* — 1, 1. Membrane vitelline. — 2, 2. Feuillet externe du blastoderme. — 3. Embryon. — 4. Son extrémité céphalique. — 5. Son extrémité caudale. — 6. Capuchon céphalique de l'amnios. — 7. Capuchon caudal de l'amnios. — 8, 8. Feuillet interne. — 9, 9. Gouttière intestinale. — 10. Vésicule ombilicale.

d'abord sur un point qui prend le nom de *repli*, ensuite sur le point diamétralement opposé, et enfin sur les points intermédiaires. Le *repli céphalique* se dessine le premier; le *repli caudal* ne tarde pas à le suivre; les *replis latéraux* se montrent ensuite. Ces dépressions partielles marchent à la rencontre les unes des autres; en s'allongeant, elles arrivent à se continuer: de là un sillon qui est ovalaire et superficiel au début, mais qui se creuse de plus en plus et devient ensuite circulaire.

Le *repli céphalique* apparaît en même temps que la ligne sombre située sur le prolongement du sillon primitif. Il répond à l'extrémité supérieure de cette ligne, qui lui est perpendiculaire; considéré dans ses rapports avec celle-ci, il représente un arc dont la ligne elle-même serait la flèche. Le repli de l'extrémité supérieure de l'aire embryonnaire, d'abord à peine apparent, s'accuse avec plus de netteté à mesure qu'il se porte en avant. Sa concavité regarde directement en bas; la gouttière qu'il contribue à former se dirige dans le même sens; ses deux extrémités, assez éloignées au début, se rapprochent peu à peu, d'où il suit que le repli passe de la configuration arciforme à celle d'un fer à cheval. En outre, le bord antérieur des parties latérales de la gouttière se porte en dedans en même temps que sa partie médiane continue à descendre. Arrivées au contact, les trois bords s'unissent; ainsi se constitue une petite cavité, ou plutôt

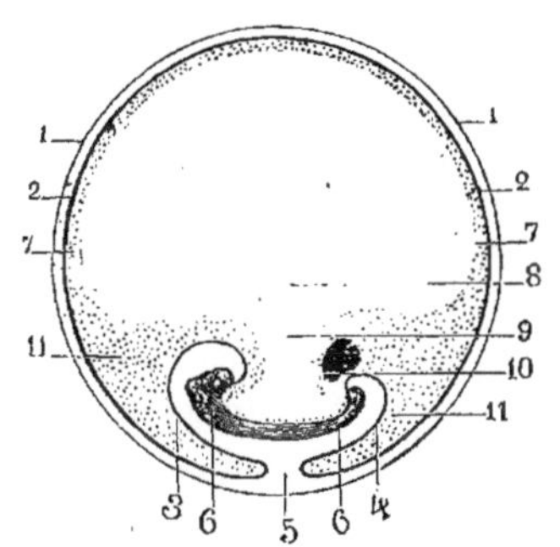

Fig. 943. — *Coupe de l'œuf parallèle au grand axe de l'embryon.*

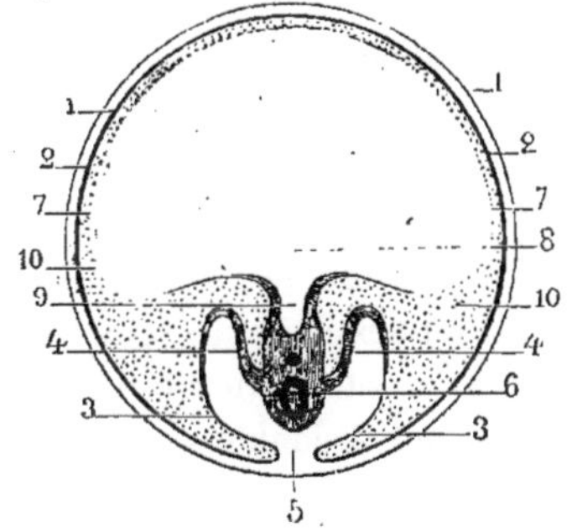

Fig. 944. — *Coupe de l'œuf perpendiculaire au grand axe de l'embryon.*

Fig. 943. — *Capuchons céphalique et caudal, vésicule ombilicale, cavité pleuro-péritonéale.* — 1, 1. Membrane vitelline. — 2, 2. Feuillet externe du blastoderme. — 3. Capuchon céphalique. — 4. Capuchon caudal. — 5. Ombilic amniotique. — 6, 6. Embryon. — 7, 7. Feuillet interne du blastoderme. — 8. Vésicule ombilicale formée par ce feuillet. — 9. Pédicule vitello-intestinal. — 10. Vésicule allantoïde. — 11, 11. Cavité pleuro-péritonéale.

Fig. 944. — *Capuchons latéraux, vésicule ombilicale, cavité pleuro-péritonéale.* — 1, 1. Membrane vitelline. — 2, 2. Feuillet externe du blastoderme. — 3, 3. Capuchons latéraux de l'amnios. — 4, 4. Origine de ces capuchons. — 5. Ombilic amniotique. — 6. Moelle épinière, au-dessus de laquelle se voit la corde dorsale. — 7, 7. Feuillet interne du blastoderme. — 8. Vésicule ombilicale. — 9. Gouttière intestinale — 10, 10. Cavité pleuro-péritonéale.

un cul-de-sac ouvert inférieurement, qui prend le nom de *cavité céphalo-intestinale*; on l'appelle aussi *intestin supérieur*, *intestin antérieur*, ou *pré-intestin*. Ses parois sont formées par les trois feuillets superposés et unis du blastoderme.

Au-dessous et au-devant du repli céphalique se trouve la dépression qui va s'étendre sur tout le contour de l'embryon. Lorsque le repli commence à se produire, elle est à peu près nulle à ses extrémités; mais, à mesure qu'il se développe, elle s'accuse davantage; et, plus tard, lorsque les replis latéraux auront pris naissance, elle se continuera avec la dépression qui leur correspond. Au niveau de ce cul-de-sac à concavité supérieure, le feuillet moyen est dédoublé, en sorte que ses parois se composent de deux lames séparées par une cavité. De ces deux lames, l'une est supérieure, c'est la somatopleure, et l'autre inférieure, c'est la splanchnopleure. La cavité qu'elles limitent comprend elle-même deux parties d'inégales dimensions. La plus large est sous-jacente au repli céphalique; on l'appelle *fosse cardiaque*, parce que le cœur prend naissance, non dans sa cavité proprement dite, mais dans l'épaisseur de sa paroi postérieure. La plus étroite est située au-dessus du repli; elle se continue avec la partie extra-embryonnaire du cœlome ou cœlome externe.

Le *repli caudal* ne se montre qu'après la disparition du sillon primitif. Il est aussi configuré en fer à cheval. En se portant en avant et en haut il constitue la paroi antérieure d'une gouttière à concavité supérieure, dont la paroi postérieure est représentée par l'aire embryonnaire. Les deux extrémités du bord antérieur de la gouttière, se dirigeant l'une vers l'autre et se réunissant sur la ligne médiane, concourent à former une petite cavité qui prend ici les noms d'*intestin postérieur*, *intestin inférieur*. Les trois feuillets du blastoderme entrent dans la composition de ses parois. Au-dessus et au-devant de cette cavité se voit la dépression qui contribue à la délimitation de l'embryon; sa concavité se dirige en haut. Ses parois sont dédoublées et séparées par un intervalle qui se continue sans ligne de démarcation avec la cavité pleuro-péritonéale.

Les *replis latéraux*, ou *lames latérales*, *lames ventrales*, *lames abdominales*, se dirigent d'abord directement en avant, puis en avant et en dedans. Elles forment la paroi antérieure d'une gouttière verticale. En se portant à la rencontre l'une de l'autre, les deux parois antérieures arrivent à se souder sur la ligne médiane, au-dessus et au-dessous de l'ombilic. Chacune d'elles étant dédoublée, les parois de la cavité qu'elles circonscrivent le sont aussi; de leur continuité, par conséquent, résultent trois cavités concentriques : les splanchnopleures forment une cavité profonde, l'*intestin primitif*; les somatopleures limitent la grande cavité du tronc; la moitié droite du cœlome, en se continuant avec la moitié gauche, forme une troisième cavité intermédiaire aux précédentes.

De chaque côté, en dehors des lames ventrales, est une gouttière verticale, à concavité externe, se continuant en haut avec celle qui répond au repli céphalique et en bas avec celle du repli caudal. Les quatre gouttières réunies forment une sorte d'anneau qui se resserre de plus en plus, en sorte que l'embryon ne se trouve plus bientôt rattaché à ses annexes que par un simple pédicule occupant la place du futur ombilic. Celui-ci se compose de deux tubes concentriques, l'un externe ou *pédicule somatique*, formé par le prolongement des somatopleures, et l'autre interne ou *pédicule splanchnique*, appelé aussi *pédicule vitello-intestinal*, formé par le prolongement des splanchnopleures. Aussi longtemps que ce dernier reste creux, il établit une libre communication entre le canal intestinal et le sac vitellin. Chez l'oiseau, vers la fin de l'incubation, il rentre avec le sac vitellin dans l'abdomen; chez les mammifères il·s'oblitère. L'oblitération chez la femme a lieu dès le second mois de la grossesse.

La cavité pleuro-péritonéale, au niveau du pédicule vitello-intestinal, se partage en deux parties, l'une embryonnaire ou *cœlome interne*, l'autre extra-embryonnaire ou *cœlome externe*.

CHAPITRE II

DÉVELOPPEMENT DES ORGANES ET DES APPAREILS

Après la formation des pédicules somatique et splanchnique, l'embryon présente une forme allongée, remarquable surtout par l'incurvation de son grand axe; il décrit alors une courbe demi-circulaire, à concavité antérieure, qui a pour effet de rapprocher très-notablement ses deux extrémités. En outre, il éprouve une courbure en spirale, une sorte de torsion autour de son axe longitudinal, d'où il suit que, si le corps est vu de face, la tête se voit de profil. Mais la première courbure seule persiste; la seconde finit par disparaître.

La face postérieure ou dorsale de l'embryon, très-convexe, répond à la membrane vitelline; sa face antérieure, concave, s'applique au sac vitellin. L'extrémité céphalique, très-volumineuse, forme à elle seule la moitié de la longueur totale de l'embryon. L'extrémité caudale, très-petite, constitue une saillie conoïde qui tend de plus en plus à s'effacer et qui disparaît à peu près complétement au début du troisième mois. Le premier rudiment des membres se montre sous la forme de petits bourgeons vers la quatrième semaine.

Considéré dans sa conformation intérieure, l'embryon est constitué par une partie médiane de laquelle partent de chaque côté deux lames qui s'enroulent l'une et l'autre d'arrière en avant, et que sépare un espace virtuel, la *cavité pleuro-péritonéale*.

La partie médiane répond à la face postérieure ou dorsale de l'embryon. Renflée au niveau de l'extrémité céphalique, effilée à son extrémité opposée, elle revêt la forme d'un cône dont le sommet se dirige en bas. Les lames qui s'en détachent à droite et à gauche sont superposées; elles se distinguent par conséquent en externe, représentée par la somatopleure, et interne, que forme la splanchnopleure.

De ces cinq parties constituantes la première est impaire et symétrique; les autres sont paires et semblablement disposées sur les côtés du plan médian. Toutes sont encore uniquement composées de cellules. Celles-ci vont devenir le point de départ d'une longue série de transformations que nous suivrons pas à pas. Dans ce but, nous nous occuperons d'abord de la partie médiane. Nous étudierons ensuite la somatopleure, puis la splanchnopleure.

ARTICLE PREMIER

ÉVOLUTION DE LA PARTIE MÉDIANE DE L'EMBRYON

Cette partie médiane est formée par les trois feuillets superposés du blastoderme, en arrière par l'épiblaste, en avant par l'hypoblaste, au milieu par le mésoblaste ou feuillet moyen. Elle a pour limite, à droite et à gauche, l'angle longitudinal résultant du clivage ou dédoublement de ce feuillet.

L'épiblaste donne naissance à l'axe cérébro-spinal, à l'épiderme cutané et à quelques parties des organes des sens.

L'hypoblaste se transformera en un simple épithélium tapissant les parois de l'intestin et des organes creux qui en dépendent.

Le mésoblaste joue un rôle beaucoup plus important. De sa partie médiane naissent la corde dorsale, le rachis et le crâne, la face et le cou. Ses parties latérales comprennent la lame musculaire, qui sera le point de départ des muscles du dos, et la masse cellulaire intermédiaire, origine de tout l'appareil génito-urinaire. En outre, le feuillet moyen envoie dans la somatopleure, indépendamment de la lame musculo-cutanée déjà mentionnée, un autre prolongement sous-jacent à celle-ci; à la splanchnopleure il donne aussi un second prolongement qui vient s'ajouter à la lame fibro-intestinale.

Considérés dans leurs positions relatives, les organes qui se forment aux dépens de la portion axiale de l'embryon pourraient être partagés en deux groupes : ceux qui répondent au plan médian, et ceux qui sont situés à droite et à gauche de celui-ci. Les premiers font partie des appareils de la vie animale; ils naissent de toute la longueur de l'axe de l'embryon. Les seconds appartiennent aux appareils de la sécrétion urinaire et de la reproduction; ils n'ont pour point de départ que la moitié postérieure de cet axe. Le tableau suivant nous montrera, sous une forme plus simple et plus complète, l'ordre suivant lequel nous allons procéder à l'étude des organes qui contribuent à former ces divers appareils.

Portion axiale de l'embryon.	Organes médians ou propres aux appareils de la vie animale.	1° Axe cérébro-spinal; 2° Corde dorsale; 3° Rachis et lame musculaire; 4° Crâne et muscles qui le recouvrent; 5° Face et cou.
	Organes latéraux ou propres aux appareils de la sécrétion urinaire et de la génération.	1° Canal et corps de Wolff; 2° Lame germinative, canal de Muller; 3° Organes génitaux internes; 4° Reins et uretères; 5° Vésicule allantoïde; 6° Organes génitaux externes.

§ 1. — Développement des organes situés sur le plan médian de la portion axiale de l'embryon.

Ces organes, impairs et symétriques, sont remarquables par leur nombre, par leur importance et par la précocité de leur développement; nous les étudierons dans l'ordre qui préside à leur apparition.

A. Développement de l'axe cérébro-spinal.

Nous avons vu que le feuillet superficiel du blastoderme, en se déprimant sur la ligne médiane, donne naissance à la gouttière médullaire, et que les bords de celle-ci, en se portant l'un vers l'autre, se soudent d'abord sur un point qui répond à la future région cervicale. La soudure remonte ensuite jusqu'à son extrémité supérieure, puis finalement se prolonge de haut en bas sur toute sa longueur, de telle sorte que la gouttière se transforme peu à peu en canal.

Dès que le canal médullaire est constitué, on voit son extrémité céphalique se dilater en ampoule. Après sa complète occlusion, un second renflement se montre au-dessous du premier, puis un troisième au-dessous du second. Ces trois renflements sont les premiers rudiments de l'encéphale. Leur diamètre diminuant de haut en bas, il revêt, sous sa forme primitive, l'aspect d'un cône creux présentant deux étranglements et se continuant par son sommet avec le canal médullaire proprement dit.

Les étranglements, à peine prononcés au début, s'accusent ensuite beaucoup plus; les renflements qu'ils séparent sont considérés alors comme autant de vésicules que les embryologistes distinguent en antérieure, moyenne et postérieure, parce qu'ils attribuent à l'embryon une direction horizontale; comme nous le plaçons dans la direction verticale qu'on lui donne après son entier développement, ces vésicules, pour nous, deviennent supérieure, moyenne et inférieure.

En même temps qu'elles s'accroissent, les vésicules encéphaliques se modifient dans leur situation relative : la supérieure s'incline fortement en avant et en bas; la moyenne répond au sommet de la tête; l'inférieure est située au-dessous de la précédente, au niveau de la nuque; elle fait, avec la moelle épinière, un angle très-saillant dont le sommet se dirige en haut et en arrière. (Fig. 949.)

Leur forme se modifie aussi très-notablement. Un sillon transversal divise la vésicule supérieure en deux parties : l'une antérieure, qui forme la presque totalité du cerveau, d'où le nom de *cerveau antérieur* qui lui

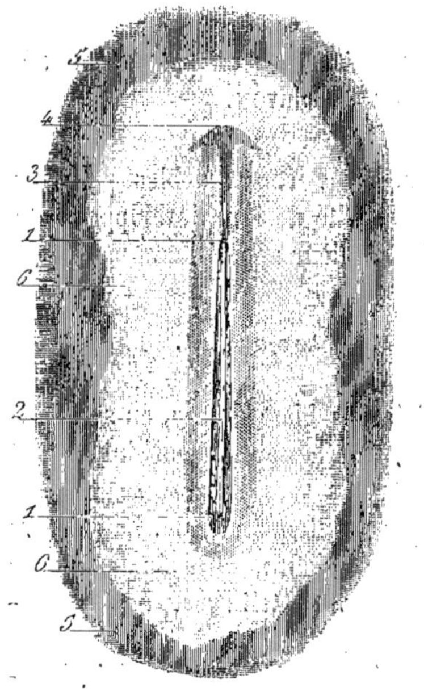

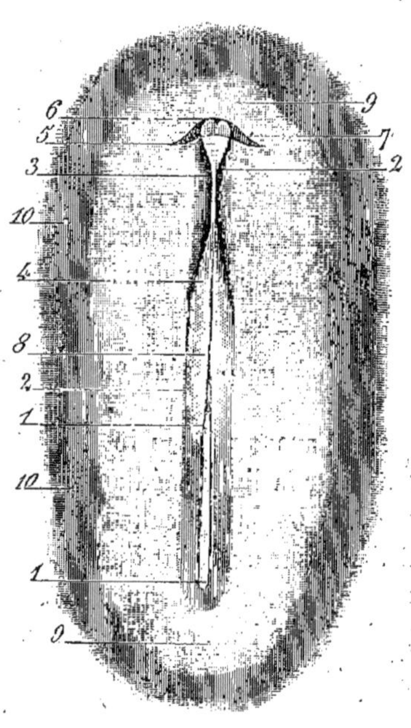

Fig. 945. — *Sillon primitif, premier vestige de la moelle épinière et du repli céphalique.*

Fig. 946. — *Sillon primitif déjà réduit, sillon médullaire, repli céphalique.*

Fig. 945. — 1, 1. Les deux extrémités du sillon primitif. — 2. Le sillon proprement dit. — 3. Premier vestige de la moelle épinière. — 4. Premier vestige du repli céphalique. — 5, 5. Partie interne de l'aire opaque. — 6, 6. Aire transparente.

Fig. 946. — 1, 1. Sillon primitif. — 2, 2. Sillon médullaire. — 3. Les deux bords de ce sillon, très-rapprochés au niveau de la future région cervicale. — 4. Sa partie inférieure remarquable par l'écartement de ces mêmes bords. — 5. Sa partie supérieure sur laquelle ils sont aussi très-écartés. — 6. Légère échancrure de cette extrémité supérieure qui lui donne un aspect cordiforme. — 7. Repli céphalique. — 8. Premier vestige de la corde dorsale. — 9, 9. Aire transparente. — 10, 10. Aire opaque.

a été donné; l'autre postérieure, qui constitue la couche optique et le ventricule moyen : c'est le *cerveau intermédiaire* de quelques auteurs.

La vésicule moyenne, ou *cerveau moyen*, ne se divise pas; elle donne naissance aux tubercules quadrijumeaux, à l'aqueduc de Sylvius et aux pédoncules cérébraux.

La vésicule postérieure est partagée aussi en deux autres : une antérieure, ou *cerveau postérieur*, et une postérieure, ou *arrière-cerveau*. C'est aux dépens du cerveau postérieur que se forment le cervelet et la protubérance annulaire. L'arrière-cerveau représente le bulbe rachidien.

L'encéphale, dans la première période de son évolution, affecte donc la forme d'une cavité tubuleuse ou plutôt conique, que des étranglements

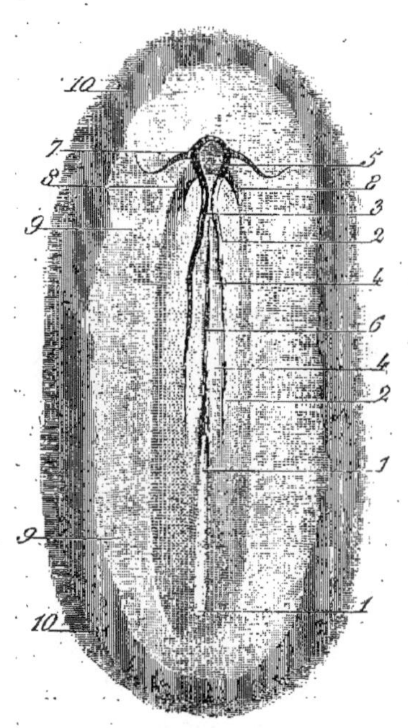

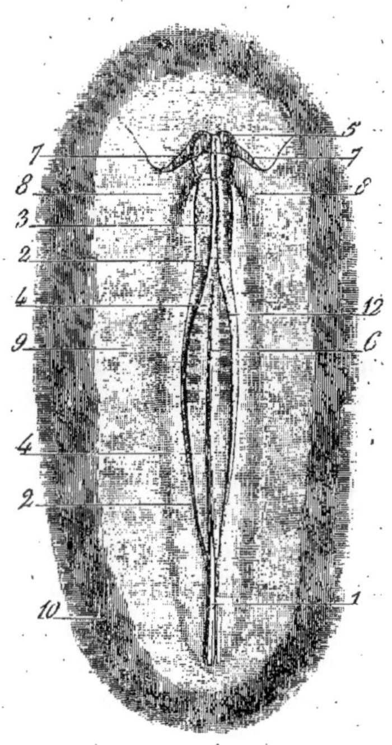

FIG. 947. — *Gouttière médullaire, cordale dorsale, somatopleure et origine de l'amnios, splanchnopleure.*

FIG. 948. — *Gouttière médullaire presque fermée supérieurement, sillon primitif très-réduit, corde dorsale.*

FIG. 947. — 1, 1. Sillon primitif. — 2, 2. Gouttière médullaire. — 3. Point sur lequel ses bords se trouvent très-rapprochés. — 4, 4. Sa partie inférieure. — 5. Sa partie supérieure. — 6. Corde dorsale. — 7. Somatopleure et origine de l'amnios. — 8, 8. Bord inférieur de la splanchnopleure. — 9, 9. Aire transparente. — 10, 10. Aire opaque.

FIG. 948. — 1. Sillon primitif. — 2, 2. Gouttière médullaire. — 3. Ses deux bords contigus et sur le point de se souder. — 4, 4. Sa partie inférieure, très-évasée, mais dont les bords se rapprochent inférieurement. — 5. Son extrémité supérieure ou céphalique. — 6. Corde dorsale. — 7. Somatopleure et amnios. — 8, 8. Bord inférieur de la splanchnopleure. — 9. Aire transparente. — 10. Aire opaque. — 12. Protovertèbres.

successifs viennent diviser en cavités plus petites, disposées en série linéaire, et toutes communiquant largement entre elles. Ces étranglements ont pour attribut commun leur direction transversale. A une époque plus avancée de son développement, un nouvel étranglement se montre; mais il se dirige d'avant en arrière, et ne porte que sur la plus volumineuse et la plus antérieure des cinq cavités produites par ceux qui le précèdent. Il divise le cerveau antérieur en deux moitiés latérales : ce sont les *hémisphères;* et sa cavité, jusque-là unique, en deux cavités secondaires qui représentent les ventricules latéraux. Cet étranglement antéro-postérieur, ou *grande scissure interhémisphérique,* n'est pas complet, en sorte que les ventricules latéraux restent en large communication avec le ventricule moyen.

Beaucoup plus tard, d'autres dépressions moins profondes et à contours très-irrégulièrement sinueux se dessinent sur la surface des hémisphères; alors surgissent les circonvolutions qui recouvrent le cerveau des mammifères, mais qui font défaut chez les ovipares.

Pendant que l'encéphale parcourt les diverses phases de son évolution, la moelle épinière poursuit aussi son développement. Chez le poulet, au commencement du troisième jour, la cavité du canal médullaire est encore très-large et allongée d'avant en arrière. Sa paroi latérale droite est parallèle à la paroi latérale gauche. L'une et l'autre sont formées de cellules cylindriques qui affectent une disposition rayonnée.

Vers la fin du troisième jour, les cellules conservent les mêmes caractères et la même disposition. Mais la forme de la cavité se modifie dans la région lombaire; les deux parois, jusque-là parallèles, se rapprochent au niveau de la partie centrale du canal, tandis qu'elles restent à la même distance en avant et en arrière; la cavité prend ainsi la forme d'un sablier horizontal et antéro-postérieur.

Le quatrième jour, les cellules se modifient aussi et subissent une véritable métamorphose. Celles qui occupent le centre de chacune des moitiés de la moelle se transforment en substance grise; il existe alors une colonne grise antérieure, puis une colonne grise postérieure, qui, sur les coupes horizontales et transversales, représentent les cornes antérieures et postérieures. Les cellules périphériques se transforment en substance blanche. Les cordons antérieurs se montrent les premiers; viennent ensuite les cordons postérieurs; puis les cordons latéraux, d'abord beaucoup plus petits que les précédents. Les cellules profondes conservent leurs caractères primitifs et forment l'épithélium cylindrique du canal médullaire.

Le cinquième et le sixième jour, la substance grise ayant acquis un plus grand développement, les deux parois latérales arrivent au contact par leur partie moyenne, puis se soudent et forment ainsi la *commissure grise antérieure.* Sur les coupes on ne voit plus alors une cavité en forme de sablier, mais deux cavités, l'une antérieure, l'autre postérieure; le canal primitif, en d'autres termes, s'est divisé en deux canaux secondaires. Le canal antérieur formera le canal central de la moelle; le postérieur ne tardera pas à disparaître.

Vers la fin du cinquième jour, les deux colonnes grises et blanches antérieures font saillie à droite et à gauche de la partie médiane de la

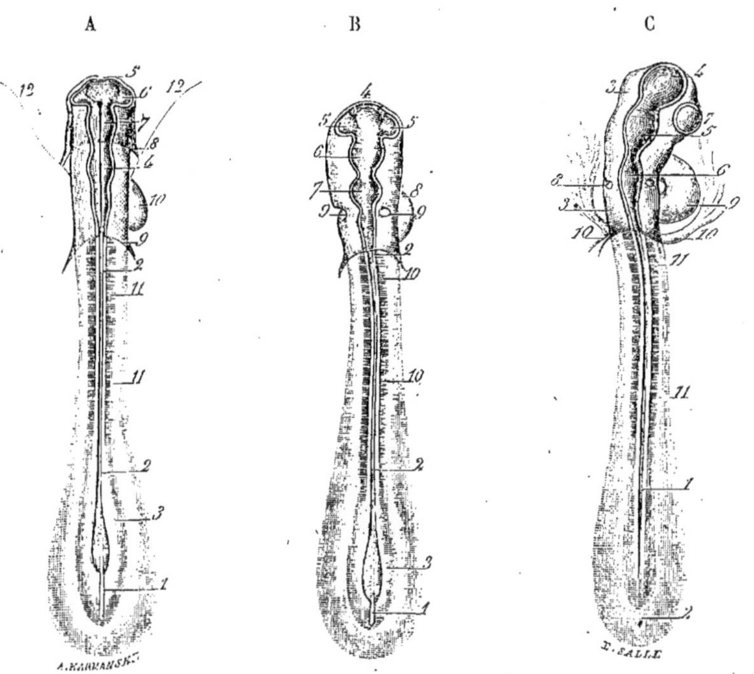

Fig. 949. — *L'axe cérébro-spinal vu par sa partie postérieure ou dorsale;
disparition graduelle du sillon primitif.*

A. — 1. Sillon primitif. — 2, 2. Moelle épinière. — 3. Sinus rhomboïdal. — 4. Vésicule cérébrale postérieure ou inférieure. — 5. Vésicule cérébrale antérieure. — 6. Vésicules optiques. — 7. Vésicule cérébrale moyenne. — 8. Somatopleure et origine de l'amnios. — 9. Splanchnopleure; l'intervalle qui s'étend de celle-ci à la somatopleure répond à la fosse cardiaque, c'est-à-dire à l'origine de la cavité pleuro-péritonéale. — 10. Cœur. — 11, 11. Protovertèbres. — 12, 12. Espace angulaire, au niveau duquel l'aire transparente est dépourvue de vaisseaux.

B. — 1. Sillon primitif réduit à son dernier vestige. — 2, 2. Moelle épinière. — 3. Sinus rhomboïdal. — 4. Vésicule cérébrale antérieure. — 5, 5. Vésicules optiques. — 6. Vésicule cérébrale moyenne. — 7. Vésicule cérébrale postérieure. — 8. Cœur. — 9, 9. Oreille. — 10, 10. Protovertèbres.

C. — 1. Moelle épinière. — 2. Place qu'occupait le sillon primitif dont il ne reste plus aucune trace. — 3, 3. Extrémité céphalique. — 4. Vésicule cérébrale antérieure. — 5. Vésicule cérébrale moyenne. — 6. Vésicule cérébrale postérieure. — 7. Vésicule optique. — 8. Oreille. — 9. Cœur. — 10, 10. Veines omphalo-mésentériques. — 11, 11. Protovertèbres.

moelle, sur laquelle s'accuse un sillon longitudinal superficiel; et, comme elles continuent à croître, le sillon médian antérieur se creuse aussi de plus en plus. Le sillon médian postérieur, selon M. Mathias Duval, se constitue de la même manière (1). D'après Lockart Clarke, Foster et Balfour, il se formerait aux dépens du canal postérieur par suite de la résorption de la partie postérieure de celui-ci.

Foster et Balfour pensent aussi que les cordons blancs n'ont pas pour point de départ les cellules de la moelle, mais des cellules arrondies disséminées autour de sa périphérie et dépendantes du mésoblaste, opinion qui a rencontré peu de partisans et qu'ils n'admettent du reste qu'avec une certaine réserve.

Au septième jour, la moelle est à peu près entièrement constituée; cependant ses deux moitiés ne sont encore unies que par la commissure grise antérieure, et le volume de la colonne grise est encore très-prédominant relativement à la substance blanche.

Le neuvième jour, la commissure grise postérieure se forme; les cordons blancs ont acquis de plus grandes dimensions. La commissure blanche n'existe pas encore; elle apparaît le jour suivant.

Méninges. — Les enveloppes du centre nerveux tirent leur origine du feuillet moyen; mais l'ordre dans lequel elles se montrent et les phénomènes qui président à leur formation sont encore peu connus.

B. **Développement de la corde dorsale.**

La corde dorsale, *notocorde* de M. Ch. Robin, se montre chez le poulet vers la fin du premier jour de l'incubation, sous la forme d'un filament arrondi, situé sur la ligne médiane, au-devant de la moelle épinière, dont il mesure toute la longueur.

La notocorde se constitue aux dépens de la partie médiane, très-amincie, du feuillet moyen. Les cellules qui la composent au début forment un petit groupe à contour vague, qu'un espace à peine sensible sépare à droite et à gauche des parties voisines du mésoblaste. Ce petit groupe, sur les coupes, revêt une figure circulaire, qui bientôt s'allonge un peu transversalement. La corde dorsale revêt alors la forme d'un cylindre aplati d'avant en arrière (fig. 940).

Au second jour de l'incubation, les cellules prennent une disposition rayonnée. L'extrémité supérieure de la notocorde répond à la vésicule cérébrale moyenne; c'est sur cette extrémité que l'encéphale semble exécuter le mouvement d'incurvation en vertu duquel la vésicule cérébrale antérieure se porte en bas.

____

(1) *Recherches sur le sinus rhomboïdal des oiseaux* (Journal de l'anatomie, 1877, t. XIII).

Vers la fin du troisième jour, la corde dorsale s'entoure d'une gaîne amorphe, très-délicate, résultant probablement d'une transformation des cellules les plus superficielles. Au sixième jour, elle atteint son plus grand développement. Vers le septième et les jours suivants, sa forme subit une modification remarquable. La gaîne qui la recouvre semble se rétracter sur certains points, qui deviennent le siége d'une sorte d'étranglement. La notocorde, dans cette phase de son développement, représente une longue tige qu'on voit tour à tour se renfler et se resserrer. C'est autour de cette tige que se forment les corps des vertèbres et les ligaments destinés à les

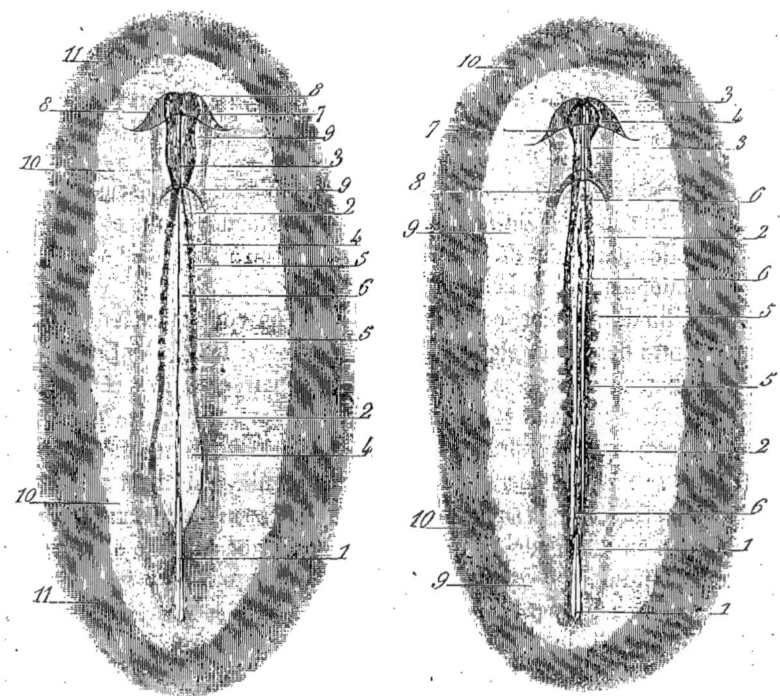

Fig. 950. — *Gouttière médullaire fermée en haut, encore largement ouverte plus bas, corde dorsale, protovertèbres.*

Fig. 951. — *Gouttière médullaire sur le point de se transformer en canal, corde dorsale très-avancée dans son évolution.*

Fig. 950. — 1. Sillon primitif. — 2, 2. Bords de la gouttière médullaire. — 3. Partie supérieure de cette gouttière dont les bords sont soudés. — 4, 4. Partie inférieure dont les bords sont écartés. — 5, 5. Protovertèbres. — 6. Corde dorsale en voie d'évolution. — 7. Son extrémité supérieure légèrement renflée. — 8, 8. Repli céphalique. — 9, 9. Splanchnopleure, formant la paroi antérieure du futur œsophage. — 10, 10. Aire transparente. — 11, 11. Aire opaque.

Fig. 951. — 1, 1. Reste du sillon primitif. — 2, 2. Bords de la gouttière médullaire en voie de rapprochement. — 3, 3. Ces mêmes bords soudés supérieurement. — 4. Premier vestige de la vésicule cérébrale antérieure. — 5, 5. Protovertèbres. — 6, 6. Corde dorsale très-apparente. — 7. Bord inférieur de la somatopleure. — 8. Bord inférieur de la splanchnopleure. — 9, 9. Aire transparente. — 10, 10. Aire opaque.

unir; elle les traverse à la manière d'une broche. Mais les auteurs ne sont pas d'accord sur les connexions qui s'établissent entre les vertèbres et les parties étranglées et renflées de la tige.

D'après M. Ch. Robin, les renflements répondent aux disques intervertébraux dont ils forment la partie centrale, et les étranglements au corps des vertèbres. Les renflements persistent; les étranglements disparaissent sous l'influence de l'ossification.

Selon les observations de Foster, Balfour et Gegenbaur, poursuivies sur le poulet, il n'existerait pas de renflements, mais au contraire un étranglement au niveau des disques, tandis que dans le corps de chaque vertèbre il y aurait trois renflements séparés par deux étranglements.

C. Développement de la colonne vertébrale, des nerfs qui en sortent et des muscles qui l'entourent.

a. **Lames vertébrales.** — Nous avons vu qu'on désigne sous ce nom toute la partie indivise du feuillet moyen qui s'étend à droite et à gauche de la moelle épinière et de la corde dorsale, jusqu'à l'angle de séparation de la somatopleure et de la splanchnopleure.

Vers la fin du premier jour, chez le poulet, on commence à distinguer sur ces lames des lignes claires et transversales qui les divisent en petites pièces cubiques, lesquelles se disposent par paires sur les côtés de la moelle épinière : ce sont les *protovertèbres*. La première paire de protovertèbres correspond au premier point de soudure des lames médullaires. Les autres se forment ensuite en succession régulière de haut en bas, en suivant les progrès de la soudure de ces lames; cependant deux ou trois se développent au-dessus de la première, en sorte que la série s'élève jusqu'au crâne futur.

Le second jour, les protovertèbres, vues sur des coupes transversales, deviennent très-distinctes; elles sont représentées par deux longues séries de pièces quadrilatères, symétriquement rangées sur les côtés du canal médullaire. Chacune d'elles est constituée au centre par un petit groupe de cellules sphériques, et sur sa périphérie par des cellules cylindriques affectant une disposition rayonnée.

Au commencement du troisième jour, les cellules du centre augmentent rapidement de nombre, et l'on voit se produire deux phénomènes remarquables : d'une part, les cellules cylindriques qui répondent aux bords postérieur et externe de la protovertèbre se détachent de celle-ci en conservant leurs rapports et en formant une lame distincte qui constitue la *lame* ou *plaque musculaire;* de l'autre, les cellules cylindriques de la partie antérieure et interne se dissocient, prennent la forme arrondie des cellules centrales, et composent avec ces dernières un seul et même groupe qui conserve le nom de *protovertèbre*.

Ainsi constituées et continuant de croître, les protovertèbres s'étendent transversalement de la moelle et de la notocorde vers l'angle de séparation des somatopleure et splanchnopleure. Mais les cellules qui confinent à cet angle se dissocient peu à peu; elles ne tardent pas à former un groupe particulier et distinct de la protovertèbre, qu'on peut appeler, avec Foster et Balfour, *masse cellulaire intermédiaire.*

Ce qui reste de chaque protovertèbre après cette seconde segmentation, se présente sous l'aspect d'un amas de cellules, à peu près triangulaire, limité en dedans par le canal médullaire et la notocorde, en arrière par la lame musculaire, en dehors par la masse cellulaire intermédiaire.

Dès le troisième jour, l'angle supérieur de ce triangle s'allonge pour se porter en dedans, entre le canal médullaire et la lame cornée; il s'unit sur la ligne médiane au prolongement du côté opposé, et forme avec celui-ci une arcade qui recouvre toute la moitié postérieure de la moelle épinière. L'angle inférieur et interne du triangle se développant et se prolongeant également, pénètre, d'une part, entre la moelle et la notocorde, de l'autre, entre celle-ci et l'aorte; il s'unit de la même manière au prolongement qui vient à sa rencontre : de là une enveloppe complète pour la moelle épinière et une enveloppe complète aussi pour la corde dorsale.

Quant à l'angle externe du triangle, une troisième segmentation vient le détacher bientôt de la masse principale, dont il se différencie pour donner naissance au ganglion rachidien et aux racines qui s'y rendent.

b. **Colonne vertébrale.** — Résultant de la fusion sur la ligne médiane des protovertèbres droites et gauches, la colonne vertébrale, au début de sa formation, se compose de deux conduits, l'un plus grand et postérieur, qui contient la moelle, l'autre antérieur, contenant la notocorde. Les lignes claires qui séparaient les protovertèbres persistent encore quelque temps sur toute sa longueur; c'est au rachis ainsi segmenté qu'on donne le nom de *colonne vertébrale membraneuse.*

Au cinquième jour, les lignes claires disparaissent; mais d'autres ne tardent pas à les remplacer, et les segments qu'elles délimitent sont les rudiments des *vertèbres permanentes.* Ces nouvelles lignes occupent le milieu des espaces qui séparaient les premières, en sorte que les vertèbres définitives comprennent la moitié inférieure de la protovertèbre qui est au-dessus et la moitié supérieure de celle qui est au-dessous. Alors aussi le tube entourant la notocorde passe de l'état celluleux à l'état cartilagineux; sa future segmentation n'est indiquée que par la série des ganglions rachidiens échelonnés sur ses parties latérales. La transformation cartilagineuse s'étend aux arcs des vertèbres, qui restent séparés les uns des autres par des groupes de cellules aux dépens desquelles se formeront les ligaments jaunes.

Plus tard, des différences histologiques viennent diviser le tube cartilagineux de la notocorde en parties vertébrales qui se continuent avec les arcs recouvrant la moelle épinière, et parties intervertébrales.

A une époque plus reculée, l'ossification commence dans les corps vertébraux. Elle débute par un point situé sur le plan médian; deux autres points se montrent ensuite sur leurs parties latérales, puis se prolongent dans toute la moitié postérieure de la vertèbre. Beaucoup plus tard paraissent les points complémentaires dont le nombre varie pour les diverses régions de la colonne vertébrale.

c. Lames musculaires. — Ces lames, après s'être séparées des protovertèbres dont elles font primitivement partie, sont d'abord verticales, puis obliques de haut en bas et d'arrière en avant. Leur nombre égale celui des protovertèbres. Des muscles assez nombreux se forment à leurs dépens; mais quels sont ces muscles? L'observation n'a pas encore permis de les déterminer avec une suffisante exactitude. On admet généralement que les lames musculaires ne produisent que les muscles du dos. Ceux des parois latérales du tronc ont pour point de départ la couche de cellules qui s'étend du mésoblaste dans la somatopleure.

Comment naissent les muscles situés au-devant du rachis? Leur origine aussi est encore fort obscure; on peut conjecturer cependant qu'ils proviennent également des protovertèbres, et très-probablement du prolongement qui les réunit en passant entre l'aorte et la notocorde.

D. Développement du crâne.

La masse celluleuse qui entoure le canal médullaire et la notocorde ne s'arrête pas au niveau des premières protovertèbres. Après avoir entouré toute l'extrémité supérieure de la corde dorsale, elle se prolonge en s'étalant au-dessous des trois vésicules cérébrales, puis remonte en couche mince et transparente sur ces vésicules qu'elle finit par recouvrir complétement. Cette enveloppe de l'encéphale constitue le *crâne membraneux.* Sa partie inférieure diffère beaucoup de la supérieure.

La première est notablement plus épaisse que la seconde : c'est la masse d'*investissement* de Ratcke. Elle entoure toute cette portion de la notocorde qui déborde en haut les protovertèbres correspondantes. De sa partie postérieure naissent deux prolongements latéraux, ou *ailes*, qui d'abord embrassent l'oreille interne; ils s'épanouissent ensuite autour de la moelle allongée, en délimitant un orifice qui sera le trou occipital. Deux autres prolongements, appelés *trabécules*, émanent de sa partie antérieure et se réunissent après un certain trajet, en sorte qu'ils circonscrivent un espace, l'*espace pituitaire;* cet espace répond à l'infundibulum. De la réunion des trabécules en avant résulte une lame qui se termine par deux cornes dans le bourgeon fronto-nasal.

Toute cette partie inférieure du crâne membraneux passe très-rapidement de l'état celluleux à l'état cartilagineux. Elle représente alors une sorte de coupe, formée d'une seule pièce, assez irrégulière, qui reproduit la forme de la surface inférieure de l'encéphale, et qui constitue la base du crâne. Plus tard apparaît un premier point d'ossification qui répond à l'apophyse basilaire de l'occipital. D'autres naissent ensuite successivement, puis s'étendent et s'unissent par leurs bords.

La partie supérieure du crâne membraneux, qu'on peut déjà très-bien distinguer et même isoler chez le poulet à la fin du troisième jour, est surtout remarquable par son extrême minceur, sa résistance et sa parfaite transparence. Elle passe sans transition de l'état celluleux à l'état osseux.

E. **Développement de la face et du cou.**

Le développement de la face est beaucoup moins précoce que celui de l'encéphale et du crâne; il s'opère en même temps que celui du cou et aux dépens du même appareil. C'est du repli céphalique qu'ils naissent l'un et l'autre. Nous avons vu que ce repli, en se prolongeant de haut en bas, circonscrit une cavité dite céphalo-intestinale ou pré-intestin. Cette cavité, vestige du pharynx et de l'œsophage, représente la région cervicale ou le cou sous sa forme primitive. La partie du repli qui surmonte immédiatement la cavité du pharynx est le rudiment de la face; comparée au crâne, alors déjà si volumineux, elle apparaît comme un amas punctiforme de cellules perdu sur son contour et sans limites précises.

Dans cet état d'ébauche, le cou et la face sont constitués par les trois feuillets du blastoderme. Le feuillet moyen n'est pas dédoublé, ou du moins il ne l'est que sur la paroi antérieure de l'œsophage, c'est-à-dire au niveau de la fosse cardiaque. Mais bientôt il devient le siége de deux phénomènes opposés. Sur certains points il s'atrophie, s'amincit, puis disparaît; les feuillets externe et interne, alors en contact, sont résorbés aussi en partie; de là autant de solutions de continuité ou fentes antéro-postérieures, appelées *fentes branchiales* ou *viscérales*. Dans l'intervalle de celles-ci, le feuillet moyen s'hypertrophiant au contraire, acquiert plus d'épaisseur et prend une disposition arciforme, d'où les noms d'*arcs branchiaux*, *arcs viscéraux*, donnés à ces parties hypertrophiées. On compte de chaque côté quatre fentes et en général cinq arcs viscéraux.

a. *Fentes pharyngiennes.*

Ces fentes sont désignées par les termes numériques de première, seconde, etc., en procédant de haut en bas. La première est la plus longue; elle est presque horizontale; les suivantes deviennent graduellement plus courtes et affectent une légère convergence. Celles de droite sont séparées de celles de gauche, sur la partie médiane du cou, par un espace triangulaire à base inférieure.

Ces fentes ont pour caractère commun d'établir une libre communication entre l'extérieur et la cavité du pharynx. Au début de leur formation, elles sont également manifestes sur la surface externe et sur la surface interne de cette cavité. Mais, plus tard, lorsqu'elles tendent à disparaître, elles deviennent de moins en moins apparentes sur la première, en restant encore très-visibles sur la seconde. Cette différence est due au travail de prolifération qui se produit alors sur leur lèvre externe, travail en vertu duquel les deux bords de la solution de continuité se rapprochent. Vus extérieurement, ces bords représentent des boutonnières presque fermées; vus par le pharynx, ils sont coupés en biseau, et forment un large sillon au fond duquel se trouve la boutonnière. Chacun de ces bords est recouvert d'une couche épithéliale, pavimenteuse en dehors où elle provient de l'épiblaste, cylindrique ou prismatique en dedans.

Les fentes pharyngiennes se voient très-bien sur le poulet vers la fin du troisième jour de l'incubation. Leur formation est beaucoup plus tardive chez les mammifères. Elle a lieu sur l'embryon humain vers le quinzième jour. Avant la fin du second mois, elles s'oblitèrent. Leur mode d'occlusion a été très-bien étudié par M. Cusset (1). Nous avons vu que les bords se soudent par allongement de leur lèvre externe; mais la soudure ne s'opère pas simultanément sur toute la longueur de ceux-ci; elle marche d'abord de dedans en dehors, puis ensuite d'arrière en avant; en sorte que leur partie moyenne est la dernière qui disparaît. Quelquefois celle-ci ne s'oblitère pas; il en résulte une fistule congénitale qui sera plus ou moins large suivant que l'arrêt de développement remontera à une époque plus antérieure.

Toutes les fentes pharyngiennes cependant ne s'effacent pas, au moins d'une manière complète. La première, située entre l'arc facial et le premier arc pharyngien, ne s'oblitère qu'en avant. Son extrémité postérieure ou externe persiste surtout dans ses parties profondes : c'est cette partie non oblitérée qui forme le conduit auditif externe, la caisse du tympan et la trompe d'Eustache.

b. Arcs viscéraux.

Les arcs viscéraux président au développement du cou et de la face. Ils répondent, par leur extrémité postérieure, à la base du crâne, et affectent, comme les fentes, une direction oblique en bas et en avant. Le plus élevé, ou supérieur, se montre le premier; il donne naissance à toutes les parties molles et dures de la face; le nom d'arc facial que lui donne M. Milne Edwards lui est donc parfaitement applicable et mérite d'être

(1) Cusset, Étude sur l'appareil branchial des vertèbres. Thèse, 1877.

conservé (1). Les autres apparaissent ensuite et successivement de haut
en bas; ils appartiennent au cou, et plus particulièrement au pharynx,
en sorte qu'on peut les appeler *arcs cervicaux, arcs pharyngiens*.

1° Arc facial; bourgeon frontal. — La face, sur l'embryon humain,
s'accuse, vers le quinzième jour, par une très-minime dépression que
limitent en haut le bourgeon frontal ou fronto-nasal, et en bas l'arc facial.

Le bourgeon frontal, alors très-large, descend entre les yeux jusqu'au
niveau de leur diamètre transversal. Son bord inférieur se divise presque
aussitôt en trois parties : une médiane et deux latérales. Celles-ci, appelées
bourgeons nasaux externes, sont séparées de la partie médiane par une
dépression ou fossette, la *fossette olfactive*, et, plus bas, par un sillon
vertical qui part de cette fossette, le *sillon nasal*.

Lorsque l'arc facial paraît, la dépression buccale devient plus profonde
et s'allonge dans le sens transversal. Elle est délimitée dans cette seconde
phase par deux bords à peu près égaux : l'un supérieur, constitué par les
trois parties terminales du bourgeon frontal; l'autre inférieur, représenté
par l'arc facial. — La bouche proprement dite n'existe pas encore; entre la
dépression qui l'annonce et le pharynx, on observe une agglomération
de cellules dépendantes du feuillet moyen. Bientôt ces cellules commencent à se raréfier; elles sont absorbées en partie; une sorte de cavité se
creuse ainsi à leurs dépens : c'est le premier rudiment de la cavité buccale qui s'accroît peu à peu par continuité du même travail de liquéfaction
ou destruction. La cavité buccale se rapproche donc graduellement, soit de
la dépression située à sa partie antérieure, soit de l'extrémité supérieure
du pharynx, dont la sépare une couche lamelliforme, la *membrane du
pharynx*. Continuant à s'étendre, elle s'ouvre bientôt à ses deux extrémités. La bouche représente alors une large cavité s'ouvrant au dehors
par une fente transversale, communiquant en arrière avec le pharynx,
limitée en haut par la base du crâne, et en bas par l'arc facial. Voyons
comment ses parois vont se constituer par le développement simultané de
l'arc facial et du bourgeon frontal.

L'arc facial, transversalement dirigé, marque les limites respectives de
la face et du cou, celui d'un côté se prolongeant très-rapidement jusqu'à la
ligne médiane, où il se soude à celui du côté opposé. Dans son épaisseur
se forme le maxillaire inférieur, renforcé sur sa face interne par le cartilage de Meckel, lequel, en s'étendant jusque dans la caisse du tympan, produit le marteau et l'enclume. Sa partie antérieure donne naissance à la
lèvre inférieure, composée, comme l'os sous-jacent, de deux moitiés;
celles-ci se soudent aussi et avec plus de rapidité encore. De sa partie
postéro-inférieure s'élèvent deux saillies qui s'unissent également sur la

(1) Milne Edwards, *Leçons sur la physiologie et l'anatomie comparée*, t. IX, p. 483.

ligne médiane; elles constituent la langue. Le sillon qu'on observe sur sa face dorsale est le vestige de leur indépendance primitive.

Avant que les deux arcs faciaux ne se soudent sur le plan médian, on voit surgir de leur partie postérieure un bourgeon, d'abord très-minime et comme perdu aux extrémités de la fente transversale qui circonscrit l'orifice buccal. Ces bourgeons vont donner naissance à presque toute la mâchoire supérieure, d'où le nom de *bourgeons maxillaires supérieurs*, qui leur a été donné par opposition à la partie primitive de l'arc appelée alors *bourgeon maxillaire inférieur*.

Après l'apparition des bourgeons maxillaires supérieurs, l'orifice buccal est donc limité : en bas, par les bourgeons maxillaires inférieurs; à droite et à gauche, par les bourgeons maxillaires supérieurs; en haut, par les bourgeons nasaux externes et par la partie médiane du bourgeon frontal.

Cette partie médiane commence alors à subir une modification importante; elle prend la forme d'une échancrure, en sorte que ses extrémités se pro-

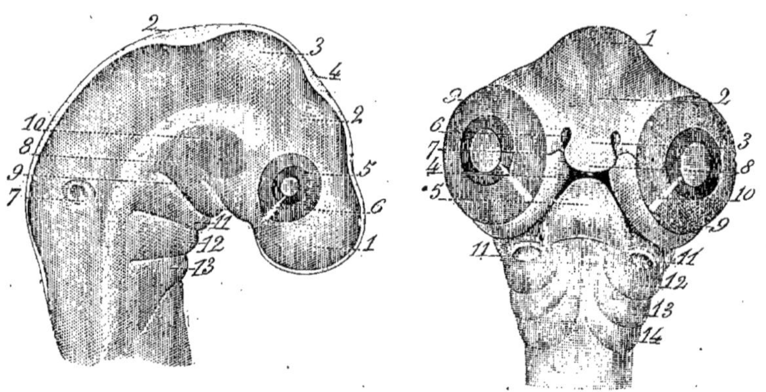

Fig. 952. — *Fentes pharyngiennes, arc facial, arcs pharyngiens du poulet.*

Fig. 953. — *Bourgeon frontal, bourgeons maxillaires inférieurs et supérieurs.*

Fig. 952. — 1. Vésicule cérébrale antérieure. — 2. Partie postérieure de cette vésicule constituée par les couches optiques et le ventricule moyen. — 3. Vésicule cérébrale moyenne. — 4. Crâne membraneux. — 5. Œil. — 6. Fente choroïdienne. — 7. Oreille. — 8. Arc facial. — 9. Première fente pharyngienne. — 10. Bourgeon maxillaire supérieur. — 11. Premier arc pharyngien. — 12. Second arc pharyngien. — 13. Troisième arc pharyngien.

Fig. 953. — 1. Vésicule cérébrale antérieure. — 2. Bourgeon frontal. — 3. Partie médiane de ce bourgeon. — 4. Bouche. — 5. Les deux bourgeons maxillaires inférieurs déjà soudés sur la ligne médiane. — 6. Fosse nasale. — 7. Sillon lacrymo-nasal limité en bas par le bourgeon maxillaire supérieur, et en haut par le bourgeon nasal externe. — 8. Bord libre de la partie médiane du bourgeon frontal qui se creusera bientôt d'une échancrure et qui sera formée alors de chaque coté par le bourgeon nasal interne. — 9. Œil. — 10. Fente choroïdienne. — 11, 11. Partie externe de la première fente pharyngienne qui persiste pour former le conduit auditif externe, la caisse du tympan, et la trompe d'Eustache. — 12. Premier arc pharyngien. — 13. Second arc pharyngien. — 14. Troisième arc pharyngien.

longent en saillies; ces saillies ont reçu de Coste le nom de *bourgeons incisifs;* on les appelle aussi *bourgeons nasaux internes.*

Les bourgeons maxillaires supérieurs, situés, à leur naissance, au-dessous des globes oculaires, se portent en haut, en dedans et en avant, répondent alors à leur côté interne, puis viennent s'appliquer de chaque côté au bourgeon nasal externe du bourgeon frontal, et n'en restent séparés que par un sillon transversal, s'étendant du globe oculaire au sillon nasal; c'est le *sillon lacrymal,* premier rudiment de la gouttière lacrymale et du canal nasal.

Parvenu au-dessous du bourgeon nasal externe, le bourgeon maxillaire supérieur ne peut plus monter; mais il continue à se porter en dedans, et arrive ainsi jusqu'au sillon nasal, qu'il limite en bas et en dehors, le bourgeon nasal externe continuant à le limiter en haut.

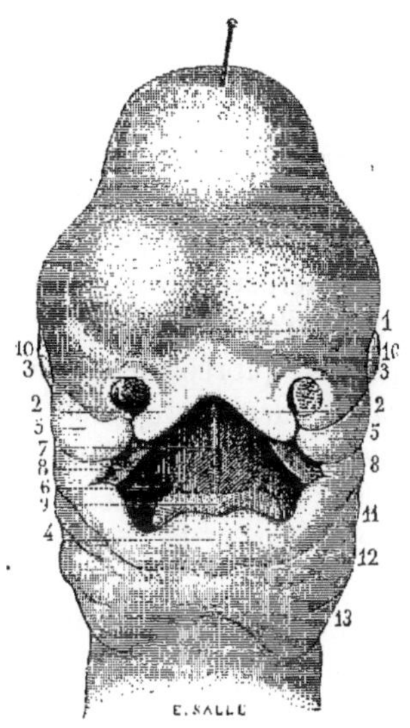

Fig. 954. — *Bouche d'un embryon humain de trente-cinq jours.*

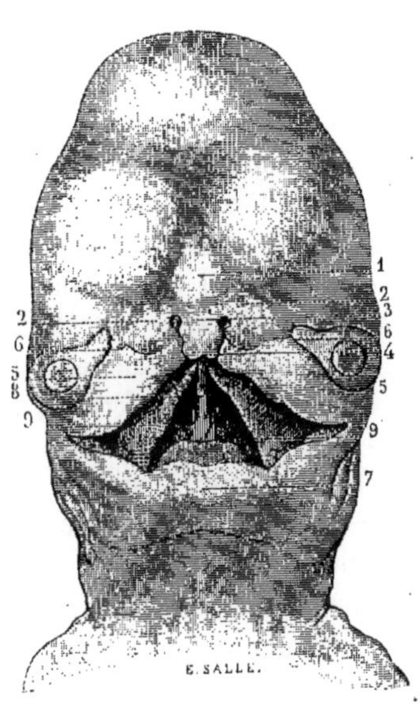

Fig. 955. — *Bouche d'un embryon humain de quarante jours.*

Fig. 954. — 1. Bourgeon frontal. — 2, 2. Bourgeons incisifs, ou nasaux internes, résultant de la division de la partie médiane du bourgeon frontal. — 3, 3. Fossette olfactive. — 4. Bourgeons maxillaires inférieurs, déjà soudés sur la ligne médiane. — 5, 5. Bourgeons maxillaires supérieurs s'appliquant : en haut, aux bourgeons nasaux externes pour former avec ceux-ci le sillon lacrymo-nasal; et en avant, aux bourgeons incisifs pour former le sillon nasal. — 6. Cavité buccale. — 7. Vestige de la cloison des fosses nasales. — 8, 8. Vestige de la cloison qui séparera ces fosses de la bouche proprement dite. — 9. Langue. — 10, 10. Yeux. — 11, 12, 13. Arcs pharyngiens.

Fig. 955. — 1. Vestige du nez. — 2, 2. Vestige des ailes du nez. — 3. Vestige de la sous-cloison. — 4. Partie médiane de la lèvre supérieure formée par le rapprochement et la soudure des deux bourgeons incisifs. — 5, 5. Parties latérales de la lèvre supérieure. — 6, 6. Sillon lacrymo-nasal. — 7. Lèvre inférieure. — 8. Cloison verticale des fosses nasales. — 9, 9. Les deux moitiés de la voûte palatine.

A un stade plus avancé, ce bourgeon passe au-devant du sillon nasal qui va s'ouvrir dans la bouche et se trouve alors en contact avec le bourgeon incisif. Son accroissement continuant, il repousse ce bourgeon en dedans. Ainsi refoulés vers le plan médian, les deux bourgeons incisifs se rapprochent, se juxtaposent, puis se soudent l'un à l'autre de haut en bas. Avant leur soudure, la lèvre supérieure était formée de quatre parties; après cette soudure elle n'en comprend plus que trois, une médiane et deux latérales. A la partie médiane se trouvent annexés les deux os incisifs ou intermaxillaires suspendus à la cloison des fosses nasales, prolongement et dépendance du bourgeon frontal; les deux os sont alors très-fortement inclinés en avant, et ils projettent dans le même sens toute la partie correspondante de la lèvre.

Si les deux bourgeons incisifs ne se soudent pas, il en résultera un bec-de-lièvre médian; si, après s'être soudés entre eux, ils ne se soudent pas au bourgeon maxillaire supérieur, il se produira un bec-de-lièvre double ou unilatéral (1).

Les bourgeons maxillaires supérieurs, en se soudant aux bourgeons incisifs ou nasaux internes, donnent naissance, non-seulement aux parties latérales de la lèvre supérieure, mais encore au maxillaire supérieur et à l'os malaire. — De la partie interne et inférieure des premiers part une lame horizontale qui vient s'unir en avant aux os intermaxillaires, et en arrière à celle du côté opposé. La cavité buccale, d'abord unique, se trouve dès lors partagée en deux étages : l'un supérieur, qui représente les fosses nasales; l'autre inférieur, qui forme la cavité buccale proprement dite. — Les fosses nasales sont séparées en même temps l'une de l'autre par la cloison verticale émanée du bourgeon frontal, cloison que constituent la lame perpendiculaire de l'ethmoïde, le vomer et le cartilage triangulaire.

Les bourgeons maxillaires supérieurs donnent en outre les os palatins et la lame interne des apophyses ptérygoïdes. Les embryologistes leur attribuent la production de la lame externe, mais par erreur; car celle-ci ne se forme jamais par un point osseux particulier; elle n'est qu'un prolongement du corps de l'os. La lame interne, au contraire, en est indépendante au début; c'est elle seule qui provient du bourgeon maxillaire supérieur. — Les unguis et les os propres du nez ont pour origine le bourgeon frontal.

Considérées dans leur conformation intérieure, la bouche et les fosses nasales sont caractérisées, au début de leur évolution, par l'énorme prédominance de leurs dimensions transversales sur les dimensions verticales et antéro-postérieures. La brièveté de celles-ci a pour effet de rejeter en

____

(1) Pour de plus amples détails sur les applications qui découlent du mode de développement de la face, voyez tome IV, p. 70 et suiv.

dehors les yeux et les orbites, alors très-volumineux; les yeux entraînent dans le même sens le sillon lacrymal, qui prend ainsi une direction horizontale. Plus tard les dimensions antéro-postérieures s'accroissent par suite de la projection en avant de la partie médiane du bourgeon frontal, qui en même temps se rétrécit dans le sens transversal. Les dimensions verticales s'allongent à mesure que les bourgeons maxillaires supérieurs se développent; les yeux et les cavités orbitaires s'élèvent par conséquent en se rapprochant, et les sillons lacrymaux deviennent obliques, tendant de plus en plus à prendre la direction verticale. Toutes ces modifications successives se combinent, du reste, avec celles qui se produisent du côté de l'encéphale pour communiquer progressivement au crâne et à la face le mode de conformation propre à l'un et à l'autre.

Jusqu'au sixième jour, la face, chez l'oiseau, ne présente aucun caractère qui la distingue de celle des mammifères et même de l'homme. Mais, vers la fin de ce jour ou au commencement du septième, on voit la partie médiane des lèvres se soulever et former une très-légère saillie sans contour arrêté. A dater de ce moment, l'oiseau se révèle; le bec est presque invisible encore; on le pressent plutôt qu'on ne le distingue; mais il suffit cependant pour indiquer que l'embryon sur la face duquel apparaît cette imperceptible saillie doit être rangé dans la seconde classe des vertébrés.

Dans son état d'intégrité, l'embryon étant très-fortement recourbé sur son grand axe, il est presque impossible de voir sa face et d'en suivre le développement. Mais une préparation très-simple facilitera cette étude. Avec des ciseaux fins et bien tranchants, excisez toute la vésicule cérébrale moyenne qui forme le sommet de la tête, puis détachez celle-ci à l'aide d'un second coup de ciseaux portant sur la région cervicale, au-dessous des arcs pharyngiens. En plaçant l'extrémité céphalique sur son sommet, c'est-à-dire sur le plan de la coupe, la face regardera directement en haut et restera immobile. Pour prévenir toute déformation, il convient de la tenir plongée dans l'eau, ou mieux encore, dans une solution étendue d'acide chromique. Les moindres détails alors prennent du relief; et si l'observateur a pu réunir plusieurs préparations semblables, prises sur des embryons de trois à sept jours, il pourra très-facilement suivre l'évolution de la face dans toute la série de ses transformations.

Au développement de la face se rattache celui des dents et des glandes salivaires, annexées les unes et les autres à la cavité buccale.

Les dents comprennent une partie solide ou contenante, et une partie molle ou contenue appelée bulbe dentaire. — La partie solide est formée par l'émail, l'ivoire et le cément; chacune de ces substances a pour organe producteur une partie qui lui est propre. L'émail se forme aux dépens d'un bourgeon émané de la couche profonde de l'épithélium du bord libre des gencives, bourgeon qui descend sur la papille dentaire, qui la coiffe et qui constitue l'organe adamantin. L'ivoire est sécrété par la couche épithéliale qui recouvre la papille. Le cément tire sa source du périoste qui tapisse les alvéoles (1).

Les glandes salivaires ont chacune pour point de départ un bourgeon émané des couches profondes de l'épithélium de la muqueuse buccale. Leur mode d'évolution ne diffère pas, du reste, de celui des glandes de la peau. Elles paraissent dans la seconde moitié du second mois, et sont déjà formées vers le milieu du troisième. La glande sous-maxillaire se montre la première; vient ensuite la glande sublinguale, puis la parotide.

b. **Arcs pharyngiens; formation du cou.** — Ces arcs, au nombre de quatre, naissent successivement de haut en bas, et forment une saillie d'autant moins prononcée qu'ils sont plus inférieurs.

Le *premier arc pharyngien, second arc viscéral* ou *branchial* des auteurs, suit de très-près l'apparition de l'arc facial. C'est vers le vingtième jour qu'on le voit naître. Il existe dans toute la série des vertébrés, mais présente une importance croissante à mesure qu'on descend l'échelle de ces êtres, pour arriver à ses plus grandes dimensions chez les animaux qui respirent par des branchies. Sa destination est de rattacher l'os hyoïde à la base du crâne, et de le maintenir suspendu au-dessous de la langue, à laquelle il donne attache. Obliquement dirigé en bas et en avant, il n'arrive pas, comme le suivant et comme l'arc facial, jusqu'à la ligne médiane, mais se termine sur le corps de l'os qui l'unit à celui du côté opposé. Cet arc donne naissance supérieurement à l'apophyse styloïde ou *stylo-hyal;* plus bas, à un osselet allongé en fuseau, le *cérato-hyal;* et inférieurement, à la petite corne de l'hyoïde ou *apo-hyal.* Le cérato-hyal étant très-rudimentaire chez l'homme et la plupart des vertébrés, n'est représenté sur la plus grande partie de sa longueur que par un ligament, le ligament stylo-hyoïdien. — L'extrémité supérieure de l'arc, en se prolongeant jusque dans la caisse du tympan, devient l'origine de l'étrier, ainsi que Reichert, le premier, l'a très-nettement constaté.

Le *second arc pharyngien, troisième arc viscéral* ou *branchial* des embryologistes, forme, par sa partie inférieure, les grandes cornes et le corps de l'os hyoïde. A l'union des grandes et des petites cornes, il s'unit au précédent, qui joue à son égard le rôle de moyen de fixité et de suspension. Sa moitié supérieure concourt, par ses métamorphoses, à la formation des parties molles du cou.

Les deux *derniers arcs pharyngiens,* plus tardifs et moins saillants que les premiers, ne produisent aucune partie du squelette. Ils perdent très-promptement leur consistance, et paraissent avoir pour unique destination de participer à la production des parties molles du pharynx.

(1) Voy. tome IV, p. 108.

Quelques auteurs cependant, et particulièrement Reichert, font provenir du troisième arc pharyngien les cartilages arythmoïdes ; et même il deviendrait aussi plus tard le point de départ des cartilages thyroïde et cricoïde.

§ 2. — DÉVELOPPEMENT DES ORGANES QUI NAISSENT DES PARTIES LATÉRALES DE LA PORTION AXIALE DE L'EMBRYON.

Ces organes sont nombreux. Ils ont pour attribut commun de concourir à la formation de l'appareil génito-urinaire. La colonne mésoplastique, sur laquelle ils prennent naissance, se termine en avant au niveau de la cinquième protovertèbre, et se raccourcit ensuite plus encore, en sorte qu'elle ne dépasse pas les limites de l'abdomen.

A. Masse cellulaire intermédiaire; canal et corps de Wolff.

a. *Masse cellulaire intermédiaire.* — Elle est limitée en arrière par l'épiblaste, en avant par l'hypoblaste, en dedans par les protovertèbres, avec lesquelles elle se continue et se confond en partie, en dehors par la lame germinative. En bas, elle descend jusqu'à l'extrémité caudale de l'embryon. En haut, elle ne s'élève pas au delà de la cinquième protovertèbre. Son volume, au début, est peu considérable ; mais elle s'accroît rapidement, soulève la lame germinative et fait saillie dans la cavité pleuro-péritonéale ; un sillon aigu et profond la sépare alors de la somatopleure en arrière et de la splanchnopleure en avant.

b. *Canal de Wolff.* — Sur les coupes transversales de l'embryon, on remarque, dès le second jour de l'incubation, immédiatement au-devant de l'épiblaste, en dehors des protovertèbres, un petit groupe de cellules : c'est le rudiment du canal de Wolff. Ce canal se présente alors sous l'aspect d'un cordon plein, qui fait saillie sous la lame cornée, et s'étend de la cinquième protovertèbre jusqu'à l'extrémité caudale de l'embryon. Au moment de son apparition, il se compose de cellules mésoblastiques ordinaires. Mais déjà, vers la fin du second jour, ces cellules se sont un peu allongées ; elles prennent peu à peu la forme cylindrique, et affectent alors une disposition rayonnée qui laisse entrevoir la présence d'un canal central. Celui-ci se complète en s'élargissant. Il est fermé supérieurement ; son extrémité terminale s'ouvre dans le cloaque.

Dans le courant du troisième jour, le canal de Wolff se déplace. Sous-jacent à l'épiblaste, il s'en éloigne, pénètre jusqu'au centre de la masse cellulaire intermédiaire, et se rapproche ainsi de la lame germinative. A la fin du même jour on le voit s'en rapprocher plus encore : il répond alors à sa partie postéro-externe, et devient sous-jacent à l'origine de la somatopleure, dont le sépare cependant la cavité pleuro-péritonéale.

c. *Corps de Wolff.* — Ces corps commencent à se former vers la fin du troisième jour ou au début du quatrième. Ils offrent la même longueur que les canaux de Wolff, situés à leur côté externe.

Les corps de Wolff sont d'abord formés de simples cellules mésoplastiques. Mais presque aussitôt leur structure se complique, et devient analogue à celle des reins, dont ils remplissent les usages pendant la première période de la vie embryonnaire, d'où les noms de *faux reins, reins primordiaux, reins primitifs,* sous lesquels on les a aussi désignés.

Chacun de ces corps, lorsqu'il atteint son complet développement, est formé d'un grand nombre de tubes flexueux et contournés s'étendant de dedans en dehors vers le canal de Wolff, dans lequel ils s'ouvrent en série régulière de haut en bas. Ces tubes contournés ont pour origine un glomérule constitué sur le même type que les glomérules du rein. L'épithélium qui les recouvre est plus épais que celui du conduit excréteur représentant leur tronc commun.

Chez le poulet et la plupart des vertébrés, les corps de Wolff s'atrophient lorsque les reins définitifs se développent; ils disparaissent longtemps avant la naissance chez les mammifères.

B. **Lame germinative, canal de Müller.**

a. *Lame germinative.* — Les parois de la cavité pleuro-péritonéale, sur presque toute leur étendue, sont recouvertes par un épithélium pavimenteux. Mais au niveau de l'angle de séparation des somatopleures et splanchnopleures, cet épithélium se compose de cellules cylindriques. La surface que tapissent ces cellules est primitivement très-étroite, l'angle de séparation étant aigu, et celles-ci s'étendant à peine au delà de ses limites. Lorsque les organes de l'appareil génital commencent à se développer, les corps de Wolff et toute la masse cellulaire intermédiaire s'accroissent de telle sorte que ces corps forment une saillie longitudinale très-prononcée; la lame germinative, soulevée, s'étale plus largement et devient aussi plus épaisse. Les cellules se disposent au niveau des points les plus saillants sur plusieurs couches. A mesure qu'elles se rapprochent de la somatopleure en arrière et de la splanchnopleure en avant, elles ne forment plus qu'un seul plan, et diminuent de hauteur, de manière à se continuer insensiblement avec les cellules de l'épithélium pavimenteux.

b. *Conduit de Müller.* — Ce conduit, dont le mode de développement a été très-bien observé par Waldeyer, se forme par invagination de l'épithélium germinatif. Sur la partie antéro-externe de la saillie longitudinale que recouvre cet épithélium, on voit se produire un sillon dirigé aussi de haut en bas, et qui, d'abord très-superficiel, s'accuse de plus en plus, de manière à représenter une gouttière demi-circulaire. Les bords de la gouttière se soulèvent ensuite, se portent à la rencontre l'un de l'autre, puis finissent par se souder sur toute leur longueur, à peu près comme les bords de la gouttière médullaire.

A l'extrémité postérieure de l'embryon, où l'épithélium germinatif fait défaut, le sillon qui doit constituer le canal se transforme, par invagination, en un cordon plein. Mais celui-ci se creuse bientôt d'une cavité. Il chemine dans l'épaisseur du mésoblaste, et vient s'ouvrir dans la partie terminale du canal de Wolff. Plus tard, le conduit de Müller devient indépendant; son orifice est situé alors un peu au-dessus de celui du canal de Wolff, et au-dessous de l'embouchure de l'uretère.

L'extrémité supérieure du conduit de Müller présente une disposition infundibuliforme et reste ouverte, en sorte qu'elle établit une communication permanente entre le canal et la cavité pleuro-péritonéale. Ce conduit représente l'oviducte, et son orifice supérieur le pavillon de la trompe.

C. **Organes génitaux internes.**

Le testicule et l'ovaire se développent aux dépens d'un renflement situé à la partie interne des corps de Wolff, du côté de la splanchnopleure. Ce renflement, appelé *éminence sexuelle*, provient d'un épaississement graduel de la partie correspondante de la lame germinative et du mésoblaste sous-jacent. Il offre une teinte opaline et un contour fusiforme. Les cellules de l'épithélium sont disposées sur plusieurs couches; quelques-unes se distinguent par leurs dimensions plus grandes et par leur noyau à la fois plus considérable et plus réfringent : elles représentent les *ovules primitifs*, qui existent alors chez l'embryon mâle comme chez l'embryon femelle. C'est l'époque de l'*indifférence sexuelle*. Les attributs propres à chacun d'eux ne se montrent qu'à la fin du quatrième mois.

a. **Ovaire.** — Chez l'embryon femelle, l'épithélium germinatif devient plus épais et plus proéminent. Les ovules primitifs continuent également de croître en volume et en nombre. Les cellules du mésoblaste, alors allongées et fusiformes, sont le siége d'un semblable phénomène de prolifération; elles formeront la trame conjonctive et tous les autres éléments de l'ovaire. Sous l'influence du travail qui préside à leur transformation et à l'accroissement des ovules, ceux-ci s'en rapprochent, et passent de la couche superficielle dans la couche sous-jacente en entraînant des cellules épithéliales ordinaires. Chaque ovule, au terme de cette courte migration, se trouve ainsi entouré d'une enveloppe de tissu conjonctif tapissée d'épithélium, c'est-à-dire d'une véritable vésicule ovarienne. Le noyau que contiennent les cellules ovulaires forme la vésicule germinative. En continuant à se multiplier avec la même abondance, ces cellules ou ovules primitifs constituent la *couche ovigène*. Beaucoup plus tard, et aux dépens des cellules fusiformes du mésoblaste, se développera le corps spongieux de l'ovaire, qui, à peine apparent à la naissance, prend ensuite des proportions de plus en plus grandes jusqu'à l'époque de la puberté.

Tel est le mode de développement de cet organe, très-bien étudié par Waldeyer. Pfluger en a donné une description qui s'en rapproche à certains égards. D'après ses observations, les ovules se disposent en séries entourées chacune d'un tube, lequel s'étrangle bientôt au niveau des intervalles qui les séparent ; les étranglements se prononçant ensuite de plus en plus, les ovules deviennent indépendants. Ainsi, pour Waldeyer, les ovules et les vésicules ovariennes se montreraient à l'état d'isolement dès leur apparition. Pour Pfluger, les uns et les autres seraient d'abord reliés par une gaîne commune qui se segmenterait plus tard.

b. **Testicule.** — Chez l'embryon mâle, l'épithélium et le mésoblaste sous-jacent s'arrêtent dans leur développement. Les ovules primitifs ne se multiplient pas. Leur volume cesse aussi de croître ; puis il diminue, et l'éminence sexuelle finit par disparaître.

Les testicules se forment exclusivement aux dépens des cellules du mésoblaste ; ils se trouvent ainsi très-rapprochés des corps de Wolff, et leur situation, par conséquent, diffère de celle des ovaires, qui est plus superficielle. C'est du septième au huitième jour qu'a lieu leur apparition chez le poulet. Elle est annoncée par une modification du mésoblaste, dont certaines cellules s'allongent en fuseau, tandis que les autres restent sphériques. Ces dernières se disposent en un certain nombre de groupes que les cellules fusiformes séparent les uns des autres à la manière de cloisons. Puis les groupes et les cloisons s'étendent en se contournant : ce sont les premiers rudiments des conduits séminifères, qui représentent alors des cordons pleins. Plus tard, les cellules sphériques se transforment en épithélium et circonscrivent ainsi une cavité centrale ; en même temps les fibres fusiformes forment une gaîne qui complète les conduits. Ceux-ci se prolongent ensuite en se contournant de plus en plus, de telle sorte que le volume de la glande s'accroît progressivement.

Les cellules du mésoblaste sont donc l'unique origine des conduits séminifères. Cependant quelques auteurs, parmi lesquels je dois mentionner Waldeyer et Schenk, n'admettent pas leur indépendance primitive. Ils les considèrent comme provenant des canalicules des corps de Wolff, qui, en s'atténuant et se prolongeant dans la couche superficielle du mésoblaste, viendraient les constituer.

Pendant que l'ovaire et le testicule se développent, le canal de Müller et le canal de Wolff poursuivent aussi leur évolution.

Chez les embryons femelles, le canal de Müller persiste, et représente, ainsi que nous l'avons vu, l'oviducte. — Son extrémité supérieure s'évase pour former le pavillon, et l'une des franges de sa circonférence vient se

continuer avec l'ovaire. — Son extrémité inférieure se prolonge jusqu'à
l'extrémité caudale du tronc; elle se dilate en s'adossant à celle de l'oviducte du côté opposé, pour constituer supérieurement la matrice et inférieurement le vagin, qui, l'un et l'autre, par conséquent, sont cloisonnés.
Cette cloison disparaît ensuite de bas en haut. — Quant au canal de Wolff,
il s'atrophie et disparaît aussi. Le corps de Wolff s'atrophie également;
mais il en reste toujours quelques traces qui forment le *corps de Rosen
Müller*, situé dans l'aileron de la trompe.

Chez l'embryon mâle, les conduits de Müller s'effacent; ils laissent
seulement un vestige de leur extrémité inférieure, qui forme, suivant l'opinion la plus généralement adoptée, l'*utricule prostatique.* — Les canaux
de Wolff persistent et prennent le nom de canaux déférents. Leur extrémité supérieure, en se prolongeant, s'effilant et se contournant à l'infini,
constitue l'épididyme, lequel, par conséquent, est situé sur le côté externe
des corps de Wolff. Bientôt, par suite de son allongement continu, le
canal de l'épididyme déborde ceux-ci; il s'infléchit alors de dehors en
dedans, en décrivant une courbe à concavité inférieure, puis s'unit au
testicule, situé sur leur côté interne, au-devant du rein. — Plus tard, les
testicules descendent, et, pendant leur migration, les corps de Wolff
s'atrophient, de telle sorte qu'à la naissance leur volume est déjà considérablement réduit. Après la complète évolution des glandes séminales,
on n'en rencontre plus qu'une faible trace au-dessous de l'épididyme :
c'est le *corps innominé*, comparé avec raison au corps de Rosen Müller.

D. **Reins, uretères.**

Les reins permanents n'apparaissent qu'à la fin du quatrième jour ou
au commencement du cinquième; et de même que pour les reins temporaires, c'est leur conduit excréteur qui se montre le premier, de même
aussi, pour ces organes, ce sont les uretères qui les précèdent. Le canal
de Wolff, en s'ouvrant sur les parties latérales du cloaque, se dilate;
de cet orifice infundibuliforme naît un diverticule qui monte verticalement dans la masse cellulaire intermédiaire; ce diverticule est l'uretère;
il occupe une situation postérieure à celle du rein primitif. Son extrémité
supérieure, après avoir atteint la région où elle s'arrête, devient le point
de départ de canaux secondaires, perpendiculaires au conduit principal,
et se dirigeant de dedans en dehors; ce sont les canalicules urinifères,
d'abord larges et peu nombreux, mais qui se multiplient avec rapidité
en se divisant dichotomiquement. En même temps se développent aussi
un grand nombre de vaisseaux sanguins dans le tissu conjonctif embryonnaire qui entoure les canalicules. — Le mode d'évolution des glomérules du rein est encore peu connu. D'après Tood, les conduits urinifères, composés de simples cellules, se déprimeraient à leur extrémité

terminale, et prendraient la forme d'une cupule dans laquelle viendrait se loger une anse vasculaire. A mesure que le glomérule se développe, la cupule descend sur l'anse et finit par l'envelopper complétement; elle coiffe alors le peloton vasculaire à la manière d'un bonnet de coton. La couche interne répond aux vaisseaux; la couche externe, séparée de celle-ci par une cavité virtuelle, se continue avec les parois des canalicules.

Après l'évolution des reins, les uretères se séparent des canaux de Wolff et s'ouvrent dans le cloaque par un orifice qui leur est propre.

E. **Vessie, vésicule allantoïde.**

La vessie n'est qu'une dépendance d'une cavité beaucoup plus étendue et plus importante, l'allantoïde.

a. **Allantoïde**. — Cette vésicule à minces parois s'étend de la partie terminale de l'intestin vers le pédicule qui unit l'embryon au sac vitellin, et de ce pédicule dans le cœlome externe.

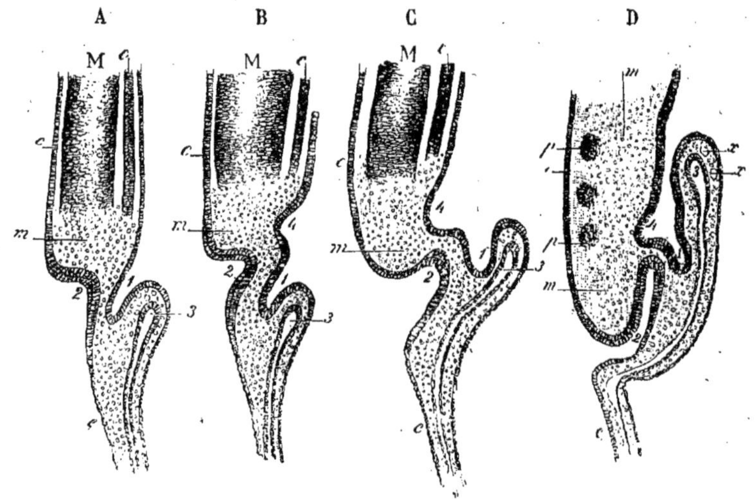

FIG. 956. — *Origine et première phase du développement de l'allantoïde* (préparation et dessin de M. Mathias Duval).

A. — 1. Dépression du feuillet interne représentant la situation primitive de la vésicule allantoïde. — 2. Dépression sous-caudale. — 3. Cavité pleuro-péritonéale. — e, e. Feuillet externe. — M. Moelle épinière. — m. Feuillet moyen. — c. Corde dorsale.

B. — 1. Dépression allantoïdienne. — 2. Dépression sous-caudale. — 3. Cavité pleuro-péritonéale. — 4. Cul-de-sac représentant l'extrémité terminale de l'intestin; au-dessous se voit un tubercule qui le sépare de la dépression allantoïdienne.

C. — 1. Dépression allantoïdienne qui n'est plus oblique, mais verticale, et plus rapprochée de la cavité pleuro-péritonéale. (Les autres chiffres et lettres présentent la même signification que dans la Fig. A.)

D. — 1. Allantoïde obliquement dirigée en bas et en avant. — 2. Dépression sous-caudale très-profonde, et déjà très-rapprochée de la partie terminale de l'intestin.

Elle n'existe pas chez les animaux qui à l'état fœtal ou pendant toute la durée de leur vie respirent par des branchies. On la rencontre au contraire chez tous ceux qui respirent par des poumons; de là cette grande division de l'embranchement des vertébrés en deux sous-embranchements établie et très-bien légitimée par M. Milne Edwards, les anallantoïdiens et les allantoïdiens. Parmi les premiers se rangent les poissons et les batraciens; parmi les seconds, les reptiles, les oiseaux et les mammifères (1).

Trois opinions ont été émises sur le mode d'origine de l'allantoïde, et une quatrième vient récemment de se produire. De Baer, Rathke et Valentin lui donnent pour point de départ l'extrémité terminale de l'intestin. Selon Reichert, elle naît des corps de Wolff. Mais ni l'une ni l'autre de ces opinions ne méritent d'être prises en considération, puisque l'allantoïde, ainsi que l'a démontré Coste, précède l'intestin; et, d'une autre part,

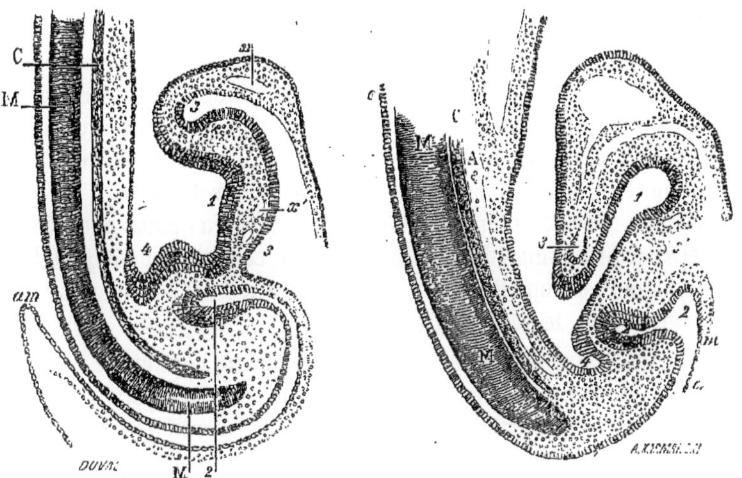

FIG. 957. — *Allantoïde qui, après avoir décrit un demi-cercle, s'ouvre par un large orifice au-devant de l'intestin* (dessin de M. Mathias Duval).

FIG. 958. — *Allantoïde obliquement ascendante et plus allongée, s'ouvrant dans l'intestin par un orifice beaucoup plus étroit.*

FIG. 957. — 1. Dépression allantoïdienne. — 2. Dépression sous-caudale, tapissée par une épaisse couche d'épithélium; elle se dirige vers l'intestin revêtu d'une couche épithéliale de même épaisseur. — 3, 3. Cavité pleuro-péritonéale dans laquelle l'allantoïde commence à faire saillie. — 4. Partie terminale de l'intestin.

FIG. 958. — 1. Allantoïde piriforme, très-longue, faisant saillie par sa partie supérieure dans le cœlome externe, se rétrécissant dans le reste de son étendue. — 2, 2. Dépression sous-caudale, très-rapprochée du tubercule allantoïdien, recouvert, comme la dépression, d'une épaisse couche d'épithélium. — 3, 3. Cavité pleuro-péritonéale. — 4. Partie terminale de l'intestin.

(1) Milne Edwards, *Leçons sur la physiologie et l'anatomie comparée de l'homme et des animaux*, t. IX, p. 476

l'étude des coupes microscopiques démontre également qu'elle précède aussi les corps de Wolff. — Remak avance qu'elle vient directement des parois de la cavité pelvienne, et qu'elle est représentée à son apparition par deux bourgeons pleins, à la composition desquels participent le feuillet interne et le feuillet moyen. Très-promptement les deux bourgeons se réunissent, et un diverticule creux du feuillet interne ou glandulaire pénètre dans ce bourgeon impair et médian; dès lors l'allantoïde existe et communique avec l'intestin. Cette théorie a été approuvée par Kölliker et adoptée aussi par un assez grand nombre d'auteurs. Cependant, jusqu'ici, on n'a produit aucun fait qui soit venu la confirmer. Elle est au contraire formellement contredite par les travaux concordants de His, Schenk, Gasser, Dastre et Mathias Duval, particulièrement par ce dernier observateur; sur ses préparations, qu'il a bien voulu nous montrer et que reproduisent très-fidèlement les figures 956 et 957, on peut suivre l'évolution de l'allantoïde pas à pas et dans toutes ses phases successives.

L'allantoïde se montre chez le poulet vers la fin du second jour de l'incubation. Le feuillet externe du blastoderme se déprime alors au niveau de l'extrémité caudale de l'embryon. Le feuillet interne s'enfonce à la manière d'un doigt de gant dans l'épaisseur du feuillet moyen, qui commence sur ce point à se dédoubler, et dans lequel par conséquent on remarque un premier rudiment de la cavité pleuro-péritonéale.

A peine cette dépression en doigt de gant a-t-elle paru qu'une autre très-superficielle se forme immédiatement au-dessus; cette seconde dépression marque le point de terminaison de l'intestin. Entre les deux dépressions se trouve une saillie, le *bourrelet allantoïdien*.

En même temps que surgit le bourrelet allantoïdien, l'extrémité caudale de l'embryon se recourbe d'arrière en avant, et son incurvation a pour effet d'imprimer à la vésicule allantoïde un mouvement en vertu duquel elle s'élève progressivement, en sorte qu'elle finit par se placer au-devant de la partie terminale de l'intestin, dont le bourrelet allantoïdien continue toujours à la séparer. Pendant que son orifice s'élève au point de regarder directement en arrière, puis en arrière et en bas, son extrémité arrondie se rapproche de la cavité pleuro-péritonéale, fait saillie sur ses parois, puis s'engage de plus en plus dans la cavité, et finit par l'envahir complétement. Telle est la véritable origine et tel est aussi le mode de formation de l'allantoïde; les belles préparations de M. Mathias Duval ne laissent aucun doute sur cette première phase de son développement.

Tandis que la vésicule allantoïde poursuit son évolution, l'intestin, jusqu'alors simple gouttière, se ferme par la soudure des splanchnopleures; le bourrelet allantoïdien s'efface, et l'allantoïde s'ouvre sur la paroi antérieure de la partie terminale de l'intestin. — Dans une période plus avancée, elle traverse le pédicule somatique qui la partage en deux parties, l'une intra-embryonnaire, l'autre extra-embryonnaire. Celle-ci devient une dépendance des annexes; elle nous occupera plus tard.

La partie intra-embryonnaire répond à la paroi antérieure de l'abdomen et s'étend de l'anneau ombilical à l'extrémité caudale du tronc. Elle revêt la forme d'un canal qui se renfle au voisinage de l'intestin. — Sa moitié supérieure ou cylindrique, appelée *ouraque*, est d'abord creuse; mais elle s'oblitère vers le milieu de la vie intra-utérine, et représente ensuite un simple cordon. — Sa moitié inférieure ou renflée constitue la *vessie*; ce renflement sera plus tard ovoïde. Au début de sa formation, il est fusiforme et longitudinal comme le canal qui le précède. La vessie s'ouvre par son extrémité inférieure dans la partie correspondante de l'intestin; dans cette même partie terminale, un peu plus large, viennent aussi s'ouvrir les deux uretères : les canaux de Wolff et les canaux de Müller, d'où le nom de *cloaque* qui lui a été donné.

F. Cloaque. — Formation du rectum et de l'anus.

La partie terminale et un peu dilatée de l'intestin, ou le *cloaque*, n'offre pas une forme régulièrement arrondie. A droite et à gauche ses parois se dilatent en ampoule hémisphérique ou conoïde : c'est à ces renflements qu'on a donné le nom de *cornes latérales*. Celles-ci reçoivent l'embouchure des canaux de Wolff ou déférents et des canaux de Müller ou oviductes. Au moment où elles se montrent, la paroi postérieure du cloaque se soulève légèrement de chaque côté et prend l'aspect d'une gouttière à concavité antérieure, gouttière très-peu accusée, mais qui représente cependant le rectum à l'état d'ébauche.

Jusqu'alors l'extrémité inférieure du cloaque était fermée. Elle répond au sommet de la dépression sous-caudale. Vers le troisième jour, chez le poulet, commence au niveau de ce sommet un travail de résorption qui porte d'abord uniquement sur le feuillet moyen, et qui le fait disparaître en totalité, de telle sorte que les feuillets externe et interne se trouvent en contact immédiat, le premier se prolongeant pour s'appliquer au second; ensuite les cellules centrales de ce prolongement sont peu à peu résorbées et les deux épithéliums se continuent en délimitant un orifice au niveau duquel ils sont alors simplement contigus. Cet orifice répond au tubercule allantoïdien. Ainsi se produit l'anus, au quatrième jour, d'après les recherches récentes de M. Cadiat. D'abord mal limité, son diamètre s'accroît progressivement jusqu'au moment où une cloison transversale viendra le diviser en deux moitiés, l'une postérieure, qui conserve le nom d'anus, l'autre antérieure, appelée *orifice uro-génital*.

Lorsque l'anus primitif existe, le cloaque subit, chez les mammifères, d'autres modifications importantes qui ont pour résultat la formation d'une cloison transversale. Cette cloison se compose de deux parois adossées, l'une rectale, l'autre allantoïdienne. — La cloison rectale provient des bords de la gouttière, qui représente le rectum à son début; ceux-ci se portent en avant, puis en dedans, s'unissent l'un à l'autre, et donnent ainsi naissance à une première cloison qui complète le rectum et qui divise inférieurement l'orifice anal en deux moitiés. La partie inférieure de la cloison forme le *périnée*. — La cloison allantoïdienne a pour origine un prolongement tubuliforme de l'allantoïde qui s'étend jusqu'au périnée, et qui porte le nom de *sinus uro-génital.* Ce prolongement constitue tout l'urèthre chez l'embryon femelle, et seulement ses portions prostatique et membraneuse chez le mâle.

Que deviennent, pendant le cloisonnement du cloaque, les canaux de Müller ou oviductes, et les canaux de Wolff ou canaux déférents? Les

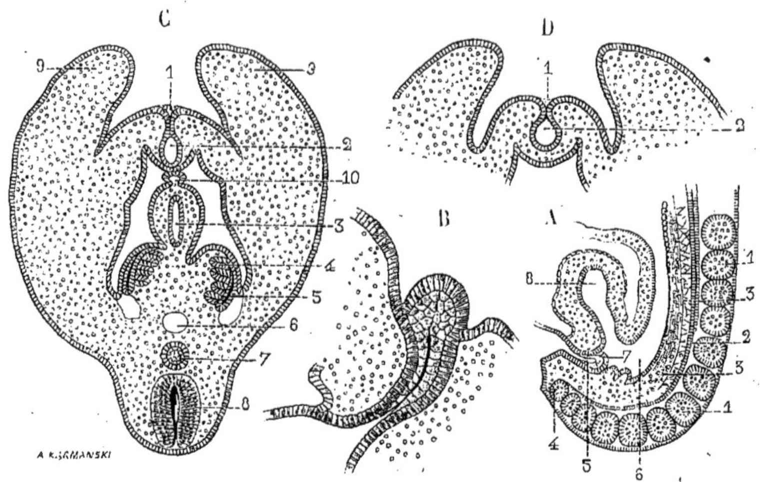

FIG. 959. — *Formation de l'orifice anal* (préparation de M. Cadiat).

A. — *Coupe longitudinale d'un embryon de poulet au début du troisième jour.* — 1, 1. Protovertèbres. — 2, 2. Corde dorsale. — 3. Lame fibro-intestinale. — 4. Extrémité caudale. — 5. Dépression sous-caudale. — 6. Intestin inférieur. — 7. Saillie formée par l'adossement des feuillets externe et interne. — 8. Cavité de l'allantoïde.

B. — Même coupe montrant, sous des proportions plus grandes, la saillie épithéliale qui marque la place du futur anus; cette saillie répond au tubercule allantoïdien.

C. — *Coupe transversale de l'extrémité postérieure d'un embryon de cinq jours, passant au niveau de la dépression sous-caudale.* — 1. Épiblaste se prolongeant sur la ligne médiane pour se continuer avec l'épithélium de l'allantoïde. — 2. Cavité du pédicule allantoïdien. — 3. Intestin. — 4. Corps de Wolff. — 5. Conduit de Wolff. — 6. Aorte. — 7. Corde dorsale. — 8. Moelle épinière. — 9, 9. Membres inférieurs.

D. — *Même coupe que la précédente sur un embryon de six jours.* — 1. Épiblaste se continuant avec l'épithélium de l'allantoïde par un prolongement qui s'est déjà raccourci par ses deux extrémités et qui tend à disparaître pour donner naissance à l'orifice anal. — 2. Coupe du pédicule allantoïdien.

deux cornes dans lesquelles ils s'ouvraient se portent en avant par suite
de l'involution du rectum; situés alors au-dessus de l'orifice de l'allantoïde, ces deux canaux sont entraînés par le prolongement de celle-ci jusqu'au périnée; ils passent, par conséquent, entre la cloison rectale et la
cloison allantoïdienne. — Chez la femme, les canaux de Müller s'accolent et
se dilatent pour former l'utérus d'abord et ensuite le vagin, l'un et l'autre
cloisonnés dans cette première période. Les canaux de Wolff, déjà atrophiés,
disparaissent. — Chez l'homme, ceux-ci se prolongent aussi en avant,
mais un peu moins. Ils donnent chacun un diverticule : ce sont les *vésicules séminales;* puis, sous le nom de *canaux éjaculateurs,* viennent
s'ouvrir sur la paroi inférieure de la portion prostatique de l'urèthre, à
droite et à gauche de la *vésicule prostatique,* qui représente chez lui le
dernier vestige des canaux de Müller.

G. **Organes génitaux externes.**

A l'époque où le cloaque n'est pas encore cloisonné, et où son orifice
est unique par conséquent, on voit se produire sur la ligne médiane, aux
dépens des cellules du feuillet moyen, un tubercule, et de chaque côté de
celui-ci un repli demi-circulaire se continuant par ses extrémités avec le
repli opposé. Un peu plus tard, le tubercule médian augmente de volume
et se creuse inférieurement d'un sillon qui se prolonge jusqu'à l'entrée du
sinus uro-génital. Tel est le mode de conformation qu'on observe chez tous
les embryons dans cette première période. Jusque-là rien ne révèle le
sexe. Pour les organes génitaux externes, comme pour les internes, il y a
donc aussi une phase initiale caractérisée par l'indifférence sexuelle. —
Dans la période suivante, le sexe s'accuse, non par la production d'organes
nouveaux, mais par une simple modification des organes primitifs : qui
s'accroissent peu et conservent, chez la femme, pendant toute la durée de
la vie, la forme qu'ils avaient au début; qui se développent beaucoup plus
chez l'homme, et se présentent sous un aspect bien différent après leur
complète évolution.

Dans le sexe féminin, le tubercule médian constitue le clitoris; la gouttière située à sa partie inférieure représente le vestibule; l'orifice uro-
génital, au-devant duquel cette gouttière vient se terminer, forme l'entrée
du vagin; les bords de la gouttière, en se prolongeant, donnent naissance
aux petites lèvres; les replis que sépare le tubercule médian sont les
grandes lèvres.

Dans le sexe masculin, le tubercule médian, beaucoup plus volumineux,
constitue le pénis, composé, comme le clitoris, de deux corps caverneux
soudés l'un à l'autre. — La gouttière de sa face inférieure se continue aussi
avec le sinus uro-génital; seulement elle ne persiste pas, comme chez la
femme, mais se transforme en canal par le rapprochement et la fusion de

ses bords : ce canal représente la portion spongieuse de l'urèthre. — Son extrémité antérieure, en se renflant, produit le gland. Si la soudure n'a pas lieu, il en résulte un vice de conformation connu sous le nom d'*hypospadias*, lequel peut être total ou partiel. — Les replis latéraux, qui restent indépendants chez la femme, se portent l'un vers l'autre, et s'unissent aussi sur la ligne médiane; de leur union résulte le scrotum. De cette même soudure et de celle des lèvres de la gouttière uréthrale résulte en outre un long raphé qui s'étend sur toute la longueur du pénis, sur le scrotum, et jusque sur le périnée.

Le feuillet externe ne prend qu'une très-minime part au développement des organes génitaux externes. Il forme seulement l'épiderme qui recouvre la peau, ainsi que l'épithélium de l'urèthre et celui de la surface du gland.

ARTICLE II

DÉVELOPPEMENT DES SPLANCNOPLEURES

Nous avons vu que la portion médiane ou axiale de l'embryon se divise, de chaque côté, en deux lames, et qu'elle a pour limite latérale l'angle de séparation de celles-ci.

La lame externe, ou somatopleure, sera l'origine des parois du tronc; elle donnera aussi naissance aux membres.

La lame interne ou profonde, appelée splanchnopleure, préside à la formation des appareils de la digestion, de la respiration et de la circulation. De cette lame naîtront, en un mot, tous les viscères contenus dans le thorax et l'abdomen, à l'exception des organes génitaux internes qui proviennent de la masse cellulaire intermédiaire.

Les splanchnopleures, au début de leur formation, sont composées de deux couches seulement, l'une externe, contribuant à former la cavité pleuropéritonéale, et partant du feuillet moyen ou mésoblaste; l'autre interne, constituée par l'hypoplaste ou feuillet interne.

A ces deux premières couches vient bientôt s'en joindre une troisième qui les sépare, et qui émane aussi du feuillet moyen.

Chacune de ces trois couches présente une structure différente et des attributions qui lui sont propres. — La couche externe ou *fibro-intestinale* se transformera en simple épithélium pavimenteux, tapissant la surface interne des séreuses du tronc. — La couche interne ou *intestino-glandulaire* constituera un épithélium cylindrique, recouvrant les muqueuses digestive et respiratoire. — La troisième ou couche moyenne, que nous appellerons avec Schenk lame *intestinale*, produira toutes les parties molles comprises entre les deux couches précédentes; elle est formée de cellules arrondies.

Ces trois couches, si distinctes par la forme et la disposition de leurs cellules, adhèrent entre elles. La lame résultant de leur superposition se porte d'abord en dehors, puis en avant, et enfin en dedans, vers celle du côté opposé. — Supérieurement, la splanchnopleure se sépare de la somatopleure à l'union du pharynx avec l'œsophage; elle descend ensuite jusqu'au niveau du pédicule vitello-intestinal. Cette partie descendante constitue la paroi antérieure de l'œsophage, ou paroi postérieure de la fosse cardiaque, dans l'épaisseur de laquelle le cœur ne tardera pas à naître. — Inférieurement, la splanchnopleure, en remontant vers le même pédicule, forme la vésicule allantoïde, puis la paroi antérieure de la partie inférieure de l'intestin. Convergeant de toutes parts vers ce pédicule, elle circonscrit une cavité tubuliforme qui s'étend de l'œsophage à la dépression sous-caudale, et qui communique largement avec le sac vitellin : cette cavité représente le tube digestif, plus précoce dans son évolution que les appareils de la respiration et de la circulation.

§ 1. — APPAREIL DE LA DIGESTION.

L'appareil digestif se présente sous des aspects bien différents selon qu'il est plus ou moins avancé dans son évolution. Pour se rendre compte de ses transformations successives, il importe de distinguer dans son développement trois principales phases.

Dans la première phase, l'appareil digestif n'est séparé du sac vitellin que par un simple sillon, en sorte qu'il communique avec celui-ci par un très-large orifice; dans le second, il se continue avec ce sac par le pédicule vitello-intestinal, et ne se trouve plus en communication avec sa cavité que par un canal plus ou moins étroit; dans la troisième, toute communication cesse, et il prend le mode de conformation qu'il doit conserver.

Au développement du tube digestif nous rattacherons celui de ses annexes, qui comprennent le foie, le pancréas et la rate.

A. Évolution du tube digestif.

Première période. — *Le tube digestif et la vésicule ombilicale forment une seule et même cavité qu'un étranglement circulaire divise en deux parties.* — Le blastoderme constitue d'abord une cavité parfaitement sphérique. Lorsque la partie centrale ou embryonnaire de l'aire transparente se soulève en écusson, un léger sillon la circonscrit. A dater de ce moment, la cavité du blastoderme comprend deux parties : l'une très-minime et allongée, c'est le futur embryon ou *sac embryonnaire;* l'autre énorme et sphérique, c'est le *sac vitellin.* — Le feuillet interne du sac embryonnaire représente, sous sa forme primitive, le tube digestif, et celui du sac vitellin la *vésicule ombilicale*. A son début, l'appareil de la digestion, qui sera bientôt si compliqué, revêt donc l'aspect d'un simple segment d'ovoïde regardant par sa concavité la vésicule ombilicale et se continuant avec celle-ci par sa circonférence (fig. 941 et 942).

A mesure que les replis embryonnaires s'accusent, la ligne de démarcation se resserrant, le segment d'ovoïde prend la forme d'une nacelle ; et comme le repli céphalique s'allonge plus rapidement que les autres, la nacelle se ferme supérieurement, donnant ainsi naissance à la cavité céphalo-intestinale, aux dépens de laquelle se forment le pharynx et l'œsophage. Le repli caudal, en s'allongeant de bas en haut, ferme la nacelle à son extrémité opposée, qui prend alors le nom d'intestin inférieur ou postérieur. Les replis latéraux, d'une autre part, s'avançant l'un vers l'autre, la nacelle s'arrondit et se transforme en gouttière longitudinale, puis en tube ouvert à sa partie antérieure.

Dans le cours de cette première période, le tube digestif se complique progressivement au point de vue de sa structure. — A l'état de simple segment d'ovoïde, il est constitué seulement par le feuillet interne ou hypoblaste. — Lorsque l'étranglement circulaire qui le sépare de la vésicule ombilicale se prononce d'avantage, le feuillet moyen se dédouble ; sa lame profonde s'ajoute au feuillet interne, pour former la splanchnopleure, et la nacelle, fermée à ses deux extrémités, se compose alors de deux couches. Lorsqu'elle passe à l'état de gouttière, dont les bords tendent à se rapprocher, la troisième couche, ou lame intestinale, se développe entre les deux autres, de telle sorte qu'à la fin de cette première période le tube digestif est déjà en pleine possession des trois plans à l'aide desquels il va poursuivre son développement.

Deuxième période. — *Le tube digestif et la vésicule ombilicale forment deux cavités distinctes communiquant par un canal qui les unit l'une à l'autre.* — Au début de cette seconde période, l'appareil digestif vient de prendre le mode de configuration qui représente l'un de ses attributs les plus caractéristiques : il est tubuliforme sur toute sa longueur, mais encore rectiligne et assez largement ouvert au niveau du pédicule vitellin. On lui considère alors trois parties appelées : intestin supérieur, intestin moyen, intestin inférieur.

Les intestins supérieur et inférieur nous sont déjà connus. Nous savons que le premier forme le pharynx et l'œsophage. L'un et l'autre d'abord très-courts, s'allongent à mesure que la tête se développe et que le cœur descend vers le thorax. — L'inférieur ne forme que l'extrémité terminale du rectum, ou le cloaque, qui a été précédemment décrit.

L'intestin moyen s'étend de l'œsophage au cloaque ; il comprend, par conséquent, toute la partie du tube digestif que recouvre le péritoine, c'est-à-dire l'estomac, l'intestin grêle et la presque totalité du gros intestin.

L'estomac est vertical; mais il commence à se dilater et devient fusiforme. Puis son extrémité inférieure s'incline un peu à droite; et bientôt il s'éloigne progressivement de la face dorsale du tronc en décrivant une légère courbure dont la convexité regarde en bas et à gauche.

La portion de l'intestin qui fait suite à l'estomac reste appliquée contre le rachis; elle forme le duodénum. — Plus bas, l'intestin s'écarte de la paroi abdominale postérieure, pour se porter vers le conduit vitellin, dans lequel il pénètre, se replie ensuite en s'appliquant à lui-même, et forme ainsi une anse à convexité antérieure; c'est sur le sommet de cette anse que vient s'ouvrir le conduit de la vésicule ombilicale. Des deux moitiés de l'anse, la première ou supérieure produira, en s'allongeant, le jugénum et l'iléon; la seconde ou inférieure sera l'origine du gros intestin. Un peu plus tard, la partie antérieure de cette seconde branche se dilate et constitue le cæcum; les parties suivantes donnent naissance au côlon ascendant, d'abord extrêmement court, puis au côlon transverse, au côlon descendant, et à la partie supérieure du rectum.

Pendant que l'estomac et l'intestin s'écartent du rachis, on voit se produire au-devant de la corde dorsale deux prolongements, ou plutôt deux cloisons verticales et antéro-postérieures qui s'étendent vers ces viscères. De ces deux cloisons, la plus élevée forme le mésentère de l'estomac ou *mésogastre;* l'intérieure, plus longue, est le rudiment du mésentère destiné à rattacher l'intestin grêle et les diverses parties du gros intestin à la paroi postérieure de l'abdomen. L'une et l'autre ont pour origine une agglomération longitudinale des cellules provenant du mésoblaste.

Dans le cours de cette période, le tube digestif, jusqu'alors complétement clos à ses deux extrémités, s'ouvre, d'abord à son extrémité céphalique, et ensuite à son extrémité caudale.

Vers la fin de cette même période, on voit naître aussi le foie, le pancréas et la rate, ainsi que toutes les glandes de la muqueuse gastro-intestinale; mais c'est surtout dans la période suivante que les annexes du tube digestif prennent un rapide accroissement.

Troisième période. — *Toute communication a cessé entre le tube digestif et la vésicule ombilicale.* — A mesure que le pédicule vitellin se resserre, l'intestin moyen, qui d'abord faisait hernie dans sa cavité, se retire et rentre peu à peu dans l'abdomen. Chez l'oiseau la vésicule ombilicale y rentre aussi vers la fin de l'incubation. Chez l'homme le conduit vitello-intestinal s'oblitère et la vésicule atrophiée reste accolée et comme perdue sous l'amnios dans le voisinage de l'insertion du cordon.

Dès que l'anse par laquelle le canal intestinal communiquait avec la vésicule ombilicale est devenue libre et flottante dans la cavité abdominale, ses deux branches, mais surtout la supérieure, s'allongent rapidement, et commencent alors à se contourner. Les circonvolutions de l'intestin grêle, plus précoces, plus nombreuses, et occupant une plus large place, prennent possession de la partie centrale de l'abdomen ; celles du gros intestin, dont le volume total est beaucoup moindre, sont rejetées sur la circonférence de la cavité avec leurs mésentères, qui forment, par leur continuité, une courbe circulaire à concavité inférieure.

L'estomac conserve sa situation et sa direction. Ses dimensions s'accroissent. En même temps il se dilate à son extrémité gauche, et s'aplatit un peu, de telle sorte qu'il achève de se compléter au point donné de son mode de conformation. — Ses glandes se forment aux dépens de l'épithélium, de la face profonde duquel partent des bourgeons pleins qui se montrent vers la fin du second mois et qui se creusent d'une cavité à la fin du troisième. Plus tard, la cavité, terminée en cul-de-sac, se divise et subdivise. A la naissance, chaque glande offre l'aspect d'un tube ramifié, lequel continue à se développer jusqu'à la puberté et même, chez certains individus, jusqu'à l'âge adulte.

Les glandes en tube de l'intestin ont aussi pour point de départ l'épithélium qui recouvre la muqueuse. Naissent-elles par des bourgeons pleins ou par de simples dépressions formant autant de diverticules ? La question n'est pas résolue. Cependant les recherches de Kölliker tendent à prouver que la seconde opinion est la mieux fondée. Ces glandes se développent vers le quatrième mois ; celles de Brunner au cinquième, et les follicules clos du sixième au septième. — Les villosités sont plus précoces ; elles apparaissent dans le courant du troisième mois, sur toute la longueur du canal intestinal. Mais vers la fin de la grossesse elles s'atrophient sur le gros intestin ; à la naissance, elles sont cependant encore bien distinctes. Quelques années plus tard, elles s'effacent entièrement.

<h3 align="center">B. Évolution des annexes du tube digestif.</h3>

Parmi les annexes de l'appareil digestif viennent se ranger deux glandes, le foie et le pancréas, auxquelles on peut rattacher la rate.

A. Développement du foie. — Chez le poulet, les premiers rudiments du foie se montrent, vers le milieu du troisième jour, sous la forme de deux diverticules émanés de cette partie de l'intestin qui fait suite à l'estomac, c'est-à-dire du duodénum. Ces diverticules, selon Götte, sont d'abord pleins, et deviennent creux un peu plus tard. Ils reçoivent, dans leur intervalle, le canal veineux ou tronc commun des veines omphalomésentériques. L'un d'eux représente le lobe droit du foie et l'autre le lobe gauche. Bientôt une sorte de pont passant sur le canal veineux les réunit et forme un troisième lobe ou lobe moyen. Leur cavité est tapissée par l'hypoblaste, autour duquel viennent se grouper de nombreuses cellules dépendantes du feuillet moyen.

Vers la fin du troisième jour, on remarque, dans l'épaisseur de cette couche externe ou mésoblastique, des cylindres pleins, partant du feuillet. interne, et composés aussi de cellules hypoblastiques. Ces cylindres se divisent, augmentent rapidement de nombre, s'unissent entre eux, et forment une sorte de réseau ; ensuite ils se séparent de la couche épithéliale, puis se segmentent, et donnent ainsi naissance aux lobules du foie. En même temps le mésoblaste subit des modifications importantes ; les cellules, disséminées dans l'intervalle des cylindres pleins et des lobules, se transforment de toutes parts en vaisseaux, nerfs et tissu conjonctif. En outre, du diverticule qui formait à son apparition un simple cul-de-sac, naissent des prolongements ou diverticules secondaires, lesquels s'étendent, se multiplient et se ramifient ; ces conduits ramifiés constituent les canaux biliaires.

Pour classer tous les phénomènes qui précèdent dans l'ordre de leur succession, il convient de distinguer dans le développement du foie trois phases ainsi caractérisées : Dans la première, cet organe est constitué par une dépression en doigt de gant du feuillet interne et par une agglomération de cellules appartenant au feuillet moyen. Dans la seconde, l'hypoblaste envoie dans le mésoblaste des cylindres pleins qui forment un réseau, et des cylindres creux qui diminuent de calibre en se ramifiant. Dans la troisième, les cylindres pleins se multiplient, se segmentent, et passent à l'état de lobules composés chacun de cellules arrondies représentant les cellules hépatiques. Les cylindres creux, ou conduits biliaires, se prolongent en augmentant de nombre et diminuant de calibre jusque dans ces lobules ; les cellules du mésoblaste, dans lequel cheminent les uns et les autres, forment la trame conjonctive qui les unit et les vaisseaux qui les accompagnent.

En s'allongeant, les vaisseaux d'abord indépendants, s'abouchent les uns dans les autres, puis finissent par s'ouvrir dans le canal veineux. Plus tard, ils se partagent en deux groupes : Les inférieurs naissent du canal veineux ; le sang en sortant de ce canal les parcourt de bas en haut ; ils forment la veine porte hépatique. Les supérieurs font suite aux précédents ; ils vont s'ouvrir dans le conduit veineux pour y verser le sang contenu dans leur cavité. De la continuité des uns et des autres résulte un courant collatéral partant du courant principal inférieurement, et rentrant dans celui-ci supérieurement.

Le cinquième jour, on voit naître du tronc des conduits biliaires un diverticule ampulliforme sous-jacent au lobe droit. Ce diverticule, composé d'une couche hypoblastique et d'une couche mésoblastique, constitue la vésicule biliaire.

D'après l'exposé qui précède, le feuillet interne jouerait le rôle principal dans l'évolution du foie, puisqu'il serait l'origine des conduits biliaires et des cellules qui forment les lobules. Mais, selon les recherches de Schenk, il formerait seulement l'épithélium des conduits et de la vésicule biliaire; les parois de ces conduits, les cellules hépatiques, les vaisseaux sanguins, en un mot tous les autres éléments de la glande, se développeraient aux dépens des cellules du feuillet moyen.

B. **Développement du pancréas**. — Cette glande, selon Götte, présenterait beaucoup d'analogie avec la précédente dans son évolution. Elle aurait pour origine un épaississement qui se produit sur les parois du duodénum, au niveau du diverticule droit du foie, et qui comprend à la fois le feuillet interne et le feuillet moyen. La partie centrale de cet épaississement se creuse d'une cavité s'ouvrant dans l'intestin; l'hypoblaste en revêt les parois, et envoie bientôt dans le mésoblaste des prolongements pleins, lesquels se creusent ensuite, puis s'étendent et se divisent. La cavité primitive, en s'allongeant et se ramifiant ainsi, donne naissance au conduit principal du pancréas.

Le sixième jour, un nouveau bourgeonnement semblable au premier se montre entre celui-ci et l'estomac; il subit les mêmes transformations, s'allonge peu à peu, et constitue le conduit accessoire.

Les cellules du feuillet moyen, qui entourent de toutes parts les prolongements ramifiés du feuillet interne, sont l'origine des tissus qui forment le substratum des parties sécrétantes.

En admettant ces notions comme exactes, on voit que le feuillet interne prend aussi au développement du pancréas la plus grande part, le feuillet moyen ne produisant que les éléments accessoires. Mais ici également nous nous retrouvons en présence des recherches de Schenk, qui renverse les attributions accordées à l'un et à l'autre. Pour cet embryologiste, le feuillet moyen est le centre de génération de la glande; le feuillet interne ne fournirait que l'épithélium des conduits excréteurs.

C. **Développement de la rate**. — Nous sommes redevables des connaissances encore incomplètes que nous possédons sur l'évolution de la rate aux recherches de Peremesckko, publiées en 1863, et à celles plus récentes de Müller.

Cet organe se développe dans l'épaisseur du mésogastre, c'est-à-dire aux dépens de cette partie du mésoblaste qui relie l'estomac à la paroi postérieure du tronc. Son apparition est annoncée par une saillie qu'un sillon sépare du mésentère gastrique et du pancréas. Cette saillie, uniquement composée de cellules arrondies, se rejette à gauche, et tend de plus en plus à se diriger vers la grosse tubérosité de l'estomac. — Parmi les cellules entrant dans sa composition, quelques-unes s'allongent, passent à l'état de corps fibro-plastiques fusiformes, puis s'unissent par leurs extrémités avec d'autres cellules semblables : ainsi se constituent les trabécules de la rate et le réseau résultant de leur entre-croisement.—Les cellules contenues dans les mailles du réseau trabéculaire se modifient beaucoup moins; elles sont l'origine des divers éléments de la pulpe splénique. D'autres, en se groupant sous une commune enveloppe, forment les corpuscules de Malpighi.

§ 2. — APPAREIL DE LA RESPIRATION.

Cet appareil tire son origine du tube digestif avec lequel il reste en large communication pendant toute la durée de la vie. Il prend naissance sur la partie antéro-latérale de l'œsophage par deux bourgeons creux qui produisent successivement les poumons, les bronches et la trachée; à celle-ci vient se surajouter le larynx.

Nous rattacherons comme annexes aux organes qui précèdent, le corps thyroïde et le thymus.

A. **Développement des poumons.** — Les diverticules qui représentent l'état primitif des poumons se montrent, chez le poulet, vers la fin du troisième jour. Ils se forment de la manière suivante : L'œsophage, au niveau du point sur lequel ils vont se développer, s'aplatit dans le sens transversal, et s'allonge par conséquent d'avant en arrière, en sorte que le contour de sa coupe prend la figure d'une ellipse. Puis les deux parois opposées se rapprochent par leur partie moyenne; il affecte alors la forme d'un sablier dont une moitié se dirige en arrière et l'autre moitié en avant; l'œsophage, en d'autres termes, se partage sur ce point en deux conduits qui communiquent entre eux. Un peu plus tard, le conduit antérieur se déprime longitudinalement sur la ligne médiane. A cette dépression correspond, du côté de la cavité, une saillie en forme de cloison qui tend à le diviser en deux moitiés latérales; celles-ci, se portant de plus en plus en arrière, le tube œsophagien se trouve bientôt partagé en trois gouttières ou trois tubes incomplets regardant son axe par la partie qui reste ouverte : le tube postérieur représente l'œsophage; les deux tubes antérieurs et latéraux représentent les poumons à l'état de simples diverticules.

Mais le repli médian n'est pas destiné à former une cloison incomplète; il s'avance jusqu'au tube postérieur, et les trois cavités se ferment. Leur occlusion s'opère de bas en haut, sans s'élever jamais jusqu'à leur extrémité supérieure, d'où il suit que les diverticules pulmonaires restent ouverts dans l'œsophage. Des coupes transversales, faites à différents niveaux, permettent de constater l'existence des trois tubes sur une certaine longueur; au delà de cette limite, on ne les retrouve plus; le canal revient à l'état de tube simple.

Les diverticules pulmonaires, en se développant, soulèvent peu à peu la paroi correspondante de la cavité pleuro-péritonéale dans laquelle ils font une saillie d'autant plus prononcée qu'on les observe à une époque plus éloignée de leur apparition. Leur cavité est tapissée par le feuillet interne, qui se transformera en épithélium cylindrique cilié, et leur périphérie par la lame fibro-intestinale, qui se convertira en épithélium pavimenteux. Entre ces deux couches se trouve la lame intestinale, dépendance du feuillet moyen ; cette dernière lame, d'une épaisseur relative considérable, donne naissance à presque toutes les parties constituantes du poumon.

La cavité de chaque diverticule forme les *bronches* proprement dites. De cette cavité naissent deux prolongements à gauche et trois à droite ; dans leur intervalle, la surface des poumons se déprime et commence à se segmenter. Ces branches secondaires, destinées aux lobes, se divisent et subdivisent ensuite en s'étendant jusqu'aux alvéoles ou cellules pulmonaires ; en même temps la segmentation s'accuse de plus en plus, et les lobules, séparés par des espaces rectilignes, deviennent très-apparents.

B. Développement de la trachée. — Les recherches faites sur le développement de la trachée n'ont pas donné jusqu'ici des résultats satisfaisants. Nous ne possédons sur ce point d'embryologie que des opinions très-vaguement formulées. Selon de Baër, les deux cavités pulmonaires primitives se réunissent et s'allongeraient ensuite de bas en haut. D'après Rathke, la trachée existerait en même temps que les poumons, sous forme d'une traînée de cellules s'étendant de l'origine de ceux-ci au larynx ; ce cordon serait d'abord plein et se creuserait ensuite. Pour Reichert, il se produirait au-dessus des rudiments pulmonaires deux languettes qui se réuniraient par leurs bords comme les deux lames médullaires. Mais toutes ces opinions ne reposent que sur des vues spéculatives.

Très-probablement la trachée se développe comme les poumons, c'est-à-dire aux dépens du tube antérieur qui leur donne naissance. Ce tube, en effet, ne se termine pas brusquement au-dessus des diverticules pulmonaires ; il se prolonge en gouttière et ne s'efface qu'un peu plus haut. Mais les bronches, augmentant de calibre et se portant au-devant de l'œsophage, entraînent dans le même sens le tube dont elles partent, en sorte que la gouttière terminale de celui-ci se prolonge de bas en haut, se creuse progressivement, et finit aussi par se fermer en arrière. Le mode d'évolution de la trachée ne serait, par conséquent, que la continuation de celui qui préside à la formation des poumons. Les bronches, qui s'ouvraient dans la partie moyenne de l'œsophage, s'ouvrent alors dans la trachée, et celle-ci va s'ouvrir plus haut dans le conduit œsophagien. Cet orifice est destiné à disparaître à son tour lorsque le larynx se formera ; cependant il persiste quelquefois encore à la naissance, et devient alors un vice de conformation qui peut être incompatible avec la vie, le lait, au moment de la déglutition, passant en partie dans les voies respiratoires.

C. Développement du larynx. — Nos connaissances sur le développement du larynx laissent aussi beaucoup à désirer. Cet organe prend nais-

sance au-dessus de la trachée-artère, par deux saillies que sépare une
fente linéaire. Ces saillies sont les rudiments des cartilages arythénoïdes ;
la fente représente l'orifice supérieur du larynx. Plus tard se forment les
cartilages cricoïde et thyroïde ; suivant Reichert, ils auraient pour origine
les deux derniers arcs pharyngiens. L'épiglotte se produit ensuite. Pendant
que toutes ces parties s'accroissent, l'orifice par lequel la trachée communiquait avec l'œsophage se rétrécit, puis se ferme complétement.

D. **Annexes de l'appareil respiratoire.** — Les deux glandes vasculaires sanguines annexées à cet appareil ne naissent pas simultanément.
Le corps thyroïde se montre d'abord, et le thymus un peu plus tard.

1° *Développement du corps thyroïde.* — D'après les recherches récentes de Müller, le corps thyroïde, chez le poulet, apparaît le troisième
jour, au-devant du second arc pharyngien, sous forme d'une saillie
creuse, communiquant avec la cavité de l'intestin supérieur. Cette saillie
est constituée par le feuillet interne, qui vient faire hernie au dehors. Le
quatrième jour, elle se transforme en une agglomération de cellules dans
laquelle on ne trouve plus aucune trace de cavité. Le cinquième, elle devient indépendante de l'épithélium du pharynx, et se divise en deux lobes.
Le septième, les deux lobes se séparent. Le neuvième, la glande s'entoure
d'une enveloppe de tissu conjonctif de laquelle partent des cloisons qui la
partagent en un certain nombre de lobules. Le seizième, le corps thyroïde
se compose de deux moitiés symétriques possédant des follicules clos, et
présentant aussi tous les autres éléments qui contribuent à le former
chez l'adulte. Son développement ultérieur consiste dans un simple accroissement de volume (1).

2° *Développement du thymus.* — Le développement du thymus n'est
encore que très-imparfaitement connu. Selon Arnold, Remak, Ch. Robin
et A. Dahms, il aurait pour origine un prolongement de la muqueuse des
voies respiratoires. Arnold aurait vu, sur un embryon humain de 8 centimètres, cet organe représenté, à son extrémité supérieure, par deux prolongements creux qui s'ouvraient dans la trachée (2).
Mais les recherches de Simon sur les embryons de cochon et de bœuf,
de 3 à 5 centimètres de longueur, l'ont conduit à nier cette origine. Pour
lui, le thymus se forme exclusivement aux dépens des cellules du mésoblaste. Sur l'embryon le plus jeune qu'il a pu observer, la glande offrait
la forme d'un tube parallèle aux gros vaisseaux du cou et entouré de tissu
conjonctif à l'état naissant. Dans une période plus avancée, ce tube présente, sur l'un et l'autre côté, des renflements alternatifs qui en sont
autant de diverticules, et qui forment les follicules primitifs. De ceux-ci

(1) Foster et Balfour, *Éléments d'embryologie*, 1877, p. 158.
(2) Tarnier et Chantreuil, *Traité des accouchements*, 1878, p. 336.

partent les follicules secondaires : ainsi commencent à se former les lobules qui ensuite s'accroissent et se multiplient.

C'est vers la huitième semaine que débute le développement du thymus. A l'œil nu, on peut déjà le distinguer sur un embryon de trois mois. Son volume continue de croître jusqu'à trois ou quatre ans ; il diminue ensuite, lentement d'abord, puis plus rapidement après la puberté, et subit plus tard une dégénérescence graisseuse, sans jamais cependant disparaître d'une manière complète.

§ 3. — APPAREIL DE LA CIRCULATION.

Cet appareil est un de ceux qui ont été suivis avec le plus de succès dans toutes les phases de son développement, et dont l'étude assurément présente le plus vif intérêt. Dès le début de l'évolution de l'embryon, on le voit se constituer avec de simples cellules ; quelques-unes se colorent : ce sont les globules sanguins ; d'autres se disposent en séries linéaires et parallèles : ce sont les premiers rudiments de la grande voie circulaire qu'ils auront à parcourir ; d'autres se contractent et leur impriment un mouvement qui ne cessera qu'avec la vie. Avant l'apparition du cœur et des vaisseaux, la vie existait sans doute, mais seulement à l'état latent ; à leur naissance, elle s'éveille, elle éclate de toutes parts. Alors se produit sous les yeux mêmes de l'observateur ce spectacle si attrayant et toujours nouveau de la circulation ; alors aussi s'impose à son attention captivée le désir de suivre le sang dans les canaux qui le contiennent, et ceux-ci dans leur disposition, leurs transformations et toutes leurs complications successives.

Parmi nos organes, il en est trois surtout qui se placent au premier rang par la multiplicité des vaisseaux qu'ils reçoivent, par les connexions intimes qu'ils affectent avec ceux-ci, et par l'extrême importance de leurs fonctions. Tous les trois jouent le rôle d'organes de l'hématose, l'un pendant la vie embryonnaire, l'autre pendant la vie fœtale, le dernier après la naissance. L'organe de l'hématose, chez l'embryon, est représenté par la vésicule ombilicale ; chez le fœtus, par la vésicule allantoïde, et après la naissance, par les poumons. Il existe donc dans le développement de l'appareil circulatoire, trois principales phases caractérisées chacune par l'organe qui préside à l'oxygénation du sang.

Mais entre la première et la seconde période, la transition ne s'opère pas brusquement ; il y a un moment où l'hématose s'accomplit en partie par la vésicule ombilicale, en partie par la vésicule allantoïde ; à cette période de transition se rattachent des modifications qu'il importe de rapprocher en les groupant aussi sous le même chef. Nous sommes ainsi conduit à considérer dans le développement de l'appareil circulatoire quatre périodes que je décrirai sous les noms de première ou *période vitelline*, seconde ou *période vitello-allantoïdienne*, troisième ou *période allantoïdienne*, et quatrième ou *période pulmonaire;* quelquefois aussi je dirai simplement : première, deuxième, troisième, quatrième circulation.

Avant d'aborder l'exposé des faits relatifs à chaque période, je décrirai le développement du cœur, puis celui de l'aorte et des arcs artériels.

A. Développement du cœur.

Nous avons vu que le repli céphalique, simple au-devant du pharynx, se dédouble inférieurement. Des deux lames résultant de son dédoublement, l'une remonte presque aussitôt : c'est la somatopleure; l'autre, au contraire, continue de descendre, et vient former la paroi antérieure de l'œsophage, ou paroi postérieure de la fosse cardiaque : c'est dans l'épaisseur de cette paroi que le cœur prend naissance; il apparaît au niveau du point où elle se contourne, immédiatement au-devant de la partie inférieure du conduit œsophagien.

La paroi antérieure de l'œsophage comprend deux couches : l'une profonde, formée par le feuillet interne ou hypoblaste; l'autre superficielle, provenant du feuillet moyen ou mésoblaste, et composée, comme la précédente, de cellules. — Chez le poulet, vers le milieu du second jour, les cellules du mésoblaste se groupent sur le point où va naître le cœur, de manière à former deux noyaux sphériques ou ovoïdes, à contour un peu vague : ces noyaux, séparés par une ligne sombre répondant au plan médian, constituent les premiers vestiges du cœur. L'organe qui fonctionnera quelques heures plus tard comme agent d'impulsion du sang est donc double au début de son développement. La découverte de cette dualité est un fait important dont tout le mérite appartient à M. Dareste. Elle

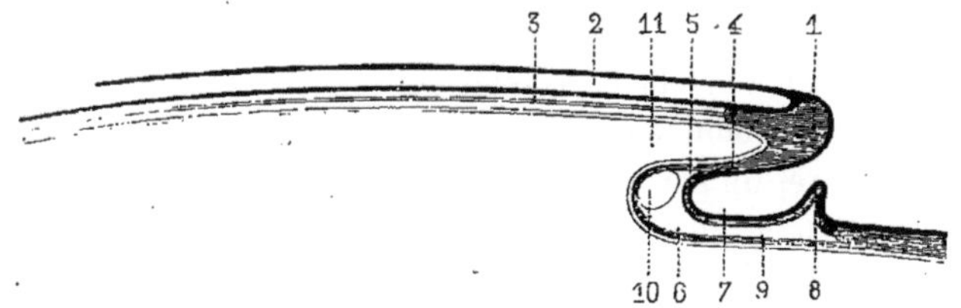

Fig. 960. — *Cavité céphalo-intestinale. — Fosse cardiaque. — Apparition du cœur. — Origine de l'amnios* (d'après Foster et Balfour).

1. Extrémité céphalique. — 2. Canal médullaire. — 3. Corde dorsale. — 4. Repli céphalique. — 5. Angle de séparation de la somatopleure et de la splanchnopleure. — 6. Splanchnopleure. — 7. Somatopleure. — 8. Origine de l'amnios. — 9. Cavité pleuro-péritonéale. — 10. Cœur représenté par un de ses noyaux qui fait saillie dans la fosse cardiaque. — 11. Cavité céphalo-intestinale ou intestin antérieur.

nous explique la duplicité du cœur chez les monstres, duplicité souvent constatée par le même observateur dans le cours de ses études tératogéniques (1) (fig. 961, 962).

Pour démontrer l'existence des deux noyaux primitifs du cœur, M. Dareste emploie la teinture alcoolique d'iode qui les colore en jaune foncé. Il a bien voulu, à ma demande, reprendre ces recherches que nous avons répétées ensemble dans son laboratoire. En faisant usage tour à tour de la teinture et de l'alcool pur, nous avons réussi à mettre en évidence les noyaux susmentionnés. Une objection cependant laissait ma conviction incomplète : au-dessous de la ligne sombre séparant les deux noyaux se trouvait la corde dorsale qui est sombre aussi, et il y avait lieu de se demander si la ligne sombre n'était pas simplement la corde dorsale, ou bien si elle en était indépendante. Mais, poursuivant notre étude, nous avons été assez heureux pour trouver un embryon sur lequel la ligne de démarcation des deux cœurs était très-manifeste ; et en faisant monter et descendre l'objectif, nous avons pu, avec une netteté parfaite, distinguer tour à tour la ligne de démarcation et la corde dorsale : cette ligne était donc indépendante de la corde dorsale ; il y avait bien réellement deux noyaux ; la découverte toute française de la dualité du cœur était confirmée, du moins chez l'oiseau. Un peu plus tard, elle a été démontrée par Hensen et Kölliker chez le lapin, c'est-à-dire dans la classe des mammifères.

A peine les deux noyaux primitifs du cœur ont-ils paru qu'ils s'allongent de bas en haut. En même temps leur partie inférieure s'élargit, d'où il suit qu'ils passent de la forme sphérique à la forme conoïde. Leur bord libre est légèrement sinueux. La ligne sombre qui les sépare prend l'aspect d'un sillon d'abord rectiligne, puis légèrement concave (fig. 962) ; leur base se confond avec deux cordons de cellules annonçant la prochaine apparition du tronc des veines omphalo-mésentériques.

Vers la trente-sixième heure, le sillon qui séparait les deux cœurs disparaît ; l'organe central de la circulation, ramené à l'unité, revêt la forme d'un tube curviligne dont la concavité regarde à gauche. Son extrémité supérieure s'infléchit sous le bord inférieur du pharynx, et se bifurque pour se continuer profondément avec les deux aortes primitives. Son extrémité inférieure, un peu plus large, se continue avec les deux veines omphalo-mésentériques déjà creuses. A ce degré de développement, le cœur est creux aussi ; il commence à se contracter ; ses pulsations, lentes et rares, s'étendent de l'extrémité inférieure ou veineuse vers l'extrémité supérieure ou artérielle (fig. 963).

De la trente-sixième à la quarante-cinquième heure, le cœur s'allonge ; et comme ses deux extrémités restent à la même distance, sa courbure s'accroît et si notablement qu'il prend la forme d'une S retournée ou vue dans

____

(1) Dareste, *Comptes rendus de l'Académie des sciences*, 1866, t. LXIII, p. 603.

un miroir. En même temps, il se divise en trois parties, une inférieure ou veineuse, qui formera les oreillettes; une moyenne, qui représente les ventricules, et une supérieure, appelée *bulbe artériel* ou *bulbe aortique*. Ces trois parties sont séparées par deux étranglements peu prononcés d'abord, mais s'accusant ensuite beaucoup plus : celui qui sépare les oreillettes des ventricules constitue le *canal auriculaire;* celui qui distingue les ventricules du bulbe aortique a reçu le nom de *détroit de Haller* (fig. 964).

Le troisième jour, le cœur augmente de volume. Sa partie moyenne ou ventriculaire, saillante à droite, s'abaisse, puis s'accroît supérieurement,

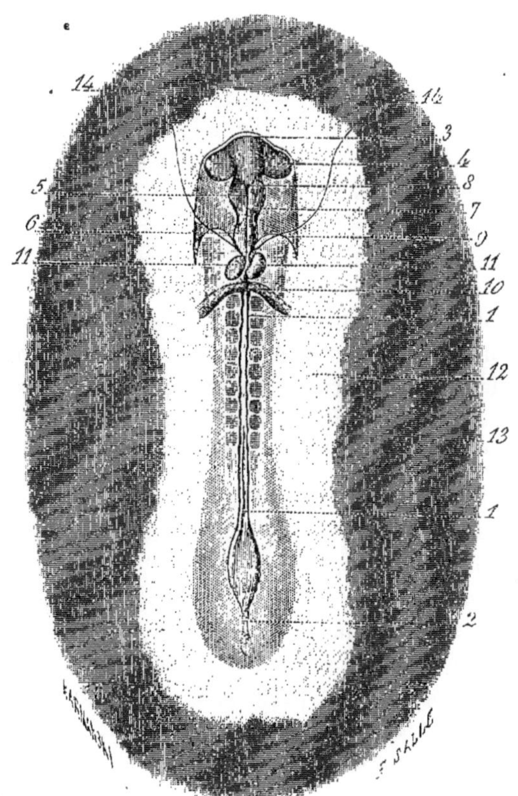

Fig. 961. — *Les deux noyaux primitifs du cœur.*

1, 1. Moelle épinière. — 2. Dernier vestige du sillon primitif. — 3. Vésicule cérébrale antérieure. — 4. Vésicules optiques. — 5. Vésicule cérébrale moyenne. — 6. Vésicule cérébrale postérieure. — 7. Corde dorsale. — 8. Son extrémité supérieure. — 9. Bord inférieur de la somatopleure. — 10. Bord inférieur de la splanchnopleure. — 11, 11. Les deux noyaux primitifs du cœur. — 12. Aire transparente. — 13. Aire vasculaire caractérisée par son aspect tacheté ou marbré. — 14, 14. Partie de l'aire vasculaire qui n'est pas tachetée, parce qu'elle restera dépourvue de vaisseaux.

et diminue sur le point opposé, qui formera plus tard le sommet ou la pointe du cœur. En même temps, les parois ventriculaires acquièrent une plus grande épaisseur. Aux oreillettes viennent s'ajouter les auricules; l'étranglement qui les sépare du ventricule, jusque-là peu accusé, se prononce beaucoup plus; il correspond à un rétrécissement intérieur qui alors mérite le nom de canal auriculaire. Pendant que ces modifications se produisent, le cœur tout entier subit un mouvement de torsion sur son axe; et ce mouvement a pour effet de porter les oreillettes en haut, en arrière et un peu à gauche, de telle sorte que cet organe, d'abord tubuliforme, se ramasse sur lui-même et commence à prendre l'aspect qui plus tard contribuera à le caractériser.

Dans le cours du quatrième jour, la portion ventriculaire s'abaisse encore et prend peu à peu la forme conique qui lui est propre. Le canal auriculaire et le détroit de Haller sont plus manifestes. Mais le fait le plus important consiste dans la formation de la cloison ventriculaire qui déjà se montre à l'état de vestige dès la fin du troisième jour. Elle naît de la paroi antérieure des ventricules, au niveau de la pointe du cœur, et revêt la forme d'un croissant qui s'allonge de bas en haut et d'avant en arrière; la cloison s'élève ainsi jusqu'à la base de la cavité ventriculaire qu'elle divise en deux parties ou cavités secondaires, un peu contournées, l'une gauche et antérieure, l'autre droite et postérieure. Au-dessus du bord concave de la cloison, ces deux cavités restent en large communication. Pendant que la cloison des ventricules se forme, les oreillettes, déjà postérieures, continuent à s'élever pour se placer à peu près à leur niveau. Les auricules s'accroissent et forment deux saillies très-apparentes.

Les modifications que subit le cœur, pendant le cinquième et le sixième jour, complètent sa conformation intérieure. Dans les oreillettes apparaît une mince saillie longitudinale, c'est le rudiment de la cloison interauriculaire; elle naît de leur paroi antérieure et se porte en arrière, mais reste longtemps encore à l'état d'ébauche. Dans le bulbe artériel se montre une saillie analogue qui commence aussi à le cloisonner. Cette nouvelle cloison, d'après Tonge, se développe de haut en bas en se contournant; les deux canaux qu'elle sépare, et dont l'un représentera l'origine de l'aorte, l'autre le tronc pulmonaire, s'enroulent également en demi-spirale. Lorsque

Fig. 962. A. — 1. Vésicule cérébrale antérieure. — 2. Vésicule cérébrale moyenne. — 3. Vésicule cérébrale postérieure. — 4. Somatopleure. — 5. Splanchnopleure. — 6. Corde dorsale. — 7. Les deux cœurs primitifs, allongés, adossés et séparés par un sillon médian. — 8. Vestige des veines omphalo-mésentériques. — 9. Futur bulbe de l'aorte. — 10. Espace angulaire privé de vaisseaux.

B, C. — 1. Vésicules cérébrale antérieure et vésicules optiques. — 2. Vésicule cérébrale moyenne. — 3. Somatopleure. — 4. Splanchnopleure. — 5. Les deux cœurs primitifs, d'inégale longueur. — 6. Futurs ventricules. — 7. Futures oreillettes. — 8. Vestige des veines omphalo-mésentériques.

la cloison arrive à la partie inférieure du bulbe, elle rencontre six petites
saillies qui se transformeront un peu plus tard, et qui prendront alors le
nom de valvules sigmoïdes; passant entre ces saillies, elle les sépare de
telle sorte que trois d'entre elles restent attachées au tube aortique et les
trois autres au tube pulmonaire, puis se soude par son bord inférieur au
bord supérieur de la cloison interventriculaire. Ainsi se produit la division
du bulbe en deux canaux distincts, communiquant chacun avec l'une des
cavités du cœur, et pourvus l'un et l'autre de trois valvules destinées à
s'abaisser au moment où le sang tend à rentrer dans ces cavités.

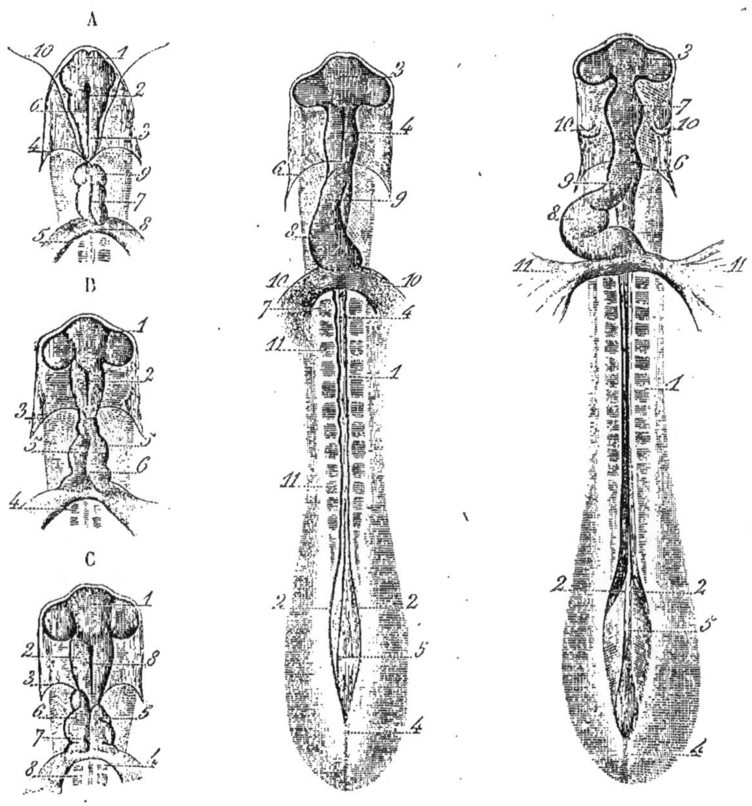

FIG. 962. — *Les deux cœurs
primitifs.*

FIG. 963. — *Cœur tubuli-
forme et curviligne.*

FIG. 964. — *Cœur contourne
en S italique.*

FIG. 963. — 1. Moelle épinière. — 2, 2. Sinus rhomboïdal. — 3. Vésicules cérébrale
antérieure et optiques. — 4, 4, 4. Corde dorsale. — 5. Renflement qu'elle présente. —
6. Somatopleure. — 7. Splanchnopleure. — 8. Cœur. — 9. Bulbe de l'aorte à l'état de
rudiment. — 10. Veines omphalo-mésentériques. — 11, 11. Protovertèbres.

FIG. 964. — 1. Moelle épinière et protovertèbres. — 2, 2. Sinus rhomboïdal. —
3. Vésicules cérébrale antérieure et optiques. — 4. Dernier vestige du sillon primitif.
— 5. Corde dorsale. — 6. Vésicule cérébrale postérieure. — 7. Vésicule cérébrale
moyenne. — 8. Cœur flexueux. — 9. Futur bulbe aortique. — 10, 10. Oreilles. —
11. Veines omphalo-mésentériques.

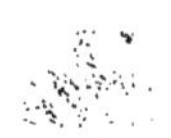

Pendant le sixième jour, le ventricule droit se tourne directement en avant et s'enroule autour du ventricule gauche qui fait saillie dans sa cavité. L'un et l'autre se dirigent presque verticalement en bas, et l'aspect général du cœur fœtal ne diffère pas sensiblement de celui que présente le cœur adulte. A cette époque aussi apparaît le péricarde; son mode d'évolution est encore peu connu.

Dans les jours qui suivent, les valvules auriculo-ventriculaires se développent; elles sont entièrement formées vers le neuvième ou dixième jour. Le onzième, à la cloison interauriculaire, née de la paroi antérieure des oreillettes, s'ajoute une lame complémentaire provenant de leur paroi postérieure; les deux demi-cloisons s'entre-croisent par les extrémités de leur bord concave et circonscrivent ainsi un orifice, le *trou de Botal*, destiné à mettre en communication les deux cavités.

Le cœur, qui à son apparition était situé au-dessous de la tête, s'abaisse graduellement à mesure qu'il se développe. Lorsque ses cavités sont cloisonnées, c'est-à-dire à l'époque où son développement est presque terminé, il arrive à la partie inférieure du cou, et ne tarde pas à prendre dans le thorax la situation qu'il occupera définitivement.

Tel est le mode d'évolution du cœur chez le poulet. Tel est aussi celui qu'il présente chez les mammifères. Seulement, dans cet embranchement des vertèbres, toutes les modifications qui ont pour but sa constitution définitive sont beaucoup moins précoces, et se succèdent avec plus de lenteur. Ainsi, chez l'oiseau, le cœur a presque atteint son complet développement au douzième jour de l'incubation; pour l'embryon humain, à peine peut-on, à cette époque, en distinguer le premier vestige. Dans l'oiseau, les cavités cardiaques sont cloisonnées vers le sixième ou septième jour; dans l'embryon humain, ce cloisonnement ne commence à se réaliser que dans la seconde moitié du second mois. Mais si les phénomènes de cette évolution sont précoces d'un côté et beaucoup plus tardifs de l'autre, ils sont identiques dans les deux classes et se succèdent dans le même ordre chez tous les vertébrés.

B. Développement de l'aorte et des arcs artériels.

Nous avons vu que vers le milieu du second jour, le cœur, jusqu'alors plein et médian, se creuse d'une cavité et revêt la forme d'un tube curviligne. A la partie inférieure du tube viennent s'ouvrir les veines omphalo-mésentériques courtes et à l'état d'ébauche. De sa partie supérieure naissent deux branches qui se portent d'avant en arrière en décrivant une arcade sous-jacente aux vésicules encéphaliques : ce sont les *aortes primitives*. Arrivées en arrière de l'intestin, les deux aortes descendent verticalement sur les côtés de la corde dorsale, au-devant des protovertèbres, et

se prolongent ainsi jusqu'à l'extrémité caudale de l'embryon, en s'atténuant de plus en plus. Dans leur trajet, elles donnent une branche volumineuse, *l'artère omphalo-mésentérique*, qui se détache à angle droit du
tronc principal, à une distance à peu près égale de son origine et de sa
terminaison; ces artères traversent l'aire transparente pour aller se ramifier dans l'aire vasculaire.

Au début de la formation des aortes et des artères omphalo-mésentériques, on remarque que chacune de ces branches est plus volumineuse
que le tronc générateur; elles semblent plutôt naître de l'aire vasculaire,
et venir se terminer dans les aortes; mais, en réalité, il n'y a ni branches,
ni troncs générateurs. Les aortes et les artères omphalo-mésentériques
prennent naissance sur place, elles sont d'abord indépendantes, mais bientôt
elles se réunissent par suite de leur allongement. Les aortes, au début,
sont plus petites, parce que l'embryon est à l'état de simple rudiment;
les artères omphalo-mésentériques sont plus grosses, parce que l'aire
vasculaire est relativement plus développée; ensuite le développement de
l'embryon devient prédominant, et alors les volumes se renversent.

A une époque très-rapprochée de leur apparition, les aortes primitives,
d'abord très-écartées, se rapprochent, mais sur un point seulement, lequel
répond à la partie moyenne de l'œsophage; et elles ne tardent pas à se
souder l'une à l'autre, formant ainsi un tronc unique, très-court, qui
s'allonge rapidement de haut en bas. Dans cette seconde phase de son
évolution, l'aorte se compose de trois parties : l'une supérieure, arciforme, s'étendant de son origine au tronc commun, et représentée par
deux arcades antéro-postérieures : ce sont les *deux premiers arcs artériels* ou *aortiques*; l'autre moyenne et médiane, sous-jacente à la corde
dorsale : c'est l'aorte proprement dite; la dernière ou inférieure, constituée
par ses branches de bifurcation : ce sont les iliaques primitives. De celles-ci
naissent les artères omphalo-mésentériques. Leur partie terminale, très-
réduite après le départ de ces branches, donne encore de chaque côté
de fines divisions transversales qui se perdent presque aussitôt dans
l'épaisseur du mésoblaste.

Arcs artériels. — A la fin du second jour, deux nouveaux arcs aortiques se montrent de chaque côté, au-dessous des premiers; ils s'étendent, comme deux anastomoses antéro-postérieures, de la partie ascendante de ceux-ci vers leur partie descendante, en se continuant à angle
aigu par leurs extrémités avec l'une et l'autre. On observe donc, à cette
époque, trois paires d'arcs artériels disposés par étages et de calibre égal.
Ces arcs sont surtout remarquables par le rapport qu'ils affectent avec les
fentes et les arcs viscéraux. Les intervalles qui les séparent correspondent
aux fentes; en d'autres termes, ils sont logés dans l'épaisseur des arcs, et
leurs connexions intimes avec ceux-ci n'ont pas peu contribué à les faire

considérer comme les analogues des véritables branchies. Mais, chez les poissons, de la face interne de celles-ci naissent des prolongements multiples dans lesquels les vaisseaux se répandent en grand nombre; chez les oiseaux et les mammifères, ou plus généralement chez tous les allantoïdiens, on ne voit rien de semblable.

Le premier arc aortique est situé dans le premier arc viscéral; le second occupe l'arc sous-jacent; le dernier chemine dans l'épaisseur du troisième.

Vers le quatrième jour, le premier arc aortique s'oblitère, et pendant son oblitération, un quatrième arc se forme dans le quatrième arc viscéral. Le cinquième jour, la seconde paire d'arcs artériels s'oblitère aussi, et une nouvelle apparaît dans le cinquième arc viscéral. Le nombre des arcs aortiques reste le même par conséquent; seulement, au lieu de répondre aux trois premiers arcs viscéraux, ils répondent aux trois derniers.

Lorsque les deux premiers arcs aortiques s'atrophient, leur partie moyenne est la seule qui s'oblitère. Leur extrémité antérieure et leur extrémité postérieure persistent; les deux antérieures, en se continuant entre elles, forment l'artère carotide externe, qui a pour origine le troisième arc artériel; les deux postérieures, continues aussi, forment l'artère carotide interne, qui part du même arc. — La première est située au-devant du préintestin; les parties auxquelles elle se distribue sont alors si peu développées, qu'il est presque impossible de la suivre au delà de son origine. — La seconde est située en arrière du pharynx; elle monte presque verticalement, et couvre bientôt de ses divisions les trois vésicules encéphaliques; la parfaite transparence du crâne membraneux permet d'en suivre très-facilement la distribution.

A la fin du cinquième jour, la cloison du bulbe aortique se complète; elle divise sa cavité en deux tubes, dont l'un s'ouvre dans le ventricule gauche, l'autre dans le ventricule droit. Sa disposition est telle que le tube gauche communique en avant avec la troisième et la quatrième paire d'arcs aortiques, et le tube droit avec la cinquième paire. Il suit de cette disposition que tout le sang projeté vers la partie supérieure du corps vient du ventricule gauche, et que celui projeté dans les autres parties vient des deux ventricules.

Lorsque les poumons se développent, un vaisseau, né à droite et à gauche du dernier arc aortique, se porte vers ces organes pour se ramifier dans leur épaisseur; il formera les artères pulmonaires, d'abord très-minimes, ensuite de plus en plus volumineuses.

En même temps, l'anastomose par laquelle le troisième et le quatrième arc se continuent en arrière, diminue progressivement de calibre, puis s'oblitère, en sorte qu'une partie moins considérable du sang de la troisième paire se rend dans la moitié postérieure du corps. Pour cette moitié postérieure, le quatrième arc du côté droit devient ainsi le plus important de tous : cet arc, persistant d'une manière définitive, constitue, chez l'adulte, la crosse de l'aorte ; chez les mammifères, c'est le quatrième arc du côté gauche qui forme cette crosse.

Vers la fin de l'incubation, voici donc la disposition qu'affectent les cinq arcs aortiques. La partie moyenne des deux premiers a disparu ; leurs parties antérieures continues forment la carotide externe, et leurs parties postérieures, continues aussi, la carotide interne. La partie antérieure du troisième constitue, à gauche, la carotide primitive, qui s'unit ensuite à la sous-clavière, et, à droite, le tronc innominé ou brachio-céphalique, qui se bifurque en carotide primitive et sous-clavière ; sa partie moyenne ou antéro-postéro-postérieure devient l'origine de la carotide interne, avec laquelle elle se continue à angle droit. Le quatrième arc forme, à gauche, la crosse de l'aorte ; à droite, il s'atrophie et finit par disparaître. Le cinquième arc donne naissance aux artères pulmonaires, lesquelles communiquent d'abord toutes deux avec le cinquième arc correspondant, par un canal appelé *canal artériel* ; mais ensuite le canal artériel du côté droit s'oblitère aussi ; celui du côté gauche persiste jusqu'à sa naissance ; il ne s'oblitère qu'après l'établissement de la respiration pulmonaire.

C. Appareil de la première circulation ou circulation vitelline.

La période pendant laquelle se développe l'appareil de la première circulation, chez le poulet, comprend le second et le troisième jour. Il présente une partie embryonnaire et une partie extra-embryonnaire, primitivement indépendantes ; mais on les voit très-rapidement se réunir.

a. Partie embryonnaire. — Elle est formée par le cœur, par l'aorte et ses divisions, et par un petit nombre de veines chargées de ramener à son point de départ le sang qu'elles ont reçu des artères.

Le cœur, pendant cette période, parcourt les premiers stades de son évolution. Il est d'abord plein et représenté par deux noyaux qui se soudent sur la ligne médiane. Ensuite il est creux, allongé, tubuliforme, et commence alors à se contracter ; mais ses battements sont faibles et rares. Puis deux étranglements se montrent et le divisent en trois parties. La partie inférieure ou auriculaire se porte en haut, en arrière et à gauche ; la partie moyenne ou ventriculaire tend de plus en plus à descendre au-devant de la précédente, en diminuant de volume sur son point le plus saillant et le plus déclive pour former le sommet du cœur ; la partie supérieure ou le bulbe de l'aorte se recourbe d'avant en arrière. Le tube cardiaque subit ainsi autour de son axe une sorte de torsion, et prend la forme d'une S retournée dont la partie inférieure ou veineuse fait saillie à gauche, tandis que la partie supérieure ou artérielle fait saillie à droite.

Sa cavité, du reste, est encore simple; elle n'offre aucun vestige de cloisonnement.

L'aorte, comme le cœur, subit des modifications rapides et importantes. Elle est double à son apparition, et à peine a-t-elle paru que les deux aortes primitives se fusionnent en arrière du préintestin. Sa partie supérieure, après la fusion, reste double, et constitue les deux premiers arcs aortiques; sa partie moyenne devient médiane, et forme le tronc de l'aorte; sa partie inférieure, beaucoup plus longue, en forme les branches; de celles-ci naissent les artères omphalo-mésentériques, et plus bas de très-petites divisions qui se perdent dans les corps de Wolff.

Pendant le troisième jour, deux nouveaux arcs artériels se produisent; vers la fin du même jour, un quatrième se développe. Alors le premier s'atrophie, et les artères carotides externe et interne ont pour premier rudiment leur portion antérieure et postérieure persistantes; la seconde s'allonge pour se ramifier sur les vésicules encéphaliques. A cette époque aussi d'autres ramuscules partent du tronc de l'aorte en se dirigeant transversalement en dehors; mais ils disparaissent presque aussitôt.

Les veines embryonnaires affectent une disposition des plus simples. En réalité, il en existe cinq seulement : une moyenne ou médiane et quatre latérales. — La veine médiane est le tronc des veines omphalo-mésentériques qui s'ouvraient d'abord dans la cavité auriculaire chacune par un orifice indépendant. Mais ensuite elles se rapprochent et forment un tronc unique verticalement ascendant; c'est à ce tronc commun qu'on a donné le nom de *canal veineux*. — Les autres, appelées veines cardinales, se distinguent en supérieures et inférieures. Les deux veines cardinales supérieures naissent par plusieurs ramuscules des vésicules cérébrales, et se portent verticalement en bas. Les veines cardinales inférieures prennent naissance dans les corps de Wolff; elles se dirigent parallèlement de bas en haut pour se réunir aux précédentes au niveau ou un peu au-dessous du cœur. De la réunion des deux veines du côté droit résulte un tronc qui s'étend transversalement de dehors en dedans, et qui s'ouvre dans le canal veineux. Les deux veines du côté gauche se réunissant aussi, produisent un tronc semblable. Ces deux troncs, à la fois perpendiculaires aux veines cardinales et au canal veineux, constituent les *canaux de Cuvier*.

b. **Partie extra-embryonnaire.** — Elle comprend toute l'aire vasculaire. Celle-ci a pour siége la partie de l'aire opaque qui entoure l'aire transparente. A mesure que l'aire opaque s'élargit, elle prend aussi une plus grande extension. Le troisième jour, son diamètre égale 1 centimètre; les jours suivants, elle s'étend beaucoup plus et finit par envelopper presque tout le jaune. Son bord externe marque les limites du feuillet moyen dans l'épaisseur duquel elle prend naissance. A mesure qu'elle se rapproche du pôle opposé à celui qu'occupe l'embryon, la couche épaisse d'albumine qui recouvre l'œuf diminue d'épaisseur; l'aire vasculaire entre ainsi en rapports de plus en plus intimes avec la chambre à air. En absorbant le jaune et le blanc, pour se rapprocher de celle-ci, elle sert à la nutrition; et en absorbant l'oxygène de l'air, elle devient l'agent de la respiration.

L'aire vasculaire se manifeste, au début du second jour, par l'aspect marbré que prend la partie correspondante de l'aire opaque. Cet aspect est dû aux cellules du mésoblaste, qui s'accumulent en plus grand nombre sur certains points, et qui forment des îlots sans limites arrêtées. Bientôt ces îlots se font remarquer par leur teinte jaunâtre, et ensuite rose, puis rouge foncé; ils méritent alors le nom d'*îlots sanguins* qui leur a été donné. A un stade plus avancé, les îlots se continuent par une partie

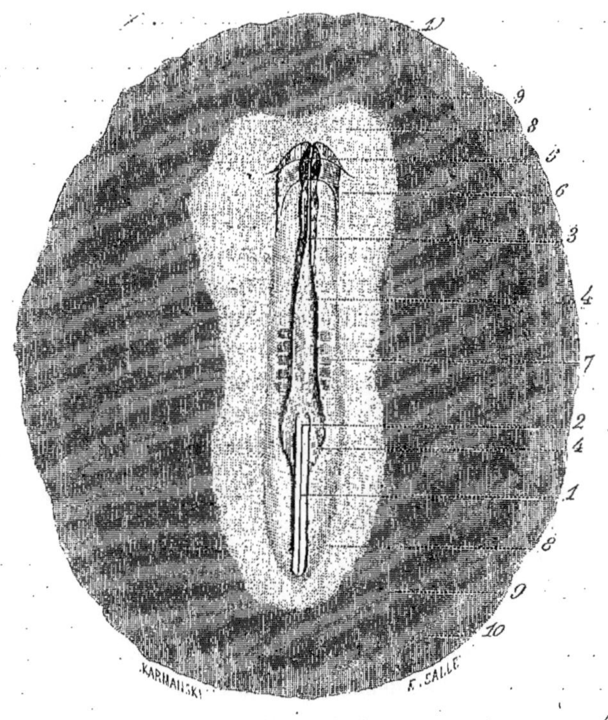

Fig. 965. — *Aire vasculaire, caractérisée, au début de sa formation, par son aspect marbré.*

1. — Sillon primitif. — 2. Son extrémité supérieure répondant au sinus rhomboïdal. — 3. Partie supérieure de la moelle épinière déjà transformée en canal. — 4, 4. Sa partie inférieure dont les bords sont encore très-écartés. — 5. Bord inférieur de la somatopleure. — 6. Bord inférieur de la splanchnopleure. — 7. Proto-vertèbres. — 8, 8. Aire transparente. — 9, 9. Aire vasculaire. — 10, 10. Partie de l'aire opaque qui entoure l'aire vasculaire.

de leur contour; de là une sorte de réseau de plus en plus net, et aussi de plus en plus coloré. Puis les cordons de cellules qui composent le réseau se creusent au centre, et présentent dès lors une partie contenue représentée par un liquide transparent et des globules sanguins de couleur claire, et une partie contenante jouant le rôle de parois et constituée par des cellules de teinte plus sombre; enfin, les canaux ainsi ébauchés s'allongent, se complètent, communiquent entre eux; l'aire vasculaire, en un mot, achève de se constituer. C'est vers la fin du troisième jour qu'elle présente ses attributs les plus caractéristiques, bien qu'elle soit encore loin d'offrir l'étendue qu'elle aura plus tard.

Parvenue à ce degré de développement, l'aire vasculaire revêt l'aspect d'un réseau à mailles irrégulièrement polygonales. Le sang est apporté dans le réseau par les artères omphalo-mésentériques; il est ramené vers le cœur par les veines du même nom et par le sinus terminal.

Le réseau, ainsi que les vaisseaux qui s'y rendent et ceux qui en partent, est situé dans l'épaisseur des parois de la vésicule ombilicale, sur laquelle il s'avance de plus en plus à mesure que l'aire vasculaire se développe. Ce réseau n'occupe d'abord que l'aire opaque, ensuite il s'étend sur toute la surface de l'aire transparente; mais son aspect n'est pas le même dans l'une et l'autre. Dans l'aire transparente, il est d'une extrême délicatesse, essentiellement capillaire; ses mailles sont plus larges; un grossissement plus fort est utile pour en prendre connaissance. Dans l'aire opaque, les vaisseaux qui le composent sont au contraire beaucoup plus gros, et les mailles délimitées par ceux-ci plus petites; au premier coup d'œil, cette partie externe et principale du réseau est souvent la seule qu'on distingue. Les capillaires contribuant à le former pénètrent profondément dans les saillies ou villosités de la surface interne de la vésicule ombilicale.

Les artères omphalo-mésentériques naissent, au commencement du second jour, des aortes primitives, et à la fin du même jour, des branches de bifurcation de l'aorte unique et médiane. Elles sont d'abord plus volumineuses que l'aorte; mais à la fin du troisième jour, leur calibre ne diffère pas sensiblement de celui du tronc aortique. Situées à leur origine au niveau de la partie moyenne du grand axe de l'embryon, ces artères se dirigent transversalement en dehors, en se divisant et se ramifiant. Leurs principales branches continuent à se porter en dehors, d'autres se dirigent en avant, et quelques-unes en arrière. Les ramifications par lesquelles elles se terminent se perdent, pour la plupart, dans le réseau de l'aire vasculaire; il en est aussi qui se prolongent jusqu'au sinus terminal.

Les veines omphalo-mésentériques émanent du réseau capillaire dans lequel se jettent, pour la plupart, les divisions terminales des artères. De la fusion successive de leurs rameaux et de leurs branches résultent les deux troncs qui les forment. La direction de ces troncs est transversale aussi. Ils sont d'abord situés bien au-dessus des troncs artériels, le cœur à l'état tubuliforme étant sous-jacent à l'extrémité céphalique. Ensuite, à mesure que cet organe descend, ils s'en rapprochent, et ne s'en trouvent plus séparés, vers la fin du troisième jour, que par un petit intervalle. Mais, en se rapprochant des artères, les veines omphalo-mésentériques s'unissent par leur partie terminale, et vont s'ouvrir dans le cœur par un tronc commun qui nous est déjà connu, le canal veineux.

Le *sinus terminal* est situé sur la circonférence de l'aire vasculaire qu'il limite. Il décrit, par conséquent, une courbe circulaire, mais qui reste ouverte au-dessus de l'extrémité céphalique. À la fin du second jour, on le voit nettement, bien qu'il soit encore très-délié; il se développe alors avec rapidité, et atteint, vers la fin du troisième jour, son plus grand calibre. Ensuite, à mesure que l'aire vasculaire s'élargit, son calibre et son importance se réduisent de plus en plus, les fonctions de l'hématose tendant à passer de la vésicule ombilicale à la vésicule allantoïde.

Le sinus terminal peut être considéré comme formé de deux moitiés, l'une droite, l'autre gauche. Chacune de celles-ci, dans toute sa longueur, communique avec le réseau de l'aire vasculaire; en outre, l'une et l'autre reçoivent quelques-unes des dernières divisions des artères omphalo-mésentériques. — Par leur extrémité inférieure, elles se continuent, et donnent naissance à une veine qui se porte directement en haut pour s'aboucher dans la veine omphalo-mésentérique gauche; cette veine ascendante n'est pas toujours unique, ainsi que l'avancent la plupart des auteurs. On voit assez fréquemment une seconde veine semblable à la précédente longer le côté droit de l'embryon, et passer aussi perpendiculairement sous l'artère omphalo-mésentérique correspondante, pour aller s'ouvrir dans la veine omphalo-mésentérique droite; cette seconde veine inférieure ne diffère de la première que par son moindre volume et son existence inconstante; en général, elle s'atrophie, et ne tarde pas alors à disparaître. — De l'extrémité antérieure de chacune des deux moitiés du sinus descend une veine volumineuse qui contourne l'extrémité céphalique, et qui vient aussi se terminer dans la veine omphalo-mésentérique de son côté.

Tels sont les organes qui concourent à former l'appareil de la première circulation. Les connaissant, il nous devient facile de suivre le sang dans son cours. Ce liquide est ramené dans le canal veineux, d'une part, par les veines omphalo-mésentériques, et par les veines ascendantes et descendantes du sinus terminal qui le puisent dans les parois de la vésicule ombilicale, de l'autre par les veines cardinales supérieures et inférieures qui le versent dans les canaux de Cuvier, lesquels le versent à leur tour dans le canal veineux. Il traverse ensuite les trois cavités du cœur tubuliforme, et arrive dans l'aorte; celle-ci le répand par les artères carotides dans l'extrémité céphalique, par des divisions transversales très-déliées dans les corps de Wolff, et par ses divisions principales ou artères omphalo-mésentériques, dans les parois de la vésicule ombilicale.

Il existe en réalité, dans cette première période, deux circulations, une petite ou circulation embryonnaire à l'état de simple ébauche, et une grande ou circulation embryo-vitelline. Nous verrons, dans les périodes suivantes, la petite circulation devenir de plus en plus importante.

D. Appareil de la seconde circulation ou circulation vitello-allantoïdienne.

Cet appareil acquiert ses attributs caractéristiques pendant le quatrième jour et la première moitié du cinquième. — L'aire vasculaire, dont le dia-

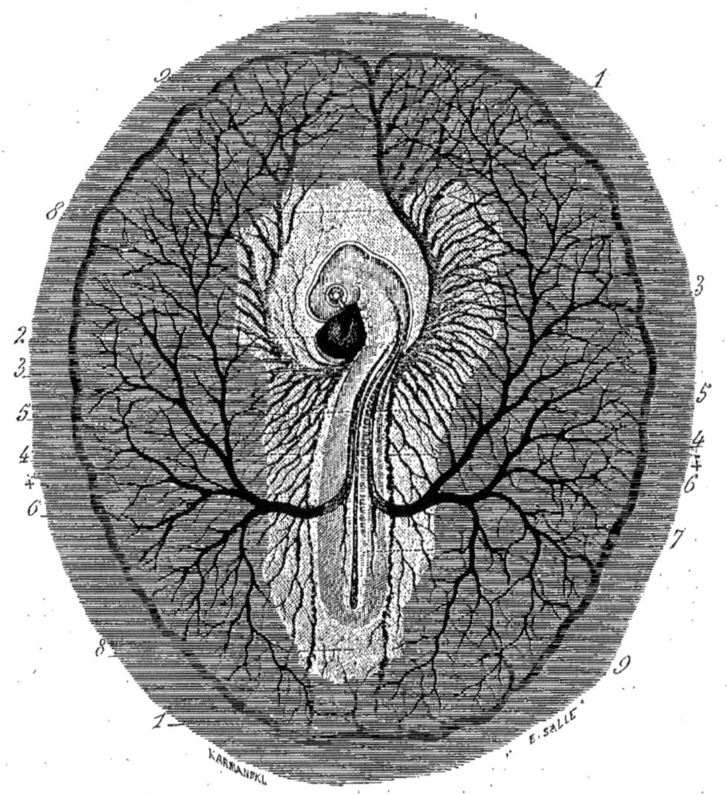

Fig. 966. — *Appareil de la première circulation ou circulation embryo-vitelline, dans lequel les deux aortes sont encore indépendantes.*

1, 1. Sinus terminal. — 2. Cœur. — 3. Veines omphalo-mésentériques. — 4, 4. Veines provenant de la partie postérieure du sinus terminal et allant s'ouvrir dans les veines précédentes. — 5, 5. Les deux aortes primitives, parallèles et contiguës. — 6, 6. Les deux artères omphalo-mésentériques. — 7. Branches terminales des aortes. — 8, 8. Aire transparente. — 9, 9. Partie de l'aire opaque qui entoure l'aire vasculaire.

mètre, dans la période précédente, ne dépassait pas un centimètre, atteint
dans celle-ci deux centimètres. Elle couvre la moitié, puis les deux tiers
du jaune. La vésicule ombilicale, dans les parois de laquelle se trouvent
compris tous les vaisseaux qui en dépendent, ne communique plus avec
l'intestin que par un étroit pédicule qui ne tarde pas à s'oblitérer. Très-
rapprochée alors de la membrane coquillière, elle joue encore le rôle
principal dans les phénomènes de l'hématose, en conservant son rôle
d'organe nutritif, les veines omphalo-mésentériques continuant d'absorber
les aliments accumulés dans la vésicule.

La vésicule allantoïde occupe la cavité pleuropéritonéale et s'étend
rapidement. Elle reçoit de chacune des artères iliaques une branche;

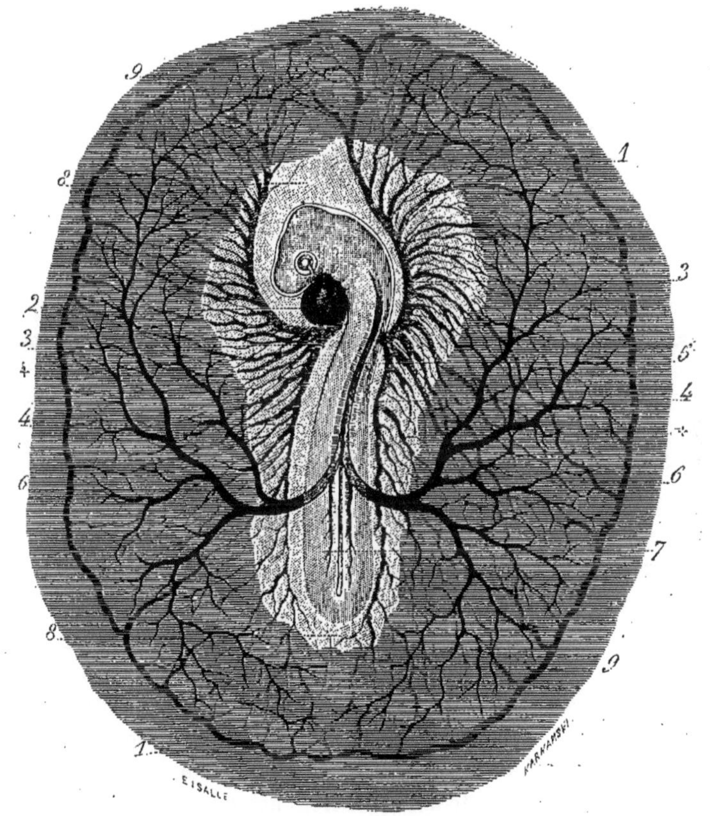

FIG. 907. — *Appareil de la première circulation, dans lequel les deux aortes sont
ramenées à l'unité.*

1, 1. Sinus terminal. — 2. Cœur. — 3, 3. Veines omphalo-mésentériques. — 4, 4. Veinules indépendantes du sinus terminal. — 5. Tronc aortique unique et médian. —
6, 6. Artères omphalo-mésentériques. — 7. Artérioles terminales de l'aorte. — 8, 8. Aire
transparente. — 9, 9. Partie de l'aire opaque qui entoure l'aire vasculaire.

celles-ci, appelées *artères allantoïdes, artères ombilicales*, s'allongent, se divisent, se ramifient en raison directe de son extension. Très-rapprochée aussi de la mèmbrane coquillière, elle prend également part à l'oxygénation du sang, part très-faible au début, mais grandissant à mesure que celle de la vésicule ombilicale diminue.

Le cœur, dans cette seconde période, se ramasse sur lui-même. Les oreillettes se placent en arrière des ventricules, au niveau de ceux-ci. La cloison interventriculaire se développe et déjà aussi se montrent les premiers rudiments de la cloison du bulbe aortique.

La seconde paire d'arcs artériels s'oblitère; la cinquième se forme. Les deux carotides deviennent plus apparentes, surtout la carotide interne, qu'on peut déjà suivre sur les parties latérales de l'encéphale, le crâne membraneux étant alors mince et d'une transparence parfaite.

Le tronc de l'aorte s'allonge notablement. De ses parties latérales naissent, au niveau de chaque vertèbre, de fines branches transversales qui se perdent en partie dans les corps de Wolff, en partie dans les reins, dont l'évolution commence. Les artères iliaques se dessinent plus nettement; les artères allantoïdiennes en représentent d'abord un simple rameau, mais, à mesure que l'allantoïde se développe, les rameaux passent à l'état de branches et les branches primitives à l'état de rameaux.

Le foie, en s'accroissant et entourant le canal veineux, le partage en deux parties, l'une inférieure, qui conserve le nom de canal veineux, l'autre supérieure, qui prend celui de *sinus veineux*. Les canaux de Cuvier s'ouvrent dans la partie la plus élevée du sinus, immédiatement au-dessous des oreillettes. Les vaisseaux afférents et efférents du foie, en se continuant par leurs divisions capillaires, forment, dans son épaisseur, une voie collatérale de plus en plus importante, dans laquelle passe une partie du sang qui parcourt le canal veineux.

Des deux veines omphalo-mésentériques qui, par leur réunion, constituent ce canal, celle du côté droit s'atrophie.

Aux artères ombilicales correspondent les deux veines ombilicales ou allantoïdiennes, lesquelles, à leur entrée dans l'abdomen, donnent naissance à un seul tronc qui vient s'ouvrir dans la partie initiale du canal veineux, c'est-à-dire dans la partie terminale de la veine omphalo-mésentérique gauche. Ensuite elle s'accroît beaucoup, tandis que celle-ci, au contraire, diminue; c'est cette dernière alors qui semble se terminer dans la veine ombilicale. Au commencement du cinquième mois, il existe donc une longue et grosse veine, s'étendant de la vésicule allantoïde aux oreillettes, et tour à tour appelée, dans le long trajet qu'elle parcourt, veine ombilicale, canal veineux et sinus veineux.

Dans cette longue veine qui va former le système de la veine porte, se jette la veine omphalo-mésentérique. Dans cette veine aussi vient se terminer le tronc commun des veines de l'intestin, ou la veine mésentérique.

Des reins permanents part une veine, d'abord de très-petit calibre, qui se jette aussi dans le canal veineux, au-dessus des veines sus-hépatiques : c'est la veine cave inférieure. A mesure que les corps de Wolff ou reins provisoires tendent à s'atrophier, les veines cardinales inférieures s'atrophient également, puis disparaissent, et la veine cave, à laquelle s'ajoutent d'autres branches, se développe progressivement ; elle devient bientôt si volumineuse qu'elle s'approprie la partie correspondante du canal veineux et tout le sinus veineux, de telle sorte qu'elle va s'ouvrir alors directement dans la cavité auriculaire.

L'appareil de la seconde circulation a donc pour attributs distinctifs : 1° le développement des artères et des veines ombilicales ; 2° une première ébauche du système de la veine porte ; 3° le développement de la veine cave inférieure ; 4° le cloisonnement encore incomplet du cœur. — Au point de vue physiologique, il est caractérisé par la coexistence de la vésicule ombilicale et de la vésicule allantoïde comme organes d'hématose.

E. Appareil de la troisième circulation ou circulation allantoïdienne.

Cet appareil, dont la plupart des organes existent déjà, arrive à son complet développement dans l'espace qui s'étend de la seconde moitié du cinquième jour au dix-huitième ou au dix-neuvième. Dans ce laps de temps, la vésicule ombilicale, par suite de la diminution graduelle du jaune, se flétrit. L'aire vasculaire perd sa netteté des jours précédents ; le sinus terminal devient filiforme et disparaît, ainsi que ses veines antérieures et postérieure. Les artères omphalo-mésentériques ne sont plus représentées que par un seul tronc, celui du côté gauche. Les veines forment aussi un tronc unique dont la branche gauche seule persiste ; ce tronc constitue le canal veineux.

La vésicule allantoïde prend un accroissement considérable. Elle grandit avec la cavité pleuropéritonéale, par suite du dédoublement continu du mésoblaste. Le dix-huitième ou dix-neuvième jour, le feuillet moyen est entièrement dédoublé ; la vésicule allantoïde remplit la cavité qui sépare ses deux lames, et entoure de toutes parts la vésicule ombilicale qui, à cette époque, rentre dans la cavité de l'abdomen. Les artères ombilicales semblent formées par le prolongement des branches de bifurcation de l'aorte, ou artères iliaques primitives. Le tronc commun des veines ombilicales s'allonge ; sa branche droite, qui s'était progressivement atrophiée, s'oblitère ; sa branche gauche, ou *veine ombilicale*, s'unit à la veine omphalo-mésentérique et à la veine mésentérique, pour former avec celles-ci un gros tronc : c'est le tronc de la veine porte.

A son entrée dans le foie, le tronc de la veine porte envoie une partie du sang qu'il contient dans les veines afférentes lesquelles, considérées dans leur ensemble, constituent la veine porte hépatique; le reste suit le tronc principal, qui prend le nom de *canal veineux*. Avant la formation de ce canal, les veines efférentes allaient s'ouvrir par deux troncs dans sa partie supérieure; mais, dès que la veine cave ascendante acquiert de l'importance, elles s'abouchent dans sa cavité, et prennent alors le nom de veines sus-hépatiques.

Le cœur se complète rapidement. La cloison du bulbe aortique vient se continuer avec la cloison interventriculaire. A celle-ci s'ajoute la cloison interauriculaire. Le ventricule droit, qui était en arrière du gauche, devient antérieur, et s'enroule autour de ce dernier; un sillon les sépare l'un de l'autre. Les auricules se placent au-dessus des ventricules; les valvules sigmoïdes et celles des orifices auriculo-ventriculaires s'achèvent. Le cœur prend le mode de configuration qui lui est propre; sa courbure primitive, à droite, en forme la pointe.

Les artères carotides primitives et la crosse de l'aorte se constituent par suite de la résorption de la portion postérieure ou dorsale du troisième arc artériel (1).

Les canaux de Cuvier s'ouvrent séparément dans l'oreillette droite; ils constituent les veines caves supérieures. Celui du côté droit semble s'aboucher par un orifice commun avec la veine cave inférieure; mais il en est séparé par la valvule d'Eustache. Les veines pulmonaires s'ouvrent dans l'oreillette gauche.

La veine cave inférieure ramène le sang de toutes les parties sous-ombilicales du corps; elle est très-volumineuse. Les veines cardinales inférieures s'atrophient avec les corps de Wolff ou reins provisoires; cependant leur partie supérieure persiste et constitue, à gauche, la petite azygos; à droite, la grande azygos.

Aux veines cardinales supérieures s'adjoint de chaque côté la veine vertébrale. Une anastomose transversale s'étend de l'une à l'autre; la portion située au-dessus de celle-ci prend alors le nom de veine jugulaire; celle qui est au-dessous représente la veine cave supérieure du même côté. A droite, cette veine cave supérieure est définitive. La veine jugulaire, en s'unissant à la veine sous-clavière, forme le tronc brachio-céphalique droit; l'anastomose, transversalement ou obliquement étendue de l'une à l'autre jugulaire forme le tronc brachio-céphalique gauche, à l'origine duquel s'ouvre la veine sous-clavière correspondante. Le sang apporté par la jugulaire, et la sous-clavière gauches passant presque entièrement dans ce tronc, la veine cave supérieure gauche diminue rapidement de calibre, s'atrophie peu à peu, puis disparaît.

Les faits saillants de cette troisième période sont donc les suivants : 1° le grand développement et l'extrême vascularité de l'allantoïde, qui se

____

(1) Foster et Balfour, *Éléments d'embryologie*, 1877, p. 261.

substitue à la vésicule ombilicale comme organe d'hématose ; 2° la constitution définitive du cœur, des gros troncs artériels qui en partent, des
troncs veineux qui s'y rendent, et du système de la veine porte.

F. Appareil de la quatrième circulation ou circulation pulmonaire.

Cette dernière période, qui sera la plus longue, puisqu'une fois établie elle ne cessera plus qu'avec la vie, débute, chez le poulet, vers le dix-
neuvième ou le vingtième jour, et chez les mammifères au moment de la
naissance.

A la fin de l'incubation, le poulet, dont le grand axe est parallèle
à celui de l'œuf, perce avec son bec la membrane coquillière, et met
ainsi son appareil respiratoire en communication directe avec la chambre
à air. Dès lors la respiration commence, et avec elle la circulation pulmonaire. Mais cette provision ne tarde pas à devenir insuffisante ; aussi le
poulet, dès le lendemain ou le surlendemain, c'est-à-dire au vingt et
unième jour en général, frappe-t-il de son bec la coquille à coups répétés
jusqu'à ce qu'elle se brise, en sorte qu'il s'ouvre bientôt une large issue
par laquelle il s'échappe, déjà vif et alerte, cherchant au dehors des aliments qu'il ne trouvait plus dans sa demeure primitive.

Dès que la circulation pulmonaire commence, elle se substitue à la circulation allantoïdienne, de même que celle-ci s'était substituée à la circulation vitelline, mais avec cette différence importante que la transition de
la première à la seconde se fait par degrés presque insensibles, tandis que
celle de la seconde à la troisième s'opère brusquement. Aussitôt que l'oiseau respire, le sang cesse de parcourir les vaisseaux allantoïdiens ou
ombilicaux qui se flétrissent ; l'anneau ombilical se forme.

Les anastomoses par lesquelles la cinquième paire d'arcs artériels communiquait avec l'aorte s'oblitèrent ; et ces anastomoses ou *canaux artériels* ne sont plus représentés bientôt que par un simple cordon fibreux.
De ces deux cordons le gauche persiste seul, mais en s'atténuant.

Le trou de Botal se ferme ; il n'existe plus, ni dans le cœur, ni au delà
de cet organe, aucun point où le sang rouge et le sang noir se mélangent.

La veine porte ne reçoit plus que le sang de la portion sous-diaphragmatique du tube digestif et de ses annexes. La veine ombilicale et le canal
veineux s'oblitèrent, passant aussi à l'état de simples cordons fibreux. Il
en est de même de la partie abdominale des artères ombilicales.

Pour le canal artériel et le canal veineux, l'oblitération porte sur toute
leur longueur. Pour la veine et les artères ombilicales, elle commence à
l'ombilic ; elle s'étend ensuite de proche en proche jusqu'à l'extrémité
opposée, laquelle reste perméable dans une étendue de 10 à 12 millimètres sur la veine et de 3 ou 4 centimètres sur les artères. Mais elle ne

commence que cinq ou six semaines après la naissance ; et en même temps qu'elle a lieu, les vaisseaux se rétractent à tel point, qu'après la première année les artères ne dépassent pas le bord horizontal du pubis et la veine le bord tranchant du foie.

ARTICLE III

DÉVELOPPEMENT DES SOMATOPLEURES

Les somatopleures naissent à droite et à gauche de la portion médiane de l'embryon, se portent en dehors, puis en avant et en dedans, pour s'unir l'une à l'autre. Sur leurs parties latérales, on remarque une saillie longitudinale, appelée *éminence de Wolff*, de laquelle naissent quatre prolongements, deux droits et deux gauches. Elles nous offrent donc à considérer une portion qui s'enroule autour de l'axe du corps pour former les parois du tronc, et quatre prolongements ou appendices qui constituent les membres.

Aux somatopleures nous rattacherons l'appareil des sens, qui tire son origine en partie de celles-ci, en partie de la portion médiane de l'embryon.

§ 1. — DÉVELOPPEMENT DES PAROIS DU TRONC.

Les somatopleures, en s'enroulant et se réunissant sur la ligne médiane antérieure, circonscrirent un cylindre ou tube dans lequel se trouve contenu le tube résultant de l'enroulement des splanchnopleures. Ces deux tubes sont situés au-devant d'un troisième tube, longitudinal aussi, mais d'un calibre beaucoup plus petit, qui prend naissance par un mécanisme analogue, c'est-à-dire par l'enroulement et la réunion sur la ligne médiane des deux lames médullaires. Les deux tubes antérieurs et concentriques sont séparés du tube médullaire ou postérieur par la corde dorsale. Ils se continuent en avant avec le sac vitellin par les pédicules splanchnique et somatique.

Entre les deux tubes concentriques se trouve la cavité pleuropéritonéale, qui assure leur mutuelle indépendance. Elle se divise, après la naissance du diaphragme, en trois grands départements, les plèvres et le péritoine.

La structure des somatopleures dans leur état primitif comprend deux couches : 1° une couche externe, représentée par l'épiblaste et appelée couche épidermique, couche cornée ; 2° une couche interne constituée par la lame externe du mésoblaste ; elle forme la paroi externe de la cavité pleuropéritonéale. Entre ces deux couches s'insinuent, un peu plus tard, des cellules provenant de la masse cellulaire intermédiaire (dépendantes aussi du mésoblaste), lesquelles se multipliant, produisent une troisième couche ou couche moyenne. C'est cette couche moyenne qui prend la plus grande part à la constitution des parois du tronc : elle devient l'origine du derme, des côtes et du sternum, de tous les muscles, du thorax et de l'abdomen, des artères, des veines et nerfs qui cheminent dans leurs intervalles, et aussi du tissu conjonctif et du tissu adipeux.

Lorsque les somatopleures subissent un arrêt dans leur développement, on observe sur la paroi antérieure du thorax une fissure médiane, complète ou partielle, limitée de chaque côté par la moitié correspondante du sternum. Ces fissures, dites sternales, ont conduit beaucoup d'auteurs à admettre que le sternum se développe par deux moitiés : opinion contestable, car cet os, comme le corps des vertèbres, a pour centre d'ossification des noyaux situés pour la plupart sur la ligne médiane. La fissure se produit avant son apparition ; ensuite ses deux moitiés se montrent, d'abord à l'état celluleux, puis à l'état cartilagineux, et enfin à l'état osseux.

Les côtes, que tous les auteurs s'accordent à considérer comme passant par les trois périodes de l'évolution générale des os, ne se présentent à aucune époque à l'état cartilagineux ; elles passent sans transition de l'état celluleux à l'état osseux.

Si l'arrêt de développement porte sur l'abdomen, ce n'est pas une fissure qui se produit, mais un large orifice à travers lequel s'échappent plus tard les viscères contenus dans cette cavité.

§ 2. — Développement des membres.

Les membres n'apparaissent que lorsque la tête et la partie médiane du tronc sont déjà assez avancées dans leur évolution. Les splanchnopleures sont réunies en avant, et les somatopleures le sont aussi supérieurement et inférieurement. Pendant que leur partie moyenne marche à la rencontre l'une de l'autre, on voit se produire sur toute leur longueur un épaississement parallèle aux lames musculaires. Cet épaississement longitudinal des somatopleures forme l'éminence de Wolff, saillie extérieure très-manifeste qui n'a rien de commun avec les saillies intérieures dépendantes des corps de Wolff.

Les deux membres naissent de cette saillie latérale des somatopleures. Le membre supérieur se montre le premier sur les côtés et très-près du cœur ; l'inférieur, situé à droite et à gauche de l'extrémité caudale, ne tarde pas à le suivre. Tous deux revêtent l'aspect de bourgeons aplatis et se portent directement en dehors. A mesure qu'ils se développent, la saillie longitudinale qui s'étend de l'un à l'autre diminue et bientôt disparaît complétement. — On peut distinguer les premières traces des membres vers la fin du troisième jour ; mais c'est seulement le quatrième qu'ils deviennent bien apparents.

Après avoir pris naissance aux dépens de quelques points particuliers des éminences de Wolff, les bourgeons des membres s'accroissent en s'inclinant en avant. Dès qu'ils se sont un peu allongés, leur portion primitive, aplatie d'avant en arrière, se trouve rattachée au tronc par une portion cylindrique qui lui tient lieu de pédicule. La première, comparée à une sorte de palette ou de nageoire, représente la main sur le membre supérieur et le pied sur le membre inférieur. La seconde formera, d'un côté, l'avant-bras et le bras; de l'autre, la jambe et la cuisse.

Chaque moignon est d'abord rectiligne. Mais lorsque son pédicule s'allonge, un angle obtus se dessine sur son trajet; cet angle est le premier vestige du coude sur le membre supérieur et du genou sur l'inférieur. Son sommet regarde d'abord en dehors; ensuite il se tourne en arrière sur le membre thoracique et en avant sur le membre abdominal, de telle sorte que les doigts se dirigent d'arrière en avant, et les orteils d'avant en arrière. Plus tard, la main et le pied subissent sur l'avant-bras et la jambe une rotation, et celle-ci a pour résultat de donner aux doigts et aux orteils la direction qui leur est naturelle. Le coude et le genou se trouvent alors presque en contact.

Vers le sixième ou septième jour chez l'oiseau, et la sixième ou septième semaine chez les mammifères, on voit surgir l'extrémité des doigts et des orteils, que quatre petites échancrures séparent les uns des autres. Celles-ci se prolongent ensuite dans leurs intervalles jusqu'à leur racine, en sorte qu'ils deviennent de plus en plus indépendants.

Les doigts et les orteils, du reste, sont déjà distincts avant de se manifester à l'extérieur. Les coupes démontrent qu'ils sont constitués alors par des traînées de cellules parallèles ou divergentes, que des espaces plus clairs séparent les unes des autres. Sur deux embryons examinés par Schenk, ces traînées étaient plus nombreuses que les appendices terminaux du membre : chez l'un d'eux il put en compter jusqu'à neuf. Celles qui excèdent le nombre normal sont donc destinées à disparaître. Leur persistance nous explique l'existence si fréquente des doigts surnuméraires.

§ 3. — Développement des organes des sens.

Parmi ces organes celui de la vue est le plus précoce dans son évolution. Le sens de l'ouïe se montre ensuite; puis viennent les sens de l'odorat, du goût et du tact.

A. Développement du sens de la vue. — L'appareil de la vision comprend dans sa constitution une partie principale et des parties accessoires. La partie principale, ou le globe de l'œil, est la première qui se montre; celles qui l'entourent et la recouvrent n'apparaissent que lorsqu'elle est déjà avancée dans son développement.

Le globe oculaire se forme aux dépens du feuillet superficiel et du feuillet moyen. Du premier dérivent la rétine, le nerf optique et le cristallin ; du second naissent le corps vitré, la choroïde et l'iris, la sclérotique et la cornée. Les parties qui ont pour origine l'épiblaste se produisent d'abord ; celles qui proviennent du mésoblaste ne prennent naissance qu'un peu plus tard. Il existe donc pour l'évolution de cet organe deux périodes : une première, caractérisée par l'apparition des parties qui dépendent du feuillet superficiel ; une seconde, dans laquelle apparaissent celles qui émanent du feuillet moyen.

a. *Première période : Développement des parties qui naissent du feuillet externe.* — La rétine n'est, au début de sa formation, qu'un bourgeon creux de la vésicule cérébrale antérieure. Elle se trouve située sur la même ligne transversale que celle-ci et n'en diffère pas très-sensiblement par son diamètre. Ensuite une dépression se produit entre les deux vésicules ; elle descend entre elles et les sépare de plus en plus. Le bourgeon creux se compose alors d'une partie renflée, la *vésicule optique*, et d'un pédicule très-court, le *nerf optique*.

La vésicule optique, en s'éloignant de la vésicule cérébrale antérieure, se porte en dehors et en arrière. Son pédicule, ou nerf optique, par suite de ce déplacement se rétrécit de plus en plus et en même temps il s'allonge. Ce pédicule, qui s'ouvrait d'abord dans la vésicule cérébrale antérieure, s'ouvre maintenant dans le troisième ventricule, par un orifice qui lui est commun avec le nerf optique du côté opposé ; mais ensuite les deux orifices s'écartent et deviennent indépendants.

Lorsque la vésicule optique est arrivée jusqu'à l'épiblaste, celui-ci s'épaissit au point de contact. L'épaississement, de forme lenticulaire, s'accroît de plus en plus et refoule en arrière l'hémisphère antérieur de la vésicule, qui se rapproche peu à peu de l'hémisphère postérieur. Les deux moitiés de la vésicule ainsi appliquées l'une à l'autre forment une capsule à concavité antérieure. Mais en même temps que l'hémisphère antérieur se renverse pour s'appliquer au postérieur, la partie inférieure du nerf se renverse de bas en haut, pour s'appliquer à sa partie supérieure. De là une gouttière qui se continue en avant avec la capsule, et qui se présente sous les apparences d'une solution de continuité. Cette solution apparente de continuité constitue la *fente choroïdienne.* C'est par cette fente que les cellules du feuillet moyen s'introduisent dans le globe de l'œil pour former les diverses parties qui en dérivent, et dans le nerf optique pour présider au développement de l'artère centrale. (1).

Arrivés au contact, les deux hémisphères de la vésicule optique restent

______

(1) Chez le poulet, la dépression ne s'étend pas au nerf optique, dans lequel il n'existe pas d'artère centrale. Sa cavité reste cylindrique et disparaît ensuite par épaississement de ses parois. La fente choroïdienne, selon Lieberkühn, serait due à un arrêt de développement se produisant sur ce point de la cupule optique, tandis que tous les autres points se portent en avant avec le cristallin.

quelque temps contigus; ensuite ils s'unissent, et toute trace de la cavité primitive disparaît. Il en est de même pour le nerf optique.

Après l'oblitération de la cavité primitive de la vésicule optique, et la transformation de celle-ci en capsule à concavité antérieure, ouverte en bas, les deux hémisphères, adhérents l'un à l'autre, subissent une modification remarquable et bien différente pour chacun d'eux. Le postérieur se transforme en une couche de cellules hexagonales qui se remplissent peu à peu de granulations pigmentaires; il constitue le pigment de la choroïde. L'hémisphère antérieur, plus épais que le précédent, forme la rétine dont les éléments nerveux s'arrêtent à l'ora serrata. En avant, les éléments conjonctifs s'unissent à la couche postérieure; de cette union résulte la portion ciliaire de la rétine.

Le cristallin, au début de sa formation, présente en avant une dépression circulaire, à bords épais. Ceux-ci se soulèvent presque aussitôt en vive arête, et s'avancent rapidement de la périphérie vers le centre de la dépression, en circonscrivant un orifice qui se rétrécit de plus en plus et s'oblitère. La dépression se transforme alors en cavité centrale dont les deux parois sont formées chacune par une couche unique de cellules cylindriques. — Plus tard, la paroi postérieure augmente d'épaisseur, surtout à son centre, prend la forme d'une lentille, et se rapproche graduellement de la paroi antérieure par le seul fait de son accroissement, en sorte que la cavité disparaît. Ses cellules, sans cesser de former une seule couche, se sont allongées et ont pris la forme de fibres. La paroi antérieure, au contraire, s'est beaucoup amincie, et ses cellules se sont aplaties.

Arrivé à ce degré de développement, le cristallin remplit toute la cavité de la capsule optique. En le soumettant à des coupes transversales, on voit que les cellules de sa paroi postérieure forment de longues fibres antéro-postérieures, possédant chacune un noyau. Tous les noyaux répondant à leur partie moyenne, ils se disposent sur les coupes en série linéaire. La paroi antérieure se réduit à une simple couche d'épithélium pavimenteux qui tapisse la paroi correspondante de la capsule du cristallin.

b. *Deuxième période : Développement des parties qui se forment aux dépens du mésoblaste.* — La gouttière du nerf optique restant ouverte en bas, les cellules du feuillet moyen s'y engagent; de leur transformation résulte l'artère centrale de la rétine. La gouttière se ferme ensuite, et la cavité qui succède à son occlusion s'oblitère plus tard, par épaississement de ses parois.

Le mésoblaste pénètre de même dans la capsule optique par la fente choroïdienne. Il donne naissance au corps vitré. Les cellules les plus rapprochées de la rétine sont l'origine de la membrane hyaloïde et de la zone de Zinn.

Autour du globe de l'œil, ainsi ébauché, se trouve une couche épaisse de cellules mésoblastiques. La partie postérieure de ce mésoblaste externe se condense, puis se partage en deux couches secondaires et superposées, de nature très-différente. — La couche antérieure, qui sera la choroïde, se prolonge en avant, sur la portion ciliaire de la rétine, contourne la circonférence du cristallin et converge ensuite vers l'axe optique pour circonscrire l'orifice pupillaire; les procès ciliaires, le muscle de l'accommodation et l'iris en sont autant de dépendances. Dans l'épaisseur de cette membrane et des parties qui précèdent se développeront plus tard des cellules étoilées de formes très-variées. — La couche postérieure, d'abord à peine distincte de l'antérieure, représente la sclérotique.

En avant le mésoblaste périphérique s'insinue entre l'épiblaste et le cristallin. De sa condensation résulte une couche d'abord homogène; mais bientôt une lame épithéliale apparaît dans son épaisseur et la partage en deux membranes. — La membrane antérieure, plus épaisse, représente la cornée; elle se continue par son contour avec la sclérotique. L'épiblaste, plus superficiel, devient son épithélium. La lame épithéliale profonde constitue la membrane de Descemet. — La membrane postérieure formerait, selon Lieberkühn, la moitié antérieure de la capsule du cristallin; cette enveloppe, suivant Kölliker, aurait pour origine les cellules les plus superficielles de la lentille. Pour la plupart des auteurs, elle trouverait les éléments de sa formation dans une mince couche de tissu mésoblastique qu'entraîne le cristallin au moment où il se détache de l'épiblaste. — Entre la membrane de Descemet et cette capsule s'épanche un liquide qui les écarte et qui remplit la chambre antérieure.

La fente choroïdienne, après la formation du corps vitré, se ferme par le rapprochement et l'union de ses bords; elle n'est plus représentée alors que par une ligne blanche; mais dans l'épaisseur de celle-ci se développent ensuite des cellules pigmentaires étoilées, en sorte qu'elle finit par s'effacer complétement.

B. **Développemént du sens de l'ouïe.** — Le sens de l'audition comprend trois parties : l'oreille interne, l'oreille moyenne et l'oreille externe. Le mode d'évolution diffère pour chacune d'elles.

L'oreille interne, chez le poulet, se montre le second jour de l'incubation, à droite et à gauche de la troisième vésicule cérébrale, sous la forme d'une dépression de l'épiblaste. Cette dépression s'accroît rapidement, et prend alors l'aspect d'une fosse; puis les bords de l'excavation se rapprochent, se soudent, et celle-ci se transforme en une vésicule épithéliale qui, vers la fin du second jour, se détache de l'épiblaste.

La *vésicule auditive*, ainsi isolée, représente le labyrinthe membraneux sous sa forme la plus simple. Mais elle ne tarde pas à se modifier et à se compliquer dans son mode de conformation; d'abord ovoïde, elle s'aplatit bientôt de dehors en dedans pour prendre la configuration d'un triangle à sommet dirigé en avant. Ce sommet presque aussitôt s'allonge et commence à tourner autour d'une petite masse de mésoblaste qui formera le noyau du limaçon; il constitue le premier rudiment de la lame des contours, ou tube cochléen.

Pendant que l'angle inférieur de la vésicule se prolonge en avant, l'angle supérieur et postérieur se prolonge obliquement en sens opposé; il forme l'aqueduc du vestibule. Presque en même temps naissent de sa paroi externe deux saillies creuses, et un peu plus tard une troisième, qui sont l'origine des canaux demi-circulaires : ces saillies, en s'éloignant de la vésicule auditive, se dédoublent et se disposent en canaux qu'entourent de toutes parts les cellules des mésoblastes. Un étranglement circonscrit chacune de leurs embouchures. Un autre étranglement portant sur la vésicule elle-même sépare le saccule de l'utricule.

Toutes ces parties de provenance épiblastique ont pour point de départ une masse cellulaire dépendante du feuillet moyen. Les cellules de ce feuillet se groupent de manière à former deux couches. — La couche externe, plus épaisse et sans limites arrêtées, passe à l'état de cartilage et s'ossifie ensuite, en sorte qu'elle forme les parois du labyrinthe osseux. — La couche interne remplit une double destination : les cellules les plus rapprochées du vestibule et des canaux demi-circulaires membraneux se transforment en tunique fibreuse qui adhère de la manière la plus intime à la tunique épithéliale; les autres se ramollissent, se détruisent en partie, et donnent naissance, soit aux tractus fibreux qui relient le labyrinthe membraneux aux parois osseuses, soit au liquide qui l'entoure de tous côtés.

Le cloisonnement du tube cochléen, ou la formation de la lame spirale, n'a pas encore été bien étudié dans son processus évolutionnel. Très-probablement la lame spirale se constitue aux dépens du mésoblaste, dont les cellules s'insinuent dans le tube cochléen par sa paroi interne, très-mince et incomplète; de leur transformation résulte une lamelle qui divise sa cavité en deux moitiés ou rampes.

Le nerf auditif naît sur place. Le ganglion cochléen apparaît le premier. Le nerf se développe ensuite. Il se prolonge d'abord vers le vestibule et le limaçon, avec lesquels il entre en connexion. Plus tard, il s'unit aux parois du quatrième ventricule.

L'oreille moyenne a pour origine l'extrémité postérieure ou persistante de la première fente pharyngienne. La partie profonde de cette fente représente la trompe d'Eustache et la caisse du tympan; sa partie superficielle prend le nom de conduit auditif externe. Une cloison, la membrane du tympan, sépare ensuite la caisse du conduit. Quant aux osselets, nous avons vu qu'ils proviennent, le marteau et l'enclume, du bourgeon maxillaire inférieur, et l'étrier du premier arc pharyngien.

Le pavillon de l'oreille est aussi une dépendance du même arc : la conque se développe d'abord et ensuite les parties qui l'entourent.

C. **Développement du sens de l'olfaction.** — Pour arriver à son complet développement, le sens de l'olfaction passe par quatre phases, dont les trois premières se succèdent rapidement.

Les phénomènes qui se rattachent à la première période diffèrent à peine de ceux qui marquent le début des sens de la vision et de l'audition. Deux prolongements vésiculaires naissent de la partie inférieure des hémisphères cérébraux et se portent à la rencontre de l'épiblaste. Au point de contact celui-ci s'épaissit et déprime la vésicule olfactive. La dépression, à peine sensible au début, s'accuse bientôt sous la forme d'une fossette circulaire située en dedans du globe de l'œil. Tel est le sens de l'odorat à son apparition; jusque-là il est exclusivement constitué par le feuillet superficiel, puisque la vésicule olfactive et l'épaississement qui la déprime en sont l'une et l'autre une dépendance.

Dans la seconde période, le bourgeon maxillaire supérieur se développe, vient s'appliquer au bourgeon nasal externe, puis au bourgeon nasal interne. On voit alors se produire deux sillons : l'un horizontal, qui s'étend de l'œil à la dépression olfactive, c'est le sillon lacrymal; l'autre qui descend verticalement, c'est le sillon nasal. Pendant que ces sillons se produisent, la fossette olfactive s'accroît un peu en profondeur.

Dans la troisième période, la cavité buccale existe. Le sillon nasal met la fossette olfactive en communication avec cette cavité; mais bientôt les deux bords qui le limitent, c'est-à-dire le bourgeon maxillaire supérieur et le bourgeon incisif, se soudent entre eux; il disparaît alors. Restent la fossette et la vésicule olfactives : celle-ci, refoulée en haut, s'applique à elle-même comme l'hémisphère antérieur de la vésicule optique à l'hémisphère postérieur; mais, au lieu de former une cupule, elle se transforme en gouttière antéro-postérieure, tandis que le nerf olfactif, alors cylindrique et creux, s'oblitère par épaississement continu de ses parois. Pendant que la paroi supérieure des fosses nasales s'allonge d'avant en arrière, la paroi interne constituée par le bourgeon frontal, et la paroi externe formée par le maxillaire supérieur et le palatin, s'allongent de haut en bas. En même temps deux saillies horizontales s'avancent de dehors en dedans, et s'unissent l'une à l'autre en arrière, aux os incisifs en avant; de cette union résulte la paroi inférieure qui sépare les fosses nasales de la cavité buccale. La troisième période est donc surtout caractérisée : 1° par le resserrement qui transforme la partie supérieure de la vésicule en un conduit formant le tronc du nerf olfactif, et par le refoulement de sa partie inférieure, qui prend l'aspect d'une gouttière, laquelle, dans un stade plus avancé, n'est plus représentée que par de simples ramifications nerveuses; 2° par le développement des bourgeons frontal et maxillaire supérieur, qui président à la formation des parois latérales et inférieure des fosses nasales.

La quatrième période se prolonge jusqu'à la puberté. C'est dans le cours de cette dernière période que les fosses nasales acquièrent leurs dimensions définitives, et que se forment les cellules ethmoïdales, les sinus, en un mot, toutes les arrière-cavités qui en dépendent.

Il résulte du mode de développement du sens de l'odorat que l'épithélium des narines, des fosses nasales et du canal nasal, tire son origine de l'épiblaste. Les parties sous-jacentes, à l'exception des nerfs olfactifs, proviennent du mésoblaste.

D. Développement du sens du goût. — Le sens du goût est représenté par la langue. Nous avons vu que cet organe surgit des parties profondes du bourgeon maxillaire inférieur, sous la forme de deux saillies qui se rapprochent et s'unissent. L'organe impair et médian produit par leur soudure s'allonge peu à peu et revêt en se développant la configuration qui lui est propre. De sa dualité primitive résultent les sillons qu'on observe sur ses deux faces. L'épiblaste qui tapisse toutes les parois de la bouche recouvre aussi la surface de la langue.

E. Développement du sens du tact. — Parmi les parties de nature si diverse qui contribuent à former le sens du tact, il en est qui naissent du feuillet superficiel et d'autres du feuillet moyen; quelques-unes proviennent à la fois de l'épiblaste et du mésoblaste.

A l'épiblaste se rattache l'étude du développement de l'épiderme, des poils et des ongles. — Au mésoblaste, le derme, ainsi que tous les vaisseaux et nerfs qui en dépendent. — Des deux feuillets émanent les glandes sébacées et les glandes sudoripares.

L'*épiderme* comprend une couche cornée et une couche muqueuse ou profonde. Au début de sa formation, il est constitué par une seule couche de cellules cylindriques. Mais, vers le milieu de la grossesse, à cette première couche s'en ajoute une seconde. On voit alors la plus superficielle prendre les caractères de l'épithélium pavimenteux. La profonde est formée de plusieurs plans de cellules à noyaux; celui qui repose immédiatement sur le derme se compose de cellules cylindriques. L'épiderme, pendant la vie intra-utérine, subit déjà une desquamation abondante. Dans les derniers mois de la grossesse, le sens du tact se recouvre d'un dépôt membraneux, jaunâtre et de consistance caséeuse, formé d'un mélange de cellules épidermiques et de matière sébacée. Ce dépôt, dont l'épaisseur varie pour les diverses parties du corps, a pour usage de soustraire la peau au contact immédiat des eaux de l'amnios.

Les *poils*, dont le mode de développement nous est déjà connu, ont pour origine un bourgeon qui part de la couche muqueuse, et qui se creuse une loge dans l'épaisseur du derme. Leur extrémité profonde, renflée, repose sur une papille qui préside à leur allongement indéfini et à leur reproduction pendant les premières périodes de la vie. Aux dépens du bourgeon se forment : 1° la gaîne épithéliale, qui revêt les parois du follicule pileux; 2° le poil lui-même, qui se continue avec la gaîne au niveau de la papille, et qui lui adhère en outre par tous les autres points de sa racine. Ce poil, d'abord sous-jacent à l'épiderme, s'ouvre une issue au dehors à mesure qu'il s'allonge, et entraîne avec lui quelques écailles épidermiques adhérentes à son contour.

Les *ongles* ont été longtemps considérés comme composés d'une couche cornée et d'une couche muqueuse. J'ai démontré qu'ils sont exclusivement formés de cellules provenant du réseau de Malpighi. Ces cellules se disposent sur deux couches : une superficielle, beaucoup plus dure et plus épaisse, dans laquelle les noyaux des cellules existent, mais sont plus difficiles à reconnaître; l'autre profonde, où ces noyaux sont au contraire très-manifestes. Ils ont pour organe producteur le derme sous-onguéal. C'est vers le troisième mois qu'on en distingue les premiers vestiges; au sixième, ils commencent à déborder le derme; en même temps ils augmentent d'épaisseur par addition de couches nouvelles aux couches profondes.

Le *derme* aurait pour origine, selon Remak, la lame externe du mésoblaste, lame qui, en effet, répond d'abord à l'épiblaste ou couche épidermique de la peau. Mais, dans un stade un peu plus avancé, une troisième couche, provenant de la masse cellulaire intermédiaire, se prolonge entre cette lame externe et l'épiderme. C'est cette couche intermédiaire qui, seule, mériterait le nom de musculo-cutané donné à la précédente; car celle-ci forme seulement la paroi externe de la cavité pleuro-péritonéale, tandis que la couche intermédiaire, émanée aussi du mésoblaste, préside réellement à l'évolution du derme et des muscles sous-jacents. Le derme se constitue donc aux dépens des cellules superficielles de cette couche. — Sa surface externe est d'abord plane. Vers le quatrième ou cinquième mois de la grossesse, il se couvre de papilles qui se creusent chacune une loge dans la couche profonde de l'épiderme.

Les *glandes sébacées* ont pour point de départ un bourgeon de la couche épithéliale des follicules pileux. Ce bourgeon, d'abord plein, donne naissance à des bourgeons secondaires. Les cellules occupant leur centre se ramollissent, d'autres se transforment en vésicules adipeuses : ainsi se forme une cavité ramifiée qui verse le produit de la glande dans la partie correspondante du follicule pileux, ou directement sur la surface de la peau, comme celles du mamelon, des grandes et des petites lèvres, et de la face interne du prépuce.

Le développement des glandes sudoripares offre beaucoup d'analogie avec celui des glandes précédentes. Elles débutent aussi par un bourgeon de la couche muqueuse de l'épiderme, lequel s'allonge, s'incurve, puis s'enroule de plus en plus. Les cellules centrales du cylindre plein et flexueux se ramollissent également de proche en proche, en sorte que ces glandes présentent dans la seconde période de leur évolution une cavité s'étendant à toute leur longueur. Plus tard, cette cavité monte de couche en couche dans l'épiderme à mesure que ces couches se renouvellent, et finit ainsi par arriver jusqu'à la surface libre de la peau sur laquelle elle s'ouvre par un orifice infundibuliforme.

SECTION III

PARTIE EXTRA-EMBRYONNAIRE DE L'ŒUF
OU ANNEXES DU FŒTUS

Les divers organes qui concourent à former la partie extra-embryonnaire de l'œuf n'ont qu'une existence provisoire. Tous sont destinés à se détacher du fœtus au moment de la naissance. Aussi longtemps que l'être nouveau est contenu dans l'œuf, ils servent à son développement; dès qu'il s'en échappe, leur rôle se termine. C'est donc avec raison qu'ils en sont considérés comme de simples dépendances ou annexes.

Pendant la durée de l'évolution du fœtus, ces annexes subissent des modifications incessantes. Lorsqu'il est arrivé au terme de sa maturité, elles se rompent pour lui livrer passage, et ne tardent pas elles-mêmes à abandonner aussi les organes maternels. Elles se présentent alors avec les caractères qui leur sont propres. Vers la fin de la grossesse, sous cette forme ultime, elles prennent le nom de *délivre* ou d'*arrière-faix*. Nous les étudierons successivement avant et après leur rupture, c'est-à-dire pendant le cours de leur développement et dans leur dernière transformation.

ARTICLE PREMIER

DES ANNEXES DU FŒTUS CONSIDÉRÉES PENDANT LE COURS
DE LEUR DÉVELOPPEMENT

Ces annexes sont constituées par un prolongement de la splanchnopleure et de la somatopleure que sépare la cavité pleuro-péritonéale ou le cœlome, en se prolongeant aussi dans leur intervalle. Il y a donc une splanchnopleure et une somatopleure extra-embryonnaires qui se continuent sans signe de démarcation avec les lames correspondantes de l'embryon, au niveau de l'étranglement circulaire par lequel il s'unit à ses dépendances.

Il y a aussi un cœlome extra-embryonnaire, appelé *cœlome externe;* dans ce cœlome se trouve et se développe la vésicule allantoïde.

La splanchnopleure extra-embryonnaire est représentée par la vésicule ombilicale, qui se continue par le pédicule vitello-intestinal avec la portion moyenne du tube digestif.

La somatopleure extra-embryonnaire se dispose de manière à former deux enveloppes : une enveloppe profonde qui entoure l'embryon, c'est l'*amnios;* et une enveloppe superficielle qui entoure à la fois l'amnios, la vésicule ombilicale et la vésicule allantoïde, c'est le *chorion.* Au delà du chorion se trouve une troisième enveloppe établissant les rapports de l'embryon avec la mère, c'est la *membrane caduque,* qui appartient, il est vrai, à la mère, mais qui peut être rattachée aux annexes de l'embryon dont elle fait aussi partie.

§ 1. — SPLANCHNOPLEURE EXTRA-EMBRYONNAIRE OU VÉSICULE OMBILICALE.

Cette vésicule diffère très-notablement par ses dimensions et par son importance, suivant qu'on la considère chez l'oiseau ou chez les mammifères.

Chez le poulet, nous avons vu qu'elle constitue dans le principe la presque totalité de l'œuf. Lorsque les divers replis du blastoderme commencent à séparer l'embryon de cette vésicule, elle forme un large sac qui se continue avec la gouttière primitive de l'intestin. Plus tard elle communique avec celui-ci par le pédicule vitello-intestinal ou omphalo-mésentérique; et enfin, dans la dernière période de son existence, elle rentre dans l'abdomen où elle sert jusqu'à la naissance, et même quelque temps encore après l'éclosion, à l'accroissement de l'oiseau. — Nous avons constaté aussi que l'aire vasculaire a pour siége cette vésicule, dans les parois de laquelle elle s'étend de proche en proche, au point d'en recouvrir plus de la moitié lorsque le poulet est déjà avancé dans son développement. Le sang lui est apporté d'abord par les deux artères omphalo-mésentériques, et il est ramené au cœur soit par les deux veines correspondantes, soit par le sinus terminal. Dans un stade plus avancé, il n'y a plus qu'une artère et une seule veine; le sinus terminal disparaît aussi presque entièrement. — Les grandes proportions de la vésicule ombilicale, pendant toute la durée de la vie embryonnaire, correspondent à son extrême importance, puisqu'elle joue le rôle d'organe de nutrition et d'organe d'hématose.

Chez les mammifères et particulièrement dans l'espèce humaine, la vésicule ombilicale est caractérisée au contraire par l'exiguïté de ses dimensions; on pourrait croire, au premier aspect, qu'elle n'apparaît en quelque sorte que pour attester l'analogie de constitution de l'œuf dans toute la série des vertébrés. Dans les premiers jours, elle communique largement aussi avec l'intestin. La gouttière intestinale et la vésicule représentent alors deux compartiments d'une seule et même cavité. Mais dans le court espace de quatre à cinq semaines, elle atteint son plus grand développement. Ensuite elle s'allonge, devient piriforme et ne communique plus avec l'anse ilio-cæcale que par un pédicule de plus en plus long et de plus en plus étroit qui finit par s'oblitérer. — Ce pédicule s'ouvre dans l'intestin par un orifice appelé *ombilic intestinal*. C'est au niveau de l'ombilic intestinal que l'oblitération commence ; elle se complète du trente-cinquième au quarantième jour. Ainsi oblitéré le conduit vitello-intestinal s'atrophie. Quant à la vésicule on la retrouve, atrophiée aussi et comprimée, tantôt dans le cordon, tantôt entre l'amnios et le chorion.

Les vaisseaux affectent du reste la même disposition que chez l'oiseau, et subissent les mêmes modifications pendant le développement de l'aire vasculaire. Sa structure est identique aussi chez les vivipares et les ovipares. Elle comprend trois tuniques, d'après M. Ch. Robin :

1° Une tunique interne constituée par plusieurs plans superposés de grosses cellules arrondies, à noyaux ovoïdes ;

2° Une tunique moyenne que forme une seule rangée de cellules, et que sépare de la précédente un réseau de capillaires sanguins ;

3° Une tunique externe composée de fibres lamineuses entrecroisées et d'une substance amorphe remplissant leurs intervalles.

Les deux premières tuniques tirent leur origine du feuillet interne ; la dernière est une dépendance du feuillet moyen. — La vésicule contient un liquide de consistance pulpeuse, tenant en suspension des granulations jaunâtres, des cellules et des noyaux.

Nulle comme organe de respiration chez les mammifères, la vésicule ombilicale a seulement pour usage de fournir à l'embryon les matériaux de son développement avant l'apparition de la vésicule allantoïde. Ces matériaux elle les puise dans les parois de l'utérus par l'intermédiaire de la membrane vitelline.

§ 2. — CŒLOME EXTRA-EMBRYONNAIRE.

La partie extra-embryonnaire du cœlome, ou *cœlome externe*, ne s'étend pas d'abord beaucoup au delà de l'ombilic cutané. Ses progrès sont subordonnés au dédoublement du feuillet moyen. A mesure que ce dédoublement se prolonge, le cœlome s'agrandit.

Bien que le cœlome externe soit le prolongement du cœlome interne, il ne présente pas les caractères de celui-ci. Destiné à séparer les viscères les uns des autres et des parois du tronc, le cœlome interne est surtout remarquable par la netteté de ses parois, qui revêtent peu à peu tous les attributs de la surface libre des membranes séreuses. Mais tel n'est pas l'aspect des parois du cœlome externe : le dédoublement ici se montre imparfait ; les parois opposées n'offrent pas une entière indépendance ; ça et là il s'en détache des tractus mous et irréguliers de substance conjonctive qui non-seulement les relie entre elles, mais aussi à la vésicule ombilicale et à la vésicule allantoïde. Les parois du cœlome interne, par les progrès du développement, se recouvrent d'une couche endothéliale qui assure d'une manière définitive leur mutuelle indépendance ; celles du cœlome externe ne se recouvrent jamais d'endothélium, et loin de tendre à s'isoler l'une de l'autre elles montrent au contraire une tendance de plus en plus grande à s'unir ; et peu à peu elles s'unissent en effet, de telle sorte que toute trace de la cavité primitive disparaît.

M. Dastre, dans son remarquable travail sur l'allantoïde et le chorion, a très-bien exposé les caractères et la disposition du tissu qui forme les parois du cœlome externe ; il le désigne sous le nom de *tissu muqueux interannexiel* (1). Ce tissu demi-fluide et transparent a pour charpente un réticulum de fibres conjonctives, d'autant plus abondantes que le fœtus est plus avancé dans son développement.

§ 3. — VÉSICULE ALLANTOÏDE.

Nous connaissons déjà l'origine de cette vésicule. Nous savons qu'elle naît au delà des limites de l'intestin postérieur par une dépression qui revêt promptement la forme d'une ampoule pédiculée, laquelle, décrivant un mouvement semi-circulaire, vient ensuite se placer au-devant du cloaque pour s'ouvrir dans sa cavité. Par suite de ce déplacement, la grosse extrémité de l'ampoule qui regardait en bas, se dirige en avant, puis directement en haut. — Devenue verticale elle s'élève jusqu'au conduit vitello-intestinal, sort de l'abdomen en passant entre ce conduit et le repli caudal de l'embryon, pénètre dans le cœlome externe et s'avance en s'étalant jusqu'à la paroi externe de cette cavité.

Considérée dans son ensemble, la vésicule allantoïde comprend donc une partie embryonnaire ou intra-abdominale, et une partie extra-embryonnaire. La première nous est connue. Nous avons vu qu'elle se renfle à son origine pour former la vessie ; de la partie inférieure de celle-ci part un prolongement, le sinus uro-génital, qui constitue les deux premières portions de l'urèthre chez l'homme, et la totalité de ce conduit chez la femme. De son extrémité opposée ou supérieure naît l'ouraque, qui remonte jusqu'à l'ombilic cutané et s'oblitère du cinquième au sixième mois de la vie intra-utérine, souvent plus tard.

La partie extra-embryonnaire de la vésicule s'allonge en forme de tube, parallèle au conduit vitello-intestinal ; elle s'épanouit ensuite pour s'ap-

(1) Dastre, *L'allantoïde et le chorion chez les mammifères.* 1876, p. 32.

pliquer à toute la surface interne du chorion. Ainsi disposée elle a pu
être comparée avec beaucoup de vérité à un parapluie dont la portion
effilée représente le manche. Ce pédicule est creux et s'élargit en s'éloignant de l'ombilic, en sorte qu'il est plutôt infundibuliforme que cylindrique. Le tissu muqueux interannexiel l'unit à toutes les parties voisines,
c'est-à-dire au conduit vitello-intestinal, aux artères et veines qui l'accompagnent, ainsi qu'aux artères et veines ombilicales.

La partie évasée de la vésicule est aplatie de dehors en dedans. Elle
s'élargit de plus en plus en s'étalant entre le chorion d'une part, l'amnios et la vésicule ombilicale de l'autre. Par suite de son expansion progressive elle converge vers un point qui répond au dos de l'embryon et
qui a reçu le nom d'*ombilic allantoïdien*. Bientôt l'ombilic lui-même
disparaît par continuité des parties convergentes. L'allantoïde forme alors
une vésicule complète. Cependant les recherches de M. Dastre ont
démontré qu'il n'en est pas ainsi chez tous les vertébrés. Chez les ruminants l'allantoïde s'arrête sur les limites de la région dorsale de l'embryon.

a. *Surfaces.* — La surface interne de l'allantoïde est lisse, parfaitement
unie, sans aucune trace d'orifices, et humectée par le liquide allantoïdien.
Cet aspect est dû à son revêtement épithélial qui présente tous les carac-

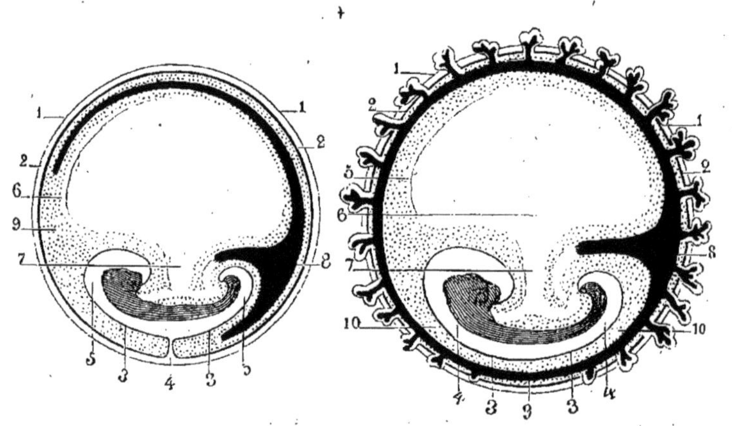

FIG. 968. — *Vésicule allantoïde*
en voie de développement.

FIG. 969. — *Vésicule allantoïde com-*
plétement développée.

FIG. 968. — 1, 1. Membrane vitelline. — 2, 2. Chorion. — 3, 3. Amnios. — 4. Ombilic
amniotique. — 5, 5. Cavité de l'amnios. — 6. Vésicule ombilicale. — 7. Conduit omphalo-mésentérique. — 8. Vésicule allantoïde. — 9. Cavité pleuro-péritonéale.

FIG. 969. — 1, 1. Dernier vestige de la membrane vitelline. — 2, 2. Chorion. —
3, 3. Amnios. — 4, 4. Cavité de l'amnios. — 5. Parois de la vésicule ombilicale. —
6. Cavité de cette vésicule. — 7. Conduit vitello-intestinal ou omphalo-mésentérique.
— 8. Vésicule allantoïde recouvrant toute la face interne du chorion. — 9. Ombilic allantoïdien. — 10, 10. Cavité pleuro-péritonéale.

tères de l'épithélium plat, à une seule couche, dit endothélium, tel qu'on le rencontre sur la surface libre des membranes séreuses. C'est à M. Dastre que nous sommes redevables de nos récentes connaissances sur ce point. Sa description de l'endothélium allantoïdien restera comme un modèle d'analyse anatomique ; elle est aussi nette que complète.

La surface externe de l'allantoïde adhère en dehors au chorion, en dedans à l'amnios et à la vésicule ombilicale. Mais cette adhérence est faible ; on peut très-facilement par voie de simple décollement la séparer des parties qu'elle unit ; et l'on reconnaît alors que cette union a lieu par l'intermédiaire du tissu muqueux interannexiel, ainsi que le fait justement remarquer M. Dastre. C'est dans l'épaisseur de ce tissu que cheminent les artères et la veine ombilicales. De leurs divisions et anastomoses résulte un réseau qui embrasse toute la vésicule, et dont les dernières ramifications vont se perdre dans les villosités du chorion.

b. *Structure*. — D'après les recherches très-concluantes de M. Dastre, la vésicule allantoïde est composée de quatre couches. En procédant de dedans en dehors on rencontre successivement :

1° La couche endothéliale, humectée par le liquide allantoïdien ;

2° Une couche conjonctive formée de fibrilles entrecroisées ;

3° Une couche de cellules plates ;

4° Le tissu interannexiel de la face externe, qui a pour éléments des fibres du tissu conjonctif et un réseau de cellules étoilées.

c. *Liquide*. — Le liquide que contient l'allantoïde est en général d'autant plus abondant que le terme de la grossesse est plus rapproché. Dans les premiers mois de la gestation il est incolore et transparent ; il prend ensuite une teinte jaunâtre. Sa réaction est toujours alcaline. Sa densité serait, d'après M. Dastre, de 1010 vers le milieu de la vie embryonnaire, et de 1020, vers la fin de la gestation. Le même auteur a reconnu qu'il jouit à un haut degré de la propriété d'émulsionner les graisses, et que son pouvoir émulsif diminue à mesure que le développement avance. Considéré au point de vue de sa composition chimique, ce liquide présente : 1° de l'albumine dont l'existence est constante ; 2° une certaine quantité d'allantoïne ; 3° de l'urée ; 4° du sucre ; 5° des substances salines parmi lesquelles le chlorure de sodium figure en proportion notable.

d. *Destination de l'allantoïde*. — Les auteurs sont encore très-divisés sur les usages de la vésicule allantoïde. Quelques-uns ont pensé qu'elle avait pour attribution de suppléer la vessie dans les premiers temps de la vie embryonnaire. M. Dastre, se fondant sur ses caractères histologiques, la considère comme une membrane séreuse. Mais sa destination véritable me paraît être de se substituer à la vésicule ombilicale pour prolonger jusqu'au terme de la naissance les fonctions que remplissait celle-ci.

Chez l'oiseau la vésicule ombilicale suffit au début de l'évolution comme organe de respiration et de nutrition ; mais ensuite elle diminue peu à peu de volume, elle se flétrit. Un nouvel organe devenait alors nécessaire pour la suppléer comme organe d'hématose.

Chez les mammifères et chez l'homme le rôle des deux vésicules est le même, avec cette différence que la première née est ici beaucoup moins importante et devient plus rapidement insuffisante, d'où la nécessité plus impérieuse encore d'une seconde vésicule mieux appropriée à la double fonction qui lui est dévolue : telle est la raison d'être de l'allantoïde. Elle se développe, non pour elle-même, mais pour fournir aux vaisseaux qui la recouvrent les éléments de leur formation ; n'oublions pas en effet que ceux-ci se constituent à ses dépens ; elle n'apparaît que pour leur donner naissance ; elle ne se prolonge jusqu'à la périphérie de l'œuf que pour les faire pénétrer dans le chorion et jusque dans les parois de la matrice : elle a pour mission, en un mot, de créer entre le fœtus et la mère un grand appareil qui permet au fœtus d'emprunter à la mère les éléments de sa nutrition et à la mère d'oxygéner le sang du fœtus. Dès que cet appareil existe son but est atteint, elle n'a plus d'utilité ; aussi la voyons-nous s'atrophier. Sa cavité disparaît ; son rôle alors est d'unir l'amnios au chorion. Sous cette forme ultime elle constitue la *membrane intermédiaire* de Bischoff, e *magma réticulé* de Velpeau, la *membrane lamineuse* de Joulin.

§ 4. — SOMATOPLEURE EXTRA-EMBRYONNAIRE.

La somatopleure extra-embryonnaire s'étend de l'ombilic cutané vers la périphérie de l'embryon, et forme alors un repli circulaire qui s'avance peu à peu jusqu'au centre de la région dorsale ; elle s'applique ensuite à la membrane vitelline pour en tapisser toute la face interne.

C'est donc avec raison qu'on lui considère deux parties : l'une qui entoure immédiatement l'embryon, c'est l'*amnios*; l'autre, plus superficielle et plus étendue, qui entoure la vésicule ombilicale, la vésicule allantoïde et l'amnios lui-même, c'est le *chorion*.

A. *Amnios.*

L'amnios est une membrane mince, transparente et résistante qui entoure l'être nouveau et qui offre une étendue d'autant plus grande qu'on la considère à une époque plus rapprochée de la naissance.

Né de l'ombilic cutané, l'amnios s'étale d'abord sur la face antérieure ou abdominale de l'embryon, qu'il sépare de la vésicule ombilicale. S'il continuait à suivre le même trajet il resterait appliqué sur cette vésicule et la recouvrirait entièrement, mais n'envelopperait pas le produit de la fécondation. Pour lui former une enveloppe il se replie d'abord en haut, puis en bas, et presque aussitôt sur les côtés. Le repli supérieur s'avance à la manière d'un capuchon sur l'extrémité céphalique ; le repli inférieur se comporte de même à l'égard de l'extrémité caudale ; les replis latéraux ne diffèrent pas des précédents. Bientôt ces divers replis, appelés *capuchons céphalique, caudal* et *latéraux*, s'allongent et s'unissent par leurs extrémités pour constituer un seul repli à contour circulaire.

Ce repli circulaire se compose de deux lames : l'une en rapport avec l'embryon, c'est celle qui va former l'amnios ; l'autre en rapport avec la membrane vitelline, c'est celle qui formera le chorion. Le cœlome externe, en se prolongeant dans leur intervalle, les sépare l'une de l'autre. Peu à peu le bord saillant du repli s'avance de la face abdominale sur la face dorsale ; il circonscrit un orifice ou canal qui tend de plus en plus à se rétrécir et qui est bientôt assez étroit pour mériter le nom d'*ombilic amniotique.* Ce canal lui-même ne tarde pas à se combler, et n'est plus représenté que par une simple ligne celluleuse ; puis ce dernier vestige disparaît aussi. La lame contiguë à l'embryon forme alors une enveloppe complète ; celle qui s'applique à la membrane vitelline s'en sépare sous le nom de chorion ; quelques auteurs, pour rappeler sa continuité primitive avec l'amnios, l'appellent aussi *faux amnios.*

La surface interne de l'amnios se trouve séparée de la périphérie de l'embryon par une couche de liquide qui augmente progressivement et qui atteint sa plus grande épaisseur vers le milieu de la grossesse. Dans les mois qui suivent, le fœtus se rapproche davantage de l'enveloppe qui l'entoure, son volume croissant plus rapidement que le liquide ambiant. — Cette surface présente, sur certains points, et particulièrement dans le voisinage du cordon, de très-petites saillies que Müller appelle *caroncules amniotiques ;* elles ne dépassent pas le volume d'un grain de millet. En outre, on observe quelquefois des *villosités amniotiques* simples ou ramifiées ; quelques-unes sont filiformes, d'autres renflées à leur extrémité libre.

La surface externe est d'abord assez éloignée du faux amnios ou chorion. Plus tard, elle n'en reste séparée que par l'allantoïde. Après l'atrophie de cette vésicule, elle lui adhère, mais faiblement.

A mesure que le fœtus se développe, l'amnios s'avance sur les conduits, artères et veines, qui traversent l'ombilic cutané, c'est-à-dire sur le pédicule vitello-intestinal, sur le pédicule de l'allantoïde et sur les vaisseaux omphalo-mésentériques et ombilicaux. Il leur forme ainsi une gaîne commune d'autant plus longue que la grossesse est plus avancée.

a. *Structure de l'amnios.* — Cette enveloppe est formée de deux couches : l'une interne, épithéliale ; l'autre externe, fibreuse. — La couche interne se compose d'un seul plan de cellules pavimenteuses fortement unies entre elles. — La couche externe a pour charpente une trame de fibres conjonctives auxquelles se mêlent des cellules étoilées à noyau et très-pâles. Dans cette trame, on observe aussi des fibres musculaires lisses

signalées par Remak et Kölliker. Leur destination reste encore problématique. Mais la contractilité de l'amnios ne saurait être mise en doute; elle
a été constatée par de Baer, et très-bien étudiée par M. Vulpian. Ses
contractions, lentes à se produire et lentes à s'éteindre, peuvent soulever, abaisser l'embryon et lui imprimer des mouvements de latéralité.

L'amnios est dépourvu de nerfs. La plupart des auteurs s'accordaient

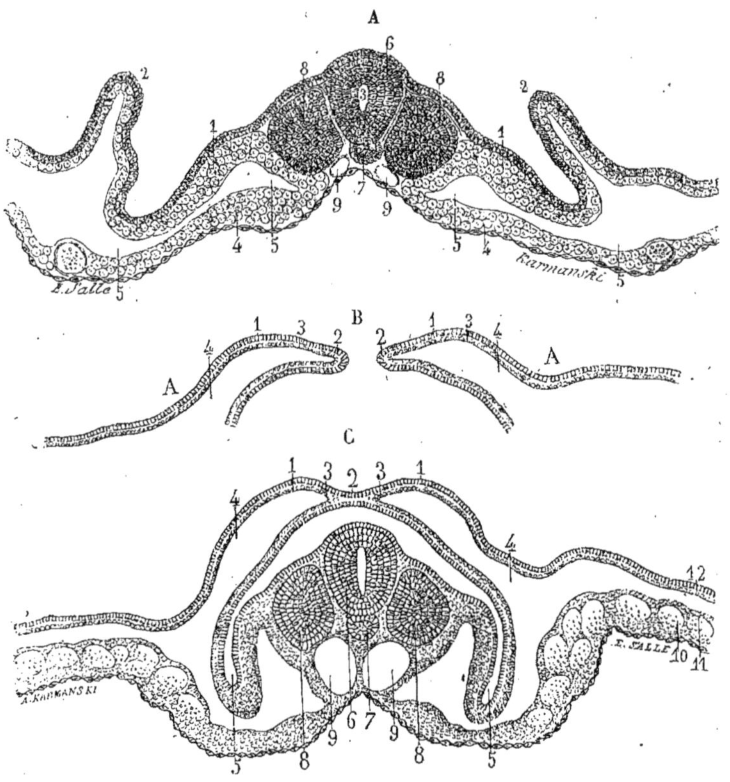

Fig. 970. — *Développement de l'amnios* (préparation de M. Mathias Duval).

A. — *Coupe transversale de l'embryon destinée à montrer le mode d'évolution de
l'amnios.* — 1, 1. Somatopleure. — 2, 2. Replis que forme la somatopleure pour donner
naissance à l'amnios. — 3. Cavité centrale de la moelle épinière. — 4, 4. Splanchnopleure. — 5, 5, 5, 5. Cavité pleuro-péritonéale. — 6. Cellules cylindriques formant les
parois du canal médullaire. — 7. Corde dorsale. — 8, 8. Protovertèbres.

B. — *Les deux replis amniotiques marchant à la rencontre l'un de l'autre et déjà
très-rapprochés.* — 1, 1. Replis amniotiques. — 2, 2. Bord libre de ces replis. — 3, 3.
Leur couche profonde provenant du feuillet moyen. — 4, 4. Cavité pleuro-péritonéale.

C. — *Les deux replis amniotiques se soudant pour constituer l'amnios.* — 1, 1. Couche
superficielle de l'amnios provenant de l'épiblaste. — 2. Soudure des deux moitiés de
cette couche. — 3, 3. Couche profonde provenant du feuillet moyen, non encore soudée
à celle du côté opposé. — 4, 4. Cavité pleuro-péritonéale. — 5, 5. Cavité de l'amnios.
— 6. Moelle épinière. — 7. Corde dorsale. — 8, 8. Protovertèbres. — 9, 9. Aortes primitives. — 10, 11. Splanchnopleure. — 12. Somatopleure.

à penser qu'il est aussi privé de vaisseaux. Cependant, les recherches récentes de Jungbluth, de Waldeyer, de Dastre, tendent à faire admettre qu'il existe quelques vaisseaux dans cette membrane.

b. *Liquide amniotique.* — La quantité de liquide que contient l'amnios est très-variable. Nous savons qu'elle augmente jusqu'au milieu de la grossesse. A cette époque, le poids du liquide et celui du fœtus sont à peu près égaux. Vers la fin de la gestation, le premier est de 500 grammes en moyenne, et celui du second de 3000 à 3500.

Le liquide amniotique est limpide et transparent comme de la sérosité dans les premiers mois; blanchâtre, et quelquefois verdâtre vers la fin de la gestation. Son odeur est fade, sa saveur légèrement salée, sa réaction neutre ou alcaline. Il mousse comme une solution gommeuse lorsqu'on l'agite au contact de l'eau. Traité par l'acide acétique il précipite.

Ce liquide contient une notable proportion de chlorure de sodium et de lactate de soude; on y trouve aussi des phosphates et sulfates de chaux, de l'urée, de la graisse, de l'albumine, du sucre, de la créatine.

Usages. — Le liquide amniotique a pour attribution de faciliter les mouvements du fœtus; il le protége contre les contractions de l'utérus et contre les chocs extérieurs; il régularise l'ampliation de cet organe, facilite la dilatation du col, met le cordon à l'abri de toute compression, et lubrifie les voies génitales au moment de l'accouchement.

B. *Chorion.*

Le chorion est cette enveloppe de l'œuf qui recouvre l'amnios et la vésicule allantoïde, et qui se trouve recouverte elle-même par une enveloppe plus superficielle encore, la membrane caduque.

Au début de la vie intra-utérine le chorion est mince, transparent, uni sur toute sa surface externe. Mais, dès la seconde semaine, celle-ci se couvre de villosités rameuses, d'abord pleines et dépourvues de vaisseaux. Plus tard, lorsque l'allantoïde arrive jusqu'à la surface interne de cette enveloppe, on voit les villosités choriales se creuser en doigt de gant; une artériole pénètre alors dans leur cavité, donne un ramuscule à chacun des bourgeons qui en dépendent, et se termine dans leurs parois par un réseau capillaire. De celui-ci partent des veinules, puis un troncule unique, lequel se réunit aux troncules des villosités voisines pour donner naissance aux veines ombilicales.

Au terme de la grossesse, le chorion se présente avec les caractères d'une membrane fibreuse, transparente, un peu plus épaisse que l'amnios, et cependant moins résistante. On aperçoit encore des vestiges de villosités sur toute sa surface, principalement dans le voisinage du placenta, où elles sont moins atrophiées.

A. Surfaces. — Pendant la vie intra-utérine, le chorion répond, par la plus grande partie de sa surface externe, à la caduque ovulaire qui le sépare de la caduque pariétale, et par le reste de son étendue à la caduque placentaire. — Les villosités qui sont en rapport avec la caduque ovulaire se comportent d'abord comme celles qui sont en connexion avec la caduque placentaire; les unes et les autres s'allongent, s'accroissent et pénètrent dans la caduque. Mais bientôt des phénomènes diamétralement opposés se passent dans les deux ordres de villosités. Celles qui recouvrent la caduque réfléchie s'atrophient; leurs vaisseaux se réduisent et disparaissent. Celles, au contraire, qui pénètrent dans la caduque utéro-placentaire, se développent de plus en plus, se mêlent avec les vaisseaux qui dépendent de cette caduque, et prennent une très-large part à la formation du placenta.

La surface interne du chorion, pendant la première période de son développement, se trouve séparée de l'amnios et de la vésicule allantoïde par le cœlome externe. A mesure que cette vésicule se développe, et que l'amnios s'étend par suite de l'accumulation du liquide contenu dans sa cavité, le cœlome se réduit, puis s'efface; le chorion s'applique alors immédiatement aux deux membranes sous-jacentes.

B. Constitution du chorion. — Trois éléments, selon la plupart des anatomistes, contribueraient à la formation du chorion : la membrane vitelline, le feuillet externe du blastoderme et la vésicule allantoïde. Pour quelques-uns, ces trois éléments coexistent, superposés, le dernier formé étant le plus profond. Pour Coste, ils se succèdent : la tunique vitelline, recouverte de ses bourgeons ramifiés, serait le *chorion primaire;* le feuillet externe du blastoderme représenterait le *chorion secondaire;* et l'allantoïde atrophiée, le *chorion tertiaire.*

Très-vraisemblablement le chorion secondaire se substitue au chorion primaire, car rien n'atteste la présence de celui-ci sur sa périphérie. Une fois développé, il persiste; l'allantoïde ne le remplace pas, elle ne fait que se surajouter à sa face profonde; et, en admettant qu'elle concourt à le former, elle ne prend à sa constitution qu'une part très-secondaire. Les recherches les plus récentes, et celles particulièrement de M. Dastre, ne peuvent laisser aucun doute sur ce point. Ajoutons que ce chorion secondaire, le seul, le vrai chorion, en définitive, n'est pas formé uniquement par le feuillet externe; il est constitué à la fois par ce feuillet et par la lame externe du mésoblaste, en un mot, par le prolongement de la somatopleure extra-embryonnaire.

C. Structure du chorion. — Deux couches, l'une épithéliale, l'autre fibreuse, forment le chorion. Dans la couche fibreuse cheminent les vaisseaux destinés aux villosités.

La couche épithéliale revêt la face externe du chorion. Pendant la plus grande partie de la gestation, elle est composée, selon Kölliker, de cellules plates disposées sur une seule rangée. Dans les derniers mois de la grossesse, les cellules se superposent de manière à constituer deux ou plusieurs plans ; elles renferment alors des granulations graisseuses assez abondantes. Chez les ruminants, d'après M. Dastre, il n'existe qu'un seul plan de cellules cylindriques qui deviennent polyédriques par pression réciproque, et qui contiennent aussi une notable proportion de granulations graisseuses.

La couche fibreuse a pour éléments, au début, des cellules fusiformes et des cellules étoilées. A mesure qu'elle se développe et se condense, les fibres conjonctives se dessinent de plus en plus et prennent l'aspect d'un feutrage, dans les mailles duquel se présentent çà et là les cellules étoilées. — Chez les ruminants, on remarque dans l'épaisseur de cette couche des amas granuleux, blanchâtres, formant des *plaques* réticulées. Ces plaques, signalées par M. Dastre, sont formées de phosphate calcaire, qui semble ici tenu en réserve pour le moment où commencera l'ossification, et qui disparaît en effet pendant qu'elle s'opère.

Les vaisseaux du chorion proviennent des artères ombilicales, dont les dernières divisions se prolongent dans l'épaisseur de sa trame fibreuse. Elles vont se perdre, pour la plupart, dans les villosités, et n'existent plus à la fin de la grossesse que dans les villosités placentaires.

Les usages du chorion sont très-analogues à ceux de l'allantoïde. De même que cette vésicule semble ne se développer que pour donner naissance aux vaisseaux allantoïdiens, et les prolonger jusque dans les villosités, de même le chorion semble aussi n'apparaître que pour présider à la production du placenta. L'allantoïde et le chorion ont donc, en définitive, la même tendance, le même but ; l'un prépare ce que l'autre achève. Établir entre la mère et le fœtus des connexions qui permettent les échanges nécessaires à l'évolution du nouvel être, telle est leur commune destination.

§ 5. — MEMBRANE CADUQUE.

La membrane caduque est une enveloppe qui recouvre le chorion et qui se constitue aux dépens de la muqueuse utérine.

A. Évolution de la caduque ; ses différentes parties. — Lorsque l'œuf fécondé arrive, huit ou dix jours après sa sortie de l'ovaire, dans la matrice, il trouve la muqueuse alors turgescente, recouverte de plis, se continuant, se croisant, se pressant de toutes parts, séparés sur certains points par des sillons ou fossettes, s'appliquant à ceux de la face opposée ou s'adaptant aux sillons intermédiaires ; de là, pour l'ovule, autant d'obstacles échelonnés sur sa route. Aussi le voit-on presque toujours se fixer sur un point plus ou moins rapproché de l'embouchure des trompes.

Molle et gorgée de liquide, la surface avec laquelle l'ovule entre en contact se déprime légèrement, puis s'élève tout autour, lui formant ainsi une sorte de nid. Sous l'influence du mouvement d'hypertrophie dont elle est animée, la tunique muqueuse s'avance sur lui, le recouvre de plus en plus ; et bientôt la nouvelle enveloppe qui l'entoure ne communique plus avec la cavité utérine que par un simple orifice appelé *ombilic de la caduque*. Cet orifice lui-même ne tarde pas à s'oblitérer. L'ovule alors est en possession de sa troisième enveloppe ou membrane caduque. — La muqueuse utérine, à dater de ce moment, nous offre à considérer trois parties bien distinctes : une partie qui recouvre l'ovule appelée *caduque ovulaire* ou *réfléchie* ; une partie sous-jacente à l'ovule ou *caduque inter-utéro-placentaire*, *caduque placentaire*, *caduque intermédiaire* ; et enfin une partie qui n'est pas en rapport immédiat avec l'ovule, c'est la *caduque utérine*, *caduque pariétale* ou *caduque directe*.

Telles sont les connexions qui unissent l'ovule à l'organe maternel. On voit qu'elles consistent dans un véritable enkystement, et que la muqueuse seule forme les parois du kyste. Dans ces parois s'enfoncent, comme autant de racines, les villosités périphériques de l'ovule, en sorte qu'après son inclusion il peut emprunter à la mère des sucs nutritifs par tous les points de sa surface.

Dans la première période de son évolution, l'ovule, étant d'une extrême petitesse, réagit à peine sur les parties qui l'entourent, et les trois caduques ne présentent aucune différence dans leur structure. Mais à

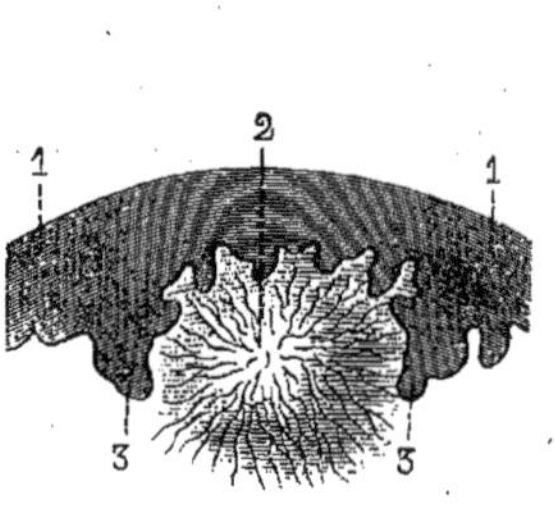

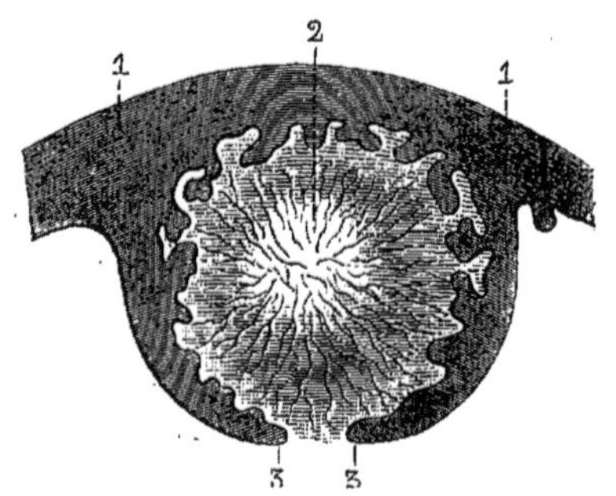

Fig. 971 — *Caduque ovulaire en voie d'évolution.*

Fig. 972. — *Caduque ovulaire déjà très-avancée dans son évolution.*

Fig. 971. — 1, 1. Caduque utérine. — 2. Œuf entouré par la caduque sur la moitié de sa périphérie. — 3, 3. Caduque ovulaire s'avançant sur l'œuf pour contribuer à son enkystement.

Fig. 972. — 1, 1. Caduque utérine. — 2. Œuf dont les villosités pénètrent dans les caduques utéro-placentaire et ovulaire. — 3, 3. Caduque ovulaire recouvrant la presque totalité de l'œuf, et circonscrivant un orifice qui, par les progrès de son développement, ne tardera pas à s'oblitérer.

mesure qu'il s'accroît, elles subissent des modifications si profondes, que les caduques ovulaire et pariétale finissent par s'atrophier et s'exfolier, tandis que la caduque utéro-placentaire, s'hypertrophiant de plus en plus, lui apportera seule les matériaux nécessaires à son développement.

B. **Caduque utérine.** — Pendant les deux premiers mois de la grossesse, la caduque utérine s'hypertrophie. Au commencement du troisième, à cette exubérance d'accroissement succède une vitalité moindre, puis une atrophie réelle, déjà très-sensible au quatrième mois, mais qui fait ensuite des progrès plus rapides et incessants jusqu'au terme de la gestation où les muqueuses pariétale et réfléchie sont expulsées de la cavité utérine avec les autres enveloppes de l'œuf.

1° *Phénomènes relatifs à l'hypertrophie.* — Nous avons vu que la muqueuse utérine est plissée, plus épaisse et d'une coloration plus vive. Mais ce n'est pas seulement la muqueuse prise dans son ensemble qui se modifie ; chacune de ses parties constituantes subit une modification qui lui est propre et qu'il importe aussi de connaître.

L'épithélium à cils vibratiles s'exfolie cellule par cellule et, d'après M. Ch. Robin, il est remplacé par un épithélium pavimenteux, dont les éléments présentent des formes très-diverses. Ce nouvel épithélium se montre d'abord continu. Dans le courant du troisième mois il fait défaut sur certains points, lesquels augmentent progressivement de nombre et d'étendue, en sorte qu'au terme de la grossesse on ne le rencontre plus que çà et là sur quelques parties d'une superficie très-limitée.

Les glandes s'allongent si notablement que la muqueuse paraît formée de tubes parallèles ; elles sont plus flexueuses ; et leur calibre s'accroissant aussi, leur embouchure devient plus distincte.

Les fibres lamineuses et les fibres fusiformes qui entourent les glandes participent à leur hypertrophie. La matière amorphe remplissant leur intervalle est plus abondante. Les artères sont plus volumineuses et plus fluxueuses ; les veines dans toute l'épaisseur de la muqueuse présentent de larges dilatations ou *sinus veineux*, remarquables surtout au voisinage de la caduque utéro-placentaire.

2° *Phénomènes relatifs à l'atrophie.* — Ils sont inverses des précédents. L'épithélium pavimenteux qui avait remplacé l'épithélium vibratile s'exfolie à son tour, au point de disparaître presque entièrement. Les glandes après s'être allongées sont résorbées de leur extrémité la plus superficielle vers leur extrémité profonde qui seule persiste à la fin de la gestation. Même atténuation dans le volume et le nombre des vaisseaux dont on ne retrouve plus aucune trace dans les derniers mois de la grossesse. Les autres éléments subissent des modifications analogues ; ils se déforment, s'infiltrent de granulations graisseuses ; et la muqueuse primitivement si épaisse n'offre plus alors qu'une extrême minceur.

C. Caduque ovulaire. — La caduque qui recouvre l'œuf ne répond d'abord qu'à une très-petite portion de la caduque utérine ; mais à la fin du troisième mois elle a déjà pris une assez grande extension pour se trouver en contact avec toute l'étendue de la caduque utérine, passant alors au-devant de l'orifice des trompes et de l'orifice interne du col. Jusque-là les deux caduques sont simplement contiguës. A partir du quatrième mois elles commencent à se souder l'une à l'autre ; et la fusion devient bientôt si intime qu'il n'est plus possible de les séparer. En même temps qu'elle s'unit à celle-ci, la caduque ovulaire contracte une étroite adhérence avec le chorion.

Les phénomènes qui se produisent pendant la période d'hypertrophie ne diffèrent pas de ceux que nous a présentés la caduque utérine. Mais la période d'atrophie est plus précoce. Elle s'accuse dès le second mois de la vie embryonnaire, et débute par un amincissement portant sur le pôle opposé à la caduque placentaire. De ce point central l'atrophie s'étend circulairement et par degrés jusqu'à la ligne par laquelle les trois caduques se continuent entre elles. Vers le milieu de la grossesse, épithélium, glandes, vaisseaux, ont déjà disparu ; la muqueuse très-mince n'est plus représentée que par des cellules fusiformes, des cellules arrondies, et une petite quantité de substance amorphe. Dans le dernier mois elle prend, selon M. Ch. Robin, l'aspect d'une couche anhiste sur laquelle on retrouve encore cependant des cellules pâles, adhérentes entre elles.

D. Caduque placentaire. — La caduque placentaire, *caduque utéro-placentaire, caduque inter-utéro placentaire, caduque intermédiaire,* se continue par sa circonférence avec les caduques utérine et ovulaire. Sa face externe adhère à la tunique musculaire de l'utérus, et sa face interne aux villosités du chorion. — Pendant les premiers mois elle s'hypertrophie comme les deux autres parties de la muqueuse, et n'en diffère pas par sa structure. C'est seulement lorsque celles-ci entrent dans leur période d'atrophie, et surtout lorsque leurs vaisseaux disparaissent, qu'elle devient le siége d'un surcroît de vitalité ; tous ses éléments, mais ses vaisseaux particulièrement, prennent un accroissement considérable. De cette hypertrophie résulte le développement du placenta maternel, qui sera étudié plus loin. En même temps les villosités choriales correspondantes subissent une évolution analogue et même plus active encore qui préside à la production du placenta fœtal.

E. Chute de la caduque. — Pendant la délivrance, au moment où le placenta et les membranes de l'œuf se détachent, une solution de continuité se produit entre la muqueuse du col et la muqueuse du corps de l'utérus : la première, qui a conservé tous ses caractères habituels, reste en place ; la seconde, qui représente la caduque, se détache et se trouve entraînée avec les annexes du fœtus.

Cette exfoliation reconnaît pour cause, d'après M. Ch. Robin, la formation d'une nouvelle muqueuse sous-jacente à la caduque utérine. A mesure que celle-ci s'organise, l'ancienne lui adhère de moins en moins et s'en détache ensuite avec facilité au moment de l'accouchement. Son expulsion, par conséquent, ne laisse pas à nu la tunique musculaire. La caduque utérine, ainsi préparée à suivre la caduque ovulaire, s'échappe avec cette dernière. Quant à la caduque utéro-placentaire, étroitement unie à la tunique musculaire, elle reste en place pour contribuer à la régénération de la nouvelle muqueuse; sa couche épithéliale seule est entraînée au dehors avec le placenta fœtal.

ARTICLE II

DU DÉLIVRE OU ARRIÈRE-FAIX

Les annexes du fœtus, expulsées de la cavité utérine quelques instants après la naissance de l'enfant, constituent le délivre, ou arrière-faix; on les désigne aussi quelquefois sous le nom de *secondines*. Elles comprennent les enveloppes, le placenta et le cordon ombilical.

Les enveloppes, au nombre de trois, amnios, chorion, caduque, nous sont connues. Le placenta n'est, en réalité, qu'une partie plus épaisse des enveloppes; mais son importance et sa structure plus compliquée appellent d'une manière toute spéciale notre attention. Le cordon ombilical en représente le pédicule.

§ 1. — DU PLACENTA.

Le placenta est cet organe mou et rougeâtre, à contour circulaire, par l'intermédiaire duquel l'appareil circulatoire du fœtus entre en connexion intime avec celui de la mère, sans avoir cependant avec ce dernier aucune communication directe.

A. Mode d'évolution du placenta. — Nous avons vu que l'allantoïde, après s'être développée au point de tapisser complétement la surface interne du chorion, pénètre avec ses vaisseaux dans les villosités disséminées en si grand nombre sur la périphérie de l'œuf. Dans cette période, toutes les villosités sont donc vasculaires; celles que recouvre la caduque ovulaire ne diffèrent, ni par leurs dimensions, ni par leurs vascularités, de celles qui répondent à la caduque utéro-placentaire. Mais, dans une phase plus avancée, les premières s'atrophient; les secondes, au contraire, deviennent le siége d'une hypertrophie de plus en plus grande; les prolongements qui en partent augmentent de nombre, de longueur et de calibre; les vaisseaux allantoïdiens, qui les ont pénétrées avec le tissu allantoïdien, s'accroissent dans les mêmes proportions; on voit alors toutes les villosités tournées vers l'organe maternel, se contourner, se pelotonner, s'entremêler, et former ainsi un large disque de nature essentiellement vasculaire.

Pendant que ces modifications se produisent sur une région déterminée de la périphérie de l'œuf, des modifications analogues se montrent sur la région correspondante de la muqueuse utérine. Les plis et sillons de cette région ou muqueuse utéro-placentaire, déjà très-accusés, s'accroissent encore, et une sorte de pénétration réciproque s'établit peu à peu entre les parties saillantes et rentrantes des deux organes contigus. Les cellules épithéliales de la caduque, en s'hypertrophiant aussi, constituent, pour les villosités du placenta, autant de véritables gaines. — Les vaisseaux participent au développement général. Leur longueur, leur calibre, leurs flexuosités augmentent à un tel point qu'ils forment des saillies remplissant toutes les dépressions ou anfractuosités de la surface adhérente du placenta fœtal, et donnent ainsi naissance à un second placenta, le *placenta maternel*.

Après l'engrènement des deux surfaces mises en contact, un phénomène nouveau et bien inattendu se produit : les parois des capillaires sanguins de la caduque utéro-placentaire (placenta maternel) s'atrophient à leur extrémité terminale; elles sont résorbées, puis disparaissent. Le sang alors

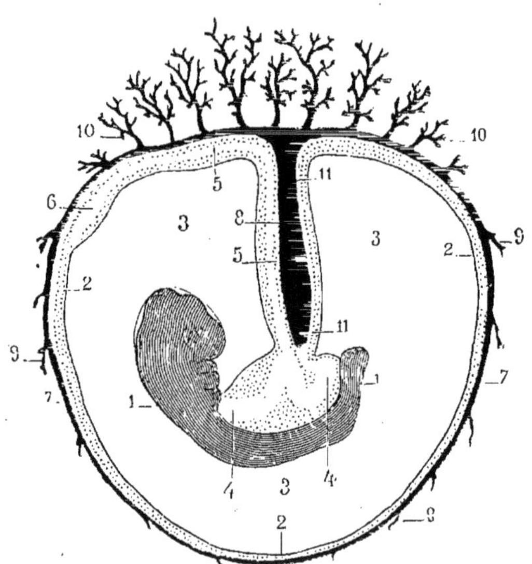

Fig. 973. — *Evolution du placenta et du cordon ombilical.*

1, 1. Embryon. — 2, 2, 2. Amnios. — 3, 3, 3. Cavité de l'amnios. — 4, 4. Tube digestif. — 5, 5. Pédicule de la vésicule ombilicale. — 6. Cette vésicule. — 7, 7. Vésicule allantoïde. — 8. Pédicule de l'allantoïde. — 9, 9, 9. Villosités du chorion commençant à s'atrophier. — 10, 10. Villosités qui correspondent à la caduque utéro-placentaire, s'hypertrophiant au contraire pour participer à la formation du placenta.

s'en échappe et se répand au-dessous de l'épithélium; de là des lacs irréguliers, se continuant entre eux, avec lesquels communiquent les dernières divisions des artères et des veines. Dans ces lacs sanguins plongent de toutes parts les villosités, terminées en culs-de-sac et revêtues de leur gaîne épithéliale.

Le placenta, vers la fin de la grossesse, n'est donc que faiblement adhérent à la caduque placentaire. Les lacs sanguins s'agrandissant, l'œuf est peu à peu décollé; aussi, sous l'influence des contractions utérines après la sortie du fœtus, se détache-t-il assez facilement, emportant avec lui la couche épithéliale de la caduque. Son mode d'évolution démontre, par conséquent, qu'il constitue un organe exclusivement fœtal; le nom de caduque utéro-placentaire, donné à la muqueuse sous-jacente, ne mérite pas d'être conservé, puisque celle-ci reste en place, son épithélium seul participant à la chute des deux autres caduques.

B. **Conformation extérieure du placenta.** — Circulaire, aplati, plus épais au centre qu'à la circonférence, le placenta revêt la forme d'un disque. Il s'insère le plus habituellement sur le fond de l'utérus, dans le voisinage de l'une des trompes, quelquefois sur la face antérieure de l'organe, plus souvent sur sa face postérieure.

Le diamètre moyen du placenta est de 15 à 18 centimètres. Mais assez souvent il s'allonge dans un sens et se rétrécit dans le sens opposé. Son grand axe varie alors de 16 à 19 centimètres, et le petit de 14 à 16. Son épaisseur atteint près de 3 centimètres pour sa partie centrale, et à peine un demi-centimètre pour sa circonférence. — Son poids, en général proportionnel à celui de l'enfant, s'élève à 500 grammes.

La surface interne de cet organe, ou *surface fœtale*, est d'un blanc grisâtre, lisse et humide. Au-dessous de l'amnios qui la tapisse, on entrevoit les troncs des vaisseaux ombilicaux, remarquables par leur volume et leur direction irrégulièrement rayonnée. A son centre, ou très-près de celui-ci, s'insère le cordon ombilical.

La surface interne ou utérine est sanguinolente et convexe; des sillons anfractueux la divisent en un certain nombre de *lobes* ou *cotylédons*. Sur toute son étendue on remarque une couche mince, pulpeuse, de teinte grisâtre, qui en recouvre les parties saillantes et rentrantes, et qui semble jouer à leur égard le rôle de moyen d'union. Cette couche est constituée par la lame la plus superficielle de la caduque utéro-placentaire, mais surtout par son épithélium hypertrophié.

La circonférence du placenta se continue avec le chorion et la caduque; elle est entourée par la grande veine circulaire, veine incomplète, qui forme une dépendance du placenta maternel.

C. **Structure du placenta.** — En procédant de sa face fœtale vers sa face utérine, le placenta est constitué par l'amnios, la membrane lami-

neuse, une couche amorphe dépendante du chorion, par les villosités choriales qui en forment la masse et l'élément essentiel, et enfin par les
débris du placenta maternel.

L'*amnios* se présente sur le placenta avec les caractères qui lui sont
propres. Par sa partie centrale, il se continue avec la gaîne du cordon
qui en forme un prolongement. C'est surtout au voisinage de cette continuité qu'on observe les caroncules amniotiques et les villosités résultant
de l'hypertrophie de celles-ci. Cette première couche, ou couche séreuse,
n'est que faiblement unie aux parties sous-jacentes.

La *membrane lamineuse,* dont la disposition et la structure ont été
bien exposées par Joulin, n'appartient pas exclusivement au placenta.
Elle n'est qu'une dépendance d'une enveloppe générale de l'œuf, constituée
par l'allantoïde atrophiée, laquelle, après cette dernière transformation,
prend les noms de membrane intermédiaire, de magna réticulé, et de
tissu muqueux interannexiel, ainsi que nous l'avons vu précédemment. De
même que l'enveloppe séreuse, nous la retrouvons sur le placenta, dont
elle faisait déjà partie alors que ses villosités étaient encore rudimentaires ; et, comme cette enveloppe, elle conserve ici les attributs qui la
distinguent sur tous les autres points de son étendue.

Les deux feuillets qui constituaient primitivement l'allantoïde, et qui
ensuite s'unissent l'un à l'autre, se retrouvent également dans la membrane lamineuse. — Le feuillet superficiel, très-mince, transparent et facile
à isoler, n'adhère aux vaisseaux sous-jacents qu'au niveau du cordon et
sur la circonférence du placenta ; dans toute la zone qui s'étend de sa
partie centrale à son extrême limite on l'isole très-facilement. — Le
feuillet profond est mince aussi, mais un peu moins transparent et d'une
consistance plus molle. Il répond par sa face interne ou fœtale aux vaisseaux qui le séparent du feuillet précédent et qui le traversent ; sa face
externe s'applique au chorion.

Ces deux feuillets ne diffèrent pas sensiblement par leur structure, qui
rappelle celle du tissu muqueux interannexiel. Ils ont l'un et l'autre pour
trame principale des faisceaux de fibres lamineuses entrecroisés, dans
les aréoles desquels on observe des cellules fusiformes, des cellules étoilées
et une notable proportion de matière amorphe.

Le *chorion,* au niveau du placenta, disparaît presque entièrement, par
suite de l'extrême importance et de la multiplicité des branches artérielles et veineuses qui le traversent. Il n'est plus représenté dans cet
organe que par une mince couche amorphe, très-peu apparente, à laquelle
se trouvent mêlés des noyaux ovoïdes et de fines granulations répandus
en grand nombre dans toute son épaisseur.

Les *villosités* sont constituées par autant de prolongements du chorion,
du feuillet externe de la lame lamineuse et des vaisseaux ombilicaux. Ces

prolongements sont hérissés de saillies secondaires en nombre variable ; ils portent le nom de *cotylédons*.

Leur direction est subordonnée à celle des troncs vasculaires dont ils dépendent. Quelques-uns sont parallèles à la surface fœtale du placenta, d'autres perpendiculaires ; d'autres, plus nombreux, affectent une obliquité variable. Ils se replient, se contournent dans leur trajet, et s'entremêlent partout avec les cotylédons voisins. Une couche pulpeuse, demi-transparente, tapissant toutes les saillies et toutes les anfractuosités de la face utérine du placenta, les entoure et pénètre dans leurs intervalles. Nous avons vu que cette couche grisâtre est formée par l'épithélium hypertrophié de la caduque utéro-placentaire. Ainsi recouvertes de cellules épithéliales, les villosités ou cotylédons plongent dans les lacs sanguins par leur extrémité libre, ou bien, après avoir traversé ces lacs, se prolongent jusque dans le tissu de la caduque placentaire, en sorte qu'il y a alors, sur quelques points, pénétration réciproque du placenta fœtal et du placenta maternel. Toutes se terminent par un cul-de-sac cylindrique ou légèrement renflé.

Chaque villosité se compose d'une gaîne épithéliale, de vaisseaux qui en occupent le centre, et de tissu muqueux conjonctif. — Les cellules, bien qu'elles aient pour origine l'épithélium de la muqueuse utérine, ne sont pas cylindriques, mais aplaties et, d'ailleurs, imparfaitement caractérisées, en sorte qu'Ercolani, pour les distinguer de celles qui forment les autres épithéliums, les désigne simplement sous le nom de *cellules de revêtement*. — Les vaisseaux sont représentés par une artère et une veine ; ils se ramifient comme les villosités. Arrivés dans leurs culs-de-sac terminaux, ils forment une ou plusieurs arcades ; quelquefois les divisions et anastomoses deviennent assez nombreuses pour donner naissance à un véritable réseau. Les ramuscules veineux, émanés de l'extrémité terminale des divisions artérielles, marchent parallèlement à celles-ci. La veine principale, centrale comme l'artère correspondante, en reste séparée par une cloison très-mince. — Le tissu muqueux est un prolongement du tissu interannexiel ; comme ce tissu, il est mou et riche en cellules fusiformes et cellules étoilées.

La description qui précède résume l'ensemble de nos connaissances sur le placenta, c'est-à-dire sur les connexions qui existent entre le système vasculaire du fœtus et celui de la mère. — Les auteurs ont longtemps différé d'opinion sur le mode de ces connexions ; et ils ne sont pas encore complétement d'accord sur tous les points. Quelques-uns ont pensé que les deux systèmes vasculaires étaient en communication directe ; ils invoquaient surtout les injections, affirmant que les liquides passaient de l'un dans l'autre, qu'ils fussent injectés par les vaisseaux du fœtus ou par les vaisseaux de la mère. Flourens disait même avoir vu des anastomoses s'étendant des premiers aux seconds, et assez volumineuses pour être distinctes à l'œil nu. Mais Ruyseh, et après lui la plupart des anatomistes, ont constaté que les injections bien faites ne dépassaient pas le système vasculaire injecté. — Chez les enfants dont le placenta s'échappe avec le cordon au moment de la naissance, la circulation a pu continuer encore douze ou quinze minutes sans que le moindre écoulement se montrât sur sa face adhérente. — M. Davaine a inoculé à des animaux en état de gestation du sang contenant des bactéridies en grand nombre. Ces infusoires se multiplièrent à l'infini dans les vaisseaux de la mère; il n'en trouva aucune trace dans ceux du fœtus.

Ajoutons que les globules du sang dans les premiers mois de la vie intra-utérine diffèrent des globules du sang maternel, par leur volume qui est plus petit, et aussi par leur constitution chimique, et même par leur structure, puisqu'ils offrent à leur apparition tous les caractères d'une cellule. D'ailleurs, l'observation rigoureuse nous montre que les villosités dans lesquelles pénètrent les vaisseaux se terminent de toutes parts en culs-de-sac. Il n'est donc plus permis de contester l'indépendance complète des deux systèmes vasculaires.

Autrefois on invoquait leur continuité, pour expliquer les échanges qui se font entre la mère et le fœtus. Mais les phénomènes de l'endosmose et de l'exhosmose, alors inconnus, nous rendent compte de ces échanges aussi bien et même plus nettement encore que cette continuité. Le plasma sanguin passe des vaisseaux maternels par voie d'endosmose dans les premières radicules de la veine ombilicale du nouvel être, et son accroissement se trouve ainsi assuré. Quant à l'hématose, elle s'opère par un mécanisme analogue, l'oxygène du sang maternel étant transmis par la même voie au sang du fœtus, qui en échange lui abandonne son acide carbonique.

§ 2. — Cordon ombilical.

Le cordon ombilical est un lien vasculaire qui s'étend de l'ombilic au placenta pour relier cet organe à l'appareil circulatoire du fœtus.

A. **Évolution du cordon ombilical.** — Ce cordon n'existe pas au début de la vie intra-utérine. Il n'apparaît que lorsqu'un étranglement circulaire sépare l'embryon de ses annexes, et se présente alors sous la figure d'un simple anneau, au niveau duquel la splanchnopleure embryonnaire, c'est-à-dire le tube digestif, se continue avec la splanchnopleure extra-embryonnaire ou vésicule ombilicale. — Bientôt cet anneau s'allonge et se transforme en canal, ou conduit vitello-intestinal, qui s'ouvre par une de ses extrémités dans l'anse iléo-cæcale, et par l'autre dans la vésicule ombilicale. Ce conduit est accompagné par les artères et veines omphalo-mésentériques. Il est entouré en outre par l'amnios, qui lui forme une

gaîne d'abord très-courte, mais qui s'allonge graduellement jusqu'à la fin
de la grossesse, à mesure que le liquide amniotique augmente de quantité et que le fœtus se développe.

Plus tard, au conduit vitello-intestinal vient s'accoler le pédicule de la
vésicule allantoïde ; à celui-ci s'adjoignent bientôt les artères et veines
ombilicales, en sorte que le cordon se compose alors de deux conduits de
quatre artères et de quatre veines ; ces veines se réduisent très-promptement à trois, puis à deux : le cordon est alors en pleine possession de
toutes ses parties constituantes. C'est le moment où sa structure arrive à
sa plus grande complication ; mais elle ne tarde pas à se simplifier.

Dans une période plus avancée, on voit, en effet, le conduit vitello-
intestinal s'oblitérer, puis s'atrophier et disparaître. Les vaisseaux omphalo-mésentériques s'atrophient et disparaissent aussi. Le conduit allantoïdien participe à l'oblitération de l'ouraque. Les vaisseaux ombilicaux
se développent au contraire de plus en plus ; une sorte de gelée, la *gélatine* de Warthon, les unit entre eux et les entoure ; la gaîne amniotique,
qui s'est considérablement allongée, recouvre toutes ces diverses parties,
auxquelles elle adhère étroitement. Telle est la dernière transformation
du cordon ombilical ; c'est sous cette forme qu'il se présente dans la
période ultime de la gestation et au moment de la naissance ; et c'est sous
cette forme aussi que nous allons le considérer pour compléter son étude.

B. **Conformation extérieure du cordon ombilical.** — Au second
mois de la grossesse, le cordon est encore très-court et très-simple dans
sa composition. Dans le courant du troisième, il prend un développement
plus rapide, et continue ensuite de croître en proportion des autres parties
de l'œuf jusqu'à la fin de la grossesse.

A la naissance, sa longueur est, en général, de 50 à 55 centimètres ;
mais elle présente beaucoup de variétés. On a vu le cordon atteindre une
étendue de 1ᵐ,40, 1ᵐ,50, et jusqu'à 1ᵐ,75. Quelquefois aussi il se distingue par sa brièveté. Sur un enfant observé par Cazeaux, il ne dépassait
pas 23 centimètres ; il peut se réduire à 13 et même jusqu'à 5 centimètres. Dans un cas mentionné par Mende, il était si court que le placenta
semblait comme adhérent à l'abdomen.

Son diamètre n'est pas moins variable. La plupart des auteurs com-
parent la grosseur du cordon à celle du petit doigt ; et cette comparaison
en donne, en effet, une notion assez exacte. Elle s'élève, en moyenne, à
15 millimètres. Pour exprimer les variétés qu'il offre sous ce point de
vue, on admet des *cordons gras* et des *cordons maigres;* les premiers
excèdent un peu ce diamètre, tandis que les seconds ne l'atteignent pas.
Ces différences de grosseur sont dues surtout à la gélatine de Warthon,
qui, abondante dans quelques-uns, ne se montre assez souvent sur d'autres
qu'en faible proportion.

Par son extrémité fœtale, le cordon semble s'insérer à l'ombilic ; mais il ne se continue avec le contour de cet orifice que par son enveloppe ou gaîne amniotique ; la peau vient à la rencontre de celle-ci, en remontant sur le cordon d'un centimètre environ. Les vaisseaux qu'entoure la gaîne traversent l'ombilic cutané, ainsi que le conduit omphalo-mésentérique, au début de la grossesse, et le conduit allantoïdien un peu plus tard. — L'extrémité opposée se perd sur la face interne ou séreuse du placenta ; elle répond rarement au centre, mais s'en trouve presque toujours très-rapprochée. Quelquefois son insertion a lieu sur la circonférence de cet organe, qui prend alors le nom de *placenta en raquette*. Dans certains cas plus rares, il s'implante sur les membranes de l'œuf, et rampe ensuite parallèlement à celles-ci pour atteindre sa partie excentrique.

Le cordon est surtout remarquable par la disposition spiroïde qu'il présente sur toute sa longueur. Les spires qu'il décrit, en nombre extrêmement variable du reste, se dirigent toujours de gauche à droite et n'offrent rien de régulier. Sur quelques points de son trajet, on observe des bosselures, des nodosités, et même de véritables nœuds. Sa surface est lisse, polie, d'un blanc bleuâtre ; sa consistance molle et sa flexibilité extrême. Flottant dans le liquide amniotique, il se prête à tous les mouvements que lui communique le fœtus. A la suite de ces mouvements, on le voit parfois s'enrouler autour du cou, ou autour de l'un des membres, ou sur lui-même, en formant des nœuds qui peuvent se serrer pendant l'accouchement, et devenir ainsi la cause d'accidents graves.

C. **Structure du cordon ombilical.** — Le cordon ombilical, considéré à la naissance, comprend dans sa composition : une gaîne dépendante de l'amnios, un dernier vestige de la vésicule ombilicale, les vaisseaux ombilicaux et la gélatine de Warthon.

La *gaîne amniotique* adhère d'une manière intime aux parties sous-jacentes, et surtout à la gélatine de Warthon. Cependant on peut l'isoler au voisinage du placenta, mais seulement sur une petite longueur. Sa surface externe est lisse ; elle rappelle l'aspect de toutes les autres membranes séreuses. L'épithélium qui la recouvre se continue au niveau de l'extrémité placentaire du cordon avec l'endothélium de l'amnios, et au niveau de l'extrémité fœtale avec l'épiderme cutané. Comme celui-ci, il est stratifié et serait formé, selon M. Renault, de trois couches. Les cellules de la couche superficielle sont aplaties et à bords crénelés ; entre elles on n'observe pas les stomates décrites par Köster. Celles de la seconde sont surtout remarquables par le noyau qui en occupe le centre. Les cellules de la troisième, aplaties aussi et très-minces, offrent beaucoup d'analogie avec celles qui revêtent la surface des tendons.

Le pédicule de la vésicule ombilicale, à la naissance, est depuis longtemps oblitéré et résorbé. Mais on observe quelquefois une dernière trace de la vésicule au-dessous de la gaîne amniotique, dans le voisinage de l'extrémité terminale du cordon. Lorsque son pédicule est plus long que le cordon, ce qui a lieu en général, elle n'a plus aucun rapport avec celui-ci ; elle se trouve située alors entre l'amnios et les débris de l'allantoïde, à une distance plus ou moins grande du placenta. (Fig. 973.)

Les *vaisseaux ombilicaux*, au nombre de trois, occupent le centre du cordon qu'ils forment à proprement parler, les autres parties constituantes remplissant à leur égard le simple rôle de moyen d'union et de protection. — La disposition relative des trois vaisseaux présente du reste de très-nombreuses variétés : le plus habituellement la veine est centrale et moins contournée que les artères ; celles-ci rampent alors autour d'elle à la manière d'une double spirale. Très-souvent, les trois vaisseaux se contournent parallèlement autour d'un axe idéal.

Les artères ombilicales sont plus petites que la veine ; sur leur trajet on observe des nœuds, des bosselures et des rétrécissements. — Les nœuds, *nodi*, *noduli*, sont formés par des anses dont les deux chefs, tantôt rectilignes, tantôt flexueux, et parfois aussi contournés, restent parallèles ou se croisent à angle aigu. Ces nœuds varient également presque à l'infini quant à leurs dimensions, leur nombre, leur situation relative. — On peut en dire autant des bosselures, qui sont pour la plupart sous-jacentes à la gaîne amniotique. — Les rétrécissements alternent avec les bosselures, mais sans aucune régularité : sur un point de ces parties rétrécies on voit souvent un sillon qui peut occuper tout le contour du vaisseau, ou seulement une partie.

Considérées dans leur conformation intérieure, ces artères se distinguent par un attribut qui leur est propre : il existe sur leurs parois des replis qui font saillie dans leur cavité, et qui affectent le plus habituellement une figure parabolique ou semi-lunaire, rarement celle d'un anneau ou d'un diaphragme. Ces replis, très-bien décrits par M. P. Berger (1), présentent une hauteur qui varie d'un cinquième de millimètre à un millimètre et demi. Ils sont d'autant plus nombreux que l'artère est plus volumineuse et plus contournée. C'est en général sur un des rétrécissements intermédiaires aux nœuds que siége le repli, et plus particulièrement sur la paroi qui répond à la gaîne amniotique.

Ces replis ont été considérés à tort comme autant de valvules. Ils n'en possèdent ni la structure, ni les usages ; ils sont constitués, non par un repli de la tunique interne des artères ombilicales comme les valvules sigmoïdes ou les valvules des veines, mais par toute l'épaisseur de leurs parois, ainsi que l'a très-bien constaté M. P. Berger, en sorte qu'à l'aide d'une dissection attentive, on peut les dédoubler et les faire disparaître.

(1) Berger, *Recherches sur la conformation intérieure de la veine et des artères ombilicales.*

Leur présence n'apporte aucun obstacle au passage des liquides, qu'ils soient injectés de l'ombilic vers le placenta, ou de cet organe vers le fœtus. Leur destination est encore problématique (1).

La veine ombilicale est plus volumineuse que les artères de ce nom. Comme celles-ci, elle augmente de calibre en se rapprochant du placenta; comme elles aussi elle présente des replis semblablement configurés, mais plus développés et plus manifestes. Ces replis sont formés également par toute l'épaisseur des parois du vaisseau.

Jusqu'à présent on a vainement cherché à constater la présence des vasa vasorum dans les parois des vaisseaux ombilicaux. Vainement aussi on a cherché sur leur trajet des nerfs vaso-moteurs dont l'existence cependant est très-probable, les fibres musculaires lisses atteignant sur ces vaisseaux un remarquable développement. — Les vaisseaux lymphatiques dont parlent très-vaguement quelques auteurs n'existent pas.

La *gélatine de Warthon*, ainsi que l'a très-explicitement démontré M. Dastre, est une dépendance du tissu muqueux interannexiel, avec lequel elle se continue, et dont elle partage la structure; comme ce tissu, elle se compose de fibres conjonctives, d'un réseau de cellules étoilées, et d'une notable proportion de substance amorphe.

(1) Berger, *Recherches sur la conformation intérieure des vaisseaux ombilicaux*, p. 568.

TABLE DES MATIÈRES

DU TOME QUATRIÈME ET DERNIER

SPLANCHNOLOGIE

APPAREIL DE LA DIGESTION.

DE L'APPAREIL DIGESTIF EN GÉNÉRAL.

DES DIFFÉRENTES PARTIES QUI COMPOSENT L'APPAREIL DIGESTIF.

DE LA BOUCHE.

PANCRÉAS.

FOIE.

RATE.

APPAREIL DE LA RESPIRATION.

CAVITÉ THORACIQUE.

CONDUIT AÉRIFÈRE.

LARYNX.

TRACHÉE-ARTÈRE.

BRONCHES.

POUMONS.

APPAREIL GÉNITAL DE L'HOMME.

ENVELOPPES DU TESTICULE.

TESTICULE.

VÉSICULES SÉMINALES.

DE LA VERGE.

APPAREIL GÉNITAL DE LA FEMME.

OVAIRES.

MAMELLES.

DU PÉRITOINE

EMBRYOLOGIE

BLASTODERME DES MAMMIFÈRES.

BLASTODERME DES OISEAUX.

DÉVELOPPEMENT DE L'EMBRYON.

DÉVELOPPEMENT DE LA PORTION AXIALE DE L'EMBRYON.

ÉVOLUTION DES PARTIES LATÉRALES DE LA PORTION AXIALE.

FIN DE LA TABLE DES MATIÈRES DU TOME QUATRIÈME ET DERNIER.

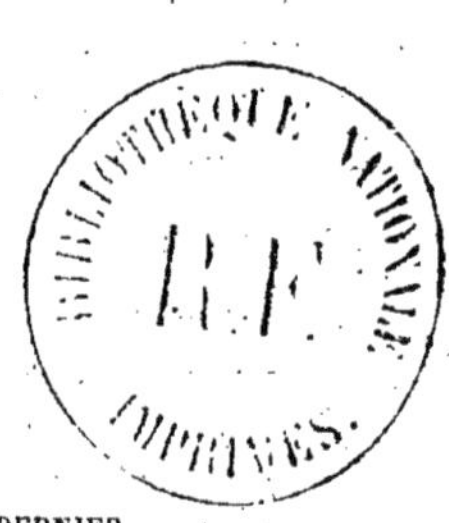

PARIS. — IMP. E. MARTINET. RUE MIGNON, 2.

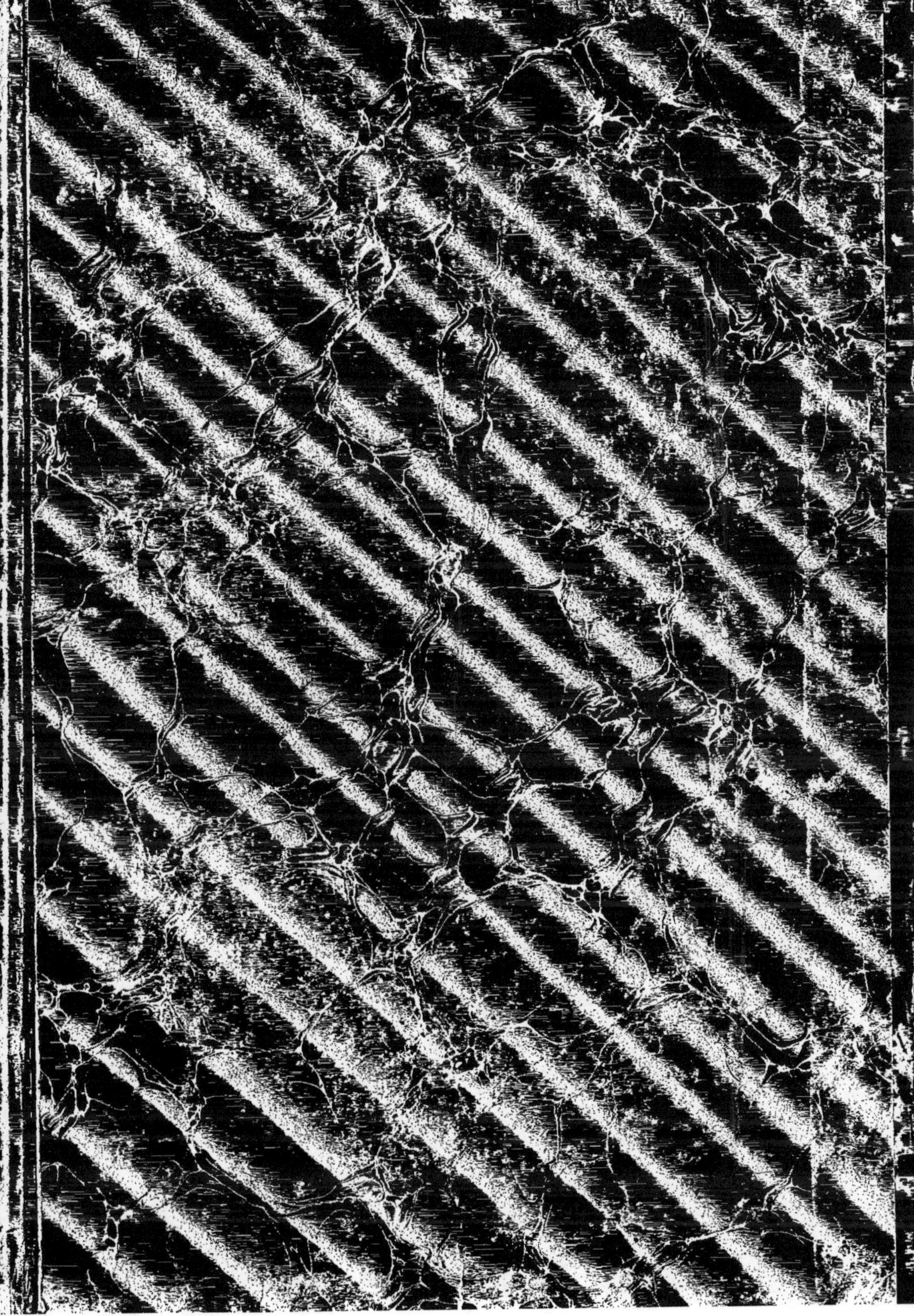